SpringerWien NewYork

Renate Hutterer-Krisch

Grundriss der Psychotherapieethik

Praxisrelevanz, Behandlungsfehler
und Wirksamkeit

unter Mitarbeit von:
Renate Riedler-Singer
Gastbeiträge:
Thomas Gutmann, Veronika Hillebrand,
Erwin Parfy, Andrea Schleu, Josef Vetter

SpringerWienNewYork

Dr. Renate Hutterer-Krisch
Psychotherapeutische Praxis, Österreich

© 2007 Springer-Verlag/Wien
Printed in Germany
SpringerWienNewYork ist ein Unternehmen von
Springer Science + Business Media
springer.at

Die Wiedergabe von Gebrauchsnamen, Handelsnamen, Warenbezeichnungen usw.
in diesem Buch berechtigt auch ohne besondere Kennzeichnung nicht zu der
Annahme, dass solche Namen im Sinne der Warenzeichen- und Markenschutz-
Gesetzgebung als frei zu betrachten wären und daher von jedermann benutzt
werden dürfen.
Produkthaftung: Sämtliche Angaben in diesem Fachbuch/wissenschaftlichen Werk
erfolgen trotz sorgfältiger Bearbeitung und Kontrolle ohne Gewähr. Insbesondere
Angaben über Dosierungsanweisungen und Applikationsformen müssen vom
jeweiligen Anwender im Einzelfall anhand anderer Literaturstellen auf ihre
Richtigkeit überprüft werden. Eine Haftung des Autors oder des Verlages aus dem
Inhalt dieses Werkes ist ausgeschlossen.

Satz: Chr. Meszarics • 1200 Wien, Österreich
Druck: Strauss GmbH, 69509 Mörlenbach, Deutschland
Umschlagbild: Vanessa Krisch (2005) „Rot in Gold mit Schwarz" (links oben)
und Christopher Krisch (2005) „Winddrache in Orange mit Gelb" (rechts unten)
Gedruckt auf säurefreiem, chlorfrei gebleichtem Papier – TCF
SPIN: 11586357

Bibliografische Informationen der Deutschen Nationalbibliothek
Die Deutsche Nationalbibliothek verzeichnet diese Publikation in der
Deutschen Nationalbibliografie;
Detaillierte bibliografische Daten sind im Internet über http://dnb.d-nb.de abrufbar.

ISBN 978-3-211-30659-8 SpringerWienNewYork

*„Die angewandte Ethik ist
kein neues Herrschaftsinstrument
von gutmeinenden oder machthungrigen Besserwissern,
sondern eine Dienstleistung,
ein Instrument zur Verbesserung ethischer Expertise
und zur Kontrolle ethischer Sicherheit
beim Ausloten und Realisieren
technischer Möglichkeiten und Prognosen."*

Hans-Martin Sass
In: Kurt Bayertz (Hrsg.) 1991, 215

*„Die Kunst der Güteranwägung
ist also ebenso lehrbar und lernbar
wie die Logik;
berufliche Ethik kann und muss
Gegenstand von Forschung sein;
und sie kann als Differentialethik
vergleichbare Fortschritte erzielen
wie die Differentialdiagnose."*

Hans-Martin Sass
In: Kurt Bayertz (Hrsg.) 1991, 216

Renate Riedler-Singer hat die von Hans-Martin Sass stammenden Zitate gefunden. Sie stammen aus seinem Buchbeitrag „Medizin, Krankheit und Gesellschaft" in: Kurt Bayertz (Hrsg.) 1991: „Praktische Philosophie. Grundorientierungen angewandter Ethik". Reinbek bei Hamburg, Rowohlt TB.
Ich möchte sie gerne diesem Buch voranstellen, weil ich immer wieder dem Phänomen begegnet bin, dass Psychotherapeuten und Psychotherapeutinnen sich durch ethische Richtlinien gemaßregelt fühlten und aversiv reagierten. In Berufskodex und anderen Richtlinien ist jeweils eine wesentliche Relativierung enthalten, die vor einem derartigen Missverständnis schützen sollen. In der *Präambel des Berufskodex* ist beispielsweise enthalten, dass der Psychotherapeut/die Psychotherapeutin letztlich eigenverantwortlich handelt und die Tatsache, dass es rechtlich normierte Berufspflichten und ethische Richtlinien gibt, ihn sie nicht von dieser Eigenverantwortung entbindet. In der zuletzt verabschiedeten *Internetrichtlinie* wird klar die Veränderungsbereitschaft signalisiert und sind sogar zukünftige Änderungsvorschläge explizit als erwünscht eingearbeitet. Jeder Psychotherapeut/Jede Psychotherapeutin kann Änderungsvorschläge an das österreichische Gesundheitsministerium schreiben. Ebenso relativierend finden wir in der *Diagnostik-Leitlinie* eine „Absage an allfällige überzogene Vorstellungen hinsichtlich der Möglichkeit universeller Antworten auf psychotherapeutische Fragestellungen …" (12).

Renate Hutterer-Krisch

# Vorwort

*Renate Hutterer-Krisch*

Das Buch ist von Praktikern für Praktiker geschrieben. Es befasst sich mit (angewandter) Ethik für den Bereich Psychotherapie (Bereichsethik nach Nida-Rümelin 2005). Es gibt unzählige Artikel und Beiträge von Psychotherapeuten, die sich mit psychotherapieethischen Aspekten und Themen vereinzelt implizit oder explizit befassen; in diesem Buch ist der Versuch unternommen worden, sie in einen systematischen Zusammenhang zu stellen. Es bedurfte Mut zur Unvollständigkeit, der sich auch im Titel des Buches ausdrückt. Mit dem Wort „Grundriss" ist eine Art zweidimensionale Skizze gemeint, wie man sie erstellt, bevor man ein Haus baut. Natürlich ist das Haus dreidimensional, doch zu Beginn begnügt man sich mit einem Grundriss, um einen Überblick über die Zimmer des Hauses zu erhalten. De facto ist das Haus wesentlich komplexer, als es in einem derartigen Grundriss darstellbar ist. Auch wird man vielleicht oder wahrscheinlich dazu übergehen, die Zimmer in Anzahl, Größe oder Form zu verändern und den neu oder wieder entdeckten Erfordernissen anzupassen. „Die Angewandte Ethik ist insofern nicht allein als Anwendung ethischer Theorien auf bestimmte Praxisbereiche zu verstehen. Vielmehr ist damit zugleich die Herausforderung an die ethische Theoriebildung verbunden, ihre Begriffe und Konzepte zu präzisieren und hinsichtlich ihrer Anwendungsbedingungen neu zu reflektieren" (Düwell, Hübenthal, Werner 2002, 21, zit. n. Knoeppfler 2006, 16). Je nach Anwendungsbereich sind unterschiedliche moralische Normen und Prinzipien wichtig (vgl. Nida-Rümelin 2005). Das „Fach" Psychotherapieethik ist – verglichen mit jenem der Medizinethik oder Rechtsethik – sehr jung, hat sich doch die Psychotherapie erst – in der Form, wie wir sie heute verstehen – vor ca. hundert Jahren begonnen zu entwickeln, auch wenn sie markante und sinnverwandte Vorläufer hat, die weit zurückreichen.

Ziel dieses Buches ist es, dass der Leser, der auch Psychotherapeut ist, befähigt wird, ethische Konfliktsituationen seiner psychotherapeutischen Berufsausübung kompetent und selbständig zu lösen. Zahlreiche Fallbeispiele wurden eingearbeitet – nicht mit dem Ziel, eine prinzipiell perfekte

Lösung zu bieten –, sondern um dem praktizierenden Psychotherapeuten Anregungen und Argumentationshilfen zu bieten, letztlich deswegen, um sich im Anlassfall seine eigene Position zu erarbeiten.

Die konkrete Situation hat in der Psychotherapieethik eine entscheidende Bedeutung; an sich kann ja in ethischen Fragen nicht dieselbe Genauigkeit erreicht werden wie in der Mathematik. Allerdings lässt sich doch mit der Methode des Rollentauschs (vgl. Kap. 6 Theorie der moralischen Entwicklung nach L. Kohlberg) die Treffsicherheit des moralischen Urteil enorm erhöhen.

Ich stelle in diesem Buch ethische Fragen und ethische Antworten in den Vordergrund und methodenspezifisches Fachwissen in den Hintergrund. Natürlich geht es bei der Demonstration von ethischen Inhalten auch um behandlungstechnische Themen. Es kann nicht bei jedem Thema auf alle anerkannten Psychotherapiemethoden eingegangen werden, weil das den vorgegebenen Rahmen sprengen würde. Auch bin ich und meine Kollegin Dr. Renate Riedler-Singer nicht in allen Psychotherapiemethoden kompetent genug, so dass dies gar nicht möglich wäre. Der gewogene Leser ist vielmehr eingeladen, durch die skizzierten Themen, die zum Teil nur angerissen sind, das, was ihm brauchbar erscheint, in seine eigene Psychotherapiemethode zu transferieren und kritisch im „Behandlungsalltag" seinen Patienten gegenüber und auch in der publizistischen Auseinandersetzung – seinen eigenen Standpunkt suchend – anzuwenden und da, wo es ihm notwendig erscheint, die eigene Psychotherapiemethode letztlich weiterzuentwickeln.

Moral wurde allzu oft in die Ecke des quälenden und sinnlos abschneidenden Moralisierens und Ethik in unerreichbare Höhen des Idealisierens gerückt; folgendes Zitat von Karl Kraus mag uns helfen, und auf unsere Basis zu besinnen, die wir seit Sigmund Freud haben: „*Das Übel gedeiht nie besser, als wenn ein Ideal davor steht.*" Die Offenheit sich selbst gegenüber ist in der Psychotherapie ein grundlegender Wert, der zur Basis der Berufsausübung zählt. Damit untrennbar verbunden ist letztlich auch die Wirksamkeit unserer Therapien – oder ihr Schaden.

Das *Inhaltsverzeichnis* wurde sehr detailliert gestaltet, um sich rasch zurechtfinden und gezielt nachschlagen zu können. Stattdessen wurde auf ein eigenes Stichwortregister verzichtet. Bei allen Stellungnahmen zu ethischen Fragen der Behandlungstechnik wie auch den ethischen Richtlinien handelt es sich um jeweils v o r l ä u f i g e s Wissen, das in etlichen Punkten hinkünftig überholt werden wird. Ich gebe Herrn Petri-Wieder Recht, der sagte „Ein Buch ist schon veraltet, wenn es erscheint", seitdem der Springer-Verlag 1996 mein erstes Ethikbuch mit dem Titel: „Fragen der Ethik in der Psychotherapie" herausbrachte und es sich zeitlich nicht mehr ausgegangen ist, die im gleichen Jahr verabschiedete 1. Berufskodexänderung aufzunehmen. Weiters kann es sich jeweils nur um Ausschnitte und grobe Zusammenfassungen handeln, und alle Kapitel dieses Buches könnten jeweils ein eigenes Buch füllen, wollte man die Inhalte umfangreicher beleuchten. Trotz dieser Grenzen des vorläufigen Wissens, des ausschnittshaften Charakters der einzelnen Kapitel und – nicht zuletzt – auch der Einschränkungen des Verlags, der in Zeiten wie diesen – aus ökonomischen Gründen – gezwungen ist, die Seitenzahlen und den Profit zu kontrollieren, um selbst zu überleben, halte ich es für sinnvoll, diesen Überblick für Psychotherapeuten und andere interessierte Leser zu geben. Doch nicht nur der Verlag ist einschränkend; er reagiert auch auf Käufergewohnheiten: Dünne, billige rasch lesbare Bücher lassen sich besser verkaufen als dicke, Autorenbücher, die einen guten Überblick versprechen, besser als Herausgeberbücher, und klinische Bücher besser als ethische. Mein erster klinischer Herausgeberband „Psychotherapie mit psychotischen Menschen" (1994) mit über 800 Seiten war in einem Jahr ausverkauft, sodass wir eine 2. erw. Auflage für 1996 machten. Mein erster ethischer Herausgeberband (1996) mit über 600 Seiten wurde 2000 ermäßigt abverkauft, weil er sich schlecht verkaufte. Eine kleine 2. erw. Auflage (2001) verkaufte sich mäßig langsam und war erst nach 4 Jahren vergriffen. Das gibt mir zu denken. Es ist auch unsere Zeit mit unseren bedenkenswerten moralischen (d.h. gelebten) Werten, die sich in Käufer- und Lesergewohnheiten ausdrückt. Ich vermute, es ist gut, wenn es schnell geht, es ist wichtig, ein guter Therapeut zu sein –, langmächtige Reflexion von Werten, Verpflichtungen und Selbst-Einschränkungen durch Wertentscheidungen lassen sich nicht so gut verkaufen; Ausnahme: wenn es brennt (z.B. Missbrauchsthemen). Vor diesem Hintergrund ist dieses Buch entstanden, so dass es an der Stelle einer 3. Auflage des Herausgeberbandes „Fragen der Ethik in der Psychotherapie. Konfliktfelder, Machtmissbrauch, Berufspflichten" steht. Es tut mir – nicht zuletzt auch wegen der wertvollen differenzierten Beiträge der Co-Autoren – persönlich sehr leid, dass es mir nicht möglich war, eine 3. Auflage zu erreichen. So habe ich entschieden, das vorliegende Buch mit den enthaltenen Ergänzungsbeiträgen meiner Kollegen zu schreiben, und mich darauf zu beschränken, vieles Wertvolle wegzulassen und einiges Wenige davon zusammenzufassen.

*Zur geschlechtsspezifischen Bezeichnung in diesem Buch:* Wir haben in diesem Buch entweder die männliche oder die weibliche Form verwendet, haben aber jeweils beide Geschlechter damit gemeint. Zur weiblichen Form: Die neueren Textstellen sind in der weiblichen Form geschrieben, da die entsprechenden Stellen auch in der weiblichen Form zitiert wurden. Dazu gehört z.B. die Diagnostik-Leitlinie des Gesundheitsministeriums, das zum Zeitpunkt des Erscheinens dieses Buches nicht mehr Bundesministerium für Gesundheit, Sport und Konsumentenschutz, sondern Bundesministerium für Gesundheit und Frauen heißt und die Diagnostik-Leitlinie durchgehend in der weiblichen Form publiziert hat. Die männliche Form ist jeweils mit gemeint. Durch die Einheitlichkeit der weiblichen Form, die durchgehend verwendet wird, sind die entsprechenden Textstellen gut lesbar. *Zur männlichen Form:* Die älteren Bezüge und Zitate sind jeweils in der männlichen Form verfasst, die weibliche ist jeweils mit gemeint; der Grund dafür ist die Lesbarkeit. Als wir versuchten, alles in der weiblichen Form zu schreiben, haben wir gemerkt, dass durch die Bezüge auf frühere Texte und insbesondere Zitate nicht nur die Lesbarkeit in Frage gestellt war, sondern auch die Sinnhaftigkeit aufgrund der mangelnden Kontinuität der geschlechtsspezifischen Bezeichnung von Psychotherapeut(in), Klient(in) und Patient(in). Insbesondere beim *Kapitel zum sexuellen Missbrauch in der Psychotherapie* wäre eine Verwendung der weiblichen Form für den Psychotherapeuten ganz grotesk geworden, weil es sich doch in erster Linie um männliche Psychotherapeuten handelt, die sexuelle Übergriffe machen. Immerhin gibt es doch in der Zwischenzeit Autorinnen und Autoren, die – speziell bei diesem Thema – für die „Psychotherapeuten" die männliche Form und für die „Patienten" die weibliche Form verwenden, die sich also weigern, „Patienten" zu schreiben und stattdessen „Patientinnen" verwenden, weil dies der statistischen Häufigkeit entspricht, auf die sie sich auch bei ihrer Begründung der geschlechtsspezifischen Schreibweise berufen. Immerhin sind es sehr häufig männliche Psychotherapeuten, die das Vertrauensverhältnis ihrer weiblichen Patientinnen sexuell ausnützen. Daher macht es keinen Sinn, die weibliche Form für sexuell ausnützende männliche Psychotherapeuten zu verwenden. Auch diese Lösung ist insofern problematisch, als missbrauchte Männer in der Patientenrolle sich mit diesem Text eventuell schwerer identifizieren können, ebenso männliche nicht missbrauchende Psychotherapeuten; ein weiterer Nachteil kann sein, dass es dem Tabu, über Missbrauch von Männern zu sprechen, entgegenkommt. Eine Identifikation von Männern als Tätern und Frauen als Opfern entspricht letztlich auch nicht dem realen Bild der gefundenen Häufigkeitsuntersuchungen, die de facto auch nicht repräsentativ sind; es ist denkbar, dass weibliche Patientinnen bei derartigen Untersuchungen eher teilnehmen als männliche Patienten. Wer sich durch diese Entscheidung verletzt oder irritiert fühlt, dem möchte ich sagen, dass mir das leid tut, ich konnte keine Lösung finden, die für alle geeignet ist. Aus diesen Überlegungen heraus haben wir die geschlechtsspezifische Form der Häufigkeit, der Lesbarkeit, dem jeweiligen Kontext, den jeweiligen Zitaten angepasst und auf die Sinnhaftigkeit Rücksicht genommen.

Das *österreichische Gesundheitsministerium* hat wiederholt den Namen geändert; so bin ich dazu übergegangen, es Gesundheitsministerium zu nennen, der besseren Lesbarkeit und des rascheren Erkennens wegen, obwohl es jeweils anders heißt. Die derzeit gültige Version ist „Bundesministerium für Gesundheit und Frauen" und im Anhang und im Inhaltsverzeichnis ist jeweils die historisch korrekte Zitierweise enthalten.

Das vorliegende Buch fasst die Arbeit vieler zusammen und stellt sie in einen Rahmen, der so gut wie möglich übersichtlich gestaltet wurde. Ich hoffe, dass in Zukunft viele Psychotherapeutinnen und Psychotherapeuten an dem Thema Psychotherapieethik weiterarbeiten.

*Danksagungen:* Ich danke meiner Kollegin Renate Riedler-Singer für ihre Idee und Bereitschaft, an diesem Buch mitzuarbeiten, auch wenn es sich bereits in fortgeschrittenem Stadium befunden hat. Erwin Parfy bin ich zu Dank verpflichtet, weil er einen Abschnitt zur Verhaltenstherapie für dieses Buch geleistet hat, was ich als Gestalttherapeutin in dieser kurzen und prägnanten Form nicht gekonnt hätte. Ich danke Jo Vetter für seinen Beitrag über die Schweiz und Andrea Schleu, Veronika Hillebrand und Thomas Gutmann für ihren Beitrag über Deutschland. Weiters danke ich Frau Eveline Ranharter für ihre aufwendigen und genauen Übersetzungen ausgewählter Inhalte der Amerikanischen Psychologischen Vereinigung (APA). Ich danke Fr. Dr. Dörte von Digalski für die Zusendung ihrer „Irr- und Lehrfahrt durch die deutsche Psychoanalyse"; sie hat mich einmal mehr eindrucksvoll daran erinnert, wie wichtig sowohl das Zuhören und Verstehen als auch die Diskussionen und insbesondere das Lernen aus Therapieschäden – nicht zuletzt für prophylaktische Zwecke – ist.

Mein besonderer Dank gebührt Herrn Raimund Petri-Wieder, der sich für das Erscheinen dieses Buches eingesetzt hat – und das, obwohl bekannt ist, dass Fachbücher über Ethik und Prophylaxe sich regelmäßig schlechter verkaufen als Klinische Fachbücher. Ich danke Herrn Dipl.-Ing. Dr. Harald-Fritjof Nelson für seine kompetente Unterstützung bei der Formatierung des Buchtextes, die mich nicht nur einmal verzweifeln ließ. Für die geschlechtsspezifischen Formulierungen danke ich Frau Mag. Marlies Wohlgenannt für ihre Anregung, sie war dafür ausschlaggebend, eine differenzierte Lösung – nicht nur für den Lehrgang des Psychotherapeutischen Propädeutikums des Österreichischen Arbeitskreises für Gruppentherapie und Gruppendynamik, sondern auch für dieses Buch zu suchen und zu finden.

Für die Covergestaltung danke ich meinen beiden Enkelkindern Christopher und Vanessa Krisch für ihre Bilder; sie sind eingesprungen, als die erste Titelbildversion in letzter Sekunde ausfiel. Ich danke meiner langjährigen Intervisionspartnerin Elisabeth Salem für die Diskussionen des Titels und ihre Ideen zum Untertitel, um den Aspekt von angewandter Berufsethik und Wirksamkeit von Psychotherapie herauszustreichen und meinem Lebensgefährten Gerhard Senft für die Diskussion des Titels; der Begriff „Grundriss" in diesem Zusammenhang stammt von ihm und ich habe ihn übernommen. Ganz von Herzen danke ich ihm insbesondere, weil er mir geholfen hat, trotz des Buchprojekts meine Freizeit und meine Liebe zu pflegen und zu schützen.

Langenzersdorf b. Wien, Jänner 2007                         *Renate Hutterer-Krisch*
                                                             praxis@paarcoaching.at

# Inhaltsverzeichnis

# 1    Einleitung

In diesem Buch geht es um Norm- und Wertfragen, die für psychotherapeutisches Handeln von praxisleitender Bedeutung sind.

Vorerst werden allgemeine Begriffe wie „Norm", „Wert", „Moral", „Ethik" und „Autonomie" geklärt. Anschließend werden die Begriffe „Normalität", „Gesundheit" und „Krankheit" erörtert sowie die Motive ethischer Reflexion psychotherapeutischen Handelns thematisiert. Die Vielfalt psychotherapeutischer Konzepte, die unterschiedlichen Menschenbilder, die hinter den Methoden stehen, die verschiedenen Krankheitslehren und Gesundheitsvorstellungen führen auch zu unterschiedlichen Interventionslehren und sind Zeugnis der Pluralität moralischer Werte und ethischer Modelle in der Psychotherapie. Fragen der normativen Vorstellung von Krankheit und Gesundheit werden von verschiedenen Psychotherapiemethoden unterschiedlich beantwortet und sind Anlass für Überlegungen zu Zielen persönlicher (und auch psychotherapeutisch unterstützter) Entwicklung. Für die Auseinandersetzung mit der Frage, inwiefern unterschiedliche normative Vorstellungen in der Psychotherapie zu unterschiedlichen Interventionsweisen führen, ist es vorerst wichtig, sich mit dem impliziten und expliziten Menschenbild der jeweiligen Psychotherapiemethode zu befassen. In diesem Sinne werden einige Aspekte von verschiedenen Autoren unterschiedlicher Psychotherapiemethoden beispielhaft zur Demonstration herausgegriffen – ohne jeden Anspruch auf Vollständigkeit. In seiner Berufsausübung ist der Psychotherapeut* in seiner Entscheidungskompetenz gefordert, nicht zuletzt auch in Bezug auf die Definition eigener Zuständigkeit bzw. Grenzen; er wird in seiner Berufsausübung fortwährend herausgefordert zu handeln, d.h. die sachlich und ethisch für richtig gehaltenen Ziele in praktische Handlungsmöglichkeiten und ethische Reflexion von Handlungsoptionen in Handlungsentscheidungen und tatsächliche Handlungen umzusetzen. In diesem Zusammenhang spielt der Begriff der Verantwortung eine wesentliche Rolle.

Die Verantwortung wird in Zusammenhang mit der Wirksamkeit von psychotherapeutischen Behandlungen betrachtet, aber auch die Grenzen der Verantwortung beleuchtet. Die Verantwortung des Psychotherapeuten wird hinsichtlich verschiedener Kriterien (wie Aufklärungspflicht, informed consent, Settinggrenzen, Psychotherapeutische Diagnostik als Qualitätsstandard) beschrieben, und die Verantwortung des Patienten bzw. die

Co-Verantwortung von Psychotherapeut und Patient beleuchtet. Behandlungsfehler, Missbrauchsformen und negative therapeutische Reaktionen werden zusammengefasst, wie sie in der einschlägigen Fachliteratur beschrieben werden. Wegen der Zunahme von krankenkassenfinanzierten psychotherapeutischen Behandlungen wurden zwei bisher benachteiligte Patientengruppen, die sich bisher oft keine psychotherapeutische Behandlung leisten konnten, besonders hervorgehoben, die Menschen mit schweren Persönlichkeitsstörungen und mit psychotischen Erkrankungen. Behandlungsüberlegungen für diese beiden Patientengruppen weisen eindeutige „trennscharfe" Charakteristika auf, die ansatzweise – mehr zur Illustration – kurz skizziert werden und keinerlei Anspruch auf Vollständigkeit haben. Krisenintervention als Krise des Patienten und Burn-Out-Syndrom als Krise des Psychotherapeuten sowie ein Kapitel zur Sorgfaltspflicht in der Psychotherapieausbildung vervollständigen das Kapitel zur Verantwortung. Der verantwortungsvolle Umgang des Psychotherapeuten bezieht sich sowohl auf die psychotherapeutische Aufgabe und auf jene Menschen, mit denen sie durch die Psychotherapie in eine besondere Beziehung eingetreten sind, als auch – nicht zuletzt – auf die eigene Person.

Abschließend werden auf berufsethische Entwicklungen in Österreich, Deutschland, der Schweiz und in den U.S.A. eingegangen. Zu diesem Zweck wird u.a. eine kurze Zusammenfassung des österreichischen Berufskodex gegeben; dies ist methodenübergreifend möglich, d.h. derartige berufsethische Richtlinien sind weitgehend unabhängig von der Psychotherapiemethode darstellbar. Einige ausgewählte Aspekte und Beispiele der APA runden die berufsethischen Auseinandersetzungen ab.

# 2 Einführung in die Ethik

**Ethik** *(Ethos griech.)* bedeutet *„Gewohnheit", „Herkommen", „Sitte", „sittlicher Charakter", „moralische Gesinnung".* Ethik ist eine philosophische Disziplin und befasst sich mit der Lehre von den Normen menschlichen Handelns; es geht ihr um die *Theorie* der Begründung ethischer Normensysteme und Handlungsregeln. Ethik als Fachdisziplin wird synonym auch als „Moralphilosophie" bezeichnet. Ethik als philosophische Disziplin sucht die Frage zu beantworten, an welchen Normen und Zielen (Zwecken, Werten) die Menschen ihr Handeln orientieren *sollen.* Auch wer sich diese Frage stellt, lebt innerhalb von Normen und Zielen, deren Anspruch auf Geltung in einer bestimmten Rangfolge von seiner Gesellschaft, seiner Gruppe, von ihm selbst faktisch (im Sinne seiner Moral) anerkannt wird.

Untersuchungsgegenstand der Ethik sind Werte (siehe Kap. 3.1.2); sie untersucht, „was im Leben und in der Welt wertvoll ist. Das ethische Verhalten besteht in der Verwirklichung ethischer Werte". Ethik zielt also auf die „Erweckung des Wertbewusstseins" (Schischkoff 1991, 185) ab.

Die Anlässe, ethisch zu reflektieren, sind oft praktisch: Das drohende Misslingen des Lebens von Individuen, Gesellschaften oder – heute – der Menschheit, das sich an dem Gewohnten, der Sitte orientiert; die desorientierende Entdeckung der historischen, ethnischen und sozialen Relativität dessen, was jeweils als moralisch gilt; das Bedürfnis, die eigene Entscheidung insbesondere bei Normen- und Zielkonflikten vor sich und anderen durch Vernunftgründe zu rechtfertigen. In der Psychotherapie: z.B. damit die Psychotherapeutische Behandlung günstige Bedingungen hat, erfolgreich zu sein bzw. damit die Therapieziele des Klienten erreicht werden können.

Ethik kann als wissenschaftliche Reflexion über moralische Fragen betrachtet werden. Bereits in der Erziehung kommen die Eltern oder die Erzieher nicht ohne rationale Begründungen aus: Kinder geben sich ab dem Zeitpunkt, wo sie so etwas wie ein eigenes Ermessen ausgebildet haben, nicht mit bloßen Vorschriften zufrieden. Sie wollen wissen, warum sie etwas tun müssen bzw. nicht tun dürfen. Dieses ‚Warum?' ist der erste Schritt zu einer ethischen Haltung, denn Ethik beginnt dort, wo moralische Normen nicht mehr fraglos hingenommen werden, sondern nach rationa-

len Begründungen für menschliches Handeln gesucht wird. Oder anders
ausgedrückt: Die Ethik knüpft mit ihren Fragestellungen unmittelbar an
Probleme an, mit denen sich jeder von uns im Alltag konfrontiert sieht
(Wie soll ich mich in einer bestimmten Situation verhalten? War meine
Entscheidung richtig? An welchen Normen kann ich mein Handeln aus-
richten?). „Während jedoch moralische Alltagsentscheidungen zumeist
aufgrund herkömmlicher Verhaltensregeln getroffen werden, deren Geltung zumeist unhinterfragt bleibt, versucht die Ethik, systematische Kriterien zu entwickeln, nach denen sich moralische Probleme in möglichst
rationaler Weise bewältigen lassen." (Simon 1995, 6).
Ethik als Sittenlehre wird auch als „praktische Philosophie" bezeichnet, da
sie eine Antwort auf die Frage sucht: „Was sollen wir tun?" (n. Schischkoff
1991). Die Ethik lehrt, die jeweilige Situation zu beurteilen, um das „sittlich richtige" Handeln zu ermöglichen. Diese Werte sind einerseits in der
jeweiligen Person als auch in der jeweiligen Situation zu finden. Die Werte
lassen sich in eine Rangordnung bringen, eine Wertpyramide, so z.B.: Wille
zum Leben, Nahrungstrieb, Geschlechtstrieb (als Basis dieser Pyramide) bis
hin zum höchsten erstrebten sittlichen Wert (als Spitze der Pyramide). Es
gehört zu den Anforderungen des menschlichen Daseins, dass ständig neue
Werte über die Schwelle des Wertbewusstseins treten, andere aus ihm aus-
scheiden. „Was vor hundert Jahren gute Sitte war, kann heute sittenwidrig
sein." (Schischkoff 1991, 186). Die Wertpyramide kann individuell und
gesellschaftlich betrachtet werden: 1. Bei individueller Betrachtung kann
man sagen: Jeder Mensch hat eine ihm eigentümliche Wertpyramide. 2. Bei
Betrachtung der Gesellschaft kann man sagen: Jedes Volk hat eine ihm
eigene Wertpyramide; die Wertpyramiden der Angehörigen eines Volkes
(als Sprach- und Denkgemeinschaft) haben einen gemeinsamen Kern, der
die Werte enthält, die die jeweilige Gesellschaft einfordert und voraussetzt.
Die in diesem Kern vereinigten Werte entsprechen der guten Sitte, der geltenden Moral.
In Alltagssituationen hat der Mensch zumeist die Wahl zwischen mehreren
Werten. Auch wenn er das nicht sieht, entscheidet er durch seine Handlungen. Es gibt kein Nicht-Handeln. Selbst Unterlassungen sind als Handlungen betrachtbar, die Entscheidung fällt dann eben für ein Nicht-Handeln
als Handeln aus.
Ethische Überlegungen zielen darauf ab, Orientierungshilfen für die eigene
Lebensführung zu gewinnen. Weder durch ethische (Ethik) noch durch
berufsethische Überlegungen (Berufskodex) wird sittliches oder ethisch
verantwortungsvolles Handeln praktiziert; sie geben keine richtigen Verhaltensweisen für konkrete Lebenssituationen oder berufliche Konfliktsituationen vor, zielen jedoch darauf ab, dass der Mensch begreift, dass er für
sich, sein Leben und sein Handeln im privaten, beruflichen und politischen
Bereich (mit)verantwortlich ist.
Die Metaethik befasst sich mit der Moralsprache (z.B. der Bedeutung des

Begriffs „gut") und mit Methoden, mit denen inhaltliche moralische Aussagen begründet werden.

Der Begriff „Angewandte Ethik" ist schwer zu bestimmen, weil sie sich – je nach Bereich – auf verschiedene ethische Konzeptionen beziehen kann. Dieses Buch befasst sich mit angewandter Ethik für den Bereich Psychotherapie (Bereichsethik Nida-Rümelin 2005). Interessant scheint mir in diesem Zusammenhang für unser Thema Psychotherapieethik folgendes Zitat: „Die Angewandte Ethik ist insofern nicht allein als Anwendung ethischer Theorien auf bestimmte Praxisbereiche zu verstehen. Vielmehr ist damit zugleich die Herausforderung an die ethische Theoriebildung verbunden, ihre Begriffe und Konzepte zu präzisieren und hinsichtlich ihrer Anwendungsbedingungen neu zu reflektieren." (Düwell et al. 2002, 21, zit. n. Knoeppfler 2006, 16). Je nach Anwendungsbereich sind unterschiedliche moralische Normen und Prinzipien wichtig (vgl. Nida-Rümelin 2005).

## 2.1 Normative Ethik

### 2.1.1 Typologie der Alltagsmoral n. J. Nida-Rümelin

Julian Nida-Rümelin (2005) unterscheidet in seinem Handbuch „Angewandte Ethik" vier Typen alltagsmoralischer Begründung, die Paradigmen normativer Ethik entsprechen. Dazu zählen individuelle Rechte, eingegangene Verpflichtungen, Pflichten sozialer Rollen und Prinzipien, auf die man sich als Begründungsmuster berufen kann.

1. Individuelle Rechte sind z.B. Menschenrechte, Bürgerrechte, demokratische Rechte (Rede-, Gewissens-, Versammlungsfreiheit, Partizipationsrechte); den individuellen Rechten kann ein moralisches Prinzip zugrunde gelegt sein, z.B. das der Autonomie.
2. Eingegangene Verpflichtungen ergeben sich aus Handlungen, die eine Person bereits früher durchgeführt hat, z.B. ein Versprechen oder ein Vertrag;
3. Pflichten als normative Erwartungen, die mit sozialen Rollen einhergehen; Pflichten können auch von Rechten, Prinzipien oder Verpflichtungen ableitbar sein.
4. Prinzipen, z.B. Prinzip der Autonomie, oder: Schwächeren in Not zu helfen.

Nida-Rümelin betont, dass diese vier Kategorien miteinander verwoben, nicht trennscharf und wahrscheinlich nicht vollständig sind. Im Alltag werden diese normativen Aspekte abgewogen bzw. eine Handlung mit einem dieser vier Elemente begründet.

Im Gegensatz zu dieser Typologie der Moral, die im Alltag oft ausreichend ist, steht Ethik als philosophische Disziplin: Nicht die Lösung konkreter Konfliktsituationen steht im Vordergrund, sondern theoretische Bezugnahmen hinsichtlich Diskussion, Interpretation und Revision ethischer Kriterien.

## 2.1.2 Haupttypen zeitgenössischer normativer Ethik n. J. Nida-Rümelin

Nida-Rümelin (2005) nennt folgende fünf Haupttypen normativer Ethik: 1. Der Libertarismus, 2. der kontraktualistische Ansatz, 3. der tugendethische Ansatz, 4. die kantische Ethik und 5. der utilitaristische Ansatz.

1. Mit Libertarismus ist der individualrechtliche Ansatz normativer Ethik gemeint, der moralische Begründungen auf Individualrechte bezieht.
2. Der kontraktualistische Ansatz, oder vertragstheoretische Ansatz, bezieht moralische Begründungen auf Verpflichtungen, die in impliziter, expliziter oder fiktiver Weise eingegangen wurden.
3. Der tugendethische Ansatz bezieht moralische Begründungen auf Pflichten sozialer Rollen und Lebensformen.
4. Mit kantischer Ethik ist das Prinzip des kategorischen Imperativs gemeint.
5. Mit dem utilitaristischen Ansatz ist die Nützlichkeit als moralische Begründung gemeint.

Im Anschluss an diese Einteilung betont Nida-Rümelin, dass derartige Theoriebildungen für unsere Überzeugungen de facto keine wesentliche Rolle spielen; lediglich da, wo wir keine feste Meinung haben, und Zusammenhänge entdecken wollen, die wir nicht sehen, brauchen wir theoretische Unterstützung. Auf der anderen Seite müssen Theorien letztlich „mit der eingeschränkten Formbarkeit unserer deskriptiven wie normativen Überzeugungssysteme vereinbar sein." (Nida-Rümelin 2005). Und was für die Psychotherapieethik interessant ist: „Es könnte sein, dass die ethische Theorie, um adäquat zu sein, für unterschiedliche Anwendungsbereiche je spezifische Begrifflichkeiten und Kriterien zu entwickeln hat. ... Die vergangenen Dekaden angewandter Ethik haben jedenfalls die Augen geöffnet für die Vielfalt und Differenziertheit normativer Phänomene. Es ist nicht verwunderlich, dass allzu schlichte Theoriekonzeptionen diesem neuen Diskussionsstand nicht mehr gerecht werden." (Nida-Rümelin 2005, 62 f). Für den interessierten Leser sei das Handbuch von Nida-Rümelin empfohlen, das sich mit unterschiedlichen Bereichsethiken und ihrer theoretischen Fundierung befasst; er spricht in diesem Zusammenhang von einer Grundlagenkrise der ethischen Theorie, die letztlich durch Probleme ihrer Anwendung entstanden ist und in der Folge aufgrund dessen metaethische und erkenntnistheoretische Auseinandersetzungen nach sich gezogen hat. Gleichzeitig berichten die Autoren in diesem Sammelband Erkenntnisfortschritte, die mit der Anwendung normativer Ethik auf unterschiedliche Bereiche wie z.B. Medizin, Recht, Politik, Wirtschaft, Medien entstanden ist. Die Psychotherapie ist leider nicht explizit enthalten. Allerdings drängt es sich auf, Psychotherapieethik nach bekannten (auch viel diskutierten) Prinzipien der Medizinethik zu betrachten, die das Selbstbestimmungsrecht, den Nichtschaden, das Wohltun und die Gerechtigkeit schützen (Beauchamps und Childress 1994). In der Medizinethik ist man von überlegten Einzelentscheidungen ausgegangen, die einen breiten Konsens hatten, und hat induktiv Prinzipien daraus abgeleitet.

## 2.2 Theoriegruppen normativer Ethik

Die normative Ethik definiert Ricken als Ethik, die „begründete Aussagen darüber macht, wie wir handeln sollen." (Ricken 1998, 15).
Zwei grundlegend unterschiedliche Gruppen von Theorien können im Bereich der normativen Ethik unterschieden werden: Teleologische Theorien (Teleologische Ethik) und Deontologische Theorien (Deontologische Ethik). In der Diskussion ethischer Konfliktsituationen in psychotherapeutischen Behandlungen ist es sinnvoll, sich sowohl teleologischer als auch deontologischer Argumente zu bedienen (Simon 2001). Entweder man weist nach, dass die Handlung selbst moralisch gut und deshalb eine moralische Pflicht ist (Deontologische Ethik, *griech. to deon „das Erforderliche, die Pflicht" und logos „Lehre"*) oder man argumentiert, dass die Handlung dem Erreichen eines als moralisch angesehenen Ziels dient (Teleologische Ethik, *griech. telos „Ende, Ziel, Zweck, Vollendung"*).
Während also teleologische Begründungsmuster eine Handlung nach dem Ziel beurteilen, das der Handelnde verfolgt bzw. nach den Folgen, die für diese Handlung zu erwarten sind, leiten deontologische Theorien konkrete moralische Normen aus bestimmten grundlegenden Pflichten oder Werten ab.
Geht es in einer Diskussion bzw. berufsethischen psychotherapeutischen Konfliktsituation um konkrete ethische Probleme, so sind sowohl teleologische als auch deontologische Argumente zu beachten. Simon bringt in diesem Zusammenhang folgendes Beispiel: „Wer etwa die Todesstrafe ablehnt, weil er das von den Befürwortern der Todesstrafe immer wieder vorgebrachte Argument der Verbrechensprävention in Frage stellt, bedient sich einer teleologischen Argumentation, wer sich jedoch gegen die Todesstrafe ausspricht, weil er der Ansicht ist, dass niemand – auch nicht der Staat – das Recht habe, einen anderen Menschen zu töten, vertritt einen deontologischen Standpunkt" (Simon 2001, 7).

### 2.2.1 Deontologische Ethik

#### 2.2.1.1 *Deontologische Ansätze*

Deontologische Ethik (griech. *to deon „das Erforderliche, die Pflicht" und logos „Lehre"*) ist ein Rechtfertigungstyp für sittliche Regeln und Prinzipien der Ethik, der die Position vertritt, dass es einen bindenden Maßstab für Gut und Böse gibt. Dieser lässt sich durch Regeln und Verbote ausdrücken, die als Verpflichtung erfahren werden. Dabei ist entscheidend, dass moralischer Maßstab und sittliches Gebot Selbstzweck sind, d.h. unbedingt und ohne Verweis auf etwas anderes nach Einhaltung verlangen, also (im Unterschied zu teleologischen Begründungsmustern) nicht den außermoralischen Wert einer Handlung (z.B. ihre Nützlichkeit oder Annehmlichkeit) zur Begründung heranziehen. Ein Beispiel dafür ist Kants kategorischer Imperativ. „Handle nur nach derjenigen Maxime, durch die du zugleich wollen kannst, dass sie ein allgemeines Gesetz werde (Kant 1968/1785 421). Oder: Handle so, als ob die Maxime deiner Handlung durch deinen Willen zum allgemeinen Naturgesetze werden sollte" Kant 1986 421). Dieser Imperativ entspricht der eigenen Vernunft, die also autonom, nicht heteronom begründet ist.

Für Kant ist der „gute Wille" Sinn und Ziel des Lebens. Er stellt dem guten Willen die Neigung gegenüber: nicht wer aus Neigung handelt, handelt sittlich, sondern wer sich am guten Willen orientiert. Allein durch das Wollen ist dieser gute Wille gut. Der gute Wille ist etwas Formales, das sich nicht an inhaltlichen Zielen (wie Glückseligkeit, z.B. Macht, Reichtum, Ehre, Gesundheit, Wohlbefinden, Zufriedenheit mit seinem Zustand) orientiert. Aus dem Begriff des guten Willens entwickelt Kant den Begriff der „*Pflicht*", der seitdem – vor allem in Deutschland – als *der* ethische Grundbegriff schlechthin galt. Nach Kant kann eine Handlung niemals einfach nach ihrem Inhalt beurteilt werden, sondern nach dem Motiv der Handlung, d.h. ob man aus Pflicht gehandelt hat. Wenn beim Handeln aus Pflicht heraus keinerlei Eigeninteresse oder Neigung nachweisbar ist, erst dann ist eine Handlung moralisch. Die Formalisierung der Kantischen Ethik zeigt sich nach Seiffert (1985, 63) darin, dass er die Inhalte des Handelns aller „Neigung" entkleidet und sie dadurch „formalisiert", d.h. zum Mittel zum Zweck der Bildung der sittlichen Person macht, was Kritik herausfordert. Dazu ein kurzes Beispiel von Seiffert, das sehr deutlich zeigt, wie tief die Kantische Pflichtethik im preußisch-deutschen Bürgertum verwurzelt war: „Wenn früher eine Mutter ihrem Kind eine Arbeit oder Besorgung auftrug und es dann maulte: ‚Ich habe dazu aber keine Lust!', pflegte sie zu sagen: ‚Dann tust du es eben ohne Lust.' Das war natürlich insofern nicht streng kantisch, als diese Mutter gewiss nichts dagegen hatte, wenn das Kind solch eine Arbeit mit Lust tat; aber andererseits war es ihr doch ganz selbstverständlich, dass die Erfüllung einer Pflicht in keiner Weise an Lust gebunden sei." (Seiffert 1985, 63). Das, was wir tun sollen, ergibt sich nach Kant nicht aus der Erfahrung, nicht aus Gesetzen, Vorschriften oder Befehlen, nicht durch die Billigung oder Missbilligung unserer Umwelt, sondern aus unserem Gewissen.

Düwell et al. (2002) zählen in ihrem Herausgeberband „Handbuch Ethik" neben Kant u.a. den Kontraktualismus und Rawls (Gerechtigkeitstheoretischer Kontraktualismus) zu den deontologischen Ansätzen. Kontraktualismus und Rawls' gerechtigkeitstheoretischer Kontraktualismus werden unter Kap. 2.3.7 skizziert.

## 2.2.1.2 Handlungs- und Regeldeontologische Theorie

Innerhalb des deontologischen Begründungsmusters wird zwischen einer handlungs- und einer regeldeontologischen Variante unterschieden.

Die Vertreter der handlungsdeontologischen Theorie betonen die Einmaligkeit jeder ethisch verpflichtenden Situation wie der entsprechenden sittlichen Handlung; nach ihrer Auffassung kann es demnach keine moralischen Regelungen mit (allgemeinem) Geltungsanspruch über die betreffende Situation hinaus geben. Allerdings gibt es in einer bestimmten Situation einzelne Handlungen, zu denen man sich moralisch verpflichtet fühlt.

Die Vertreter der regeldeontologischen Theorie artikulieren demgegenüber die Ansicht, dass moralische Entscheidungen nicht nur für einen bestimmten Einzelfall getroffen werden, sondern dass sie auf Prinzipien beruhen, die für alle ähnlich gelagerten Fälle gelten. Je nach Art und Anzahl der angenommenen ethischen Prinzipien lassen sich innerhalb der regeldeontologischen Begründungstheorie verschiedene Positionen unterscheiden; als Beispiel für eine Variante, die mit einem einzigen Prinzip auszukommen versucht, gilt die Ethik Kants, die mit ihrem kategorischen Imperativ ein Prinzip der Formulierung moralischer Normen gibt.

## 2.2.2 Teleologische Ethik

### 2.2.2.1 Teleologische Ansätze

Teleologische Ethik (griech. *telos „Ende, Ziel, Zweck, Vollendung"* und *logos „Lehre"*) ist ein Teilbereich der normativen Ethik, deren Ziel es ist, Handlungsanweisungen für moralisch richtiges Verhalten aufzustellen. Diese Handlungsanweisungen werden nicht damit begründet, dass die Handlung selbst moralisch gut und deshalb eine moralische Pflicht ist (deontologische Ethik), sondern man argumentiert, dass die Handlung dem Erreichen eines als moralisch angesehenen Ziels dient. Das ist eine teleologische Begründung, d.h. man geht davon aus, dass die Handlung nicht um ihrer selbst willen getan wird, sondern um ein bestimmtes Ziel zu erreichen. In der teleologischen Ethik wird also nicht die Handlung selbst beurteilt, sondern ihre Folgen. Beurteilungsgrundlage ist hierbei, wieweit die Folgen einer Handlung zur Realisierung eines moralisch hochstehenden Werts beitragen. Da eine Handlung der Realisierung dieses Werts mehr nutzen kann als eine andere, ist es in der teleologischen Ethik durchaus sinnvoll, nicht nur die Kategorien gut und schlecht zu verwenden, sondern auch Zwischenstufen einzuführen, also Komparative zu verwenden; d.h. von zwei Handlungen, die beide auf einen moralischen Wert abzielen, kann eine besser bzw. schlechter sein als die andere. – Zu den bekanntesten teleologischen Ethiken, die sich in der Bestimmung des zu erreichenden Ziels unterscheiden, gehört z.B. der Utilitarismus. Für den Utilitaristen liegt das moralische Ziel des Handelns – wie oben besprochen – in einem größtmöglichen Übergewicht von guten gegenüber schlechten Folgen in der Welt, und nicht im persönlichen Vorteil, (wie etwa z.B. beim ethischen Egoisten). Utilitaristische Ethiken werden manchmal auch als „konsequenzialistisch" bezeichnet, da sie sich mit den Konsequenzen der Handlungen befassen (Knoepffler 2006, 13).

Düwell et al. (2002) zählen in ihrem „Handbuch Ethik" neben dem Utilitarismus/Ethischen Egoismus, den Eudämonismus und die Wertethik zu den teleologischen Ansätzen. Der Utilitarismus wird in Kap. 2.3.3, der Eudämonismus in Kap. 2.3.1 und die Wertethik in Kap. 2.3.5 skizziert.

## 2.2.2.2  Handlungs- und Regelutilitarismus

Man kann auch hier zwei Formen utilitaristischer Theorien unterscheiden, die handlungsutilitaristische und die regelutilitaristische. Während der Handlungsutilitarismus fragt, welche konkrete Handlung am nützlichsten ist, fragt der Regelutilitarismus, welche Regel am nützlichsten ist. Regeln sind zweifellos nützlich und erleichtern das Zusammenleben. Zur Frage, ob eine Regel auch dann befolgt werden muss, wenn sie in einer konkreten Situation mehr schlechte als gute Folgen haben wird, folgendes Beispiel: „So ist etwa das Gebot, die Wahrheit zu sagen, eine Regel, die sich für das Zusammenleben von Menschen als sehr nützlich erwiesen hat. Manchmal kann es jedoch vernünftiger sein, nicht die Wahrheit oder bewusst die Unwahrheit zu sagen, z.B. in Zeiten von Unrechtsregimen, wenn es darum geht, den geheimen Aufenthaltsort unschuldig verfolgter Menschen nicht zu verraten. Denn der durch die Verletzung einer ansonst sinnvollen Regel hervorgerufene Schaden wird durch den Nutzen aufgehoben, der mit der Rettung eines unschuldigen Menschenlebens verbunden ist. Hier setzt die Kritik des Handlungsutilitarismus am Regelutilitarismus ein. Auch der Handlungsutilitarist anerkennt die Notwendigkeit allgemeiner Regeln, doch haben diese für ihn nur die Funktion von Faustregeln. Er wird sich daher in Situationen, in denen er weiß, dass die Befolgung einer allgemeinen Regel mehr schlechte als gute Folgen haben wird, an den konkreten Folgen seines Handelns und nicht an der allgemeinen Regel orientieren." (Simon 2001, 9).

Dazu ein Beispiel aus der Psychotherapie: Cremerius befasst sich in seinem zweibändigen Werk „Vom Handwerk des Psychoanalytikers" unter anderem auch mit der „Natürlichkeit" des Psychoanalytikers als Wert in der Psychoanalyse. Er berichtet von einem Psychoanalytiker, der das Bedürfnis hatte, einem Patienten etwas Heißes zum Trinken anzubieten, der durchnässt und durchfroren in die Stunde kam, es sich aber als unanalytisch verbot. Cremerius kommentiert diesen Vorfall folgendermaßen: „Niemand wird glauben, dass dieser Analytiker in dieser Stunde etwas leisten konnte, das dem analytischen Prozess dienlich war. Ich bin sicher, dass er sich und dem Patienten schwer geschadet hat." (Cremerius 1990, 397 f). Cremerius berichtet von einem weiteren Beispiel eines anderen Psychoanalytikers: „Er (der Kollege von Cremerius, Anm. d. Verf.) berichtete, dass eine Patientin ihm Blumen brachte, dass er sie auf den Tisch gelegt und den Regeln entsprechend das Ereignis analysiert habe. Dabei sah er, wie die Blumen in der Nähe eines Heizkörpers zu welken begannen. Er habe sich nicht getraut aufzustehen und sie in eine Vase zu stellen. Wie kann – so frage ich – diese Patientin glauben, dass ihr Analytiker dem Lebendigen zugewandt ist, dass er Entfaltung und Entwicklung liebt?" (Cremerius 1992, 396). In diesem Sinne betont Cremerius, dass ein Psychoanalytiker auch er selbst bleiben muss und nicht ein entfremdeter, von seiner Natürlichkeit künstlich abgetrennter Mensch sein kann. Diese „Natürlichkeit", die Cremerius meint, darf nicht missverstanden werden als „naive Direktheit" und vor allem nicht als „Bedürfnisbefriedigung" des Psychoanalytikers. Während die in diesen beiden Beispielen handelnden Psychoanalytiker sich starr an eine technische psychoanalytische Regel glaubten halten zu müssen und es auch taten, d.h. nach einer regelutilitaristischen Position handelten, kritisierte Cremerius diese Handlungen aus einer handlungsutilitaristischen Position heraus, indem er den größeren Schaden in der Unterlassung derartiger „natürlicher" Impulse wie einem Frierenden etwas Heißes zum Trinken anzubieten oder Blumen Wasser zu geben. Cremerius argumentiert hier ganz ähnlich wie Köhler, der zeigt, dass Werte nicht Dingen oder Handlungen zugeschrieben sind, sondern sich „aus der Natur der Sache" (und aus der Natur des Menschen als daran Beteiligten) ergeben, dass sie zwingend aus der Forderung der Situation hervorgehen; und umgekehrt: welche Handlungen einer Situation nicht gerecht werden, welche ihr „Gewalt antun", weil sie nicht der Forderung der Situation entsprechen (Wertheimer 1991, 52, vgl. dazu Stemberger 2001).

## 2.3    Ethische Begründungsmuster

Es gibt grundsätzlich verschiedene Einteilungsprinzipien bzw. Zuordnungsmöglichkeiten für ethische Überlegungen oder Systeme. Neben den oben genannten Einteilungen kann eine Ethik nach Schischkoff (1991) je nach ihrer Begründung:

1. heteronom (fremdgesetzlich, z.B. Gott gibt das Sittengesetz),
2. autonom (eigengesetzlich, z.B. Der Mensch gibt sich das Sittengesetz),
3. formal (ein allgemeines Prinzip für das sittliche Handeln aufstellend, z.B. Kategorischer Imperativ n. Kant: „Handle so, dass die Maxime deines Willens jederzeit zugleich als Prinzip einer allgemeinen Gesetzgebung gelten könne."),
4. material (sittliche Werte feststellend, Wertethik),

5. absolut (wenn sie die Geltung der ethischen Werte als unabhängig von ihrem Erkanntwerden betrachtet) oder

6. relativ (wenn sie die Werte als Funktion der jeweiligen Zielsetzung des Menschen betrachtet) sein.

Im Folgenden werde ich mich darauf beschränken, den Eudämonismus, den Hedonismus, den Utilitarismus, den Perfektionismus, die Wertethik, den Libertarismus und den Kontraktualismus kurz zu skizzieren. Für weitere kurze übersichtliche Einführungen in die Ethik empfehle ich dem interessierten Leser Annemarie Pieper (1994), Kurt Bayertz (1991), Bernard Williams (1986), für weitere längere detailliertere Darstellungen das Herausgeber-Handbuch „Angewandte Ethik. Die Bereichsethiken und ihre theoretische Fundierung" von Julian Nida-Rümelin (2005) und das „Handbuch Ethik", das von Marcus Düwell, Christoph Hübenthal und Micha H. Werner (2002) herausgegeben wurde.

### 2.3.1    Zum Eudämonismus

Der Eudämonismus (griech. eudaimonia, „Leben unter einem guten Dämon, Glückseligkeit"; Dämon = Schutzgottheit, Schutzgeist) betrachtet die Glückseligkeit als Motiv und Ziel alles Strebens. Der ursprüngliche Grundbegriff früher ethischer Überlegungen ist das Glück; für Aristoteles ist das Glück das höchste Gut.

„Denn das Glück erwählen wir uns stets um seiner selbst willen und niemals zu einem darüber hinausliegenden Zweck." (Aristoteles, zit. n. Pieper 1994, 234).

„Glück" ist nicht oberflächlich zu verstehen (z.B. im Sinne von Reichtum), sondern als „Verwirklichung der Seele gemäß der Tugend", als ein „Leben, das Rechtschaffenheit und ein bescheidenes Behagen verbindet". Aristoteles stellte eine Theorie der Tugenden auf, die das Wesen der Tugend bestimmte und einige Tugenden beispielhaft anführte. Tugend ist bei Aristoteles die rechte Mitte zwischen zwei Extremen, die schlecht sind; z.B. zwischen Feigheit und Tollkühnheit liegt der Mut, zwischen Geiz und Verschwendung liegt die Freizügigkeit, zwischen Unrecht tun und Unrechtleiden liegt die Gerechtigkeit.

„Das Glück setzt moralische Vollkommenheit voraus und ein Vollmaß des Lebens." (Aristoteles, zit. n. Pieper 1994, 234).

Der eudämonistische Ansatz gehört zu den teleologischen Ansätzen, weil Glück als höchstes Ziel oder Interesse angestrebt wird. Annemarie Pieper (1994) betont, dass die hedonistische wie die utilitaristische Ethik letztlich auch dem Eudämonismus zuzuordnen sind.

### 2.3.2    Zum Hedonismus

Der Hedonismus ist vom griech. hedone, „Lust" abgeleitet. Die sinnliche Lust, das Vergnügen, der Genuss wird als Motiv, Ziel oder Beweis des sittlichen Handelns betrachtet. Der Hedoniker ist ein Genießer; Tugend ist Genussfähigkeit.

Der Hedonismus ist egoistisch fundiert, wenn er sich um die Befriedigung der eigenen Lust bemüht, oder er ist altruistisch fundiert, wenn er sich um die Bedürfnisse der anderen bemüht (nach Schischkoff 1991, 279).

Beispiele: „Nur der Einsichtige und Weise versteht recht zu genießen, folgt nicht blindlings jedem Gelüst und geht nicht im Genuss auf, sondern steht über ihm (vgl. Aristippos von Kyrene (435–355 v. Chr., n. Pieper 1994, 234). Oder: Das höchste Gut ist eine heitere Gemütsverfassung, die Freuden der menschlichen Gemeinschaft oder das Freisein von Unlust und Schmerz."

Nicht sinnliche, sondern geistige und seelische Freuden sind nach Epikur (342-271) vorzuziehen, weil sie dauerhafter und unabhängiger von äußeren Umständen und damit auch weniger störanfällig sind. Die Harmonisierung von Trieben und Begehren macht ruhig und unerschütterlich und führt zu Seelenruhe und heiterer Gelassenheit (statt Dominanz überschießender Leidenschaft „Lust am Gleichmaß als wahres Glück").

Ein Zeitgenosse von Marx und Engels, Max Stirner, hat eine neuere, – sich auf Egoismus berufende – hedonistische Theorie entwickelt und in seinem Buch „Der Einzige und sein Eigentum" vorgestellt. In seinem umfangreichen Originalwerk reflektiert er die Gemeinschaft von Menschen, die bei gleicher Interessenslage sich zusammenschließen und sich gemeinsam für ihre Interessen einsetzen („Verein der Egoisten"). Stirner wird als der erste authentische Existentialist begriffen, auch der Philosoph Martin Buber hat sich auf Stirner berufen.

Herbert Marcuse und Arno Planck vertreten einen hedonistischen Standpunkt. Marcuse beruft sich auf Freuds Lustprinzip, die Unterdrückung der Triebbedürfnisse und die Einführung des Leistungsprinzips in der Zivilisation, die zu wenig Raum für eine ungehemmte Entfaltung lassen.

### 2.3.3   Zum Utilitarismus

Der Utilitarismus (lat. *utilis, „nützlich"*) bezeichnet einen Nützlichkeitsstandpunkt; der „Zweck des menschlichen Handelns liegt in dem Nutzen, der Wohlfahrt des Einzelnen oder der Gesamtheit". Auch der Ursprung der Ethik selbst wird zum Teil aus Nützlichkeitserwägungen erklärt. Der Utilitarismus ist „die" Ethik der angelsächsischen Länder und entspricht hinsichtlich ihrer zentralen Bedeutung für das ethische Denken vieler Jahrzehnte der Kantischen Ethik für Deutschland. Der Utilitarismus nimmt den Eudämonismus der aristotelischen Tradition wieder auf und wird inhaltlich zum Gegenpol zu Kant. Er geht von einer Art Glückskalkül aus, durch den die Summe des „sozialen Nutzens" bestimmt werden soll. Eine Handlung wird nicht nach ihrem sittlichen Wert in sich, sondern nach ihren sozialen Folgen bestimmt. Der „soziale Eudämonismus" ist in der Gegenwart weit verbreitet, dessen Formel Streben nach dem „größtmöglichen Glück für die größtmögliche Zahl" lautet, wie der englische Philosoph und Begründer des Utilitarismus Bentham (1789) kurz und prägnant zusammenfasste. Bentham setzt gut und nützlich gleich, wie auch später andere, vorwiegend englische Philosophen. „Indem wir das Wohl der Gemeinschaft fördern, fördern wir auch uns" (Schischkoff 1991, 749). Weil als erstrebenswertes Ziel das Glück in dieser Formel enthalten ist, lässt sich diese Form des Utilitarismus auch dem Eudämonismus zuordnen. Eine Stärke des Utilitarismus liegt darin, dass er rationale Elemente (Prinzip der Nützlichkeit) mit empirischen (Kenntnisse über die Folgen einer Handlung und deren Bedeutung für das Wohlergehen der Betroffenen) verbindet.

### 2.3.4    Zum Perfektionismus

Mit Perfektionismus (frz. *la perfection*, „*Vervollkommnung*" ist die Lehre der Vervollkommnungsfähigkeit des Menschen und alles Menschlichen gemeint. Die Wurzel des Perfektionismus liegt im Fortschrittsglauben der Aufklärung. Sittliches Ziel und Sinn der Geschichte überhaupt ist die Vervollkommnung des Menschen. In der modernen Auffassung wird „naiv und stillschweigend" vorausgesetzt, dass die perfekte technologische Vervollkommnung die sittliche Vollendung von selber nach sich zieht (Schischkoff 1991, 546). Zu den Perfektionisten zählen Leibniz, Kant, die meisten Positivisten und Wissenschaftstheoretiker; Positivisten, da sie vom „Positiven", von Tatsachen ausgehen und sich eng an die Methoden der Naturwissenschaften anlehnen und Wissenschaftstheoretiker, sofern sie philosophische Fragestellungen mit demselben Maß an Exaktheit behandeln wollen wie etwa die klassische Physik.

### 2.3.5    Zur Wertethik

Die **Wertethik** wurde von Max Scheler begründet und von Nicolai Hartmann systematisch ausgebaut. Diese neue Konzeption der Ethik entstand in den ersten Jahrzehnten des 20. Jhdts. und wird (nach ihrer Methode) „phänomenologische Ethik" oder (nach ihrem Inhalt) „materiale Wertethik" bezeichnet. Seiffert fasst wesentliche Züge der materialen Wertethik kurz und prägnant zusammen und thematisiert dabei die Tugendlehre, die Wertlehre, die Werte in ihrer Negation und den Wertwandel.

1. **Tugendlehre**: Hartmann greift auf die Tugendlehre von Aristoteles zurück. Tugend ist die Mitte zwischen zwei negativen Verhaltensweisen, ein Wert zwischen zwei Unwerten. Z.B. Der richtige Umgang mit Geld ist die Mitte zwischen Geiz und Verschwendung; (vgl. 2.3.1. in der Psychotherapie: vgl. Kap. 7.2.4.3 Behandlungsfehler n. Greenson).

2. **Wertlehre:** Neben den sittlichen Werten gibt es auch Güterwerte. Sittliche Werte sind z.B. Gerechtigkeit, Nächstenliebe, Lebensfülle, Weisheit; Güterwerte sind im engeren Sinn Geld- und Sachwerte und im weiteren Sinn z.B. vitale Güter wie die Gesundheit, Sachverhaltswerte

wie der Rechtsstaat (Sachverhaltswert = ein bestimmtes Verhältnis von Gütern zu Personen), Wahrhaftigkeit usw. Einem anderen einen Güter- oder Sachverhaltswert zukommen zu lassen, ist eine gute Handlung. Hartmann betont, dass im Grunde alle sittlichen Werte auf Güter- oder Sachverhaltswerte zurückzuführen sind. Dazu ein Beispiel: „Wer einem in Not befindlichen Mitmenschen zwanzig Mark schenkt, tut das, um ihm zu helfen, nicht um sittlich gut zu handeln. Nur: indem er ihm das Geld gibt, fällt der sittliche Wert unbeabsichtigt auf den Geber. Der beabsichtigte Wert (Vermehrung der Geldmittel des Notleidenden) und der unbeabsichtigte Wert (Hilfsbereitschaft des Gebenden) fallen auseinander. Der Güterwert (für den anderen) wird beabsichtigt; der sittliche Wert (für mich selbst) wird ungewollt verwirklicht. Mit einem Vergleich könnte man sagen: Der Tennisschüler lernt, dass man, wenn man den Ball richtig treffen will, auf den Ball und nicht auf den Schläger sehen muss; dass der so fixierte Ball dann auch mit der Mitte der Schlägerfläche getroffen wird, bekommt der Spieler mit der Zeit von selbst ins Gefühl. Ebenso fasst der sittlich Handelnde den Ball des Nutzens für den anderen ins Auge; den sittlichen Wert für sich selbst trifft er dann von allein, ohne daran zu denken." (Seiffert 1985, 67). Ein weiteres Beispiel, die Geschichte zweier Menschen und den zwei verschieden großen Tortenstücken, demonstriert das Kernstück der materialen Wertethik: „Tünnes: ‚Schäl, du bist aber kein feiner Mann!' Schäl: ‚Ja, warum denn nicht?' Tünnes: ‚Du hast doch das größere Stück genommen!' Schäl: ‚Welches hättest du denn genommen?' Tünnes: ‚Das kleinere natürlich!' Schäl: ‚Was willst du denn – das hast du ja!'" (Seiffert 1985, 67). Der gleiche Sachverhalt bedeutet etwas Unterschiedliches: Wenn Schäl sich das Stück selbst nimmt, handelt er egoistisch, wenn er es erhält, weil Tünnes freiwillig das kleinere nimmt, handelt Tünnes sittlich (weil Schäl einen – materiellen – Vorteil hat). Sittlich handelt, wer einem anderen zuliebe etwas tut, was, wenn er es sich selbst zuliebe täte, egoistisch wäre. Anderen materielle Werte und elementare Hilfeleistungen zukommen zu lassen, sind genauso wertvolle Handlungen, wie wenn ich jemandem „höhere" Werte zukommen lasse. Der sittliche Wert der Handlung ist also vom Wert, der anderen zuteil wird, unabhängig. Dennoch: Güter- und Sachverhaltswerte können in sich etwas Höheres darstellen, z.B. die innere Zuwendung, das Zuhörenkönnen, das Zeithaben für den anderen. Es geht um die Verwirklichung von Inhaltswerten für den bedürftigen Nächsten und nicht um die sittliche Formung der eigenen Person (wie bei Kant), die bestenfalls ein unbeabsichtigtes Nebenprodukt ist.

3. **Werte in ihrer Negation:** Hier geht es um das Verhältnis der Werte und ihrer Negation, der Unwerte: Den höchsten Werten stehen nicht die höchsten Unwerte gegenüber, sondern geringe – und umgekehrt. Z.B ist Takt im Umgang mit anderen Menschen ein hoher Wert, Taktlosigkeit

hingegen ein relativ geringer Unwert. Umgekehrt ist der Mord ein schweres Verbrechen, ein extrem hoher Unwert, das Am-Leben-Lassen des Mitmenschen jedoch kein besonders hoher sittlicher Wert, sondern eine Selbstverständlichkeit, die selbst von vielen sonst vielleicht brutalen Menschen respektiert wird.

4. **Wertwandel:** An sich sind alle Werte immer da; das Wertbewusstsein ändert sich geschichtlich, so sind den Menschen nicht immer alle Werte bewusst. Dies ist bildlich so vorstellbar: „die Werte sind als Kreise an einer großen Wand angebracht. Das jeweilige Wertbewusstsein ist ein Scheinwerfer, der langsam über die Wand streift und dessen Lichtkegel immer neue Gegenstände sichtbar werden lässt, wobei der Lichtkegel sich auch vergrößern oder verkleinern kann." (Seiffert 1985, 70). Dadurch sind Renaissancen, Reformationen und Nostalgiebewegungen erklärbar: Werte waren nur vorübergehend verdeckt und wurden wiederentdeckt. Nicht zuletzt, so Seiffert, gibt es immer wieder einzelne Personen, die sich unbeirrt solcher Werte bewusst bleiben, die zurzeit nicht hoch im Kurs stehen und sich nicht von den jeweiligen Moden und Interessenverschiebungen blenden lassen.

## 2.3.6    Zum Libertarismus

Im Libertarismus geht es um die Bewahrung individueller Rechte; d.h. es wird mit individuellen Rechten argumentiert: Es gibt einen breiten moralischen Konsens hinsichtlich zentraler individueller Rechte. Damit ist der Libertarismus eng mit den moralischen Normen verknüpft. „Keine ethische Theorie kommt ohne Individualrechte aus. Das individualrechtliche Paradigma unterscheidet sich von seinen Konkurrenten dadurch, dass es der Zuschreibung individueller Rechte einen fundamentalen oder begründenden Status einräumt." (Nida-Rümelin 2005, 30).
Allerdings gibt es grundlegendere normative Prinzipien, aus denen sich eine solche Zuschreibung individueller Rechte letztlich ableiten lässt. Diese normativen Prinzipien erstrecken sich nach Nida-Rümelin (2005) über das ganze Spektrum ethischer Theoriebildung, angefangen von handlungskonsequentialistischen und kontraktualistischen über kantianische bis tugendethischen Theorien. Beispiele dafür sind:
– Grundfreiheiten
– Ansprüche
– Meinungsfreiheit
– Menschenrechte
– Bürgerrechte
Sie sind z.T. in der UN-Menschenrechtskonvention und in Verfassungen verankert.
Der Libertarismus bezieht sich auf viele verschiedene individuelle Rechte und versucht nicht, sich auf ein einziges Recht zu beschränken.

## 2.3.7    Zum Kontraktualismus

Der Kontraktualismus oder der kontraktualistische Ansatz wird auch als vertragstheoretischer Ansatz bezeichnet. Er hat eine lange Vorgeschichte, die bis in die griechische Sophistik zurückreicht. Annemarie Pieper nennt den vertragstheoretischen Ansatz auch Gerechtigkeitsethik. Nida-Rümelin definiert den Grundgedanken des Kontraktualismus folgendermaßen: „Es gibt ein allen Personen gemeinsames Interesse daran, dass bestimmte Regeln befolgt werden. Alle Personen sind daher bereit, einen Vertrag zu schließen, der diese Regeln als verbindlich etabliert." Und: „... der Kontraktualismus (hat) mit dem deontologischen Paradigma gemeinsam, dass Moralität im Sinne von Einschränkungen verstanden wird. Nicht die Optimierung von Zielen, nicht die Maximierung einer Wertfunktion, wie es die kosequentialistischen Varianten des Utilitarismus vorsehen, sondern die gemeinsame Auferlegung moralischer Verpflichtungen steht im Mittelpunkt. (Nida-Rümelin 2005, 25). Thomas Hobbes geht davon aus, dass Handeln an sich und ausschließlich interessengeleitet ist und „appeliert ... ausschließlich an die Rationalität individueller Interessenverfolgung" (25). In seinem kontraktualistischen radikalen Ansatz erwartet er nicht, dass sich Personen kooperativ verhalten, wenn es ihren eigenen Interessen widerspricht. Er geht „davon aus, dass es im Naturzustand, d.h. in einem Zustand, in dem es keine sanktionierten allgemein bindenden Handlungsregeln gibt, zu einer Eskalation individueller Interessenkonflikte kommt, die schließlich nicht nur das ungestörte Verfügen über Güter, sondern das Leben aller Personen bedroht." (26).

Konstitutive Elemente bei Hobbes (zit. n. Nida-Rümelin 2005, 27):

1. „Normen sind begründet, wenn ihre Etablierung im Interesse jeder Person ist und die Personen daher bereit sind (oder bei geeigneten Umständen bereit wären), mit allen anderen einen Vertrag zur Etablierung und Sanktionierung dieser Normen einzugehen."
2. „Normen werden wirksam bzw. handlungsleitend durch Etablierung."

Nida-Rümelin führt einige Schwerpunktsetzungen kontraktualistischen Denkens an, so zum Beispiel:

Die Begründung von Normen (Hoerster und Gert),

die Etablierung eines Vertrags, insbes. der Verpflichtungscharakter eines expliziten oder impliziten Vertrages (Locke),

Vertrag lediglich als Hinweis auf die Gerechtigkeit einer institutionellen Ordnung (Kant, Rawls).

John Rawls ist bekannt für seine Theorie der Gerechtigkeit, die zum Ziel hatte, 1. die Vertragstheorie zu erneuern und auf aktuelle Probleme der politischen Philosophie anzuwenden und 2. eine Alternative zu utilitaristisch geprägter normativer Ethik zu schaffen. Das Gerechtigkeitskriterium allein beinhaltet noch keine Verpflichtung; wie bei Hobbes' zweitem Kriterium beinhaltet auch erst die Etablierung des Gerechtigkeitskriteriums im

Rahmen einer institutionellen Grundstruktur eine Verpflichtung hinsichtlich von Rechten und damit einhergehend auch Pflichten.
Robert Nozick (1976) vetritt eine zeitgenössisch viel diskutierte radikali-
sierte Variante des kontraktualistischen Ansatzes, nach der sich moralische Pflichten ausschließlich auf die Einschränkungen beziehen, die sich
aus der Wahrung individueller Rechte anderer Menschen ergeben. Andere
Handlungen sind marktförmiger Natur und daher moralfrei (d.h. keine Verpflichtung zur Hilfe Schwächeren gegenüber, keine Verteilungsgerechtig-
keit, usw., die der Staat regelt).

## 2.4    Psychotherapieethik

Psychotherapieethik befasst sich mit der Reflexion des moralisch Gesollten, Erlaubten, Verbotenem, Zulässigen, Angemessenen in psychotherapeutischen Behandlungen von Menschen, die erkrankt sind oder
ihre Persönlichkeit entwickeln wollen. Zweck ist die Heilung oder Besserung von Leidenszuständen und Verhaltensstörungen oder die Lösung von
Konflikten. Die Psychotherapieethik befasst sich mit der Frage nach adäquaten Verfahren in der Psychotherapie, der psychotherapeutischen Behandlung und der angemessenen Handhabung psychotherapeutischer Verpflichtungen für ein gelungenes psychotherapeutisches Behandlungsergeb-
nis. Die Psychotherapieethik wie auch die Psychotherapiepraxis haben beide letztlich den Anspruch, angemessene Handlungsentscheidungen zu finden.
Die Begriffe Normalität, Gesundheit und Krankheit sind aus historischem
und kulturellem Aspekt unterschiedlich betrachtet worden; Krankheitsbegriffe haben sich im Lauf der Zeit stark geändert und Diagnostik ist von
verschiedenen Seiten her unterschiedlich bis komplementär akzentuiert
worden. Die Fragestellungen der Psychotherapieethik sind nicht von der
jeweiligen Kultur und der jeweiligen Epoche zu trennen. D.h. sie unterliegt
– wie jede Bereichsethik – einem Wandel. Dem Leser soll ein Versuch eines
systematischen Grundrisses der Psychotherapieethik westlicher Prägung
vorgestellt werden.
Mit dem Wort „Grundriss" ist eine Art zweidimensionale Skizze gemeint,
wie man sie erstellt, bevor man ein Haus baut. Natürlich ist das Haus dreidimensional, doch zu Beginn begnügt man sich mit einem Grundriss, um
einen Überblick über die Zimmer des Hauses zu erhalten. De facto ist das
Haus wesentlich komplexer, als es in einem derartigen Grundriss darstellbar ist. Auch wird man vielleicht oder wahrscheinlich dazu übergehen, die
Zimmer in Anzahl, Größe oder Form zu verändern und den neu oder wieder entdeckten Erfordernissen anzupassen.
Dabei werde ich mich auf Autoren hauptsächlich aus dem europäischen
und amerikanischen Sprachraum beziehen.
Neben Fragen und Gefahren behandlungsrelevanter Diagnostik gibt es den

Bereich der psychotherapeutischen gutachterlichen Tätigkeit, den R. Riedler-Singer hinsichtlich der Verpflichtungen der psychotherapeutischen Gutachter beleuchtet.

Die Psychotherapie lässt sich letztlich utilitaristisch begründen (vgl. Kap. 4.1) und bewegt sich auch in einem nationalen rechtlichen Rahmen (vgl. Kap. 4.3).

Motive und Konflikte können in Widerstreit miteinander liegen und verlangen nach einer Wahrnehmung und Abwägung (vgl. Kap. 4.2) bzw. die Notwendigkeit von bewussten und reflektierten Handlungsentscheidungen.

Die Pluralität und Methodenvielfalt heutiger Psychotherapie lässt sich anhand von Werten und Zielen in der Psychotherapie, Menschenbildern, Krankheitsmodellen und Interventionslehren illustrieren. Gleichzeitig stellt sich die Frage nach dem Umgang der Psychotherapieschulen untereinander (vgl. Kap. 5.3.6).

Die Frage der Werte bzw. die Auseinandersetzung mit Werten kann auch einen praxisrelevanten Einfluss auf Interventionen im psychotherapeutischen Behandlungsverlauf haben (vgl. Kap. 5.4).

Von der Kenntnis der Theorie der moralischen Entwicklung nach L. Kohlberg können Psychotherapeuten, die ohnehin zu postkonventioneller Moral tendieren, profitieren (vgl. Kap. 6).

Da der praktizierende Psychotherapeut während seiner psychotherapeutischen Berufsausübung immer wieder unter Entscheidungsdruck steht, wird er in seinem Berufsalltag auch – realistischerweise – in eine Richtung gehen, die er im Anschluss an seine Selbstreflexion oder Supervision nicht mehr als „gut" betrachtet; deswegen wird weiter unten auch auf das Thema „Umgang mit Behandlungsfehlern" eingegangen (Kap. 7.2). In der einschlägigen Fachliteratur zu diesem Thema werden Handlungen gesucht, die die Wirksamkeit der psychotherapeutischen Behandlung, d.h. den Behandlungserfolg des Patienten schützen und absichern helfen, und zwar 1. vor dem Beginn der Psychotherapie, bereits beim ersten Kontakt (Telefon oder E-Mail), 2. zum Zeitpunkt des Behandlungsvertrages im Sinne des „informed consent", 3. während der psychotherapeutischen Behandlung und 4. am Ende der psychotherapeutischen Behandlung.

Die Verantwortung des Psychotherapeuten umfasst viele Aspekte (vgl. Kap. 7): die Aufklärungspflicht, die Verpflichtung, einen informed consent herzustellen, bevor der Behandlungsvertrag Gültigkeit hat, Grenzen der Übernahme in psychotherapeutische Behandlung zu beachten, d.h. letztlich das Prinzip der Freiwilligkeit nicht nur auf den Patienten, sondern auch auf sich selbst anzuwenden, psychotherapeutische Diagnostik, Begleitmaßnahmen und Settinggrenzen zu beachten, Behandlungsfehlern – so weit wie möglich – vorzubeugen und wo das nicht möglich war, einen angemessenen und nützlichen Umgang mit dem Fehler zu finden. Notfalls kann auch ein Therapeutenwechsel indiziert sein (vgl. 7.3). Eine Verletzung der Sorgfaltspflicht in der psychotherapeutischen Beziehung ist z.B. dann gegeben, wenn das besondere Vertrauens- und Abhängigkeitsverhältnis missbraucht wird; das ist bei narzisstischem, sexuellem, ökonomischen, ideologischen und sozialem Missbrauch der Fall, aber auch, wenn der Psychotherapeut nicht rechtzeitig dem Patienten mitteilt, dass er seinerseits die Psychotherapie als beendet erklärt.

Menschen mit schweren Persönlichkeitsstörungen oder Psychosen, die finanziell oft auch benachteiligte Gruppen waren, haben erstmals heute die Chance, vermehrt zu psychotherapeutischen Behandlungsplätzen zu kommen, da es krankenkassenfinanzierte Psychotherapie gibt. Das stellt auch eine Herausforderung für die Psychotherapiemethoden und die Ausbildungsvereine dar. Werden sich die Psychotherapiemethoden diesen Herausforderungen stellen? Werden die Ausbildungscurricula in angemessener Weise (hinsichtlich der eigenen Psychotherapiemethode) auch auf Diagnostik und Behandlungsüberlegungen eingehen? Nicht zuletzt auch: Wird sich der ausgebildete praktizierende Psychotherapeut einschlägig weiterbilden, bevor er mit diesen Patientengruppen arbeitet?

Inwieweit wird das Faktum der negativen therapeutischen Reaktion in Reflexion, Vorbeugung und Umgang aufgegriffen, inwieweit wird es geleugnet bzw. so getan, als ob man mehr könnte als man tatsächlich kann. Die Grenzen der Macht und Verantwortung, die Verantwortung bzw. Co-Verantwortung sind hier wichtig zu reflektieren.

Der Krisenintervention wird ein eigenes Kapitel gewidmet, ebenso der Sorgfaltspflicht in der Psychotherapieausbildung und dem Schutz des Psychotherapeuten (Kap. 7.12 Burnout-Syndrom, Kap. 7.6.10 Prophylaxe von narzisstischem Missbrauch und Kap. 7.14 Verantwortung des Psychotherapeuten sich selbst gegenüber).

Die Stellungnahmen psychotherapieethischer Fragen der letzten – bald 2 – Jahrzehnte werden für Österreich zusammengefasst, insbesondere neben dem Berufskodex die Arbeit des Ethikausschusses im Psychotherapiebeirat des Gesundheitsministeriums und der Beschwerde-, Schieds- und Schlichtungsstellen, und durch jene der U.S.A. ergänzt, insbesondere da, wo in Österreich ein Nachholbedarf geortet wurde.

# 3 Zur Begriffsklärung

## 3.1 Norm und Wert

### 3.1.1 Norm

Norm (lat.) bedeutet „Regel, Muster, Vorschrift, leitender Grundsatz". Der Normbegriff kann unterschiedliche Bedeutungen haben. Norm kann als genereller Imperativ verstanden werden, der Menschen zu bestimmten Handlungen auffordert. Normen können Maßstäbe für soziales Handeln sein. Normen spielen sowohl in der Ethik als auch im Recht eine große Rolle. Ohne Normen, d.h. ohne die Einhaltung bestimmter logischer Regeln wäre keine Erkenntnis und kein folgerichtiges Denken und Reden möglich. In diesem Sinne sind Normen in jeder Wissenschaft von grundlegender Bedeutung (z.B. in der Psychotherapie: Begriffe Übertragung, Gegenübertragung, Projektion); ebenso ist dies im rechtlichen Bereich der Fall. Die Einhaltung juristischer Normen wird durch staatliche Einrichtungen kontrolliert. Die Einhaltung ethischer Normen unterliegt der Verantwortung jedes Einzelnen. Die Einhaltung von gesetzlich normierten Berufspflichten der Psychotherapeuten sowie deren berufsethischen Richtlinien ohne Gesetzescharakter unterliegen der Verantwortung des einzelnen Psychotherapeuten.

### 3.1.2 Wert

Als Wert kann man das betrachten, was als „Norm für die Bevorzugung einer Handlung vor anderen Handlungen zugrunde liegt". „Werte sind nach heutiger Auffassung weder Eigenschaften einer Sache oder einer Handlung, noch eigenständige abstrakte Wesenheiten. Werte existieren in Beziehung auf den Menschen dadurch, dass er Werte setzt, d.h. etwas anerkennt oder erstrebt." (Meyer 1987, 463). Da menschliches Verhalten grundsätzlich zu dem des Tieres in geringerem Ausmaß biologisch festgelegt ist, bedarf der Mensch Orientierungshilfen, nach denen er sein Verhalten ausrichtet. Dieser Bereich ist Gegenstand der Ethik. Es ist

Ziel eines solchen Orientierungssystems, einen Bewertungsmaßstab für Handlungen zu geben, aus einer Menge von Handlungsalternativen die beste auszuwählen. Normen, die dem Menschen ein bestimmtes Verhalten „vorschreiben", können diese Hilfe geben. Die Einhaltung von Normen kann in unterschiedlichem Ausmaß als Zwang erlebt werden. Je mehr ein Mensch die Vernünftigkeit einer Norm einsieht, umso weniger empfindet er ihre Einhaltung als Zwang. In diesem Sinne muss die Freiheit des einzelnen Menschen durch die Forderung, bestimmte Normen einzuhalten, nicht unbedingt eingeschränkt sein, da er sich durch die Anerkennung vernünftiger Normen die Grundsätze seines Handelns selbst gibt.

## Wert und Psychotherapie

Wenn wir uns mit dem Thema Wert und Psychotherapie beschäftigen, müssen wir feststellen, dass die Psychotherapie auf allen Ebenen Wertentscheidungen beinhaltet. Zu diesen Ebenen zählen das Menschenbild bzw. die Menschenbilder, die Persönlichkeitstheorien, die Theoriebildung der Krankheitsentstehung und -aufrechterhaltung, die Interventionslehren der Psychotherapiemethoden. Ergänzend sind die gesellschaftspolitischen Implikationen der Psychotherapiemethoden zu nennen. Das Menschenbild einer Psychotherapiemethode führt eine bestimmte Perspektive ein, unter der die Wirklichkeit des Menschen letztlich betrachtet wird. Die Grundannahmen der Persönlichkeitstheorien füllen diesen Wirklichkeitsausschnitt durch modelltheoretische Inhalte. Die Zielvorstellungen wiederum haben einengenden Charakter. In Kap. 5.3 wird auf Werte in der Psychotherapie und Begriff und Funktion von Menschenbildern näher eingegangen. Menschenbild und Persönlichkeitstheorie, zu der Annahmen hinsichtlich der Grundausstattung des Menschen und der Hauptsteuerungsmechanismen menschlichen Denkens, Fühlens und Handelns gehören, eingegangen, beeinflussen letztlich Aussagen der Psychotherapiemethoden zu Art, Funktionsweise, Umfang und Ursachen von Störungen. Diese Vorentscheidungen lassen sich in den Krankheitslehren der unterschiedlichen Psychotherapiemethoden wieder finden. Weiters ist es wichtig, sich bewusst zu machen, dass diese Entscheidungen, die Äußerungen persönlichen Leidens als Krankheiten klassifizieren, welche Form und welche Heilung, bzw. welcher Grad von Heilung angestrebt und erreicht werden kann, von Normen und Werten der jeweiligen Zeit und Gesellschaft mitgeprägt werden. Ebenso wichtig ist es, zu erkennen, dass mit all diesen Grundannahmen mögliche Zielvorstellungen psychotherapeutischer Prozesse vorentschieden werden. Es handelt sich bei Annahmen und Aussagen zur Behandlungsmethodik um Wertentscheidungen, die sich auf die Gestaltung der Patienten-Psychotherapeuten-Beziehung, auf das psychotherapeutische Setting, auf Fragen der Indikation und Kontraindikation usw. beziehen können. In die-

sem Sinne haben Psychotherapiemethoden die Aufgabe, „einen handlungsnahen Raster" bereitzustellen, um die Arbeit des Psychotherapeuten durch
möglichst konkrete Entscheidungshilfen zu erleichtern (Herzog 1982, vgl.
Hutterer-Krisch 1996, vgl. Kap. 5.4.1).

# 3.2 Zu den Begriffen Moral und Autonomie

Die folgenden Abschnitte sollen in erster Linie der Klärung
weiterer allgemeiner Begriffe dienen, die für Fragen der Ethik in der Psychotherapie besondere Relevanz haben. Dazu zählen die Begriffe „Moral"
und „Autonomie" sowie die Begriffe „Normalität", „Gesundheit" bzw.
„Krankheit". Anschließend soll auf die Bedeutung dieser Begriffe in Bezug
auf psychotherapeutisches Handeln bzw. auf die ethische Reflexion
psychotherapeutischen Handelns eingegangen werden.

## 3.2.1 Moral

Der aktuelle philosophische Sprachgebrauch differenziert zwischen dem Begriff der Ethik und der Moral, auch wenn er in der Alltags-
sprache oft nicht deutlich voneinander unterschieden wird. Moral (lat.
*mos, moris/mores*) bedeutet „Sitte", „Brauch", „Gewohnheit", „Charakter". Moral kann als eine „Sammelbezeichnung für die der gesellschaftlichen Praxis zugrunde liegenden, als verbindlich akzeptierten und auch
(tatsächlich) eingehaltenen ethisch-sittlichen Normen (Systeme) des Handelns einer bestimmten Gesellschaft, bestimmter gesellschaftlicher Gruppen und der ihnen integrierten Individuen bzw. einer bestimmten Epoche"
(Meyer 1987, 279) betrachtet werden. Der Moralbegriff geht auf Cicero
(De fato 1/Übersetzung des griechischen Wortes „ethos" im Sinne von
„Aufenthaltsort, Gewohnheit, Brauch, Charakter") zurück, unter Bezug
auf Aristoteles' „Entstehung der ethischen Tugend". „Die ethische Tugend
entsteht durch ‚Gewöhnung'. Es (ethos) bezeichnet die Verhaltensweisen,
in denen eine Gruppe von Menschen aufgrund einer alten, seit Generationen gelebten und überlieferten Gewohnheit übereinstimmt." Das heißt:
„Eine Moral wird gelebt. Kinder werden in einer bestimmten Moral erzo-
gen. Sie werden durch entsprechende Sanktionen z.B. daran gewöhnt, dass
man nicht lügen und nicht stehlen darf und dass man ein gegebenes Versprechen halten soll. Jede Religion hat eine Moral, die zu befolgen sie ihre
Gläubigen anhält und motiviert." (Ricken 1998, 13 f).
„Moralisch" handeln bedeutet daher in diesem Sinne, den Normen einer
bestimmten Gruppe zu entsprechen, „unmoralisch" handeln, diesen Normen nicht zu entsprechen. Freilich hat Ricken Recht, wenn er – angesichts
einer sich ständig verändernden und pluralistischen Gesellschaft – fragt,
wie weit der Begriff der Moral reichen kann.

Moral lässt sich in diesem Sinne als Bereich der Menschen verstehen, der sich mit der „Gesamtheit der moralischen Urteile, Normen, Ideale, Tugenden, Institutionen" befasst (Ricken, 14).

*Ethik ist daher ein Synonym für Moralphilosophie, weil ihr Bereich die philosophische Untersuchung des Bereichs der Moral ist. Ethik predigt nicht die Moral, sondern reflektiert sie, indem sie nach ihrer Begründung fragt.*

Der Vollständigkeit halber sei angemerkt: Prinzipiell gibt es auch Normen, die nicht zur Moral gehören, also außermoralische Normen sind. Wer zum Beispiel einen Einwurf beim Fußball mit nur einer Hand ausführt, handelt daher nicht unmoralisch, entspricht nur nicht der Norm (vgl. Simon 2001). „Moralisch" und „außermoralisch" (nicht: „unmoralisch") sind in diesem Sinne Gegenbegriffe.

## 3.2.2    Autonomie

Ein weiterer für die Psychotherapieethik grundlegender Begriff ist der der Autonomie. Kant führte in die Ethik das Begriffspaar Autonomie/Heteronomie als Fachtermini ein.

**Autonomie** *(griech. autonomia, autos „selbst" und nomos „Gesetz")* bedeutet *„Unabhängigkeit, Selbstgesetzgebung", „Selbstgesetzlichkeit", „Eigengesetzlichkeit"* und steht in Gegensatz zu Heteronomie *(griech. heteros, „der Andere" und nomos „Gesetz")*, die *„Fremdgesetzlichkeit, Abhängigkeit von den Gesetzen anderer"* bezeichnet **(autonom:** *selbst-ständig, unabhängig, nach eigenen Gesetzen lebend.* **Heteronom:** *fremdgesetzlich, nach den Gesetzen anderer lebend.).*

Autonomie bedeutet die Verpflichtung des Individuums, sich nach Vernunftgrundsätzen die sittlichen Gesetze seines Handelns selbst zu geben. Heteronomie bedeutet im Gegensatz dazu den Verzicht oder das Versagen, sittlich selbstständig und eigenverantwortlich zu handeln. Auch die ungeprüfte Übernahme von geltenden Moralvorstellungen gilt als heteronom, selbst wenn diese zustimmungsfähig sein sollten, weil sich der Mensch die Gesetze seines Handelns von anderen (Eltern, Staat, Gott, Strafe, Belohnung usw.) diktieren lässt. Im Gegensatz dazu lässt autonomes Handeln keine verbindlichen Handlungsgesetze oder Handlungsprinzipien zu, die der eigenen Einsicht entzogen sind.

Autonomie hinsichtlich moralischer Fragen setzt sowohl die Kenntnis bestehender Normen voraus, als auch die Freiheit, diese in Frage zu stellen. Autonomes Handeln setzt entsprechende gesellschaftliche und individuelle Bedingungen voraus. Totalitäre Gesellschaften erschweren von gesellschaftlicher Seite her autonomes Handeln, und von individueller Seite her bedarf es bestimmter geistiger und sozialer Kompetenzen, um autonom Handeln zu können (vgl. Simon 2001).

### 3.2.2.1  Autonomie des Patienten

In der Psychotherapie wird – wie in der Medizinethik – das Prinzip der Autonomie (neben den Prinzipien der Nichtschädigung, der Fürsorge und der Gleichheit) verantwortungsvollem psychotherapeutischen Handeln zugrunde gelegt. Das Prinzip der Autonomie fordert, den Klienten oder Patienten mit seinen Wünschen, Zielen und Lebensplänen zu respektieren, auch dann, wenn diese dem Psychotherapeuten etwa vorerst wenig nachvollziehbar oder moralisch bedenklich erscheinen. Dass der Wille des Klienten oder Patienten (ob selbst- oder fremdbestimmt, ob rational oder affektgeleitet) geachtet wird und nicht einer „gut gemeinten" Fremdbestimmung durch den Psychotherapeuten unterworfen wird, ist eine Bedingung dafür, dass der Klient oder Patient Herr seines Lebens bleibt. Das Prinzip der Autonomie gilt in der Psychotherapie nicht absolut, sondern kann durch andere Prinzipien (z.B. dem der Nichtschädigung) eingeschränkt werden. Birnbacher und Kottje-Birnbacher (1996) betonen, dass das Prinzip der Autonomie, des Selbstbestimmungsrechts des Klienten/Patienten, – außer in besonders gelagerten Fällen – durchweg Vorrang vor dem Prinzip der Fürsorge haben dürfte. Zur Autonomie des Klienten/Patienten gehört z.B. die Freiheit, ein Psychotherapieangebot auch ausschlagen oder eine aufgenommene Psychotherapie auch wieder abbrechen zu können. Für die Aufnahme und Weiterführung einer Psychotherapie gelten ethisch und rechtlich die Anforderungen an den „informed consent" wie in der Medizin. Im Erstgespräch ist festzustellen, ob eine Indikation zur Psychotherapie vorliegt, was sich mehr am Leidensdruck, der Motivation, der Krankheitseinsicht, der Behandlungsbereitschaft des Patienten und am dynamischen Verlauf des Erstgesprächs entscheidet als an der Diagnose; weiters muss sich der Psychotherapeut die Frage stellen, welche Psychotherapiemethode für das Wohl des Patienten die angemessenste ist und ob seine fachspezifische Ausbildung und Erfahrung den Erfordernissen entspricht. Die Therapieziele (Gesamtziel, Zwischen- und Teilziele) müssen Gegenstand einer Vereinbarung zwischen Klient/Patient und Psychotherapeut sein (Hoffmann 2001). Wichtig ist dabei, dass der Psychotherapeut gelernt hat, klar zwischen Zielen und Mitteln zu unterscheiden. Experte ist der Therapeut nur hinsichtlich der Mittel, nicht hinsichtlich der Ziele der Therapie. Ein Wissen darüber, welche Ziele für den Patienten anzustreben richtig ist, wäre angemaßtes Herrschaftswissen." (Birnbacher und Kottje-Birnbacher 1996, 503). Der Klient/Patient muss sich darauf verlassen können, dass der Psychotherapeut keine anderen Ziele verfolgt als jene, in die er eingewilligt hat – auch wenn der Psychotherapeut andere Überzeugungen oder Präferenzen hat. Der Klient/Patient hat das Recht, aus der Sicht des Psychotherapeuten „falsche", infantile oder unreife Bedürfnisse zu befriedigen. Auch die „Autonomie" als vielzitiertes vorherrschendes Psychotherapieziel (siehe Werte) kann nicht als selbstverständlich gelten. Versucht ein Psychotherapeut einem Klienten/Patienten (dem z.B. viel an Bindung, Symbiose oder Religiosität liegt,) gegen seine eigenen Wertvorstellungen Autonomie im Sinne der Befähigung zu Unabhängigkeit, Eigenverantwortung und innerer Souveränität als Ziel der Psychotherapie aufzudrängen, so ist dies eine Verletzung seines Selbstbestimmungsrechts.

### 3.2.2.2   Autonomie des Psychotherapeuten

Die Tatsache, dass es in Österreich ein Psychotherapiegesetz und einen Berufskodex für Psychotherapeuten gibt, steht in diesem Sinne nicht in Widerspruch dazu, dass autonomes Handeln von Psychotherapeuten möglich und erstrebenswert ist. Im Berufskodex für Psychotherapeuten wird explizit in der Präambel darauf hingewiesen, dass die vom Gesetzgeber erhobenen konkreten Forderungen, wie sie die Berufspflichten darstellen, den Psychotherapeuten in keiner Weise davon entbinden, selbstverantwortlich in seiner Berufsausübung sein psychotherapeutisches Handeln aus ethischer Sicht zu reflektieren.

Hinsichtlich des Abschließens eines Behandlungsvertrags wird ebenfalls die Autonomie des Psychotherapeuten betont: Es gibt keinerlei Zwang für den Psychotherapeuten, einen Behandlungsvertrag mit einem bestimmten Klienten abzuschließen. Im Gegenteil: es mag Gründe dafür geben, gerade *keinen Behandlungsvertrag abzuschließen, wenn Inkompatibilitäten vorliegen, die unüberwindbar sind, sei es auch aus zutiefst persönlicher oder menschlicher Sicht* (z.B. eine Psychotherapeutin, die Opfer eines Missbrauchs war mit einem Klienten mit Täterprofil, ein Psychotherapeut, dessen Familie von den Nationalsozialisten ausgerottet wurde mit einem Neonazi, vgl. dazu Hoffmann 2001). In diesem Sinne finden wir eher die Verpflichtung zur Überprüfung der Kompatibilität. In Kap. 7.1.4.3 geht Riedler-Singer näher auf die „Grenzen der Übernahme" ein.

## 3.2.3   Gesellschaftliche Moral und Krankheitstendenz

### 3.2.3.1   Psychische Gesundheit als Voraussetzung ethischen Verhaltens

Der Individualpsychologe Furtmüller hat 1912 in den „Schriften des Vereins für freie psychoanalytische Forschung" einen grundlegenden Beitrag mit dem Titel „Psychoanalyse und Ethik" publiziert. Ausgangspunkt seiner Überlegungen sind Grundlagen der Entwicklungspsychologie und der Krankheitslehre von Alfred Adler. Der Hebel der seelischen Entwicklung ist nach Alfred Adler das Gefühl der Minderwertigkeit: Im Kräfteverhältnis des Kindes – und jeder Erwachsene war einmal Kind – liegt aus der Sicht der Individualpsychologie die natürliche Wurzel des Minderwertigkeitsgefühls. Der Grad des Minderwertigkeitsgefühls ist von unterschiedlichen Faktoren abhängig, z.B. vom Ausmaß, wie stark die Personen rund um das Kind ihm seine Minderwertigkeit spüren lässt, ob körperliche Minderwertigkeiten vorhanden sind, in welchem Ausmaß das der Fall ist und wie dies von Seiten des Kindes verarbeitet wird usw. „Je heftiger das Gefühl der Minderwertigkeit, desto stürmischer wird auch die darauf folgende Reaktion sein. Sie wird in vielen Fällen nicht nur das Gleichgewicht herstellen, sondern es in entgegengesetztem Sinne wieder verschieben wollen. Aus der Kompensation wird eine Überkompensation. Im Ausmaß des Minderwertigkeitsgefühls und im Ausmaß der daraus folgenden kompensatorischen Tendenzen liegt nach Adler die Gefahr, mit den realen Bedingungen des Lebens in Widerspruch zu kommen und zu scheitern. Ein Mensch mit überstarken kompensatorischen Tendenzen ist charakterisierbar durch seine Überempfindlichkeit, durch eine mangelnde Fähigkeit, wirkliche oder vermeintliche Zurücksetzungen zu ertragen, durch mangelnde Fähigkeit zu Verzicht, durch fortwährende Kampfbereitschaft, durch Versuche, den andern unter seine Herrschaft zu zwingen usw. Daraus folgt, dass die Eingliederung in den sozialen Zusammenhang schwierig ist. Je mehr diese Züge ausgeprägt sind, desto ungeeigneter wird nach Furtmüller der Mensch für die Einfügung in den sozialen Zusammenhang und desto unethischer wird er auch im Grunde sein, auch wenn er nach außen hin eine hoch stehende Ethik zu besitzen scheint.

### 3.2.3.2 Sozialethischer Ausblick

Ethik und Psychohygiene rücken einander bei den oben genannten Überlegungen sehr nahe: „Nicht so, als ob die Ethik ein Mittel der psychischen Gesundheit sein könnte, sondern im Gegenteil, die psychische Gesundheit erscheint als eine Voraussetzung echter Ethik. Alles, was dahin führt, die ... intrapsychische Spannung herabzusetzen, mildert auch antisoziale und antiethische Tendenzen. Von hier aus gelangt man zu wichtigen *sozialethischen Ausblicken.*" Und aus diesen Aspekten der individualpsychologischen (damals noch: „freien psychoanalytischen") Krankheitslehre folgen für Furtmüller auch **gesellschaftspolitische Implikationen**: „Es ist klar, dass unsere heutige (1912! Anm. d. Verf.) Gesellschafts- und Wirtschaftsordnung mit ihrem aufs Äußerste gesteigerten Konkurrenzkampf und ihren ungeheuren Niveaudifferenzen zur Erhöhung dieser Spannung wesentlich beiträgt. Von einer Änderung dieser Gesellschaftsordnung im Sinne einer Ausgleichung der Gegensätze kann also sowohl eine Förderung der seelischen Gesundheit der Menschheit als eine Hebung ihres sittlichen Niveaus erwartet werden. So scheint auch hier die Psychoanalyse zu sozia-

ler Zielsetzung zu drängen." (Furtmüller 1912, 32ff, zit. n. Ansbacher und
Ansbacher 1982, 153).

Dieser Beitrag aus dem Jahr 1912 ist verblüffend aktuell. Fast 100 Jahre später ist ein Herausgeberband entstanden mit vielen Analogien zu diesem
höchstaktuellen Thema mit dem Titel „Psychotherapie, Lebensqualität
und Prophylaxe. Beiträge zur Gesundheitsvorsorge in Gesellschaftspolitik,
Arbeitswelt und Individuum" (Hutterer-Krisch, Pfersmann und Farag 1996,
vgl. Beitrag „Über Werte. Psychotherapeutische Beiträge zur Gesellschaftskritik" Hutterer-Krisch 1996, 2005). In diesem Buch finden sich in Kap.
5.3.4 Beispiele weiterer gesellschaftspolitischer Implikationen.

### 3.2.4    Ethik, Moral und Recht

Das Zurückgehen einer einheitlichen Religion mit ihren Werten
löste auch die Einheit von Recht und Moral auf. „Wenn Recht und Moral
eine Einheit bilden, werden moralische Verstöße auch als rechtliche gedeutet und umgekehrt." Und: „Erst mit der Trennung von Recht und Moral in
der Aufklärung wurde die Voraussetzung für staatliche Toleranz und Plura-
lismus gelegt. Notwendig dafür war allerdings, dass der Rechtsgehorsam
nicht mehr unmittelbar an die subjektive moralische Zustimmung gebunden erachtet wurde." (Schreiner 2001, 185).

Mit der Aufklärung wird das Gewissen als letzte Instanz moralischer Entscheidungen gesehen. Recht und Moral sind getrennt, stehen dabei aber in
enger Beziehung miteinander. Das Recht muss sich ethischen Anforderungen stellen, darf nicht beliebige Inhalte haben, allerdings können moralische Argumente den Rechtsgehorsam nicht unmittelbar aus den Angeln
heben. Gerechtigkeit als Gleichheit im Recht, Vertrauensschutz, Sachlichkeit von Regelungen, insbesondere der Verhältnismäßigkeitsgrundsatz, der
die Rechtsordnung beeinflusst, spielen im Recht eine wichtige Rolle. Bei
der Vollziehung von Gesetzen, die abstrakt formuliert sind, ist ein hoher
Grad an intersubjektiver Verständigungsmöglichkeit ein hoher Wert. In
den Grundrechten des Einzelnen dem Staat gegenüber werden Werte ausgedrückt, die verwirklicht werden sollen.

Die „juristische Rationalität" umfasst in der Entstehung und Anwendung
von Gesetzen Prinzipien, die sich in einer ethischen Diskussion bewähren
müssen. H. Schreiner (2001) nennt zum Beispiel die Verallgemeinerungsfä-
higkeit der Argumente, die Ausschöpfung des Sachgehaltes, den Ausschluss rein persönlicher Vorlieben oder Vorurteile. Gesetze sollen aus
ethischer Sicht letztlich vertretbar sein.

Die Rechtsphilosophie befasst sich mit der Frage nach adäquaten Formen
und Verfahren des Rechts und der Frage des „richtigen Rechts" für ein
gelingendes Zusammenleben. Die Rechtsphilosophie unterscheidet sich
daher von der Rechtspraxis. Praxis und Reflexion verhalten sich dabei nicht

wie Sein und Sollen. Letztlich muss auch die Rechtspraxis den Anspruch haben, „richtige Urteile oder Entscheidungen" zu treffen. Und die Rechtsphilosophie ist aufgerufen, zu bedenken, dass die Richter unter Entscheidungszwang stehen (vgl. Gröschner und Lembcke 2006).
Die Rechtsethik hat eine lange Tradition. Die Debatte um den Gegensatz zwischen den „Rechten der Natur (physei)" und den „Rechten durch Setzung (nomo)" geht bis auf die Antike zurück (Nida-Rümelin 2005, 66). Die Moral lässt sich ethisch begründen bzw. hinterfragen (Ethik der Moral), wie sich ebenso auch das Recht ethisch begründen bzw. hinterfragen lässt (Rechtsethik). Mit der Frage „Darf das Recht die Moral beeinflussen"? und weiteren rechtsethischen Themen befasst sich Dietmar von der Pfordten (2005).

**Zur Psychotherapie**

Der Psychotherapeut handelt jeweils vor dem Hintergrund des nationalen Rechtes des Landes, in dem er lebt, und muss gegebenenfalls auch die rechtlichen Konsequenzen seines Handelns tragen. Dazu nenne ich folgendes Beispiel aus der Zeit vor der Gesetzwerdung des österreichischen Psychotherapiegesetzes.
**Zur Psychotherapie in Österreich vor dem Psychotherapiegesetz 1990:** Drei Psychologen wurden zwischen 1980 und 1990 gem. § 184 StGB wegen Kurpfuscherei geklagt. Allerdings wurden sie eindeutig alle drei freigesprochen. Vor Inkrafttreten des Psychotherapiegesetzes 1991 hatten Psychotherapeuten lange Zeit Angst, wegen Kurpfuscherei geklagt zu werden, wenn sie ihren Beruf ausübten und nicht gleichzeitig auch Ärzte waren. Ich erinnere mich noch gut daran, dass einer meiner nicht-ärztlichen Lehrtherapeuten „Beratung" auf sein Praxisschild schrieb, und das Wort „Psychotherapie" vermied, um sich geschützter zu fühlen, obwohl er Psychotherapie ausübte und Lehranalysen machte. Der rechtliche Hintergrund bzw. seine Deutung und realen Klagen aufgrund der Partialinteressen der Berufsgruppen spielten eine große Rolle bei der Handlungsentscheidung, sich nicht offen zu deklarieren. Heute würde ein solches Verhalten gegen § 16 (1) PthG verstoßen, wonach sich der Psychotherapeut in Zusammenhang mit der Ausübung seines Berufes jeder unsachlichen oder unwahren Information zu enthalten hat.
Für detaillierte rechtliche Informationen empfehle ich Homm et al. (1996) die Ausgaben „Jahrbuch für Psychotherapie und Recht" (Firlei et al. I 2000, II 2001, III 2004, IV/V 2005).

## 3.3     Zu den Begriffen Normalität, Gesundheit und Krankheit

*Der Mensch weiß von Urzeiten her,*
*dass er sich selbst der würdigste Gegenstand ist,*
*aber er scheut sich auch,*
*gerade diesen Gegenstand als ein Ganzes,*
*also seinem Sein und Sinn nach zu behandeln.*

Ernst Bloch

*Nur jenes Erinnern ist fruchtbar,*
*das zugleich an das erinnert,*
*was noch zu tun ist.*

Ernst Bloch

*Er nimmt zuweilen einen Anlauf dazu,*
*aber bald überwältigt und erschöpft ihn die Problematik*
*dieser Beschäftigung mit seinem eigenen Wesen,*
*und er zieht sich mit einer verschwiegenen Resignation zurück*
*– sei es, um alle anderen Dinge zwischen Himmel und Erde*
*mit Ausnahme des Menschen zu bedenken,*
*sei es, um den Menschen in Bezirke aufzuteilen,*
*mit denen man sich einzeln,*
*in einer weniger problematischen,*
*weniger beanspruchenden und*
*weniger verbindlichen Weise*
*zu befassen vermag.*

Martin Buber (1982, 9 f)

*Nie ist eine Seele allein krank,*
*immer auch ein Zwischenhaftes,*
*ein zwischen ihr und anderen Seienden Bestehendes.*

Martin Buber

### 3.3.1     Normalität

Bevor ich auf den Begriff der „Normalität" eingehe, möchte ich noch einmal auf den bereits angeführten Normbegriff zu sprechen kommen. Es lassen sich verschiedene Normen, Regeln oder Muster definieren. So kann man z.B. eine psychische Norm von einer sozialen Norm unterscheiden. Dazu einige Definitionsbeispiele:
*Zur psychischen Norm:* „Vom psychiatrischen Standpunkt aus ist psychisch normal, wer mit sich und seiner kulturellen Umgebung in Harmonie lebt. Er ist in Denken und Verhalten in harmonischer Weise an die

Standardforderungen seiner Kultur angepasst. Dieser Normbegriff ist somit streng *kulturverbunden*. Nach Kurt Schneider ist von einer mehr *statistischen* Durchschnittsnorm (Realnorm) eine sich nach einem *Idealtyp* richtende Wertnorm zu unterscheiden. Abnormität ist erhebliches Abweichen von der Norm" (Peters 1990, 355).

*Soziale Normen* sind „Verhaltens- und Verständigungsforderungen innerhalb einer Gruppe, Subkultur, Kultur, an denen sich das Handeln der einzelnen Individuen orientieren kann." Dabei handelt es sich um ein „grundlegendes Faktum des sozialen Zusammenlebens. Durch soziale Normen wird z.B. auch festgelegt, was als geistesgesund bzw. geisteskrank verstanden wird." (Peters 1990, 355).

*Normal* (lat.) bedeutet der Norm gemäß, *der Norm entsprechend, vorschriftsmäßig, regelrecht, üblich, gewöhnlich* (Gegensatz: abnorm; kann jedoch nicht auch im Sinne von vollendet, absolut ausgeglichen usw. verwendet werden). In Medizin und Psychologie bedeutet „normal" soviel wie „nicht krankhaft". Den absolut normalen Menschen kann es daher nicht geben; er ist demnach eine Fiktion, da jeder einmal krank ist.

*Normalität* (lat.) bedeutet eine einer Norm entsprechende Beschaffenheit oder Eigenschaft, ein normaler Zustand. In der Statistik bedeutet Normalität die Verteilung von Typen oder (typischen) Merkmalen im Mittelbereich der Normalverteilung (Gauß-Verteilung). Unter diese statistische Normalität fällt beispielsweise auch das Vorkommen psychischer Eigenschaften, etwa die Verteilung der Intelligenzquotienten: Die große Menge der Menschen mit durchschnittlicher Intelligenz gehört zum mittleren Bereich, während ihre Zahl sowohl nach der Seite extrem hoher wie nach der Seite extrem niedriger Intelligenz progressiv abnimmt. In diesem Sinne kann man auch von „Abweichungsnorm" sprechen, weil „nur extreme Ausprägungen eines Phänomenspektrums ... als anormal gesehen" werden (Pschyrembel 1990, 1185).

Ideale Normalität („Idealnorm") wird als „schwer erreichbar, aber von der psychosozialen Umwelt als zu erfüllende Normalität erwartete Eigenschaften (beschrieben), z.B. gute Gesundheit, hohe Intelligenz, Attraktivität, Abwesenheit stigmatisierender Eigenschaften". (Pschyrembel 1990, 1185). Mit funktioneller Normalität („Funktionsnorm") ist das Fehlen von „Abweichungen im Sinne von Funktionsdefiziten oder Fehlfunktionen des Organismus oder des Psychischen" (Pschyrembel 1990, 1185) gemeint.

## 3.3.2　Gesundheit

Was ist Gesundheit? Gesundheit ist ein vielschichtiger und vieldeutiger Begriff für das „normale" (bzw. „nicht krankhafte") Befinden, Aussehen und Verhalten sowie das Fehlen von der Norm abweichender ärztlicher und laboratoriumsmedizinischer Befunde, dem jedoch je nach Blick-

punkt und normativer Setzung verschiedene Inhalte und Definitionen
zugeordnet werden können. Nach dem Postulat der Weltgesundheitsorganisation ist Gesundheit ein „Zustand vollkommenen körperlichen, geistigen und sozialen Wohlbefindens" und nicht allein das Fehlen von Krankheiten und Gebrechen" (WHO 1946, in Frischenschlager 1996, 7). Weiter
sei das für jeden Menschen erreichbare Höchstmaß an Gesundheit eines
seiner Grundrechte. In dieser Definition wurde versucht, Gesundheit positiv zu formulieren (nicht nur negativ im Sinne von Abwesenheit von
Krankheit) und das subjektive Erleben mit einzubeziehen. Kritikwürdig ist
an dieser Gesundheitsdefinition, dass man einen definierbaren Zustand
und damit etwas Statisches im Auge hat, anstatt etwas *Dynamisches*, dass
das Freisein von jeglicher Belastung zum Ideal erhoben wird und damit der
*konsumorientierten Gesellschaft* (vgl. Hutterer-Krisch 1996, 2005) entspricht, sich aber von der Realität weit entfernt! *Mühe, Verzicht, Krisen,
Belastungen und zumindest gelegentliche Krankheiten und Ungleichge-
wichtszustände gehören jedoch zum Leben dazu!* (Frischenschlager 1996,
7 ff).
Gesundheit im biochemischen Sinn ist das Fehlen messbarer Abweichungen, z.B. aller blutchemischen Werte, von der durch statistische Verfahren
ermittelten Norm. *Physiologisch, bzw. morphologisch* gesehen ist ein
Mensch gesund, dessen Körperfunktionen ohne Einschränkung intakt sind
(z.B. das Verhältnis zwischen Nahrungsaufnahme, Nahrungsverwertung
und Schlackenausscheidung, die Veränderungen des Blutdrucks in Arbeit
und Ruhe usw.) und dessen Köperbau keine Abnormitäten aufweist. Aus
psychologischer Sicht sollte ein gesunder Mensch sich wohl fühlen (subjektive Seite), und sein Verhalten dürfte anderen nicht „abnorm" erscheinen
(objektive Seite). Der im umfassenden Sinn biologisch gesunde Organismus
ist den üblichen Anforderungen des Lebens (z.B. Witterungswechsel, soziale Belastungen) gewachsen, er „krankt" weder offen noch latent an seiner
unbelebten und belebten Umwelt.

### 3.3.3    Zur Leib-Seele-Dichotomie

Dem heutigen Wettstreit um die Vorherrschaft zur Erklärung
der Beziehung zwischen Körper und Seele liegen vor allem vier historische
Sichtweisen zugrunde (Egger 1995). Grundlegende Theoriebildungen zum
Leib-Seele-Problem sind der Psychophysische Parallelismus von Leibnitz,
der Psychophysische Dualismus von Descartes, der Materialismus nach
Hobbes und die Leib-Seele-Identität von Spinoza.

### *3.3.3.1  Psychophysischer Parallelismus n. Leibnitz*

Geist und Körper sind aus der Sicht Leibnitz' zwei ganz verschiedene Formen der Existenz und haben keinerlei Einfluss aufeinander. Da

physische und psychische Phänomene einander aber wechselseitig beeinflussen, konnte sich diese Sichtweise nicht aufrechterhalten lassen.

### 3.3.3.2   Psychophysischer Dualismus n. Descartes

Körper und Seele haben zwei unterschiedliche Formen der Existenz, die sich wechselseitig beeinflussen.

### 3.3.3.3   Materialismus nach Hobbes

Die Wirklichkeit ist immer eine physische; eine reale andere Möglichkeit existiert nicht.
1. Im Reduktionismus könne alles Mentale auf Körperliches reduziert werden und durch die Analyse der physischen Prozesse vollständig erklärt werden.
2. Sogenannte Epiphänomene, d.s. bloß zufällige Effekte von physischen Prozessen, sind geistige Phänomene.
3. Geistige Phänomene entstehen als Systemische Ganzheiten in Zusammenhang mit der Interaktion körperlicher Prozesse. Diese Ganzheiten sind nicht in ihre Einzelteile zerlegbar und haben andere Eigenschaften als diese (vgl. Gestalttherapie, Systemische Therapie).

### 3.3.3.4   Leib-Seele-Identität nach Spinoza

Gehirnprozesse und Geisteszustand sind ein und dasselbe; sie sind lediglich verschiedene Arten des Verstehens des an sich gleichen Gegenstandes (vgl. Holismus in der Gestalttherapie).

## 3.3.4   Krankheit

Krankheit kann als komplementärer Begriff zur Gesundheit betrachtet werden, die lange Zeit als „Abwesenheit von Krankheit" definiert wurde (Frischenschlager 1996, 7), z.B. Einschränkungen oder Störungen der normalen organischen Funktionen des Organismus, morphologische Abweichungen vom normalen Körperbau oder ein Zustand des körperlichen oder seelischen Unwohlseins bzw. Leidens. Die Anwendung des Begriffs „Krankheit" ist nicht einheitlich. Nicht nur ein nach Ursache, Entstehung, Erscheinungsbild und Verlauf definierter Zustand wird darunter verstanden, Krankheiten werden aber offensichtlich auch als Leistungsminderungen eines Menschen betrachtet, verbunden mit unspezifischen Körperreaktionen wie Fieber, Schwäche, schneller Puls u.a. bezeichnet, ohne dass die gemeinsamen, auslösenden Mechanismen genauer bekannt wären. Ursachen und Entstehungsmechanismen einer Krankheit sind vielschichtig und zum Teil noch weitgehend unbekannt. Neben angeborenen Missbildungen und erblichen Defekten, äußeren Noxen (Viren, Bakterien, Parasiten, Gifte) und Gewalteinwirkungen (Strom, Strahlung, Temperatur, mechanische Kräfte) können auch soziale Gegebenheiten (berufliche oder private psychische Konfliktsituationen) zu organisch-körperlichen Erkrankungen führen. Das Krankheitsbild ist dann die Gesamtheit der subjektiv und objektiv feststellbaren Veränderungen des Organismus beim Vorliegen einer Erkrankung.

Frischenschlager (1996) gibt eine kurze Zusammenfassung unterschiedlicher Krankheitsbegriffe: des ontologischen, des statistischen und des funktionalen.

### 3.3.4.1   Der ontologische Krankheitsbegriff

Der ontologische Krankheitsbegriff entspricht der magisch-mytischen Weltauffassung der Antike; der Krankheit wird eine eigene Seinsform, eine Personalität zugeschrieben. In dieser Vorstellung wird der Mensch von außen von etwas Bösem (Krankheit) befallen. Auch heute findet man diese Sichtweise z.T. noch. Sie unterstützt die Aufspaltung des Patienten (z.B. „Krebsträger") in einen guten („Träger") und einen bösen Teil („Krebs"), was dazu führte, dass immer aggressivere Therapien im Kampf gegen die Krankheit („Kampf dem Krebs") entwickelt wurden und der Mensch selbst als ganze Person und seine Lebensqualität aus dem Blickfeld des Arztes verschwanden.

### 3.3.4.2   Der statistische Krankheitsbegriff

Der statistische Krankheitsbegriff orientiert sich an Durchschnittswerten, die als Beurteilungskriterien für normale und pathologische Funktionen herangezogen werden. Diese Sichtweise kann bei einem Patienten mit Todesangst (Angst vor Herzinfarkt) z.B. dazu führen, dass der Arzt das Leiden des Patienten (anfallsartig auftretende Todesangst) negiert, weil der EKG-Befund unauffällig ist.

### 3.3.4.3   Der funktionale Krankheitsbegriff

Der funktionale Krankheitsbegriff spricht bereits das Funktionieren der Teile zum gesamten Organismus an und ermöglicht dadurch ein tieferes Verständnis von Krankheit. Das Ziel ist das Überleben des Gesamtorganismus; an diesem Ziel sind die Sollwerte für die Organfunktionen orientiert. Es wird zwar bei diesem Krankheitsbegriff der gesamte Organismus des Menschen betrachtet, der Mensch jedoch ausschließlich in seiner biologischen Dimension gesehen, d.h. nur in seinem innerorganismischen Funktionieren. Aus psychotherapeutischer und allgemein-menschlicher Sicht lassen sich folgende Kritikpunkte anführen: die Nicht-Beachtung dessen, dass der Mensch mit der Außenwelt in Bezug steht, die Beurteilung des Nicht-Funktionierens als Störung, die daraus folgende fehlende Sinnsuche bzw. der fehlende Zusammenhang mit aktuellen Belastungen, lebensgeschichtlichen Faktoren, eventuellen neurotischen Strukturen, im Grunde mit dem ganzen Menschen – bis hin zu den aus dieser Sichtweise resultierenden medizinischen Konsequenzen (eingreifend-korrektive Maßnahmen bis Entfernung des „störenden" Organs, z.B. die allzu weit gefasste Indikation der Gebärmutterentfernungen oder Schwitzfelder-Operationen, um „unschöne" Schweißflecken von Achselschweiß zu bekämpfen).

„Erst der Begriff der Funktion stellt ein integriertes und dynamisches Konzept dar. Im lebenden Organismus wechselt jede Funktion nämlich beständig. Die Form und auch das Muster dieser Veränderungen sind erkennbar und stabil. Der Organismus funktioniert in einer integrierten, schematischen Art und Weise. Die Muster von Physiologie und Verhalten sind niemals trennbar, sondern vereinigt." (Egger 1995, 29). Viele verschiedene Arbeiten belegen die Fähigkeit des Gehirns, seine intrinsischen rhythmischen Aktivitäten durch bewusste Kontrolle zu steuern und damit die Fähigkeit zu Selbstregulation aufgrund von Lernprozessen (vgl. Verhaltensmedizin, Gestalttherapie).

### 3.3.5 Krankheit als personales Geschehen n. R. Guardini

Insbesondere im Angesicht der einseitig technischen Reparaturmedizin wird auch von ethischer Seite her von Romano Guardini prägnant kritisiert: „Was zur Mechanisierung führt, ist auch die Tatsache, dass der moderne Mensch für den Krankheitsvorgang keine Zeit mehr hat. ... Ja er ist nicht nur das, sondern ein menschlich-personelles Geschehen, in welchem die Biografie des betreffenden Kranken steckt; so dass die Krankheit, sobald sie irgend tiefer geht, nur von dorther wirklich überwunden werden kann. Stattdessen wird sie als ein dinglicher Zustand genommen, mechanisch-chemisch beseitigt. Die leitende Vorstellung und Form des Verhaltens sind jenen ähnlich, mit denen ein Apparat repariert wurde. ...Wir sehen, wie sich hier eine nicht nur wissenschaftliche, sondern auch ethische Aufgabe abzeichnet, nämlich die, die Krankheit als einen Lebensvorgang anzusehen und in die eigene Verantwortung zu nehmen. Denn der Kranke lebt; und als Kranker noch dazu in einer besonders betonten Weise, weil er im Zustand der Gefährdung ist. ... Der Kranke will fühlen, dass die Krankheit als ein Lebensvorgang begriffen wird; und das Heilen als ein Akt, der dem Leben hilft, nicht als Reparatur eines Menschendefekts. Das ist aber nicht möglich ohne eine bestimmte Haltung, nämlich die Ehrfurcht vor dem Leben und die Sympathie für es. Das zu betonen, ist nichts Sentimentales. Es gehört zum Wesen des Heilungsbezuges." Guardini (1993, 960 ff) Und: „Von jeher hat der wache Mensch gewusst, dass der Mensch nicht nur vom Körper, sondern auch von der Seele her gesund ist oder krank wird, dass also die Krankheit nicht nur ein physiologischer, sondern auch ein psychologischer, genauer gesagt, ein personaler Vorgang ist. Die Krankheit ist nicht nur ein biologisches, sondern auch ein biografisches Geschehen. In ihm vollzieht sich die personale Existenz dieses Menschen." (Guardini 1993, 965).

### 3.3.6    Gefahren der Diagnostik

Laireiter (2000) und Bartuska et al. (2005) haben zwei methodenübergreifende Sammelbände zur psychotherapeutischen Diagnostik herausgegeben. Beide sind in unterschiedlicher Weise interessant: Der Sammelband von Laireiter (2000) enthält differenzierte Beiträge zur Diagnostik verschiedener psychotherapeutischer Methoden sowie aktuelle Beiträge wie jener von Schauenburg und Grande (2000), auf den in Kap. 3.3.9 zum Thema Diagnostik und in Kap. 7.8.12 zum Thema Behandlungsüberlegungen bei schweren Persönlichkeitsstörungen Bezug genommen wurde. Der Herausgeberband von Bartuska et al. (2005) ist vor allem wegen der Publikation der aktuellen Diagnostik-Leitlinie für Psychotherapeutinnen und Psychotherapeuten interessant, die neue Maßstäbe, die schon implizit vorhanden waren, auch definitiv und umfassend explizit formuliert und ein für den Praktiker nützliches Formblatt zum Psychotherapeutischen Status enthält (Bartuska et al. 2005, 285). Eine weitere Stärke dieses Buches ist die Darstellung der Diagnostik in verschiedenen Berufen (Medizin, Forensik, Psychologie, Psychotherapie) sowie der Bedeutung von Grundbegriffen (Krankheit, Persönlichkeit, Beziehung, Krise, Selbstreflexion u.a.). Es wird zwar auch im Band von Bartuska et al. (2005) auf die methodenspezifische Handhabung und Verwendung der Diagnostik eingegangen, doch eher rudimentär bzw. illustrativ als – wie in Laireiter (2000) – differenziert. In diesem Sinne stellen diese zwei Herausgeberbände eine wertvolle und inhaltlich sinnvolle Ergänzung dar.
Für die Psychotherapieethik sind insbesondere die in der einschlägigen Fachliteratur publizierten Gefahren der Diagnostik (Kap. 3.3.6) interessant, zu denen 1. die Abstempelung durch Krankheit (Labeling-effect Goffman 1967) und 2. die öfter beschriebene Gefahr des Sich-Herausnehmens aus dem Kontakt zählen. Auf der anderen Seite finden wir Publikationen zur Wichtigkeit der Prozessualen Diagnostik (Kap. 3.3.7), der Einbeziehung des Dialogischen Prinzips von M. Buber in die Diagnostik (Kap. 3.3.8) und neuer diagnostischer Auseinandersetzungen wie die zur Operationalisierten

Psychodynamischen Diagnostik OPD (Kap. 3.3.9). Psychotherapieethische Aspekte krankenkassenfinanzierter Psychotherapie (Kap. 3.3.10) und psychotherapeutischer Gutachtertätigkeit (Kap. 3.3.11 von Riedler-Singer) ergänzen – nicht zuletzt – die Überlegungen zum Krankheitsbegriff.

### 3.3.6.1   Labeling-effect: Abstempelung durch Krankheit nach E. Goffman

Auch der Prozess des Diagnostizierens kann Bedeutungen für den Krankheitsverlauf haben. Dazu möchte ich die Zweischichtigkeit des Diagnosebegriffs anführen, wie Schindler (2001) betont: „Zum einen meint er (der Diagnosebegriff, Anm. d. Verf.) eine zusammengefasste Handlungsorientierung für den therapeutischen Bedarf aus dem Aspekt der Behandlungstechnik und schillert nur im Varianzbereich der vorliegenden Techniken (Methoden). Zum andern aber ist er eine Erwartungsprophetie für den Weiterverlauf des Krankheitsbildes und reduziert den tatsächlich gemeinten kranken Menschen auf ein statistisches oder ideologisches Schemabild, eine Etikette. Dieser prophetische Anteil ist für die Einzelperson nicht anwendbar, sogar schädlich, wie die Diskussion um den „Labeling-effect" der 70er-Jahre nachweisen konnte (z.B. Goffman, E. 1967). Es ist aber der für die Versicherungen maßgebliche Wert und wird fast in jedem einschlägigen Verfahren vom Begutachter verlangt und gegeben." (Schindler 1995). Mit Labeling-Theorie ist die Abstempelung durch Krankheit, z.B. Geisteskrankheit gemeint: Jemand wird dadurch Geisteskranker, dass die Gesellschaft ihn als solchen abstempelt und nun das Verhalten eines Geisteskranken von ihm erwartet. Jedenfalls ist heute unbestritten, dass Abstempelungen und Erwartungshaltungen wesentlich zum Krankheitszustand bzw. zur Verfestigung einer Krankheit wie auch anderer „Eigenschaften" beitragen können und ist aus psychotherapeutischer Sicht zu reflektieren.

### 3.3.6.2   Gefahr des Sich-Herausnehmens aus dem Kontakt

Durch das Etikettieren in klassischer psychiatrischer Diagnostik kann sich der „Helfer" (Psychiater, Psychotherapeut, Psychologe) dem Kontakt im Hier und Jetzt entziehen, den Grad der Berührung abschwächen. In der Regel kommt jedoch ein Mensch in Not, der in erster Linie Hilfe für seine Symptome und Probleme sucht und gesehen, verstanden und gemocht werden möchte. Dem Erstkontakt kommt eine besondere Rolle zu, die der Psychotherapeut ausreichend würdigen muss, will er dem Patienten wirklich helfen (vgl. Hoffmann 2001). Es ist die Aufgabe des Psychotherapeuten, in erster Linie den Menschen in seiner menschlichen Not zu sehen und nicht die Kategorie nosologischer Diagnoseschemata.

Dazu kommt noch, dass es eine Reihe von Patienten gibt, deren Differenzialdiagnose ohnehin nicht im Erstgespräch oder in den Erstgesprächen
gestellt werden kann und man sich mit einem „Verdacht auf" begnügen
muss. Im Wesentlichen besteht die Gefahr, dass der Psychotherapeut bei
der Anwendung klassifikatorischer Diagnostik im Erstgespräch den Patienten aus dem Blickfeld verliert und den Erstkontakt damit empfindlich
stört. Statt eines Ich-Du-Kontakts gerät er in einen Ich-Es-Kontakt und verliert damit für diese Zeitspanne den „Kontakt". Das kann – sicherlich auch
in Abhängigkeit von persönlichkeitsspezifischen Variablen – im Extremfall
bis zum Nicht-Einlassen auf die Psychotherapie führen. Ein Beispiel dazu
ist eine Patientin, die zu mir in die Privatpraxis kam, nachdem sie bei
einem Psychotherapeuten in einer Psychotherapie-Ambulanz ein psychotherapeutisches Erstgespräch hatte. Sie musste viele persönliche Fragen
über sich ergehen lassen, hatte den Eindruck, dass sich der Psychotherapeut nicht wirklich für sie interessiere, sprach ihre Abneigung, all diese
Fragen zu beantworten, aus, erzielte damit nicht den gewünschten Effekt
(Abbruch der Fragen und Hinwendung zu ihrer Person), usw. Sie gewann
den Eindruck, die Beantwortung der Fragen war dem Psychotherapeuten
wichtiger als ihre Person. Im Anschluss daran kam sie zu mir in gestalttherapeutische Einzeltherapie, war sehr motiviert und arbeitete an ihren Problemen. Kränkungen kamen auch vor, waren aber gut besprechbar und
behinderten nicht den psychotherapeutischen Fortschritt. Ich habe in den
darauf folgenden drei Jahren noch keine Situation mit dieser Frau erlebt,
die aufgrund mangelnden Vertrauens in die Nähe eines Psychotherapieab-
bruches geführt hätte.
Die Störung wird in den neueren psychiatrischen Diagnosehandbüchern
zumindest im Sprachgebrauch nicht mehr mit dem Menschen gleichgesetzt. Der Mensch wird wieder, zumindest im Sprachgebrauch, als ganzer
Mensch und nicht als Störung bezeichnet, auch wenn dafür im deutschen
längere Sätze in Kauf genommen werden müssen. Diese Tendenz wird etwa
von gestalttherapeutischer Seite her begrüßt. Lange genug haben viele
Patienten darunter gelitten, wenn sie in den Augen ihres Arztes mit ihrem
Symptom gleichgesetzt und auf dieses reduziert wurden („Das Magenge-
schwür auf Zimmer 8".). DSM-IV beschreibt z.B. nicht die Störungen, sondern die Menschen mit der Störung. Das geht noch über die DSM-III-R ver-
tretene Haltung hinaus, Ausdrücke wie „ein Schizophrener" oder „ein
Depressiver" nicht zu benutzen. Anstatt „bei der Schizophrenie treten diese oder jene Symptome auf" heißt es „Menschen mit Schizophrenie können diese oder jene Störungen zeigen". „Disorder" (die Störung) bezeichnet
die diagnostizierte Störung; „Disturbance" (das Störungsbild) die Symptomatik oder das zu beurteilende Beschwerdebild.
*Die beschränkte diagnostische Aussagekraft nosologischer Symptomatik:*
Die Bedeutung von Symptomen (=klinisches Material an der Oberfläche)
im Hinblick auf die tatsächliche relevante Psychodynamik ist zum Teil als

gering anzusehen. *Die mangelnde Nützlichkeit für die Planung psychothe-*
*rapeutischer Interventionen* geht nicht nur aus der Theoriebildung, sondern auch aus unzähligen Einzelfallstudien und Fallvignetten deutlich hervor. Ein prägnantes Beispiel dafür ist die Einzelfallstudie einer Patientin
mit depressiver Symptomatik und Asthma bronchiale; das Sitzungsproto-
koll zeigt, wie eine eingefrorene, fixierte Verhaltensweise eines Kreislaufes
aus Überforderung und Selbstabwertung im Lauf der Sitzung lebendig wird
und im Lebenszusammenhang neu begriffen werden kann. In einer gestalttherapeutischen Arbeit mit dem leeren Stuhl kann der frühere Konflikt
zwischen der abwertenden Pflegemutter und dem sich ausgeliefert fühlen-
den Kind und die Bedrohung des Kindes, falls es weint, weggesperrt zu werden, im Hier und Jetzt mit den dazugehörenden Gefühlen erlebt werden
und unassimilierte Introjekte bearbeitet werden (Krisch 1992).

*Zur Problematik der mangelnden Berücksichtigung des Feldes:* Die Orientierung der psychiatrischen Diagnostik am medizinischen Modell ist mit
psychotherapeutischer, insbes. auch gestalttherapeutischer Denkweise
nicht kompatibel. Nicht der Einzelne ist krank – losgelöst von seiner Umwelt –, sondern der Mensch in dieser seiner Umwelt ist krank geworden.
Die Frage des sozialen Feldes wird in der psychiatrischen Diagnostik nicht
ausreichend berücksichtigt.

Als Beispiel eines diagnostischen Verfahrens, das diesen Mangel nosologischer und weit verbreiteter psychologischer Diagnostik berücksichtigt,
wurde das Personal Shere Model beschrieben (Hutterer-Krisch und
Amendt-Lyon 2004).

*Problematik der Verkürzungstendenzen:* Die Gewöhnung an die operationalisierten Klassifikationssysteme zieht Verkürzungstendenzen nach sich.
Ein Beispiel dafür ist die gewandelte Auffassung von der Psychopathologie
als Grundlagenwissenschaft der Psychiatrie. „Psychopathologie" fungiert
nicht mehr als Methodenlehre, sondern wird lediglich als Oberbegriff für
alle abnormen psychischen Phänomene und in der reduzierten Bedeutung
von Symptomatologie oder Symptomatik angewandt. „Die operationalisierten Klassifikationssysteme bergen die Gefahr einer Verengung der
psychopathologischen Perspektive mit Konzentration auf die in den Diag-
nosemanualen enthaltenen Items und einer immer gleichförmigeren Krite-
rienpsychopathologie. Dabei führt die Scheinsicherheit einer operationalen
Definition, die ja vielfach nichts anderes als das Resultat eines politisch
determinierten Konsensusprozesses ist, dazu, den mit einem psychopathologischen Begriff gemeinten, oft komplexen Sachverhalt als Realität zu
akzeptieren und nicht mehr genauer zu überprüfen." Und: „Aus dem Auge
verloren werden dabei leicht die Probleme an der Quelle dieses immer
abstrakter werdenden Datenstromes. Im Einzelnen geht es um subjektive
und objektive Erkenntnismöglichkeiten in Psychologie und Psychopathologie, um das Wechselspiel zwischen Fremdwahrnehmung und Analyse des
Erlebnisaspektes, der gegenwärtig zu Unrecht in den Hintergrund gedrängt

wird, um die niedrigschwellige Erfassung von Anfangsstadien oder leichten Formen psychopathologischer Auffälligkeit und um Möglichkeiten und Grenzen der standardisierten Untersuchungssysteme. Hierzu gibt es u.a. aus der diagnostischen Prozessforschung, der Sozialpsychologie und Befragungsforschung ebenso wie aus der Kognitionspsychologie ein reiches Methoden- und Erkenntnisrepertoire. ... Derartige Gesichtspunkte drohen bei einer weitgehend an den Klassifikationssystemen orientierten Ausbildung in Psychopathologie vernachlässigt zu werden" (Saß et al. 1996, XX, Wittchen und Lachner 1996). An diesem grundlegenden Aspekt ändert auch die zunehmende Differenzierung nichts: Im DSM-III waren noch 229 verschlüsselbare Diagnosen enthalten, im DSM-III-R 311 und im DSM-IV 395 und zusätzlich zahlreiche Zusatzcodierungen.

*Verunsicherung durch wechselnde Kategorienbildungen:* Die Autoren des DSM-IV selbst führen dazu das Beispiel der „Narzisstischen Persönlichkeitsstörung" an: In DSM (1952) war sie als Kategorie enthalten, wurde in DSM-II (1968) gestrichen und in DSM-III (1980) wieder aufgenommen. Weiters ist sie in DSM-III-R und DSM-IV enthalten, nicht jedoch in ICD-10. „Zu Recht wurde etwas polemisch gefragt, was beispielsweise bei Anwendung von DSM in der Zwischenzeit mit den Personen geschah, die vor 1968 die Diagnose erhielten und dann vorübergehend nicht mehr unter dieser Bezeichnung geführt werden konnten, weil es die Störung bis 1980, jedenfalls klassifikatorisch, nicht mehr gab." (Saß et al. 1996, XXI, Tavris 1996).

*Die Überbewertung der Beurteilerreliabilität psychiatrischer Diagnoseschemata oder die Reliabilität als „Fetisch" psychiatrischen Denkens:* Diese prägnante zweite Überschrift habe ich von den Autoren des DSM-IV übernommen. Natürlich unterstützen die genannten Autoren die große Bedeutung, die bei der Entwicklung von Klassifikationssystemen und Kriterien der Reliabilitätsfrage gegeben wird; denn ohne reliable Klassifikationssysteme und Entscheidungen kann es keine Validität geben. Dennoch: Konzentriert man sich auf rein deskriptive, verhaltensorientierte Begrifflichkeiten, vermeidet man dabei gleichzeitig interpretationsbedürftige und theoriebezogene Begrifflichkeiten in der Definition von Symptomen, so gerät der Blickwinkel des Empfindens des zu beurteilenden Menschen aus dem Feld. Dieses Vorgehen steigert zwar die ersehnte Beurteilerreliabilität – auch über verschiedene Einrichtungen und Nationen hinweg – und reduziert die klinische Beurteilervarianz. „Unklar und ungeregelt bleibt jedoch, wie der Kliniker zu seiner Beurteilung kommt: Welches Gewicht gibt er der subjektiv-verbalen Ebene (d.h. subjektiven Erlebnissymptomen)? Welche dieser Erlebnissymptome übernimmt er direkt und welche filtert er aufgrund bestimmter Kriterien? Diese Fragen betreffen direkt Validitätsaspekte sowohl hinsichtlich einzelner Symptome wie auch der Ableitung einer Diagnose vor allem bei Störungen, deren Symptomatik wesentlich im subjektiven Bereich bleibt. Im Übrigen bringt in vielen Fällen die zusätzliche

Forschung mit verhaltensorientierten deskriptiven Kriterien kaum noch
Erkenntnisgewinn, da zumeist die Zuordnung der Merkmale zu einer bestimmten Diagnose beibehalten und nur deren Anordnung und Gewichtung überprüft werden" (Saß et al. 1996, XXI).

### 3.3.7    Prozessuale Diagnostik und Diagnostik-Leitlinie

Prozessuale Diagnostik vollzieht sich im Lauf des psychotherapeutischen Prozesses. Das Voranschreiten der Person von Phänomen zu
Phänomen, von Situation zu Situation ist ihre Grundlage. Die unterschiedlichen Phänomene werden in sinnstiftende Zusammenhänge gereiht, mit
Bekanntem und Erfahrenen verbunden. Dieser Prozess ist nicht zuletzt
auch abhängig von der Lebensgeschichte der Beteiligten. Bereits im Verlauf
der Anamnese vollziehen sich viele Prozesse in mehr oder weniger über-
lappender Art und Weise: der Beziehungsprozess zwischen Patient und
Psychotherapeut, der Übertragungsprozess des Patienten, die Inhalte der
lebensgeschichtlichen Hintergründe, insbesondere der gelebten Beziehungen des Patienten, die inneren Prozesse des Patienten und des Psychotherapeuten und der diagnostische Prozess des Psychotherapeuten. Aus „der
Würdigung einzelner Sachverhalte und ihrer sinnverleihenden Einordnung
in ein Ganzes (Biografie, Anamneseprozess) ergibt sich die Diagnostik"
(vgl. Osten 1995, 217).
„Prozess" (lat.) bedeutet allgemein „Verlauf, Ablauf, Hergang, Entwicklung". In der Medizin wird der „pathologisch-anatomisch fassbare Verlauf
einer Erkrankung" als Prozess bezeichnet. In der Gestalttherapie werden –
wie in der Entwicklungs- und Persönlichkeitspsychologie – alle psychischen Phänomene als Prozesse verstanden (Prozesscharakter des Psychischen). Es werden auch soziale Prozesse in die Betrachtung miteinbezogen:
die wechselseitigen Beziehungen von Personen, Gruppen, Organisationen
und Institutionen einer Gesellschaft beeinflussen wechselseitig die Einstellungen, Wertungen und Handlungsformen der Einzelnen. „Diagnostik"
(griech.) in ihrer Bedeutung „genau erkennen, unterscheiden, beurteilen",
arbeitet eigentlich eher idiographisch (individuell einmalige, sich nicht
wiederholende Ereignisse beachtend) und mehrdimensional und geht vom
einzelnen Patienten aus. Im Gegensatz dazu arbeitet Klassifikation eher
nomothetisch (Gesetze aufstellend) und reduktionistisch und geht von all-
gemeineren Erfahrungen aus. In der Medizin wird mit dem Begriff der Diagnose „die Erkennung und systematische Bezeichnung einer Krankheit
unter Abgrenzung gegen ähnliche Erkrankungen (Differenzialdiagnose) als
Voraussetzung für eine möglichst gezielte Behandlung und zuverlässige
Voraussage über den zu erwartenden Krankheitsverlauf einschließlich der
voraussichtlichen Heilungsaussichten" (Meyer 1972, 722) gemeint.
Beispiel Gestalttherapie: Der ganze psychotherapeutische Prozess hat in
der Gestalttherapie immer auch diagnostischen Charakter. Diagnose und

Therapie sind untrennbar miteinander verbunden. Der Psychotherapeut wird als Teil des Feldes (der Psychotherapie als Behandlungsverfahren) betrachtet, nicht als Außenstehender, der etwas mit einer anderen Person, die Objekt ist, tut, um sie zu heilen. Nomothetisch arbeitende Klassifikation ist für die Interventionslehre der idiographisch orientierten Gestalttherapie eher von untergeordneter Bedeutung. Das jeweils im Vordergrund stehende Phänomen im aktuellen Hier und Jetzt, sich manifestierende Widerstandsformen und Kontaktvermeidungsformen sowie spezifische Übertragungs- und Gegenübertragungsreaktionen geben oft wesentlich hilfreichere und vor allem differenziertere Hinweise auf sinnvolle Handlungsmöglichkeiten des Psychotherapeuten als diagnostische Klassifikationsschemata es jemals könnten. Gestalttherapie – wie wahrscheinlich jede Psychotherapie – ist eher „Maßarbeit" als „Konfektion". Es gibt allerdings einen gemeinsamen Punkt: Perls geht in seiner Krankheitslehre von der klassischen Dreiteilung der herkömmlichen diagnostischen Kategorien aus, die auch in klassifikatorischer Diagnostik zu finden ist: 1. den Neurosen, 2. den Psychosen und 3. den Psychopathien („Kriminellen"), wobei er sich am aufwendigsten und intensivsten mit der ersten Gruppe der Neurosen auseinandersetzt. Erst spätere Generationen von Gestalttherapeuten haben sich mit der zweiten Gruppe, den Psychosen (z.B. Hanika 1992, Hutterer-Krisch 1996), und mit der dritten Gruppe, den Psychopathien (z.B. Dreitzel 1985), auseinandergesetzt.

*Methodenübergreifende Sichtweise:* In der **Diagnostik-Leitlinie** des Gesundheitsministeriums in Österreich findet sich folgende Zusammenfassung zur Prozessdiagnostik: „Der psychotherapeutische Prozess wird als gerichtet verstanden. Kriterien dafür sind Wachstum, zunehmende Willensfreiheit, Selbstverantwortung oder Lebenserhaltung." (Diagnostik-Leitlinie für Psychotherapeutinnen und Psychotherapeuten B I 2.). Die prozessbegleitende Beziehungsdiagnostik ist dabei an folgenden Punkten orientiert:

1. Möglichkeit und Verantwortbarkeit einer psychotherapeutischen Beziehung zwischen Patientin und Psychotherapeutin
2. Sinnhaftigkeit der behandelnden Thematik im Hinblick auf das Umfeld
3. Optimierung der psychotherapeutischen Intervention hinsichtlich des Verlaufs.

Auf weitere Aspekte der Diagnostik-Leitlinie wird in Kap. 7.1.4.6 eingegangen. (Sie ist auch auf der Homepage des Gesundheitsministeriums [siehe Anhang] und in Bartuska et al. (2005) enthalten).

### 3.3.8    Diagnostik und das Dialogische Prinzip von M. Buber

Beim Diagnostizieren bezieht der Diagnostiker einen „nosologischen" Standpunkt, der es ihm ermöglicht, sich emotional zu distanzieren und sich unberührbarer zu machen (Nosologie als systematische Beschreibung und Klassifizierung von Krankheiten). Nimmt der Psychotherapeut diese Haltung bereits während des Erstgesprächs oder der psychotherapeutischen Sitzung ein, so bleibt das nicht ohne Auswirkung auf das Gespräch und die psychotherapeutische Beziehung. Das Risiko vergrößert sich, dass der Psychotherapeut emotional abkühlt; die Folge davon kann sein, dass der Psychotherapeut nicht mehr in der Lage ist, diesem Menschen die emotionale Wärme, das Einfühlungsvermögen und die Achtsamkeit entgegenzubringen, die er braucht, um sich ausreichend geborgen zu fühlen, um seine Angst vor psychotherapeutischer Arbeit und demütigender Kränkung zu reduzieren und sich seiner subjektiven seelischen Realität zu stellen. Dazu zwei prägnante Zitate von Lore Perls, Mitbegründerin der Gestalttherapie, und Frank-M. Staemmler, der mutig und offen über seine Arbeit schreibt und sich damit „angreifbar" macht:

Lore Perls: „Ich achte bei der Arbeit auf Vorhandensein oder Mangel an Stütze (support) bei Klienten und mir, und nicht auf Etiketten. Etikettieren verursacht zum größten Teil Vorurteile." (Lore Perls, 1988, 8).

Frank-M. Staemmler: „‚Pathologischer Narzissus', ‚Borderline-Strukturniveau', ‚fragiler Selbstprozess' etc. Während ich in solchen Begriffen über meine Klienten nachdenke, fühle ich mich kurzfristig auf seltsame Weise entlastet: Ich bin nicht mehr primär ... (ich) in der Unmittelbarkeit meiner Auseinandersetzung mit dem Klienten und all den damit verbundenen Gefühlen; ich bin vielmehr der ... Therapeut, der aus einer distanzierten Position ... seine Erlebnisse einordnet und daraus diagnostische Folgerungen über den Klienten ableitet. ... wenn ich über derartige Reaktionen nachdenke, wird mir klar, dass das Einnehmen dieser Perspektive gegenüber meinem Klienten einen Versuch darstellt, seine Attacken abzuwehren und mich der unmittelbaren Auseinandersetzung zumindest für eine gewisse Zeit zu entziehen. Dabei kommen mir die diagnostischen Begriffe gerade recht" (Staemmler 1993, 12).

Staemmler (1993) versucht in seinem Buch „Therapeutische Beziehung und Diagnose. Gestalttherapeutische Antworten" zu einer Form der Diagnostik zu kommen, „die nicht nur für den Therapeuten, sondern mindestens in gleichem Maße auch für den Klienten zu einer unmittelbaren Unterstützung der therapeutischen Arbeit wird, ohne dabei in jene Gefahren zu geraten, die normierte diagnostische Kategorien oder potenziell diskriminierende Etikettierungen mit sich bringen." (Staemmler 1993, 18). Sein Anspruch ist es, dass sich jede gestalttherapeutische Diagnostik aus der Beziehung von Gestalttherapeut und Gestalttherapie-Klient ableitet und in der Unmittelbarkeit dieser Beziehung wirksam wird.

Staemmler geht in seinen Überlegungen von der philosophischen Anthropologie Martin Bubers aus, seinem „Dialogischen Prinzip". Die beiden Grundworte Bubers „Ich-Du" und „Ich-Es" sind beide wichtig und haben beide ihren jeweils spezifischen Stellenwert. Sie sind folgendermaßen charakterisierbar:

1. *Die Einstellung des „Ich-Es"* steht im Dienste des „Ich-Du", bereitet die „Aktualität" der Beziehung vor und bezeichnet Phasen der Latenz, die in der Beziehung zwischen Menschen nützlich und notwendig sein kann. Hierher gehört eine durch und durch absichtsvolle Haltung z.B.: mit dem anderen funktional, zweckgerichtet oder unpersönlich umgehen (in einem deskriptiven, nicht bewertenden, auch nicht abwertenden Sinn). Die andere Person wird dem eigenen Ziel untergeordnet. „Dadurch wird der andere ebenso zum Objekt gemacht, wie es derjenige, der diese Haltung einnimmt, mit sich selber tut." (Hycner 1990, 19, zit. n. Staemmler 1993, 28).

Psychotherapeutische Dimensionen, die hier zuzuordnen wären, sind z.B. psychotherapeutische Technik oder diagnostische Theorie und haben in diesem Sinne die Aufgabe, den Psychotherapeuten im Einnehmen einer Ich-Du-Haltung dem Klienten gegenüber zu unterstützen.

2. *Die Einstellung des „Ich-Du"* bezieht sich auf die „Aktualität" der Beziehung. Hierher gehört z.B.: so präsent wie möglich zu sein, offen und absichtslos den anderen zu begegnen, respektvoll und wertschätzend der Andersartigkeit, Einzigartigkeit und Ganzheitlichkeit des anderen gegenüber zu begegnen und den Kontakt mit ihm zu würdigen. Um Missverständnissen vorzubeugen: Das Grundwort „Ich-Du" wird nicht als „besser" oder „wertvoller" als das Grundwort „Ich-Es" betrachtet.

Entscheidend ist in diesem Zusammenhang, dass es für Buber kein „Ich an sich" gibt, sondern nur das Ich im „Ich-Du" oder das Ich im „Ich-Es". Wer „Ich" gerade bin, entscheidet sich damit, wie ich mein jeweiliges Gegenüber betrachte und behandle. Damit sieht Buber jeden Menschen ausschließlich in seinem Bezug zu anderen Menschen und nicht getrennt von ihnen. „Ich-Du" und „Ich-Es" versteht Buber als Pole, die Menschen einnehmen können. „Es gibt nicht zweierlei Menschen; aber es gibt zwei Pole des Menschentums. ... *Jeder* lebt im zwiefältigen Ich." (Buber 1984, 67). Es entspricht Bubers Sichtweise, *alle* Menschen als „zwiefältig" zu betrachten und *nicht* einen Menschen einer dieser Kategorien zuzuordnen. Kein Mensch kann dauernd in einer „Ich – Du" – Einstellung bleiben, alle Menschen wechseln vielmehr zwischen beiden Polen ihres Ichs. „Das einzelne Du *muss*, nach Ablauf des Beziehungsvorgangs, zu einem Es werden. Das einzelne Es *kann*, durch Eintritt in den Beziehungsvorgang, zu einem Du werden." (Buber 1984, 37). Kein Mensch kann nur mit einer „Ich – Du" – Einstellung leben; auch ein Mensch, mit dem ich eine bestimmte Zeitspanne lang in einer „Ich-Du"-Beziehung gestanden habe, wird zu einem späteren Zeitpunkt wieder zum Objekt meiner Erfahrung, zum Es.

In diesem Sinne wird die Diagnose nicht als Abetikettieren von Patienten oder als Ausweichen vor einer menschlichen Bewegung verwendet, sondern als Prozess, durch den der Therapeut versucht, den einzelnen Menschen zu sehen (griech.: Diagnosis, „dia" heißt „durch", „gnosis" heißt „kennen"). So verstanden ist „Diagnose ... der Prozess des Kontaktierens" (Beaumont 1987, 327).

Die Zuordnung eines Menschen zu einer Kategorie oder Klasse steht in Gegensatz zu grundlegenden theoretischen Sichtweisen in der Gestalttherapie. Die klinische Etikettierung hat oft weniger Einfluss auf die konkret indizierten Interventionen des Gestalttherapeuten als das konkrete Phänomen oder die konkrete Situation selbst, die im jeweiligen psychotherapeutischen Kontext im Hier und Jetzt entsteht. Derartige Etikettierungen entsprechen eher einer „statischen Betrachtungsweise innerhalb des medizinischen Krankheitsmodells" (vgl. auch Bauriedl, 1984, zit. n. Staemmler 1993, 15). Auf der anderen Seite existiert der Wunsch, Versuch oder Anspruch, sich in der Arbeit mit Menschen unterschiedlicher Problematik Orientierungshilfen zu erarbeiten und sich mit anderen Psychotherapeuten anderer methodischer Ausrichtung austauschen und beides verbinden zu können (Beaumont und Yontef 1999, vgl. dazu Kap. 7.8, 7.9, 7.6).

### 3.3.9 Operationalisierte Psychodynamische Diagnostik – OPD

Die Arbeitsgruppe OPD fand sich zu Beginn der 90er-Jahre zusammen, um klinisch-psychiatrische Diagnostik in einer Weise zu ergänzen, dass sie auch für psychotherapeutisch Tätige nutzbar werden kann. Es entwickelte sich ein anregender Diskussionsprozess von insgesamt ca. 40 psychotherapeutischen Klinikern und Forschern, die in Klein- und in Großgruppen arbeiteten. Dabei wurde „deutlich, wie sehr der Einzelne oft unreflektierten diagnostischen Gewohnheiten anhängt und wie viel begriffliche Klärungen notwendig waren, im (um – Anm. d. Verf.) in exemplarisch diskutierten Einzelfällen zu einer Einigung zu kommen." (Schauenburg und Grande 2000). Trotz der wertvollen Arbeiten von Anna Freud (1936) als ersten Ordnungsversuch der Abwehrmechanismen und von Kernberg (1978) hinsichtlich seines strukturellen Ansatzes der Persönlichkeitsorganisation konnte jahrzehntelang kein klinischer Konsens hergestellt werden. Das hohe Abstraktionsniveau der Psychoanalyse und das letztlich nicht direkt beobachtbare Unbewusste machten es schwer, zu einer hohen Übereinstimmung verschiedener Beurteiler hinsichtlich psychotherapeutischer diagnostischer Kriterien zu kommen.

## Ziele der OPD (Schauenburg und Grande 2000, 56)

*1. Schaffung klinisch-diagnostischer Leitlinien:* Psychoanalytische Diagnostik sollte kommunizierbar werden, psychodynamisch relevante Merkmale abbilden, den Anwendern genügend Spielraum im Einzelfall lassen und der raschen weltweiten Entwicklung – ausschließlich – deskriptiver (nicht ätiologischer) kategorialer psychiatrischer Diagnosesysteme ein klinisch-psychotherapeutisches Gegengewicht geben.

*2. Nützlichkeit für die Weiterbildung in psychoanalytischer und psychodynamischer Psychotherapie:* Die OPD sollte verschiedene Aspekte des seelischen Erlebens beachten.

*3. Nützlichkeit hinsichtlich der Forschung:* Die Nützlichkeit bezieht sich auf die Stichprobenbeschreibung, die prädiktive Validität (Vorhersagekraft) verschiedener Behandlungsvoraussetzungen und Veränderungen psychotherapeutischer Behandlungen.

*4. Nützlichkeit hinsichtlich der Kommunikation:* Kliniker und Forscher sollten sich mit dem Instrument der OPD hinsichtlich psychodynamischer und psychoanalytischer Theoriebildung verständigen können.

## Achsen der OPD im Überblick (Schauenburg und Grande 2000, 57ff)

*Achse I Krankheitserleben*
Einschätzung basaler Merkmale des Krankheitserlebens und der Krankheitsverarbeitung, klinische Beurteilung des Schweregrades der subjektiven Beeinträchtigung des Patienten, des sekundären Krankheitsgewinnes, des Leidensdruckes, der Motivation zur Psychotherapie, der sozialen und individuellen Ressourcen usw. (insgesamt werden 19 Punkte auf einer 4-stufigen Skala beurteilt).

*Achse II Beziehung*
Dysfunktionale Beziehungsmuster interpersonellen Verhaltens, 1. aus der subjektiven Sicht des Patienten und 2. aus der subjektiven Sicht von Bezugspersonen bzw. Interviewer. (Möglichkeit der Erfassung von Gegenübertragungsreaktionen, die zu einem übergreifenden Übertragungsmuster zusammengefasst werden können.)

*Achse III Konflikt*
Äußere (Zwangslagen) und innere Konflikte (Widerstreit von Motiven, Wünschen, Werten (!) und Vorstellungen innerhalb einer Person oder zwischen Menschen). Lediglich das Scheitern der Integration unbewusster Konflikte führt zur symptomatischen Manifestation. Die auftretenden Symptome werden „als Verarbeitungs- und Kommunikationsversuche im Rahmen dieser zentralen inneren Konflikte angesehen und bestimmen im Sinne der Charakterbildung lebenslange Verhaltens- und Beziehungsmuster." (Schauenburg und Grande 2000, 59). Dabei wird heute von einem kontinuierlichen Entwicklungsmodell ausgegangen anstatt von Fixierun-

gen (z.B. oraler Konflikt). Unbewusste Konflikte können aktiv oder passiv verarbeitet werden.

*Achse IV Struktur*

Persönlichkeitsmerkmale, die zu fest gefügten psychischen Dispositionen geworden sind (Persönlichkeitsorganisation nach Kernberg 1987).
Selbsterleben (z.B. Selbstreflexionsfähigkeit, um ein integriertes, kohärentes, korrigierbares Selbstbild zu etablieren), Selbststeuerung (z.B. Affekttoleranz, Selbstwertregulation wie Kränkbarkeit bei Kritik), Abwehr (z.B. hinsichtlich ihrer Stabilität, überschießende oder hemmende Abwehr, oder hinsichtlich ihrer Flexibilität), Objekterleben (z.B. Subjekt-Objekt-Differenzierung wie Zuordnung von Gefühlen oder Gedanken zum Selbst oder zu anderen), Kommunikation (z.B. Kommunikationsfähigkeit oder Tendenz zu Missverständnissen, Distanzlosigkeit, Taktlosigkeit), Bindung (z.B. Internalisierung/Bindungsfähigkeit: Entwickeln stabiler innerer Bilder von anderen wichtigen Bezugspersonen, Trennungstoleranz, Fähigkeit zu trauern).

*Achse V ICD-10-Syndrome*

Syndromal-deskriptive Diagnosen nach ICD-10 Kap. V (F), Übernahme der narzisstischen Persönlichkeitsstörungen aus dem DSM-IV und der seelischen Einflüsse auf andere Erkrankungen (F 54).
Die OPD trägt damit zu einer psychotherapierelevanten weltweiten Verständigung einheitlicher psychiatrischer und neurotischer Krankheitsbilder bei.

## 3.3.10 Diagnostik, Krankenkassenfinanzierung und Gesundheitspolitik

Seit dem österreichischen Psychotherapiegesetz 1991 haben sich vorerst ein Zuschusssystem und anschließend ein kontingentiertes System krankenkassenfinanzierter Psychotherapie in Österreich entwickelt. Slunecko (1999) betont, dass das etablierte Gesundheitssystem mit seiner Unterscheidung in „gesund" und „krank" an die Psychotherapie herantritt und sich Psychotherapeuten mit herkömmlichen Ressourcenumverteilungen befassen müssen, wollen sie Zuschusssysteme der Sozialversicherungen oder Psychotherapie auf Krankenschein für ihre Patienten nutzen. Prävention und Persönlichkeitsentwicklung werden von Krankenkassen weder bezahlt noch bezuschusst, sondern bleiben nach wie vor im privaten Bereich.
ICD-9/ICD-10 sind zurzeit die Diagnoseschemata, die in Österreich von den Krankenkassen gefordert werden. Empirische Evaluation und Psychotherapieforschung sind grundsätzlich sinnvoll und wünschenswert; zweifellos geht es darum, – trotz aller Kritikpunkte – sowohl Möglichkeiten als

auch Grenzen standardisierter Diagnostik zu sehen und zu berücksichtigen.

Die Indikationsfrage aufgrund nosologischer diagnostischer Kriterien stellt nicht nur ein wissenschaftliches und ethisches Problem dar, sondern auch ein gesundheitspolitisches und gesellschaftspolitisches. Die österreichischen Krankenkassen müssen Interesse haben, die Methode der kürzesten Therapiedauer bei Anwendung deskriptiver Diagnostik zu finden, um eventuell nur mehr jenen Patienten, die sich dieser (raschesten) Methode unterziehen, Kostenzuschüsse zu zahlen (zur Problematik der raschesten Methode und zur Problematik der Effektivität vgl. Hutterer-Krisch et al. 1997). Bestimmten psychotherapeutischen Ansätzen könnten bestimmte Patientengruppen zugeordnet werden, um Aussagen für eine differenzielle Indikationsstellung zu formulieren. Tatsächlich gibt es eine Reihe von Untersuchungen, um die Überlegenheit einer Psychotherapiemethode gegenüber einer anderen nachzuweisen zu versuchen. Zwar sind in der Zwischenzeit unterschiedliche Effekte von Psychotherapiemethoden nachgewiesen, die Bewertung und Interpretation der Ergebnisse wirft jedoch wegen der Heterogenität der Untersuchungen große Probleme auf. Beim Vergleich unterschiedlicher Therapiemethoden stellte sich heraus, dass alle Psychotherapien grundsätzlich wirksam waren (Äquivalenz-Paradox, vgl. Hutterer 1996, Hutterer-Krisch et al. 1997). Nicht zuletzt erfährt jeder Praktiker in seinem Alltag „hautnah", wie Therapieerfolg und Therapiedauer nicht ausschließlich von Diagnose und Therapiemethode abhängen, sondern mit vielen verschiedenen Faktoren und deren Zusammenwirken zusammenhängen bzw. damit in Wechselwirkung stehen. Dazu gehören Qualitäten, die z.T. mit der Symptomatik zusammenhängen (innerpsychische Merkmale der Person), das subjektiv wahrgenommene Feld aus der Sicht der Person und Feldfaktoren wie z.B. Life-events oder Erkrankung. Konkret handelt es sich dabei um Variablen – um nur einige zu nennen – wie z.B. die Fähigkeit und der Mut, sich preiszugeben, Introspektionsfähigkeit, Motivation zur Psychotherapie, das soziale Feld (Partner, Familie, Verwandte, Freunde, Bekannte), Kontaktfähigkeit, Konfliktfähigkeit, Zukunftsperspektiven, Hoffnung, sich angenommen fühlen, sich einsam fühlen, Reaktionen der Umgebung, life-events während des psychotherapeutischen Prozesses, aber auch der Schweregrad einer Erkrankung und deren Chronifizierung sowie das Faktum des Vorliegens von Mehrfacherkrankungen (z.B. psychiatrische und psychosomatische Erkrankung (vgl. Haushofer et al. 1985). In diesem Sinne argumentiert Schneider (1994), wenn er – völlig zu Recht – argumentiert, dass „allein die Variable des Patienten durch ihre komplexe Determiniertheit ein hohes Ausmaß an Unschärfe der Interpretation vorhandener Therapieergebnisse bedingt; dies gilt umso mehr, wenn wir verschiedene Behandlungsergebnisse miteinander vergleichen wollen. Die Wahrscheinlichkeit, dass in den verschiedenen Studien Patientengruppen behandelt worden sind, die entlang therapierelevanter Variablen erhebliche Unterschiede aufweisen, ist nicht so schlecht" (Schneider 1994, 219f). Wegen der Einmaligkeit von Menschen, die eine unbestreitbare Tatsache ist – eine von wenigen unbestreitbaren Tatsachen –, stellt sich die Frage, ob eine Standardisierung überhaupt möglich ist. „Messen, was zu messen ist. Messbar zu machen, was nicht messbar ist." Das ist ein Ideal, das nicht zu erreichen ist. Die Grenzen dieses Versuchens zu sehen und anzuerkennen, ist ebenfalls eine ethische Herausforderung unserer Zeit.

Manchmal warfen die Berichterstattungsforderungen der Krankenkassen eigene Probleme ethischer Natur auf, die u.a. in Hutterer-Krisch und Hoffmann (1994) und Hutterer-Krisch (2001) aus psychotherapeutischer Sicht – neben der psychotherapierechtlichen Sicht und neben der Sicht eines Vertreters der österreichischen Sozialversicherungsträger – dargestellt wurden.

## 3.3.11   Zur gutachterlichen Tätigkeit (R. Riedler-Singer)

Gutachterliche Tätigkeit hat in verschiedensten Bereichen der angewandten Psychologie in den letzten Jahren zugenommen. Dasselbe gilt für Psychotherapeuten als Sachverständige, weswegen das österreichische Bundesministerium für soziale Sicherheit und Generationen eine Gutachterrichtlinie für Psychotherapeuten und Psychotherapeutinnen erarbeitet hat, deren Ziel es ist, Anhaltspunkte für die Erstellung von psychotherapeutischen Gutachten zu geben.

### 3.3.11.1  Definition

Hierin findet sich folgende Definition für das Gutachten des Sachverständigen (Zuschlag 1992): „Ein Gutachten ist eine umfassende, schriftliche oder mündliche, für den Adressaten nachvollziehbare Darlegung der Ausgabe, des Verlaufs, des Ergebnisses und der Bewertung dieses Ergebnisses einer Untersuchung auf der Grundlage eines beachtlichen Abwägungsprozesses einer Person oder einer Personenmehrheit, die die dafür erforderlichen Kenntnisse und Erfahrungen besitzt, wobei die zugrunde gelegten Beurteilungsmaßstäbe und die zur Verfügung stehenden oder gestellten Hilfsmittel anzugeben sind."

Nicht jede Handlung eines Sachverständigen ist ein Gutachten. Die Auswertung eines nach einem bestimmten Schema durchgeführten Tests ist noch kein Gutachten und kann daher auch von beigezogenem Hilfspersonal durchgeführt werden. Das Ziehen fachkundiger Schlüsse ist freilich dem Gutachter vorbehalten und darf auch nicht delegiert werden.

Nach Attlmayr (1997), der die Rechtssprechung des österreichischen Verwaltungsgerichtshofes in diesem Punkt untersuchte, gliedert sich ein Gutachten in den Befund und in das auf dem erhobenen Befund gründende

Urteil. Ein Gutachter definiert seine Arbeit also durch die „Interpretation konkret erhobener Befunde anhand von Erfahrungssätzen."

Da es durchaus schon zu sich lange hinziehenden Prozessen aufgrund von Klagen unzufriedener Begutachteter kam, muss in diesem Zusammenhang darauf hingewiesen werden, dass ein Gutachter für seine Tätigkeit zu Schadenersatz verpflichtet werden kann (Erhard 2005). Entschädigungsklagen verjähren erst drei Jahre nach ausreichendem Kenntnisstand des Klägers über das unrichtige Gutachten.

### 3.3.11.2 Besondere Erfordernisse

Die besondere Sachkunde und die Sorgfalt darin, den anerkannten Stand der Wissenschaft einzuhalten, sind wesentliche Voraussetzungen für die Tätigkeit von Sachverständigen. Folgende allgemeine Erfordernisse sind hierfür grundlegend:

a) Berufserfahrung nach der abgeschlossenen Ausbildung – zumindest 2000 Stunden (kein „Berufsneuling"),

b) überdurchschnittliche Kenntnisse und Erfahrungen jeweils am aktuellen Wissensstand über das Maß des „normal, ordnungsgemäß" Berufstätigen hinaus, das bedeutet auch besondere Sachkunde, Berufserfahrung und Spezialisierung,

c) grundlegende Kenntnisse der gerichtlichen und verwaltungsbehördlichen Begriffe (vergleichbar den Anforderungen des Hauptverbandes der allgemein beeideten gerichtlichen Sachverständigen),

d) auch für Laien verständliche Formulierungen der Gutachten,

e) schlüssig nachvollziehbare und nachprüfbare und begründete Ergebnisdarstellungen samt Angaben der Quellen und Belege.

Weiters werden vom o.a. Ministerium noch genauere Beispiele für besondere Fachkompetenz angeführt (z.B. Lehrtherapiefunktion bei Ausbildungsfragen, Behandlungserfahrung über ggf. verschiedene Methoden, Verantwortlichkeit für die Beiziehung eines Subgutachters, besonders relevante Sachkunde auf einem Teilgebiet).

Ob die speziellen Fachkenntnisse, die über das normale Maß durchschnittlicher Ausbildungsabsolventen hinausgehen müssen, vorliegen, hat der Psychotherapeut im Einzelfall selbst zu entscheiden. Es muss ihm jedoch voll bewusst sein, dass er für eine mangelhafte Gutachtenerstellung und daraus resultierende Schäden haftet. Gutachten sind wegen ihrer weitreichenden Konsequenzen mit größter Sorgfalt und Sachkenntnis zu verfertigen, dienen sie doch oft als Grundlage für einschneidende Maßnahmen oder gerichtliche Entscheidungen.

### 3.3.11.3 Neutralität, Objektivität, Unabhängigkeit

Außer der hohen Fachkompetenz und Methodenkorrektheit sind vom Gutachter Neutralität, Objektivität und Unabhängigkeit gefordert.

Der Sachverständige hat sich neutral, d.h. unparteiisch, zu verhalten. Er darf nicht subjektive Beweggründe einfließen lassen, sondern hat sich allein an sachlichen und fachspezifischen Maßstäben zu orientieren. Er hat sich ausschließlich und ohne Nebenabsichten auf die gestellten Fragen zu konzentrieren und bei der Analyse des Sachproblems persönliche Vorurteile und bei der Schlussfolgerung absichtlich tendenziöse Darstellungen zu unterlassen. Die erwähnten ethischen Haltungen sind grundlegende Voraussetzungen für eine – nach bestem Wissen und Gewissen – wahrheitsgemäße Anfertigung des Gutachtens.

### 3.3.11.4 Befangenheitsgründe

Im § 7 des AVG (Allgemeines Verwaltungsverfahrensgesetz, 1991) sind Gründe für absolute Befangenheit: verwandtschaftliche Verstrickungen mit dem Begutachteten, sowie eine Beziehung zu diesem als Wahl- oder Pflegeeltern oder -kind, Mündel oder Pflegebefohlenem.

Weiters trifft dies zu, wenn Therapeuten als Bevollmächtigte einer Partei bestellt waren oder noch sind. Dies gilt auch im Falle einer laufenden oder bereits beendeten psychotherapeutischen Behandlung mit dem zu Begutachtenden oder dem Auftraggeber. Aus der Sicht der Unabhängigkeit ist es sinnvoll, bei längerfristigen Therapien, die über die Kasse verrechnet werden, einen Zweitdiagnostiker zu beauftragen.

Da darüber hinaus vor allem in der Paar- und Familientherapie der Wunsch nach Parteinahme durch den Therapeuten bei den Patienten häufig vorhanden ist, schützt eine ethisch und rechtlich begründete Ablehnung eines solchen Gutachtenansinnens an den Primärtherapeuten vor der Begehrlichkeit zur missbräuchlichen Benutzung des Therapeuten – z.B. vor Gericht in einer Pflegschaftsangelegenheit oder beim Scheidungsverfahren.

Relative Befangenheit kommt bei mangelnden Fähigkeiten, bei Geschäftsbeziehungen, Freundschaften oder eigenen Vorteilen aufgrund von Gutachterergebnissen zum Tragen.

### 3.3.11.5 Auftraggeber

Die Gutachten sind im Wesentlichen je nach Auftraggeber zu unterscheiden in Privatgutachten, Parteiengutachten, Gerichtsgutachten, Gutachten für eine Verwaltungsbehörde oder Obergutachten. Da ein unbestimmter Gutachtensauftrag für den Gutachter wertlos ist, muss bei der

Gutachtensübernahme geklärt werden, welche Anfrage das Gutachten zu beantworten hat (Zuzan 2005). Eine Behörde verletzt z.B. ihre Pflicht, einen Prozess zu leiten, und macht sich des Verfahrensmangels schuldig, wenn sie ungenaue Aufträge erteilt.

### 3.3.11.6 Informationspflicht

Es kann jedoch nicht von der Annahme ausgegangen werden, dass jeder Auftraggeber den Gültigkeitsbereich der verwendeten wissenschaftlichen Methoden kennt. Das impliziert eine Aufklärungspflicht vonseiten des Gutachters und der Darlegung seiner Aufgabe (s. auch „informed consent" in der Psychotherapie). Diese wird nun je nach Motivation und Wissensstand des zu begutachtenden Patienten unterschiedlich ausfallen. Die Freiwilligkeit des Patienten bei der Inanspruchnahme steht im Vordergrund; die Begutachtung darf nur mit Zustimmung des Patienten oder dessen gesetzlicher Vertretung erfolgen. Die Patienten sollen über die verwendeten Methoden und die Schlüsse aus dem Gutachten sowie dessen mögliche Folgen ins Bild gesetzt werden. Sie haben ferner das Recht auf Untersuchung ohne Gegenwart eines Dritten, d. h. das Recht auf Intimität, sofern nicht andere konsensuelle (am besten schriftliche) Vereinbarungen getroffen wurden (z.B. Anwesenheit von Ausbildungskandidaten hinter der Einwegscheibe). Von Anbeginn an muss im Arbeitsvertrag ausdrücklich klargestellt werden, dass der Zweck der Gutachtenerstellung darin besteht, Informationen über die begutachtete Person zu gewinnen und notwendigerweise an konkrete Personen oder Institutionen weiterzugeben, so dass der begutachtete Patient in diesem Punkt auf seinen Geheimnisanspruch verzichtet. Befundergebnisse, die aus Nebeneffekten der Fremdbeauftragungen resultieren, bleiben jedoch beim Gutachter. Sie stellen zu wahrende Geheimnisse dar, welche nicht als notwendiger Inhalt zur Verständlichkeit und Nachvollziehbarkeit des Gutachtens erforderlich sind. Darüber gewährleistet der Gutachter, seine aussagefähigen Auszeichnungen vor unrechtmäßiger Verwendung ausreichend zu schützen. Gutachten dürfen keine herabsetzenden Formulierungen enthalten.

### 3.3.11.7 Einschränkungen und Hilfsbedürftigkeit

Während des Verlaufs der Untersuchung wird sich der Gutachter dafür verantwortlich zeigen, Situationen zu identifizieren, in welchen die üblichen Untersuchungsmethoden nicht vorgegeben oder nicht durchgezogen werden können oder auch bestimmte Vergleichswerte nicht anwendbar sind. Zu denken ist hier beispielsweise an physische oder sensorische Handicaps und psychische Ausnahmezustände wie Panikreaktionen oder Blockaden. Aber auch sprachliche Barrieren, ethnische und sozioökonomische Faktoren können eine vergleichende Schlussfolgerung erschweren oder ausschließen. Unter gegebenen Umständen wird die fürsorgliche Hilfestellung handlungsleitend und die Untersuchung wird erst wieder aufgenommen, wenn günstigere Kontextbedingungen geschaffen werden konnten.

### 3.3.11.8  Aufbau und Inhalt von Gutachten

Folgende Abfolge hat sich beim Aufbau eines Gutachtens bewährt:
1. Adressierung an den Auftraggeber
2. Angaben zur Person des Untersuchten
3. Untersuchungssituation (Ort, Zeit, Dauer, Settings)
4. Auftragserteilung und Fragestellung
5. Darlegung des Untersuchungsumfanges
6. Durchgeführte Verfahren (mehrere voneinander unabhängige Datenquellen wie Anamnese, Exploration, Verhaltensbeobachtung, unterschiedliche psychodiagnostische Testverfahren samt Fragen der Reliabilität und Validität derselben usw.)
7. Miteinbeziehung anderer Personen (z.B. soziales Umfeld, insbesondere bei abhängigen Personen)
8. Reflexion der Ergebnisse (z.B. Gegenüberstellung widersprüchlicher Aussagen, kritische Reflexion der eigenen Untersuchung)
9. Gutachterliche Beurteilung, Stellungnahme, prozessorientierte Empfehlung (Aussagekraft der erhobenen Tatsachen und deren Begründung, Aufzeigen sinnvoller oder schädlicher Entwicklungsmöglichkeiten)
10. Schlüssigkeit (logische Gedankenfolge, Widerspruchsfreiheit, sprachliche Verständlichkeit, Eindeutigkeit der Aussagen und Vollständigkeit).
Nach übereinstimmender Lehre und Judikatur ist die Schlüssigkeit des Gutachtens das wesentlichste Kriterium für dessen Güte und Brauchbarkeit. Diese Schlüssigkeit hat der Sachverständige jedenfalls darzulegen, damit der Auftraggeber oder die entscheidungsfindende Behörde die Möglichkeit erhält, zu erfahren, auf welchem Wege der Gutachter zu seinen Schlussfolgerungen gelangt ist.

### 3.3.11.9  Haftungspflicht

Der Mangel an Sorgfalt kann einem Auftraggeber, einer Prozesspartei, dem Begutachteten oder auch der Behörde oder dem Gericht zum Schaden gereichen, so dass nach § 288 StGB ein unrichtiges Gutachten als Vergehen der falschen Beweisaussage vor Gericht geahndet werden kann.

Die Übernahme eines gutachterlichen Auftrags ohne die nötige Kompetenz kann somit als grob fahrlässig gewertet werden. Dies gilt ebenso für weitreichende Fehler in der Diagnostik, wie sie das Unterlassen von üblichen Untersuchungen darstellt. So haftet z.B. ein Sachverständiger, wenn er sich bei psychologischen oder psychotherapeutischen Gesprächen auf ein Telefonat beschränkt oder bei der Bearbeitung einer Obsorgefrage nur mit einem Elternteil kommuniziert, den anderen aber ausgrenzt (Erhard 2005). Gerade dieses Beispiel zeigt uns, welche Systemfaktoren für die Ergebnisse eines Gutachtens ausschlaggebend sein können. Unter Einbeziehung eines systemischen Blickwinkels wird es gelingen können, die Symptomatik eines Kindes als den loyalen Versuch zur Aufrechterhaltung des prekären homöostatischen Familiengleichgewichtes zu würdigen, statt sein Verhalten zu pathologisieren.

Dies schließt den Kreis zu Hutterer-Krischs Beachtung des funktionalen Krankheitsbegriffes und der zu reflektierenden Gefahren der Diagnostik. Bedenken wir also, dass der Gutachter stets Teil des gutachterlichen Systems ist, dass er mit dem Begutachteten eine „Interaktionspersönlichkeit" bildet und somit nicht in rein behavioristischer Beschreibung ganz außenstehender Beobachter bleiben kann. Dieser Befund verweist wieder auf die ständige Selbsterfahrungs- und Fortbildungspflicht des Gutachters.

# 4 Zur ethischen Reflexion psychotherapeutischen Handelns

## 4.1 Definition von Psychotherapie und ethische Begründung

Jede Psychotherapie beginnt in der Regel explizit, manchmal auch implizit, mit einem Werturteil. Der Klient oder Patient kommt letztlich, weil er selbst (oder manchmal auch eine Person seiner Umgebung) befindet, dass irgendetwas nicht so ist, „wie es sein sollte" (Stemberger 2001). Der aktuelle Zustand wird als „nicht gut" im Sinne von „krank" oder „problematisch" bewertet, und wird damit zum Motiv, zum Beweggrund: mit dem Mittel der Psychotherapie wird Heilung, Besserung oder Problemlösung angestrebt. Dieses Faktum der Wertentscheidung bleibt daher immer implizit oder explizit erhalten, auch wenn manche es nicht wahrhaben wollen. In diesem Sinne ortet Stemberger Wertverschiebungen: wenn man die – mit Recht – problematische Dichotomisierung von „krank" und „gesund" ablehnt, werden Werte nur „verschoben", aber nicht vollständig aufgehoben. Wenn in der einschlägigen Fachliteratur Wertfreiheit postuliert wird, so stellt die Wertfreiheit bereits ein ethisches Prinzip dar. Wenn Psychotherapeuten diese Frage für „belanglos oder unentscheidbar" erklären, wird „der Schwerpunkt auf die psychotherapeutische Technik verschoben: Wenn ich nur technisch sauber arbeite, mich an alle Regeln meiner psychotherapeutischen Methode halte, wird sich das Problem schon irgendwie lösen." (Stemberger 2001, 61f). Mit dem Unbehagen und den Gründen für dieses Unbehagen, die zu derartigen Ausweichbewegungen führen, setzt sich Stemberger in seinem Artikel „Menschliche Werte und Psychotherapie" näher auseinander.

Im Folgenden möchte ich auf den Begriff der Psychotherapie und seine Begründung eingehen, die Begriffe Motiv und Konflikt kurz skizzieren und psychotherapeutische Beispiele von Konflikten bei unterschiedlichen Motiven, bewussten und unbewussten, zur Illustration psychotherapeutischer Reflexion anführen. Renate Riedler-Singer wird drei Arten moralischer Konflikte nennen, 1. den Widerstreit zwischen Eigeninteressen und dem moralisch Gebotenen, 2. der Ideologie und der Empirie und 3. der Kollision ethischer Prinzipien. Mit einer derartigen psychotherapieethischen

Reflexion kann der praktizierende Psychotherapeut die Ziele des Patienten, die er mit Hilfe der psychotherapeutischen Behandlung erreichen möchte bzw. die ihn dazu motiviert (im eigentlichen Sinne dazu bewegt, im Sinne eines Motivs, Kap. 4.2.1), die Psychotherapie überhaupt zu machen, eher erreichen als wenn er sich ausschließlich auf die „Technik" seiner Psychotherapiemethode beruft, wenngleich auch jede Technik ethische Wertentscheidungen enthält.

## 4.1.1    Definition von Psychotherapie

Der Begriff „Psychotherapie" (altgriech. „das Leben, die Seele, der Verstand, das Gemüt sorgfältig ausbilden") zeigt „aus seinem ursprünglichen Wortsinn heraus, dass die Beschränkung der Psychotherapie auf den Bereich der Krankenbehandlung eine Einschränkung darstellen muss."
Für diesen „Grundriss der Psychotherapieethik" möchte ich die Definition von Psychotherapie nach dem österreichischen Psychotherapiegesetz voranstellen: „Die Ausübung der Psychotherapie ... ist die (nach einer allgemeinen und besonderen Ausbildung) erlernte, umfassende, bewusste und geplante Behandlung von psychosozial oder auch psychosomatisch bedingten Verhaltensstörungen und Leidenszuständen mit wissenschaftlich-psychotherapeutischen Methoden in einer Interaktion zwischen einem (oder mehreren) Behandelten und einem (oder mehreren) Psychotherapeuten mit dem Ziel, bestehende Symptome zu mildern oder zu beseitigen, gestörte Verhaltensweisen und Einstellungen zu ändern und die Reifung, Entwicklung und Gesundheit des Behandelten zu fördern" (§ 1 (1) PthG). Diese Definition stellt ganz im Sinne der Weltgesundheitsorganisation die Überwindung der Gesundheits- und Krankheitsantinomie dar. „Psychotherapeutisches Handeln basiert demnach auf einem Akzeptieren der subjektiven Erlebniswelt des Betroffenen, dem Bemühen um Einfühlung und Zuwendung, einem methodisch fundierten Behandlungsstil und letztlich auf der Kongruenz dieser Haltungen." (aus den Erläuterungen zur Regierungsvorlage in Kierein et al. (1991, 119).
Der Begriffsinhalt der Psychotherapie ist historisch gewachsen und kann heute als Ausdruck einer eigenständigen wissenschaftlichen Disziplin angesehen werden. Die Definition von Psychotherapie geht von einem den verschiedenen Wurzeln der Psychotherapie gerecht werdenden umfassenden Verständnis des Menschen in seiner gesamten Persönlichkeit (im Sinne der Weltgesundheitsorganisation) aus (siehe Erläuterungen zur Regierungsvorlage des Bundesgesetzes vom 7. Juni 1990 über die Ausübung der Psychotherapie/Psychotherapiegesetz BGBl. Nr. 361/1990). Sie lehnt sich an jene von Wolberg (1967) und Strotzka (1984) an. „Die Formulierung ‚psychosozial oder psychosomatisch bedingte Verhaltensstörungen und Leidenszustände' zielt auf das bio-psycho-soziokulturelle Paradigma ab,

das ein Zusammenwirken biologischer, psychologischer und soziokultureller Faktoren im Sinne einer Interdependenz für Entstehung und Verlauf von Erkrankungen postuliert. Diese Definition überwindet sowohl den einseitigen Biologismus oder Psychologismus als auch jenen einengenden und nicht mehr zeitgemäßen Begriff der Psychosomatik, durch den organische Erkrankungen als rein psychologisch bedingt definiert wurden." (Kierein et al. 1991, 120). Der Schwerpunkt liegt demnach „auf dem Zusammenwirken verschiedener Bedingungen, nicht aber auf einem monokausalen organischen oder psychischen Determinismus..." Damit wird auf die multifaktorielle Entstehung, den Verlauf, die bio-psycho-sozialen Auswirkungen und die Behandlungsmöglichkeiten von Krankheiten hingewiesen. „Dieses Zusammenwirken kann psychotherapeutisch entsprechend beeinflusst werden – nicht nur bei der Krankheitsbehandlung, sondern auch zum Zwecke der Gesundheitsvorsorge und -förderung." (Kierein et al. 1991, 120).

Deklariertes Ziel der Psychotherapie ist demnach einerseits die psychotherapeutische Behandlung von „Verhaltensstörungen und Leidenszuständen, sogenannte rein körperliche Erkrankungen, wie etwa Krebserkrankungen oder auch Psychosen, sogenannte psychosomatische Erkrankungen und sogenannte psychoneurotische Störungen", andererseits der Einsatz von Psychotherapie zur „Gesundheitsvorsorge und Gesundheitsförderung" (120).

## 4.1.2    Ethische Begründung

Psychotherapie ist – kurz gesagt – ein „Heilsverfahren zur Behandlung von psychosozial bedingten Erkrankungen, Störungen bzw. Leidenszuständen" (Stumm in Stumm und Pritz (2000, 569, Wörterbuch für Psychotherapie). Die Handlungen eines Psychotherapeuten können demnach dann als gut betrachtet werden, wenn sie diesem Ziel dienen. In diesem Sinne sind psychotherapeutische Handlungen teleologisch begründbar (vgl. Kap. 2.2.2). Psychotherapeutische Interventionen sollen dem Ziel der Heilung oder Besserung oder Prophylaxe von Krankheiten oder zumindest der Problemlösung bzw. Lebensqualität nützen, sind daher utilitaristisch begründet (Kap. 2.3.3). Insbesondere der in Kap. 2.2.2.2 Handlungs- und Regelutilitarismus ist implizit in psychotherapeutischen Schriften weit verbreitet.

Ziel jeder psychotherapeutischen Behandlung ist also die Genesung oder Besserung der Krankheit eines Menschen oder Krankheitsvorbeugung bzw. Gesundheitserhaltung eines gesunden Menschen. Doch reichen teleologische Begründungen allein nicht aus. Nicht jedes Mittel kann dem Psychotherapeuten recht sein, um an das psychotherapeutische Ziel zu kommen. Auch deontologische Begründungen sind hilfreich (vgl. Kap. 2.2.1).

Ein psychotherapiehistorisches Beispiel, um dies zu illustrieren, ist die Reduktion von Aversionstherapien in der Verhaltenstherapie. Es stellte sich z.B. die Frage, inwieweit es ethisch gerechtfertigt sei, als verhaltenstherapeutische Maßnahme unangenehme bzw. aversive starke Reize zu setzen, um ein unerwünschtes Verhalten zu reduzieren (vgl. Hutterer-Krisch 1996). Hier wird u.U. die Handlung selbst (Setzen aversiver Reize) als quälend und inhuman verurteilt, obwohl die Folge eine „erwünschte" ist, nämlich die Reduktion von unerwünschtem Verhalten. Es reicht also nicht aus, wenn eine psychotherapeutische Handlung einem guten Zweck, nämlich dem erwünschten Verhalten (Therapieziel) dient (teleologische Begründung), sie muss zudem noch gewisse Qualitäten in sich haben (deontologische Begründung), nämlich z.B. menschengerecht und dem behandelnden Individuum und seiner Situation adäquat sein.

Anlässlich eines von Sanders (1979) beschriebenen Falles, in dem ein verhaltenstherapeutisch arbeitender Psychologe eine Art „Viehstock" benutzte, um einen geistig behinderten Jungen durch elektrische Stromschläge dazu zu bringen, sein selbstschädigendes Verhalten aufzugeben, setzte sich Wienand (1982) mit der verhaltenstherapeutischen Aversionstherapie auch grundsätzlich auseinander. Während der Leiter einer Gesundheitseinrichtung der entsprechenden Gemeinde das Verhalten des Psychologen ethisch infrage stellte, dass sich „der Gebrauch aversiver Konditionierungstechniken durch den Psychologen schädlich für Gesundheit und Wohlbefinden" des Patienten ausgewirkt habe, nahm das APA-Committee on Scientific and Professional Ethics and Conduct (CSPEC) keine Verletzung ethischer Prinzipien an. „Der fragliche ‚Schockstock' entsprach anerkannten Standards im Staate des Psychologen. In die Behandlung selbst waren Schutzvorkehrungen eingebaut, um die Unversehrtheit des Patienten zu gewährleisten." Und: „Im Verfahren vor dem CSPEC ergab sich, dass die Eltern über alles aufgeklärt waren, bevor sie ihre Einwilligung zur aversiven Therapie erteilten, insbesondere über das Wesen der Behandlung, die Erfolgswahrscheinlichkeit, die Art vorhersehbarer Nebenwirkungen und alternative Therapiemethoden" (Sanders 1979, 1143, zit. n. Wienand 1992, 96 f). Wienand kommt in seiner an diese Falldarstellung anschließenden Diskussion zu dem Schluss, dass Aversionstherapie nur indiziert ist, „wenn es mit Sicherheit keine weniger schonenden Verfahren gibt", mit denen insbesondere autoaggressives Verhalten, das mit teilweise schweren und nie richtig ausheilenden Selbstverletzungen (z.B. beim Kopfanschlagen) einhergeht, verhindert oder zumindest in der Auftretensfrequenz reduziert werden könnte.

In diesem Beispiel wird von zwei Übeln das kleinere gewählt: Der „Schutz des Leibes" wird im Sinne einer Güterabwägung als höherwertig betrachtet, doch grundlegend bleibt, dass die Technik einer Therapiemethode nicht „blind" angewendet werden darf, auch dann nicht, wenn sie einem definierten Ziel dient.

## 4.2 Motiv und Konflikt in der Psychotherapie

Was motiviert Psychotherapeuten, sich mit ethischen Fragen auseinanderzusetzen und auf die ethische Reflexion psychotherapeutischen Handelns Wert zu legen? Welches Motiv haben sie? Betrachten wir es also als Motiv der Selbstreflexion des Psychotherapeuten, der Erfüllung seiner Aufgabe so gut wie möglich nachzukommen, um das Ziel der Psychotherapie, d.h. Gesundheitsförderung, zu erreichen, so muss der Psychotherapeut gewisse Richtlinien einhalten. Einerseits gibt es *allgemeine Richtlinien,* die von der Psychotherapiemethode unabhängig sind, andererseits gibt es *methodenspezifische Richtlinien,* die aus dem Menschenbild, dem Krankheitsmodell und der daraus resultierenden psychotherapeutischen Interventionslehre der jeweiligen Psychotherapiemethode ableitbar sind. Als methodenunabhängige, allgemeine Richtlinien können die „Berufspflichten des Psychotherapeuten", die gesetzlich normiert sind (Psychotherapiegesetz, PthG), und der „Berufskodex für Psychotherapeutinnen und Psychotherapeuten" betrachtet werden (vgl. Kap. 4.3.3 und insbes. Kap. 8.1).

### 4.2.1 Motiv

Motiv bedeutet *„Beweggrund", „Triebfeder", „Zweck". Movere (lat.)* bedeutet *„bewegen".* Motiv bezeichnet eine Vielzahl verschiedenartiger Gründe, durch deren Angabe ein absichtliches oder unabsichtliches menschliches Verhalten eine Erklärung findet.
Nico Scarano (2002) betont, dass Motive für Handlungen und Gründe für Handlungen auf den ersten Blick etwas ganz Verschiedenes sind. Die Begründung von Handlungen enthält Argumente, die für die Ausführung einer Handlung sprechen. Eine Handlung kann mit ihrer Begründung gerechtfertigt werden (vgl. dazu den Begriff der Verantwortung Kap. 7.1.1), womit „eine normative Dimension des Handlungsverstehens eröffnet" wird (Scarano, in Düwell et al. 2002, 432). Diese Begründung der Handlung können wir aus ethischer Sicht hinsichtlich ihres Werts, ihrer Effizienz oder Richtigkeit beurteilen. Um eine Übersicht zur Motivationsdebatte, der Frage nach Motiven moralischen Handelns und ihre Bedeutung für Lebensführung, Moraltheorie und Gesellschaftstheorie zu erhalten, empfehle ich Scarano (2002).
In der Psychotherapie ist selbstverständlich, dass Motive, Zwecksetzungen und/oder Verhaltensdispositionen prinzipiell dem Handelnden bewusst oder nicht bewusst sein können. Die Psychoanalyse hat als erste Psychotherapiemethode untersucht, inwieweit die Unbewusstheit von Motiven absichtsvollem Tun oder Verdrängungen entspringt und wie Selbsttäuschungen über die Art der eigenen Motive zustande kommen können. Die

Motivationspsychologie wiederum versuchte alle Faktoren experimentell
zu erforschen, die Verhalten auslösen, lenken und aufrechterhalten und die
ihnen zugrunde liegenden Gesetzmäßigkeiten zu erheben. Angeborene
Bedürfnisse werden als *primäre Motive* bezeichnet, erworbene Bedürfnisse
als *sekundäre Motive*. Beim Menschen gibt es kaum ein Motiv, das nicht
sekundär überlagert ist. Ist der Mensch gleichzeitig mit mehreren, miteinander unverträglichen Motiven konfrontiert, so besteht für ihn ein Konflikt.

## 4.2.2    Konflikt

Konflikt *(confligere lat., „zusammenstoßen, streiten, kämpfen")* meint *„Zwiespalt, Interessengegensatz, Auseinandersetzung, Streit"*
zwischen Personen und anderen Gruppierungen oder auch „inneren Widerstreit von Motiven, Wünschen, Bestrebungen oder ethischen Normen"
(Meyer 1987, 229). Mit einem Konflikt kann man unterschiedlich umgehen: „Ein Konflikt kann – unter Verzicht auf offenes Austragen – bloß bei-
gelegt werden. Er kann aber auch im Unterschied zum *„Beilegen"* gelöst
werden; ein Konflikt kann dann als gelöst betrachtet werden, wenn es zu
einer Versöhnung der ihm zugrunde liegenden unverträglichen Normen
oder Interessen kommt. Die *Lösung* eines Konflikts bedarf zur Herstellung
des Friedens der offenen und freien Argumentation aller Betroffenen, um
als vernünftig erwiesen werden zu können." In der psychotherapeutischen
Berufsausübung kann es sich dabei um unterschiedliche „Teile" ein und
derselben Person, nämlich des Psychotherapeuten handeln. Was für verschiedene Personen im Konfliktfall gilt, gilt auch für ein und dieselbe Person, wenn „Teile" ihrer Person in Konflikt geraten: es ist gut, wenn alle
Seiten gesehen werden.

## 4.2.3    Drei Arten moralischer Konflikte (R. Riedler-Singer)

In seiner Praktischen Philosophie gibt uns Bayertz (1991) zur Klassifizierung moralischer Konfliktlagen wertvolle Richtlinien. Sie erhellen die Notwendigkeit, aber auch Schwierigkeit der Güterabwägung während der
psychotherapeutischen Tätigkeit. Ich möchte an dieser Stelle seine generel-
len Überlegungen – angewandt auf unser Berufsfeld – betrachten. (vgl. Riedler-Singer 2005).

### 4.2.3.1    *Widerstreit zwischen Eigeninteressen
und dem moralisch Gebotenen*

„Es ist ein wohlbekanntes Merkmal der Moral, dass ihre Gebote und Verbote unseren unmittelbaren Wünschen und kurzfristigen Interessen oft

widersprechen. Der Seufzer „Alles, was ich liebe, ist entweder unmoralisch, illegal oder dick machend" karikiert auf treffende Weise dieses Problem. In einer puristischen Perspektive mag es naheliegen, solche Konflikte nicht als moralische Probleme, sondern als Probleme mit der Moral zu klassifizieren ... Eine solche Sichtweise des Problems greift aber zu kurz". (Bayertz 1991, 27 f.)

Die ethisch richtige Handlungsweise ist z.B. in vielerlei Hinsicht, trotz der berechtigten Patientenrechte und des sich daraus ergebenden Pflichtenkatalogs für den Psychotherapeuten, eine Frage des Abwägens und des Ausgleichens beiderseitiger Interessen. So haben nicht nur die Klienten einen Anspruch auf Heilsein, sondern auch wir als Therapeuten. Unsere ethische Haltung soll daher nicht zu einer Entweder-oder-Frage werden, sondern wir haben für einen gerechten Interessensausgleich zu sorgen, z.B. uns auch darum zu kümmern, dass wir gute Arbeitsbedingungen haben.

Was heißt das in der Praxis? Immer wieder erlebe ich in Supervisionen, wie angehende Therapeuten ob der Erwartungen oder Bedürfnisse der Patienten ihre eigenen Interessen hinsichtlich erträglicher Arbeitsbedingungen hintanstellen, vergessen oder sie nicht zu artikulieren getrauen. Was tue ich, wenn sich ein Klient in meinen Räumen über Gebühr breit macht, seine Kinder die Wände bemalen lässt, die festgelegte Therapiestunde nicht und nicht beenden will? Was tue ich, wenn jemand sich als Kettenraucher entpuppt, ich jedoch davon rasende Kopfschmerzen bekomme? Was tue ich, wenn jemand ständig anruft und endlose Telefonate führen will? Was tue ich, wenn jemand seine offenen Honorare über Wochen hinweg nicht bezahlt oder die Absageregelung nicht einhält? Was tue ich, wenn jemand sichtlich alkoholisiert in die Stunde kommt etc. etc.?

Ein unsicherer Beziehungsrahmen in einer solch schwierigen Situation kann schnell zu Helfersyndrom und Eigenausbeutung führen. Mangelnde Grenzsetzung durch überhöhten Idealismus hin bis zum Burn-out oder der Wunsch nach beständiger Wahrung der eigenen Beliebtheit sind häufige Supervisions- und Intervisionsthemen. Hierbei soll zur Durchsetzung berechtigter Eigeninteressen unter Wahrung der therapeutischen Abstinenzregel verholfen werden. Auf der anderen Seite wird man den gestellten Aufgaben untreu, wenn persönliche Primärmotive Verstrickungen in emotionaler, wirtschaftlicher, sozialer, politischer, religiöser oder sexueller Art zur Folge haben (s. 4.2.5).

Leider bleibt das Feld der emotionalen Ausbeutung von Patienten oft länger unbesprochen und versteckt, so übernehmen z.B. Therapeuten aus Selbstüberschätzung oder Gewinnstreben Behandlungen, für welche sie keinen geeigneten Kontext anbieten können, obwohl die Multiproblemlage eine institutionelle Vernetzung erforderlich machen würde. Auch kann jemand eine Therapie aus Ehrgeiz und Erfolgsgier beginnen oder vorantreiben wollen, ohne dass zuvor das Arbeitsbündnis und somit das Therapieziel ausreichend geklärt sind.

Psychotherapeuten kommen umso leichter während ihrer Arbeitsbeziehung aus dem Lot, je weniger die Fragen des Abwägens und Ausgleiches zwischen Selbstinteressen und moralischen Bedürfnissen Berücksichtigung finden. Vertiefte Reflexion zur Selbstüberprüfung und Selbsterfahrung auf diesem Gebiet liefern uns Hippler (1998) und Skolek (2001).

### 4.2.3.2   Ideologie versus Empirie

Die zweite Art eines moralischen Problems entsteht aus Unklarheit über die für eine moralische Bewertung relevanten empirischen Fakten. Die Hauptursache für moralische Streitigkeiten besteht nach Singer (1975, 387) in der Schwierigkeit, „präzise und mit Sicherheit die Fakten eines Falles zu bestimmen – was tatsächlich passierte, wie die Umstände sind und welches vermutlich die Folgen sein werden". So ist die Lösung gewisser ethischer Fragen auch im Bereich der Psychotherapie ohne grundlegende empirische Kenntnisse nicht möglich. Verabsäumt die Berufsethik die Empirie psychologischer, soziologischer oder medizinischer Erkenntnisse, so kommt es, um einen Ausdruck von Höffe (1981, 16) zu gebrauchen, zu „normativistischen Fehlschlüssen".

Dazu ein Beispiel aus der Familientherapie: Aus empirischen Untersuchungen ist bekannt, dass Stiefkinder in der Regel aus Loyalität zu den getrennt lebenden eigenen Elternteilen den neuen Stiefvater/die neue Stiefmutter nur äußerst langsam als erziehungsberechtigt ansehen. Besonders wohlmeinende Stiefeltern können daran scheitern und dadurch in schwere Krisen geraten. Ist dem Therapeuten dieses empirische Faktum nicht vertraut, so wird es ihm nur schwer möglich sein, besonders idealistische Stiefeltern vor Enttäuschungen zu bewahren, die sie natürlich persönlich nehmen, die jedoch zwangsläufig in der Natur des Konfliktes liegen.

Bringt nun jemand Kenntnisse aus der Entwicklungspsychologie von Stiefkindern und über die Interaktionsmuster in einem solchen Familiensystem ein, so wird er einer darauf bezogenen psychotherapeutischen Situation viel eher gewachsen sein. Die Aneignung einer breiten empirischen Wissensbasis ist daher auch das Ziel des psychotherapeutischen Propädeutikums als erster Ausbildungsschritt. Seine Lehrinhalte umfassen ein Grundlagenwissen in der Psychotherapie und ihren verwandten Fächern, auf das alle Kandidaten der Fachspezifika gleichermaßen aufbauen können. Dies gilt auch für psychiatrische Kenntnisse, auf welche das folgende zweite Beispiel verweist:

Ein Psychotherapeut würde einen Fehler machen, wenn er bei bestimmten Depressionsformen, die aufgrund ihrer Neigung zu raschem Kippen auf endogene Faktoren hinweisen, sich lediglich mit psychodynamischen Auslösern beschäftigte, anstatt mit dem Patienten dessen Motivation für oder gegen eine pharmakologische Paralleltherapie abzuklären und die Empfehlung zu geben, dringend einen Facharzt für Psychiatrie aufzusuchen. In diesem Fall ist es also gut zu wissen, dass die Kombination beider Therapieformen einer psychotherapeutischen oder medizinischen Monotherapie in der Erfolgswahrscheinlichkeit überlegen ist und die korrekte Methode der Wahl darstellt (s. 7.3.2).

Es hat also, um Bayertz (1991, 30) zu zitieren, die „angewandte Ethik ... nur dann eine Chance, zu befriedigenden Problemlösungen zu kommen, wenn ihre Reflexion auf Fachkenntnissen über den jeweiligen Problembereich beruht".

Dieses Zitat setzt fundierte Kenntnisse in einer oder mehreren psychotherapeutischen Methoden voraus. Es geht jedoch in seiner Aussage darüber hinaus, damit ethisch begründbare Richtlinien überhaupt diskutiert und festgehalten werden können. Die in der psychotherapeutischen Literatur gelegentlich auftauchende Ablehnung gegenüber jeder Richtlinie würde der ideologischen Beliebigkeit Tür und Tor öffnen und – möglicherweise – zur unhinterfragten missbräuchlichen Verwendung der „eigenen Lehrmeinung" verführen.

## 4.2.3.3   Prinzipienkollisionen

Das dritte moralische Problem ergibt sich aus Wertekonflikten; hier sprechen wir auch von Prinzipienkollisionen. In ein und derselben Situation sind mehrere Werte tangiert und gelten mehrere Behandlungsprinzipien, die jeweils unterschiedliche Handlungen gebieten. Folgt man dem einen Prinzip, so verstößt man gegen das andere, ebenso gültige Prinzip. Wenn es sich um echte Prinzipienkollisionen handelt, sind glatte Lösungen per definitionem unmöglich. Solche moralischen Konflikte lassen sich weder systematisch vermeiden, noch kann man sie restlos lösen.

Dazu ein Beispiel aus meiner Tätigkeit als schulpsychologische Begutachterin, wo es um die Fragestellung ging, ein Kind entweder in seiner Klasse zu belassen oder in die Sonderschule zu überstellen. Die Pflichtenkollision ergab sich in diesem Kontext zwischen dem Prinzip der Wahrhaftigkeit und dem Prinzip des Nichtschadens:

Ein entwicklungspsychologischer Befund bei einem 7-jährigen Kind wies auf eine erhebliche psychische Retardierung auf hirnorganischer Grundlage hin. Es bedurfte mehrerer Gespräche, meine damalige gutachterliche Entscheidung den zunächst sehr widerstrebenden und mit Schuldgefühlen kämpfenden Eltern plausibel zu machen. Beide waren Akademiker, der Vater hatte eine höhere öffentliche Position inne, die es ihm ermöglicht hätte, mein Gutachten zu unterdrücken.

Mein handlungsleitendes Argument in der Güterabwägung war, die Familie auf ein mir notwendig erscheinendes Herausnehmen des Kindes aus der Volksschule vorzubereiten, weil das Kind schon sehr depressiv darauf reagiert hatte, den Anschluss an das Leistungsniveau der Klasse nicht zu finden. In den Elterngesprächen fragte ich mich, wie sehr ich diesen Eltern die ganze Wahrheit sagen sollte, wenn diese verzweifelt reagierten oder durch sinnlosen Drill dem Kind erheblichen Schaden zuzufügen begännen? Das Problem herunterzuspielen, wäre ein Verstoß gegen die Aufklärungspflicht gewesen, die harte Wahrheit zu sagen, hätte Verzweiflung oder Abwehr durch Nichtwahrhabenwollen auslösen können, was vielleicht zur Folge gehabt hätte, das Kind mit unsinnigen Fördermaßnahmen zu quälen.

Ein weiteres Beispiel für eine Pflichtenkollision ergibt sich häufig für Psychotherapeuten, die im Rahmen des Maßnahmenvollzuges mit verurteilten Straftätern arbeiten. (Nach § 164 StVG sind zur Erreichung der Vollzugszwecke die Häftlinge ggf. auch psychotherapeutisch zu betreuen.) Pflichtenkollisionen ergeben sich hier zwischen der psychotherapeutischen Verschwiegenheitpflicht sowie der Pflicht, im gesellschaftlichen Auftrag weitere gefährliche Delikte verhindern zu helfen. Dies bedeutet für den Therapeuten einen starken Rollenkonflikt. Gängige Praxis im Maßnahmenvollzug ist es, dass am Beginn der Behandlung der Therapeut klar darauf hinweist, dass er dann seinen Verschwiegenheitsgrundsatz aufgeben müsse, wenn er vom Insassen über eine aktuelle krisenhafte Entwicklung informiert werde, die Selbstgefährdung oder Gefährlichkeit gegen andere zur Folge habe.

Ähnlich wird in der Behandlung von Suchtkranken gleich eingangs vom Therapeuten darauf hingewiesen, dass mit Rückfällen offen umgegangen wird, um das Muster der Verleugnung und Heimlichtuerei zu unterbrechen, das diese Patienten sich ohnehin zugelegt haben. Auch hier sehen wir wieder, dass die Therapeuten auf Grenzen der Verschwiegenheit hinweisen müssen, um sich nicht zu ko-abhängigen Komplizen zu machen.

Weitere Grundsatzüberlegungen und Beispiele dazu finden sich bei Sass (1991), Kottje-Birnbacher und Birnbacher (1999) sowie bei Riedler-Singer (2005).

Da kein ethisches Prinzip für sich alleine steht, ist je nach dem Behandlungskontext der Diskurs über die Gewichtung ethischer Grundprinzipien stets notwendig, was zwar nicht immer bequem ist, jedoch den Beruf des Psychotherapeuten erst so richtig spannend macht. Die ethische Aufgabe besteht darin, vor sich selber, dem Patienten, aber auch, wenn nötig, gegenüber dessen Angehörigen, dem Therapeutenteam, Institutionen etc. bestmöglich zu begründen, welche Handlungsoption man unter Abwägung aller involvierten faktischen und normativen Aspekte gewählt hat.

Das getroffene Ergebnis gibt dann Klarheit darüber, welchem Behandlungsprinzip der Vorrang gegeben wurde, welches Prinzip in den Hintergrund treten musste und welche „moralischen Kosten" bei dieser heiklen Entscheidung in Kauf genommen wurden. Mit Sass (1991, 215–216) gesprochen: „... denn angewandte Ethik ist kein Herrschaftsinstrument von gutmeinenden oder machthungrigen Besserwissern, sondern sollte immer als Dienstleistung verstanden werden", wobei er „die Kunst der Güterabwägung als ebenso lehrbar und lernbar" ansieht „wie die Logik".

### 4.2.4 Konflikte bei unterschiedlichen Motiven (R. Hutterer-Krisch)

Es geht nicht darum, dass irgendwelche Motive oder Gefühle oder Bedürfnisse aufseiten des Psychotherapeuten „nicht da sein dürfen", sondern es geht darum, dass der Psychotherapeut sie erkennen kann und professionell mit ihnen „umgeht", um sein Ziel, nämlich einem Patienten psychotherapeutische Hilfe zukommen zu lassen, erreichen zu können. Damit möglichst alle relevanten Teile der eigenen Person gesehen werden können, ist es notwendig, dass der Psychotherapeut so gut wie möglich sich selbst kennt, um nicht Gefahr zu laufen, unbewusste Motive am Patienten auszuagieren, die in der psychotherapeutischen Behandlung nicht hilfreich, sondern störend oder gar kontraproduktiv wären.
Im Folgenden möchte ich auf den Fall eingehen, in dem bewusstes Motiv und unbewusstes Motiv miteinander in Konflikt liegen, sowie auf den Fall, in dem zwei bewusste Motive miteinander in Konflikt liegen.

#### 4.2.4.1 *Bewusstes Motiv und unbewusstes Motiv im Konflikt*

Greenson zählt zu schwerwiegenden Fehlern in der Psychoanalyse (1992) subtile, chronische, unerkannte Fehler, die in der Handhabung von Übertragungsreaktionen liegen (Kap. 7.2.4.1). Ein Gegenübertragungsfehler entsteht, wenn der Analytiker auf einen Patienten so reagiert, als sei er eine bedeutende Person in der frühen Lebensgeschichte des Analytikers. Das kann in der Folge auch, insbesondere wenn es nicht erkannt wird, zu einem unangemessenen Verhalten des Analytikers gegenüber dem Patienten führen (ständiges Missverstehen, unbewusste Belohnung, verführerisches oder gewährenlassendes Verhalten).
*Beispiel:* Ein Analytiker, der eine Patientin behandelte, die er scheinbar nicht leiden konnte und zu bekämpfen begann; er erkannte in einer Supervisionssitzung, dass er aggressive Impulse, die er seiner älteren Schwester gegenüber hatte, auf die Analysandin übertrug; diese Schwester hatte ihm das Leben schwer gemacht, als er noch klein war. Für das Unrecht, das er in seiner Kindheit erlitten hatte, nahm er unbewusst Rache.
*Konflikt:* Das unbewusste Motiv, sich an der Patientin rächen zu wollen, stand in diesem Beispiel Greensons mit dem bewussten Motiv, der Patientin helfen zu wollen, in Widerstreit.
*Als ethische Verpflichtung* des Psychotherapeuten, der in eine derartige Lage gekommen ist, lässt sich eine regelmäßige Supervision (Kontrollanalyse) anführen. Der Beginn einer Supervision ist spätestens dann indiziert, wenn der Psychotherapeut eine derartige Gegenübertragung erkennt; es

wird jedoch bereits früher ratsam sein, zu einem Zeitpunkt, da der Psychotherapeut bereits diffuse subtile Veränderungen in seinem Verhalten bemerkt, die er sich noch nicht erklären kann. Der Analytiker hat in der Supervision die Chance, seine Probleme in seiner Analyse durchzuarbeiten, so dass er hinkünftig gute Arbeit mit dem Patienten leisten kann. Stellt sich nach einigen Supervisionssitzungen heraus, worum es sich handelt, kann entweder die Gegenübertragungsreaktion frühzeitig aufgelöst oder notfalls, wenn dies nicht möglich ist, ein Wechsel des Psychotherapeuten empfohlen werden.

### 4.2.4.2   Bewusstes Motiv und bewusstes Motiv im Konflikt

Es können aber auch zwei bewusste Motive miteinander in Konflikt geraten. Das ist etwa der Fall, wenn der Psychotherapeut mit einem akut selbst- oder fremdgefährdeten Menschen arbeitet; einerseits ist er motiviert, die Verschwiegenheitsverpflichtung einzuhalten, um die Vertrauensbasis zum Patienten zu schützen, die die Basis für seine Arbeit liefert, andererseits ist es für ihn ein Wert, Leben zu schützen und er mag dazu tendieren, in akuter Situation den Wert des Schutzes des Lebens als höherrangig zu beurteilen als die absolute Verschwiegenheitsverpflichtung. *Ein anderes Beispiel:* Der Psychotherapeut kann auch in Konflikt geraten mit der Erfüllung seiner Aufgabe als Psychotherapeut und seinem Wunsch nach Nähe oder Befriedigung eines sexuellen Bedürfnisses einer Patientin/Klientin gegenüber. Würde der Psychotherapeut sich z.B. auf ein sexuelles Verhältnis mit ihr einlassen, so würde er damit seiner psychotherapeutischen Aufgabe untreu werden und nicht mehr in der Lage sein, diese Patientin/Klientin psychotherapeutisch weiter zu behandeln. Darüber hinaus gibt es in der Zwischenzeit ausreichend Befunde, die Hinweise darauf liefern, dass es häufig Frauen sind, die bereits in der Kindheit Opfer sexuellen Missbrauchs durch Erwachsene waren, die in der Psychotherapie in Situationen der „Wiederholung" bzw. „Wiederbelebung" geraten. In letzter Zeit mehren sich Hinweise, dass es sich beim Psychotherapeuten nicht in erster Linie um bewusste sexuelle Motive, sondern z.T. auch um zentrale unbewusste Motive wie etwa unbewusste Racheimpulse handelt, die ihn zum sexuellen Missbrauch motivieren. In Kap. 7.4 wird darauf näher Bezug genommen, dass die *Symptome des Psychotherapeuten-Sex-Syndroms* nicht unmittelbar nach dem sexuellen Kontakt, sondern *zeitlich stark verzögert auftreten, dass* das „Therapist-Patient-Sex-Syndrome" Ähnlichkeiten mit dem *posttraumatischen Stress-Syndrom* aufweist und dass Frauen während des sexuellen Verhältnisses noch keine Vorstellung davon haben, wie tiefgreifend dieses Erlebnis ihre psychische Gesundheit beeinträchtigen kann, und nicht zuletzt: Selbst wenn diese PatientInnen/KlientInnen das Ausmaß ihrer seelischen gesundheitlichen Beeinträchtigung voll erkennen und darunter leiden, dauert es oft noch lange, bis sie fähig sind, darüber zu sprechen. Oft ist dabei eine Folgetherapie hilfreich. Während etwa bei einer Körperverletzung oder einer Vergewaltigung die Verletzung oder der Schaden *unmittelbar während der Tat* einsetzen und körperlicher *und* seelischer Natur sind, scheint beim Psychotherapeuten-Patienten-Sex-Syndrom der Schaden in der Regel erst mit *erheblicher Verzögerung* nach der Tat in vollem Ausmaß „erleb- und erleidbar" zu sein und vorwiegend *seelischer Natur* zu sein. Bereits Freud war das Problem sexueller Übergriffe in der Therapie bekannt; er handelt diese berufsethische Anforderung an den Psychotherapeuten (Psychoanalytikern) unter dem Titel „Übertragungsliebe" ab: „Der Arzt lockt mit dem Instrument der Psychoanalyse das sexuelle Begehren seiner Patientin hervor, die sich dann in einem Prozess der Regression unter Scham dem Analytiker als Liebende zu erkennen gibt. Durch feine, zielgehemmte Wunschregungen weckt sie das sexuelle Begehren des Analytikers – die Gegenübertragung – und fordert ihn zu Liebeshandlungen auf, um der Bearbeitung ihrer Übertragungsneurose Widerstand zu leisten. Der Analytiker hat mit seiner Haltung der Abstinenz diesen Liebesforderungen zu widerstehen. Gleichzeitig soll er jedoch die Liebesgefühle seiner Patientin als echt anerkennen und die Liebesübertragung festhalten, um dann per Deutungen die Patientin durch die Urzeiten ihrer seelischen Entwicklung hin zu den unvermessenen Orten ihrer dunklen seelischen Kontinente zu führen. Die dadurch erreichte Befreiung von ihren infantilen Fixierungen lässt die Patientin die Überwindung des Lustprinzips lernen und ermöglicht ihr unbehinderte Liebesfähigkeit *nach* der Behandlung." (Freud und Abraham 1965, 204, zit. n. Krutzenbichler 1991, 294).

Hier wird deutlich, wie eng ethische Fragen mit fachlichen (oder in Freuds Terminologie ausgedrückt: technischen) Fragen verknüpft sind. Anhand dieses Beispiels wird ersichtlich, dass als allgemeine berufsethische Verpflichtung des Psychotherapeuten einerseits fachliche Kompetenz und Weiterbildung gefordert ist, und andererseits – im Sinne des Vertrauensverhältnisses und der Sorgfaltspflicht in der psychotherapeutischen Beziehung – die „Verpflichtung des Psychotherapeuten, alle dem psychotherapeutischen Verhältnis fremden persönlichen, wie wirtschaftlichen und sozialen Verstrickungen" mit der Patientin zu meiden (vgl. Berufskodex III/7).

Wie sehen nun die Begründungen von ethischen Positionen aus? Moggi et al. (1992) legen dar, dass die psychosomatischen Folgen sexueller Beziehungen in der Therapie den Langzeitfolgen nach sexuellen Kindesmisshandlungen ähneln. Böker und Bachmann (1994, 11) berufen sich auf diese gesundheitsschädigenden Folgen und bedienen sich einer teleologischen ethischen Begründung. Sie vertreten die Auffassung, dass es sich bei solchen „Grenzverletzungen" keinesfalls um „Kavaliersdelikte", sondern um „strafrechtlich relevante Kunstfehler" handelt. Dazu Hoerster in seinem philosophischen Beitrag „Utilitaristische Ethik und Verallgemeinerung": „Eine Hand-

lung, deren allgemeine Ausführung schlechte Folgen hat, sollte nicht ausgeführt werden." (Hoerster 1971, zit. n. Nida-Rümelin 2005, 75).

### 4.2.4.3   Motiv-Mischform: Fallbeispiel von S. Smith

Im Folgenden möchte ich ein bereits publiziertes Fallbeispiel
zitieren, das im Grunde eine Mischform darstellt: einige Aspekte sind dem
Psychotherapeuten sicher bewusst, jedoch ahnt er nicht ausreichend die
Bedeutung seiner unbewussten Motive zum Zeitpunkt des sexuellen Übergriffs. Erst in seiner Folgetherapie kann er sie nach und nach erkennen.
Becker-Fischer und Fischer (2001) beziehen sich in ihren Ausführungen auf
die Darstellung des amerikanischen Psychoanalytikers S. Smith, der 1984
einen typischen Therapieverlauf eines Psychotherapeuten beschrieb, der
wiederholt seine Patientinnen sexuell missbrauchte. Smith analysierte diesen Psychotherapeuten und unternahm anschließend den Versuch einer
Charakteristik dieses Verlaufs. „In den ersten Stunden der Therapie identifiziert sich der Analytiker mit bestimmten Aspekten des Leidens der
Patientin. Dies führt dazu, dass er ihren Schmerz lindern will, z.B. durch
konkrete Hilfen. Aufgrund der Identifikation kann er diese Aspekte der
Problematik seiner Patientin nicht als ihr Problem therapeutisch bearbeiten. Er kann ihr nicht dazu verhelfen zu erkennen, dass sie es aus eigener
Kraft meistern kann. Er gibt ihr stattdessen das Gefühl, dass sie dazu
immer seine Hilfe brauche. Oft entwickelt sich eine gemeinsame Ret-
tungsfantasie, die Smith ‚Golden Phantasy' nennt. Die Vorstellung eines
Zustandes von absoluter Versorgung und Glückseligkeit, dass es irgendwo
auf dieser Welt einen Menschen gibt, der alle Wünsche und Bedürfnisse
erfüllen kann. Der Therapeut scheint selbst dieser Wunschvorstellung
anzuhängen. Er versucht ihr nachzukommen und sieht die Patientin wegen
seiner großzügigen Hilfe in seiner Schuld. Sie soll etwas für ihn tun. Da diese Fantasie jedoch unerfüllbar ist, wächst der Hass auf die Patientin. Die
Erfüllung seiner Wünsche und seines Hasses werden schließlich symptom-
haft im sexuellen Übergriff befriedigt." (Becker-Fischer und Fischer 2001,
449 f).
Becker-Fischer und Fischer betonen, dass „dem direkten sexuellen Missbrauch fast immer eine mehr oder weniger lange Phase narzisstischen
Missbrauchs" vorausgeht, wie in diesem Beispiel deutlich geworden ist
(Becker-Fischer und Fischer 2001, 450, vgl. dazu Kap. 7.6 Narzisstischer
Missbrauch). Gleichzeitig können wir sehen, dass es für den Psychotherapeuten eine Hilfe sein mag, sich in Supervision zu begeben, wenn er merkt,
dass er die allgemeinen Grundregeln für eine Patientin ändert, etwas
beginnt, anders als sonst zu machen, dabei ist, dem Aufforderungscharak-
ter (der Wahrnehmung der Gegenübertragungsimpulse) auf der Handlungsebene nachzugeben oder Wünsche der Patientin zu erfüllen. Denn das ist

ihm bewusst und zugänglich. Hier hat er Handlungsmacht. (Für weitere Ausführungen zu Phänomenen und Prophylaxe des narzisstischen Missbrauchs verweise ich auf Kap. 7.6.)

# 4.3 Psychotherapiegesetz und Patientenrechte

## 4.3.1 Professionalisierung der Psychotherapie

Mit dem Inkrafttreten des Psychotherapiegesetzes (BGBl. 361/1990) sind die Psychotherapeuten in Österreich aus der Grauzone der „Kurpfuscher" herausgetreten. Die Psychotherapie wurde als Wissenschaft anerkannt und die Berufspflichten der Psychotherapeuten wurden gesetzlich verankert. Psychotherapeuten ist es seitdem möglich, sich und ihr Angebot offen zu deklarieren. Klienten bzw. Patienten haben dadurch die Möglichkeit, sich besser zu orientieren. Das ist eine Seite der Medaille. Die Kehrseite dieser Medaille sind die in breiter Diskussion stehenden Patientenrechte, die sich u.a. auch aus den Berufspflichten der Psychotherapeuten ergeben. Der Sorgfaltspflicht und der Verpflichtung des Psychotherapeuten zur regelmäßigen Fortbildung steht das Recht des Patienten gegenüber, nach bestem Wissen und Gewissen behandelt zu werden (vgl. PthG § 14 Abs.1); der Aufklärungspflicht des Psychotherapeuten steht das Recht des Patienten auf umfassende Information, insbesondere über Art, Umfang und Entgelt usw. gegenüber (vgl. PthG § 14 Abs. 4). Die Verschwiegenheitspflicht des Psychotherapeuten findet ihr Pendant im grundlegenden Persönlichkeitsrecht des Patienten auf Geheimhaltung der von ihm dem Psychotherapeuten anvertrauten Informationen, die absolut geschützt sein sollen (vgl. PthG § 15); (daher unterliegen auch Ausbildungskandidaten der Psychotherapie wie auch etwaige Hilfspersonen eines Psychotherapeuten genauso der absoluten Verschwiegenheitspflicht wie der zur selbstständigen Ausübung berechtigte Psychotherapeut). Der Verpflichtung des Psychotherapeuten, sich jeder unsachlichen oder unwahren Information im Zusammenhang mit der Ausübung seines Berufes zu enthalten, steht das Recht des Patienten auf sachliche und wahre Information gegenüber (PthG § 16 Abs. 1).

## 4.3.2 Berufspflichten und Patientenrechte – zwei Seiten der gleichen Medaille

Die Aufgabe der Psychotherapie, „auf wissenschaftlicher Grundlage zur Erhaltung und Wiederherstellung der Gesundheit" beizutragen, erfordert einerseits einen besonders verantwortungsvollen Umgang mit der eigenen Person, mit der konkreten Ausübung des Berufs und mit dem Klienten/Patienten, andererseits ist damit auch eine besondere gesellschaftliche Verantwortung verbunden. „Dazu gehört auch das Bemühen um die Förderung und Wahrung des Ansehens des psychotherapeutischen Berufes, um das für die Erfüllung der psychotherapeutischen Aufgabe unabdingbare Vertrauen" zwischen Klient/Patient und Psychotherapeut zu erhalten und ihm gerecht werden zu können (vgl. Präambel des Berufskodex). Es ist daher die Notwendigkeit angeführt, „bei begründetem Verdacht, dass sich ein Berufskollege unlauter oder standeswidrig verhält", darüber nicht hinwegzusehen (IX. Berufskodex).

In diesem Spannungsfeld steht nun der Psychotherapeut. So wie es zum Beruf des Notars gehört, dass er kein ihm anvertrautes Geld unterschlägt, so gehört es zum Beruf des Psychotherapeuten, das Vertrauensverhältnis zwischen Patient und Psychotherapeut durch Einhaltung der Berufspflichten (wie eben Aufklärungs-, Sorgfalts- und Verschwiegenheitspflicht) zu schützen. Wäre es das Image der Notare, sich mit sämtlichem hinterlegten Geld ins Ausland abzusetzen, würde wohl kaum ein Klient bei einem Notar sein Geld hinterlegen. Das Vertrauen, das in den Psychotherapeuten gesetzt wird, muss erhalten werden und tatsächlich gerechtfertigt sein, da es ja die Basis seiner Arbeit ist.

Im Grunde ist also in diesen Überlegungen das Über-Ich angesprochen. Das ist naturgemäß ein anstrengendes Thema. Ging es im Rahmen der Psychotherapieausbildung – vielleicht wenige Jahre vorher – im Laufe einer Einzelanalyse oder einer Selbsterfahrungsgruppe – um das Erkennen oder Wahrnehmen oder Bewusst machen abgespaltener oder nicht gesehener oder unbewusster Persönlichkeitsanteile, was vielleicht zu neuen Verhaltensweisen Anlass gab, so geht es in der Berufsausübung des ausgebildeten Psychotherapeuten (oder des Psychotherapeuten in Ausbildung unter Supervision) auch um die Identifikation mit als vernünftig eingesehenen Normen und um die Übernahme von Verantwortung in der psychotherapeutischen Berufsausübung; diejenigen, die die Normen ohne Einsicht als Zwang erleben, haben vielleicht den Eindruck, es würde sich hierbei zum Teil um eine Art „entgegengesetzten" Prozess, um eine Art „Selbstbeschränkung" handeln. So geht es in diesem Sinne nicht darum, einem Ideal nachzueifern, um mit Karl Kraus zu sprechen („Das Übel gedeiht nirgends besser, als wenn ein Ideal davorsteht"), sondern – nicht zuletzt auch im Lauf der Psychotherapieausbildung – soweit zu kommen, dass emotional und kognitiv durch die Einfühlung im Rahmen einer Psychotherapie die Einhaltung dieser Normen ein Anliegen auch des einzelnen Psychotherapeuten ist; d.h. es geht nicht um Idealisierungen, sondern um auf dem Boden von Erfahrungen gewachsenen authentischen Werten. In diesem Sinne kann die Einhaltung ethischer Normen im Sinne autonomer Handlungen betrachtet werden (vgl. dazu 2.1). Ein kurzer Überblick von österreichischem Berufskodex und Kommentar befindet sich in Kap. 8.1.

### 4.3.3 Definition Berufskodex

Ein Berufskodex ist eine Sammlung von Pflichten und ethischen Richtlinien einer Berufsgruppe, an die sich die Angehörigen eines Berufes halten sollen. Es geht dabei um professionell erwünschtes Verhalten der Angehörigen dieses Berufs unter dem Gesichtspunkt der Nützlichkeit im Hinblick auf die Berufsausübung (utilitaristische Begründung). Dabei spielen die Prinzipien, wie sie Beauchamp und Childress (1998) formuliert haben, eine bedeutende Rolle; handelt es sich dabei um 1. das Prinzip des Respekts vor der Autonomie der Klienten/Patienten, 2. das Prinzip des Nicht-Schadens, 3. das Prinzip der Benefizienz, 4. das Prinzip der Gerechtigkeit. 5. Das Prinzip der Verhältnismäßigkeit oder Proportionalität (Sass 1991) spielt ebenfalls eine wichtige Rolle.

Der Berufskodex schreibt damit Werte, die der psychotherapeutischen Berufsausübung zugrunde liegen, in Form von konkreten Berufspflichten und Verhaltensmaßregeln fest. Inhalte eines Berufskodex (Berufsethik) im Bereich der Psychotherapie legen insbesondere Verpflichtungen hinsichtlich der fachlichen Kompetenz und Fortbildung fest, beziehen sich auf das Vertrauensverhältnis, die Aufklärungs- und besonderen Sorgfaltspflichten in der psychotherapeutischen Beziehung, das Anbieten psychotherapeutischer Leistungen in der Öffentlichkeit, Grundsätze der kollegialen Zusammenarbeit und Kooperation mit angrenzenden Berufsgruppen, Grundsätze im Rahmen der psychotherapeutischen Ausbildung und der Psychotherapieforschung sowie mit Regelungen von Streitfällen und Umgang mit Verstößen gegen den Berufskodex (Beschwerde- und Schiedsstellen).

Die Festschreibung derartiger verbindlicher Regeln und Gesichtspunkte ist sinnvoll und notwendig, ist jedoch in keiner Weise ein Ersatz für die ethische Reflexion und Eigenverantwortlichkeit des Psychotherapeuten. In schwerwiegenden Konfliktsituationen kann sich der/die PsychotherapeutIn verpflichtet fühlen, sich über einzelne Regelungen hinwegzusetzen – in eigener Verantwortung und mit der Bereitschaft, sich den Konsequenzen zu stellen (Verantwortung); im Einzelfall wird er/sie sich de facto allerdings strengere Regeln auferlegen, als dies ein Berufskodex tut.

Der Berufskodex hat auch die Aufgabe, fehlende Standesregeln zu ersetzen, die sonst bei anderen freien Berufen (z.B. Architekten, Rechtsanwälten oder Ärzten) bestehen. Dies hängt auch damit zusammen, dass es für Psychotherapeuten derzeit in Österreich keine Pflichtmitgliedschaft in einer eigenen Berufskammer und damit auch kein eigenes Disziplinarrecht gibt (das ist derzeit im Gespräch).

### 4.3.4    Definition Kunstfehler

Mit Kunstfehler ist in der Regel ein Begriff des Haftpflichtrechts bei Ärzten gemeint; ein absichtsvolles oder fahrlässiges Verhalten führt letztlich zu einem Verschulden.

Fahrlässiges Handeln verstößt gegen die Sorgfaltspflicht. Mit Fahrlässigkeit ist „eine mangelnde Sorgfalt, die Nichtvoraussicht eines nach objektiven Kriterien voraussehbaren und dadurch vermeidbaren schädigenden Ereignisses" gemeint. (Kind 1982, 48). Kind betont, dass der Begriff des Kunstfehlers sinngemäß auch auf nicht-ärztliche Psychotherapeuten angewendet werden kann. Denn: „Sofern jemand sich dem Publikum gegenüber als Psychotherapeut bezeichnet und seine Tätigkeit direkt oder indirekt Psychotherapie einschließt, muss er damit rechnen, dass sein Verhalten an diesen Grundregeln gemessen wird. Insofern besteht kein Unterschied, ob der Betreffende Arzt, Psychologe, Sozialarbeiter oder Naturtalent ohne Ausbildung ist." (48). Diese Aussage stammt aus einer Zeit, in der es noch kein Psychotherapiegesetz gegeben hat, d.h. die Bezeichnung „Psychotherapeut" in der Bundesrepublik, Österreich und der Schweiz (außer Halbkanton Basel) rechtlich ungeschützt war. Heute gilt sie für Psychotherapeuten – unabhängig von ihrem Grundberuf.

Homm et al. (1996) führen insbesondere folgende Pflichten des Psychotherapeuten an: die Berufsausübung nach bestem Wissen und Gewissen, die Fortbildungspflicht, die Aufklärungspflicht, die Dokumentationspflicht, die Kooperationspflicht, die Verschwiegenheitspflicht und das begrenzte Werbeverbot. Die Strafbestimmungen sind in § 23 PthG geregelt.

# 5 Zur Pluralität und Methoden-
vielfalt

  In diesem Buchkapitel werde ich mich darauf beschränken, einige
Werte und Ziele in der Psychotherapie zu skizzieren und – ohne jeden Vollständigkeitsanspruch – einige Aspekte von Menschenbild, Krankheitsmodell und Interventionslehre lediglich zur Illustration nennen.
Die Vielfalt psychotherapeutischer Konzepte, Menschenbilder und Methoden, die Pluralität moralischer Werte und ethischer Modelle machen die
Suche und Formulierung einer Orientierung schwer. Die Literatur hinsichtlich einzelner Psychotherapiemethoden und hinsichtlich der Unterscheidung von psychotherapeutischen Ansätzen ist breit; hingegen ist die
Auseinandersetzung mit den Gemeinsamkeiten verschiedener Ansätze bis
jetzt im Vergleich dazu eher schmal. Einige dieser Ausnahmen sind Jaeggi
(1997), Stumm und Wirth (1994), Sonneck (1996) und Slunecko und Sonneck (1999), die dem interessierten Leser empfohlen werden, insbesondere
die Artikel von Stumm (1996 und 1999), um rasch einen Überblick zu
gewinnen.
Eine dieser „Ausnahmen" ist das Buch von Eva Jaeggi mit dem Titel: „Zu
heilen die zerstoßnen Herzen. Die Hauptrichtungen der Psychotherapie
und ihre Menschenbilder" (1997). Sie identifiziert sich mit „Psychothera-
pieinteressenten", die mit einer Vielzahl von Therapierichtungen konfrontiert sind und nicht wissen, wie sie sich zueinander verhalten. In diesem
Buch beschäftigt sie sich mit folgenden Fragen: Welche Aspekte sind
gemeinsame, welche unterschiedliche, welche schließen einander aus, welche Therapieformen sind miteinander kombinierbar? Dem interessierten
Leser sei an dieser Stelle Jaeggis Grundlagenbuch empfohlen. Eine weitere
umfassende Zusammenfassung zu diesem Thema stammt von Slunecko
und Sonneck (1999) mit dem Titel „Einführung in die Psychotherapie"; die
Autoren geben in ihrem Herausgeberband einen guten Überblick über
Geschichte und Paradigmen der Psychotherapie, den Stand der Psychotherapieforschung, wissenschaftstheoretische und berufspolitische Themen.
Stumm und Wirth (1994) haben in ihrem Herausgeberband „Psychotherapie: Schulen und Methoden" einen optisch übersichtlichen „Stammbaum
der Psychotherapie und ihrer Schulen", der mit der Jahrhundertwende um
1900 herum mit Hypnose (als erstes Beispiel der Suggestiven/Trance-

Methodengruppe) beginnt und sich bis zur Selbstpsychologie (als letztes Beispiel der Tiefenpsychologie) um 1980 herum in Jahrzehntenschritten reicht, entwickelt.

Dieser Stammbaum stellt einen wichtigen Versuch dar, Ordnung und Übersicht in diese unübersichtliche Thematik zu bringen; er ist auch in Stumm (1996, 56) und Stumm (1999, 48) abgedruckt.

In Zusammenhang mit der Methodendiskussion ist Eckstein zu nennen; er kritisierte eine „ungesunde übermäßige Hingabe an eine Theorie und Methode", wie sie z.B. bei manchen Psychoanalytikern angetroffen hat. Freud selbst – „immer bereit, einen überholten Begriff gegen eine bessere Einsicht auszutauschen" – führt er als Gegenbeispiel gegen diese übermäßige Hingabe an. Freud verspürte eine tiefe Verpflichtung gegenüber der Wissenschaft und gab psychoanalytische Theorien wieder auf, wenn er sie für nicht mehr brauchbar hielt. Als Beispiel dafür betont Eckstein, dass Freud im Alter von siebzig Jahren seine frühere Theorie der Angst aufgab. In Anlehnung an Eckstein könnte man den sozialen, psychologischen wie psychotherapeutischen Wissenschaften Freuds Ansicht aus dem Jahre 1920 als grundlegende Haltung oder auch als ethische Herausforderung nahelegen: „Man muss geduldig sein und auf weitere Mittel und Anlässe zur Forschung warten. Auch bereit bleiben, einen Weg wieder zu verlassen, den man eine Weile verfolgt hat, wenn er zu nichts Gutem zu führen scheint. Nur solche Gläubige, die von der Wissenschaft einen Ersatz für den aufgegebenen Katechismus fordern, werden dem Forscher die Fortbildung oder selbst die Umbildung seiner Ansichten verübeln." (Freud 1920, 69, zit. n. Eckstein 1962, 161).

Die Geschichte der Abspaltungen von der Psychoanalyse ist nicht unbedingt ausschließlich ideengeschichtlich oder wissenschaftstheoretisch zu sehen. Abspaltungen hingen auch vom lokalen Klima und den tonangebenden Personen ab. Diejenigen, die sich abspalteten, nahmen oft für sich in Anspruch, gegen Dogmatisieren und Indoktrination anzutreten, die Konservativen für die Reinheit der Lehre einzutreten. Das sind Motive inhaltlicher und moralischer Herkunft. „Beides erweist sich jedoch als Scheinargument. Die Geschichte dissidenter Gruppen wiederholt, kaum dass sie Macht besitzen, die Unterdrückung Andersdenkender." (Cremerius 1984, 375). Zu den bekanntesten Abspaltungen von der Psychoanalyse zählen jene von Alfred Adler, der zum Begründer der Individualpsychologie wurde, jene von C.G. Jung, der zum Begründer der Analytischen Psychologie wurde und jene von Friedrich S. und Laura Perls, Mitbegründer der Gestalttherapie. In den unterschiedlichen Theoriegebäuden kommt es zu neuen Bewertungen unterschiedlicher Teilaspekte von Theorien, zu Variationen desselben oder zu unterschiedlichen Akzentverschiebungen. So ist es z.B. zweifellos richtig, dass Alfred Adler bereits ein eigenständiger Denker war, als er Freud kennenlernte; ebenso richtig ist es, dass er sich unter dem Einfluss Freuds der Psychotherapie und Neurosenlehre zuwandte und in der

Folge sein eigenes System im Widerstreit und in der schrittweisen Abgrenzung zu den Auffassungen Freuds entwickelte (vgl. dazu Handlbauer 1990). Die Entdeckung neuer Theorieteile als Innovation oder fruchtbare Erweiterung des Bestehenden zu nutzen oder verschiedene theoretische Ansätze einander näher zu bringen oder in einem sich öffnenden Dialog Übersetzungsarbeit zu leisten sind Anforderungen, die zum Teil bereits in Angriff genommen wurden und noch weiter gepflegt werden müssen. Mit Beziehungsethik im schulenübergreifenden wie auch schuleninternen Umgang befassen sich Riedler-Singer (2001) und Schindler (2001).

# 5.1 Werte und Psychotherapie

## 5.1.1 Werte und Ziele in der Psychotherapie

Für welche Werte sich Psychotherapeuten einsetzen, kommt auch in ihren Überlegungen zu den Therapiezielen zum Ausdruck. Im Lauf der Psychotherapiegeschichte wurden von verschiedenen Psychotherapeuten auch verschiedene anzustrebende Therapieziele in ihren Überlegungen ins Auge gefasst. Im Folgenden möchte ich einige Beispiele dafür anführen. Charlotte Bühler (1962), deren Name mit der Humanistischen Psychologie verbunden ist, identifizierte zwei Gruppen von Autoren, die unterschiedliche Ziele der Psychotherapie hervorgehoben haben. Während die eine Gruppe betonte, dass die Patienten nach der psychotherapeutischen Behandlung gut durch das Leben kommen sollten bzw. besser mit dem Leben fertig werden sollten, und zwar mit einem Minimum an „Extra-Gepäck" (d.h. Verdrängungen, Ängsten usw., Thompson 1950, 242, zit. n. Bühler 1962, 145), betonte die andere Gruppe, dass der Patient frei werden sollte für „schöpferische Expansion seiner Persönlichkeit und für das Streben nach Selbst-Verwirklichung" (Fromm-Reichmann 1956, 16, zit. n. Bühler 1962, 145) oder dass beim Patienten eine „konstruktive Tendenz" auszulösen sei (Rogers 1956). Thompson vergleicht Sullivan und Fromm im Hinblick auf die Ziele der Psychotherapie bzw. auch im Hinblick darauf, wie diese Therapieziele zu erreichen wären und stellt zusammenfassend fest: „Sullivan beschäftigt sich mehr damit, dem Patienten dazu zu verhelfen einzusehen, wie seine Abwehrmaschinerie (Sicherheitsmaßnahmen) auf Kosten der Liebe arbeitet, während Fromm versucht, durch die Abwehr hindurch zu stoßen und sich mit den darunterliegenden konstruktiven Kräften in Verbindung zu setzen; er lässt dabei die Sicherheitsmaßnahmen am Wegrand liegen." (Thompson 1950, 169, zit. n. Bühler 1962, 145). Wolberg (1954) unterscheidet zwischen einem „praktischen" und einem „idealen" Therapieziel. Er bezieht bei den Überlegungen zu einem „praktischen" Therapieziel einen pragmatischen Standpunkt und tritt für das optimale Arbeiten innerhalb gegebener Grenzen ein. Auf ein derart praktisches Ziel muss sich der Psychotherapeut beschränken, da er nicht immer hoffen kann, das Ideal der geistigen Gesundheit als Ziel der Psychotherapie zu erreichen. Ein niedrigeres, aber ausreichendes Therapieziel kann daher auch sein, wenn der Patient die angegebenen Schwierigkeiten handhaben kann, wenn sie auftauchen. Ein Mensch, der lernt, mit seinen Schwierigkeiten fertig zu werden, muss nicht unbedingt gleichzeitig oder als Folge dessen in der Lage sein, sich in Richtung Selbstverwirklichung zu entwickeln. Damit stellt sich die Frage, ob bloße Anpassung als Therapieziel eine befriedigende Heilung sein kann und was denn eigentlich der Mensch mehr braucht als bloß anpassendes Funktionieren, um sich schöpferisch entwickeln zu können. Kelman (1956) betonte nach Bühler (1962), das Therapieziel wäre, dem Patienten zu Selbstverwirklichung zu verhelfen. Anpassung und Befreiung von mentalen und psychosomatischen Symptomen werden von Weiß als mögliche Therapieziele zurückgewiesen, ein Standpunkt, bei dem die Krankenkassen heute bei krankenkassenfinanzierter Psychotherapie laut aufschreien würden. Ackermann beschäftigt sich mit den Kriterien einer erfolgreichen Heilung und kommt zu dem Schluss, dass es kein gesundes Leben ohne Werte gibt. Wenn er betont, dass Werte nur verwirklicht werden, wenn ein angemessenes Handeln in Richtung auf das Allgemeinwohl hin besteht, so bezieht er damit das größere Feld, den Kontext des Menschen mit ein. Diethelm stellt 1956 einige der damals „neueren" Gedanken vor, die heute noch von aktueller Gültigkeit scheinen: „Jemanden von Angst zu befreien, ist immer noch das Ziel vieler Psychiater, während andere die Fähigkeit betonen, diese schmerzliche Erfahrung zu ertragen. Eine ähnliche Veränderung ist in der Beurteilung der Frustration und der aggressiven Impulse offenbar geworden. In immer zunehmendem Maße versucht man, dem Patienten seine eigenen Grenzen klarzumachen und auf dieser Basis ihn dazu zu bringen, die Frustration zu ertragen, seine Feindseligkeit zu akzeptieren und imstande zu sein, konstruktiv mit seinen aggressiven Impulsen fertig zu werden und seine eigenen Schwächen zu erkennen und zu tolerieren. Die Wichtigkeit der Einsicht ist von vielen Autoren in Betracht gezogen worden, und es wird jetzt anerkannt, dass das Ziel der Therapie nicht das sei, dem Patienten die Einsicht in die Dynamik zu geben, sondern das Verständnis und die Fähigkeit, mit sich selbst und mit realen Situationen fertig zu werden." (Diethelm 1956, in Kelman (1956), zit. n. Bühler 1962, 146). An dieser Stelle setzt Bühler kritisch an, indem sie daran zweifelt, ob irgendein menschliches Wesen sich jemals damit zufrieden geben könne, einfach zu „funktionieren" und mit den auftauchenden Schwierigkeiten „fertig zu werden". „Niemand kann ohne Ziele und ohne Hoffnung leben und dabei auch noch glücklich und zufrieden sein. Er braucht eine Zukunft, an die er glauben und auf die er bauen kann, um auf sie hin zu leben. Meiner Ansicht nach ist das bloße ‚Fertigwerden' mit laufenden Problemen kein Ziel, und Anpassung ist nicht genug. Was ist denn also das ‚mehr', das ein Mensch braucht, damit er nicht nur unter den gegebenen Bedingungen angemessen funktionieren

kann, sondern – der Zukunft zugewandt – auf Selbst-Verwirklichung, kreative Expansion oder, wie er es immer nennen will, orientiert sein kann?"
(Bühler 1962, 147).

## 5.1.2      Werte als potenzielle Ziele

Nach Charlotte Bühler braucht der Mensch, damit er der Zukunft zugewandt leben kann, dem Menschenbild der Humanistischen
Psychologie entsprechend, Ziele, Richtung auf diese Ziele hin, die Fähigkeit zur integrierten Funktion, er braucht Freiheit, Entscheidungen zu treffen und danach zu handeln. Werte sind in diesem Sinn potenzielle Ziele.
Allerdings gibt es auch Werte, die die Ziel-Entwicklung eines Menschen
blockieren. Bühler nennt hier das Beispiel, dass manche Menschen unerreichbare Besitztümer oder Fähigkeiten auf Kosten von dem schätzen, was
sie wirklich besitzen, so dass das, was sie besitzen, für sie nur von geringem
Wert erscheint. Manche Menschen verfolgen wiederum Wert- und Zielsetzungen, die völlig außerhalb ihrer Reichweite stehen. Es gibt Werte, die
nichts mit potenziellen Zielen zu tun haben.
Als Beispiel dafür skizziert Bühler den Fall Barbara: „Der Perfektionismus,
mit dem sie (Barbara, Anm. d. Verf.) ihrer strengen Vorstellung von den Forderungen ihrer Kirche anhing, und womit sie den Standard für jeden Mann
aufstellte, der für sie annehmbar sein sollte, stellte einen recht unrealisti-
schen Ausblick auf die Zukunft dar. Während es ihr nach und nach gelang,
über den Schmerz ihrer Vergangenheit hinwegzukommen und genügend
Einsicht zu erwerben, um das Übertriebene oder sogar Starre in ihren Forderungen an sich selbst und an das Leben einzusehen, dauerte es doch
lange, bevor sie eine neue Zielsetzung fand. Bei der Behandlung entschied
man sich, nicht in ihren langsamen Fortschritt einzugreifen und eher die
erworbene Einsicht in Betracht zu ziehen, die Überwindung der vergangenen emotionalen Verwundung, das Beginnen von Kompromissen und die
ersten Ansätze zu neuen Zielsetzungen als Optimum anzusehen, das für
den Augenblick erreicht werden konnte. Der Grund, warum dies die kons-
truktivste Haltung war, die man unter den gegebenen Umständen einnehmen konnte, war, dass ihre Integrität ganz und gar mit dem Standard und
dem ethischen Kode ihrer Kirche verwachsen war. Das war etwas, wofür
sie lieber leben wollte, als für irgendetwas anderes." (Bühler 1962, 147 f).
Dieses Beispiel wirft das Problem der unterschiedlichen Beurteilung und
Bewertung durch den Psychotherapeuten auf. Mit dieser Frage befasste sich
die Gestalttherapeutin Laura Perls, die wie Charlotte Bühler Gedankengut
der Humanistischen Psychologie vertrat, an anderer Stelle. Sie sieht die
Aufgabe des Psychotherapeuten – in gestalttherapeutischer Terminologie
ausgedrückt – darin, den Psychotherapie suchenden Menschen, den es an
„Selbststützung" für den „Kontakt" fehlt, der in seiner Lebenssituation

nötig oder wünschenswert wäre, zu helfen, bessere, elastischere Stützfunktionen zu entwickeln. Mit Kontakt ist in der Gestalttherapie nicht ausschließlich Kontakt zu anderen Menschen gemeint, sondern auch Kontakt zu sich selbst, d.h. Zugang zu den eigenen Wünschen, Bedürfnissen und Gefühlen usw. „Wie wir die Entwicklung von elastischeren Stützfunktionen bei unseren Patienten fördern, hängt davon ab, worauf wir uns als Stütze in uns selbst verlassen können und was wir als Stütze in unseren Klienten vorfinden. Ein guter Therapeut verlässt sich nicht auf Kunstgriffe, sondern auf sich selbst; er benützt seine Kenntnisse, Geschicklichkeit und totale Lebenserfahrung, die in seiner eigenen Person integriert sind, und seine Wahrnehmung der jeweiligen Situation. Daher spreche ich lieber von Stilarten der Therapie als von Techniken. (Perls L. 1985, 256–291, Hervorh. d.d. Verf.) In diesem Sinne spricht sich Lore Perls gegen jede Art von starrer Anwendung einer psychotherapeutischen Technik aus. Es ist für sie ein Wert, die jeweilige Situation wahrzunehmen und das zu respektieren, was der Psychotherapeut als Stütze des sich in Psychotherapie befindlichen Menschen vorfindet.

## 5.1.3    Werte in psychotherapeutischen Systemen

„Obgleich ein Wertproblem das persönliche Urteil eines Psychotherapeuten erfordern mag, kann er sich natürlich zu allererst mehr oder weniger auf die Direktiven des von ihm anerkannten Systems verlassen", meint Bühler (1962, 148).

Massermann beschäftigt sich ebenfalls mit den verschiedenen Wert-Implikationen der verschiedenen psychotherapeutischen Theorien und gab bereits 1960 ein Buch heraus mit dem Titel „Psychoanalyse und menschliche Werte".

Redlich (1960) betont das Faktum, dass verschiedene Kulturen zu verschiedenen psychotherapeutischen Methoden neigen, je nachdem, wie die Werte der Psychotherapiemethode mit den Werten der Kultur übereinstimmen. Als Beispiel führt er Morita an, der in Japan eine Art von Psychotherapie entwickelt hat, die sich stark an Zen-Praktiken hält. Er sieht auch darin eine Erklärung dafür, warum sich die nationalsozialistische Psychiatrie an die Genetik anlehnte. Dogmatische und doktrinär-religiöse politische Systeme sind mit psychoanalytischen Lehren unvereinbar; da die Werte der Psychoanalyse ein starres und dogmatisches kulturelles System nicht fördern, sondern im Gegenteil von einem derartigen System als bedrohlich erlebt werden müssen, daher werden sie zurückgewiesen und als falsch und gefährlich gebrandmarkt. Redlich betont in diesem Zusammenhang, dass sich ähnliche Schwierigkeiten auch bei Patienten finden, die starr einem dogmatischen System anhängen und sich deswegen selten für eine psychoanalytische Behandlung eignen. Freuds Betonung der Selbsttäuschung, unter der wir unter dem Einfluss unbewusster Verdrängung leiden, setzt die psychoanalytische Betonung der *Wahrheit* als *Wert* und in diesem Sinne auch die Bereitschaft und die Fähigkeit, die Dinge zu durchdenken – als Bedingung und Instrument psychoanalytisch orientierter Behandlung.

Bloch (1960) unterscheidet zwischen *„Reifungswerten"* und *„Erfolgswerten"*. Er stellt in einer Literaturübersicht fest, dass Psychotherapeuten die geistige Gesundheit ihrer Patienten nach dem spezifischen Typus und der Zahl der Variablen bewerten. Als besonders wichtig betont er Werte wie die Befriedigung, die aus Betätigungen und Beziehungen gewonnen werden, das Ausmaß der Verstrickung in Betätigungen und Beziehungen, die Spannweite der Interessen, das Ausmaß der Verhaltenskontrolle und die Anwendung von Talenten und Hilfsquellen, der Tenor des Verhaltens oder der emotionale Tonus, die Autonomie des Verhaltens und die Einsicht. In Interviews mit 65 psychoanalytisch orientierten Psychotherapeuten fand Seward (1962), dass sich die „klassischen Freudianer" im Allgemeinen nicht eingehender mit Wertproblemen befassten und dass *Einsicht* und *soziale Anpassung* auch Ende der Sechziger- und Anfang der Siebzigerjahre noch die am häufigsten zitierten Behandlungsziele waren. Eine andere Gruppe von Psychotherapeuten befasste sich mit Werten der Humanistischen Psychologie und nannte *Selbst-Akzeptierung* und *Selbst-Verwirklichung* als Ziele der Psychotherapie.

Eckstein (1962) betont als Ziel der dynamisch orientierten psychotherapeutischen Methoden, zu denen er auch die Psychoanalyse zählt, „die Wiederherstellung der inneren Freiheit oder Fähigkeit der Wahl. ... Der emotionell oder geistig kranke Mensch wird als von Symptomen bedrückt gesehen, von Hemmungen beherrscht, von Ängsten oder archaischen und impulsiven Verhaltensformen, die die Zwecke einer dem Alter angemessenen Wahl zerstört haben. Diese Art der Beschreibung entlehnt ihre Bilder und Gleichnisse aus den Sozialwissenschaften, aus der politischen Philosophie und ist mit den Werten der westlichen Zivilisation verbunden." (Eckstein 1962, 152).

Im Folgenden sollen einige Beiträge verschiedener psychotherapeutischer Methoden zu ethischen Fragen dargestellt werden. Dazu ist es hilfreich, vorerst zu definieren, was ein Menschenbild ist, die Funktion von Menschenbildern zu erörtern und zur Bedeutung der Explikation von Modellannahmen als notwendige Bedingung wissenschaftlichen Handelns Stellung zu nehmen. Dabei kann keinerlei Anspruch auf Vollständigkeit erhoben werden; es wird lediglich der Versuch unternommen, zu illustrieren, bzw. einige Beispiele dafür zu geben, wie Psychotherapiemethoden welche Werte implizit oder explizit setzen. Völker (1980) setzt sich mit dem Thema „Wissenschaft als Wertsystem" auseinander und betont in Anlehnung an Rogers (1965), dass das Bild von einer Wissenschaft, die ausschließlich verlässliche und gültige Aussagen zusammenträgt, eines der größten Hindernisse für den Erkenntnisfortschritt darstellt. Dieses Wissenschaftsbild verdeckt nämlich die Tatsache, dass wissenschaftliche Arbeit das Werk von Menschen mit all ihren Wünschen, Hoffnungen und Befürchtungen ist und daher der gesamte Prozess wissenschaftlichen Arbeitens mit subjektiven Urteilen und Irrtümern behaftet sein kann. „Aufgabe der wissenschaftstheoretischen Diskussion ist es, diese impliziten Annahmen explizit offen zu legen, um sie so der Reflexion und der Kritik zugänglich zu machen, so dass eine Korrektur dieser Ausgangshypothesen möglich ist." (Völker 1980, 24).

## 5.2      Zu Begriff und Funktion von Menschenbildern

### 5.2.1      Menschenbildbegriff

Ein Menschenbild ist „eine von bestimmten Fakten und/oder Vorstellungen ausgehende bzw. in den Rahmen bestimmter wissenschaftlicher oder weltanschaulicher Methoden- oder Denksysteme gefügte Betrachtung oder Abhandlung über den Menschen" (Meyer 1976, 64). Je nach Wissenschaft und Untersuchungsgegenstand unterscheiden sich daher die verschiedenen Menschenbilder der Einzelwissenschaften. Ein Menschenbild versucht die Frage zu beantworten, was denn der Mensch eigentlich sei. Die Antwort wird unterschiedlich ausfallen, je nachdem, ob sie ein Biologe, ein Philosoph, ein Theologe, ein Psychologe, ein Mediziner oder ein Psychotherapeut gibt. Ein biologisches Menschenbild wird sich eher an der naturwissenschaftlichen Forschung orientieren und sich daher von Menschenbildern der Philosophie oder der Theologie unterscheiden. Aussagen über das Wesen des Menschen können sich auf seine Leistungsfähigkeit im körperlichen, seelischen und geistigen Bereich beziehen sowie auf deren Grenzen, was ihm helfen kann und was ihm zumutbar ist, ohne dass er krank wird sowie auf Fragen seiner Verantwortlichkeit, seiner Entscheidungsfähigkeit, seiner Freiheit oder seines Willens (vgl. Hutterer-Krisch 1996, Karazman 1996, Hutterer-Krisch et al. 1996). D.h. es handelt sich zum Teil um Wertaussagen, die zum Beispiel aus den Menschenbildern experimenteller Psychologie in weiten Bereichen herausfallen. Die Aussagen der jeweiligen Menschenbilder kann man auch als „Modelle des Menschen" oder „Menschenmodelle" bezeichnen (vgl. Hagehülsmann 1985), die das Verhalten von Psychotherapeuten und Psychologen beeinflussen. Da in der Wissenschaft der „Modell-Begriff" fast synonym mit dem Begriff „Theorien" angewandt wird, ist es sinnvoll, die Funktionen von Modellen zu betrachten.

### 5.2.2      Menschenbildfunktion

Dabei lassen sich nach Hagehülsmann in Anlehnung an Herzog folgende Funktionen von Modellen unterscheiden (Herzog 1982, 13 f, Herzog 1984, 13 ff, 84 ff, 295 ff, Hagehülsmann 1985, 14 ff):

1. Modelle sind *Erkenntnis leitend* und nicht begründend. Jede Erkenntnis basiert letztlich auf einer Vorstellung des Seienden, d.h. auf einem subjektiven Akt des Menschen, der erkennt. Modelle sind in diesem Sinne Hilfsmittel, um Vorstellungen zu bilden, die die Realität erkennen helfen.

2. Modelle haben *repräsentierende und selegierende* Funktionen. Modelle sind Vereinfachungen der Realität; sie führen eine bestimmte Perspektive ein, die in der Regel Kriterien der Nützlichkeit unterliegt, unter der die Wirklichkeit gesehen wird. Modelle haben also ihren Sinn und ihre Berechtigung aus einem *utilitaristischen* ethischen Standpunkt heraus. Insofern die Modelle nur selektive Abbilder der Realität sind, sagen sie streng genommen nichts darüber aus, wie die Realität tatsächlich beschaffen ist.

3. Modelle haben eine *heuristische* Funktion. Heuristik (griech. heuriskein, „finden, entdecken") ist „Erfinderkunst, ... die Lehre von den Verfahren, Probleme zu lösen, also für Sachverhalte empirischer und nichtempirischer Wissenschaften Beweise oder Widerlegungen zu finden. Die Heuristik arbeitet u.a. mit Vermutungen, Analogien, Generalisierungen, Arbeitshypothesen, Gedankenexperimenten, auch Modellen von Zusammenhängen, in die sich die zu untersuchenden Sachverhalte einfügen lassen, ohne einen anderen Anspruch an die dabei verwendeten heuristischen Prinzipien zu stellen als den, zum Erfolg zu führen." Bekannte Tatsachen werden dadurch in einem neuen Licht gesehen, die Denk- und Fragerichtung des Menschen wird durch das zugrunde gelegte Modell strukturiert. Neue Beziehungsmuster der im Modell abgebildeten Wirklichkeit werden durch das Modell erkennbar. Analogien und Metaphern dienen häufig als Heuristiken.

4. Modelle haben eine *illustrierende* Funktion. Das gilt für konkrete und bildliche (symbolische) Modelle, die der Veranschaulichung von Sachverhalten dienen sollen. Die Sprache, in der ein Modell dargestellt wird, hat ebenso eine veranschaulichende Funktion; sie kann die im Modell gewählten Implikationen besser oder schlechter, zutreffender oder weniger zutreffend zum Ausdruck bringen.

5. Modelle haben *konstituierende* Funktion. Sie sind wirklichkeitsschaffend. Modelle sind „nicht nur ein Hilfsmittel der Theoriebildung und Erkenntnisfindung, wie dies der Fall wäre, wenn Modelle bloß heuristische und/oder illustrierende Funktion hätten. Modelle sind vielmehr notwendige Bestandteile des Erkenntnisprozesses und gehören daher zur ‚Logik der Forschung'"(Herzog 1984, 93, zit. n. Hagehülsmann 1985, 16).

6. Modelle lassen sich *nicht empirisch belegen*. Sie können jedoch hinsichtlich ihrer Relevanz und Nützlichkeit beurteilt werden. Das entspricht einer utilitaristischen ethischen Position. Wovon etwas Modell ist, für wen, wann und wozu, zu welchem Zweck und mit welchem Effekt etwas Modell ist, sind in diesem Zusammenhang relevante Fragen (vgl. Stachowiak 1973, 133). „Modelle beinhalten immer aus dem Erkenntnisinteresse des Wissenschaftlers, einer Wissenschaftlergemeinschaft oder einer sozia-

len Gemeinschaft stammende *Wert*setzungen (Hervorh. durch d. Verf.) und schaffen damit ein ‚normatives Fundament' für wissenschaftliches Handeln. Der nicht-empirische Charakter von Modellen nötigt dazu, die Reflektion auf den Zweck des wissenschaftlichen Handelns in der Wissenschaft selbst vorzunehmen." (Hagehülsmann 1985, 16). Und: „Die einzige Möglichkeit, Modelle infrage zu stellen, sind andere Modelle ... Modellkonkurrenz ist daher eine notwendige Bedingung, um psychologische Forschung voranzutreiben." (Herzog 1994, 95, zit. n. Hagehülsmann 1985, 16). Herzog betont in diesem Zusammenhang, dass sich aus dem nicht-empirischen Charakter von Modellen die Gefahr ergibt, dass Theorien, die ihre Modellannahmen nicht ausreichend explizieren, „etwas als empirische Erkenntnis ausgeben, was tatsächlich eine bloße Deduktion aus Modellannahmen ist (Herzog 1994, 96, zit. n. Hagehülsmann 1985, 16). Daraus lässt sich folgern, dass die *Explikation von Modellannahmen* eine *notwendige Bedingung* und auch eine *ethische Verpflichtung* wissenschaftlichen Handelns ist. Das gilt für psychologische wie speziell für klinisch-psychologische und psychotherapeutische Theorien. „Menschenbilder als Modellvorstellungen vom Menschen legen auch hier den anthropologischen Rahmen fest, innerhalb dessen sich die anderen Wissensebenen entwickeln und ausgestalten können. Sie beeinflussen sowohl die psychologische Theorie als auch die entsprechende Therapietheorie und Praxeologie sowie die Aussagen und Annahmen zur Theoriegenese und Praxisevaluation. Menschenbild, Psychologie und Psychotherapie (Therapietheorie und Praxeologie) zusammengenommen bilden das Ganze einer Therapieform, dessen Teile sich letztlich nur in ihrer wechselseitigen Abhängigkeit begreifen lassen" (Hagehülsmann 1985, 17).

## 5.2.3     Menschenbild und Psychotherapieforschung

Hagehülsmann (1985) kritisiert, dass das Menschenbild, das hinter der Entscheidung für ein psychotherapeutisches Verfahren steht, in vielen Untersuchungen zur Psychotherapieforschung nicht ausreichend beachtet wird. Es werden lediglich einige Symptome oder Personengruppen in Beziehung zu einem Verfahren gebracht, um „dann festzustellen, wie gut es in der Lage ist, bestimmte Symptome zu beseitigen oder bei bestimmten Personengruppen eine Beseitigung ihrer stigmatisierten Symptome zu bewirken." ... damit besteht die Gefahr, „dass mit Hilfe der Psychotherapie immer mehr generalisierte, aus individuellen Sinnzusammenhängen heraus gelöste ‚Wenn-dann-Daten'" angesammelt werden und – sinnlos angewendet – in der Praxis zu unübersehbaren Risiken geraten." (Pauls u. Walter 1980, zit. n. Hagehülsmann 1985, 32).
In diesem Sinne plädiert Hagehülsmann für eine das Menschenbild berücksichtigende Forschung und Tradition, die im Gegensatz zu den zerstückeln-

den, reduzierenden und aufspaltenden Kräften vorherrschender Orthodo-
xien die Zusammenhänge, Kohärenz, Wechselbeziehungen, organische
Sichtweisen und Ganzheiten hervorhebt. Ebenso betont Völker aus seiner
humanistisch-psychologischen Tradition heraus, dass wissenschaftliche
Theorien und Methoden immer Teile eines bestimmten kulturellen Kontextes sind, der das Menschenbild und die wissenschaftlichen Vorstellungen eines Forschers mitbestimmt. Entscheidungen, wie sie vor und nach
der experimentellen Phase einer Untersuchung getroffen werden, die die
Auswahl von Untersuchungsgegenständen, die Interpretation und die
Anwendung von Forschungsergebnissen betreffen, sind „wertbezogen und
in hohem Maße vom jeweiligen Erkenntnisinteresse und dem Forschungs-
zusammenhang abhängig." (Völker 1980, 23). In diesem Sinne sollten For-
schungsziele als Ergebnis eines Diskurses aller Beteiligten festgelegt werden. Forschungsmethoden sollten unter dem Gesichtspunkt ausgewählt
werden, ob sie dem Weltbild und der Fragestellung *angemessen* sind, wobei
der *Gegenstand die Methode bestimmen sollte und nicht umgekehrt.*
Hagehülsmann setzt sich mit den theoretischen und praktischen Folgen
von Modellen auseinander und kommt zu dem Schluss, dass gerade die
historische, kulturelle und gesellschaftliche Bedingtheit menschlichen
Lebens ein entscheidendes Argument gegen das bisher geltende wissenschaftliche Selbstverständnis der Psychologie ist. In Übereinstimmung mit
Herzog (1984) und Holzkamp (1972) kritisiert er ihren Anspruch auf den
„Quasi-Naturalismus" ihrer empirischen Forschung, der zu einer Missachtung situativer Bedeutungsstrukturen und biographischer Zusammenhänge und damit zu einer Mechanisierung und Parzellierung ihres Gegenstandes, des Menschen, führt. „Nur eine an den Menschenmodellen der jeweiligen Theorien ansetzende Gegenstandsreflektion ... vermag das daraus resultierende Chaos heterogener Theorien ohne Chance gegenseitiger Konkurrenz durch empirische Testung aufzuheben." (Hagehülsmann 1985, 34).
 Menschenmodelle konstituieren den Gegenstand, indem sie z.B. klinisch-
therapeutische Wirklichkeit schaffen, und wirken sich darüber hinaus auf
die gesamte wissenschaftliche „Handhabung" dieses Gegenstandes aus.
Im Folgenden werde ich die Folgen, die sich daraus ergeben, kurz
zusammenfassen (vgl. Herzog 1984, 288–307, Hagehülsmann 1985, 35 ff):
1. Theorien, die im Kontext *verschiedener* Menschenmodelle formuliert
   werden, sind *inkompatibel.*
2. Eine Theorie lässt sich nicht „an sich" *empirisch überprüfen,* sondern
   immer nur *in Relation* zu bestimmten Modellannahmen.
3. *Wertungen* bilden das normative Fundament der jeweiligen Theorie, das
   selber nicht überprüfbar ist. Welches Menschenmodell einer psychotherapeutischen Theorie zugrunde gelegt wird, von welchen Realitätsaus-
   schnitten abstrahiert werden soll, nach welcher Metapher dieser Reali-
   tätsausschnitt konstituiert werden soll, lässt sich nur auf der Basis von
   Wertungen entscheiden. Empirische Erkenntnisse sind daher niemals

Erkenntnisse „an sich" oder „über ‚den' Menschen, sondern immer Erkenntnisse relativ zum implizierten Modell, der darauf bezogenen Theorie und den daraus resultierenden Methoden." (Herzog 1984, 296). Wird
dieser Vorgang der Wertsetzungen nicht durch entsprechende Explikation der Modellannahmen offen gelegt, können wissenschaftliche Theorien nach Herzog leicht ideologisch missbraucht werden, um ausschließlich für eine bestimmte Möglichkeit menschlicher Verwirklichung zu argumentieren.

4. *Praxisrelevanz* ist nur über gute Theorien zu erzielen. Eine gute Theorie
   ist immer auch eine praktische Theorie (Lewin 1936).
5. Modelle haben normative Konsequenzen in Richtung *Methodologie
   und Praxeologie.* Sie haben einen regulativen bzw. operativen Charakter, denn sie fungieren als Normen, die das Handeln des Wissenschaftlers leiten.

Der Psychotherapeut wendet in seiner klinisch-psychotherapeutischen
Praxis damit auch die nicht-empirischen, anthropologischen Voraussetzungen des jeweiligen Menschenmodells an. Diese Überlegungen verweisen
auf die Möglichkeit, dem Patienten/Klienten – aus der Perspektive des
„Konsumentenschutzes" – durch entsprechende Offenlegung der Modell-
implikationen eine eigenständige Orientierung im Hinblick auf die verschiedenen Psychotherapiemethoden zu erleichtern.

## 5.3  Menschenbild, Krankheitsmodell und Interventionslehre

Die Grundkomponenten des spezifischen Feldes der Psychotherapie sind durch eine wissenschaftstheoretische Analyse von psychotherapeutischen Methoden mit einzubeziehen (vgl. Herzog 1982, Hagehülsmann
1985).
Grundlegende Parameter sind
1. die interaktive Natur des psychotherapeutischen Feldes,
2. die Gestaltung der Kommunikationsprozesse im jeweiligen Psychothe-
   rapiemodell und
3. die Annahme der Veränderbarkeit des Menschen.
Das „Wie" der Veränderbarkeit kann von Psychotherapiemethode zu Psychotherapiemethode verschieden sein. „Dass" Menschen sich verändern
können, darüber sind sich die Psychotherapiemethoden einig. „Das therapeutische Handeln wäre sinnlos, wenn es nicht vom Glauben an die Modi-
fizierbarkeit des Menschen getragen wäre. ... Dieses ‚Wie' (der Veränderbarkeit des Menschen, Anm. d. Verf.) ist als Modellimplikation zu sehen."
(Herzog 1982, 16, zit. n. Hagehülsmann 1985, 17). Da sich auch Modellannahmen im Laufe ihrer Handhabung durch die Benutzer des Modells entwickeln, hat eine wissenschaftstheoretische Analyse eines psychothera-

peutischen Modells auch die Geschichte der spezifischen Modellentwicklung zu berücksichtigen. Weiters bedarf es Annahmen über die Genese von Störungen (Krankheitslehre), einer Modellannahme des gesunden Menschen (Gesundheitslehre) und Annahmen, wie günstige Veränderungen initiiert werden können (Interventionslehre). Nicht zuletzt muss man sich auch darüber bewusst sein, dass jeder psychotherapeutische Prozess und jede psychotherapeutische Modellentwicklung – genau wie alle anderen Phänomene auch – in den historischen und regionalen gesellschaftlichen, politischen, wirtschaftlichen, wissenschaftlichen und religiösen Kontext eingebunden sind. Und: „Zudem haben wissenschaftliche Aussagen über den Menschen auch deswegen immer eine politische Dimension, weil sie die bestehenden Verhältnisse entweder zu bestätigen oder zu verändern suchen" (Hagehülsmann 1985, 22).

Mit dem Menschenbild einer Psychotherapiemethode wird eine bestimmte Perspektive eingeführt, unter der die Wirklichkeit des Menschen gesehen wird. Durch die Grundannahmen der Persönlichkeitstheorien wird dieser Wirklichkeitsausschnitt durch konkrete modelltheoretische Inhalte gefüllt, zugleich aber auch im Hinblick auf die Breite möglicher Zielvorstellungen eingeengt. Menschenbild und Persönlichkeitstheorie, zu der Annahmen über die Grundausstattung des Menschen gehören sowie über die Hauptsteuerungsmechanismen menschlichen Denkens, Fühlens und Handelns, beeinflussen die Aussagen über die Art, Funktionsweise, Umfang und Ursachen von Störungen. Diese Entscheidungen finden wir in der Krankheitslehre der Psychotherapiemethode wieder. Diese Entscheidungen, die Äußerungen persönlichen Leidens als Krankheiten klassifizieren, sowie welche Form und welche Heilung bzw. welcher Grad von Heilung angestrebt und erreicht werden kann, ist von Normen und Werten der jeweiligen Zeit und Gesellschaft mitgeprägt. Mit all diesen Grundannahmen werden auch immer mögliche Zielvorstellungen psychotherapeutischer Prozesse vorentschieden. Annahmen und Aussagen zur Behandlungsmethodik können sich auf die Gestaltung der Klienten/Patienten-Psychotherapeuten-Beziehung, auf das psychotherapeutische Setting, auf Fragen der Indikation und Kontraindikation usw. beziehen. Sie haben die Aufgabe, „einen handlungsnahen Raster" bereitzustellen, um die Arbeit des Psychotherapeuten durch möglichst konkrete Entscheidungshilfen zu erleichtern. (vgl. Herzog 1982, 18). Und: „Die wie Axiome behandelten philosophischen, psychologischen, soziologischen und ethischen Grundannahmen eines Menschenbildes zur Natur, zum Wesen und Ziel des Menschen enthalten immer auch Glaubensmomente und Hoffnungen, die beispielsweise darüber mitentscheiden, ob der Mensch als ein reaktives, aktives oder sogar proaktives Wesen konstituiert wird" (Hagehülsmann 1985, 20 ff).

In der aktuellen PatientInnen-Information über die in Österreich anerkannten psychotherapeutischen Methoden vom 24. Juni 2003 werden heute folgende 4 Orientierungen mit insgesamt 5 Methodengruppen (2 unterschiedliche tiefenpsychologisch-orientierte Methodengruppen) unterschieden: 1. Tiefenpsychologisch-dynamische Orientierung, 2. Tiefenpsychologisch fundierte Methoden, 3. Verhaltenstherapeutische Orientierung, 4. Humanistisch-existenzielle Orientierung und 5. Systemische Orientierung. Dabei wird betont, dass die unterteilenden Kriterien nicht einschränkend, sondern akzentuierend zu verstehen und daher Überlappungen möglich sind.

Im Folgenden möchte ich mich im Wesentlichen darauf beschränken, diese 5 Methodengruppen zu zitieren, um dem interessierten Leser die Möglichkeit zu geben, selbst die Werte, die sowohl in den Schwerpunkten, Schlüsselwörtern als auch in den ausgewählten Inhalten und Settings bzw. auch Zielgruppen enthalten sind, zu erkennen. Zum Beispiel: Je wichtiger oder nützlicher die Ausbildung der Übertragung in der Psychotherapiemethode für den psychotherapeutischen Prozess erachtet wird, umso eher ist das Setting im Liegen (Psychoanalyse), wird die Ausbildung der Übertragung nicht gefördert, weil andere Methoden angewandt werden, die dem psychotherapeutischen Fortschritt dienen, finden wir im Setting das Sitzen oder andere Methoden (z.B. Rollenspiel – Verhaltenstherapie, leerer Stuhl – Gestalttherapie oder Rollenspiel in der Gruppe mit Protagonisten – Psychodrama).

Wegen der Konkurrenz der Methoden halte ich es für das Fairste, jede Methode selbst zu Wort kommen zu lassen und nicht selbst eine Zusammenfassung und damit auch eine gewisse Verzerrung der Inhalte vorzunehmen, ohne dass ich die jeweilige Methode selbst gelernt hätte. Zudem ist anzumerken, dass jede Zusammenfassung immer einen derartigen Verlust an Komplexität bringt, dass sie lediglich unter dem Versuch einer Verkürzung unter einem gewissen Aspekt betrachtet werden muss; in diesem Fall handelt es sich um eine PatientInneninformation des Gesundheitsministeriums, das betont, dass im Hinblick auf andere Zielsetzungen (z.B. wissenschaftliche Kooperationen, psychotherapeutische Versorgung) daher auch z.T. andere Aspekte herausgegriffen worden wären.

Vor jeder der 4 methodischen Orientierungen wird eine Einführung zur näheren Illustration jeder Orientierung eingeschoben, in der Aspekte des Menschenbildes, des Krankheitsmodells und der Interventionslehre angesprochen werden. Es gäbe auch andere Einteilungen, z.B. jene in Stumm und Wirth (1994) bzw. Stumm (1996 oder 1999), in der 6 Methodengruppen voneinander unterschieden werden und die 4 genannten Orientierungen durch 2 weitere Kategorien, 1. der Existenziellen Psychotherapie (Logotherapie und Existenzanalyse, Daseinsanalyse) und 2. Suggestive/Trancemethoden (Hypnose, Autogenes Training, z.T. Katathymes Bilderleben) ergänzt werden. Ich beziehe mich auf die oben genannte Einteilung in 4 Orientierungen und 5 Methodengruppen, weil sie der letzte Konsens der Methodenvertreter nach langer Auseinandersetzung im Psychotherapiebeirat war und in dieser Form auf der derzeit aktuellen Homepage des Gesundheitsministeriums zu finden ist.

### 5.3.1 Tiefenpsychologisch-psychodynamische Orientierung

(Schwerpunkte: Unbewusstes, Übertragung, Gegenübertragung)

Das Menschenbild Sigmund Freuds ist in der Philosophie des Humanismus und der Aufklärung verwurzelt. Die Psychoanalyse schaffte durch die Erforschung des Unbewussten eine neue Perspektive. Freud drückte dies Binswanger gegenüber folgendermaßen aus: „Die Menschheit hat gewusst, dass sie Geist hat; ich musste ihr zeigen, dass es auch Triebe gibt." (Freud 1957, 50, zit.n. Bock 1984, 116). Das Menschenbild der Psychoanalyse war ein mechanistisches Modell, das dem naturwissenschaftlichen Ideal der Jahrhundertwende entsprochen hat. Im Folgenden fasse ich einige wesentliche Grundzüge des Menschenbildes der Psychoanalyse in Anlehnung an Bock zusammen: Wesentlich für das Menschenbild der Psychoanalyse sind die Triebregungen, die elementarer Natur sind und auf ursprüngliche Bedürfnisse abzielen. Wesentliche Bedeutung wurde der Sexualität beigemessen. Die Triebstruktur gründet im Unbewussten, das durch Irrationalität charakterisierbar ist. Diese irrationalen Phänomene unterliegen bestimmten Gesetzen und können verstandesmäßig erfasst werden. Es wird ein grundlegender Determinismus angenommen, der die Willensfreiheit in Frage stellt. (Das ist später ein Ansatzpunkt der Kritik für Alfred Adler, der auch als Vorläufer der Humanistischen Psychologie bezeichnet wurde sowie z.B. für Fritz Perls und andere Psychotherapiepioniere der Humanistischen Psychologie.) Das Ich hat die Aufgabe, zwischen Trieb-, Realitäts- und Gewissensansprüchen vermitteln zu müssen; weil es damit überfordert ist, wird es zur „Angststätte" (Freud GW XIII, 287, zit. n. Bock 1988, 117). Die Begriffe Du und Wir nehmen in der Persönlichkeitstheorie keine Stelle ein. (Auch das ist ein kritischer Punkt für Alfred Adler, Fritz Perls und andere.) Geistige Produktionen werden als Triebsublimierung, als Kompromissbildung zwischen Triebanspruch und Triebverzicht betrachtet. Eros und Thanatos werden als gegensätzliche Grundprinzipien des Menschen und des Lebens allgemein gesehen. Freud selbst war sich des reduktionistischen Charakters wie der Beschränktheit und Vorläufigkeit seines mechanistischen Menschenmodells bewusst. Bock schlägt daher vor, „behutsam und integrativ an dem noch keineswegs abgeschlossenen Menschenbild der Psychoanalyse weiter zu arbeiten." Im Lauf des psychoanalytischen Prozesses vollzieht sich immer auch die Arbeit des Analysanden an seinem Menschenbild. Grundlegend ist die Sichtweise, dass der Mensch nicht Herr im eigenen Hause ist, „sondern auf kärgliche Nachrichten angewiesen bleibt, von dem, was unbewusst in seinem Leben vorgeht." (Freud, GW WI, 294, zit. n. Bock 1988, 120).

Die *Wahrheit* und die *Wahrheitssuche* waren wesentliche ethische Elemente der *Psychoanalyse*. Die Einsicht in unbewusste Motive, so ist die Grundannahme der Psychoanalyse, verhilft dem Analysanden dazu, ein besseres oder sinnvolleres Leben zu führen. Wenn der Mensch die Wahrheit erkennt oder zu ihr Zugang hat, kann er *freier* werden und sein *Grad der Selbstbestimmung* zunehmen. Psychoanalyse kann in diesem Sinne selbst als ein ethische Werte setzendes Verfahren betrachtet werden. Dies gilt für den abstrakten Begriff der Wahrheit, doch auch technische Begriffe, die sich auf die Beziehung zwischen Analytiker und Analysand beziehen, können ethische Elemente oder Werte enthalten. Im Laufe der psychoanalytischen Behandlung geht es um die Entwicklung eines *„reflexiven Selbstbewusst-seins"* (Loch 1976, 869); diesem reflexiven Selbstbewusstsein geht es um die Wahrheit, um eine Wahrheit, die mit *„Sinn"* identisch ist, denn nur im Sinn kann sich der Mensch selbst finden. Erinnerungen sind in diesem Sinne keine entdeckte historische Wahrheit, sondern können als Versuche betrachtet werden, einen Sinn zu schaffen, der für das Weiterleben hilfreich ist. Damit eine Psychoanalyse gelingen kann, haben beide Verpflichtungen: der Analysand hat die Verpflichtung zur *Aufrichtigkeit* und *Wahrhaftig-keit,* der Analytiker die der *Nichteinmischung,* der *wohlwollenden Geduld* und der *Vermeidung von Handlungen, die durch Liebe oder Hass be-stimmt* sein könnten.

Das Über-Ich ist nicht ausschließlich unter dem Aspekt der Pathogenese zu betrachten, sondern hat auch eine wesentliche Funktion für die normale Entwicklung moralischen Verhaltens sowie in der Fähigkeit zur Selbstver-antwortung. Derartige gesunde wertvolle Aufgaben des Über-Ichs wurden von der Psychoanalyse zum Teil vernachlässigt. Heigl und Heigl-Evers ent-wickelten eine „psychoanalytisch-interaktionelle Methode"; bei frühge-störten, Menschen mit Borderline- und narzisstischer Persönlichkeit emp-fehlen sie explizit einen Verzicht auf Abstinenz und Neutralität. Sie plädie-ren damit für eine Abweichung von der psychoanalytischen Technik; der Psychotherapeut deutet nicht, sondern antwortet selektiv auf Äußerungen der Patienten. Sich mit Werten auseinanderzusetzen wird damit als ein Gesundheitszeichen betrachtet, als ein Merkmal einer integrierten Persön-lichkeit (Heigl und Heigl-Evers 1984).

Die „wissenschaftlich-neutrale" Haltung des Psychoanalytikers wurde in der Zwischenzeit zunehmend zum Thema psychoanalytischer Fachlitera-tur; zum Kontext dieser „Enttabuisierung" gehört allerdings, dass die Gren-zen des Empirismus auch zunehmend auf universitärem Boden „wissen-schaftlich gesellschaftsfähig" geworden ist. An dieser Stelle wird deutlich, wie auch wissenschaftliche Normen eine Rolle in wissenschaftlichem Denken spielen. Auch Wissenschaftsgeschichte ist in ihrer historischen Epoche verhaftet so wie jede andere Geschichte auch (Frischenschlager 1994).

Redlich (1959) setzt die Psychoanalyse in Beziehung zur Gesellschaft, die er – ähnlich wie Fromm – als ewig wechselnd und rastlos beschreibt, eine Gesellschaft, die durch einen Vertrauensverlust zu einigen ihrer wichtigen Werte gekennzeichnet ist und nach einer neuen Identität sucht. Die Psychoanalyse entspricht den Bedürfnissen der Menschen nach einer vernünftigen Einstellung zum Leben. In diesem Sinne betont Redlich den realistischen und humanistischen Charakter der Psychoanalyse. Das Resultat der Psychoanalyse ist ein „neuhumanistischer Realismus". Das Ich soll einen Ausgleich finden zwischen dem Druck der Triebe und den Forderungen der Wirklichkeit. Die Psychoanalyse ist weder triebfeindlich noch hedonistisch, sondern realistisch. Redlich spricht sich gegen „Objektivität" als Therapieziel aus und betont die Bedeutung eines Wertbewusstseins. Er benennt explizit Werte der Psychoanalyse wie zum Beispiel *Respekt, Aufrichtigkeit,* der *Erwerb einer zunehmenden Introspektionsfähigkeit, Bewusstseinserweiterung, Angstverminderung, reduzierte Schuldgefühle* und *reduziertes Leiden.* Die *Nachgiebigkeit des Psychoanalytikers* ist ein hoher Wert in der psychoanalytisch orientierten Interventionslehre. Der Psychoanalytiker nimmt den Patienten, wie er ist. Die tolerante und nachgiebige Einstellung des Psychoanalytikers schafft Vertrauen und eröffnet damit die Basis dafür, dass der Patient Mut fasst, um sein Unbewusstes zu erforschen.

In der Individualpsychologie wird immer wieder explizit zu ethischen Fragen Stellung bezogen. Furtmüller hat bereits 1912 in den „Schriften des Vereins für freie psychoanalytische Forschung" einen Beitrag mit dem Titel „Psychoanalyse und Ethik" publiziert, auf den in Kap. 3.2.3 eingegangen wird. Auch wenn die Individualpsychologie zur tiefenpsychologisch-psychodynamischen Orientierung zählt, so wird sie doch auch als ein Vorläufer von Psychotherapiemethoden der humanistischen Orientierung betrachtet, nicht zuletzt auch wegen ihres ganzheitlichen Denkens. In der Individualpsychologie ist der Ganzheitsbegriff ähnlich wichtig wie in der Gestalttherapie (vgl. Hutterer-Krisch 1996). Als weiterführenden Beitrag zu weiteren Psychotherapieformen der tiefenpsychologisch-psychodynamischen Orientierung empfehle ich jenen von Datler und Stephenson (1999). In der derzeit aktuellen PatientInnen-Information über die in Österreich anerkannten psychoanalytischen Methoden vom 24. Juni 2003 werden folgende 4 Methoden unterschieden: 1. Psychoanalyse, 2. Individualpsychologie, 3. Gruppenanalyse und 4. Analytische Psychologie. Auch hier gilt, dass unterteilende Kriterien nicht einschränkend, sondern akzentuierend zu verstehen und daher Überlappungen möglich sind.

## 5.3.1.1 Formen der Psychoanalyse (PA)

Im Folgenden zitiere ich die offiziellen Definitionen der verschiedenen psychoanalytischen Vereine in Österreich, wie sie auf der Homepage des Gesundheitsministeriums zu finden sind. Dabei findet sich folgender Zusatz: „Aufgrund der historischen Entwicklung wird die Psychoanalyse an verschiedenen Orten gelehrt und praktiziert. Beim Verständnis von Psychoanalyse kommen unterschiedliche Traditionen zum Tragen. Um dies deutlich zu machen, werden die unterschiedlichen Beschreibungen von Psychoanalyse und ihre institutionellen Organisationen einzeln angeführt." (PatientInnen-Information über die in Österreich anerkannten psychotherapeutischen Methoden vom 24. Juni 2003.) Der interessierte Leser möge an den Schlüsselwörtern (Keywords) und den inhaltlichen unterschiedlichen Akzentuierungen die verschiedenen Werthaltungen selbst ablesen.

### Psychoanalyse (PA) (Innsbrucker, Linzer und Salzburger Arbeitskreis für Psychoanalyse, Psychoanalytisches Seminar Innsbruck)

Darstellungsbeispiel:
„Keywords: Wissenschaftliches Verfahren, Unbewusstes, Methode der freien Einfälle, Analytische Beziehung, Behandlungsvarianten. Psychoanalyse geht in ihrem Menschenverständnis davon aus, dass psychische Entwicklung von einem unbewussten, nicht direkt zugänglichen seelischen Bereich her angeleitet und verändert wird. Dieses **Unbewusste** meint sowohl die noch ausständigen Entwicklungen als auch die bereits stattgefundenen Verdrängungen aus vergangenen Konflikten und Defiziten. Die Wirksamkeit dieses Unbewussten auf das alltägliche Leben zu entdecken mit dem Ziel einer guten Weiterentwicklung der Persönlichkeit, ist Aufgabe der Psychoanalyse als Psychotherapie.
Sie bedient sich dabei einer Methode, in der **freie Einfälle** zur konkreten Lebenssituation, zur Vorstellungswelt und zu den **Traumbildern** in ihrer Bedeutung und Wirksamkeit auf den Patienten entschlüsselt und gedeutet werden, wodurch das erkennende Ich seinen Umgang mit sich, seiner Geschichte und seiner Umwelt freier und bewusster gestalten und verantworten kann. Einsicht und Veränderung entstehen innerhalb und mithilfe des Beziehungsgeschehens zwischen AnalytikerIn und PatientIn. Der Analytikerin bzw. dem Analytiker kommt dabei vor allem die Aufgabe eines teilnehmenden, neutralen Zuhörens, Klärens und Zusammenfügens divergierender Bedeutungen zu. Die Lebensgeschichte der Patientin bzw. des Patienten wird dabei als Entstehungsgeschichte für seine Gegenwart begriffen, ihre szenische Wiederbelebung in der psychoanalytischen Situation zwischen AnalysandIn und AnalytikerIn als Übertragung aus der Vergangenheit ist Basis der Behandelbarkeit und der Veränderung innerhalb der konkreten therapeutischen Beziehung.
Je nach Art der psychischen Erkrankung findet die Psychoanalyse Anwendung in Form einer langen höherfrequenten Analyse, einer psychoanalytischen Psychotherapie als Kurz- oder Fokaltherapie, als Kinder-/Jugendlichentherapie in ihrer Anwendung bei Kindern und Jugendlichen sowie als Paar- und Familientherapie für Paare und Familien." (PatientInnen-Information über die in Österreich anerkannten psychotherapeutischen Methoden vom 24. Juni 2003.)

**Psychoanalyse (PA) (Wiener Arbeitskreis für Psychoanalyse)**

Darstellungsbeispiel:
„Keywords: Einsicht, Unbewusstes, Konfliktbearbeitung, Kindheitserfah-
rungen, Autonomie. Die von Sigmund Freud begründete Psychoanalyse ist
die erste auf Einsicht beruhende und mit einer umfassenden psychologisch
orientierten Krankheitslehre ausgestattete Psychotherapie. Sie befasst sich
mit den unbewussten Motiven menschlichen Verhaltens (Denken, Fühlen
und Handeln), wie sie auch in der Entstehung und Aufrechterhaltung psychischer und psychosomatischer Störungen wirksam sind.
Ziel der psychoanalytischen Behandlung ist es, Erkenntnis und Einsicht in
die zum großen Teil verborgenen und lebensgeschichtlich verstehbaren
Grundlagen aktueller Leidenszustände zu gewinnen und deren Wirkung
auf Persönlichkeitsstruktur und Charakterbildung sowie auf die Ausfor-
mung zwischenmenschlicher Beziehungen und Beziehungsstörungen im
Privat- und Berufsleben kognitiv und emotional zu erfahren. Dies geschieht
vor allem durch eine Reaktualisierung von intrapsychischen Konflikten,
die auf frühkindlichen Erfahrungsmustern und auf unbewussten Fantasien beruhen und deren Wiederbelebung durch das Durcharbeiten der so
genannten Übertragungsbeziehung zur AnalytikerIn erfolgt. Im geschützten Rahmen des psychoanalytischen Settings können leidvolle Erfahrungen
und schuldbehaftetes Verhalten zur Sprache gebracht werden, so dass sich
deren Ausdruck in psychischen, psychosozialen und psychosomatischen
Symptomen erübrigt.
Die hohe Stundenfrequenz (4–5 Sitzungen pro Woche) und die relativ lange
Dauer einer psychoanalytischen Behandlung beruhen einerseits auf dem
anspruchsvollen Therapieziel, welches auch eine strukturelle Persönlich-
keitsveränderung beinhaltet, und andererseits auf dem behutsamen und
analysierenden Umgang mit Widerständen gegen Veränderungen, mit welchen man in der Psychotherapie konfrontiert ist. In bestimmten Fällen
kann aber auch eine analytische Psychotherapie mit geringerer Sitzungsfrequenz und/oder begrenzter Behandlungsdauer erfolgreich sein." (PatientInnen-Information über die in Österreich anerkannten psychotherapeutischen Methoden vom 24. Juni 2003.)

**Psychoanalyse (PA) (Wiener Kreis für Psychoanalyse
und Selbstpsychologie)**

Darstellungsbeispiel:
„Keywords: Empathie, Intersubjektivität, Psychoanalytische Selbstpsychologie, Selbst, Subjektives Erleben. Die psychoanalytische Selbstpsychologie
ist eine Weiterentwicklung der klassischen Psychoanalyse, die Heinz
Kohut (1913–1981) begründet hat. Indem er das Verhältnis von Beobach-
tungsmethode und Theorie beschrieb, gelang ihm die Eingrenzung des Fel-

des der Psychoanalyse: Psychoanalytisch relevante Daten sind nur solche, die durch Introspektion und Empathie gewonnen werden (Kohut 1957). Daraus ergab sich die Entdeckung und Beschreibung der narzisstischen Übertragungen, die zur Entwicklung der Selbstpsychologie führte.

In der Therapie geht es um die Herstellung und Erhaltung eines Systems zwischen AnalytikerIn und PatientIn, das Selbst-reparierende, Selbst-regulierende und Selbst-erhaltende Funktionen erfüllt. Die Einstellung der Psychoanalytikerin bzw. des Psychoanalytikers der Patientin bzw. dem Patienten gegenüber ist die kontinuierlich beibehaltene Empathie. Dabei orientiert sich die Psychoanalytikerin bzw. der Psychoanalytiker in seinen Deutungen am subjektiven Erleben der Patientin bzw. des Patienten, um die aktuelle Beziehung zu verstehen. Er bzw. sie versucht, die Beziehung so zu gestalten, dass eine Retraumatisierung soweit als möglich verhindert wird, Beziehungseinbrüche in der Wiederherstellungsarbeit behoben werden können, der entsprechende Zusammenhang mit der Geschichte der Patientin bzw. des Patienten verstehbar werden und das psychotherapeutisch Erreichte zuletzt auch auf verbaler Ebene befestigt werden kann. Das eigentliche Medium ist das subjektive Erleben der Beziehung, das so weit als möglich zur Sprache gebracht werden soll. Dabei geht es vor allem um die nicht bewussten Anteile des Erlebens (organizing principles of experience), die Erleben und Verhalten organisieren.

Die Frequenz der selbstpsychologischen Psychoanalyse kann sowohl drei- bis vierstündig als auch ein- bis zweistündig pro Woche sein." (PatientInnen-Information über die in Österreich anerkannten psychotherapeutischen Methoden vom 24. Juni 2003.)

## Psychoanalyse (PA) (Wiener Psychoanalytische Vereinigung)

Darstellungsbeispiel:
„Keywords: Freud, unbewusste Konflikte, Übertragung, Bewusstmachen, Liebes- und Arbeitsfähigkeit. Die Psychoanalyse basiert auf dem Werk Sigmund Freuds. Im Rahmen der Internationalen Psychoanalytischen Vereinigung (IPV), 1908 gegründet, die das theoretische und praktische/klinische Verständnis in einer lebendigen Auseinandersetzung weiterentwickelt; gegenwärtig gibt es weltweit 10.000 Mitglieder. Die Ausbildung zur international anerkannten Psychoanalytikerin bzw. zum Psychoanalytiker erfolgt nach einheitlichen Richtlinien der IPV.

Das menschliche Handeln wird als Kompromiss zwischen bewussten und unbewussten Motiven verstanden. Unangenehme, peinliche und schmerzliche Erfahrungen können verdrängt werden und führen zu inneren Konflikten, die sich in körperlichen Symptomen oder psychischen Problemen (Depression, Zwänge, Phobien) äußern. Ziel der analytischen Behandlung ist es, diese unbewussten Konflikte und traumatischen früheren Erlebnisse in der Übertragung zur Analytikerin bzw. zum Analytiker wieder erfahrbar zu machen. Die Erkundung unbewusster seelischer Vorgänge erfolgt im geschützten Rahmen des analytischen Settings. Durch das Lebendigwerden früher Erfahrungen im Hier und Jetzt werden neue emotionale Erfahrungen und intellektuelle Einsichten möglich, die die Liebes-, Genuss-, Arbeits- und Reflexionsfähigkeit der Patientin bzw. des Patienten herstellen oder verbessern sollen.

Eine Analyse erfordert eine hohe Stundenfrequenz (4–5 Mal pro Woche im Liegen), um in einem geschützten Rahmen die innere Welt der Patientin bzw. des Patienten in einer Weise behutsam entfalten zu können, die grundlegende Veränderungen ermöglicht. Sie ist vor allem bei Neurosen, Persönlichkeitsstörungen und frühen Störungen angebracht. Das Setting einer psychoanalytischen Psychotherapie (1–2 Mal pro Woche im Sitzen) arbeitet mit einer ähnlichen Methode, um die Einsicht in unbewusste seelische Konflikte und damit mehr Kontakt zu lebendiger Teilnahme im beruflichen und privaten Bereich zu ermöglichen. In Krisensituationen ist eine Kurzzeittherapie oder Fokaltherapie sinnvoll." (PatientInnen-Information über die in Österreich anerkannten psychotherapeutischen Methoden vom 24. Juni 2003.)

## 5.3.1.2 Individualpsychologie (IP)

Darstellungsbeispiel:

„Keywords: Deuten, Bewusstwerden von Unbewusstem, Übertragung, Sicherung, Widerstand. Die Individualpsychologie ging aus der Auseinandersetzung zwischen Alfred Adler und Sigmund Freud hervor und stellt die zweitälteste psychotherapeutische Schule der Tiefenpsychologie dar. Individualpsychologische PsychotherapeutInnen arbeiten als TiefenpsychologInnen in der gesamten Bandbreite psychotherapeutischer Settings, wie sie gegenwärtig für psychoanalytisch-psychotherapeutische Therapieverfahren beschrieben werden.

Die individualpsychologische Analyse von Erwachsenen zielt in höchstem Ausmaß auf das Deuten und Bewusstwerden von Unbewusstem ab und findet im Regelfall hochfrequent im Sessel-Couch-Setting über mehrere Jahre hinweg statt. Von großer Bedeutung ist dabei das Verstehen der bewussten und unbewussten psychischen Aktivitäten (einschließlich des Erlebens) im Hier und Jetzt, besonders das Verstehen von Übertragung und Widerstand, Abwehr und Sicherung.

Unter Berücksichtigung der jeweiligen Psychotherapieindikation, der gegebenen institutionellen Rahmenbedingungen und der akut gegebenen Möglichkeiten wird mit einzelnen Erwachsenen auch in anderen Settings, insbesondere im Sessel-Sessel-Setting gearbeitet; wobei die spezifische methodische Ausgestaltung der psychotherapeutischen Arbeit jedenfalls vom je entfalteten tiefenpsychologisch-analytischen Verständnisrahmen abhängig gemacht wird. Individualpsychologische Psychotherapie wird überdies in der Arbeit mit Paaren und Familien sowie in Gruppen geleistet. Individualpsychologische Psychotherapie wendet sich an PatientInnen mit unterschiedlichen Symptombildungen sowie an PatientInnen aus unterschiedlichen Altersgruppen, insbesondere auch an Kinder und Jugendliche." (PatientInnen-Information über die in Österreich anerkannten psychotherapeutischen Methoden vom 24. Juni 2003.)

## 5.3.1.3  Analytische Psychologie (AP)

Darstellungsbeispiel:
„Keywords: Individuation (Selbstwerdung), Komplex, Symbol, Traum, Unbewusstes. Die Analytische Psychologie basiert auf dem Werk des Schweizer Psychiaters Carl Gustav Jung (1875–1961) und erfährt eine kontinuierliche Anwendung und Weiterentwicklung. Die **Psyche** wird mit C. G. Jung als eine dynamische Mischung aus teils bewussten, teils unbewussten gesunden und krankhaften **Komplexen** gesehen, die in der Vergangenheit entstanden sind, sich immer wieder neu formieren und in denen unsere Erfahrungen, Vorstellungen, Ideen und Gefühle miteinander wirken. In der therapeutischen Arbeit werden Komplexe und Konflikte, die das psychische oder psychosomatische Leiden hervorbringen, aufgesucht, gefunden, miteinander ertragen und bearbeitet, aber auch Begabungen und Entfaltungsmöglichkeiten gefördert. An die Stelle von Beschränkung im Erleben, Denken und Handeln tritt dadurch oft die Vielfalt des Lebendigen und die Freiheit, aus mehr Möglichkeiten wählen zu können. Auf dem **Individuationsweg** der seelischen Entfaltung und des persönlichen Wachstums wird man ‚Die oder Der man sein kann'.
TherapeutInnen in Analytischer Psychologie verstehen sich als VermittlerInnen zu den Heilungskräften des Unbewussten und bieten dafür einen schützenden Raum, in dem PatientInnen Halt finden und Neues erproben können. Besonderes Augenmerk gilt dabei Träumen und anderen **symbolhaften Gestaltungen** aus dem Unbewussten. Im bewusstmachenden sowie kreativen Umgang mit diesen Prozessen soll die integrierende Kraft der Psyche zugunsten erweiterter und verbindlicher Lebens- und Beziehungsfähigkeit zum Tragen kommen.
Die Methode ist für Jugendliche und Erwachsene jeden Alters geeignet und findet meist im Gegenübersitzen statt. Die erforderlichen Zeiträume variieren je nach Problematik von Kurz- bis zu Langzeittherapien. Die Stundenfrequenz liegt in der Regel bei einer oder zwei Sitzungen pro Woche, wenn nötig höher. Manche Analytikerinnen bzw. Analytiker bieten auch entsprechend angepasste Therapien für Kinder an." (PatientInnen-Information über die in Österreich anerkannten psychotherapeutischen Methoden vom 24. Juni 2003.)

### 5.3.1.4    Gruppenpsychoanalyse (GP)

Darstellungsbeispiel:

„Keywords: Gruppenpsychotherapie, Gruppenfantasie, Unbewusstes, Übertragung, Abstinenz. Gruppenpsychoanalyse ist eine Form der Gruppenpsychotherapie, deren Ziel es ist, unbewusste seelische Prozesse im Rahmen einer therapeutischen Gruppe der bewussten Verarbeitung zugänglich zu machen und damit neue Entscheidungs- und Handlungsmöglichkeiten zu eröffnen. Die theoretischen Grundlagen der Gruppenpsychoanalyse beruhen maßgeblich auf der Freud'schen **Psychoanalyse** sowie sozialwissenschaftlichen Theorien.

Der Einzelnen bzw. dem Einzelnen bietet sich die Möglichkeit, seine Beziehungsmuster in der Gruppe zur Darstellung zu bringen und so seine Konflikte zu reinszenieren. Durch das Wiederherstellen der ursprünglichen, konfliktverursachenden Situationen werden die Konflikte im Hier und Jetzt der Gruppe einer direkten Bearbeitung zugänglich. Die Gruppenleiterin bzw. der Gruppenleiter schlägt seinerseits keine Themen vor, sondern fordert die TeilnehmerInnen auf, ihre Einfälle, Fantasien, Träume und Empfindungen möglichst spontan und freimütig zu äußern. Die Gruppenleiterin bzw. der Gruppenleiter bemüht sich, auf die Äußerungen der Gruppenmitglieder ohne Werturteile und Affekte zu reagieren, um möglichst wenig als reale Person, sondern als Übertragungsfigur wahrgenommen zu werden. Ihre bzw. seine wichtigste Aufgabe ist die Arbeit an der **Übertragung** und am **Widerstand.** Dabei ist die Analyse seiner Gegenübertragung ein wichtiges Instrument zum Verstehen des Gruppengeschehens und des Einzelnen.

Die analytische Gruppe findet entweder kontinuierlich im Ausmaß von 1–2 Sitzungen pro Woche oder in geblockter Form (mehrere Sitzungen über mehrere Tage) statt. Die Teilnehmerzahl beträgt üblicherweise 7–12. Angewandt wird die Methode der Gruppenpsychoanalyse in der ambulanten und stationären Psychotherapie mit Gruppen und Einzelnen" (PatientInnen-Information über die in Österreich anerkannten psychotherapeutischen Methoden vom 24. Juni 2003).

## 5.3.2    Tiefenpsychologisch fundierte Methoden

Zu den tiefenpsychologisch fundierten Methoden zählen – nach der aktuellen Version der Homepage des Gesundheitsministeriums – 1. die autogene Psychotherapie, 2. die Daseinsanalsye, 3. die dynamische Gruppenpsychotherapie, 4. die Hypnosepsychotherapie, die Kathathym Imaginative Psychotherapie, 5. die Konzentrative Bewegungstherapie und die Transaktionsanalytische Psychotherapie. Auf ein anderes mögliches Einteilungsprinzip (Stumm und Wirth 1994, Stumm 1996, 1999) wurde oben hingewiesen (Kap. 5.3.1). Eine Kurzversion der Methoden ist auch in Stumm (1999) und Datler und Stephenson (1999) enthalten.

Im Folgenden zitiere ich die offiziellen Definitionen der verschiedenen tiefenpsychologischen Vereine in Österreich, wie sie auf der Homepage des Gesundheitsministeriums zu finden sind (PatientInnen-Information über die in Österreich anerkannten psychotherapeutischen Methoden vom 24. Juni 2003). Der interessierte Leser möge an den Schlüsselwörtern (Keywords) und den inhaltlichen unterschiedlichen Akzentuierungen die verschiedenen Werthaltungen selbst ablesen.

## 5.3.2.1   Autogene Psychotherapie (AT)

Darstellungsbeispiel:

„Keywords: Tiefenpsychologisch, Spannungsausgleich, Symbolinhalte, Assoziative Aufarbeitung, Körpererleben. Ausgehend von der Suche nach dem individuell optimalen seelisch-körperlichen Spannungsausgleich (Grundstufe), überleitend zu Problemkonfrontationen und prägnanten persönlichen Leitformeln und Leitbildern (Mittelstufe) bis hin zur Bearbeitung der in der Tiefenentspannung traumähnlich aufsteigenden Symbol-Inhalte (Oberstufe) zeigt sich die Autogene Psychotherapie (ATP) als ganzheitlich tiefenpsychologisch fundierte Methode, die die Äußerungen des Unbewussten durch Erinnern, Wiederholen, Durcharbeiten aufgreift. Durch das umfassende Menschenbild ist die Methode für alle seelischen Störungen geeignet.

In der Grundstufe wird durch eine spezielle Technik der Einstellung auf das eigene Körpererleben ein Ruhezustand erreicht, dieser wird in der Mittelstufe genützt, um gegenüber aufsteigenden problembesetzten Gedanken und Gefühlen Angstreduzierung zu erreichen. In der Oberstufe werden diese in Bildsymbolen aufsteigenden Gefühle analysiert und auf- bzw. durchgearbeitet.

In der Einzeltherapie finden ein bis zwei Sitzungen pro Woche statt, in der Gruppentherapie eine Sitzung pro Woche, ergänzt durch eigenständige Übungen, bei denen im gezielt herbei geführten Ruhezustand die traumanalog aufsteigenden Symbole beobachtet und nachher für die assoziative Aufarbeitung registriert werden. Autogene Psychotherapie findet Anwendung bei Erwachsenen, Kindern und Jugendlichen." (PatientInnen-Information über die in Österreich anerkannten psychotherapeutischen Methoden vom 24. Juni 2003.)

## 5.3.2.2   Daseinsanalyse (DA)

Darstellungsbeispiel:

„Keywords: Dasein, Freiheit, Selbst- und Mitsein, Gewissen, Tod. Begründer der daseinsanalytischen Psychiatrie war Ludwig Binswanger (1881–1966).

Nach dem zweiten Weltkrieg entwickelte der Psychiater Medard Boss (1903–1990) in Zürich eine Schule der DA, die in Zusammenarbeit mit Heidegger dessen phänomenologisches Denken in Neurosen-, Psychosenlehre, Psychosomatik sowie in psychotherapeutischer Praxis erprobte.

Phänomenologie verlangt größtmöglichen Respekt vor der Selbstgegebenheit des menschlichen Phänomens, seinem Dasein und dessen Existierens. Dasein meint Anwesend- („da-sein") und Offenseinkönnen für das Begegnende unserer Um- und Mitwelt. Daseinsanalytische Psychotherapie versteht die seelischen Leiden als Erscheinung von Konflikten des Existierens. Das therapeutische Ziel ist optimales Sich-offenhalten-Können für den jeweiligen Weltbereich, Ermöglichung freien Existierens durch Freilegung (Analyse) des Daseins und seiner Dynamik, in der es um Sein oder Nichtsein, Leben und Tod geht, aber auch um unser eigenes Selbstsein sowie das Sorgetragen für uns selbst, für andere (Mitsein) wie auch unsere Umwelt.

Medium daseinsanalytischer Psychotherapie ist das analytische Gespräch, das vertiefte Einsicht und Auseinandersetzung mit der eigenen Existenzweise, Ängsten, Wünschen und abgewehrten Bereichen ermöglichen soll. Technisch-praktisch ist die DA eine daseinsgemäße Weiterentwicklung der Grundelemente klassischer Psychoanalyse (wie Setting, analytische Beziehung, Übertragung, Widerstand und vor allem Traumauslegung). Die Behandlung erfolgt im Liegen auf der Couch oder im Sitzen mit ein- oder mehrmaligen Sitzungen pro Woche als Einzel- sowie Paar-, Familien- und Gruppentherapie für alle Altersstufen und umfasst Sterbebegleitung." (PatientInnen-Information über die in Österreich anerkannten psychotherapeutischen Methoden vom 24. Juni 2003.)

## 5.3.2.3 Dynamische Gruppenpsychotherapie (DG)

Darstellungsbeispiel:

„Keywords: Psychodynamisch, Psychoanalytisch, Gruppendynamik, Einzelpsychotherapie, Gruppenpsychotherapie. Dynamische Gruppenpsychotherapie ist ein ganzheitliches Verfahren, das ab den 50er-Jahren vom Wiener Psychiater Raoul Schindler mit dem Ziel einer effizienten Kombination gruppenbezogener psychotherapeutischer und gruppendynamischer Methoden sowie tiefenpsychologischer und sozialpsychologischer Denkmodelle entwickelt wurde. Die ursprüngliche gruppenpsychotherapeutische Anwendung wurde in der Folge ausdifferenziert und auf das Einzel-, Paar- und Familien-setting ausgeweitet. Ziel der Methode ist die Bearbeitung, Verbesserung und Behebung der Störungen des Person-Umweltbezuges über Auflösung der aus der Zugehörigkeit zu Primär- und Sekundärgruppen stammenden Beziehungs- und Kommunikationsstörungen mit psychischem, leiblichem und sozialem Austragungsmodus. Dabei geht es um die Optimierung von Lebensvorgängen gegen- über Abwehrmechanismen und den als Krankheiten definierten Einschränkungen, wobei Krankheit im Sinne der Theorie T. Parsons als soziale Rolle definiert wird.

Die psychoanalytischen Konzepte von Übertragung, Gegenübertragung und Widerstand, objektbeziehungstheoretische, gruppenanalytische, gruppentherapeutische sowie kommunikationstheoretische und gruppendynamische Vorstellungen zum Verständnis von Erleben, Handeln und Verhalten der Person in ihren Beziehungs- und Gruppenverhältnissen dienen zum Erreichen der auf das jeweilige Setting bezogenen therapeutischen Ziele.

Die psychotherapeutische Arbeit erfolgt mit Gruppen, Einzelnen, Paaren und Familien." (PatientInnen-Information über die in Österreich anerkannten psychotherapeutischen Methoden vom 24. Juni 2003.)

### 5.3.2.4  Hypnosepsychotherapie (HY)

Darstellungsbeispiel:

„Keywords: Trance, Suggestion, Unbewusstes, Lösungsorientierung. Hypnosepsychotherapie ist ein tiefenpsychologisches Psychotherapieverfahren, in dem die Trancefähigkeit des Menschen zu Heilungszwecken genutzt wird. Gemäß neueren Erkenntnissen – u.a. des Hypnosepsychotherapeuten Milton Erickson – wird das Unbewusste nicht nur als konflikthafter Bereich angesehen, sondern auch als Quelle von Ressourcen und Fähigkeiten, die in der Therapie erschlossen werden können. Auf der Basis einer vertrauensvollen therapeutischen Beziehung leitet die Hypnosepsychotherapeutin bzw. der Hypnosepsychotherapeut, in verantwortungsvoller Anwendung von Suggestionen geschult, die Klientin bzw. den Klienten zu Erfahrung von hypnotischen Trancezuständen an, die eine positive Wirkung auf Körper und Psyche entfalten.

In der Hypnosepsychotherapie kann man bislang unbewusste Konflikte, Kindheitsereignisse und Traumen aufspüren und bewältigen, man kann aber auch direkt an aktuellen Problemen ansetzen und Lösungen erarbeiten. Hypnotische Trance in verschiedenen Tiefengraden eröffnet vielfältige therapeutische Möglichkeiten. Die Klientin bzw. der Klient kann beispielsweise mit unbewussten Persönlichkeitsteilen in Dialog treten; sie bzw. er kann innere Ruhe und Kraft sammeln und diese für bestimmte Situationen verfügbar machen; sie bzw. er kann in Hypnose zu einem Problem oder einer Frage träumen und diesen Traum mit der Therapeutin bzw. dem Therapeuten analysieren; sie bzw. er kann in Trance Vorstellungen über die Zukunft entwerfen und daraus Perspektiven für die Gegenwart ableiten; sie bzw. er kann aus therapeutischen Geschichten Lösungswege entwickeln; sie bzw. er kann Selbsthypnose erlernen u.a.m.

Hypnosepsychotherapie wird im Einzelsetting als Langzeittherapie oder als lösungsorientierte Kurztherapie eingesetzt, bei einer Frequenz von durchschnittlich einer Sitzung pro Woche. Hypnosepsychotherapie ist für alle Altersstufen anwendbar, ebenso für Paare und Gruppen." (PatientInnen-

Information über die in Österreich anerkannten psychotherapeutischen Methoden vom 24. Juni 2003.)

### 5.3.2.5 Katathym Imaginative Psychotherapie (KIP)

Darstellungsbeispiel:

„Keywords: Tiefenpsychologische Psychotherapie, Imagination, Symbolisierung, Emotionale Neuerfahrung, Kreativität und Fantasie. Die Katathym Imaginative Psychotherapie ist ein psychotherapeutisches Verfahren, das dem Menschenbild einer bio-psycho-sozialen Ganzheit verpflichtet ist und auf einer tiefenpsychologischen Konzeption beruht. Methodischer Schwerpunkt der Arbeit mit der KIP ist folglich ihre Ausrichtung auf die unbewussten Prozesse des Seelenlebens.

Einerseits wird in der KIP die Bedeutung einer hilfreichen therapeutischen Beziehung betont (Übertragungs-Gegenübertragungs-Beziehung), andererseits erweitert die KIP methodisch das psychoanalytische Repertoire, auf dem sie prinzipiell basiert, um das spezifische Element der Imagination. Mithilfe der Imagination (Innere Bilder, Symbolsprache des Unbewussten) können seelische Kraftquellen (Ressourcen) aktiviert und neue Konfliktlösungen gefunden werden. Obwohl die KIP wie jedes psychodynamische Verfahren der Psychotherapie davon ausgeht, dass vergangene Erfahrungen (kindliche Konflikte, Mangelerfahrungen und Traumen) die Gegenwart und damit die aktuelle seelische Befindlichkeit entscheidend beeinflussen, steht in der KIP eine emotionale Neuerfahrung im Mittelpunkt der behandlungstechnischen Konzeption. Indem Kreativität, Fantasie und Symbolisierung gefördert werden, können auf der Ebene der Imagination Affekte durchlebt und bewältigt werden. So werden probehandelnd neue Wege aus Angst, Depression und psychosomatischer Krankheit gefunden. Realistische Ziele, die im Rahmen von Kurztherapien (ca. 30 Stunden) oder von strukturverändernden Langzeittherapien von ein- bis mehrjähriger Dauer erreicht werden können, sind somit die Durcharbeitung von Konflikten, die Verbesserung des Selbstwertgefühls und die Integration von Erlebnisbereichen, die dem rationalen und gefühlsmäßigen Seelenleben bisher nicht zugänglich waren.

KIP wird als Einzeltherapie, Paar- und Gruppentherapie angewandt. Sie findet in der Regel mit einer Frequenz von einer Sitzung pro Woche statt. KIP ist bereits im Kindesalter und dann bis ins hohe Alter als eine Therapiemethode einsetzbar, die der verbalen Sprache des bewussten Erlebens die Symbolsprache des Unbewussten (Innere Bilder, Imagination) zur Seite stellt."
(PatientInnen-Information über die in Österreich anerkannten psychotherapeutischen Methoden vom 24. Juni 2003.)

### 5.3.2.6  Konzentrative Bewegungstherapie (KBT)

Darstellungsbeispiel:

„Keywords: Körper, Wahrnehmung, Bewegung, Symbolisierte Erfahrung, Erlebnis- und Handlungsebene. Ausgehend von der Theorie, dass sich Wahrnehmung zusammensetzt aus Sinnesempfindung und Erfahrung, geht die Konzentrative Bewegungstherapie den Weg der **bewussten Körperwahrnehmung** im „Hier und Jetzt" – vor dem Hintergrund der individuellen Lebens- und Lerngeschichte. Gesunde Anteile und Störungen werden erlebbar, in ihrer Bedeutung verstehbar und damit der psychotherapeutischen Bearbeitung zugänglich.

Die therapeutische Arbeit entsteht im Zusammenwirken von Handeln zur körperlichen Wahrnehmung, Interaktion und Gespräch, in dem das Erlebte ausgesprochen, seine Bedeutung reflektiert und durch Assoziationen vertieft wird. Durch den konzentrativen Umgang mit frühen Erfahrungsebenen (einfühlend und handelnd) werden Erinnerungen belebt, die im körperlichen Ausdruck als Haltung, Bewegung und Verhalten erscheinen und bis in die präverbale Zeit zurückreichen können. Im Umgang mit Objekten (Materialien und Personen) wird, neben den realen Erfahrungen, ein symbolisierter Bedeutungsgehalt erlebbar. Die differenzierte Wahrnehmung ermöglicht ein Vergleichen eigener Einstellungen und eigenen Verhaltens zu verschiedenen Zeiten und in verschiedenen Situationen. Die aktualisierten Inhalte werden so konkret erfahrbar, die Problematik wird „begreifbar" und im Beziehungsraum PatientIn und PsychotherapeutIn bearbeitbar. Der Ort des psychischen Geschehens ist der **Körper.**

Die KBT verfügt über eine lange Tradition als Gruppenverfahren, wird aber heute vor allem als Einzeltherapie angeboten. Viele TherapeutInnen arbeiten auch mit Paaren." (PatientInnen-Information über die in Österreich anerkannten psychotherapeutischen Methoden vom 24. Juni 2003.)

### 5.3.2.7  Transaktionsanalytische Psychotherapie (TA)

Darstellungsbeispiel:

„Keywords: Ich-Zustands-Modell, Transaktionen, Skript, Spiel. Die Transaktionsanalyse wurde von Eric Berne (1910–1970) in den frühen 60er-Jahren entwickelt, ursprünglich als eine Erweiterung der psychoanalytischen Theorien. Der phänomenologische und deskriptive Ansatz im Theoriengebäude der Transaktionsanalyse, mit dem Basiskonzept der Ich-Zustände (Eltern-Ich, Erwachsenen-Ich, Kind-Ich), geht davon aus, dass die sichtbaren und beobachtbaren Interaktionsmuster im Kommunikationsprozess Rückschlüsse auf die Funktion von Ich-Zuständen und die ihnen zugrunde liegenden Strukturen erlauben. Die Kommunikationsmuster im menschlichen Interaktionsprozess vermitteln einen direkten Zugang zum intrapsychischen Geschehen.

Die wissenschaftlichen Methoden, die verschiedenen zusammenhängen-

den Bereiche zu untersuchen, sind: die Analyse, auf welcher Ebene ein
Mensch in bestimmten Situationen agiert (Strukturanalyse), eine Analyse
der Kommunikationsprozesse (Transaktionen), eine Analyse des „Lebens-
drehbuches" (Skriptanalyse), welches als unbewusster Lebensplan in der
frühen Kindheit beschlossen wurde. Der Begriff „Spiel" wurde für ein pa-
thologisches Sozialverhalten eingeführt (Spielanalyse). Es steht eine Fülle
von zum Teil erlebnisaktivierenden Techniken (z.B. Rollenspiele) zur Verfügung, die auf der Basis von einfühlendem Verstehen prozessorientiert zur
Anwendung gelangen. Besonderes Gewicht wird auf Übertragungs- und
Gegenübertragungsanalyse bzw. eine eingehende Skriptanalyse gelegt.
Transaktionsanalyse ist für Einzel-, Paar-, Gruppen- und Familientherapie
geeignet. In der Einzeltherapie kann das Setting unterschiedlich festgelegt
werden: von einmal wöchentlich bis 2- bis 3-mal wöchentlich." (PatientInnen-Information über die in Österreich anerkannten psychotherapeutischen Methoden vom 24. Juni 2003.)

## 5.3.3 Verhaltenstherapeutische Orientierung

(Schwerpunkt: Empirische [Verhaltens-]Psychologie)

### 5.3.3.1 Zur Verhaltenstherapie (E. Parfy)

Die Wurzeln der verhaltenstherapeutischen Modellbildung sind
zu verschiedenen Zeiten an verschiedenen Orten auszumachen – noch
dazu entspringen die Entwicklungsimpulse unterschiedlichen Berufsgruppen mit deren jeweiligen spezifischen Forschungsansätzen (vgl. Schorr,
1984). So befassten sich Mediziner in St. Petersburg um 1900 mit der Reflexologie, wobei Physiologen – allen voran Iwan Petrovic Pawlow – mittels
Tierexperimenten forschten und Psychiater wie Vladimir Bechterew
bereits therapeutische Prinzipien für klinische Probleme erarbeiteten. Im
Amerika der 20er-Jahre waren hingegen die Psychologen die Pioniere:
Theoretiker wie John Watson und Therapeuten wie Mary Cover Jones
weckten die Aufmerksamkeit der Fachöffentlichkeit durch erstaunliche
Erfolge in der Angstbehandlung. In Südafrika kamen dann in den 40er-Jah-
ren Mediziner (Joseph Wolpe) und Psychologen (Arnold Lazarus) zu syste-
matisierten Behandlungsansätzen, die nun auch in größeren Studien auf
ihre Wirksamkeit hin überprüft werden konnten.
Interessanterweise war in der frühen Phase die Abgrenzung gegenüber dem
medizinischen Krankheitsbegriff immer wieder ein besonderes Anliegen.
Da menschliches Verhalten als erlernt in Abhängigkeit von den herrschenden Umweltbedingungen erachtet wurde, konnte durch Veränderung der
Umwelt auch auf ein „Verlernen" problematischer Verhaltensweisen ge-
hofft werden. Die Verantwortung für individuelle Schwierigkeiten wurde
somit nicht im Einzelnen mit seiner Erkrankung gesucht, sondern bei der

Gesellschaft, die kulturelle Rahmenbedingungen mitzugestalten hat. Im Russland nach der Zeit großer Umwälzungen wie etwa der Befreiung der Leibeigenen, der Gleichstellung der Frauen und der Frage der Aufteilung des Kapitals war dies von enormer politischer Bedeutung. Dass beispielsweise Vladimir Bechterew (1912) für die Abschaffung der Todesstrafe eintrat, zeigt, wie humanistische und liberalisierende Werte durch die Forschungsergebnisse der Reflexologie gestützt werden konnten.

Auch in Amerika, wo nach den ersten großen Wellen der Immigration soziale Probleme allgegenwärtig waren, wurde dieser befreiende Unterton aufgegriffen. John Watson (1916) meinte, dass keine im bisherigen medizinischen Sinn vorliegenden Krankheitsentitäten zu behandeln seien, sondern problematische Gewohnheitsbildungen, die als reflexartige Reaktionen auf widersprüchliche und somit konflikthafte Reizbedingungen zu verstehen seien. Hätte er beliebige Freiheit zur Gestaltung der Umwelt, könne er jedes Kind in eine gewünschte Entwicklungsrichtung führen – ein extremer Machbarkeitsoptimismus, der bei vielen die Sehnsucht nach Unabhängigkeit von den im Lebensalltag nur allzu drückend empfundenen Gegebenheiten angesprochen haben mag.

Auf der anderen Seite wurde das Menschenbild von Anfang an durch den betont naturwissenschaftlichen Zugang geprägt. Konkrete Beobachtungen von situationsspezifischen Verhaltensweisen wurden mit Vorstellungen über die physiologischen Grundlagen in Form von Erregungs- und Hemmungsprozessen verknüpft; der therapeutische Ansatz wurde daraus unmittelbar abgeleitet. Mit der Ethik wissenschaftlichen Forschens, welche eine fortlaufende selbstkritische Auseinandersetzung mit den eigenen Gegenstandsmodellierungen durch experimentelle Überprüfung nahe legt, fühlten sich bereits diese Pioniere einem Rahmen verpflichtet, innerhalb dessen sie ihr Denken und Tun reflektierten.

In den Studien über die Lernvorgänge wurde der starke Einfluss von vorausgehenden Stimuli und nachfolgenden Konsequenzen auf das Verhalten ersichtlich, was leider einzelne Praktiker dazu verleitete, diese Wirkung auch unter ethisch zweifelhaften Bedingungen nutzen zu wollen – der erwähnte Machbarkeitsoptimismus zeigte hier seine Schattenseite: So wurde etwa in Gefängnissen die systematische Belohnung von erwünschtem Verhalten erprobt (und die Abweichung davon durch Belohnungsvorenthaltung bestraft), was postwendend zu einem kritischen Aufschrei führte, auch in den eigenen Reihen. Diese aus naivem, aber umso gefährlicherem Selbstmissverständnis heraus als „bloße Anwendung lerntheoretischen Wissens" scheinlegitimierten Ansätze wurden in den Folgejahren breit verurteilt. Vielleicht war es gerade jene Krise im Selbstverständnis der Therapeuten, die eine besondere ethische Sensibilität für die Autonomie des Individuums nach sich zog. Doch musste dieses neue Empfinden erst einen wissenschaftlich fundierten Eingang in die theoriegestützte Auffassung vom Menschen finden.

Nachfolgende Generationen drängten daher darauf, die unter der freiwilligen Selbstbeschränkung auf beobachtbares Verhalten zunächst allzu vereinfachend formulierten Lerntheorien auszuweiten. Die nicht zuletzt auch in der therapeutischen Praxis erfahrene Komplexität verlangte nach differenzierteren theoretischen Vorstellungen über die inneren Erlebnisweisen des Menschen und darauf bezogene Behandlungsstrategien. Vorreiter waren beispielsweise der aus Wien stammende Frederik Kanfer (1970), der die selbstregulatorischen Prozesse rund um das Phänomen der Selbstkontrolle untersuchte, oder Albert Bandura (1969), der das Lernen am Modell gleichfalls durch kognitive Vorgänge erklärte. Begriffe wie „Motivation" oder „Selbsteffizienz-Erwartungen" wurden zentral und verdeutlichen, wie sich die Perspektive von der anfänglichen theoretischen Dominanz der Umwelteinflüsse hin auf die Bedeutsamkeit individueller Dispositionen und innerer Prozesse verschob. Arnold Lazarus, der ab 1958 erstmals offiziell von „Verhaltenstherapie" sprach und damit der Tradition ihren Namen gab, konzentrierte sich gleichfalls nicht nur auf beobachtbares Verhalten, sondern explizit auf Gefühle, Gedanken und zwischenmenschliche Beziehungsmuster; er entwickelte therapeutische Methoden, die gezielt an diesen Modalitäten ansetzen konnten (Lazarus 1976).

Mit der Kognitiv-Sozialen Lerntheorie von Albert Bandura (1979) lag schließlich ein umfassendes und theoretisch gut begründetes Verständnis vom Menschen vor, das ihn als informationsverarbeitendes Lebewesen begreift, welches in kontinuierlich reziproker Weise mit der Umwelt interagiert. Dieses Bild wurde in den Folgejahren stetig ergänzt und erweitert. Neue Ergebnisse der voranschreitenden Emotionsforschung, die Bindungstheorie, Erkenntnisse über bewusste und unbewusste Prozesse aus der Gedächtnisforschung sowie systemtheoretische Überlegungen konnten in einer Weise integriert werden, die es uns heute erlaubt, ein umfassendes, differenziertes und entwicklungsoffenes Menschenbild zu entwerfen (vgl. Parfy et al. 2003).

Es liegt gegenwärtig eine Vielzahl von Behandlungskonzepten vor, die alle der verhaltenstherapeutischen Tradition entstammen und teils für bestimmte Störungsbilder, teils mit allgemeinerem Anspruch ausformuliert wurden. Es finden sich darin oft sehr eigenständige Gewichtungen in Bezug auf das Verständnis möglicher Ursachen menschlichen Leidens und die favorisierten Behandlungsmethoden setzen an mehreren Dimensionen an. Gemeinsam ist diesen Ansätzen unter anderem, dass sich der Akt der Selbstbeobachtung als zentrales Moment herauskristallisierte: Dem eigenen Denken und Fühlen gegenüber in Distanz treten zu können ist eine wichtige Kompetenz sowohl in der Kognitiven Therapie (Beck 1976), der Selbstmanagement-Therapie (Kanfer et al. 1990), der Dialektisch-Behavioralen Therapie (Linehan 1993) als auch im jüngsten Konzept der Akzeptanz- und Commitment-Therapie (Hayes et al. 2004). Erst damit wird es dem Menschen möglich, sich seiner individuellen Eigenheiten der kognitiven Verarbeitung, seiner Gefühle und seiner grundlegenden Bedürfnisse bewusst zu werden. Darauf aufbauend kann er seine Werthaltungen überdenken und sich für Ziele engagieren, die konsistent mit seinen gewählten Werten sind.

Der Respekt vor der Selbstbestimmtheit des Individuums drückt sich in vielen Facetten aus. So wird etwa maximale Transparenz des therapeutischen Konzepts dem Klienten gegenüber angestrebt und an vielen Punkten miteinander entschieden, wie der therapeutische Prozess nun weiter gestaltet werden soll. Die therapeutische Beziehung wird meist als Allianz oder Arbeitsbeziehung begriffen, welche den Patienten darin unterstützen soll, seine angestrebten Ziele zu erreichen („Hilfe zur Selbsthilfe"). In der Selbstmanagement-Therapie wird in diesem Zusammenhang der expliziten „Ziel- und Wertklärung" ein hoher Stellenwert eingeräumt und der Akzeptanz- und Commitment-Ansatz betrachtet Werte als Folge einer persönlichen Wahl, die ein Engagement unabhängig von der konkreten Zielerreichung nach sich ziehen kann.

Auf der anderen Seite erlangte die Auseinandersetzung mit der individuellen Lebensgeschichte eine wesentlich größere Tiefe. Im Konzept der Schematherapie (Young et al. 2005) werden frühe Beziehungskonstellationen in ihrer schmerzhaften Dimension aufgespürt und mit den Mitteln der Imagination und der Empathie des Therapeuten eine begrenzte „Heilung alter Wunden" angestrebt. Die Kraft emotionaler Prozesse wird dabei gezielt evoziert und zur Verbesserung der Selbstregulation genutzt. Mit hohem Respekt vor den subjektiven Empfindungen des Patienten ist der Therapeut darin gefordert, diese Prozesse zu strukturieren und einen selbstfürsorglicheren Umgang mit den eigenen Schwierigkeiten entdecken zu lassen.

Zusammenfassend lässt uns ein aktuelles Verständnis der Verhaltenstherapie zu folgender Kurzcharakteristik kommen: Wie von Anbeginn an ist das Menschenbild (natur-)wissenschaftlich fundiert, aber wesentlich komplexer geworden. Dementsprechend sind die Vorstellungen von der Entstehung (zwischen-)menschlicher Probleme ebenfalls deutlich differenzierter, was eine Fülle neuer Behandlungskonzepte und Strategien nach sich zog. Unter ethischer Perspektive tritt uns darin die Eigenständigkeit und Eigenverantwortlichkeit des einzelnen Menschen im sozialen Beziehungsgeflecht besonders entgegen. Die Würdigung lebensgeschichtlicher Erfahrungen einerseits und die Ermutigung zur bewussten Wahl von persönlichen Werten andererseits zielen darauf ab, ein engagiertes und zukunftsgerichtetes Handeln zu ermöglichen, das im Einklang mit den Bedürfnissen steht.

### 5.3.3.2   *Verhaltenstherapie (VT)*

Bei der verhaltenstherapeutischen Orientierung finden wir nicht eine derartige Vielfalt von Psychotherapiemethoden wie bei der tiefenpsychologischen oder humanistischen Orientierung. Aus „Gerechtigkeitsgründen" möchte ich auch im Anschluss an dieses Kapitel – obwohl sich in der VT nicht verschiedene Schulen gegründet haben, die ein Recht auf Eigenständigkeit beanspruchen, – die PatientInnen-Information über die in Österreich anerkannten psychotherapeutischen Methoden vom 24. Juni 2003 bezüglich der Verhaltenstherapie anführen.

Darstellungsbeispiel:

„Keywords: Lernen, Selbstmanagement, Störungsorientierung, Selbstverantwortung, Problemlösung/Lösungsorientierung. Die Verhaltenstherapie entstand in den 40er-Jahren aus lerntheoretischen Konzepten, wonach psychische Probleme gelernt sind und durch systematische Anwendung der Lernprinzipien auch wieder verlernt werden können (**Lernen**). Unter verschiedenen Neuerungen ist die sog. „kognitive Wende" der 60er-Jahre am bekanntesten. Seither kommen vermehrt kognitive Theorien, Emotionstheorien, Psychophysiologie, Stressmodelle und Selbstregulationskonzepte (**Selbstmanagement**) zum Tragen. Zu Beginn der 90er-Jahre kam es zu einer verstärkten klinischen Integration, verbunden mit der Entwicklung störungsspezifischer Methoden und Vorgehensweisen (**Störungsorientierung**). Das therapeutische Vorgehen verläuft phasenhaft und setzt auf eine aktive Mitarbeit der Klientin bzw. des Klienten im Sinne von **Selbstverantwortung** und der Bereitschaft, sich aktiv auf den Veränderungs- und Lernprozess einzulassen. Neben spezifischen Zielen geht es zentral auch um eine Stärkung des Selbsthilfepotenzials der Klientin bzw. des Klienten. Die Therapie geht von den konkreten Problemen aus und hat deren Lösung zum Ziel (**Problemlösung**). Am Beginn steht eine differenzierte Abklärung und Erarbeitung therapeutischer Ziele (**Lösungsorientierung**). Daran schließt sich die überlegte Auswahl therapeutischer Methoden und deren Anwendung an (z.B. Konfrontation mit Angst auslösenden Situationen, Hinterfragen negativer Gedanken und Vorstellungen, Erlernen neuer Verhaltensweisen). Die Therapeutin bzw. der Therapeut geht mit der Klientin bzw. dem Klienten eine kooperative Arbeitsbeziehung ein, in der die einzelnen Therapieschritte gemeinsam geplant werden.

Die Einsatzbereiche sind neben psychischen Störungen im engeren Sinn allgemeine Lebensprobleme, aber auch zwischenmenschliche Probleme und psychische Begleiterscheinungen somatischer Erkrankungen. Verhaltenstherapie wird hauptsächlich im Einzelsetting durchgeführt; es sind aber auch Paar-, Familien- und Gruppentherapien möglich. Häufigkeit und Intensität variieren nach Bedarf. Die Therapien werden häufig in der realen Lebensumgebung der Klientin bzw. des Klienten durchgeführt, insbesondere bei Angststörungen, Familienproblemen und Zwangsstörungen. Die Dauer variiert zwischen 20 und 50 Stunden, bei schweren Problemen sind auch längere Therapien möglich." (PatientInnen-Information über die in Österreich anerkannten psychotherapeutischen Methoden vom 24. Juni 2003.)

### 5.3.4    Humanistisch-existenzielle Orientierung

(Schwerpunkte: Grundlagen im Sinne der Existenzphilosophie und Humanistischen Psychologie)

Die Humanistische Psychologie wird neben der Psychoanalyse und dem Behaviorismus als „Dritte Kraft" bezeichnet. Sie war eine breite Bewegung, die viele Kontinente, eine große Anzahl von Praktikern und Wissenschaftlern umfasste, die nicht immer von vornherein unter dem Etikett „humanistisch" auftraten. Zu den humanistischen Psychotherapieformen zählen die Gestalttherapie (Fritz und Laura Perls, Paul Goodman), die klientenzentrierte (personenzentrierte) Psychotherapie (Carl Rogers) und das Psychodrama (Jacob L. Moreno). Europäische Protagonisten der Humanistischen Psychologie kamen aus dem Bereich der Psychiatrie, Psychologie und der Sozialwissenschaften. Sie hatten ihre praktischen und intellektuellen Wurzeln teilweise in der Psychoanalyse mit starkem, gleichzeitigem Interesse für *Phänomenologie* und *Existenzialismus*. Der amerikanische Teil dieser Bewegung entstand auf einer eher pragmatischen (und weniger philosophischen) Basis (z.B. Carl Rogers, Eugene Gendlin, Rollo May, Abraham Maslow, Fritz Perls). Der humanistische Ansatz verstand sich nicht als prinzipieller Gegensatz zu den vorhandenen Strömungen innerhalb der Psychologie und den Sozialwissenschaften; er wies weder die wichtigen Einsichten der Tiefenpsychologien grundsätzlich zurück, noch die Beiträge der Behavioristen, sondern versuchte den Gesichtskreis der modernen Psychologie zu erweitern. Zur Charakterisierung der Humanistischen Psychologie lassen sich folgende Aspekte nennen: Wesentliches Grundpostulat des humanistischen Menschenbildes ist die *Ganzheitlichkeit des Menschen*. Die *grundlegende Bedeutung der zwischenmenschlichen Beziehungen* wird im Menschenbild der humanistischen Psychotherapieschulen hervorgehoben: Dazu gehört, dass sich menschliches Existieren in zwischenmenschlichen Beziehungen vollzieht; deshalb ist es Ziel der Humanistischen Psychologie, den Menschen in seinem zwischenmenschlichen Potenzial, als *soziales Wesen* und nicht isoliert von seinen sozialen Bezügen zu erforschen. Der Mensch wird als *intentionales (zielgerichtetes) Wesen*, das *auf Werte ausgerichtet* ist, betrachtet. Der Mensch hat eine *gerichtete Orientierung*, die einen Teil seiner Identität bildet. Der Schwerpunkt in der Humanistischen Psychologie liegt auf der *erlebenden Person*; damit wird das *Erleben zum primären Phänomen* beim Studium des Menschen. Theoretische Erklärungen wie sichtbares Verhalten werden auf das Erleben bezogen (Erlebenszentrierung). Die *Fähigkeiten zu wählen, die Kreativität, die Wertsetzung* und *Selbstverwirklichung* werden zu zentralen Elementen – im Gegensatz zu einer mechanistischen und reduktionistischen Auffassung des Menschen. Die Auswahl der Fragestellungen und Forschungsmethoden erfolgt nach Maßgabe der *Sinnhaftigkeit – im Gegensatz zur Betonung der Objektivität auf Kosten des Sinns*. Die Aufrechterhaltung von *Wert* und *Würde* des Menschen wird als zentrales Anliegen betrachtet. Die *Entwicklung* der jedem Menschen innewohnenden *Kräfte und Fähigkeiten*, der *Entdeckung seines Selbst* in seiner Beziehung zu anderen Menschen und zu sozialen Gruppen steht im Mittelpunkt des Interesses. Das Bewusstsein des Selbst als aktives Zentrum der Zielgerichtetheit und Erfahrung wird als Quelle von Selbstbestimmung und persönlicher Freiheit gesehen. Zentrale, erkenntnisleitende Annahme des humanistischen Menschenbildes ist die Vorstellung, dass der Mensch ein *„aktiver Gestalter seiner eigenen Existenz* ist" (Bühler und Allen 1973, 57). Der Mensch ist prinzipiell auf *Autonomie* ausgerichtet. „Autonomie bedeutet nicht, dass jeder sein eigenes Schicksal bestimmen kann und seines eigenen Glückes Schmied ist. Dieses Missverständnis ist in der westlichen Zivilisation, in der die Überschätzung der individuellen Freiheit eine lange Tradition hat, weit verbreitet. Es hat unter anderem dazu geführt, dass viele Menschen Armut und mangelnde Bildung als selbstverschuldet ansehen. Das Autonomiepostulat ist grundlegend für die Humanistische Psychologie. Aus ihm lässt sich die Verantwortlichkeit des Einzelnen für sein Leben ableiten. Das Bewusstsein von der Eigenverantwortlichkeit wirkt als befreiende Kraft, denn nur ein Individuum, das für sich selbst verantwortlich ist, kann Verantwortung für die Gemeinschaft übernehmen. Eine Person, die entdeckt hat, dass sie sich selbst ändern kann, wird auch zu notwendigen Veränderungen der Umwelt beitragen. ... Die Nicht-Anerkennung der Autonomie und der Eigenverantwortlichkeit führt zu einer resignativen Grundeinstellung und zu einer passiven Haltung gegenüber dem Leben. Das kann so weit gehen, dass ein Mensch sein Verhalten bis ins Erwachsenenalter mit ungünstigen Familienverhältnissen oder mit negativen gesellschaftlichen Umständen zu entschuldigen versucht. Mit dieser Haltung gibt ein Mensch die Verantwortung für sein Leben aus der Hand und beraubt sich der Möglichkeit, es zu verändern. Autonomie kann allerdings immer nur im Zusammenhang mit der sozialen Interdependenz, einer anderen Grundbedingung menschlichen Daseins, gedacht werden ... Das Selbst als postulierte autonome Instanz kann sich nur durch den Austausch und die Auseinandersetzung mit anderen herausbilden." (Völker 1980, 16 ff.)

Es ist eine Grundannahme der humanistischen Psychologie, dass der Mensch sein Leben bewusst oder unbewusst auf bestimmte Werte ausrichtet und mit Sinn zu erfüllen sucht. Hat der Mensch alle primären Bedürfnisse befriedigt, so ist er immer noch aktiv und tendiert dazu, sich selbst und die Welt zu erforschen, nach Wissen zu streben, seine schöpferischen Kräfte zu entfalten usw. Als Beispiel einer mit dem Menschenbild der humanistischen Psychologie kompatiblen Beschreibung der Stellung des Psychotherapeuten führt Hagehülsmann folgendes Zitat an: „Der Humanistische Psychologe ist klientenzentriert (oder sollte es nach den Vorstellungen der Theoretiker sein). Die Eigenverantwortung des Klienten wird betont, und die dem Klienten innewohnenden Fähigkeiten. Der Therapeut versteht sich als ‚Hebamme‘, ‚gebären‘ kann und muss der Klient selbst. ‚Personal growth‘, ‚Selbstaktualisierung‘, ‚Eigenverantwortlichkeit‘ und andere Begriffe machen deutlich, dass der Mensch in der Humanistischen Psychologie aus sich heraus aktiv wird. Die Ursache des Handelns liegt wesentlich beim Klienten. Er ist Subjekt, nicht Objekt der Therapie" (Portele 1980, 55).

## Beispiel: Gestalttherapie

Dieses Menschenbild hat Auswirkungen auf die Interventionslehre humanistischer Psychotherapieformen. So bewegte sich zum Beispiel das Psychoanalytiker-Ehepaar Fritz und Lore Perls von der klassischen Psychoanalyse weg und entwickelte – noch als Psychoanalytiker arbeitend – unter Einbeziehung gestaltpsychologischen Gedankenguts – wesentliche Grundlagen der heutigen „Integrativen Gestalttherapie". Ein Übersichtsartikel zu diesem Thema und ein Fallbeispiel befindet sich in Krisch (1992). In der gestalttherapeutischen Persönlichkeitstheorie gestaltet sich die ganze Person in dem Kontakt Organismus-Umwelt. Das Selbst steht im Prozess der organismischen Selbstregulation und wird im Zusammenhang mit dem jeweiligen „Kontaktzyklus", in dem die Auseinandersetzung des Organismus mit seiner Umwelt verläuft, gesehen. Je nach Bedürfnislage tritt eine Figur (z.B. ein Bedürfnis, ein Gefühl, eine Wahrnehmung, eine kognitive Erkenntnis) aus dem Hintergrund und drängt – im gestaltpsychologischen Sinne – nach einer Schließung. Glückt eine derartige Kontaktaufnahme zur Umwelt, so wird die Gestalt geschlossen, sinkt in den Hintergrund zurück und macht einer neuen Figur Platz. Bei einem derartigen Kontaktzyklus lassen sich bei detaillierter Betrachtung verschiedene Schritte identifizieren: Ein Bedürfnis bzw. ein Reiz taucht (aus Organismus oder Umwelt) auf und wird zur Figur. Die Möglichkeiten zur Befriedigung (das adgreddi) treten anschließend als neue Figur (Suchbild) in den Vordergrund (die Funktion des Ich wird entscheidend: Möglichkeiten werden differenziert und ausgewählt). Der Kontakt selbst wird zur nächsten Figur und intensiv erlebt, die ganze Person wird vom Erleben erfasst. Diese Figur tritt anschließend wieder in den Hintergrund zurück. Der Kontaktzyklus ist beendet. Durch die Begegnung mit dem Anderen vollzog sich im günstigen Fall ein Wachstums- bzw. Reifeschritt. Damit ist der Organismus für den nächsten Kontaktzyklus bereit. Die permanente Aufeinanderfolge derartiger Kontaktzyklen mit flexiblen und *intakten Gestaltbildungsprozessen* im Sinne der *organismischen Selbstregulation* ist die Grundlage für lebenslanges Wachsen und Reifen und damit für die *Gesundheit* schlechthin. Das Vermeiden einer Kontaktaufnahme oder eines Kontaktvollzugs hingegen lässt eine unvollendete Gestalt entstehen, die nach ihrer Schließung drängt. Offene Gestalten (unerwünschte Gefühle, vermiedene äußere Konflikte, peinliche Wünsche) lassen sich auf Dauer nicht wegschieben und tauchen immer wieder gegen den bewussten Willen der Person bzw. des Selbst wieder auf. Die *Vermeidung äußerer Konflikte* hat ihre Bedeutung für den *Krankheitsbegriff*, da sie *innere Konflikte* schafft. In der gestalttherapeutischen Krankheitslehre nennt Fritz Perls als Formen der Kontaktvermeidung zum Teil aus der Psychoanalyse bekannte Abwehrmechanismen, und zwar: Introjektion, Projektion, Konfluenz, Retroflexion und Deflexion. Alle diese Kontaktstörungen machen auf unterschiedliche Art erfolgreiche Assimilationsprozesse unmöglich oder beeinträchtigen diese zumindest und stören so Wachstum und Selbstaktualisierung.

In „Gestalt-Therapie in Aktion" fordert Fritz Perls auf, nicht über Probleme zu reden, sondern sie zu agieren. Anstatt z.B. einen *Traum* – wie in der Psychoanalyse üblich – zu interpretieren, schlägt Perls dem Träumer vor, ihn als *Drama der Selbstbegegnung szenisch darzustellen.* Der Träumer wird aufgefordert, sich mit den verschiedenen Elementen seines Traumes zu identifizieren und in *aktivem Dialog* zu treten, wobei er *beide Dialogpartner spielt.* So wird der *Kontakt zu unterdrückten oder abgespaltenen Persönlichkeitsanteilen hergestellt* – zum Teil mit heftigen Emotionen begleitet. Auf dem Weg der einfühlenden Identifikation kommt es zur Verarbeitung unerledigter Konflikte (vgl. Krisch 1992). In diesem Sinne schlug Fritz Perls zum Beispiel vor, statt von Neurose von Wachstumsstörung zu sprechen, denn im Zentrum der Betrachtung steht nicht die Psychopathologie oder das Krankhafte, sondern das Zu-Entwickelnde oder das Wachstum.

### Beispiel: Wert im Verhältnis zur Moral

Perls (1955) stellt sich in seinem Artikel „Moral, Ich-Grenze und Aggression" die Frage, ob hinter der *Relativität der Moral* eine *vereinende Absolutheit* zu finden sei, ein Standpunkt, von dem aus Glaube, Überzeugung und Rationalität vereint werden können. Dies hält Perls für möglich, sieht jedoch als notwendige Voraussetzung eine neue Einstellung gegenüber der Aggression. Moral und Aggression sind für Perls wesenhaft miteinander verbunden. Absolute und relative Moral kann man in Bezug auf die ganze Person oder auf die Situation betrachten. Perls verwendet immer wieder die Geschichte von Dr. Jekyll und Mr. Hyde, in der die ganze Persönlichkeit entweder gut oder böse ist, um zu verdeutlichen, was er meint. Der Mensch hat zwei Maßstäbe der moralischen Beurteilung, einen für sich selbst und einen für die anderen. Unzufrieden mit absoluter und relativer Moral, fragte Perls danach, ob eine unzweideutige Antwort in der Moral des Organismus zu finden ist. Wenn es auf der nonverbalen Ebene Erfahrungen gibt, die gut oder schlecht genannt werden können, und diese uns als normaler Vorgang begegnen, dann können wir sie nach Perls zur Grundlage einer brauchbaren Moral machen – eine objektive Auffassung ohne eine subjektive Bewertung hält Perls für unmöglich.

Es gibt eine „Moral des Organismus ... Gut und schlecht sind Reaktionen des Organismus. Aber die Bezeichnung ‚gut' oder ‚schlecht' wird dann unglücklicherweise auf den Reiz projiziert; sodann werden diese Bezeichnungen isoliert, aus dem Zusammenhang genommen und zu Verhaltensregeln, zu Moralsystemen organisiert, oft zu Gesetzen gemacht und mit religiösen Kosmologien verbunden" (Perls 1955, 159).

Wir sagen z.B.: „Du machst mich glücklich" oder „ich fühle mich gut". Ein begeisterter Schüler tut seinem Lehrer gut, ein siegreicher Sportler tut seinen Fans gut, ein Gemälde kann einem Menschen gut tun, wenn es seinen ästhetischen Bedürfnissen entspricht. Anstatt die Erfahrungen als die unsrigen anzuerkennen, projizieren wir sie und werfen die Verantwortung für unsere Reaktionen auf den Reiz ab. Wir sagen: „Der Schüler, der Sportler, das Gemälde ‚ist' gut oder schlecht." „In diesem Moment, wo wir den Reiz gut oder schlecht nennen, trennen wir gut oder schlecht von unserer Erfahrung ab. Sie werden Abstraktionen, und die Reiz-Gegenstände werden entsprechend in Schubfächer eingeordnet. Das geschieht nicht ohne Folgen: sobald wir das Denken vom Fühlen abtrennen, das Urteilsvermögen von der Intuition, die Moral von der Selbstwahrnehmung (self-awareness, vgl. Krisch 1992), überlegtes, geplantes Handeln von der Spontaneität, das Verbale vom Nonverbalen, verlieren wir das Selbst, das Wesentliche der Existenz ..." (Perls 1955, 160). Während ein gutes Gefühl für den Organismus Identifikation bedeutet („Werde eins mit mir"), bedeutet ein schlechtes Gefühl Entfremdung („Geh fort"). Dieses Erkennen bezeichnet Perls als „Unterscheidungsfunktion des Organismus". Dieses Unterscheidungsvermögen ist nach Perls die grundlegende Funktion der „Ich-Grenze". Beim gesunden Menschen ist die *Ich-Grenze* flexibel. Wenn Situationen sich ändern, kann sich auch die Ich-Grenze eines Menschen ändern. In psychopathologischen Zuständen kann die Ich-Grenze ziemlich starr sein. „Solche Starrheit sieht so aus, als würde sie einem Sicherheit geben; aber das ist die Sicherheit eines Prinzipien-Menschen, der seine Gefühle und ihre Eindeutigkeit missachtet seinen vorgefassten Vorstellungen zuliebe. Eine der größten Gefahren absoluter Moral liegt darin, dass sie starre Ich-Grenzen fördert" (Perls 1955, 160).

Der Krankheitsbegriff der Gestalttherapie ist eng mit einer schlechten Assimilation verknüpft. In diesem Sinne ist ein neurotischer Konflikt der Konflikt zwischen zwei Typen des Unterscheidungsvermögens, einem „introjizierten" bzw. fremden (der Wahl eines anderen, die wir uns angeeignet haben) und dem Unterscheidungsvermögen des Organismus. Der Mensch kann durch seine Introjektionen sein eigentliches Unterscheidungsvermögen verlieren und als Folge dessen falsche Dinge wählen, die (seelische) „Nahrung" sozusagen in der falschen Richtung suchen, entsprechend fremden Bedürfnissen, die gar nicht den eigenen Bedürfnissen entsprechen. Als weitere Folge tritt immer weiteres Fixieren von Fehlhaltungen ein. Es kann in diesem Sinne keine „gesunde Aggression" entstehen. Mit gesunder Aggression ist gemeint, dass sich der Mensch selbst für das Erreichen der Selbstverwirklichung (als Instrument) einsetzen kann. In diesem Sinne ist Aggression bei Perls ein Wert, der zur Erhaltung und Wiedererlangung der Gesundheit wesentlich ist. „Das Wachstum des Organismus geschieht durch die Integration unserer Erfahrungen, d.h. indem von unserem Organismus die physischen, emotionalen und intellektuellen Substanzen, die die Umgebung anbietet und die auf ein Bedürfnis treffen, assimiliert werden. Wenn keine Assimilation stattfindet, dann bleiben uns die Introjekte zurück, die Dinge, die wir ganz verschlungen haben, das fremde Material, das wir uns nicht zu eigen gemacht haben. Eine introjizierte Moral ist das Ergebnis einer unvollständigen Aggression, ein unvollständiges Abbeißen, Zerkauen und Verdauen der Normen von Eltern, Lehrern und der Gesellschaft. Manches dieser Nahrung war vielleicht gar nicht geeignet für den Organismus, sich damit abzugeben; er hätte nie von sich aus abgebissen, sondern wurde dazu gezwungen. Dieser Teil muss ausgebrochen werden. Anderes mag zwar vielleicht bekömmlich genug gewesen sein, aber es wurde zur falschen Zeit oder in falschen Mengen gefüttert, und so wurde es nie verdaut. Dieser Teil muss wieder heraufgeholt, noch einmal zerkaut und verdaut werden" (Perls 1955, 165).

## Beispiel: Werte im Sinne gesellschaftspolitischer Implikationen

Gehen wir davon aus, dass jede Vorstellung von gesunden und pathologischen Erscheinungsformen und Verhaltensweisen auch Ausdruck von gesellschaftspolitischen Entwicklungsprozessen ist, auf die sie reagiert und korrigierend mit einwirkt, so trägt jede Psychotherapie bereits von diesem Anspruch her den Keim in sich, einen verantwortlichen Beitrag zur Lösung der dringlichen Probleme unserer Gesellschaft zu leisten. Am Beispiel der Gestalttherapie möchte ich einige gesellschaftspolitische Implikationen des Krankheitsbegriffs skizzieren: Der Krankheitsbegriff der Gestalttherapie ist eng mit dem Festhalten am Status Quo aus Sicherheitsbedürfnissen heraus verknüpft, Gesundheit hingegen geht über das Bestehende hinaus und schafft Neues. Während sich jede Art von Herrschaft ihren Bestand durch unassimilierbare Normen (Introjekte) sichert, die Lebendigkeit und Kreativität (und damit Gesundheit) schwächen, vertraut Gestalttherapie darauf, dass sich aus den *wechselseitigen Kontaktprozessen Normen ergeben, die zur Regulierung des* menschlichen Zusammenlebens ausreichend sind. Der Kontaktprozess wird als ... Prozess gesehen, bei dem aus der wechselseitigen Bedürfnisbefriedigung Loyalität und Moral entstehen (Dreitzel 1985). Die Gestalttherapie hat eine „politisch relevante, nichtresignative Aggressionstheorie" (Dreitzel, 1985, S. 64 ff). Aggression ist zunächst einmal das unumgängliche Aus-sich-Herausgehen des Organismus in die Umwelt, die er dabei mit dem Ziel der Befriedigung seiner Bedürfnisse berührt, verändert oder teilweise sich einverleibt. Perls und Goodman arbeiteten die Initiative, die Zerstörung und die Vernichtung als Bestandteile der Aggression heraus. Sensomotorische Ich-Funktionen aggressiver Verhaltensweisen sind dabei durch das motiviert, was der Organismus tatsächlich braucht, und nicht Folge von Anordnungen oder Leistungsintrojekten. Aggressionshemmung als Zivilisationsphänomen und wesentlicher pathologischer Faktor der Krankheitslehre hat eine wesentliche Bedeutung für die Therapie des Einzelnen und die Gesellschaft. „Kaum ein Patient, der nicht aggressionsgehemmt wäre, und je mehr, desto größer seine Fantasien über das, was an Selbstzerstörung oder Umweltzerstörung, je nachdem, was passieren würde, wenn man der großen Wut einmal freien Lauf ließe. Was fehlt, ist die Fähigkeit, angemessene Mittel zu verwenden: Erst einmal die Stimme zu erheben, bevor schon der Arm erhoben wird, erst einmal schimpfen lernen, bevor man gleich zuhaut. Die Arbeit an den Aggressionshemmungen ist Arbeit für den Frieden. Denn: die gehemmte Aggression staut sich, wendet sich retroflektierend gegen den eigenen Organismus und ergeht sich zugleich projizierend in Größenfantasien und kollektiven politischen Selbstmordfantasien (Goodman). So entsteht eine Haltung, die bereit ist, atomar zu rüsten, sich aber über den in ohnmächtiger Wut darüber geschleuderten Stein entrüstet. Gestalttherapie lehrt als Einsicht aus praktischer Erfahrung: je mehr auch bei der Aggression wirkliche Berührung stattfindet, desto geringer der Schaden – und nicht jede Berührung des Organismus ist taktiler Natur." (Dreitzel 1985, 66.) Gestalttherapie hat eine ökologische Sicht der Neurose; Krankheit als Störung der Selbstregulierung bezieht sich nicht allein auf den Organismus, sondern auf das Organismus-Umwelt-Feld als Ganzes. Die Theorie des Kontaktprozesses zwischen Organismus und Umwelt sieht von vornherein die immer prekäre Balance zwischen den Bedürfnissen des Organismus und der Erhaltung der inneren und äußeren Umwelt als der Quelle aller Nahrung und dem Reservoir von allem Neuen. Daher arbeitet Gestalttherapie auch am Gewahrsein der Bedürfnisse und Quellen der Umwelt. Wenn den Kontaktprozess keine Introjekte stören, entwickelt sich Liebe und Fürsorge zu der uns tragenden und nährenden Umwelt. Der Kontaktprozess ist nicht nur die Basis für die Beziehungen, sondern auch für Institutionen – und nicht umgekehrt. Eine Beziehung ist die Erwartung, auch zukünftig mit jemandem wechselseitige befriedigende Kontaktprozesse zu haben. Wird diese Erwartung enttäuscht, dann bleibt zunächst Loyalität, eine Persönlichkeitsfunktion, die das Ergebnis früherer befriedigender Kontaktprozesse ist. Loyale Verhaltensweisen stehen beim Gesunden im Dienste der Bedürfnisse des Menschen. Wenn sie sich ihnen gegenüber verselbstständigen, gerinnen sie zu Charakterstrukturen und machen krank. „The healthy personality has little character!" (Perls und Goodman, zit. n. Dreitzel 1985, 68.) Gute Beziehungen resultieren aus befriedigenden Kontaktprozessen und bauen sich aus ihnen immer wieder neu auf. Dies hat seine Bedeutung für Institutionen überhaupt, die ja von den realen Kontaktprozessen ihrer Mitglieder leben. Darauf zu insistieren, betont Dreitzel, ist implizit eine permanente Kritik an herrschenden, aber toten Institutionen." (Dreitzel 1985). Für die Entwicklung einer „gesunden Moral", die auch halten kann, was sie verspricht, spielen damit bei Perls Assimilation (statt Introjektion), bzw. „eigenes" Unterscheidungsvermögen des Menschen (anstatt „fremdes" introjiziertes Unterscheidungsvermögen) und damit auch Aggression und befriedigende Kontaktprozesse eine grundlegende Rolle.

Ein Überblick über weitere gestalttherapeutische Aspekte wird in Hutterer-Krisch (1999) und über Personzentrierte Psychotherapie in Schmidt (1999) gegeben. Eine Kurzversion zum Psychodrama befindet sich in Hutterer-Krisch (1996), interessant ist das Originalwerk von J. L. Moreno, dem Begründer des Psychodramas (1988).

**Heute** finden wir 8 anerkannte Psychotherapiemethoden humanistisch-existenzieller Orientierung. Zu den Methoden mit humanistisch-existenzieller Orientierung zählen 1. die Klientenzentrierte und 2. die Personenzentrierte Psychotherapie, die sich auf Carl Rogers berufen, 3. die Integrative Gestalttherapie, 4. die Gestalttheoretische Psychotherapie, 5. das Psychodrama, 6. die Existenzanalyse bzw. 7. in ihrer Kombination mit der Logotherapie und 8. die in jüngster Zeit anerkannte Integrative Therapie. Auf der Homepage des österreichischen Gesundheitsministeriums sind auch die Homepageadressen der Ausbildungsvereine genannt, die ebenfalls wertvolle Literaturhinweise geben.

Im Folgenden zitiere ich die offiziellen Definitionen der verschiedenen humanistisch-existenziell orientierten Vereine in Österreich, wie sie auf der Homepage des Gesundheitsministeriums zu finden sind (PatientInnen-Information über die in Österreich anerkannten psychotherapeutischen Methoden vom 24. Juni 2003). Der interessierte Leser möge an den Schlüsselwörtern (Keywords) und den inhaltlichen unterschiedlichen Akzentuierungen wiederum die verschiedenen Werthaltungen selbst ablesen.

### 5.3.4.1 Klientenzentrierte Psychotherapie (KP)

Darstellungsbeispiel:
„Keywords: Bedingungsfreie Wertschätzung, Empathisches Verstehen, Entwicklungspotenzial, Inneres Erleben, Zwischenmenschliche Beziehung.
Die Klientenzentrierte Psychotherapie (auch als **Gesprächspsychotherapie** oder **Personenzentrierte Psychotherapie** bekannt) wurde von dem amerikanischen Psychologen **Carl R. Rogers** (1902–1987) in der 40er-Jahren begründet. Einer der wichtigsten Mitarbeiter bei der Entwicklung dieses Ansatzes ist der 1938 aus Wien vertriebene **Eugene Gendlin.**
Diesem Ansatz liegt die Überzeugung zugrunde, dass der Mensch über ein

ihm innewohnendes Entwicklungspotenzial verfügt: eine grundsätzlich konstruktive **Aktualisierungstendenz.** Dieses Potenzial wird jedoch nur in **zwischenmenschlichen Beziehungen** wirksam angesprochen, in welchen man bedingungsfreie Wertschätzung und empathisches Verstandenwerden durch (mit sich selbst) kongruente Bezugspersonen erfährt. Wenn eine therapeutische Beziehung wesentlich von diesen Grundeinstellungen getragen ist, kann man sich achtsam begleitet und angstfrei den eigenen inneren und äußeren Zerrissenheiten, Inkongruenzen, Blockaden und Veränderungswünschen zuwenden und die für persönliche Veränderung nötige Tiefung und Klärung des eigenen inneren Erlebens wird möglich. Der Klientenzentrierten Psychotherapie wird von der Forschung ‚eine sehr überzeugend nachgewiesene Wirksamkeit für ein sehr breites Spektrum von Störungen‘ bestätigt.

Sie wird sowohl als Einzel- wie auch als Gruppentherapie angewandt. Außerdem wurden eigene Formen der Kinder- bzw. Spieltherapie und der Paar- und Familientherapie sowie der Familienspieltherapie entwickelt. Darüber hinaus sei auf spezifische Formen wie die **Prä-Therapie (Prouty)** zur Kontaktgewinnung mit schizophrenen oder geistig behinderten Menschen oder den Einbezug kreativer Medien in der **Klientenzentrierten Kunsttherapie (Groddeck)** verwiesen. Über den Bereich der Psychotherapie hinaus wurden u.a. Konzepte der methodischen Achtsamkeit auf inneres Erleben (**Focusing**), des schülerzentrierten Unterrichts und der humanistischen Pädagogik oder einer personzentrierten Kommunikation (**z.B. Familienkonferenz, Gordon**) entwickelt." (PatientInnen-Information über die in Österreich anerkannten psychotherapeutischen Methoden vom 24. Juni 2003.)

### 5.3.4.2   Personenzentrierte Psychotherapie (PP)

Darstellungsbeispiel:

„Keywords: Aktualisierungstendenz, Echtheit, Einfühlung, Selbst (Selbstkonzept), Beziehung. Die Personenzentrierte Psychotherapie wurde vom amerikanischen Psychologen und Psychotherapeuten Carl R. Rogers (1902–1987) in Abgrenzung zu direktiven und interpretativen Vorgangsweisen in Beratung und Psychotherapie entwickelt. Ihr liegt die Überzeugung zugrunde, dass der Mensch über ein ihm innewohnendes Potenzial zur Persönlichkeitsentwicklung und konstruktiven Gestaltung seines Lebens verfügt, welches sich in Begegnung von Person zu Person entfalten kann.

Dies ist in der therapeutischen Beziehung unter der Voraussetzung möglich, dass TherapeutInnen in weitgehender Übereinstimmung mit ihrem eigenen Erleben stehen und ihre Wertschätzung für die Klientin bzw. den Klienten nicht an Bedingungen geknüpft ist. KlientInnen erleben fortwährend eine respektvolle und einfühlende Zuwendung zu ihren eigenen Problemen und Gefühlen. In dieser Atmosphäre der Sicherheit können sie angstfrei und offen ihre Probleme besprechen und intensiv ihre Erfahrungen klären. So werden seelische Belastungen, Ängste und Probleme vermindert, Symptome abgebaut; schrittweise entwickelt sich Selbstachtung und ein positives Selbstbild. Durch die Aktivierung der eigenen inneren Ressourcen und Energien wird es möglich, sich in Richtung größerer Reife zu entwickeln, für ihre bzw. seine im Leben auftretenden Probleme angemessene und befriedigende Lösungen zu schaffen sowie ihr bzw. sein Leben aktiv nach den eigenen Bedürfnissen und Werten zu gestalten.

Medium der Therapie ist das Gespräch und andere (körperliche, spielerische, kreative) Ausdrucks- und Kommunikationsmöglichkeiten. Sie wird in Form von Einzeltherapie für Erwachsene und Kinder sowie als Paar-, Familien- und Gruppentherapie durchgeführt." (PatientInnen-Information über die in Österreich anerkannten psychotherapeutischen Methoden vom 24. Juni 2003.)

### 5.3.4.3 Integrative Gestalttherapie (IG)

Darstellungsbeispiel:
„Keywords: Humanistische Psychotherapie, Erlebnisaktivierung, Aktive Problembewältigung, Förderung der Beziehungsfähigkeit, Kreativitätsförderung. Aufbauend auf ihre tiefenpsychologischen Wurzeln wurde die Integrative Gestalttherapie durch die Integration der gestaltpsychologischen Wahrnehmungstheorie und des Konzeptes der Selbstorganisation des Organismus zu einem phänomenologisch-hermeneutischen und dialogischen Verfahren weiterentwickelt. Gestalttherapie sieht den Menschen als ein zur Verantwortung fähiges, auf soziale Begegnung und Beziehung ausgerichtetes Wesen, das in einem lebenslangen Wachstums- und Integrationsprozess seine Potenziale verwirklichen kann. Ungünstige Entwicklungsbedingungen können die Selbst- und Fremdwahrnehmungsfähigkeit sowie Handlungs- und Kontaktfähigkeit nachhaltig stören, wodurch die Persönlichkeitsstruktur mangelhaft entwickelt und das gesamte Erleben der Person konflikthaft eingeschränkt werden kann, was sich z.B. in psychosomatischen Problematiken, psychischen Symptomen oder nicht zufrieden stellenden sozialen Beziehungen äußern kann.

In der gestalttherapeutischen Arbeit achten KlientIn und TherapeutIn auf die im Prozess der gegenwärtigen, therapeutischen Begegnung im Hier und Jetzt auftauchenden gedanklichen, emotionalen und körperlichen Phänomene, die in ihrer Bedeutung erlebbar gemacht und verbessert integriert werden können. Die ganz individuelle Erlebniswelt der Patientin bzw. des Patienten werden immer als dessen kreative Leistung vor dem Hintergrund ihrer/seiner Biographie wertgeschätzt. Besondere Aufmerksamkeit wird auf die Beziehung zwischen TherapeutIn und KlientIn gelegt. Ziele der Therapie sind Kontakt- und Beziehungsfähigkeit, vertieftes Sinnerleben sowie eine Steigerung der Lebensfreude und Lebensenergie. Um über das Verstehen hinaus eine ganzheitliche Erfahrung zu ermöglichen können neben dem Gespräch auch erlebnisaktivierende Methoden (kreative Medien, imaginative Techniken, szenischer Ausdruck sowie Körper- und Bewegungsarbeit) in den therapeutischen Prozess miteinbezogen werden.

Therapeutische Arbeitsformen: Einzeltherapie, Gruppentherapie, Arbeit mit Paaren und Familien. Einzeltherapien können von einigen Stunden bis zu einigen Jahren dauern, abhängig vom Bedürfnis der KlientInnen und dem Schwergrad des Problems. Meist werden 1 bis maximal 2 Sitzungen pro Woche zu je 50 Minuten vereinbart. Paar- oder Familientherapiesitzungen dauern meist 90 Minuten." (PatientInnen-Information über die in Österreich anerkannten psychotherapeutischen Methoden vom 24. Juni 2003.)

## 5.3.4.4   Gestalttheoretische Psychotherapie (GTP)

Darstellungsbeispiel:
„Keywords: Gestalttherapie, Tiefenpsychologisch, Humanistisch, Systemtheoretisch, Gestaltpsychologie. Die Gestalttheoretische Psychotherapie ist eine spezielle Strömung der **Gestalttherapie.** Sie ist ein erlebnisorientierter **tiefenpsychologischer** und systemtheoretischer Ansatz, der sich unmittelbar von der **Gestaltpsychologie** der Berliner Schule ableitet und auf einem **humanistischen** Menschenbild gründet. Im Hier und Jetzt der geschützten Therapiesituation werden die Kontaktfähigkeit zu sich und anderen sowie die Einsicht in die eigene Lebenssituation gefördert. Die therapeutische Beziehung ist von Wertschätzung und einer empathischen Haltung getragen. Der Mensch wird grundsätzlich als fähig angesehen, sein Leben sinnvoll zu gestalten und Störungen, sogenannte „Sackgassen", aus eigener Kraft zu überwinden. Mit zunehmender Fähigkeit, sich als Teil einer Gemeinschaft zu verstehen (z.B. Familie, Arbeitsteam, Gesellschaft) und aus diesem Verständnis heraus situationsgemäß zu handeln, wächst die soziale Kompetenz und die Möglichkeit, mit sich und der Welt besser zurecht zu kommen. Die Selbstverantwortung wird gefördert.

Methodisch eröffnet die Gestalttheoretische Psychotherapie eine Vielfalt psychotherapeutischer Arbeitsmöglichkeiten: etwa mit Träumen und Fantasien, mit dem unmittelbaren Erleben von Gefühlen und Körperempfindungen, mit Ausdrucksmitteln wie Malen und Modellieren, mit Rollenspielen und Beziehungsklärungen. Durch Identifikation mit weniger vertrauten Aspekten des Lebensraums werden völlig neue Einsichten gewonnen und widersprüchliche Persönlichkeitsanteile durch Methoden, wie die Arbeit mit dem leeren Stuhl z.B., durchgearbeitet. Unbewusste Seiten der Persönlichkeit, verdrängte Wünsche und Bedürfnisse werden bewusst gemacht und in die Gesamtpersönlichkeit reintegriert.

Gestalttheoretische Psychotherapie findet Anwendung in der Einzel-, Paar-, Familien- und Gruppentherapie sowie in der Supervision." (PatientInnen-Information über die in Österreich anerkannten psychotherapeutischen Methoden vom 24. Juni 2003.)

### 5.3.4.5 Psychodrama (PD)

Darstellungsbeispiel:
„Keywords: Rolle, Begegnung, Kreativität, Szenische Bearbeitung, Ressour-cenorientiertheit. Der Begründer des Psychodramas, der Wiener Psychiater Jakob Levy Moreno (1889–1974), sieht den Menschen als soziales, sponta-nes, kreatives und in Rollen handelndes Wesen an. Der Ansatz geht einher mit der Humanistischen Psychologie und einer existenzialistischen Philo-sophie der Begegnung. In der Psychodramatherapie liegt der Brennpunkt vor allem auf den zwischenmenschlichen Beziehungen (Interpersonelle Theorie). Ziel der therapeutischen Bemühungen ist es, erstarrtes Rollen-handeln situationsgerecht flexibel und spontane, kreative Energie verfüg-bar zu machen. Daraus ergeben sich neue Sichtweisen und Handlungsmög-lichkeiten.

Die Mittel dazu sind das **darstellende Spiel** von Situationen und Rollen. Das heißt, neben dem mündlichen Austausch kommt das Handeln unter Einbeziehung des körperlichen Ausdruckes hinzu. Die Wiederholung von konflikthaften Szenen aktualisiert das Problem, führt zur Einsicht, Bewäl-tigung und Lösung (**Katharsis**), wobei die Möglichkeiten (Ressourcen) und Grenzen der KlientInnen berücksichtigt sind. Ein typisches Beispiel des Vorgehens ist der **Tausch der Rollen** mit den Konfliktpartnern, in dem ich mich in sie hineinversetze und gleichzeitig die Wirkung meines Verhaltens im Gegenüber spüren kann.

Psychodrama findet Anwendung in der Einzel-, Paar-, Familien- und Grup-pentherapie und bei allen seelischen Problemen bis hin zur Kriseninterven-tion." (PatientInnen-Information über die in Österreich anerkannten psychotherapeutischen Methoden vom 24. Juni 2003.)

### 5.3.4.6 Existenzanalyse (E)

Darstellungsbeispiel:
„Keywords: Authentizität, Sinn, Dialog, Beziehung, Emotionalität. Exis-tenzanalyse ist ein Verfahren zur Behandlung seelischer Belastungen und Störungen, das vom Wiener Psychiater V. Frankl in den 30er-Jahren begrün-det und von A. Längle seit Beginn der 80er-Jahre in Wien erweitert wurde. Als Ziel existenzanalytischer Behandlung wird ein **Leben mit innerer Zustimmung** (mit innerem „Ja") zum eigenen Handeln angesehen. Diese Orientierung zielt in erster Linie auf persönliche **Erfüllung** im Leben ab.

Die Arbeit setzt an Unklarheiten, Unentschiedenheiten und Verfremdun-
gen sowie am Verstehen der eigenen Gefühlswelt an. Die Linderung von
Belastungen und Problemen oder Heilung von **Krankheiten wird durch die
Mobilisierung der Kräfte und Fähigkeiten der Person angestrebt.**
**Die Existenzanalyse arbeitet stets mit dem eigenen Erleben,** mit dem die
persönliche Erfüllung im Leben aufgespürt wird. In der Existenzanalyse
wird **Existenz** als ein in Freiheit und Verantwortung gestaltetes Leben verstanden, in welchem neben der Vergangenheit vor allem die Gegenwart
und die Zukunft eine Rolle spielen. Dabei wird den „Bausteinen der Existenz" nachgegangen, die sich in einfachen Worten mit den Fragen beschreiben lassen: „ **Kann** ich sein, da, wo ich bin? – **Mag** ich leben? – **Darf** ich so
sein, wie ich bin? – Wofür **soll** ich leben?" Mit der **Logotherapie,** einem Spe-
zialgebiet der Existenzanalyse, werden **Sinn**probleme (bei Krisen, Verlus-
ten, Lebensabschnitten) behandelt.
Die Bearbeitung von Sinnproblemen benötigt im Allgemeinen 10–15 Stunden, für existenzanalytische Psychotherapie ist mit mindestens 20–30
Gesprächen zu rechnen. Die Gespräche finden meist in Einzelsitzungen
(im Sitzen) statt, meistens ein Gespräch wöchentlich." (PatientInnen-Information über die in Österreich anerkannten psychotherapeutischen Methoden vom 24. Juni 2003.)

### 5.3.4.7   Existenzanalyse und Logotherapie (EL)

Darstellungsbeispiel:
„Keywords: Sinnfragen, Personale Begegnung, Leiderfahrungen, Sinnorientierung, Klientengerechte Ethik. Die Existenzanalyse und Logotherapie
wurde von Viktor E. Frankl (1905–1997) begründet und wird als „Dritte
Wiener Schule" bezeichnet. Die Existenzanalyse bildet die Grundlage für
eine anthropologisch-ganzheitliche und im Hinblick auf die Persönlichkeitsentwicklung differenzierte Schau vom Menschen. Dieser wird als
ein sinnsuchendes Wesen betrachtet, das selbstverantwortlich sein Leben
gestalten will und dessen Menschsein von einer unverlierbaren Würde
erfüllt ist. Psychisches Leiden steht in unmittelbarem Zusammenhang mit
den existenziell bedeutsamen Lebens- und Sinnfragen des Menschen. Dieses Menschenbild kommt in Form der Logotherapie, einer sinnzentrierten
Psychotherapie, konkret zur Anwendung. Die Ziele einer psychotherapeutischen Behandlung sind die Wiedererlangung eines sinn- und wertvoll
empfundenen Lebens, die Stärkung der Liebes- und Arbeitsfähigkeit sowie
ein sinnvoller Umgang mit Leiderfahrungen. Damit wird der Wille des
Menschen zum Sinn aktiviert und jene gesunden Anteile der menschlichen
Persönlichkeit und seines Umfeldes unterstützt, die zur Heilung und Linderung von Krankheitssymptomen sowie zur Sinnorientierung und Neuorganisation des Erlebens und Verhaltens wesentlich beitragen.

Mittels der Techniken der **paradoxen Intention**, der **Dereflexion** und der **Einstellungsmodulation** nach Elisabeth Lukas sollen die intuitiven, sozialen, kognitiven und kreativ-geistigen Fähigkeiten des Menschen beim Erkennen und Umsetzen sinnvoller Lösungen in den jeweiligen konkreten Lebenssituationen gestärkt und weiterentwickelt werden. Im Mittelpunkt der Klient-Therapeut-Beziehung stehen die personale Begegnung und eine klientengerechte Ethik. Die Existenzanalyse und Logotherapie kann in Form der Kurzzeit- oder Langzeittherapie eingesetzt werden. Sie ist sowohl für Einzel-, Paar-, Gruppen- und Familientherapie geeignet. Dauer und Setting richten sich nach der jeweiligen Fragestellung und Indikation und können einmal bis zweimal wöchentlich vereinbart werden." (PatientInnen-Information über die in Österreich anerkannten psychotherapeutischen Methoden vom 24. Juni 2003.)

## 5.3.4.8  Integrative Therapie (IT)

Darstellungsbeispiel:
„Keywords: Integration, Intersubjektiver Korrespondenzprozess, Leib-Subjekt, Tree of Science, biopsychosozialökologisches Modell. Die Integrative Therapie ist ein seit Beginn der 70er-Jahre entwickelter Behandlungsansatz von systematischer Methodenintegration und schulenübergreifender Konzeptentwicklung in der Psychotherapie, der auf der Grundlage klinisch-empirischer Forschung ständig weiterentwickelt wird. Durch mehrperspektivische Zugangsweisen werden multimethodische Behandlungswege ermöglicht. Im Metamodell eines Tree of Science wird die Wissensstruktur der IT als psychotherapeutische Disziplin klar umrissen.
Neben verbalem Austausch sind in der Therapie auch Ansätze nonverbaler Kommunikation sowie kreativer Methoden, Techniken und Medien miteinbezogen. Das Ziel ist Heilungs- und Entwicklungsprozesse bei psychischen, psychosomatischen und psychosozialen Erkrankungen in Gang zu setzen, Besserungen von seelischen Leidenzuständen zu erwirken, die Beseitigung von Krankheitssymptomen zu erreichen und Lebensqualität, Gesundheitsverhalten und Persönlichkeitsentwicklung zu fördern. Die Neuorganisation des Denkens, Erlebens und Verhaltens des Patienten wird mittels therapeutischen Kontakts, Begegnung und Beziehung unter Bearbeitung aktueller Lebensprobleme, Netzwerksituationen sowie unbewusster Konflikte unter Berücksichtigung neurowissenschaftlicher Kenntnisstände angestrebt. Die therapeutische Beziehung zwischen Patienten und Therapeuten wird als intersubjektiver Prozess begriffen. Die sich dabei realisierenden Phänomene werden – in der Gegenwart – als bewusste und unbewusste Strebungen und lebensbestimmende, belastende, defiziente oder protektive Ereignisse in der Biografie fokussiert und in ihrer Relevanz für die Persönlichkeitsentwicklung und Lebensführung erfahrbar, so dass

eine zukunftsgerichtete, nachhaltige Veränderung des Lebensstils möglich wird.

Auf dieser Basis ist die Integrative Therapie ein kuratives und palliatives Handeln in ambulanten, stationären, klinischen und rehabilitativen Settings, eine gesundheitsfördernde Arbeit, z.B. für Prävention und den Aufbau eines gesundheitsaktiven Lebensstils, ein Weg zur Persönlichkeitsentwicklung, z.B. durch Förderung von Bewusstheit, Kompetenzerleben, Selbstwirksamkeit, persönlicher Souveränität im privaten und öffentlichen Bereich und auch eine Möglichkeit der Kulturarbeit durch Förderung gesellschafts- und gesundheitspolitischen Bewusstseins sowie Engagement für soziale Gerechtigkeit, Gesundheitskultur und von humanen Lebensbedingungen.

Die Integrative Therapie findet Anwendung in der Einzel-, Paar-, Familien- und Gruppentherapie sowie in der Supervision." (PatientInnen-Information über die in Österreich anerkannten psychotherapeutischen Methoden.)

## 5.3.5    Systemische Orientierung

(Schwerpunkte: Systemtheorien, Konstruktivismus)

### 5.3.5.1    *Zu Systemischen/familientherapeutischen Ansätzen (R. Riedler-Singer)*

Einen Überblick über die historische Entwicklung mit ihren Vertretern und Schwerpunkten, auch unter Einbeziehung der deutschsprachigen Situation, geben Steiner, Brandl-Nebehay und Reiter (2002). Dabei zeigt sich, dass im Unterschied zu anderen Therapieschulen nicht auf eine einzige Gründerpersönlichkeit zurückgegriffen werden kann, sondern das Feld „aus einer Vielfalt von klinischen und theoretischen Konzepten ... schöpfen kann" (20). Bereits in der Pionierzeit sind „gleichzeitig und an vielen Orten und aus verschiedenen Traditionen heraus" Ansätze, mit der ganzen Familie zu arbeiten, entstanden (Reiter 1996, 5). Es kam sogar zu einem „Manifest gegen jegliche Verschulung und Kanonisierung" bei den Pionieren. „Gemeinsam war den meisten Richtungen, dass sie die wesentlichen Determinanten der Entstehung seelischer Störungen und Probleme im Hier und Jetzt der familiären Strukturen und Prozesse sahen, und gemeinsam war allen, dass sie die Familie als Ganzes in die Therapie einbezogen."

Bevor wir uns nun dem historischen Aufriss der Modelle widmen, muss darauf hingewiesen werden, dass es bis heute unterschiedliche Praxen in der systemischen Familientherapie gibt, da die Modellintegration nur teilweise stattgefunden hat. Dies bedauern manche, während andere die Unterschiede klar herausstreichen. In Deutschland brauchte es bis 2002, bis ein erstes Lehrbuch – von Wirsching und Scheib – herauskam, welches den Kanon gemeinsamer Grundhaltungen erfasste.

Da sich philosophische Grundlegungen für Menschenbilder, Krankheitsmodelle und therapeutische Interventionstechniken nur jenen erschließen, welche die ganze Fülle der theoretischen und klinischen Erkenntnisse im Blick haben, sei dem interessierten Leser zur Vertiefung der Thematik das Lehrbuch „Systemische Familientherapie", welches 1998 von Brandl-Nebehay, Rauscher-Gföhler und Kleibel-Arbeithuber in Wien erschienen ist, empfohlen.

Eine detaillierte Befassung würde den Rahmen des vorliegenden Buches sprengen, so dass hier nur eine kurze Zusammenfassung mit einem auf die Ethik verweisenden Beispiel aus der Konzeption, Rollenauffassung und Zielsetzung der unterschiedlichen Richtungen erfolgen kann.

Spätestens in der Hälfte des vergangenen Jahrhunderts wurde – abgesehen von früheren Vordenkern – der cartesianische Entwurf einer objektiven Welt durch die grundlegende Betonung der Interdependenz alles Seienden ergänzt sowie teilweise abgelöst. Man nennt dies „Ökologisch-systemische Weltsicht" (s. auch Wetzel 2002). Angewandt auf das dargestellte Gebiet haben sich, grob gesprochen, ursprünglich drei Richtungen der Familientherapie herauskristallisiert.

## 1. Die drei klassischen Modelle der Familientherapie

a) *Das psychoanalytische bzw. familienhistorische Modell* fokussiert sowohl das Vergangenheitsunbewusste als auch das Gegenwartsunbewusste der gesamten Familie. Es ist an der Geschichte der Familie über Generationen hinweg interessiert. Die Therapiedauer kann lange sein, die Therapeuten betreiben Familiendiagnostik, sie arbeiten deutend und aufdeckend, indem sie Einsicht erzeugen wollen, um die Befreiung von pathologischen Verbindungen und kollusiven Mustern zu fördern. Die Mehrgenerationenproblematik sowie die Lehre von den Delegationen, familiären Bindungen und Ausstoßungen stehen im Mittelpunkt. Wichtige Vertreter sind N. Ackermann, I. Boszormeny-Nagy, M. Bowen sowie in Deutschland H. E. Richter, H. Stierlin, E. und U. Sperling, Th. Bauriedl, M. Cierpka, G. Reich und M. Buchholz, weiters J. Willi in der Schweiz.

„Die angestrebte Veränderung bezieht sich auf die Beziehungsstrukturen zwischen den Familienmitgliedern (fußend auf dem Geflecht von bewussten und unbewussten Beziehungsfantasien), aber gleichzeitig auch auf die intrapsychischen Abwehrstrukturen der einzelnen Familienmitglieder, die als Introjekte erlebter interpersonaler Szenen verstanden werden." (Bauriedl 2002, 87). Die gleichschwebende Aufmerksamkeit und die erhebliche Konfliktfähigkeit des Therapeuten ermöglichen „mulitiple Identifikationen" mit allen Familienmitgliedern. Die Therapeuten sind hierbei aktiver als in der Einzelanalyse. Der Therapeut muss sich stets offen halten für das

Erkennen eigener Tendenzen, die ethische Forderung nach ständiger Selbsterfahrung ist zentral. Der Therapeut wird als Container beschrieben, in
dem alles seinen Platz hat. Er darf sich nicht zum Parteigänger machen und
in Grabenkämpfe einlassen, sondern muss stets eine deutliche Rahmung
setzen. Die bisherigen Beziehungsmuster werden während der Therapie in
Frage gestellt, im Unterschied zu anderen Richtungen werden als
Ressourcen nicht so sehr die Fähigkeiten, die vielleicht schon einmal da
waren, und die gesunden Anteile der Person gesehen, sondern das Bedürfnis, dass sie sich selbst etwas Gutes tut, damit es ihr schließlich besser
geht.

b) *Die entwicklungsorientierte Familientherapie oder das Begegnungsmodell.* Hier werden Strömungen zusammengefasst, welche die authentische
Begegnung im Hier und Jetzt fokussieren sowie auch jene, die phänomenologische Denkansätze verarbeitet haben und der humanistischen Psychologie nahestehen. Zu den wichtigsten Vertretern gehören C. Whitacker und
V. Satir. Letztere beschreibt vier Kategorien von Kommunikationsmustern,
welche jeweils einen unterschiedlichen therapeutischen Zugang erfordern.
Die therapeutische Haltung ist wertschätzend, kongruent und interaktiv.
Ziele sind die Selbstwertsteigerung bei den Familienmitgliedern und die
gemeinsame Aktualisierung positiver Erfahrungen. In Deutschland wurden
diese Ansätze aufgegriffen und von M. Bosch weiterentwickelt. In der
Schweiz haben vor allem R. Welter-Elderlin und B. Hildenbrand das Konzept der Begegnung in die gegenwärtigen systemischen Erwägungen eingearbeitet.

c) *Das Struktur-Prozess-Modell.* Es geht von Normvorstellungen über funktionale bzw. dysfunktionale Familienstrukturen aus. Ziel ist die Korrektur
problematischer Muster und Prozesse, also die Umstrukturierung des
Familiensystems bzw. auch das Einüben verbesserter Kommunikationsmuster. Die Rolle des Psychotherapeuten ist aktiv; er ist der Experte im „Fami-
lientanz". Nicht selten ist er direktiv, macht Verschreibungen und gibt
Hausaufgaben. Die theoretischen Grundlagen dazu sind T. Parsons Fami-
liensoziologie sowie die klassische System- und Kommunikationstheorie.
„Dieses Modell umfasst mehrere Schulen, z.B. die strukturelle Familientherapie nach S. Minuchin, die strategische Familientherapie nach J. Haley,
kommunikationstheoretische Ansätze im Sinne von P. Watzlawick sowie
die verhaltenstherapeutische Familientherapie." (Reiter 1996, 6). Ein deutscher Vertreter der letztgenannten Richtung ist K. Hahlweg.

## 2. Systemische Familientherapie

a. *Das Mailänder Modell* entwickelte sich in den 70er- und 80er-Jahren aus
dem Struktur-Prozess-Modell heraus. Inspirierend dafür war die Gruppe
um G. Bateson in Palo Alto, USA. Der damals neue Ausdruck „Systemische Familientherapie" erfolgte in Bezugnahme auf kybernetische Prinzi-

pien erster Ordnung, nach denen es Anliegen wurde, systemische Prozesse wissenschaftlich zu untersuchen sowie in der Folge „objektive Aussagen" über Familiensysteme und ihr Verhalten zu machen. Die Arbeiten der Mailänder Gruppe, nämlich von M. Selvini-Palazzoli, G. Prata, L. Boscolo und G. Cecchin, wurden über lange Zeit zur zentralen Konzeption im deutschsprachigen Raum. Hypothesen über die Funktion des Symptoms, ritualisierte Symptomverschreibungen, paradoxe Interventionen und die Arbeit mit dem Einwegspiegel rückten in den Mittelpunkt. Die Mailänder entwickelten die sich rasch verbreitende Methode des „zirkulären Fragens", das den Zweck verfolgt, der Familie kreisförmige Interaktionsprozesse sichtbar und bewusst zu machen. Trotz der großen Verbreitung und der Faszination, welche von dieser Methode ausgingen, kam es im Laufe der 80er-Jahre zu vermehrter Kritik. Viele Therapeuten bemängelten die wenig reflektierten und zu traditionsgebundenen Vorstellungen von Familie und Partnerschaft und die Verwendung von als manipulativ eingestuften Techniken sowohl im Struktur-Prozess-Modell als auch bei der Mailänder Schule.

b) *Die Radikalkonstruktivistische Wende* als Basis für die systemische Familientherapie erfolgte in Anwendung der von den zwei Biologen H. Maturana und F. Varela entwickelten Theorie autopoietischer Systeme, nach welcher auch ein Familiensystem durch seine innere Struktur determiniert ist und daher nicht durch eine linear kausale Vorgangsweise der Intervention des Therapeuten beeinflusst werden kann. Der Physiker H. v. Foerster hat aufgrund von beobachtungstheoretischen Überlegungen die „Kybernetik zweiter Ordnung" eingeführt, worunter jene Form von Kybernetik verstanden wird, die sich auf die Interaktion zwischen Beobachter und beobachtetem System konzentriert. Kybernetik zweiter Ordnung gibt daher Objektivitätsvorstellungen auf. Hierzu passen auch neuere Konzepte der Erkenntnistheorie von P. Watzlawick und E. v. Glasersfeld.

Hier wird der Therapeut nicht mehr als Experte von außen gesehen, der durch gezielte Intervention auf das Familiensystem einwirken kann. Er versteht sich zunehmend als Partner der Klienten (von „Patienten" durfte von nun an nicht mehr geredet werden), als Mitglied im Behandlungssystem, welcher sich nicht mehr für die Lösung eines Problems, sondern lediglich für die Aufrechterhaltung von Konversation und Dialog verantwortlich sieht. Therapeuten sollen sich veränderungsneutral verhalten, um Widerstand zu vermeiden. Sie suchen nach neuen Beschreibungen für bisher problematische Interaktionen, indem sie Symptome positiv konnotieren und als Leistung der Familienmitglieder füreinander umdeuten. Die Aufmerksamkeit des Therapeuten konzentriert sich somit auf das Verstehen der Symptome. Die therapeutische Haltung bei der Auftragsklärung orientiert sich nicht mehr an einer Diagnose, sondern am Anliegen des Klienten. Berücksichtigt wird hierbei mehr, was für ein Anliegen die Klienten mitbringen, als was sie nach Ansicht der Therapeuten für ihre Veränderung brauchen. Der gemeinsamen Erarbeitung eines Therapiezieles wird also ein hohes Augenmerk geschenkt. Die Problembeschreibung wird möglichst kurz gehalten, mit Hilfe der „Wunderfrage" wird nach problemfreien Zeiten und Interaktionen gesucht. Ziel der therapeutischen Arbeit ist der „Solution-talk". Diese lösungsorientierte Kurztherapie geht hauptsächlich von S. de Shazer und I. Kim Berg aus und wurde unter Einfluss des ressourcenorientierten Denkens des Hypnotherapeuten M. H. Erickson konzipiert. H. Goolishian entwirft in seinem „narrativen Ansatz" ebenso ein Menschenbild mit Akzeptanz und Toleranz gegenüber der Vielfalt menschlicher Welten. Er begreift die narrative Methodik als Möglichkeit neuer Begegnungen. K. Ludewig sieht die ethische Aufgabe des Therapeuten darin, neue Sichtweisen zu eröffnen und die leidvolle Mitgliedschaft an Problemsystemen aufzulösen.

Der Australier M. White und der Neuseeländer D. Epston haben eine Methode entwickelt, Probleme zu externalisieren und durch Distanzierung zu lösen. Sie kleiden z.B. ein Symptom wie die Angst ein, personifizieren es und lassen es mit dem Klienten in Diskurs treten (analog zur gestalttherapeutischen „Technik des leeren Stuhls"). Der norwegische Psychiater T. Andersen führte das „reflecting team" in die Behandlungssituation ein. Dabei stellen die Teammitglieder in einer Therapiepause den Klienten Hypothesen und Lösungsideen zur Verfügung, nachdem sie die Interaktion mit dem Therapeuten hinter der Einwegscheibe beobachtet hatten.

Die Heidelberger Gruppe um H. Stierlin, A. Retzer, G. Schmidt, J. Schweizer, F. Simon, G. Weber u.a. widmet sich vor allem den „Wirklichkeitskonstruktionen" von Psychotikern und ihren Familien. Sie sehen sich als „Anwälte der Ambivalenz" und haben das zirkuläre Fragen zur Meisterschaft gebracht.

## 3. Erfahrungskontext in Bezug auf Modellvorstellungen und Ethik

„Obwohl sich gegenwärtig der Großteil aller systemischen Therapeutinnen und Therapeuten als (radikal-)konstruktivistisch bezeichnet, mehren sich die Zeichen, dass das systemische Feld eine neuerliche, diesmal aber weniger radikale Wandlung durchmacht" (Reiter 1996, 7); eine Wandlung hin zum integrativen Stadium.

Die erkenntnistheoretischen Mängel des radikalen Konstruktivismus haben in den letzten 15 Jahren Kritik ausgelöst (z.B. 1991 von Haltmayer und Riedler-Singer, 1994 von Hörmann und 1995 von Nüse).

Der radikalkonstruktivistische Ansatz meidet die Auseinandersetzung über Ungleichheiten und Ungerechtigkeiten in den familiären Machtverhältnissen zugunsten der Sicht von der gleichartigen Vernetzung der zirkulären Kommunikation. Als Reaktion darauf haben feministische Psychotherapeutinnen wie E. Imber-Black, C. Madanes und D. Willbach auf den Missbrauch von Familienmitgliedern verwiesen, bei dessen Bearbeitung die strikte Neutralität eine gefährliche Äquidistanz zwischen Täter und

Opfer darstellt. Da also de facto nicht immer von der gleichen Präsenz am Zustandekommen von familiären Entscheidungsprozessen ausgegangen werden kann, fordern daher verschiedene Autoren und Autorinnen eine Re-Integration der von den Konstruktivisten als überholt angesehenen Kybernetik erster Ordnung. Dies ginge einher mit einer therapeutischen Haltung, welche die Wertvorstellungen erneut transportiert, wo notwendig, und die Einbeziehung von Schuld und Wiedergutmachung zulässt (s. 5.4.1, Wertorientierte Interventionen nach C. Bühler).

Freilich muss hierbei die den Konstruktivisten wichtige respektvolle Grundhaltung so weit erhalten bleiben, dass der Psychotherapeut nicht der Familie jede Autonomie zu nehmen trachtet, indem er in eine „kontrollierende Interventionitis" verfällt, welche das Familiensystem nur demütigt oder gegen ihn aufwiegelt.

Allein dieses kleine Beispiel zeigt uns, wie sehr durch Veränderung von Modellvorstellungen Probleme sichtbar werden, die sonst unsichtbar bleiben würden. Welcher Modellvorstellung ein Therapeut den Vorzug gibt, ist immer seine Wahl. Diese Wahl kann ein Therapeut nur dann ethisch begründen, wenn er sich unerschrocken, offen, voller Neugier und Lernbereitschaft den gesamten Reichtum der Erkenntnisse erschließt. Das erst gibt ihm den Spielraum, den er braucht, um maßgeschneiderte, kontextgerechte Haltungen einzunehmen und Interventionen vorzubereiten.

## 5.3.5.2   *Systemische Familientherapie (SF)*

Unter Systemische Familientherapie werden Ansätze subsumiert, die Wechselbeziehungen des Einzelnen und seiner inneren Anteile mit größeren Systemen focussieren. Es gibt international gesehen viele Schwerpunktsetzungen in unterschiedlichen Schulen systemischer und familientherapeutischer Ausrichtung (z.B. konstruktivistisches Modell, narratives Modell, Begegnungsmodell, strukturelle und strategische Familientherapie, in Deutschland z.B. zusätzlich noch verhaltenstherapeutische und psychoanalytische Familientherapie).

Darstellungsbeispiel:
„Keywords: Wertschätzung der Person, Achtsamkeit für Kompetenzen und Fähigkeiten der KlientInnen, Probleme in Beziehungszusammenhängen betrachten, Ressourcen- und Lösungsorientierung, Konstruktivistische Grundhaltung. „Systemische Familientherapie versteht sich als eigenständiges psychotherapeutisches Verfahren, welches sich unter anderem aus der Familien- und Paartherapie weiterentwickelt hat. ‚Systemisches Denken' umfasst heterogene Denkansätze aus verschiedenen Disziplinen – Biologie, Soziologie, (Sozial-)Psychologie, Biokybernetik und Systemtheorie, Kommunikations- und Erkenntnistheorien (Konstruktivismus).

Systemische Familientherapie fokussiert Probleme und deren Lösungen, unterstützt und fördert die eigene Handlungskompetenz zur Problembewältigung. Denn Menschen werden als autonom betrachtet, als „Experten und Expertinnen ihrer selbst". Eine systemische Therapeutenhaltung ist gekennzeichnet durch Respekt, Unvoreingenommenheit, Interesse und Wertschätzung der Person, ihrer Absichten, Werte und ihrer bisherigen Lebenserfahrungen und durch eine Unerschrockenheit gegenüber Einstellungen, Theorien, Überzeugungen und Traditionen.

Zu den Methoden zählen spezielle Fragetechniken (zirkuläre und konstruktive Fragen), Klärung der Klientenziele, Rituale, Abschlussinterventionen, Beobachtungsaufgaben, Metaphern, Stellen von (Familien-, Lösungs-) Skulpturen, Einsatz von Beobachterteams und Teamreflexionen. Tendenziell ist systemische Familientherapie eine Kurzzeittherapie und findet Anwendung in der Arbeit mit Einzelnen, Paaren, Familien und Gruppen im klinischen und Gesundheitsbereich, in Bereichen der Supervision, der Fort- und der Weiterbildung und der (Organisations-) Beratung." (PatientInnen-Information über die in Österreich anerkannten psychotherapeutischen Methoden vom 24. Juni 2003.)

### 5.3.6    Beziehungsethik zwischen den Therapieschulen (R. Riedler-Singer)

Als berufliche Aufgabe der Psychotherapeuten gilt ganz allgemein, das Wohlbefinden ihrer Klienten erhöhen zu helfen. Wie aber steht es mit dem eigenen ‚Ist-Zustand': der Art des gegenseitigen Umgangs und der unvoreingenommenen Wertschätzung von Therapeuten und Therapieschulen untereinander?

Ich erinnere mich, obzwar es einige Zeit her ist, noch recht gut an die diffusen, nicht greifbaren Spannungen hinter der Vereinsfassade, die uns Ausbildungskandidaten zu schaffen machte. Relevante Informationen wurden hintangehalten. Unsere Reaktion auf dieses Klima war ängstlich, ja paranoid, über alle Maßen zurückhaltend und nach außenhin zum Jasagen neigend, um keinen unserer Lehrer zu vergrämen. Alles deutet darauf hin, dass auch heute noch ähnliche Prozesse ablaufen. Zwar meint P. Fiedler (1994): „Ich bin jedenfalls fest davon überzeugt, dass die Zeit der Engstirnigkeit in den Psychotherapieschulen und auch die der Lehrmeister zu Ende geht." Wenn auch dieser Optimismus noch kräftiger Unterstützung bedarf, so mag es immerhin ein kleiner Fortschritt sein, dass die Thematik eher beim Namen genannt als unter den Teppich gekehrt wird.

Man muss nicht allzu lange suchen, um wahrzunehmen, dass das Problem für eine ganze Reihe namhafter Autoren zum Anliegen geworden ist. Von *intellektuellem Terrorismus* und von *Bibellektüre* spricht der Psychoanalytiker O. F. Kernberg (1993); von theoretisch-ideologischen Superstrukturen W. Herzog (1982); vom eigenwilligen „Omnipotenz-Anspruch" der Verhaltenstherapeut P. Fiedler (1994); gar vom Sumpf der verschiedenen therapeutischen Dogmen und von den unwiderstehlichen Klauen der therapeutischen Schulen die Systemiker G. Cecchin et al. (1993). Der Gruppenanalytiker A. Pritz (1994) formuliert 11 Thesen zur Herrschaft und Psychopa-thologie in psychotherapeutischen Vereinen. Der Gruppendynamiker J. Schmidt (1991) spricht von Hierarchisierung sowie von Macht- und Einflusspfründen der Schulen, wobei die Suche des Einzelnen nach intellektueller Wahrhaftigkeit einerseits und das Bedürfnis nach Mitgliedschaft andrerseits in einer Double-bind-Situation münden. H. Petzold (1993) schließlich, um nur einige maßgebliche Stimmen zu nennen, spricht von äußerst bedenklichen Konsequenzen schulenprotektionistischer Machtpolitik und beklagt den beinahe vollständigen Mangel an integrativer Ausbildungsdidaktik.

### 5.3.6.1  Zum Begriff Beziehungsethik

Zitate wie die oben ausgewählten lassen an Deutlichkeit und Dringlichkeit nichts zu wünschen übrig. Offenbar besteht Handlungsbedarf. Was gibt es zu tun, um eine Verbesserung der unerfreulichen Zustände voranzutreiben? I. Boszormenyi-Nagy (1975) hat den Begriff der *Beziehungsethik* geprägt, wobei er mit ‚Ethik‘ in diesem Zusammenhang nicht eine Ansammlung bestimmter moralischer Werte oder Richtlinien über ‚falsch‘ und ‚richtig‘ meint, sondern die jeweilige Suche nach zwischenmenschlicher Gerechtigkeit und Fairness. Der Anspruch auf einen irgendwann erfolgenden Gerechtigkeitsausgleich zwischen den Verdiensten, aber auch der Schuld von Familienmitgliedern über mehrere Generationen hinweg sei ein grundlegender Faktor menschlicher Existenz. Da ich in gewissem Sinn auch die Vielfalt der therapeutischen Schulen und Richtungen als ‚Familie‘ mit weit verzweigtem Stammbaum, mit verschiedenen Generationen und Entwicklungstendenzen, mit ‚Bündnissen‘ und ‚Scheidungen‘ betrachte, lassen sich analog dazu die oben angeführten ethischen Prinzipien übertragen. So wie im Familienleben spielen auch in der Entwicklung der Psychotherapie die über mehrere Generationen und Richtungen hin erbrachten Verdienste und Anregungen eine bedeutsame Rolle. Jede therapeutische Richtung hat Anspruch auf faire Würdigung ihres Entwicklungsbeitrages, wenngleich sich aus den nachweislichen Grenzen jeder theoretischen Modellvorstellung auch die Erkenntnis ergibt, was jedes Modell schuldig bleibt und wo andere Modelle einen Ausgleich zu diesen Defiziten bilden.

### 5.3.6.2  Nutzen und Motive

Welchen Zugewinn, welche Hilfe in seiner therapeutischen Tätigkeit und in seinem Selbstverständnis hat der Einzelne nun zu erwarten, wenn er sich mit den anstehenden Fragen der Beziehungsethik auseinandersetzt? Auf den ersten Blick mag es vielleicht scheinen, dass die Abschottung gegenüber anderen Therapieschulen ein ohnehin prekäres Identitätsgefühl schützt und den eigenen Marktinteressen dient. Geht man jedoch über diesen kurzsichtigen Ansatz hinaus, wird man bald erkennen, dass das Vergleichen konkurrierender Theorien lustvoll sein kann, indem es die Freude am klaren Denken fördert und den Erfahrungshorizont erweitert. Es befriedigt die intellektuelle Neugier, schafft Übersicht und dadurch erhöhtes Sicherheitsgefühl. Bekanntwerden mit vielfältigen Techniken macht unabhängiger von einer bestimmten Klientel. Der Therapeut ist souveräner, kann universeller über sein Instrumentarium verfügen, ist in komplexen Situationen handlungsfähig und eben dadurch den Anforderungen des Berufslebens besser gewachsen als einer, der in falsch verstandener Loyalität ängstlich jeden Blick aus dem Fenster des eigenen Lehrgebäudes vermeidet. Natürlich ist es unmöglich, in jeder noch so speziellen Problemstellung firm zu sein; gerade in solchen Fällen aber, wo das eigene Wissen an seine Grenzen stößt, ist es eine Genugtuung, indirekte Hilfe durch geeignete Überweisung leisten zu können.

### 5.3.6.3  Ausbildungsethik

Aus naheliegenden Gründen gilt in der Ausbildungssituation, dass vorerst ein Einstiegsmodell vorgestellt und geübt wird, um damit dem Kandidaten eine erste Handlungsgrundlage zu verschaffen. In der Folge ist jedoch auf Entwicklungstrends und in Diskussion befindliche Fragen hinzuweisen, so dass von Anfang an der Idealisierung der Techniken und vermeintlicher ‚Gurus‘ der jeweiligen Schule begegnet wird. Eine zunehmend realistische Einschätzung des eigenen Wissensspektrums soll damit ermöglicht werden. Dazu einige Zitate aus den ‚11 Thesen‘ von A. Pritz (1994, 202 u. 204): „Die derzeitige Struktur der psychotherapeutischen Vereine fördert die Mythenbildung über sich selbst. – Typische Abwehrformen bei auftretenden Konflikten in den Vereinen sind zu beobachten: Die Idealisierung, die Projektion und die gruppenspezifische Organisation von Außenseitern. – Aufgrund der linearen Abhängigkeitssituation besteht immer die Gefahr der Unterwerfung unter das Diktat eines pseudoreligiösen Führers, der sich in der Nachfolge eines Schulengründers sieht oder gesehen wird." Objektive Kriterien helfen Transparenz zu schaffen und den genannten Gefahren zu begegnen. Notwendig ist der offene Entscheidungsprozess – wie der Psychoanalytiker Kernberg (Kernberg 1993, 17) betont – „für die Entwicklung und Graduierung der Kandidaten, für die Erneuerung der Lehr- und Ausbildungsanalytiker, für die kontinuierliche Beobachtung und Revision des Curriculums und für die Definition und Beobachtung der administrativen Organisation des Institutes". Zum Umgang mit den Kandidaten gilt: gerechte Behandlung – wider das ‚Lieblingsschülersyndrom‘ –

ohne Bevorzugung oder Benachteiligung; den Auszubildenden nur Aufgaben zuzuweisen, denen sie gewachsen sind, und ihnen dabei angemessene Hilfestellung zu geben.

Der Lehrende hat nur didaktisch sinnvolle, zumutbare Schritte zu setzen. Dabei ist ihm anzuraten, sich einer permanenten Selbstreflexion über Narzissmus, Dominanzstreben, Machtstreben und Geltungssucht zu unterziehen, denn nur zu verlockend ist die Versuchung, sich im Kreis der Schüler beweihräuchern zu lassen. In der heutigen Praxis wird oft noch akzeptiert, dass „Anpassung höher belohnt wird als Neugier, Unauffälligkeit höher als Unkonventionalität und Folgsamkeit höher als Selbstständigkeit" (Schmidt 1991, 23). Der Lehrende stelle sich der kritischen Diskussion, anstatt sich vorschnell zu distanzieren, er halte den Dialog offen und schaffe Spielraum für Experimente, damit die Kandidaten nicht in regressive Passivität abgleiten. Einwände, die er aus seinem Wissensstand heraus für nötig hält, sind geduldig und fundiert zu begründen.

Die Kandidaten wiederum sollen aktiv den persönlichen Erfahrungshorizont (zum Beispiel aus ihren Basisberufen und ihrer Lebenssituation) einbringen. Gute Lehrer erweitern ihre eigenen Grenzen, wenn sie den Wortmeldungen der Schüler Zeit und Raum geben, womit sich gleich ein praktisches Lehrbeispiel der theorienübergreifenden Diskussionskultur ergibt. Darüber hinaus trägt dies zum Selbstwert der Kandidaten bei, die sich in ihrer eigenständigen Entwicklung gefördert fühlen und durch geeignetes Feedback in manchen Dingen ihrerseits zum Lehrer werden können.

## 5.3.6.4 Wegweiser für die ersten Schritte

Cecchin et al. (1993) verwenden das Bild von Wegweisern, die zum Teil relevant, zum Teil irrelevant sind, und prägen den Terminus der ‚vorübergehenden Gewissheit'. Gemeint ist damit die Notwendigkeit, sich zunächst wohl einem Modell gründlich zu widmen, stets aber eingedenk zu sein, dass dies eine methodisch nicht zu vermeidende Vereinfachung ist. „Die verschiedenen Einsichten bauen aufeinander auf, auch wenn sie sich unterscheiden und sich manchmal auszuschließen scheinen. Betrachtet man sie von einem globaleren und ökologischen Blickwinkel, sind die geachteten Wahrheiten nicht in Stein gehauene Gebote. Eine übertriebene Loyalität gegenüber einer bestimmten Idee führt dazu, dass das Individuum, das sie sich zueigen macht, unverantwortlich wird in Bezug auf die ihr immanenten moralischen Konsequenzen. Wenn etwas Verheerendes geschehen ist, trägt nicht das Individuum, sondern die Idee, der die Handlung entspringt, die Verantwortung. Ein ‚respektloser' Therapeut gibt theoretische Vorurteile auf, wenn er in der Fallpraxis nicht mehr weiterkommt." (Cecchin et al. 1993).

Für jeden Therapeuten ist es notwendig, immer wieder den Stand und die

Relevanz der eigenen Theoriebildung und deren praktischer Anwendung kritisch zu hinterfragen. Dies gehört ebenso zum wichtigen Prinzip der therapeutischen Neutralität wie bekanntere – von der psychoanalytischen Schule definierte, im Rahmen dieses Aufsatzes nicht näher zu behandelnde – Faktoren, z.B. Neutralität gegenüber den Werten des Patienten und den Übertragungsmanifestationen. Neutral sein heißt demnach auch, „(...) die Behandlung nicht aufgrund irgendeines Ideals lenken; (...) nicht dieses Fragment oder jenen Bedeutungstypus von vornherein aufgrund theoretischer Vorurteile bevorzugen" (Laplanche und Pontalis 1973, 351).

Auf dem Weg der Ausbildung wird die anfangs naturgemäß größere Abhängigkeit von zunehmender Gleichberechtigung ersetzt werden, womit die therapeutische Haltung der Neutralität reifen kann. Zur Flexibilisierung der Behandlung und zum Einbeziehen weiterer Wegweiser tragen nicht zuletzt den Therapieschulen angeschlossene Beratungsstellen bei, wo mithilfe erfahrener, von der Ausbildungsleitung unabhängiger Lehrer ‚Integration von unten' betrieben wird. Sie dient dem Aufzeigen und Üben des bisher lediglich impliziten therapeutischen Wissens und Handelns, das in der expliziten Therapietheorie nicht zur Sprache gebracht wird. Die Kongruenz zwischen dem, was Therapeuten sagen, und dem, was sie tun, ist zu verstärken. Die unspezifischen Wirkfaktoren, die jedem erfolgreichen therapeutischen Handeln innewohnen, sollen herausgearbeitet werden (dazu Herzog 1982, 24).

Immer sollen Lehrtherapeuten und Supervisoren ausreichend auf dem Feld der praktischen Arbeit tätig bleiben, um nicht in eingleisige Erstarrung zu verfallen. Theorien vermögen das therapeutische Geschehen nur unvollkommen widerzuspiegeln. Die eigenen Erfahrungen in Theorie, Praxis und Lehre müssen in ständiger Wechselwirkung miteinander stehen. Daraus ergibt sich die Forderung, dass ein Ausbildner nicht allzu viele Kandidaten übernimmt. „Zu viele Lehranalysen zu führen, kann auch eine schädliche und gelegentlich korrumpierende Auswirkung für den Lehranalytiker haben." Was Kernberg (1993, 20) hier zur Ausbildungssituation der Psychoanalyse sagt, gilt sinngemäß auch für alle anderen Schulen.

## 5.3.6.5   Das Dilemma der Loyalität

Es soll nicht geleugnet werden, dass bei allem Bemühen, die Effizienz der Ausbildung zu optimieren, ein Dilemma offen bleibt, für dessen Lösung noch keine gültigen Rezepte gegeben werden können: die nicht selten auftretende Inkompatibilität zwischen „scientific community" und „professional community" (Petzold 1993). Das heißt: einerseits gibt es das legitime Bedürfnis nach Loyalität zur eigenen Berufs- und Bezugsgruppe, zur Betonung der – vom Gesetzgeber auch geforderten und vor ihm zu begründenden – Einzigartigkeit des eigenen Paradigmas. Andrerseits gehört

zur wissenschaftlichen Integrität und zur verantwortlichen Klientenbe-
treuung der ständige ‚Blick über den Zaun', obwohl dies dem unmittelbaren Nutzen des Ausbildungsvereins, dem man sich zugehörig fühlt, nicht
dienlich ist. Es liegt auf der Hand, dass nicht zuletzt dadurch das Klima in
den Vereinen nicht immer das sonnigste ist. Die ständige Friktion zwischen den beiden Ansprüchen ist eine Belastung, mit der insbesondere die
Lehrtherapeuten und die Kandidaten fertig werden müssen; weniger
unmittelbar betroffen davon sind die übrigen Vereinsmitglieder.

Neben innerseelischen Konflikten, die zur Integrationsleistung zwingen,
werden immer wieder auch zwischenmenschliche Differenzen, ja Streitfälle zu regeln sein, ohne dass das Ansehen des Einzelnen wie des Vereins darunter Schaden leidet, also auf faire, unpolemische und klare Weise. Dazu
gehört u.a. die schriftliche Regelung des Ausbildungsverhältnisses. Das
Thema des Missbrauchs in wirtschaftlicher, persönlicher, sozialer oder
sexueller Hinsicht während der Ausbildung und der Regelung für daraus
resultierende Beschwerdefälle wird in Kapitel 7.12 (Sorgfaltspflicht in der
Psychotherapieausbildung) näher behandelt.

## 5.3.6.6 Schulenübergreifende Beziehungsethik

Der an anderer Stelle eingemahnte ‚Blick über den Zaun' führt
zum Themenkreis der schulenübergreifenden Praxis, Forschung, Lehre und
Fortbildung. „Das persönliche therapeutische Wissen ist also dann in Frage
zu stellen, wenn der Psychotherapeut seine Forschung auf eine einzige
Theorie beschränkt. Denn dabei arbeitet er (nur) unter Bedingungen, die der
Bestätigung seiner Theorie entgegenkommen. Er verschafft sich Erkenntnisse, deren dogmatischer Gehalt den empirischen übersteigt." (Herzog
1982, 24)
Erweiterung der Erfahrung setzt Dialogfähigkeit der Vertreter verschiedener Schulen voraus. Diese bedarf freilich einer gewissen begrifflichen Anstrengung. Jeglicher Dialog soll ohne Autoritätsgefälle, im respektvollen
Umgang miteinander erfolgen. Sprachbarrieren neigen dazu, Entwertungen, Missverständnisse und Ausgliederungen herbeizuführen. „In dem
Maße, wie psychotherapeutische Schulen soziale Gruppen sind, sind sie
auch Sprachgemeinschaften. Es existiert keine einheitliche psychotherapeutische Terminologie, so dass die Therapieintegration nicht nur verglei-
chend-empirisch, sondern auch vergleichend-begrifflich vorzugehen hat"
(Herzog 1982, 26). Eigene Diagnostik und eigene Schritte müssen in der
Zusammenarbeit plausibel begründet werden – begleitet von permanenter
Nachfrage, ob der Inhalt auch ankam und richtig interpretiert wurde –, so
dass sie Kollegen anderer Richtungen nachvollziehen können.
Voraussetzung für einen fruchtbaren Dialog ist auch die klare Rollendefini-
tion in Bezug auf den eigenen Behandlungsschwerpunkt, um das jeweilige

Maß der Verantwortlichkeit abzuklären. Geschieht dies nicht, wird der
Patient in ein unklares Dreiecksverhältnis (,Triangulation') gezogen, in
dem unreflektierte berufliche Diskrepanzen auf seinem Rücken zur Austragung kommen. Der Patient selbst wird dadurch verwirrt und gerät in
Loyalitätskonflikte, die einer erfolgreichen Behandlung keineswegs zuträg-
lich sind.

In jeder Form von Zusammenarbeit (Gruppenpraxen, Teamarbeit, Konsu-
lentenverhältnis usw.) wird man dafür Sorge tragen müssen, dass „allen
Beschäftigungsverhältnissen (...) rechtlich einwandfreie, klare und faire
Vereinbarungen zugrunde gelegt und den Beschäftigten angemessene Arbeitsbedingungen und der jeweiligen Tätigkeit entsprechende Verträge
angeboten werden" (Krisch und Stemberger 1993, 58 u. 59; Ausführliches
zu dieser Thematik der kollegialen Zusammenarbeit von Psychotherapeuten siehe eben genannten Beitrag, 54 – 60).

Immer ist es notwendig, den Grad der Sicherheit der eigenen These zu
überprüfen und auch den Mut zu haben, neue Ansätze zu suchen, wenn
man in eine Sackgasse geraten scheint. Dem fähigen Therapeuten ist die
,Gnade des Zweifels' zu eigen. Tatsächlich arbeitet ja jede therapeutische
Richtung unter dem Aspekt einer ,praktikablen Vorläufigkeit'.

### 5.3.6.7  Ethik und Menschenbild

Die oft mangelnde Bereitschaft zur Zusammenarbeit rührt nicht
zuletzt oft daher, dass außer empirischen Vergleichen auch geistes-
wissenschaftlich orientierte Studien nötig sind, um implizite oder explizite
anthropologische Voraussetzungen – sprich Menschenbilder – in den verschiedenen Theorien aufzuzeigen. Für die systemische Therapie liegt beispielsweise als Versuch in dieser Richtung – in Zusammenarbeit von Philosophie und Psychotherapie – die Arbeit von Haltmayer und Riedler-Singer
(1991) vor. Da jede Richtung nur einen Teilbereich dessen, was den Menschen ausmacht, in den Griff bekommt, ist den praktizierenden Therapeuten Mut zu machen, sich in einander ergänzenden Richtungen fortzubil-
den, um sowohl der eigenen Ganzheit als der Komplexität der Problemstellung gerechter zu werden. So fordert Fittkau (1982) eine ergänzende So-
wohl-als-auch-Betrachtung statt der ausschließenden Entweder-oder-Pers-
pektive.

### 5.3.6.8  Ausblick

Wie müsste also ein Diskursforum für anspruchsvolle Methodenintegration beschaffen sein? Praktische Verwirklichung könnte es etwa
in einer Psychotherapiewerkstatt erfahren, wo am Fall verschiedene Me-

thoden gezeigt werden. Unvoreingenommene Untersucher, denen es ein Anliegen ist, ihre jeweiligen Standpunkte im Disput zu präzisieren und dabei voneinander zu profitieren, träfen sich zu wechselseitiger Bereicherung von Grundlagenforschung und Praxis. Die schon eingangs erwähnte Gesprächskultur wäre jedenfalls die ideelle Voraussetzung. Integrationsbemühungen blieben nicht weiter nur auf mühselige Einzelleistungen von Therapeuten beschränkt, die das Erleben eines Ungenügens an der eigenen Methode nicht länger tatenlos zur Kenntnis nehmen wollen. Vorab kommt allerdings die praktische Notwendigkeit, Zeit zu finden, Raum zu organisieren und Geld aufzutreiben, um ein solches von allen interessierten Schulen und Universitätsinstituten gemeinsam zu schaffendes Podium ins Leben zu rufen und zu erhalten, ohne dabei in die alten Muster von Kompetenzstreitigkeiten, Prioritätsansprüchen, Eifersüchteleien und Ausgrenzungen zu verfallen. Die Qualität der Aus- und Fortbildungsdidaktik wird an der Bereitschaft des Lehrenden zu messen sein, bei der Erprobung interdisziplinärer Ansätze mitzuwirken. Es „muss unsere Identität als Psychotherapeuten (einer bestimmten Schule) immer wieder überschritten werden, denn wir haben mit anderen psychosozialen und medizinischen Professionen eine übergeordnete Identität als ,*helfende Berufe* im Dienste von Menschen', die Hilfe brauchen, und hierin liegt das wichtigste verbindende – und das heißt immer auch *identitätsstiftende* – Moment für unser Leben und Tun" (Petzold 1993, 1039).

Dieses Zitat, nochmals ein Aufruf zum fächerübergreifenden Brückenschlag, möchte ich an das Ende meiner Ausführungen stellen. Erste Früchte dieser Beziehungsethik sind unter anderem die Informationsstelle des Wiener Landesverbandes für Psychotherapie, die Zeitschrift Psychotherapie Forum sowie die deutsche Zeitschrift Psychotherapie im Dialog, welche vergleichende Beiträge aus der Psychoanalyse, Systemischen Therapie, Verhaltenstherapie und Humanistischen Therapien enthält. Im Gespräch mit S. Fliegel gibt K. Grawe (2005) in der letztgenannten Zeitschrift unter dem Titel „Ich glaube nicht, dass eine Richtung einen Wahrheitsanspruch stellen kann!" bekannt, dass in Bern und Zürich bereits Therapieausbildungen integrativer Natur begonnen wurden. In dieser Ausbildung werden fünf Perspektiven aus der „psychotherapeutischen Landschaft" übernommen: die Störungs-, die Beziehungs-, die Ressourcen-, die entwicklungsgeschichtliche und die motivationale Perspektive. Es wird interessant sein, mitzuverfolgen, wie sich dieses Konzept weiter entwickeln wird.

## 5.4 Wert-Erforschung und psychotherapeutische Behandlung

### 5.4.1 Wertorientierte Interventionen nach C. Bühler

Charlotte Bühler beschäftigt sich mit der Frage, wann es in der Psychotherapie indiziert sei, eine aktive Funktion in der Wertorientierung des Patienten zu ergreifen. Sie nennt fünf verschiedene Situationen, die bestehen können, die ein Eingreifen des Psychotherapeuten erfordern können:

1. Der Patient hat seine Probleme scheinbar erfolgreich durchgearbeitet und es steht an, dass er *anerkannte neue Werte zur Verwirklichung* bringt. Freud und seine Nachfolger haben in einer derartigen Situation mit einem gewissen Druck reagiert. Entsprechend der psychoanalytischen Theorie müssten sich nach entsprechender Problembearbeitung selbst neue Verhaltensweisen einstellen und es dürfte vonseiten des Psychoanalytikers keine weitere Bemühung mehr nötig sein. Das ist jedoch nicht bei allen Patienten der Fall. Bilden sich keine neuen Verhaltensformen automatisch heraus, so bestehen zwei Möglichkeiten: erstens dass die Behandlung nicht lange genug fortgesetzt worden ist und zweitens dass die Analyse nicht tief genug war. Doch auch bei ausreichend analysierten Fällen, so nahmen Freud selbst und andere Psychoanalytiker an, besteht eine gewisse Trägheit und ein Zögern, Veränderungen vorzunehmen. Abgesehen von der Möglichkeit, hier direkt und aktiv als Psychotherapeut einzugreifen, wie dies bei einer Anleitung des Patienten der Fall wäre, betont Bühler die *Möglichkeit der Überschätzung des „Wertpotenzials"* eines Patienten. In diesem Fall müsste der Psychotherapeut diesen Fall aufgeben, weil ein Engpass erreicht wurde, der nicht zu überwinden ist. Diese Frage sollte nach Bühler ins Auge gefasst und anhand von Krankengeschichten untersucht werden.

2. Es gibt Situationen, in denen der Psychotherapeut seine eigene Integrität und sein Gefühl der Selbstachtung untergraben würde, wenn er es in menschlichen und gesellschaftlichen Fragen vermeidet, einen *definitiven Standpunkt* einzunehmen.

Diese Fälle können mitunter unlösbare Identitätskonflikte heraufbeschwören. Ginsburg und Herma griffen dieses Problem auf; Simkin lieferte dazu in Bühler (1975) eine Fallbesprechung. Als psychotherapeutische Grundregel wird betrachtet: Der Psychotherapeut soll nicht dem Patienten sein Wertsystem aufzwingen, sondern ihm helfen, sein eigenes zu finden. In der Praxis ist dies häufig schwieriger als es scheint. Einen Patienten nicht zu beeinflussen ist „leichter gesagt als getan." Manche Patienten sehen den Psychotherapeuten als eine Autorität, die ihm alle Fragen beantworten sollte. Bühler führt ein Fallbeispiel dafür an; ein Patient kann sich von seinem Psychotherapeuten zurückgestoßen und in seiner Sicherheit erschüttert fühlen, wenn der Psychotherapeut explizit nicht mit den Werten des Patienten übereinstimmt. Selbst wenn der Psychotherapeut anschließend den Standpunkt vertritt, „dass jeder das Recht auf seine eigene Lebensauffassung hat", wird das nicht als hilfreich erlebt. Weiters kann auch der kulturelle Unterschied zwischen dem Patienten und dem Psychotherapeuten im Bereich der Werte eine wesentliche Rolle in der psychotherapeutischen Behandlung spielen.

3. Es ist eine *Richtungsänderung in Bezug auf die Ziele* des Patienten oder in Bezug auf sein *Verhalten dringend* angezeigt (z.B. durch die Lebensaltersituation).

Standal und Corsini lieferten in ihrem Buch „Kritische Zwischenfälle in der Psychotherapie" Beispiele dafür. Manche meinen, dass kritische Zwischenfälle gar nicht einzutreten bräuchten, wenn derartige Fälle von Anfang an anders behandelt worden wären. Nach Bühler würden wahrscheinlich auch dann noch Zwischenfälle übrig bleiben, bei denen eine Richtungsänderung wünschenswert ist und ein Eingreifen des Psychotherapeuten hiezu erforderlich ist. Die Einführung einer neuen Perspektive, die der Patient anschließend in Betracht zieht, kann eine Modifikation eines derartigen Eingreifens sein. Eine derartige Perspektive kann z.B. die Lebensaltersituation des Patienten sein. Bühler führt in diesem Zusammenhang ein Beispiel an, in dem die Erwähnung des „Älterwerdens" einer Patientin einen neuen Bezugsrahmen für ihre Orientierung gab. Dadurch kann der Patient eine Anregung bekommen, ohne dass dies direkt vom Psychotherapeuten aus geht.

4. Es muss eine gewisse *Auswahl* getroffen werden. Auswahlsituationen können einen Berufswechsel, Pflichtkonflikte, uvm. betreffen.

Und – „wie Allan Wheelis sagt – der Patient mag vielleicht den Therapeuten geradezu anflehen, ihm gewisse Kriterien zu geben, die ihm das fluktuierende Wertsystem unserer Kultur nicht mehr gibt. Die Strukturierung der Veränderung in der Wertorientierung, die Beratung hinsichtlich verschiedener möglicher Lösungen, das Aufzeigen neuer Möglichkeiten werden als mögliche psychotherapeutische Interventionen genannt. Gefahren liegen dabei in der Frage, ob der Patient dem neu angeregten Vorgehen folgen kann, weiters in der Frage, ob das Denken des Psychotherapeuten vielleicht einseitig ist und einen Standpunkt widerspiegelt, mit dem andere überhaupt nicht übereinstimmen würden (die Frage, mit welchem Recht er seine eigenen Vorurteile anderen vermittelt).

5. Es gibt Situationen, in denen der Psychotherapeut *Werte einführen und betonen* muss, Werte, an die der *weniger ausgereifte Mensch* noch nicht gedacht hat.

Das betrifft besonders die Arbeit mit *Kindern, Adoleszenten und jüngeren oder unerfahreneren Erwachsenen.* Der Psychotherapeut schlüpft in die Rolle des Erziehers. Fromm-Reichmann (1950) spricht z.B. in ihrem Werk „Schizophrenie" von „Anleitung auf angemessene Werte" hin.

Diese fünf häufigen typischen Situationen, die den Psychotherapeuten in Wertprobleme und -konflikte seiner Patienten verwickeln können, sind nach Bühler nicht vollständig und nur als Beispiele, nicht als System zu sehen. Bühler beansprucht auch nicht, Antworten zu geben; sie betont vielmehr, nur Fragen aufzuwerfen sowie die Notwendigkeit von umfassenden Untersuchungen einer größeren Gruppe von Psychotherapeuten verschiedener Schulen, „um Prinzipien aufstellen zu können, die – nachdem sie genügend ausprobiert worden sind – allgemeinere Anerkennung finden können." (Bühler 1975, 181). In Bühlers drittem Beispiel wird das Lebensalter explizit als neue Perspektive oder als Erweiterung der Perspektive eingeführt. Die fünfte Kategorie Bühlers bezieht sich ausdrücklich auf Kinder, Adoleszente oder erwachsene weniger ausgereifte Menschen. Doch auch die vierte typische Situation, in der es um eine Entscheidung wie z.B. Berufswechsel oder Pflichtkonflikte geht oder auch das Beispiel der zweiten Kategorie, in der der Reifegrad des Patienten eine wesentliche Rolle spielt, nimmt das Lebensalter bzw. die Reife des Patienten eine bedeutende Rolle ein.

## 5.4.2    Werte und Alter

Das Alter des Menschen hat einen großen Einfluss auf die jeweils in den Vordergrund tretenden Werte. Damit haben sich verschiedene Autoren befasst; im Folgenden werden die Arbeiten von R. Guardini und E. H. Erikson kurz zusammengefasst.

### 5.4.2.1    Lebensalter und Werte nach R. Guardini

Romano Guardini setzt sich in seinen Schriften zur Ethik, insbesondere in „Die Lebensalter. Ihre ethische und pädagogische Bedeutung", intensiv mit den Lebensaltern und ihren Herausforderungen auseinander. Er unterscheidet verschiedene Lebensalter und die durch die Reifung notwendigen Krisen: das Leben im Mutterschoß (die Krise der Geburt), Kindheit (die Krise der Reifung), der junge Mensch (die Krise durch die Erfahrung), der mündige Mensch (die Krise durch die Erfahrung der Grenze), der ernüchterte Mensch (die Krise der Loslösung), der weise Mensch (der Eintritt ins Greisenalter), der senile Mensch. Mit dem Tod setzt er sich an anderer Stelle auseinander (Guardini 1956, 1993). Die Lebensalter stellen nach Guardini Grundformen des menschlichen Daseins, charakteristische Weisen, wie der Mensch auf dem Weg von der Geburt bis zum Tod Mensch ist, dar. „Diese Bilder sind so stark charakterisiert, dass der Mensch im Gang seines Lebens nicht einfach aus dem einen in das andere hinübergleitet, sondern der Übergang jeweils eine Ablösung bedeutet, deren Vollzug schwierig bis zur Gefährdung werden kann. Er kann längere oder kürzere Zeit in Anspruch nehmen; kann mit Heftigkeit, aber auch mit einer relativen Gleichmäßigkeit vor sich gehen; kann gelingen, aber auch misslingen – letzteres so, dass die ausgelebte Phase festgehalten wird und dadurch die folgende zu kurz kommt; aber auch so, dass die jeweils aktuelle Phase um der kommenden willen verdrängt oder vergewaltigt wird." (Guardini 1994, 38). In diesem Sinne beschäftigt sich Guardini mit dem Verhältnis der einzelnen Phase und der Gesamtgestalt des Lebens mit den Lebensphasen oder Lebensfiguren, d.h. mit den zentralen Charakteristika, die sich im Ganzen des Lebens, das den Hintergrund bildet, als Figuren, die in der jeweiligen Lebensphase in den Vordergrund treten, abheben. Die Charakteristik Guardinis verdeutlicht, dass Lebensprobleme und Krankheiten immer auch unter der Perspektive des Alters gesehen werden müssen und dass es immer auch ethische Fragen sind, die in der Psychotherapie eine Rolle spielen. Eine kurze Zusammenfassung der „Wertfiguren" (bzw. Werte), die Guardini für jede Altersstufe herausarbeitet, befindet sich an anderer Stelle (Hutterer-Krisch 2001).

## 5.4.2.2   Werte und Entwicklung nach E. H. Erikson

Erik H. Erikson (1964): „Der Psychoanalytiker hat guten Grund, Zurückhaltung zu üben, wenn er über die menschliche Tugend spricht. Denn täte er es leichthin, könnte man ihn verdächtigen, die beweisträchtige Last seiner täglichen Beobachtungen zu vergessen, die ihn mit dem ‚viel durchwühlten Boden ...‚ auf dem unsere Tugenden sich stolz erheben', vertraut macht. Und er könnte sich dem Vorwurf aussetzen, die Richtung der Freudschen Gedankengänge aufzugeben, in denen Bewusstseinswerte nur dann eine verantwortliche Neubewertung finden können, wenn die Würdigung der Unbewussten und der irrationalen Kräfte im Menschen fest begründet ist" (Erikson 1966, 99). Anschließend plädiert Erikson allerdings in „Die menschliche Stärke und der Zyklus der Generationen" für ein „offizielles Bild der Ich-Stärke" aus psychoanalytischer Sicht: „Denn ich glaube, dass die Psychoanalytiker, nachdem sie sich ein halbes Jahrhundert Lebensgeschichten angehört haben, ein ‚inoffizielles' Bild der Stärken entwickelt haben, die den individuellen Lebenszyklen wie den Generationenfolgen innewohnen. Ich denke hier an die höchst erfreulichen Gelegenheiten, wo wir übereinstimmend sagen können, dass ein Patient wirklich gebessert ist – nicht, wie die Fragebögen es gerne von uns haben wollen ‚deutlich gebessert' oder ‚teilweise gebessert' – sondern im Wesen gebessert. Hier wird das Verschwinden der Symptome nur beiläufig erwähnt, während das entscheidende Kriterium eine Zunahme in der Stärke und Ausdauer der Konzentration des Patienten auf Bestrebungen ist, die irgendwie richtig sind, sei es nun in der Liebe oder in der Arbeit, im häuslichen Leben, in der Freundschaft oder als Staatsbürger" (Erikson 1966, 100). Das wäre eine Herausforderung nicht nur für Psychoanalytiker, sondern für alle Psychotherapeuten unterschiedlicher methodischer Ausrichtung. Erikson unternimmt selbst einen ersten Versuch dazu. Vor dem Hintergrund der psychoanalytischen Stadien der Psychosexualität, den psychosozialen Krisen (Erikson 1958) und den Stufen der Wahrnehmung (Piaget und Inhelder 1955) identifiziert er 8 grundlegende Werte oder „Tugenden".

Ansätze der Tugend, die in der *Kindheit* entwickelt werden, sich nach Erikson Hoffnung, Willen, Zielstrebigkeit und Tüchtigkeit, Treue in der *Jugend*, Liebe, Fürsorge und Weisheit im *Erwachsenenalter*.

Erikson (1966, 106 ff) fasst diese Werte folgendermaßen kurz und prägnant zusammen:

1. *Zur Hoffnung:* „Hoffnung ist der fortwährende Glaube an die Erfüllbarkeit leidenschaftlicher Wünsche, trotz der dunklen Dränge und Wutgefühle, die den Anfang des Daseins bezeichnen. Hoffnung ist die ontogenetische Grundlage des Glaubens und wird durch den erwachsenen Glauben genährt, der die Grundformen der Fürsorge durchtränkt."

2. *Zum Willen:* „Wille bedeutet ...die ungebrochene Entschlossenheit, sowohl Wahl wie Selbstbeschränkung frei auszuüben, trotz der unvermeidlichen Erfahrung von Scham und Zweifel in der Kindheit. Der Wille ist die Grundlage dafür, dass wir Gesetz und Notwendigkeit akzeptieren, und er wurzelt in der Einsichtigkeit von Eltern, die sich vom Geiste des Gesetzes leiten lassen."

3. *Zur Zielstrebigkeit:* „Zielstrebigkeit bedeutet ... den Mut, als wertvoll erkannte Ziele ins Auge zu fassen und zu verfolgen, unbehindert durch die Niederlagen der kindlichen Fantasie, durch Schuldgefühle und die lähmende Angst vor Strafe."

4. *Zur Tüchtigkeit:* „Tüchtigkeit ist ... der freie Gebrauch von Geschicklichkeit und Intelligenz bei der Erfüllung von Aufgaben, unbehindert durch infantile Minderwertigkeitsgefühle."

5. *Zur Treue:* „Treue ist die Fähigkeit, freiwillig eingegangene Verpflichtungen trotz der unvermeidlichen Widersprüche von Wertsystemen aufrechtzuerhalten. Sie ist der Eckstein der Identität und erhält ihre Inspiration aus bestätigenden Ideologien und von gleichgesinnten Gefährten."

6. *Zur Liebe:* „Liebe bedeutet die Gegenseitigkeit der Hingabe, die für immer den Antagonismus überwindet, der in der geteilten Funktion enthalten ist. Sie durchdringt die Intimität der Individuen und ist damit die Grundlage der ethischen Strebungen."

7. *Zur Fürsorge:* „Fürsorge ist die sich immer erweiternde Sorge für das, was durch Liebe, Notwendigkeit oder Zufall erzeugt wurde; sie überwindet die Ambivalenz, die der unwiderruflichen Verpflichtung anhaftet."

8. *Zur Weisheit:* „Weisheit ist ... ein distanziertes Befasstsein mit dem Leben selbst, angesichts des Todes selbst. Sie erhält und vermittelt die Integrität der Erfahrung, trotz des Niedergangs der körperlichen und geistigen Funktionen. Sie hält für das Bedürfnis der nachfolgenden Generation nach einer integrierten Erbschaft Antworten bereit und bleibt sich doch der Relativität alles Wissens bewusst."

Es ist deutlich geworden, wie Guardini aus ethischer Sicht auf gestaltpsychologischer Grundlage zu ganz ähnlichen Werten stößt wie Erikson aus psychoanalytischer Sicht. Eriksons Prinzip der Hoffnung entspricht Guardinis Prinzip der Erwartung, Eriksons Prinzip des Willens entspricht Guardinis Prinzip der Entschlossenheit, Eriksons Prinzip der Zielstrebigkeit entspricht Guardinis Mut, Ziele ins Auge zu fassen, Eriksons Prinzip der Tüchtigkeit finden wir in Guardinis Bewusstsein von der eigenen Persönlichkeit, den eigenen Kräften, der eigenen Vitalität wieder, Treue als die Fähigkeit, freiwillig eingegangene Verpflichtungen aufrechtzuerhalten, finden wir bei beiden Autoren, Eriksons Prinzip der Liebe könnte man Guardinis innerer Festigkeit, der stillen Kraft des Ordnens, Festhaltens, Fortführens, auf der sich aufbaut, was Familie und Heim heißt, zuordnen und die Prinzipen der Fürsorge und der Weisheit angesichts des Todes werden von beiden Autoren genannt. Auch die Zuordnung zu den Lebensaltern stimmt teilweise überein.

## 5.4.3   Werte und Geschlecht

### 5.4.3.1   *Feministische Ethik*

Eine weitere Basisvariable für ethische Fragen ist neben dem Alter zweifellos das Geschlecht; die geschlechtsspezifische Diskussion hat erst in den letzten Jahrzehnten zunehmend mehr gesellschaftspolitischen Raum eingenommen. Zweifellos stellen sich auch ethische Konfliktsituationen anders, je nachdem, ob es sich um eine Frau oder einen Mann handelt. Dies ergibt sich schon allein z.B. aus den Fortpflanzungsfunktionen und dem Alter der Zeugungsfähigkeit, der Frauen weniger Zeit einräumt als Männern. Auch die gesellschaftlichen Normen sind – geschlechtsspezifisch betrachtet – sehr unterschiedlich.

Es lohnt sich, über Grundwerte unserer Gesellschaft nachzudenken, die für die beiden Geschlechter ganz unterschiedlich sind. Würden wir Macht- und Herrschaftsbeziehungen zwischen den Geschlechtern ausblenden, würde es ein Verzerren der gesellschaftlichen Bedingungen bedeuten. Wirtz (2001) betont in diesem Zusammenhang die vielfältigen Unterdrückungszusammenhänge, Entmündigungen und Instrumentalisierungen von Frauen, die Notwendigkeit von Solidarität mit den Frauen und emanzipatorischen Änderungen von Handlungsmöglichkeiten – auf der Grundlage von Gerechtigkeitsüberlegungen.

Wirtz charakterisiert feministische Ethik folgendermaßen: „Feministische

Ethik benennt und hinterfragt die Art und Weise, wie mit den Werten der ‚Dominanzkultur' (Rommelspacher 1994) Unterwerfung, Macht, Besitz, Expansion die Frauen fremdbestimmt, abgewertet und unterdrückt werden. Sie befasst sich mit der Natur zwischenmenschlicher Beziehungen, mit der Frage der Geschlechtsidentität und dem weiblichen Blick auf die moralische Dimension von Handlungen. In diesem Zusammenhang steht die Kontroverse um die zweigeschlechtliche Moral, die Gegenüberstellung einer weiblichen ‚Fürsorglichkeitsperspektive', die mit der Intimsphäre des Privatlebens verknüpft ist, mit der männlichen ‚Gerechtigkeitsperspektive', die an der öffentlichen Welt gesellschaftlicher Macht orientiert ist." (Wirtz 2001, 328 f). Die Fürsorglichkeit von Frauen ist dabei flexibel auf andere bezogen, d.h. interpersonell und situationsunabhängig, während die Gerechtigkeitsauffassung der Männer eher als rigide, abstrakte, situationsunabhängige Orientierung an Rechten und Pflichten beschrieben wird. Wirtz und Zöbeli (1995) betonen in diesem Zusammenhang, um Missverständnisse zu vermeiden, dass die Frauen nicht als Opfer in einer bösen oder instrumentalisierenden Männerwelt zu sehen sind, „sondern auch die Mittäterinnenschaft von Frauen bei der Zementierung herrschender Diskriminierungsverhältnisse in den Blick genommen" werden (Wirtz 2001, 329).

### 5.4.3.2   Feministische Psychotherapie

Folgende Fragen sind nach Wirtz (2001) – als Hintergrund für jede Psychotherapie – relevant:
Was heißt es, eine Frau in unserer – nach wie vor – patriarchalen Gesellschaft zu sein?
Welchen Normenkatalog ist eine Frau ausgesetzt?
Welche Wertnormierungen schränken die Handlungsfähigkeit von Frauen ein?
Wie können Frauen lernen, sich von verinnerlichten Rollenzuschreibungen zu befreien?
In diesem Sinne definiert sie feministische Psychotherapie folgendermaßen: „In der feministischen Psychotherapie werden die verinnerlichten Werthierarchien, die das herrschende männliche Wertsystem begründen und den weiblichen Lebenszusammenhang von Frauen tief durchdrungen haben, aufgedeckt und bewusst gemacht. Das bedeutet, dass die traditionellen Werte von Abgrenzung und Autonomie ergänzt werden durch Werte der Bezogenheit, Anteilnahme und Verantwortlichkeit" (Wirtz 2001, 329).
Eine Reihe von Problemen prägen ausschließlich oder – den meisten bisherigen Statistiken zufolge – mehrheitlich Frauenleben: Beispiele dafür sind:
1. Abtreibung,
2. Invitro-Fertilisation,

3. Vergewaltigung,
4. Sexueller Missbrauch in der Kindheit,
5. Sexuelle Belästigung,
6.. Soziale und wirtschaftliche Benachteiligung von Frauen.

„In der feministischen Psychotherapie werden die individuellen Probleme von Frauen im Kontext sozialer und wirtschaftlicher Zusammenhänge gesehen und nicht immer nur innerpsychisch verortet. So werden Widersprüche in den Rollenzuschreibungen an Frauen aufgedeckt und die diagnostischen Etikettierungen, mit denen Frauen so oft entmündigt und entwertet werden, als unethisch entlarvt" (Wirtz 2001, 329). Denn die Benachteiligung von Frauen verkörpert sich in unterschiedlichen Störungen, angefangen von Depressionen bei Hausfrauen bis zu verschiedenen süchtigen Abhängigkeiten (Essstörungen, ergänzend ev. auch abhängige Persönlichkeitsstörung). Wenn psychologische Entwicklungstheorien weibliche Aspekte ausblenden, stößt das bei feministischen Psychotherapeutinnen auf Kritik. Dazu nennt Wirtz folgendes Beispiel: „Darum kritisieren feministische Psychotherapeutinnen das Identitätsmodell von Petzold, der 2 Bände über Leibtherapie schreibt, die Geschlechterfrage aber nicht berührt und damit für ein Frauenleben bedeutsame Themen wie Menstruation, Entwicklung der Brust, Schwangerschaft und Wechseljahre völlig ausklammert. Mit einer solchen typischen Ausgrenzung werden Defizite, Konflikte und Sekundärtraumen produziert, weil die frauendiskriminierenden Umstände, in denen sich Identität entwickelt, nicht mitberücksichtigt werden" (Wirtz 2001, 330, vgl. Albertini 1995).

### 5.4.3.3   Parteilichkeit statt Unparteilichkeit

Wirtz stellt die herkömmliche und die feministische Psychotherapie einander in Umrissen gegenüber:

**Prinzipen herkömmlicher Psychotherapie sind**

Prinzip der Unparteilichkeit (Wert der Rationalität und Objektivität); dieser Wert wird von feministischen Psychotherapeutinnen kritisiert, weil er aus ihrer Sicht ein emotionales, distanzloses Paktieren bedeutet.
Zum Teil eng gefasste Abstinenz,
Zum Teil eng gefasste Neutralität,
Zum Teil eng gefasste Passivität in weiter unten angeführten Themen.

**Prinzipen feministischer Psychotherapie**

*Prinzip der Parteilichkeit* (Wert: „Haltung, die von der eigenen Betroffenheit und dem persönlichen Eingebundensein in die diskriminierenden Zwänge des Geschlechterarrangements ausgeht", ergänzend vgl.: Wert der

selektiven Offenheit in Humanistischen Psychotherapieformen), d.h. Stellung-Beziehen statt weitreichende Abstinenz,
*Benennen von Verantwortlichkeiten für ausbeuterische Handlungen,*
Transparenz und Parteilichkeit statt Neutralität auch bei subtiler Machtanwendung Frauen gegenüber,
*Enttabuisierung und Benennung von struktureller Macht*, wie auch bei Machtmissbrauch in Psychotherapie und Ausbildung,
*Kritik am geschlechtsspezifischen Doppelstandard der Ethik*, wie sie für Ausbilder und Auszubildende üblich ist.
„Eine feministische Ethik wird im Diskurs sehr deutlich benennen, dass es sich bei den sexuellen Übergriffen in der Psychotherapie um Missbrauch und Ausbeutung von Abhängigkeit handelt und dass das Thema Sexualität in der psychotherapeutischen Situation nur im Zusammenhang mit der Thematik von Macht und dem Geschlechterverhältnis diskutiert werden kann." (Wirtz 2001, 331.)

## Verantwortungsvoller Umgang mit der durch die Assymmetrie bedingten Macht

Nicht zuletzt auch wegen der in Kap. 7.6 zum narzisstischen Missbrauch in der Psychotherapie beschriebenen Assymmetrie des psychotherapeutischen Verhältnisses besteht die besondere ethische Verpflichtung, mit der Macht verantwortungsvoll umzugehen und „die traditionellen weiblichen Diskriminierungen im psychotherapeutischen Prozess nicht zu wiederholen. Das bedeutet, keine sexistischen Konzepte von Weiblichkeit zu benutzen, die Beziehung nicht zu sexualisieren, die Klientin nicht auf einen Objektstatus zu reduzieren und nicht durch Deutungen Wahrnehmungsenteignungen vorzunehmen" (Wirtz 2001, 331, vgl. Werte humanistischer Psychotherapieformen).

### Aktive Information über Patientenrechte und Psychotherapeutenpflichten

Dafür gibt es in der Zwischenzeit nicht nur Merkblätter von feministischen Beratungs- und Therapiezentren, sondern auch von anderen Institutionen, Berufsverbänden usw.
Bei einer Folgetherapie nach sexuellem Missbrauch in der Psychotherapie ist das Benennen wichtig, dass die Auflösung der Grenzen ausschließlich in der Verantwortung des Psychotherapeuten lag; Gleichzeitig jedoch auch Respekt, wie missbrauchte Frauen mit ihrem Missbrauch umgehen wollen.

# 6 Zur Theorie der moralischen Entwicklung nach L. Kohlberg

Kohlberg (1971) befasst sich ebenfalls mit der Entwicklung der Moral beim einzelnen Individuum. Er stellt eine Hierarchie der Formen moralischer Integration vor, die gleichzeitig auch moralischen Entwicklungsstufen entsprechen. Die moralische Entwicklung vollzieht sich nach Kohlberg, ebenso wie die kognitive Entwicklung, in aufeinander folgenden Stufen und Stadien, deren Reihenfolge irreversibel ist. Er formulierte im Anschluss an umfangreiche Untersuchungen 6 Stufen, die in 3 Ebenen moralischen Denkens und Argumentierens zusammengefasst werden. Nach seiner Auffassung kann man das moralische Urteil als Prozess eines Rollenwechsels ansehen; dabei geht es um eine Struktur der Gerechtigkeit, die von Stufe zu Stufe an Umfang, Differenziertheit und Integration (Äquilibration) zunimmt. Die Theorie der moralischen Entwicklung nach L. Kohlberg hat Reiter-Theil (1988) eingehend dargestellt; ich möchte hier eine kurze Zusammenfassung geben: Kohlberg definiert unterschiedliche Niveaus von „Gerechtigkeitskriterien" und identifiziert folgende Prinzipien, die für die Aufrechterhaltung der sozial-moralischen Ordnung handlungsrelevant sind (*Definition moralischer Stufen, „definition of moral stages"*):

## 6.1 Definition moralischer Stufen („definition of moral stages")

### 6.1.1 Beschreibung

*I. Präkonventionelles Niveau („preconventional level"):* Das präkonventionelle Niveau meint die erste und früheste Ebene der Moralität. In diesem Stadium dominiert die Orientierung an Belohnung und Bestrafung sowie an den eigenen Bedürfnissen.
Stufe 1 *Die Bestrafungs- und Gehorsamkeitsorientierung („the punishment and obedience orientation"):* Prinzipien zur Aufrechterhaltung der sozial-moralischen Ordnung sind Gehorsam des Schwächeren dem Stärkeren gegenüber und Bestrafung des Schwächeren im Falle von abweichendem Verhalten durch den Stärkeren. Macht- und Besitzunterschiede spielen

hier eine große Rolle. Ein Beispiel einer Argumentationsweise ist etwa: Der Sohn muss dem Vater sein selbstverdientes Geld geben, weil er dem Vater „gehört" und ihm deshalb gehorchen muss (z.B. auch bei Inzest „Das ist meine Tochter").

Stufe 2 Die instrumentelle relativistische Orientierung – Quantitative Gleichheit des Austauschs bzw. beiderseitiger und gleicher Austausch („the instrumental relativist orientation"): Handlungen werden im Sinn der Gegenseitigkeit bzw. des gleichen Austauschs von Gefälligkeiten vorgeschrieben, jeder hat den gleichen Anteil an kooperativen Handlungen in Hinblick auf ein gemeinsames Ziel. Die Nichteinmischung in den Bereich des anderen gilt auf dieser Stufe als richtig (z.B. konventionelle Rollenaufteilung zwischen Mann und Frau: Mann als Familienernährer, Frau als Hausfrau und Mutter).

II. *Konventionelles Niveau („conventional level", conventional = herkömmlich, üblich, traditionell):* Entscheidungen und Handlungen werden in diesem Stadium vor allem an gesellschaftlichen Konventionen und an den Meinungen von Mitmenschen ausgerichtet.

Stufe 3 Die interpersonelle Übereinstimmung oder ‚guter Bub – nettes Mädchen' Orientierung – („Tue interpersonal concordance or ‚good boy – nice girl' orientation"): Gutes Verhalten ist eines, das den anderen gefällt oder ihnen hilft und von ihnen gutgeheißen wird. Vorgestellte Gegenseitigkeit, bzw. ideale Gegenseitigkeit und Gleichheit spielen hier eine große Rolle. Dieser Stufe liegt eine Auffassung von Gleichheit zugrunde: es ist gerecht, Hilfsbedürftigen mehr zu geben, um deren Benachteiligung auszugleichen. Es geht daher um Verpflichtungen einseitiger Hilfe, die von Dankbarkeit gefolgt werden kann; diese Gerechtigkeitsauffassung ist mit guten und stabilen zwischenmenschlichen Beziehungen eng verbunden. Gegenseitige Zuneigung, Dankbarkeit und das Bemühen um die Wertschätzung durch den anderen sind Charakteristika von dyadischen Beziehungen, die im Mittelpunkt der Betrachtung stehen und aus denen die Gesellschaft zusammengesetzt ist. Die Begriffe dieser Stufe eignen sich daher am besten für z.B. Familien oder Freundschaften.

Stufe 4 *Die Gesetzes- und Ordnungsorientierung („the law and order orientation"):* Auf dieser Stufe spielt der Bezug zu einem sozialen System bzw. zum Prinzip der gesellschaftlichen Ordnung eine große Rolle. Der Bezug zu einer sozialen Ordnung von Rollen und Regeln wird von der gesamten Gemeinschaft geteilt und akzeptiert. Es geht um die Aufrechterhaltung einer Ordnung in einem bereits bestehenden System. Der Einzelne orientiert sich an der Aufrechterhaltung von Gesetz und Ordnung. Richtiges Verhalten besteht in der Erfüllung seiner Pflicht, im Erweisen von Respekt gegenüber der Amtsgewalt und der Aufrechterhaltung der gegebenen sozialen Ordnung.

III. Postkonventionelles, autonomes Niveau oder Niveau mit hohen Grundsätzen („postconventional, autonomous or principled level"): Dieses

Stadium entwickeln nach Kohlberg nur wenige Menschen. Das Niveau der postkonventionellen Moralität ist durch das Bemühen um ein richtiges moralisches Verhalten charakterisierbar, das sich mit allgemeinen Prinzipien rechtfertigen lässt, mit Argumenten, die von Meinungen und Reaktionen anderer (bzw. von Konventionen) unabhängig betrachtet werden.

Stufe 5 *Die sozialvertragsrechtliche Orientierung („the social-contract legalistic orientation"):* Es wird ein rationaler Ansatz zur Schaffung neuer Gesetze und Regeln entwickelt. Es geht hier nicht mehr um eine Gesetze bewahrende Perspektive, sondern um eine Gesetze schaffende Perspektive. Diese kann sich z.B. in einer regel-utilitaristischen Auffassung ausdrücken. Verfahrensregeln auf dieser Stufe enthalten den Begriff des Vertrags. Die Verpflichtungen werden nach gemeinsamer Übereinkunft definiert; (es geht nicht um die Einhaltung von Verpflichtungen, die die Gesellschaft den Menschen auferlegt). Die Freiheit der Vertragspartner ist dabei die Voraussetzung für die Verbindlichkeit der Abmachungen. Auf dieser Stufe sind der Sozialvertrag, der Regelutilitarismus und die Auffassung der Gesetze als Schutz der Interessen und der Freiheit des Einzelnen miteinander verbundene Ansätze einer normativen Ethik, die jene Fragen beantworten soll, die durch eine skeptische Einstellung zu Moral und Gesellschaft entstehen.

Stufe 6 *Die universelle ethische grundsätzliche Orientierung („the universal ethical principle orientation"):* Es gibt immer noch einen Bereich, der auch durch die Stufe 5 nicht abgedeckt ist: das ist jener außerhalb der gesetzlich normierten Regeln, des Sozialvertrags und der bestehenden Übereinkünfte sowie Situationen, die zivilen Ungehorsam gegenüber gesetzlich normierten Regeln verlangen, um moralisch zu handeln.

Auf der 6. Stufe werden zwei Prinzipien wirksam, die man als Achtung vor der Person und als Gerechtigkeitsprinzip bezeichnen kann.

6.1 Das Prinzip der *Achtung vor der Person* bezeichnet das Prinzip, dass Personen von unbedingtem Wert sind; der andere ist im Sinne Kants als Zweck in sich selbst und nicht als ein Mittel zu betrachten.

6.2 Das zweite Prinzip ist das Prinzip, dass jeder das Recht hat, seine Forderungen in jeder Situation einer *gerechten Überprüfung* zu unterziehen – nicht nur jener, die gesetzlich normiert ist.

Die Prinzipien der Gerechtigkeit und der Achtung vor der Person sind in dieser Stufe übergeordnete Prinzipien; immerhin könnten aus ihnen die Forderungen der Gesetze und Verträge abgeleitet werden. Sie sind universell; denn sie beziehen sich auf die Humanität der eigenen und der anderen Person. Rechte und Pflichten hängen zusammen; Gerechtigkeit kann im Sinne von Menschenrechten verstanden werden. Menschenrechte sind von der Gesellschaft unabhängig, enthalten das gleiche Recht jedes Menschen, um seiner selbst willen anerkannt zu werden.

## 6.1.2 Diskussion

Anlässlich einer konkreten moralischen Konfliktsituation ist eine Lösung dann gerecht, wenn sie für alle Parteien akzeptabel ist, wenn jeder als frei und gleich betrachtet wird und nicht weiß, in welcher Rolle er selbst in einer entscheidenden Situation vertreten ist. Kohlberg setzt damit die Universalisierbarkeit mit der Reversibilität, dem Grundsatz des ausgeglichenen oder äquilibrierten Rollentauschs gleich. Diese sechste Stufe entspricht einer deontologischen ethischen Theorie (Pflichtethik). Der moralische Wert einer Person wird aus Stufe 6 von ihrem Status und Besitz abstrahiert, der auf Stufe 1 entscheidend ist. Ebenso ist z.B. der instrumentelle Nutzen einer Person für eine andere (Stufe 2) oder die Zuneigung anderer für eine Person (Stufe 3) für die Beurteilung der Moralität einer Person irrelevant. Jedes Stadium der Entwicklung stellt nach Kohlberg eine wachsende Differenzierung des Moralischen vom Außermoralischen dar. Kohlberg betont, dass die Theorie der moralischen Entwicklung *nicht dazu verwendbar ist, Urteile über den moralischen Wert von Personen direkt abzuleiten.* Von der 6. Stufe ist z.B. nach Kohlberg nicht eine Theorie des Guten abzuleiten. Kohlberg räumt einer Gesellschaft das „moralische Recht" ein, für erzieherische Zwecke Lob und Strafe zu verwenden und die Benennung von Tugenden und Lastern zu bestimmen (Stufe 5), die nützlich oder notwendig sind.

## 6.2 Beziehung zwischen Sein und Sollen

### 6.2.1 5 Thesen nach L. Kohlberg

Kohlberg stellt 5 Thesen auf, die „die Beziehungen zwischen Sein und Sollen betreffen":
1. „Die wissenschaftlichen Fakten belegen, dass es eine universelle Form der Moral gibt, die im Laufe der Entwicklung allmählich hervortritt und sich um Prinzipien der Gerechtigkeit dreht."
2. „Die Kantische Form der Moral geht von einer Unterscheidung zwischen Tatsachen und Werten aus. Der moralische Mensch nimmt demnach an, dass sein moralisches Urteil auf der Übereinstimmung mit einer idealen Norm, nicht aber mit einer Tatsache beruht.
3. Auf wissenschaftlichem Weg kann man nur feststellen, ob die Annahmen eines Philosophen über das Wesen der Moralität mit den Tatsachen übereinstimmen. Die Wissenschaft kann aber nicht eine bestimmte Form der Moralität als die richtige erweisen oder rechtfertigen. Ihre Regeln sind andere als die des moralischen Diskurses.
4. Mit den Mitteln der Logik oder der normativethischen Analyse lässt sich allerdings feststellen, dass ein bestimmter Typ von Moralphiloso-

phie (z.B. Stufe 4) bestimmte Probleme nicht behandelt oder löst, die eine andere Theorie löst (etwa Stufe 5). Auf diese Weise kann die Wissenschaft zu einem moralischen Diskurs über die Frage, warum eine bestimmte moralische Theorie besser sei als eine andere, doch etwas beitragen.

5. Die psychologische Theorie, die erklärt, warum Menschen tatsächlich von Stufe zu Stufe fortschreiten und warum sie wirklich höhere Stadien gegenüber niedrigeren bevorzugen, entspricht im Wesentlichen der normativen Theorie, die erklärt, warum man ein höheres Stadium einem niedrigeren vorziehen sollte. Zwischen diesen beiden Theorien" besteht Isomorphie (Kohlberg 1971, 223, n. Reiter-Theil 1988, 170). Die Annahme universeller moralischer Prinzipien wird durch die Forschungsergebnisse von Kohlberg bestätigt; damit sieht Kohlberg den kulturellen und ethischen Relativismus widerlegt. Eine normative ethische Theorie muss auf der 6. Stufe angesiedelt sein, damit sie darüber Auskunft geben kann, wie moralische Urteile beschaffen sein sollten. Zukünftige Moralphilosophen müssten den Entwicklungsgedanken in ihre Argumentation mit einbeziehen, da keine der moralischen Stufen in ihrer Entwicklung übersprungen werden kann. Kohlberg stellt Fragen der Moral in einen kognitiven Kontext. Fragen der Moral sind daher nicht mit Gefühlen zu beantworten oder „der Willkür des persönlichen Geschmacks preisgegeben". Kohlberg grenzt sich damit auch von Auffassungen ab, die eine „Tugendlehre" verkünden, „nach der die unmündigen Adressaten moralischer Erziehung all das zu lernen hätten, was andere – Mündige – für sie als ewig gültig und tugendhaft befunden hätten." (Reiter-Theil 1988, 172). Im Mittelpunkt Kohlbergs Interesses steht der einzelne Mensch und seine moralische Kompetenz, seine Fähigkeit, Handlungsalternativen zu erkennen und zu prüfen sowie bewusst zu entscheiden. Kohlbergs Methode des Rollenwechsels und deren Anwendung auf moralische Probleme erzielen eine zunehmende Reichweite und Reversibilität (oder Universalisierbarkeit).

## 6.2.2    Anwendung in der Psychotherapie: Ein Interventionsbeispiel

Reiter-Theil (1988) betont die Nützlichkeit derartiger Erwägungen für die Psychotherapie. Sie sieht in der Familientherapie Anwendungsmöglichkeiten, wenn mehrere Familienmitglieder gleichzeitig anwesend sind sowie in der Einzeltherapie, wenn es für den Einzelnen um Konflikte mit nicht anwesenden Personen geht. Das Prinzip des Rollenwechsels erinnert an das im Volksmund bekannte Sprichwort: *„Was du nicht willst, dass man dir tu, das füg' auch keinem andern zu."* In der Psychotherapie erinnert das Prinzip des Rollenwechsels an das *„Einfühlungsvermögen",* in der Gestalttherapie an die Arbeit mit dem *„leeren Stuhl"*. In der Praxis der Gestalttherapie wird z.B. der *Rollenwechsel* seit langem angewandt; der Rollentausch kann dabei sowohl auf andere Personen (im Falle eines interpersonellen Konflikts) als auch auf Teile der eigenen Person (im Falle eines intrapsychischen Konflikts) angewandt werden. Der leere Stuhl soll z.B. dazu dienen, dass der Patient seine Projektionen oder Übertragungsfiguren „hinsetzt". Er lädt einverleibte, unverdaute Stimmen der Vergangenheit zum Sprechen ein, aber auch die eigenen Unsicherheiten. Dieser leere Stuhl füllt sich durch die Worte bzw. das Rollenspiel des Klienten, der mit der Stimme seiner Peiniger und manchmal auch seiner Freunde oder mit seiner eigenen Stimme als Kind spricht (vgl. Krisch 1992). Dabei geht es de facto immer auch um Wertungen. Z.B. ist es möglich, dass der Patient sich zwar in die Versuche seiner Mutter, ihn noch nicht ablösen zu lassen, einfühlt, ihre Emotionen (z.B. Verzweiflung, Angst vor dem Alleinsein) besser versteht, durch Ärger, Groll und Traurigkeit hindurchgeht und dennoch die Besitzergreifungswünsche der Mutter als unangemessen beurteilt und letztendlich zurückweist, um sein eigenes Leben zu leben. Es bleibt dann Aufgabe der Mutter, den Schmerz der Loslösung des erwachsenen Kindes zu ertragen und es ist z.B. möglich, dass durch diese Bewertung die Schuldgefühle des sich ablösenden Patienten reduziert werden oder verschwinden. Weiters lassen sich aus dieser neuen Freiheit heraus vielleicht auch Möglichkeiten finden, die dem Betreffenden helfen, etwas für seine Mutter zu tun, das er gerne tun möchte, das zu ihm passt und der Situation angemessen ist. Dann aber tut er es gerne und nicht aus Schuldgefühlen heraus und nicht auf Kosten der eigenen Entwicklung und Reifung. Immer werden auch moralische Fragen mit dem Rollentausch geklärt und der Patient/ Klient hat die Chance, eine Strategie zu erarbeiten, wenn er mit moralischen Konflikten kämpft. *Das eigene Sollen ist vom Sein des anderen im Rollentausch ableitbar.*

## 6.3     Was können Psychotherapeuten von der Theorie Kohlbergs profitieren?

### 6.3.1     Erkennen der Entwicklungskomponente moralischer Konflikte nach S. Reiter-Theil

Was kann der Psychotherapeut von der Theorie Kohlbergs profitieren? Diese Frage stellte sich Reiter-Theil (1988, 173) und gibt einige Punkte an, die einen Gewinn für den Psychotherapeuten darstellen können: Das Erkennen der Entwicklungskomponente moralischer Konflikte ermöglicht es, diese auch therapeutisch zu berücksichtigen. Ziel des Psychotherapeuten könnte damit besseres Verständnis und Begleitung krisenhafter Übergänge von einer moralischen Stufe zur nächsten sein. Ein weiterer Aspekt bezieht sich auf die Authentizität von Werten: Unterstützt ein Therapeut einen Klienten darin, „die Grenzen seiner (moralischen) Toleranz für sein eigenes Verhalten zu erweitern, so kann dies auch zu Handlungen führen, zu denen der Klient gar nicht steht, die mit ihm und seinem Wertsystem gar nicht übereinstimmen und zu Folgekonflikten führen. Kriterium dafür ist die Frage, wie authentisch die „neuen" Werte der „neuen" Handlungen sind, wie sehr sie mit dem Klienten übereinstimmen. Die Übereinstimmung mit sich selbst, einer der humanistischen Grundwerte, ist in ähnlichem Zusammenhang auch aus psychoanalytischer Sicht bei Hartmann (1973) zu finden. Handelt es sich um authentische, neue Werte und Handlungen, so werden sie auf neu gewonnenen Einsichten beruhen; dies kann zu einer „echten" Erweiterung der Toleranz des Klienten sich selbst gegenüber und zu einer wachsenden Übereinstimmung des Klienten mit sich selbst führen. Des Weiteren wäre es ein Missverständnis, Menschen nach Kohlbergs moralischem Entwicklungsschema als „moralischer" oder „unmoralischer" einzustufen oder gar Klienten indoktrinieren zu wollen und moralische Argumentationsweisen vorzuschreiben. Der Psychotherapeut ist vielmehr gefordert, von seiner *eigenen moralischen Argumentationsstufe abzusehen* und diejenige des Klienten nachzuvollziehen, um diesem bei seinen Konflikten zu helfen.

Der Psychotherapeut sollte nach Reiter-Theil (1988) zumindest auf der gleichen moralischen Stufe wie sein Klient stehen, da nach Kohlbergs Untersuchungen moralische Argumentationsweisen, die mehr als eine Stufe über der eigenen liegen, nicht mehr verstanden werden; wünschenswert wäre es, wenn Psychotherapeuten möglichst weit in ihrer moralischen Entwicklung fortgeschritten sind, um möglichst viele Klienten verstehen zu können. Reiter-Theil nennt in diesem Zusammenhang ein Beispiel aus der Familientherapie, in dem der Psychotherapeut gerade dann am meisten gefährdet ist, seine persönliche Sichtweise auf den Klienten zu übertragen, wenn er sich in der gleichen Phase des Familien- oder Lebenszyklus befindet. Wissen um diese Problematik, gepaart mit Selbstreflexion und/oder Supervision, kann dieser Tendenz entgegenwirken.

Im Bereich der moralischen Entwicklung ist dies nicht analog anzuwenden; dafür führt Reiter-Theil folgendes Beispiel an: „Für einen Therapeuten, der sich die ‚Moral intimer Beziehungen' als eine Art Tauschgeschäft vorstellt, was etwa einer Stufe-2-Argumentation entspräche, hätte wohl Schwierigkeiten, in seinen eigenen Begriffen nachzuvollziehen, worin die Schwierigkeiten eines Paares bestehen, das zwar äußerlich ‚gut funktioniert', hinter dieser Fassade aber unter einem Mangel an spontanem und echtem Gefühlsaustausch, einem Mangel an Intimität leidet, die sich eben nicht im Sinne eines Tauschgeschäfts ‚aushandeln' oder ‚herbeiführen' lässt" (Reiter-Theil 1988, 174).

### 6.3.2    Psychotherapeuten tendieren zu postkonventioneller Moral

In einer Untersuchung zeigte sich allerdings nach Reiter-Theil, dass Psychotherapeuten und Auszubildende zu postkonventioneller Moral tendieren. Unzulänglichkeiten verschiedener psychotherapeutischer Ansätze hinsichtlich ethischer Fragen werden vom in der Praxis tätigen Psychotherapeuten nach Reiter-Theil ausgeglichen, um zu einer angemessenen Grundlage des therapeutischen Denkens und Handelns zu finden. Über derartige de facto ablaufende Prozesse vonseiten der psychotherapeutisch arbeitenden Praktiker mehr zu publizieren, stellt eine Herausforderung an die Psychotherapeuten dar. Ein Beispiel für eine derartige Publikation ist die „Diskussion von James S. Simkin" (in Bühler 1962, 169).

# 7 Verantwortung, Wirksamkeit und Grenzen in der Psychotherapie

## 7.1 Verantwortung des Psychotherapeuten

### 7.1.1 Zum Begriff der Verantwortung

Verantwortung ist ein Begriff, der in den vergangenen Jahrhunderten in Büchern selten verwendet wurde. Während man früher mehr Gehorsam forderte (gegen Gott, gegen Herrscher oder gegen Vorgesetzte), fordert man in den letzten Jahrzehnten öffentlich in Büchern und Zeitschriften vom Einzelmenschen verantwortliches Handeln. *„Heute verlangt man mehr Verantwortlichkeit als Gehorsam."* (Hausner 1973, 45). Diese Forderung verlangt ein *grundlegendes Umdenken* des Menschen, eine andere Erziehung, eine andere Art des Zusammenlebens und des gesellschaftlichen Lebens. Die menschliche Verantwortung wächst heute quantitativ – insbesondere wegen der Unumkehrbarkeit und Kumulativität der Wirkungen menschlichen Handelns – und wandelt sich qualitativ. Der Zustand der Natur ist mehr und mehr dem menschlichen Einfluss unterworfen – mehr als dies je der Fall war – und der Mensch steht daher vor der Frage, inwieweit er für sie sorgen muss; er hat daher erstmals Verantwortung im Sinne der Fürsorge für sie.

**In der Rechtssprechung** stellt Verantwortung eine Antwort auf eine Anklage dar; dabei geht es um das „Rechenschaftgeben für ein bestimmtes Handeln oder für dessen Folgen." (Meyer 1987, 441) Verantwortung bezeichnet eine dreistellige Beziehung: 1. die Zuständigkeit *von* Personen, 2. *für* übernommene Aufgaben bzw. für das eigene Tun und Lassen 3. *vor* einer Instanz, die Rechenschaft fordert (z.B. Mitmenschen, Gericht, Gewissen, Gott). „Als soziale Beziehungsstruktur beinhaltet Verantwortung daher einen Träger, einen Bezugspunkt (Verantwortung für Personen oder Sachen) und eine Legitimationsinstanz (Verantwortung vor Personen, Institutionen, Gott). *Verantwortung setzt Mündigkeit voraus, d.h. die Fähigkeit, das eigene Handeln frei zu bestimmen und dessen Folgen abzusehen. In der praktischen Philosophie wird Verantwortung differenziert als vom Handelnden zu übernehmende Verpflichtung, 1. die Folgen des eigenen Handelns einer moralischen Beurteilung zu unterwerfen, 2. diese Beurtei-*

*lung zur Beurteilung seines Handelns zu machen und 3. sich den mit der Beurteilung des Handelns und seinen Folgen verbundenen Sanktionen zu unterwerfen" (Birnbacher in Meyer 1987, 441).*

Man kann von der Verantwortung ganz oder teilweise entlastet werden „durch Gründe, die die Zurechnungsfähigkeit, die die rechtliche Voraussetzung verantwortlichen Handelns ist, beeinträchtigen, wie z.B. Geisteskrankheit, Medikamenteneinfluss, Nötigung oder Zwang" (442).

## 7.1.2     Gerechtigkeit und Verantwortung

Gerechtigkeit kann 1. politisch-sozial oder institutionell und 2. personal oder subjektiv verstanden werden. Im ersten Sinne ist Gerechtigkeit das grundlegende normative Prinzip des äußeren Zusammenlebens in seinen Kooperations- und Konfliktaspekten. Gerechtigkeit zeigt sich, wenn man trotz größerer Macht und Intelligenz andere nicht zu übervorteilen sucht oder wo man sein Handeln nach Kriterien der Gerechtigkeit ausrichtet, auch wenn Gesetz und Moral Ermessensspielräume lassen. Rawls (1975) interpretiert in seinem Buch „Eine Theorie der Gerechtigkeit" Gerechtigkeit als *Fairness* und definiert eine Gesellschaftsordnung als gerecht, der jedes Mitglied dieser Gesellschaft zustimmen könnte, auch wenn es noch nicht weiß, welche Stellung es in dieser Gesellschaft innehaben wird. Überlegungen zur Gerechtigkeit liegen in humanitären Vorstellungen und der Idee der unantastbaren Menschenwürde sowie der Freiheit und Solidarität begründet. Menschen in gleichen Umständen sollen gleich handeln bzw. gleich behandelt werden (Gleichheitsgebot); jede willkürliche Ungleichbehandlung ist ungerecht (Willkürverbot). Um dem Gleichheitsprinzip zu genügen, muss das geltende Recht

1. aus Bestimmungen bestehen, die sich auf Typen von Fällen (und nicht auf Einzelfälle) beziehen,
2. aus Verfahrensregeln über die Entstehung von Gesetzen (in der Verfassung niedergelegt sowie normativen Leitprinzipien, z.B.: Prinzipien des freiheitlichen Rechtsstaats, der Demokratie und des Sozialstaats).
3. Exekutive und Rechtssprechung müssen Gesetze und Erlässe unparteiisch, ohne Ansehen der Person (Geschlecht, Religion, Rasse, soziale und wirtschaftliche Stellung) anwenden.

Im 1. politisch-sozialen oder institutionellen Sinn zielen in der **Psychotherapie** Ausbildungsordnungen, berufsethische Richtlinien, Verfahren im Falle von Beschwerden (Schlichtungsarbeit) und Gesetze zur Regelung von Psychotherapie auf eine Gleichbehandlung von Psychotherapeuten und auf eine Gleichbehandlung von sich durch Kunstfehler in der Psychotherapie sich geschädigt fühlende Patienten ab (siehe Berufskodex). Im 2. personalen oder subjektiven Sinn ist der Psychotherapeut in der konkreten Situation gefordert, Prinzipien der Gerechtigkeit in seinen Handlungen zu berücksichtigen. Punkt 3 ist in der Beschwerde-, Schieds- und Schlichtungsstellenarbeit wichtig.

In der Psychotherapie brachte das Arbeiten mit **Gruppen** einen grundlegenden Wandel und neue Herausforderungen für den Psychotherapeuten. Das Prinzip der Gerechtigkeit spielt dabei für den Psychotherapeuten, der mit Gruppen arbeitet, eine besondere Rolle. Der Gruppe soll gedient werden, aber auch der Einzelne soll geschützt und seine Würde gewahrt werden. So betont z.B. der Begründer des Psychodramas Jacob L. Moreno (1988, 74), dass alle Gruppenmitglieder gleich und ebenbürtig behandelt werden sollen, unabhängig von wirtschaftlichen, rassischen oder religiösen Unterschieden, das gleiche Honorar bezahlen sollen und einer Verschwiegenheitsverpflichtung („Eid") unterliegen sollen.

## 7.1.3    Verantwortung und ihre Grenzen

Wofür ist der Psychotherapeut verantwortlich und wo sind seine Grenzen? Zunächst einmal wird vom Psychotherapeuten gefordert, dass er nur anwenden soll, wofür er ausreichend Qualifikation und Kompetenz erworben hat (Berufskodex II, § 14 PthG (5). Weiters wird von ihm gefordert, nach bestem Wissen und Gewissen seinen Beruf auszuüben; neben der fachlichen Kompetenz wird also das Gewissen angesprochen. In Punkt III des Berufskodex wird eine besondere Sorgfaltspflicht gefordert; in Punkt I des Berufskodex finden wir folgende Formulierung: „Die Verantwortung von Psychotherapeutinnen und Psychotherapeuten schließt die Achtung vor der Würde und Eigenverantwortlichkeit des Einzelnen und den Respekt vor dessen Einstellungen und Werthaltungen mit ein. Die Eigenverantwortlichkeit der Angehörigen des psychotherapeutischen Berufes gründet auf der Bereitschaft, die berufliche Aufgabe nach bestem Wissen und Gewissen unter Beachtung der Entwicklung wissenschaftlicher Erkenntnisse zu erfüllen, sich um die Fortentwicklung der eigenen Kompetenz zu bemühen, mit den eigenen Kräften, Fähigkeiten und Grenzen verantwortungsvoll umzugehen und das eigene Verhalten unter ethischen Gesichtspunkten zu reflektieren" (Berufskodex, I).

### Beispiel Aufklärungsverpflichtung

*Verantwortung in der Gruppenpsychotherapie:* In der Gruppenpsychotherapie ist ein besonders wichtiges Thema die *gegenseitige* Verantwortung der Gruppenteilnehmer z.B. durch ihre Verschwiegenheitsverpflichtung, die nicht zuletzt auch aus methodischen Gründen gefordert wird (z.B. Moreno 1988, 75). Wenn ein Patient im Laufe der Behandlung zögert, einen besonders persönlichen Abschnitt aus seinem Leben zu erzählen (z.B. aus einem Schuldgefühl heraus oder aus Furcht vor Gerüchten), kann das Wis-

sen um die Verschwiegenheitsverpflichtung der Gruppenteilnehmer, die diese übernehmen, wesentlich dazu beitragen bzw. bedingen, dass eine „Atmosphäre des Vertrauens in das Fortschreiten der Gruppenarbeit und ein Gefühl der kollektiven Sicherheit" entsteht.
An diesem Beispiel wird sichtbar, dass der Psychotherapeut die Verantwortung für die Aufklärungspflicht hinsichtlich der Verschwiegenheitspflicht trägt, aber nicht für die Selbstöffnung des Patienten. Der Psychotherapeut schuldet dem Patienten die Anwendung seiner Psychotherapiemethode nach bestem Wissen und Gewissen sowie dass er sich fortbildet, doch er kann ihm nicht den Behandlungserfolg schulden, weil wichtige Aspekte des Behandlungserfolges außerhalb seines Machtbereichs liegen. Das leitet zum Thema Aufklärungspflicht und Co-Verantwortung über.

## 7.1.4    Aufklärungspflicht und Co-Verantwortung (R. Riedler-Singer)

Psychotherapie ist ein interaktionelles Geschehen zwischen einem Therapeutensystem und einem Klientensystem. Damit der Arbeitskontrakt gelingen kann, bedarf es der Co-Verantwortung beider beteiligten Systeme. Dies gilt für den gesamten Therapieverlauf, in welchem eine gemeinsame Entwicklung oder Co-Evolution durchlaufen wird. Systemische Therapeuten bezeichnen die Summe dieser Entwicklungsprozesse als ökologisches Ausbalancieren zwischen Problemsicht und Ressourcenfindung, wobei moralisches Verhalten auf beiden Seiten als Maßstab für ein neues Gleichgewicht gilt. In diesem beziehungsethischen Sinne sind beide Seiten für das Therapieergebnis verantwortlich.
In der Ethik der Co-Verantwortung werden von Maddock (1993) drei miteinander verwobene Aspekte unterschieden:
a) Die Beziehung zwischen Gegenwarts- und Zukunftssystem, mit der Frage: Was ist jetzt und was soll werden?
b) Die wechselseitige Beziehung zwischen Klienten- und Therapeutensystem als gut und nützlich füreinander.
c) Die interagierende Bewegung beider Systeme zu einem besseren Ziel hin.

## 7.1.4.1    Ethik der Kontaktaufnahme (R. Riedler-Singer)

Die beiderseitige Verantwortung beginnt bereits bei der Kontaktaufnahme. In der folgenden Darstellung liegt zunächst die Befassung bei den Therapeutenpflichten.
Klienten können in verschiedener Form über psychotherapeutische Leistungen Informationen gewinnen: durch Zuweisung von Institutionen, The-

rapiekollegen und verwandten Berufen, aus dem Internet, aus psychotherapeutischen Landesverbänden, durch den Berufsverband der Psychologen,
durch Krankenkassen, über Folder oder aus dem Telefonbuch.

Die allgemeinen Berufserfahrungen der Psychotherapeuten führten zum
Österreichischen Berufskodex, welcher zur sachlichen und wahren Infor-
mation über den Berufsstand und die Qualifikation sowie über Art und
Umfang der angebotenen Leistungen verpflichtet:

1. Die Berufsbezeichnung „Psychotherapeut" oder „Psychotherapeutin"
   hat zu führen, wer in die Psychotherapeutenliste des Bundesministeriums für Soziale Sicherheit und Generationen eingetragen ist. Zusatzbe-
   zeichnungen geben Hinweis auf die jeweilige methodenspezifische Ausrichtung.

2. Die Therapeuten sind zur klaren Bezeichnung der tatsächlich praktizierten Methoden und Verfahren verpflichtet und müssen jegliche Irreführung hinsichtlich der eigenen erlernten Methoden und Verfahren unterlassen.

3. Die Therapeuten sind verpflichtet, bei Werbung und Ankündigung in
   der Öffentlichkeit fachlichen Gesichtspunkten strikt den Vorrang vor
   kommerziellen Gesichtspunkten einzuräumen. Werbung und Ankündigung sind dabei auf das sachlich Gebotene zu beschränken; markt-
   schreierische, wahrheitswidrige oder irreführende Werbung ist unzulässig. Werbung und Ankündigungen sollen jedoch ausreichende Information über Art, Umfang und Indikation der angebotenen Leistungen
   sowie über die geforderten Entgelte und die Rechte der Patienten und
   Patientinnen enthalten.

4. Die Einhaltung der Schilderordnung ist im Sinne der Offenlegung der
   Berufsberechtigung geboten. Auf dem Praxisschild ist die Berufsbezeichnung anzuführen, ferner können die eingetragenen Zusatzbezeichnun-
   gen sowie Hinweise auf die tatsächlich praktizierten psychotherapeutischen Methoden und Verfahren angeführt werden. Bewährt hat sich der
   Hinweis auf die Notwendigkeit telefonischer Voranmeldung. Der Hinweis auf Einzel-, Gruppen-, Paar- oder Familienbehandlung sowie jener
   auf eine spezialisierte Praxis hinsichtlich bestimmter Altersgruppen
   oder bestimmter Problemschwerpunkte sind auf Homepages und Fol-
   dern für Werbe- und Repräsentationszwecke zulässig. Unlauterer, ver-
   gleichender Wettbewerb ist grundsätzlich untersagt.

So weit kurz die formalen Voraussetzungen der Präsentation.

Die Beurteilung eines Therapeuten durch seinen künftigen Klienten
beginnt normalerweise vor der persönlichen Begegnung. Ein bedeutsamer
Beginn ist schon durch die Art und Weise, wie man von seinem Therapeuten erfährt, gegeben. Nehmen wir an, ein Klient zöge einen bestimmten
Therapeuten in Erwägung, so wäre es für ihn nützlich, sich folgende Fragen
zu stellen:

1. Wie habe ich von diesem Therapeuten erfahren?

2. Habe ich die Empfehlung von einer dritten Person bekommen? Wenn ja – in welcher Beziehung zum Therapeuten steht diese Person?
3. Habe ich selbst einmal schon Kontakt zu diesem Therapeuten gehabt?
4. Welche anderen Informationen über ihn oder sie, Privatleben, Methode etc. hatte ich, bevor ich mich entschloss, eine Behandlung einzugehen?
5. Kenne ich jemanden, der beruflich oder privat mit dem Therapeuten in Verbindung steht? Kenne ich z.B. weitere Patienten, sind Freunde von mir mit dem Therapeuten bekannt? Kenne ich jemanden, der mit dem Therapeuten in irgendeiner Weise verwandt ist? Kenne ich nahe Freunde, Kollegen oder den Ehepartner des Therapeuten?

Ein Therapeut soll einem sicheren therapeutischen Rahmen möglichst weit entsprechen, d.h. Takt, Neutralität und Diskretion sollen zum Schutz der Intimität des Patienten gewährleistet sein.

## 7.1.4.1.1 Arten der Zuweisung

a) Eine fachgemäße Überweisung ist zwar keine Garantie für ideale Behandlungsbedingungen, doch im Allgemeinen eine gute Voraussetzung. Unproblematisch und häufig sind Zuweisungen von anderen Therapeuten, Ärzten, psychologischen Diensten, professionellen Hilfsorganisationen und Ambulanzen, Jugendämtern, renommierten Selbsthilfegruppen dann, wenn klar erkennbar wird, wer sich bis zum Therapiebeginn für den Patienten in seiner Verantwortung als zuständig erweist.

b) Schwieriger ist eine Zuweisung, wenn sie durch Dritte forciert wird und nicht ganz dem freien Entschluss des Klienten entspricht – z.B. durch die Initiative eines Richters, Arbeitgebers, Schuldirektors usw., oder wenn der Überweiser vorschnelle Versprechungen über das weitere Therapiesetting abgibt, ohne mit dem Folgetherapeuten Kontakt aufgenommen zu haben.

c) Problematisch sind Empfehlungen, welche Freunde oder Verwandte aussprechen, die einen unmittelbaren persönlichen Kontakt mit dem Therapeuten pflegen. Unzulässig sind auch Kontaktaufnahmen, wenn der Therapeut aus dem eigenen näheren persönlichen Bekanntenkreis oder gar der eigenen Familie stammt.

## 7.1.4.1.2 Vorfeldinformationen

Bevor ein Erstgespräch vereinbart werden kann, kommt es meist telefonisch zu einer Reihe von Vorfeldinformationen (vgl. auch Hoffmann 2001, 127–128).
Die Kontaktaufnahme lässt sich anhand folgender Fragen etwas genauer umgrenzen:
1. Wie, wo und von wem wird der Kontakt aufgenommen?

2. Erfolgt der Kontakt auf Eigeninitiative oder durch Zuweisung?
3. Wie präsentieren sich Patient und Therapeut während des Telefongesprächs?
4. Wie gehen beide Gesprächspartner aufeinander ein? Ist etwa mit einem Kulturunterschied oder sprachlichen Barrieren zu rechnen?
5. Wirkt der Patient hilflos, verzweifelt, ambivalent oder drängend?
6. Ergeben sich für einen oder für beide Gesprächspartner Probleme? Wenn ja, auf welche Weise geht man damit um?
7. Welche Ratschläge, Anweisungen, Wegbeschreibung gibt der Therapeut von sich aus?
8. Wie wird das Gespräch beendet?

## 7.1.4.1.3 Handhabung der Kontaktaufnahme

Im Idealfall erfolgt die telefonische Anmeldung direkt in der Praxis des Therapeuten oder zu bestimmten Telefonstunden in der Institution und ohne Gegenwart anderer Personen. Sollte ein Anrufbeantworter eingeschaltet sein, so spreche man darauf deutlich seinen Namen und sage beispielsweise: „Ich kann im Moment für ein Gespräch leider nicht zur Verfügung stehen, bitte geben Sie nach dem Signalton Name und Telefonnummer bekannt; ich rufe Sie so bald wie möglich zurück." Oder : „Ich bin wieder persönlich von ... bis (Zeitpunkt bzw. Zeitspanne nennen) am Telefon erreichbar."

Im Telefongespräch fragt man, von wem die Empfehlung kam, und lässt sich kurz das Problem schildern, um herauszufinden, ob man überhaupt die zuständige Stelle ist. Wenn nicht, bewährt es sich, eine Adressen- und Telefonliste mit jenen Kollegen und Institutionen bereitzuhaben, die auf das jeweilige Problem spezialisiert sind. Es ist nützlich, nach dem auslösenden Motiv zu fragen – warum sich jemand gerade jetzt anmeldet und auf wessen Idee die Anmeldung zurückgeht. Sollte es von Vorbehandlern oder Testpsychologen Befunde geben, so erfragt man, ob diese in den Händen des Klienten sind und ob sie beim Erstgespräch zugänglich gemacht werden können. Vorausgesetzt ist stets das Einverständnis des Klienten.

Manche Klienten fragen am Telefon nach der Höhe des Honorars, nach der Art der Abrechnung, ob man einen Kassenvertrag hat oder ob ein Teil von der Kasse refundiert wird.

Zu besprechen ist auch die Setting-Frage, das heißt: Wer aller ist in das Problem involviert und wird daher vermutlich zum Erstgespräch kommen? Zum Schluss geht es um eine exakte Vereinbarung über Termin und Dauer des Erstgesprächs mit dem Klienten. Wenn nötig, sei man auch bei der Wegbeschreibung zur Praxis oder Institution hilfreich.

Es ist besser, dafür Sorge zu tragen, dass der Klient den Termin selbst ausmacht und nicht von jemand Drittem vereinbaren lässt, da sonst das

Gefühl des „Weitergereichtwerdens" und Manipuliertwerdens gleich eingangs entstehen kann. Eine Ausnahme dazu bildet die Kindertherapie. Bei Anmeldung zu dieser erweist es sich als günstig, mit den Eltern zu besprechen, wie das Kind zum Mitkommen motiviert werden könnte, und was die Eltern vor der ersten Sitzung mit diesem schon geklärt haben sollten.

Schwierig kann es sein, wenn der Anruf von einer dritten Person (Sekretärin, Mitarbeiter) entgegengenommen wird, wenn diese dazu neigt, Überflüssiges mitzuteilen, Nachrichten falsch weitergibt oder Zusagen und Versprechungen macht, die nicht haltbar sind. Dies kann die Kommunikation unnötig komplizieren. Wer ohne dringliche Notwendigkeit auf Konditionen eines Treffens eingeht, die den Rahmen der Praxis oder der Institution sprengen, zeigt unbewusst dem Patienten, dass er Eindringlinge in die therapeutische Sphäre duldet und zeigt damit auch übermäßige Bereitschaft, sich nach den Wünschen des Patienten zu richten. Hierbei verschwimmt die Grenze zwischen beruflicher und persönlicher Beziehung. In diesem Sinn überlege der Therapeut auch genau, welche Telefonnummer er bekanntgibt und welche nicht (Handy, Privatwohnung!).

Manche Patienten drängen bereits am Telefon nach einer bestimmten Diagnose oder nach Ratschlägen für sich oder gar für Angehörige. Sich darauf einzulassen, wäre ein Zeichen, für Allmachtsfantasien verführbar zu sein.

Fragwürdig ist es, unmittelbar vor Antritt des eigenen Urlaubs Patienten aufzunehmen, ohne diese vorher darüber informiert zu haben. Man läuft Gefahr, als Ausbeuter betrachtet zu werden, der die Patienten rasch wieder im Stich lässt. Im Optimalfall wird ein Therapeut nur dann eine Konsultation vereinbaren, wenn er sicher ist, regelmäßige Behandlungstermine arrangieren zu können.

Auf eine zulässige Handhabung der Kontaktaufnahme weisen – aus der Sicht des Klienten – nach Langs (1991) folgende Merkmale hin:

1. Der Patient setzt sich mit dem Therapeuten telefonisch in Verbindung.
2. Der Therapeut nimmt den Anruf persönlich entgegen.
3. Der Therapeut hat einen Anrufbeantworter und ruft am selben Tag zurück.
4. Das Gespräch ist gezielt und sachlich; nur der Therapeut ist am Gespräch beteiligt.
5. Ein fester Termin innerhalb weniger Tage wird vereinbart.
6. Der Therapeut gibt, wenn erwünscht, eine Wegbeschreibung zu seiner Praxis.

Eine fragwürdige oder unzulässige Handhabung der Kontaktaufnahme aus der Sicht des Klienten sieht hingegen folgendermaßen aus:

1. Ein anderer als der Therapeut selbst übernimmt die Terminvereinbarung, obwohl kein Notfall vorliegt.
2. Der Klient hinterlässt eine Nachricht, aber der Therapeut ruft erst einige Tage später zurück.

3. Der Klient betont, es sei sehr dringend, aber der Therapeut nimmt ihn nicht ernst.
4. Der Therapeut scheint das Gespräch nicht beenden zu wollen, obwohl das Wichtigste bereits erörtert ist.
5. Der Therapeut vergisst zurückzurufen.
6. Die Ehegattin ruft an Stelle des Therapeuten zurück.
7. Der Therapeut erzählt am Telefon ausführlich persönliche Geschichten über sich.
8. Der Therapeut gibt sofort Kommentare ab oder drängt dem Klienten eine bestimmte Handlungsweise oder Medikation auf.

Nur ein sicherer Rahmen gewährleistet, dass der Therapeut auf Äußerungen oder Gefühle des Patienten nicht persönlich reagiert. Wenn die Grenzen der therapeutischen Beziehung nicht klar erkennbar sind, wird sich der Patient sogar auf der bewussten Ebene gefährdet fühlen. Ein Therapeut, der diese Grenze überschreitet, wirkt auf das tiefe Unbewusste inzestuös (z.B. durch sofortiges Duzen, nur mit Vornamen anreden). Bestimmte kontextuelle Grundregeln machen eine Beziehung zu einer therapeutischen und nicht zu einer persönlichen (das gilt auch für die Formulierung auf dem Anrufbeantworter).

Wenn ein Patient eine starke Depression oder erhebliche Verstörung signalisiert, so wird die Frage notwendig, ob der Patient glaubt, bis zum vereinbarten Termin überhaupt zurechtkommen zu können. Daher muss immer eruiert werden, ob es sich um einen Notfall handelt. Außergewöhnliche Umstände verlangen besondere Reaktionen.

Oft wird am Telefon schon entschieden, ob es zur Weiterführung der Gespräche kommt. Die Entscheidung erfolgt aus objektiven und subjektiven Daten und der Evaluierung des interaktiven Geschehens nach beidseitiger Überprüfung der aktuellen gegenseitigen Anfragestellung.

### 7.1.4.2 Informed consent: Behandlungsvertrag und Arbeitsbündnis (R. Riedler-Singer)

Ein wesentlicher Bestandteil des Erstgesprächs am Beginn einer Psychotherapie ist der zwischen Therapeut und Patient zu vereinbarende Behandlungsvertrag. Die bisherig gewonnenen Erfahrungen verschiedener psychotherapeutischer Schulen sowie das allgemeine gesellschaftliche Bedürfnis zum Schutz der Klienten haben zu normativen berufsethischen Verpflichtungen geführt und sind in § 14 des österreichischen PThG niedergelegt.

### 7.1.4.2.1 Begriff und gesetzliche Bestimmungen

In Absatz 3 heißt es: „Der Psychotherapeut darf nur mit Zustimmung des Behandelten oder seines gesetzlichen Vertreters Psychotherapie ausüben." Abs. 4: „Der Psychotherapeut ist verpflichtet, dem Behandelten oder seinem gesetzlichen Vertreter alle Auskünfte über die Behandlung, insbesondere über Art, Umfang und Entgelt zu erteilen." Abs. 5: „Der Psychotherapeut hat sich bei der Ausübung seines Berufes auf jene psychotherapeutischen Arbeitsgebiete und Behandlungsmethoden zu beschränken, auf denen er nachweislich ausreichende Kenntnis und Erfahrung erworben hat." Darüber hinausgehend betont wird im Berufskodex

1. die Wahrung der freien Therapeutenwahl
2. die sorgfältige Abklärung der Verhaltensstörungen oder Leidenszustände, ggf. unter Konsultationen anderer Berufsgruppen (Ärzte, klinische Psychologen, Sozialarbeiter)
3. strikte Wahrung der Freiwilligkeit (wie auch im Gesetz)
4. umfassende Aufklärung
5. die Verpflichtung zu laufenden Aufzeichnungen: über den Zeitpunkt des Beginns, Zeitpunkt und Dauer der Behandlungsstunden, Honorierung und sonstige Bedingungen des Behandlungsvertrags, über allfällige ärztliche oder klinisch-psychologische Befunde oder Mitteilungen, über frühere oder neu auftretende Erkrankungen, über allfällige Konsultationen von Kollegen anderer Heilberufe, über allfällige Empfehlungen an den Patienten, zur ergänzenden Abklärung oder Behandlung zusätzlich einen Arzt oder klinischen Psychologen aufzusuchen. (Der Patient hat das Recht zur Einsicht in diese Aufzeichnungen.)
6. die Verpflichtung zum Hinweis auf die Verschwiegenheit über anvertraute Geheimnisse; dies betrifft auch Hilfspersonal, Supervisoren, Co-Therapeuten etc.

In verschiedenen psychotherapeutischen Schulen wird dem Geiste nach die informierte Zustimmung als entscheidender Schritt im Behandlungsprozess angesehen, auch wenn der Begriff nicht von jeder Schule verwendet wird. So spricht beispielsweise die Psychoanalyse von „Arbeitsbündnis", die Verhaltenstherapie von „Kontrakt", die systemische Therapie spricht ebenfalls von „Kontrakt" oder „Zieldefinition". Der Kontrakt ist definiert durch die reziproken Rechte und Verpflichtungen der beiden Seiten bezüglich des therapeutischen Prozesses. Im Kontrakt werden Ziele und Grenzen der Therapie ebenso angesprochen wie Vereinbarungen. Es werden wechselseitige Rechte und Pflichten klargestellt. Es wird verhandelt, wer in der Therapie mitwirkt, wo und wie sie durchgeführt wird, wie lang sie voraussichtlich dauert und wie der Zahlungsmodus aussieht. Ohne eine solche Abmachung wären die Beteiligten im Unklaren, wüssten nicht, was sie erwarten könnte und wie sie miteinander umgehen sollten. Damit ein solcher Kontrakt geschlossen werden kann, muss der Therapeut den Patienten zuvor ausführlich informieren.

Der Begriff der „informierten Zustimmung" („informed consent") wird seit den 70er-Jahren in der medizinischen Ethik intensiv diskutiert. Er leitet sich aus dem Prinzip des Respekts vor der Autonomie des Patienten ab

(s. Reiter-Theil et al. 1991). Unter informierter Zustimmung versteht man das Einverständnis des Patienten zur Durchführung einer Therapie, nachdem er über die therapeutischen Vorgangsweisen, ihren Nutzen, ihr Risiko und über mögliche Alternativen informiert wurde.

Die Kriterien der Freiwilligkeit und Einwilligung bei der informierten Zustimmung führen zu der Frage der Beeinflussung der Patienten durch den Therapeuten. Zwang, Manipulation, Täuschung und Überredung sind unzulässig. Andere Formen der Beeinflussung, wie z.B. Überzeugung von der Nützlichkeit einer Therapie, vernünftige Argumentation, werden aber als Informationsvermittlung betrachtet; sie können einen „fürsorglichen Akt" darstellen.

## 7.1.4.2.2 Prinzipien des Behandlungsvertrages

Bei der Führung des Erstgesprächs als Dienstleistung am Patientenwohl sei auf die folgenden Prinzipien der amerikanischen Medizinethiker Beauchamp und Childress (1989) verwiesen, die im Behandlungsvertrag vorkommen und utilitaristisch begründet werden können.

1. Das Prinzip der Autonomie oder Selbstbestimmung des Patienten fordert, die Wünsche, Ziele und Lebenspläne zu respektieren, und zwar auch dann, wenn diese dem Therapeuten schwer nachvollziehbar erscheinen (Kottje-Birnbacher und Birnbacher 1999). Dass der Wille anderer geachtet wird, statt einer wie immer gut gemeinten Fremdbestimmung unterworfen zu sein, ist eine Bedingung dafür, dass jeder Herr seines eigenen Lebens bleibt. Selbstverständlich gilt dieses Prinzip nicht absolut, sondern es wird sowohl
2. durch das Prinzip des Nichtschadens („nil nocere") als auch durch
3. das Prinzip der Benefizienz („bonum facere") und
4. der Gerechtigkeit (Gleichheit) eingeschränkt.

Zwischen europäischen und nordamerikanischen Ethikern gibt es Unterschiede in den Schwerpunktsetzungen und daher immer wieder Kontroversen.

So sieht z.B. der deutsche Ethiker Wolff (1989) das Prinzip der Fürsorge als entscheidungsleitend an, wozu er Tugendpflichten wie Verantwortungsbereitschaft, Verschwiegenheit und Wahrhaftigkeit sowie soziale Verträglichkeit rechnet.

Ein vieldiskutiertes Thema der Medizinethik ist dabei das genaue Ausmaß, in dem paternalistische Eingriffe gerechtfertigt werden können, also Eingriffe gegen den Willen des Patienten zu dessen eigenem langfristigen Besten. Der starke Paternalismus, nach dem in solchen Fällen auch einer freien und informierten Willensentscheidung eines Erwachsenen zuwidergehandelt werden darf, wird unter den gegenwärtigen Ethikern weitgehend abgelehnt zugunsten eines schwachen Paternalismus. Nach diesem hat das

Prinzip der Fürsorge nur dann Vorrang vor dem Prinzip der Autonomie, wenn eine Entscheidung unfrei oder unzureichend informiert getroffen wird. Als Therapeut muss man darauf gefasst sein, dass der schwache Paternalismus bei Angehörigen von Patienten mit erheblichem Kontrollverlust oft auf Unverständnis stößt, weil sie die Verantwortung zwecks eigener Entlastung lieber dem Therapeuten oder einer Institution übertragen möchten (Ängste vor der „Drehtürpsychiatrie").

5. Sass (1991) beschreibt ein weiteres ethisches Behandlungsprinzip, welches er „Proportionalität" nennt. Dieses Prinzip lässt sich dazu benutzen, um die anderen einzeln genannten Prinzipien gegeneinander abzuwägen. Weiter unten wird dazu ein Beispiel genannt.

### 7.1.4.2.3 Erörterung der Prinzipien

Gegenwärtig scheint es in der Psychotherapie, dass das Prinzip der Fürsorge gegenüber jenem der Autonomie eher in den Hintergrund tritt. Dies geht mit soziologischen Phänomenen der Versingelung der Gesellschaft und der Suche nach dem eigenen Selbst einher. Dass es früher umgekehrt war, hat einerseits seine Wurzeln in einer christlichen Ethik, in der Fürsorge und Nächstenliebe gegenüber dem Selbstbestimmungsrecht Priorität hatten. Andrerseits wurde „Fürsorge" im Nationalsozialismus in einer pervertierten Art so weit getrieben, dass die gesunden Menschen von den Kranken durch Zwangspsychiatrierung und Tötung zu befreien waren.

Das Prinzip des Nicht-Schadens in der Therapie bedeutet, dass der Therapeut bereits im Erstgespräch eine solche Atmosphäre für den Patienten schaffen muss, dass dieser für ihn persönlich wichtige Fragen überhaupt stellen kann. Schädlich wäre eine Beziehungsgestaltung, in der sich der Therapeut als mächtiger Experte aufführt, der den Klienten übermäßig pathologisiert. Dadurch würde der Klient den Eindruck gewinnen, dass der Therapeut viel besser über ihn Bescheid weiß als er selbst, und dass alles, was er fühlt und tut, krank ist und verändert werden muss. Eine solche Beziehungsgestaltung demütigt und infantilisiert. Schaden würde ein Therapeut auch, wenn er einen Patienten aus eigennützigen Zwecken in Therapie übernimmt, z.B. wenn er spürt, der Problematik nicht gewachsen zu sein, den Patienten jedoch als Einnahmequelle braucht. Schädlich wäre aber auch, wenn der Therapeut auf Schmeicheleien hereinfällt, die seinen Narzissmus nähren, und deswegen nicht über Fehlerwartungen hinsichtlich möglicher Therapieziele aufklärt. Schädlich wäre auch, wenn der Therapeut einen Patienten aus übermäßiger Identifikation oder um eigene Bedürfnisse zu befriedigen gegen dessen Familienmitglieder oder Umgebung aufhetzt, also seine Neutralität verliert, so dass am Ende der Patient mehr Probleme hat als vorher.

Der Therapeut hat auch zu überlegen, ob er nicht durch die Art seines

Behandlungsangebots erhebliche Schädigungen Dritter in Kauf nimmt, z.B. Beziehungsschwierigkeiten verstärkt oder Schuldzuweisungen vornimmt, oder aber auch durch falsche bzw. frisierte Diagnostik die Krankenkasse schädigt.

Das Prinzip der Gerechtigkeit oder Gleichheit wäre dann verletzt, wenn ein Therapeut schon vor oder spätestens nach dem ersten Gespräch jene Patienten selektiert, die schwieriger im Umgang zu sein scheinen, nur solche nimmt, die besonders gut versichert sind, die ihn weniger belasten. Ein Grund für jene Kollegen, die einen Kassenvertrag angestrebt haben, auch mit psychiatrischer Klientel vertraut sein zu müssen, speist sich aus diesem Gerechtigkeitsgedanken. Früher gab es des Öfteren ärgerliche Reaktionen seitens der Psychiatrie über Psychotherapeuten, die sich nur die „Zuckerln" heraussuchen. Seit es jene Regelung gibt, kann durchaus von einer Verbesserung der Zusammenarbeit zwischen den beiden Berufsgruppen gesprochen werden. Dies gilt auch für die Zusammenarbeit mit Sozialarbeitern.

In vielen Institutionen ist es üblich, Patientenstatistiken nach ICD-10-Diagnosen und nach Sozialdaten zu führen, um die Streuungsbreite der Behandlungen nachweisen zu können.

Zur Tugendpflicht der Verschwiegenheit. Das österreichische Psychotherapiegesetz verlangt absolute Verschwiegenheit – ähnlich wie das Beichtgeheimnis. In § 15 PThG werden die Psychotherapeuten sowie deren Hilfspersonal zur Verschwiegenheit über alle ihnen in Ausübung ihres Berufes anvertrauten oder bekannt gewordenen Geheimnisse verpflichtet (Rechtlicher Sonderfall dazu: in Kap. 2.1.9.2 und 8.2.11).

Das Erstgespräch ist ein sehr intimes Gespräch, in dem die Konflikt- und Problemlage zur Sprache kommen sollen, und löst daher vielfältig oft auch Gefühle von Angst, Unsicherheit und Scham aus. Es erfordert also die Aufklärung darüber, dass alles, was der Patient als Geheimnis ansieht, absolut vertraulich behandelt wird. Angehörigen von Kindern oder Jugendlichen, die zur Therapie gebracht werden, wird ebenfalls über den Inhalt der Gespräche keine Mitteilung gemacht, es sei denn, die Kinder oder Jugendlichen wünschen ausdrücklich eine gemeinsame Besprechung mit den Eltern. Dies gilt auch für Angehörige, die telefonisch Auskunft einzuholen versuchen, auch darüber, ob jemand zum Erstgespräch überhaupt gekommen ist und was dort besprochen wurde. Ebenso gilt es für den Umgang mit anderen Institutionen (Jugendamt, Gericht). Diese bekommen nur eine Bescheinigung über Datum, Dauer und Anzahl der Sitzungen, jedoch ohne Weitergabe eines Inhalts.

Alle, die in irgendeiner Weise in die Dokumentation des Erstgesprächs eingebunden sind, unterliegen ebenso der Pflicht zur Verschwiegenheit (Sekretariatspersonal, Ausbildungskandidaten, Co-Therapeuten hinter dem Spiegel). Schriftliche Dokumentation oder Videoaufnahmen müssen unter Verschluss aufbewahrt werden. Um die Erlaubnis zu allfälligen Videoaufnah-

men muss bei den Patienten angesucht werden. Eine schriftliche Einverständniserklärung, in der die Verschwiegenheit zugesichert wird, erscheint
– zur eigenen Absicherung – ratsam. Wünscht jemand absolut kein Beisein
von Co-Therapeuten oder Videodokumentationen, oder auch keinen Fragebogen auszufüllen, so ist dem stattzugeben. Klientenrechte haben Priorität.
Wenn jemand ambivalent ist, darf er nicht überrumpelt werden; über seine
diesbezüglichen Ängste und Befürchtungen ist ausführlich zu sprechen.

Das Prinzip der Verhältnismäßigkeit oder Proportionalität wurde von dem
deutschen Ethiker Hans Martin Sass eingeführt. Dazu ein Fallbeispiel aus
der eigenen Praxis:

Eine sechsköpfige Arbeiterfamilie (vier Kinder im Vorschulalter!) aus NÖ
nimmt die Fahrt von 100 km zur Therapiestelle auf sich, weil ihnen gesagt
wurde, eines der Kinder hätte eine sprachliche Entwicklungsverzögerung,
und Familientherapie wäre hier die angemessene Maßnahme. Im Gespräch
wird evident, dass beide Eltern wohlmeinend, aber sehr belastet sind
(zusätzlich mit Hausbau), wenig finanzielle Ressourcen haben und sich am
Rande der Erschöpfung bewegen. Ein Therapiebeginn in Wien wäre vom
zeitlichen Aufwand, von der Logistik (Kinderbetreuung!) derartig aufwendig gewesen, dass ich dies eher als zusätzliche Belastung für die Leute gesehen habe. Daher kamen wir zu der Lösung, dass das Kind besser vor Ort
logopädische Betreuung erhalten solle, was für die Familie eine große
Erleichterung bedeutete.

Es gilt also in ähnlichen Fällen nach Alternativen zu suchen, wenn Zeitaufwand, logistische Schwierigkeiten etc. in keinem Verhältnis zum zu
erwartenden Nutzen einer Therapie stehen.

## 7.1.4.2.4 Elemente des Behandlungsvertrages

Wichtig für die Führung des Erstgesprächs ist, dass der Patient
die für die Entscheidungsfindung relevanten Mitteilungen auch wirklich
versteht. Klinische Erfahrungen und empirische Studien zeigen nämlich,
dass Patienten hinsichtlich des Verstehens von Information über Diagnosen, Behandlungsprozeduren, Risken und Prognosen sehr verschieden reagieren. Während viele Patienten zu einem Dialog fähig sind, können andere
aufgrund ihrer aktuellen Verfassung oft nur schlecht zuhören, sich wenig
konzentrieren, weil sie ganz in ihren Affekten gefangen sind. Es gehört zur
Kompetenz des Therapeuten, zunächst einmal für Beruhigung und Sammlung des Klienten zu sorgen, so dass man in solchen Fällen von einer langsamen und schrittweisen Vorbereitung zum informierten Zugang ausgehen
kann.

Beauchamp und Childress unterscheiden im Behandlungsvertrag zwischen
drei Elementen:

a) *Schwellenelement:* Sorgen für die förderliche Atmosphäre.

Der Therapeut hat für eine Atmosphäre Sorge zu tragen, welche die Schwellenangst seiner Klienten zu vermindern hilft, so dass sie offen über ihre Problematik reden können.

Nützlich ist, wenn man die Praxis vom Konsultationszimmer aus verlassen kann, ohne durch das Wartezimmer zu müssen. Der Behandlungsraum sollte schallisoliert, die Einrichtung soll nicht aufdringlich, die Lichtverhältnisse angenehm sein. Bei einem Gruppenwarteraum gehört es zur Diskretion, nicht vor den anderen Wartenden den Namen des Patienten preiszugeben, sondern bei der Begrüßung nur den eigenen.

Förderlich für das Gelingen eines Behandlungsvertrags sind (nach Greenson) ein natürlicher, aufrichtiger Zugang zu den Klienten, der Interesse an ihrer Person und an der Problematik zeigt sowie eine mitfühlend-unaufdringliche Haltung, Höflichkeit und Respekt, so dass die Klienten in ihrer Selbstachtung und Würde bestätigt oder gefördert werden.

Problematisch ist: wenn der Therapeut während der Behandlungsstunde raucht, telefoniert, isst …, wenn er wütend wird, indifferent oder unaufmerksam wirkt, Ermüdungserscheinungen zeigt, unklar und verwirrend bleibt, so viele Fragen stellt, dass man den Faden verliert, immer wieder seine persönlichen Ansichten und Selbstoffenbarungen über sein Privatleben einbringt, zu häufigem physischen Kontakt neigt (umarmen, auf die Schulter klopfen etc.), manipulativ wirkt, ständig Ratschläge anbietet, nichts darüber sagt, ob er in der Sache helfen könne.

Äußerst behindernd für die therapeutische Beziehung wären aber auch Distanziertheit, autoritäres Gehabe, Kälte, Extravaganz und Selbstgefälligkeit, Starrheit und Unwille, sich sprachlich auf den Patienten einzustellen (stattdessen etwa mit Fachtermini brillieren zu wollen).

Nicht geschäftsmäßige, allzu saloppe Kleidung erweckt den Eindruck einer unangebrachten Lässigkeit und kann mit Verwirrung registriert werden. Umgekehrt wird das Tragen eines weißen Arbeitsmantels (wenn nicht im Spitalskontext) oft als unangenehm-unpersönliches Element wahrgenommen.

Um zu Kindern einen altersgemäßen Kontakt herstellen zu können, bietet sich ein auflockernder Gesprächsstil an, in welchem zwecks Joining in der Aufwärmphase auf deren Vorlieben und Interessen Bezug zu nehmen wäre, nicht sofort auf deren Probleme. Ein Spielzimmer oder eine Spielecke soll für die Kinder anziehend gestaltet sein.

b) Informationselement: Was muss der Patient wissen, um seine informierte Zustimmung zur Behandlung geben zu können (nach Reiter-Theil et al. 1991, 81–90):

*Kompetenz.* Die Pflicht zur Aufklärung und Information hat der Therapeut immer und unabhängig davon, ob der Patient ein derartiges Verlangen stellt oder nicht. Um unrealistische Erwartungen seitens des Patienten zu vermeiden, sollte ein Therapeut über seine Methodik informieren. Gegebenenfalls interessieren sich Patienten zusätzlich auch für Ausbildung und Qualifikation des Therapeuten; dann wäre Rede und Antwort zu stehen. Dabei ist darauf zu achten, ob dem Patienten Schlüsselbegriffe hinreichend klar sind. Die dem jeweiligen Verfahren zugrunde liegenden allgemeinen Wertvorstellungen müssen nicht unbedingt umfangreich thematisiert werden, sollen aber angemessen und bei entsprechendem Anlass besprochen werden.

*Therapeutischer Prozess und Ergebnis der Therapie.* Patienten sollen darüber informiert werden, was sich im therapeutischen Prozess ereignen kann (z.B. Körperarbeit, darstellende Methoden, Spiel, Entspannungsübungen etc.), wer daran teilnehmen wird und wie viele Therapeuten involviert sein werden. Stets muss dem Patienten klar sein, wer die Hauptverantwortung im Sinne der Therapieführung hat. Dies ist insofern wichtig, als es Therapiemethoden gibt, bei denen im Laufe der Behandlung sich das Setting an die jeweilige Problemlage anpasst, z.B. in der Familientherapie kann zum Erstgespräch eine ganze Familie kommen, zu späteren Sitzungen werden vielleicht das Elternsubsystem allein oder die Geschwister allein eingeladen, auch Einzelstunden mit Kindern oder Jugendlichen gemacht. Auch über geplante Frequenz und Sitzungsdauer ist zu informieren, wobei zwischen den verschiedenen Schulrichtungen große Variationen bestehen.

§ 14 Abs. 2 des österreichischen PThG besagt ausdrücklich, dass der Therapeut seinen Beruf persönlich und unmittelbar auszuüben hat, d.h. es ist nicht erlaubt, etwa nach dem Erstgespräch einen Ausbildungskandidaten, der noch nicht den Status hat, eine Therapie fortführen zu lassen. Zur Mithilfe kann er sich allerdings Hilfspersonen bedienen, wenn sie nach seiner Anordnung und unter seiner ständigen Aufsicht handeln. Allenfalls kann er seine Therapie auch in Zusammenarbeit mit anderen Vertretern seiner oder einer anderen Disziplin ausüben (Zuziehung eines Sozialarbeiters, Psychiaters, Schuldnerberaters, Beratungslehrers u.a.).

*Verschwiegenheit und ihre Grenzen.* Patienten sollen wissen, wem der Inhalt der Sitzungen noch mitgeteilt wird, z.B. bei mitwirkenden Ausbildungskandidaten, die in der zweiten Hälfte der Ausbildung den Status „Psychotherapeut in Ausbildung unter Supervision" haben, den Supervisoren, Teamkollegen, konsultierten Ärzten, und welche Aufzeichnungen zu welchem Zweck gemacht werden (Versicherungsnummer, Stammblatt, Telefonnummer, ICD-10-Diagnosen an Krankenkassen, Fragebogen der Krankenkassen ...).

*Ziele der Therapie.* Klärung und Definition der therapeutischen Ziele sollten Bestandteil jedes therapeutischen Prozesses sein. Was soll erreicht werden und was kann erreicht werden?

*Erfolgswahrscheinlichkeit.* Soweit verfügbar, sollte unter Bezugnahme auf die Psychotherapieforschung Information darüber gegeben werden, in welchem Prozentsatz das vorgeschlagene Behandlungsverfahren die therapeutischen Ziele erreichen kann. Welche wichtigen Faktoren sind bisher noch unbekannt, die die Erfolgswahrscheinlichkeit beeinflussen können – z.B. können Familienmitglieder motiviert werden, mitzukommen?

*Emotionale und/oder physische Belastung in der Therapie.* Der Patient sollte darauf hingewiesen werden, dass es in gewissen Phasen der Therapie zum passageren Auftreten von Angst, Niedergeschlagenheit oder Ärger kommen kann und dass bestehende Beziehungen belastet werden können. Der Zusammenhang zwischen Trauer und Schmerz mit dem Veränderungsprozess soll dem Patienten verständlich gemacht werden. Dazu gehört auch, dem Patienten das Vertrauen zu vermitteln, dass er in diesen Phasen therapeutisch begleitet und nicht alleingelassen wird. Damit ist auch die Frage verbunden, ob die Behandlung dem Patienten oder seinem Umfeld schaden kann, und in welchem Ausmaß; z.B. befürchten viele Patienten, dass Psychotherapie zur Trennung der Partnerschaft führt.

*Andere Behandlungsmöglichkeiten.* Dies schließt wieder an das Prinzip der Verhältnismäßigkeit oder Proportionalität an, das wir schon besprochen haben. Der Therapeut sollte über andere Therapiemöglichkeiten informieren, wenn solche Verfahren für den gegebenen Fall angemessener oder vielversprechend sind. Das erfordert konkurrenzfreies Denken zwischen den therapeutischen Schulen und viel Austausch und Information zwischen diesen. Zu diesem Punkt gehört aber auch die Information über für den Patienten günstigere Anbieter im Sinne von: Gratisambulatorien, Beratungsstellen, kürzere Fahrzeiten, kürzere Wartezeit für einen Behandlungsplatz.

*Alternativen zur Psychotherapie.* Sofern zu der Behandlung der Beschwerden des Patienten andere, nicht-psychotherapeutische Verfahren (z.B. Medikation, Kuraufenthalt etc.) als Alternativen in Betracht kommen, sollte der Patient darüber informiert werden. Dies gilt auch für Information über zusätzliche notwendige Sozialinterventionen (Schuldnerberatung, Arbeitsmarktservice, Eignungstests ...).

*Möglichkeiten der Unterbrechung oder Beendigung der Psychotherapie.* In einigen Therapiemethoden ist es üblich, zunächst einmal ca. fünf Stunden miteinander zu vereinbaren, um danach noch einmal zu evaluieren, ob die Zusammenarbeit beiderseits als konstruktiv erlebt wird. Patienten sollten darauf hingewiesen werden, dass sie Therapien von sich aus auch jederzeit beenden können; ggf. muss aber über die Risiken einer solchen Entscheidung informiert werden. Mit einem ausschließlichen Rekurs auf die Freiwilligkeit der Beendigung oder Fortsetzung ist es freilich nicht immer getan, da es auch Fälle von Zuweisungen gibt – etwa durch Jugendamt, Gericht, Schule –, die paternalistisch gelagert sind, und bei denen die schädlichen Konsequenzen eines Therapieabbruches für den Klienten diskutiert werden müssen.

Ein Beispiel aus meiner Praxis: Eine Frau kommt zwangsverpflichtet mit ihrer Tochter erbost zur Therapie, weil ihr der Familienrichter diese zur Auflage gemacht hat. Sollte sie die Therapie verweigern, könnte es sein, dass er die Erziehungsrechte des Kindes dem Mann übergibt. Sie ist wütend über den Gutacher, der ihr eine symbiotische Beziehung zur Tochter bescheinigt hat; sie meint, der Mann brauche sicher dringender eine Therapie, sei aber nicht behelligt worden. – Im Rahmen des ersten Gesprächs stelle ich der Frau die Frage, wie sie sich bei der gerichtlichen Begutachtung wohl selber verhalten habe. Es zeigt sich, dass sie die 8-jährige Tochter übermäßig beschützt hat, diese auf ihrem Schoß saß und sie dem Kinderpsychiater stellvertretend für das Mädchen geantwortet hat. Daraufhin war mir relativ rasch klar, wieso der Gutachter zu seiner Diagnose gekommen ist. Zunächst behauptet die Frau, dass sie zur nächsten gerichtlichen Vorladung einfach nicht hingehen werde. Die Besprechung der Folgen dieses Verhaltens, nämlich der damit verbundene Entzug ihres Kindes, überzeugt die Frau, dass ihr dieser Preis zu hoch wäre. Wir kommen überein, dass das Ziel unserer Therapiesitzungen in einem Coaching bestehen könnte, damit der nächste Gerichtstermin günstiger für sie auszugehen verspricht. Dazu gehört, dem Kind mehr Freiheit zu geben und mit mir eine mögliche Verselbstständigung des Kindes in kleinen Schritten zu planen.

*Modalitäten der Honorierung.* Der Therapeut soll seinen Stundensatz bekanntgeben, wobei er innerhalb der üblichen Spanne seines Berufsfeldes bleiben sollte. Über Zeitpunkt der Abrechnung und Art der Bezahlung soll Einvernehmen hergestellt werden. Außerdem muss der Therapeut seine Absageregelungen unaufgefordert und klar definieren.

Trotz Bemühungen der Berufsvertretung gibt es in Österreich noch immer keinen Gesamtvertrag mit den Krankenkassen. In manchen Bundesländern gibt es derzeit Vereine, die Psychotherapie auf Krankenschein abwickeln; das Stundenkontingent ist allerdings ziemlich begrenzt. Die meisten Klienten bekommen daher nur einen Zuschuss, jedoch nicht für Selbsterfahrung im Rahmen der Psychotherapieausbildung oder Supervision. Die Kasse übernimmt Kosten oder Teilrefundierung für Psychotherapie, „wenn eine (seelische) Krankheit vorliegt, die eine psychotherapeutische Krankenbehandlung notwendig macht; durch die Krankenbehandlung sollen die Gesundheit, die Arbeitsfähigkeit und die Fähigkeit, für die lebenswichtigen persönlichen Bedürfnisse zu sorgen, nach Möglichkeit wiederhergestellt, gefestigt oder verbessert werden. Die Krankenbehandlung muss ausreichend und zweckmäßig sein, sie darf jedoch das Maß des Notwendigen nicht überschreiten" (zitiert aus dem Formblatt der Wiener Gebietskrankenkasse). Der Krankenversicherungsträger möchte sich davon überzeugen, dass diese Voraussetzungen vorliegen und hat zu diesem Zweck einen Fragebogen entworfen.

Neben den Versicherungsdaten des Patienten fordert die Sozialversicherung eine Einordnung nach dem psychiatrischen Teil des ICD-10 (2000) (International Classification of Diseases). Insgesamt sind es neun Angaben, die für die Kasse beantwortet werden müssen:

- Welche Störungen werden behandelt?
- Angaben zur Intensität der Störung und zur Begründung der Behandlungsbedürftigkeit („große Belastung, die ihn im familiären und/oder

beruflichen Umfeld beeinträchtigt"; „hoher Leidensdruck, der sich im Arbeitsleben auswirkt")
* Einschätzung des Krankheitsverlaufs seit Therapiebeginn („Hat sich gebessert, konnte stabilisiert werden, eine weitere Verschlimmerung konnte hintan gehalten werden." Keinesfalls werden Therapieinhalte mitgeteilt)
* Vorgesehene Methode
* Vorgesehene Sitzungsform (Einzel oder Gruppe)
* Wie viele psychotherapeutische Sitzungen mit welcher Methode haben bisher im Rahmen einer anderen psychotherapeutischen Krankenbehandlung stattgefunden?
* Wie viele Sitzungen haben bisher im Rahmen der gegenständlichen von Ihnen durchgeführten psychotherapeutischen Krankenbehandlung stattgefunden?
* Wie viele weitere Sitzungen sind im Rahmen der gegenständlichen psychotherapeutischen Krankenbehandlung voraussichtlich notwendig?
* Für wie viele weitere Sitzungen wird eine Kostenübernahme beantragt?
* Welche Sitzungsfrequenz ist geplant?
* Anmerkungen

Eine Behandlung auf Kasse ist also nur möglich, wenn der Patient der Weitergabe dieser Antworten an die Kasse zustimmt. Demnach gibt es dreierlei Arten von Abrechnung: a) privat, b) mit Kassenzuschuss, c) auf Kasse.

Dem Patienten muss ausdrücklich klargemacht werden, dass ein Termin für eine von der Kasse bewilligte Behandlungsstunde, der vom Patienten nicht eingehalten wird, privat zu bezahlen ist. Kürzlich hat die Wiener Gebietskrankenkasse dazu ein Formular herausgegeben, das nunmehr jedem Patienten beim Erstgespräch zur Unterschrift vorgelegt wird.

Bei der Festlegung der Diagnose nach ICD-10 ist auf ein ethisches Dilemma zwischen Offenlegung und Diskretion hinzuweisen. Hierzu ein Beispiel: Setzt ein Therapeut in Absprache mit dem Klienten eine relativ wenig „schambesetzte" Diagnose fest, wie z.B. „Akute Belastungsreaktion und Anpassungsstörung" ICD F.43, so kann es sein, dass die Kasse zwar eine begrenzte Anzahl von Therapiesitzungen bezahlt, aber nach einer ersten Symptomreduktion für den Fortsetzungsantrag einen negativen Bescheid ausstellt. In der Tat war aber die Belastungsreaktion eine Aktualisierung eines lang zurückliegenden sexuellen Missbrauchs, welcher erst im Verlauf der Therapie überhaupt geäußert werden konnte. Dies will aber die Patientin als vertraulich ausschließlich zwischen ihr und dem Therapeuten behandelt wissen. Der Therapeut hingegen weiß, dass ihre Chancen auf Verlängerung der Bewilligung erheblich verbessert wären, wenn er zu den Anmerkungen am Fragebogen die frühe schwere Traumatisierung dazuschreiben oder auf eine frühere kinderpsychiatrische Aufnahme hinweisen würde.

Ein weiteres kritisches Moment kann auftreten, wenn Patienten mitgeteilt wird, dass sie für eine Kassenrefundierung nach der ersten Sitzung zusätzlich eine Bestätigung über einen Arztbesuch und dessen Diagnose vorlegen müssen. Stellt sich beim Erstgespräch heraus, dass mit einer längeren Therapie zu rechnen ist (mehr als 40 Stunden), so müssen die Patienten spätestens vor der zweiten Sitzung eine Zweitdiagnostik eines Psychiaters oder eines diagnosebefugten Psychotherapeuten einholen. Diese Zweitdiagnostik entfällt aber, wenn der Patient bereits von einem Psychiater oder einer Krankenanstalt überwiesen wurde. Sie ist allerdings auch später (bis zur 25. Sitzung) möglich, wenn der Patient im Moment damit überfordert oder sie kontraindiziert ist.

Nicht selten verzichten Patienten aufgrund dieser Auflagen auf eine Refundierung seitens der Kasse und zahlen lieber privat.

c) Konsenselement: Aushandeln eines Vertrags mit allen dazugehörigen Rahmenbedingungen.

Erst wenn alle vorher erörterten Punkte dem Patienten bekannt sind und er sein konsensuelles Einverständnis gegeben hat, ist der letzte Schritt im Aushandeln des Arbeitsvertrages erreicht. Es muss darauf hingewiesen werden, dass dieser Prozess mehrere Therapiestunden in Anspruch nehmen kann und aufgrund unbewusster Dynamik des Patienten dieser auch Dinge wieder in Frage stellen kann, über die bereits scheinbarer Konsens herrschte. Die schriftliche Fixierung eines Behandlungsvertrags ist bei uns noch nicht üblich, wird aber gelegentlich diskutiert; in Amerika ist sie gang und gäbe.

In beiderseitigem Einvernehmen müssen während der ganzen Behandlung die Vertragsgrundlagen immer wieder hinterfragt und evaluiert werden, da sich während einer laufenden Therapie Rahmenbedingungen wie Dringlichkeit, Stundenfrequenz, Therapieziele, das Setting u.a.m. verändern können.

## 7.1.4.3   Grenzen der Übernahme (R. Riedler-Singer)

Es gibt keine gesetzliche Pflicht, jeden Patienten in Behandlung zu nehmen. Und das ist gut so, weil das berücksichtigt, dass jeder Therapeut seinen Anteil an Ressourcen, aber auch Grenzen in die therapeutische Interaktion einbringt. Geschlecht, Temperament, klinisches Wissen und kulturelle Vertrautheit mit dem Lebenskontext des Patienten spielen beim Gelingen eines therapeutischen Prozesses eine große Rolle. Nach Greenson (2000) und Hoffmann (1996) sowie aus eigener Erfahrung der Autorin ergeben sich mögliche Anlassfälle therapeutischer Grenzen mit bestimmten Therapeuten oder Therapie-Settings:

1. Sehr konträre politische, soziale oder weltanschauliche Auffassung zwischen Therapeut und Klient, z.B. wenn der Klient ein politischer Akti-

vist in einer Richtung ist, welche der Psychotherapeut seiner Herkunft nach ablehnt,

2.  Geschlecht, Temperament und/oder Alter, z.B. wenn ein Mann ein geschlechtsspezifisches Thema nur mit einem männlichen Therapeuten besprechen kann und gehemmt reagiert, weil er sich dies bei einer weiblichen Psychotherapeutin nicht zu verbalisieren getraut oder wenn eine Psychotherapeutin schon etwas älter und gesetzt ist, so dass sie die Sprache, Ausdrucksweise sowie die Interessen von Kindern und Jugendlichen nicht mehr nachvollziehen kann,

3.  mangelnde kulturelle Vertrautheit, z.B. wenn der Psychotherapeut die Sitten, Gebräuche und üblichen Denkschemata von Klienten aus anderen Kulturen nicht kennt und in der Folge irrtümlich ein kulturspezifisches Verhalten für symptomatisch hält,

4.  die fachliche Ausbildung entspricht nicht den Erfordernissen, z.B. das dargestellte Problem übersteigt in seiner Komplexität das bisher Gelernte,

5.  eigene unbewältigte Gefühle bei ähnlicher Problematik, z.B. wenn ein Psychotherapeut selbst aktuellerweise in ein Problem verstrickt ist, welches dem vom Patienten dargestellten Problem sehr ähnlich ist, so dass keine emotionale Distanz und Neutralität mehr entstehen können,

6.  stark differierende ethische Haltungen, z.B. wenn zwischen Psychotherapeut und Klient in einer ethisch relevanten Konfliktsituation sehr unterschiedliche Begründungen für und gegen bestimmte Handlungsoptionen eingenommen werden,

7.  gänzlich negative Gegenübertragung, z.B. wenn ein Psychotherapeut trotz Bemühens über längere Zeit keine positiven, liebenswerten und daher unterstützungswürdigen Charakterzüge an seinem Klienten erkennen kann,

8.  Befangenheit und verwandtschaftliche Verstrickung, z.B. wenn ein Psychotherapeut bei einem Paar- oder Familienkonflikt seine Allparteilichkeit verlieren könnte oder verwandtschaftliche Eigeninteressen eine Rolle spielen würden,

9.  zu großes Auseinanderklaffen in der Sicht über Problemursache und Behandlungsziel zwischen Behandler und Therapeut, aber u. U. auch zwischen mehreren Familien- oder Gruppenmitgliedern, so dass zumindest zu diesem Zeitpunkt und in diesem Setting keine Einigkeit über die nächsten zu planenden Schritte erfolgen kann,

10. andere Maßnahmen erweisen sich als vordringlicher, wie z.B. die Überweisung zu einem Arzt, Krisenintervention oder Schutz vor realer Bedrohung,

11. Patienten oder deren Angehörige (gilt auch für Eltern, Sachwalter) wollen die therapeutische Verschwiegenheitspflicht nicht akzeptieren, weil z.B. Bedürfnisse nach Information und Mitsprache in der Vertraulichkeit eines Einzelsettings nicht gegeben sind,

12. es können nicht der richtige Behandlungskontext oder das richtige Setting zur Verfügung gestellt werden (aus Zeitmangel, Mangel an Vernetzung, oder weil keine Kassenabrechnung möglich ist oder eine Institution nicht zuständig ist usw.),

13. es gibt trotz Notwendigkeit keine Bereitschaft seitens der Klienten, mit angrenzenden Berufen zusammenzuarbeiten, z.B. aus Scham wird kein Psychiater aufgesucht und die nötigen Medikamente werden nicht eingenommen,

14. nur der Überweiser will die Therapie, der Klient aber nicht. Solche Klienten wollen z.B. dem Überweiser nicht offen widersprechen, weil zu diesem eine Abhängigkeit besteht, es gibt aber keine wirkliche Therapiemotivation,

15. der Überweiser macht dem Folgebehandler Vorschriften und mengt sich ein, so dass die Behandlung undurchführbar erscheint oder ein Zweitbegutachter schlägt ganz andere Maßnahmen vor, was unlösbare Loyalitätskonflikte bei Klienten auslösen kann.

Sind die eigenen Gefühle des Therapeuten in der dargestellten Problematik sehr stark, so kann es besser sein, auf den Versuch einer Zusammenarbeit zu verzichten. Wenn der Therapeut an einem Patienten besonders wenig Positives findet, so erschwert dies einen Therapiebeginn erheblich. Um dem Patienten weitere Traumatisierungen durch eigene Ablehnung zu ersparen, wäre in so einem Fall vom Therapeuten darauf hinzuweisen, dass hier bei ihm – dem Therapeuten – selbst eine Grenze liegt.

Ein Beispiel über weltanschauliche Inkompatibilität und divergierende Zielvorstellungen zur Problemlösung aus eigener Praxis: Ein Ehepaar, beide Zeugen Jehovas, kamen zu mir aufgrund phobischer Zustände der Ehefrau; sie konnte z.B. nicht mit ihrem Mann in ein Geschäft gehen, um dort ein Kleidungsstück anzuprobieren, weil sie dabei die Empfindung hatte, von einem glühenden Panzer erdrückt zu werden. Im Lauf eines erweiterten Erstgesprächs kam zutage, dass der Mann ein sehr autoritärer Vorsteher in der religiösen Gemeinde war und sich die Frau ihm bisher immer unterworfen hatte. Sie empfand allerdings Sympathie für einen Mitbruder, mit dem sie öfter schweigend auf der Straße die Zeitschrift „Der Wachtturm" anbot. Als ich in der Stunde die Symptomatik der Frau als Symbolisierung der Einengung in der Ehesituation deutete und auf die zu bearbeitende Partnerproblematik hinwies, gab mir das Paar zwar in meiner Diagnostik recht. Doch stellten beide in Frage, ob sich ein Therapiebeginn überhaupt lohnen würde, da ohnehin der prophezeite Weltuntergang in einem Jahr bevorstünde. So lange seien die Beschwerden und Beziehungsschwierigkeiten schon noch auszuhalten. Ich vermittelte, dass wohl unter Berücksichtigung ihrer Weltsicht die Motivation, eine Problemlösung in der Psychotherapie zu suchen, gering sei. Außerdem verstünde ich, dass ihnen jetzt ein Therapiebeginn unter diesen Umständen tatsächlich sinnlos erscheinen müsse. Wenn beide später doch kommen wollten, wäre ich gerne für sie da. Sie drückten mir ein Missionsheftchen in die Hand und gingen.

In einem anderen Fall kam der wütende Vater einer jungen Frau zu mir in die Familienberatungsstelle und schimpfte fürchterlich darüber, dass sich die Tochter mit einem Schwarzen befreundet hatte. Ich wäre zwar in der Lage gewesen, auf seine dahinter liegenden Ängste vor einer interkulturellen Verbindung einzugehen, aber die vulgäre Diskriminierung brachte mich dermaßen in Ablehnung gegen seine Person, dass ich keine Möglichkeit für einen Behandlungsvertrag sah.

Auch bei allzu großer Ähnlichkeit des Therapeuten mit der ursprünglichen Quelle des Konflikts des Patienten ist von einem Behandlungsvertrag abzuraten, weil der Therapeut sich dann überidentifiziert und deshalb keine neue Sichtweise eröffnen kann.

## 7.1.4.4   Verantwortung des Patienten (R. Riedler-Singer)

### 7.1.4.4.1 Freuds Grundregel

Bereits Sigmund Freud hat für die analytische Situation die sog. „Grundregel" formuliert. Zum Einhalten dieser Grundregel wird der Analysand „aufgefordert, zu sagen, was er denkt und empfindet, ohne auszuwählen und ohne von dem, was ihm einfällt, etwas auszulassen, selbst wenn dessen Mitteilung ihm unangenehm erscheint, lächerlich, ohne Interesse, nicht zur Sache gehörig" (Laplanche und Pontalis 1973, 172). Diese Grundregel beinhaltet für den Patienten den Verzicht auf kritische Auslassungen von Assoziationen und Einfällen. Mit dem Unterwerfen unter die Regel, alles zu sagen, ist auch verbunden, dass eine eventuelle Erregungsableitung nur verbal erfolgen darf. Die Regel hat damit implizit zur Folge, dass Äußerungen im Sprachlichen verbleiben sollen und jegliches Acting-out unerwünscht erscheint. Die Grundregel trägt dazu bei, „die Beziehung zwischen Analytiker und Analysanden als eine durch Sprache vermittelte Beziehung zu begründen" (s.o. 174). Verbunden mit dem Nichtagieren des Analytikers sieht sich der Analysand veranlasst, sein Verlangen in Sprache zu formulieren.

### 7.1.4.4.2 Überlegungen nach Pöltner

Diese Freud'sche Grundregel führt zu weiteren Überlegungen über die Verantwortung des Patienten für die therapeutische Beziehung (Pöltner 2003, 168): „Die Wahl des Therapeuten liegt insofern in der Verantwortung des Patienten, als es eine Differenz geben kann zwischen dem für den Patienten besseren und dem von ihm erwünschten Therapeuten." Schließlich gibt es Patienten, die sich Therapeuten aussuchen, welche sie waschen, ohne ihnen den Pelz nasszumachen'. Sie suchen solche aus, um in ihrem neurotischen Weltverständnis zu verbleiben. „Der Patient ist es sich schuldig, sich helfen zu lassen, der Therapie tätig zuzustimmen, andernfalls verbleibt alles beim Alten."

Abgesehen von Behandlungsstagnationen nehmen änderungsunwillige Patienten auch anderen die Chance auf einen Therapieplatz – denken wir nur an die Wartelisten, besonders auf Kassenplätze.

Wie jede menschliche Beziehung, so lebt auch die therapeutische Beziehung von Aufrichtigkeit und Wahrhaftigkeit als Ausdruck wechselseitiger Achtung. Eine weitere Verantwortung des Patienten ist die Ausbildung realistischer Behandlungsziele zur Vermeidung utopischer Vorstellungen vom idealen Therapeuten und seiner magischen Wirksamkeit ohne sein persönliches Zutun. Dabei wird der Psychotherapeut die Zumutung überzogener Verantwortung von sich weisen, jedoch untersuchen, welche Bedürfnisse und Ängste hinter diesem Ansinnen stecken könnten.

Eine weitere wichtige Haltung des Patienten besteht in seinem Durchhaltewillen. Er muss sich darauf vorbereiten, dass eine Therapie ein prozesshaftes Geschehen ist, welches manchmal auch schmerzliche Einsichten bringt. Die beiderseitige Zustimmung zur Psychotherapie wird nicht als einmaliger Akt aufgefasst, sondern wird im Therapieprozess immer wieder erneuert werden, wenn die Beziehung tragfähig bleiben soll. Dazu gehört auch das Bemühen um Pünktlichkeit, Mitarbeit, Höflichkeit, Einhalten der Absageregelung und gewissenhafte Honorierung.

Das Wohl des individuellen Patienten wird dort seine Grenze finden, wo das Wohl des Psychotherapeuten sowie das Wohl Dritter mehr als geringfügig betroffen sind.

Kottje-Birnbacher und Birnbacher (1999, 41–42) weisen ausdrücklich darauf hin, dass das Behandlungsziel „nur die befriedigende Entwicklung aller Beteiligten" sein kann. „Geht die Entwicklung des einen allzu sehr auf Kosten anderer, ist sie schlicht nicht zu verantworten." Es wäre daher von einem „erweiterten Betrachtungs- und Entwicklungskonzept" auszugehen. Patienten haben in einem solchen Fall die Entwicklungsaufgabe, das Gebot der Nichtschädigung verstehen und erfüllen zu lernen, was heißen kann, dass gelegentlich ihr Recht auf Selbstbestimmung nachrangig gegenüber den Interessen Dritter werden wird (vgl. Kohlbergs Stadien der moralischen Entwicklung). Dies gilt vor allem für Patienten mit erheblichen Über-Ich-Defekten, die zu gravierend sozialschädlichem Verhalten neigen.

## 7.1.4.4.3 Anforderungen verschiedener Schulen

Die Anforderungen an den Patienten scheinen bei näherer Betrachtung verschiedener Therapieschulen zum Teil genereller Natur, zum anderen aber auch, je nach Menschenbild und Behandlungstechnik, spezifisch zu sein. Der Leser möge die besonderen Erwartungen an die Patienten in der eigenen Therapieschule mit den hier ausgeführten Richtlinien vergleichen und ggf. ergänzen.

Peurifoy (1993) verfasste ein Selbsthilfeprogramm aus verhaltenstherapeutischer Sicht, in welchem die Verantwortlichkeiten des Patienten direkt angesprochen werden. Dabei sieht er als die wichtigsten Haltungen des Patienten die Entwicklung eines positiven Realismus sowie die Entwicklung rationaler innerer Dialoge. Patienten müssen die Verantwortung übernehmen, Verhaltensmuster zu unterbrechen, welche nicht mehr funktional sind. Ebenso sind sie angehalten, negative Denkmuster und Glaubenssysteme zu überdenken und zu überwinden. Sie sollen unzulässige Verallgemeinerungen abwenden, selbstwirksam werden, für sich selbst einstehen und die erforderliche Mühe für Veränderungen aufbringen. Weiters sollen sie das Erreichte fortführen und kontinuierlich weiterentwickeln. Diese Übungsaktivität wird von Grawe (2005) auch neurophysiologisch erklärt, da besonders negative Emotionen durch etwas, was neu gelernt wird, gehemmt werden müssen. Er spricht hier von Bahnung neuer neuronaler Prozesse im Gehirn, welche nur durch intensive Wiederholung ermöglicht wird (dies erinnert an Freuds Erkenntnis vom Wiederholen und Durcharbeiten).

Tschuschke (2005, 193) befasst sich mit der Verantwortung der Patienten in Gruppentherapien. Dabei betont er, dass die „Motivation ein ernstzunehmender Faktor mit wichtiger prognostischer Funktion" ist. Unter Motivation versteht er die Bereitschaft der Gruppenteilnehmer für dieses Behandlungssetting. Mangelnde Bereitschaft, die nicht deutlich gemacht wird, führe zu hoher Drop-out-Rate. Die bereits in den Vorgesprächen ausgetauschten Informationen führen zu einem Kontrakt in der Art des Informed consent (vgl. 7.1.4.2). Dabei geht es darum, Vereinbarungen einzuhalten, welche auch gegenüber den anderen Gruppenmitgliedern im Behandlungssetting gelten. So wird jedes Gruppenmitglied benigne Gruppenkräfte fördern, damit sich ein geschütztes Klima entfalten kann und dadurch therapeutische Potenz entwickelt wird. Der Gruppentherapeut ist gegenüber der Gesamtgruppe verpflichtet und muss die Grenzen der Individuen und der Gruppe schützen. Maligne Gruppenkräfte können sozial geschädigte Gruppenmitglieder retraumatisieren und diese in Angst und Resignation zurückwerfen. Selbstverständlich hat sich jedes Gruppenmitglied auch an die Verschwiegenheitspflicht zu halten, da ansonsten Angst und Misstrauen entstehen. Tschuschke beschreibt als Beispiel ein Fehlverhalten eines Gruppenmitglieds, welches einem neugierigen Journalisten bezüglich eines in der Öffentlichkeit stehenden Mitpatienten, der zu Alkoholkonsum und Depression neigt, über dessen persönliche Probleme Auskunft gibt.

Das Bemühen um eine vertrauensvolle Gruppenatmosphäre obliegt nicht nur dem Psychotherapeuten, sondern ist eine Gemeinschaftsleistung der Gruppe. Mobbing, Primitivierung, Konformitätsdruck, Sündenbockbildung und Subgruppenbildung wären demgegenüber destruktive Prozesse.

In Gruppen, bei denen Familienrekonstruktion oder -neukonstruktion erarbeitet wird, bedarf es überdies der aktiven Teilnahme von Rollenspielern, damit diese über ihren Platz im dargestellten Familiensystem (Nähe, Distanz, Systemgrenzen) Feedback zu geben vermögen. Teilnehmer an solchen, meist mehrtägigen, Selbsterfahrungsseminaren müssen also auch füreinander verlässlich zur Verfügung stehen. „Gemeinsam mit den GruppenteilnehmerInnen wird versucht herauszuarbeiten, welche Definitionen und Strukturierungen auf der Ebene von Raum und Zeit als Problem erlebt werden, wie diese lebendige Entwicklung [...] behindern. Das Ziel der Familienkonstruktion ist es, zu neuen Bedeutungsgebungen und Neuorganisationen auf der Verhaltensebene anzuregen, die als fürs eigene Leben passender, leichter, erfüllender [...] erlebt werden." (Fehlinger 1994, 75)

„Im systemischen Verständnis wird Psychotherapie als therapeutische Konversation, als gemeinsames Suchen und Erarbeiten von kreativen Lösungen aufgefasst." (Roschger-Stadlmayr und Kleibel-Arbeithuber 1998, 173.) Erst in der therapeutischen Kommunikation entwickelt sich aus der Problemgeschichte eine Zielfindungsgeschichte, um eine neue Balance zwischen Problembelastung und Bewältigungsressourcen zu finden. Beschwerden müssen hierbei in Anliegen verwandelt werden. Um Lösungsmöglichkeiten zu finden, ist es hilfreich, dass sich Klienten an Leitlinien zur Formulierung erreichbarer Ziele halten, so gut sie dies vermögen.

1. Ziele sollen einfach und realistisch formuliert sein.
2. Ziele sollen eine positive Alternative anbieten.
3. Ziele sollen für die KlientInnen wichtig sein.
4. Ziele sollen als Beginn neuer und nicht als Ende alter Muster formuliert sein.
5. Ziele sollen in der Veränderungskompetenz des therapeutischen Systems sein.
6. Ziele der KlientInnen und der PsychotherapeutInnen sollen übereinstimmen.
7. Ziele sollen hypothetisch in ihren Auswirkungen überprüft werden (s.o. 176–177).

Im Konsens werden während der Therapie spezifische Kontrakte formuliert. Das Suchen eines Zielsymbols, einer Zielmetapher, Zielbilder oder Zielskulpturen sind Aufgabe der Klienten. Sodann wird mit einer spezifischen Fragetechnik vom Therapeuten das Ziel in seinen Auswirkungen auf die Klienten überprüft. Die Aufgabe der Klienten besteht darin, gemeinsam mit dem Therapeuten einen Kontrakt zu erarbeiten, was als „koevolutionäre Handlung" definiert wird. Der erarbeitete Handlungsrahmen wird von den Klienten immer wieder evaluiert werden, um herauszufinden, ob der ursprüngliche Auftrag noch gilt oder eine Neudefinition angebracht ist. Die Klienten sind also angehalten, Position zu beziehen und Eigenverantwortung zu übernehmen. Dies gilt im Übrigen auch für den respektvollen Umgang miteinander. (In der systemischen Therapie wird grundsätzlich nicht von Patienten, sondern von Klienten in der Behandlungspartnerschaft gesprochen.)

### 7.1.4.5 Settinggrenzen und Fehler (R. Riedler-Singer)

Sowohl die Settingwahl als auch der Settingwechsel sollen mit ethischen Prioritäten über die Ergebnisqualität der Therapie verbunden sein. Bei der Aushandlung eines Arbeitsvertrages hat der Therapeut die Verantwortung zur

### 7.1.4.5.1 Information über Vor- und Nachteile verschiedener Settingformen

Dabei hat er Aufklärungspflicht hinsichtlich indikativer und prognostischer Merkmale, die für oder gegen ein bestimmtes Setting sprechen. Hierzu zählen auch diagnostische motivationale Merkmale der an der Therapie beteiligten Personen. So kommt z.B. Tschuschke (2005) zur Einschätzung, dass Patienten mit narzisstischen, schizoiden und somatoformen Störungsbildern ebenso wie Borderline-Patienten Gruppen kaum ertragen. Eine maligne Gruppenzusammensetzung sieht er auch in unvereinbaren Störungsbildern und unterschiedlichen Zielen der Patienten.
Die Familientherapie hat sich aus Wirksamkeitsmängeln der Einzeltherapie entwickelt. In ihr werden Setting-Fragen genau überlegt, weil sie für ethisch hoch relevant angesehen werden. Sie spielen bereits in der Phase von Erstgespräch und Kontraktfindung eine entscheidende Rolle.
Die Aufgaben des Therapeuten sind komplexer und schwerwiegender als in der Individualtherapie. Eich und Reiter-Theil (2002) betonen: „Der Konflikt zwischen dem Respekt vor der Autonomie des Einzelnen und der Fürsorge für seine Persönlichkeitsentwicklung wird bereits zu Beginn der Therapie – in der Erarbeitung des informierten Einverständnisses durch alle Familienmitglieder – zentral."
In den Folgesitzungen wird von Mal zu Mal im gegenseitigen Einvernehmen das Setting bestätigt oder verändert (Anzahl der teilnehmenden Personen, Sitzungsdauer, Sitzungsabstand).

### 7.1.4.5.2 Angemessene und unangemessene Settings

Aufgrund großer Erfahrung über Setting-Fragen gibt es gerade in der systemischen Familientherapie eine reichliche Literatur zu Vor- und Nachteilen bestimmter Settings. Bereits beim Erstkontakt oder bald nach Therapiebeginn, aber auch während des weiteren Verlaufs kann sich die Angemessenheit eines Settings hin zur Unangemessenheit verändern. Dies kann an mangelnden Strukturqualitäten liegen, weil evident wird, dass die Qualifikationen der Behandler oder die institutionellen oder räumlich-technischen Voraussetzungen für die Komplexität des Gespräches nicht hinreichen. Das Setting kann sich als sozial schwer verträglich erweisen. Die Verfügbarkeit von Therapeuten oder der ganzen therapeutischen Institution kann für das Versorgungssystem zu gering sein. Es kann sich herausstellen, dass das Setting nicht bezahlt werden kann oder die Zeitabstände zwischen den Stunden zu gering oder zu groß sind. Andererseits kann es sich für plötzlich auftretende Krisen und Ängste von Patienten als ungünstig erweisen, weil es z.B. in Hinblick auf die notwendige Diskretion und Vertrauensbildung Wünsche offen lässt. Dies ist nicht selten der Fall, wenn Jugendliche während einer Familientherapie plötzlich den Wunsch äußern, Einzelgespräche führen zu dürfen, weil sie vor ihren Eltern ihre ersten sexuellen Schwierigkeiten und Geheimnisse nicht offenbaren möchten. Auch bei anderen Familiengeheimnissen, insbesondere bei Inzest und Gewaltproblemen, wird oft die Intimität in der Einzelsitzung gesucht. Hierzu wieder Eich und Reiter-Theil (2002, 690): „Der Therapeut in der Paar- oder Familientherapie hat daher eine außerordentlich verantwortungsvolle Aufgabe, welche er mitunter paternalistischer oder maternalistischer in Angriff nehmen wird, als ein Kollege, der im Einzelsetting mit einem einzigen Patienten arbeitet. Im Einzelsetting ist es möglich, Meinungen, Ängste, Wünsche der Patienten ausführlich anzuhören, zu prüfen, sich mit ihnen auseinanderzusetzen. Das Familiensetting erschwert eine solche abwartend-prüfende Haltung und verführt zu mitunter vorschnellen Entscheidungen." (Letztere Erwägungen können zum Teil auch für das Gruppen-Setting gelten.)

### 7.1.4.5.3 Settings ermöglichen und verunmöglichen bestimmte Inhalte

Ein Familiensetting lässt rasch ein plastisches Bild der interaktionellen Problemkonstellation erkennen, in welchem sich Symptome in Hinblick auf ihre familiäre Funktion verstehen lassen. So mag etwa ein Schul- und Verhaltensproblem eines Adoleszenten als Stagnation eines Familiensystems in der Ablösephase erscheinen. Der Jugendliche wehrt sich gegen die Überbefürsorgung durch seine Eltern, übernimmt selbst aber noch wenig Verantwortung. Auf der Paarebene haben sich die Eltern auseinandergelebt, so dass das Symptom ihres Kindes den einzigen verbindenden Gesprächsstoff darstellt. Im weiteren Therapieverlauf wäre bei einem Settingwechsel hin zur Einzeltherapie des Sohnes der möglichen Funktion seiner Delinquenz in Hinblick auf seine Position in der Gruppe Gleichaltriger mehr Raum gegeben. In der für ihn notwendigen Intimität würde er vielleicht eher über seine pubertären Probleme sprechen.

Zum Zweck des Nichtschadens und Nutzens beschäftigten sich namhafte Autoren mit den

## 7.1.4.5.4 Kriterien für einen Settingwechsel

Bereits das oben erörterte kleine Beispiel zeigt, dass es zur notwendigen Prozessqualität einer Therapie gehört, Transparenz bei der Indikation zur Einbeziehung des ganzen Familiensystems walten zu lassen. Dies gilt insbesondere in der systemischen Familientherapie auch für die Hinzuziehung der erweiterten Familie, von Co-Therapeuten und der Abhaltung von ganzen Helferkonferenzen. Die Lebenssituation der Patienten kann aber ebenso einen zu markierenden Settingwechsel hin zu diskreten Einzelgesprächen notwendig machen. Es ist wichtig, dass die Rolle anderer beteiligter Behandler oder auch Überweiser bei der Klärung des Behandlungsauftrages und -fortganges in Rechnung gestellt wird, um wahrscheinliche Konsequenzen oder auch Interferenzen mitreflektieren zu können. Teglas (2005, 189) spricht in diesem Zusammenhang von „adaptiven Indikationsentscheidungen durch Prozessevaluation". Für den interessierten Leser sei auf seine Zusammenfassung über die Indikationen für den Settingwechsel von der Paar- zur Einzeltherapie bzw. Einzel- zur Paartherapie verwiesen (s.o. 191–192). Eine ausführliche Zusammenfassung über Indikationsbereiche zur Paar- und Familientherapie sowie über Kontraindikationen geben Scheib und Brunner (2002, 668–670).

Ein nicht zu Beginn der Beratung geplanter Settingwechsel kann als einschneidende Änderung des Therapieplanes verstanden werden. Manchmal erfolgt Settingwechsel unreflektiert aus der Ratlosigkeit des Therapeuten bzw. in Abwehr relevanten Materials durch die Patienten. Für einen gut begründbaren Settingwechsel müssen Patienten motiviert werden, ansonsten kommen unkontrollierte Ängste auf, z.B. bei der Erweiterung eines Einzel- auf ein Paar- oder Familiensetting. Plötzlich muss die Aufmerksamkeit in der Sitzung geteilt werden; manche Patienten fürchten dann, die Unterstützung und Neutralität des Therapeuten zu verlieren oder möchten nicht, dass schambesetzte Inhalte persönlicher Natur zur Sprache kommen, welche die Familienmitglieder später gegen die Person, die davon Mitteilung gemacht hat, benützen könnten.

Aber auch in umgekehrter Richtung entstehen Widerstände, wenn von einer Familien- oder Paartherapie in ein Einzelsetting gewechselt wird. Hier kommt es zur Befürchtung, nicht mehr kontrollieren zu können, was in der Sitzung von den anderen Teilnehmern gesprochen wird, oder plötzlich als Indexpatient dazustehen, der so große Probleme hat, dass er alleine kommen muss. Ein zunächst unerwünschter Settingwechsel kann auch damit verbunden sein, dass der Therapieprozess zur Annahme zwingt, es sei kein gemeinsames Therapieziel mehr vorhanden und die Beziehung entwickle sich in Richtung Trennung.

Die Frage des Settingwechsels bedarf des fallbezogenen und handlungs-
orientierten diskursiven Austausches zwischen den Behandlern sowie
regelmäßiger Intervision und Supervision. Die Angemessenheit eines Settings sollte im Therapieprozess immer wieder evaluiert werden und bei
einschneidender Änderung eines Therapieplanes ist permanente selbstkritische Prozessreflexion vonnöten. Buer (2000, 6) benennt die Fähigkeiten
eines „moralisch kompetenten" Supervisors und sagt, dass solche Fähigkeiten nicht einfach durch eine Teilnahme an Ethikseminaren erworben werden können. Sie bedürfen „bedeutsamer Anlässe und einer ernsthaften
Auseinandersetzung, die Folgen hat."

## 7.1.4.5.5 Forschungsergebnisse

Für die Verhaltenstherapie untersuchten Lutz et al. (2003) verschiedene Behandlungsmodalitäten. Sie fanden, dass für Patienten mit aus-
geprägten psychischen Problemen, welche die Forscher mit dem Emotions-
inventar gemessen hatten, das Mischsetting zwischen Einzel-, Paar- und
Familiensitzungen die höchste Verbesserungsrate lieferte. Patienten, die
lediglich vom Paarsetting profitierten, wurden als weniger neurotisch eingestuft.
„Zur Qualität von Behandlungen zählt auch die spezifische multimethoda-
le Diagnostik ... Ergebnisse empirischer Psychotherapieforschung zur Paar-
und Familientherapie helfen bei der Entscheidung für wissenschaftlich begründete Behandlungsindikationen. Das klinische Erfahrungswissen kann
zur Anleitung professioneller Paar- und Familienbehandlung systematisch
genutzt werden. Der Austausch zwischen den Behandlern, in dessen Mittelpunkt der einzelne Fall steht, erscheint auch im Bereich der Familientherapie vor dem Hintergrund einer speziellen Supervisionskultur in der
Psychotherapie als Basiskonzept einer Qualitätssicherung" (Scheib und
Brunner 2002, 674).

## 7.1.4.6    Diagnostik als Qualitätsstandard und Setting
## (R. Hutterer-Krisch)

Psychotherapeutische Diagnostik im Sinne der Diagnostik-Leitlinie beinhaltet auch Aussagen zu Indikation und Setting sowie zu Kontraindikationen im Sinne beziehungsdiagnostischer Ausschlusskriterien. Das
Setting der Gruppentherapie beinhaltet ebenfalls Kontraindikationen, die
sich aus den Faktoren der Wirksamkeit von Gruppentherapie ableiten lassen und diagnosespezifisch sein können, aber nicht müssen.

## 7.1.4.6.1 Zur Diagnostikleitlinie

Heute wird eine sorgfältig reflektierte psychotherapeutische
Diagnostik, wie sie in der Diagnostik-Leitlinie für Psychotherapeutinnen

und Psychotherapeuten beschrieben wird, als ein wesentlicher Beitrag zur Qualitätssicherung betrachtet (erarbeitet im Forschungsausschuss des Psychotherapiebeirates des österreichischen Gesundheitsministeriums).

Und – wie im Berufskodex in der Präambel – ist auch in der Diagnostik-Leitlinie eine eindeutige Relativierung enthalten. Denn auch wenn es sich um die Erstellung einer Leitlinie handelt, so wird dennoch in den „Vorbemerkungen zur psychotherapeutischen Diagnostik" betont, dass es sich trotz dieser Zieldefinition gleichzeitig um eine „Absage an allfällige überzogene Vorstellungen hinsichtlich der Möglichkeit universeller Antworten auf psychotherapeutische Fragestellungen, unabhängig vom jeweiligen nationalen Kontext, einschließlich dessen rechtlichen und soziokulturellen Rahmenbedingungen" handelt (12). Und weil es sich bei dieser Leitlinie vor allem um eine verdichtete systematisierte Pragmatik – im Gegensatz zu empirisch-methodologischer Forschung – handelt, ist sie für das Anliegen dieses Buches besonders interessant und dem Leser in ihrer vollen Länge empfohlen.

„Ein nützliches Konstrukt in der Diskussion war die Metapher der Architekten, die je nach Ausrichtung verschiedene Materialien und Gestaltungen bevorzugt verarbeiten, jedoch in gleicher Art und Weise Überlegungen zur Statik (wie Stabilität, Tragfähigkeit und Belastbarkeit) anstellen müssen, welche auch meistens nicht im Detail den Bauherren mitgeteilt werden. Diese Fragen werden explizit diskutiert, wenn sich aufgrund der Wünsche des Bauherrn die Notwendigkeit einer Diskussion der Tragfähigkeit, mit oder ohne Einbeziehung eines eigenen Statikers ergibt" (Bartuska und Wiesnagrotzki 2005, 7). Analog zum Architekten sehen die Autoren den Psychotherapeuten, dessen diagnostische Überlegungen sich auf verschiedene Aspekte beziehen, wie etwa mögliche Ursachen, Vorschädigungen, Stabilität, Belastbarkeit, Ressourcen und Erlebens- und Handlungsspielraum für neue Möglichkeiten. Das alte Argument, diagnostische Überlegungen dürften nicht existieren, weil sie dem therapeutischen Prozess schaden könnten, es wäre die Gefahr des Machtmissbrauchs gegeben und der Patient könne diese entwicklungsbedingt auch nicht aufnehmen, scheint in dieser Auseinandersetzung überwunden zu sein; nicht zuletzt auch deswegen, weil eine derartige Norm unausgesprochene, in persönlichen Notizen enthaltenen oder auch – in Supervision oder Intervision – ausgesprochene Überlegungen nicht ausschließt.

Das Ausmaß der Krisenhaftigkeit bzw. der existenziellen Bedrohung bis zur akuten Selbstmordgefahr wird in der Diagnostikleitlinie als handlungsrelevant betont. Dazu zählen Verlusterlebnisse wie Einkommensverlust, Arbeitsplatzverlust, Wohnungsverlust oder Scheidung; der Schweregrad der Störung korreliert dabei nicht mit dem Ausmaß an Krisenhaftigkeit. „Es ist durchaus denkbar, dass auch aus dem geringen Schweregrad einer Störung eine große existenzielle Krise erwächst und umgekehrt. Daraus folgend sind für psychotherapeutische Belange entsprechende Behandlungsprioritätten und Entscheidungen, das Setting betreffend, zu setzen" (Bartuska et al. 2005, 19).

Es ist Aufgabe der Psychotherapeutin, die Möglichkeiten der Patientin für eine regelmäßige Therapie einzuschätzen, Häufigkeit und Zahlungsmodus zu vereinbaren und dabei die „Absichten, Werthaltungen und Selbsteinschätzungen der Patientin als wichtige Parameter" einzubeziehen (22). In diesem Sinne ist es zu kurz gegriffen, – vielleicht aus Gewohnheit heraus – einfach zu einer Kollegin der gleichen Methode hin zu überweisen, ohne dies zu reflektieren. „Parameter für die Therapiewahl: Hier ist zu beachten, welche Therapiemethode und welches Setting für die Patientin am besten geeignet ist. Informationen darüber sind durch Praktika und Fortbildungen zu erweitern." (Buchsbaumer et al. 2005, 53.)

## 7.1.4.6.2 Indikation und Setting

Die Diagnostik-Leitlinie befasst sich in Teil B mit den Psychotherapeutischen Leitlinien; neben den Leitlinien zur Diagnosestellung wurden Leitlinien zur Indikation erarbeitet. Diese Leitlinien sind deswegen so interessant, weil sie von den Vertretern aller anerkannten Psychotherapiemethoden erstellt wurden und das gesamte Praxisfeld der Psychotherapie, sämtliche Diagnosen, ambulante wie stationäre oder teilstationäre Psychotherapie – bei der Erstellung im Auge hatten. Dabei ist immer der spezifisch psychotherapeutische Gesichtspunkt vor anderen, z.B. dem organmedizinischen, im Blickpunkt gestanden.

Wird eine psychotherapeutische Behandlung in Erwägung gezogen, so ist sie im Hinblick auf die Patientin „auf ihre methodische und ökonomische Entsprechung zu überprüfen. Dabei ist das spezifische Behandlungsangebot der Psychotherapeutin gegenüber anderen psychotherapeutischen Behandlungsangeboten und deren Nutzen für die Patientin abzuwägen. ... Das vorzusehende Setting muss die Ressourcen und die Defizite der Patientin berücksichtigen. Dabei sind alle in Frage kommenden Settings wie Einzel-, Gruppen-, Paar- oder Familientherapie in Betracht zu ziehen" (Diagnostik-Leitlinie A.II.3 30). Weil die Belastungen der Psychotherapie zumutbar sein müssen, kann dies auch ein wichtiger Hintergrund für die Empfehlung eines bestimmten Settings oder einer bestimmten Methode sein. Oft kommen mehrere Möglichkeiten in Frage; Überweisungskriterien können sein:

– Übereinstimmung zwischen dem diagnostischen Bild der Patientin und der Psychotherapeutin,
– Berufserfahrungen der Psychotherapeutin,
– Alter,
– Geschlecht,
– Psychotherapeutische Methoden, die in Frage kommen.

Dabei ist zu bedenken, dass eine Störung dann ein intensiveres Setting und eine längere Behandlungsdauer benötigt, je schwerer und je länger zurückliegend sie ist. „Bei spezifischen Indikationen kann eine engmaschige psychotherapeutische Behandlung bis hin zu mehreren Behandlungseinheiten pro Woche über einen längeren Zeitraum erforderlich sein. Bei der Behandlung akuter Krisen können auch, wie in der stationären Psychotherapie, kombinierte Intensiv-Settings von Gruppen-, Familien-, Paar- und Einzelbehandlungen mit höherer Stundenanzahl pro Woche notwendig sein" (31).

Die Indikation und der mögliche Zeitplan richtet sich insbesondere auch nach dem Schweregrad der Krisenhaftigkeit, wobei grob 5 Schweregrade unterschieden werden:

1. *Schweregrad 1: Geringe Störung* (Unruhe, Stress, Überforderung, Isolierung, Ängstlichkeit); berufliche und soziale Funktionen werden aufrechterhalten.

   Für den Beginn der Psychotherapie ist genügend Zeit.

2. *Schweregrad 2: Erhebliche Störung* (somatische Symptome, Suchtverhalten, auffällige Verhaltensweisen); Krankenstände, Infragestellen von Lebensbedingungen, besondere Anstrengungen, die sozialen Funktionen aufrechtzuerhalten, sind charakteristisch.

   Ein Beginn der Psychotherapie ist indiziert; bei bereits begonnener Psychotherapie müssen Vorgehen oder Frequenz bei Bedarf abgeändert werden.

3. *Schweregrad 3: Schwere Störung* (Trennung, Kündigung, Wohnungsverlust); Symptomatik tritt in den Vordergrund, Einschränkung oder Gefährdung der sozialen Bezüge, zerstörerische Impulse mit Kontrollverlust können diese Krise charakterisieren.

   Ein unmittelbarer Beginn der Psychotherapie ist notwendig; eine Zusammenarbeit mit einschlägigen Einrichtungen und Vertretern anderer Berufe ist indiziert.

4. *Schweregrad 4: Schwerste Störung* (existenzieller und seelischer Zusammenbruch, emotionale und kognitive Desintegration der Funktionen); eine Distanzierung von der in den Vordergrund getretenen Symptomatik ist nicht mehr möglich.

   Bei Selbst- oder Fremdgefährdung ist eine Überweisung in eine stationäre psychotherapeutische Behandlung indiziert.

5. *Schweregrad 5: Akute Lebensgefahr* ist gegeben; auch ohne dass die ersten 4 Schweregrade durchlaufen wurden.

   Eine Einweisung in eine adäquate stationäre Einrichtung bzw. Krankenhausabteilung ist als einzige Möglichkeit indiziert (29, 31).

### 7.1.4.6.3 Kontraindikationen: Beziehungsdiagnostische Ausschlusskriterien

Nach der Diagnostikleitlinie (32,33) gibt es folgende Kontraindikationen:

1. Psychotherapie als primäre Bedürfnisbefriedigung des Patienten
2. Kein Erreichen der Akzeptanz der professionellen Beziehung zum Psychotherapeuten
3. Abbruch oder zu große Häufigkeit der Nicht-Einhaltung vereinbarter Stunden, was mangelnde Kontinuität zur Folge hat.
4. Agieren des Patienten ohne Reflexionsbereitschaft (Agierende Handlungen, die einen therapeutisch zu bearbeitenden Hintergrund haben, z.B. Der Patient will die Praxis nicht verlassen oder außerhalb der Sitzungen Kontakt aufnehmen, Überhäufung mit Geschenken, Aggressive Handlungen).
5. Verwenden der Psychotherapie für nicht therapeutische Zwecke
6. Keinerlei Veränderungsbereitschaft des Patienten
7. Nicht-Einhaltung der Vereinbarung durch den Patienten.

Die „Leitlinie zur Indikation für ein spezifisches psychotherapeutisches Angebot" (38) befasst sich mit der „Passung zwischen Patientin und Psychotherapeutin, der psychotherapeutischen Methode und des Settings"; dabei gilt es von psychotherapeutischer Seite her Folgendes zu erwägen:

- Ressourcen der Persönlichkeit und der Umwelt der Patientin,
- Ressourcen der Persönlichkeit der Psychotherapeutin und ihrer Psychotherapiemethode
- Kompatibilität des Menschenbildes und Psychogeneseverständnisses von Patientin und Psychotherapeutin
- Art des Settings, das die Ressourcen der Patientin nutzen und Defizite ausgleichen kann
- Ökonomische Ressourcen der Patientin oder anderer Kostenträger (z.B. Krankenkassen).

Zentral ist die Frage: „Ist eine psychotherapeutische Behandlung seitens der die Indikation erstellenden Psychotherapeutin unter Einbezug der von ihr vertretenen Methode bzw. des Settings indiziert? Wenn nein: Nach welchen Gesichtspunkten kann eine Patientin an eine andere Psychotherapeutin zur Behandlung überwiesen werden?" (Diagnostik-Leitlinie B Psychotherapeutische Leitlinien – Leitlinien zur Indikation B.II.3.)

Dazu wird folgendes Beispiel gegeben: Wenn ein Mann mit Frau und Kind zum Erstgespräch kommen möchte, ist ein Familiensetting zu erwägen anstatt einem Einzelsetting (Buchsbaumer 2005).

## 7.1.4.6.4 Wirksamkeit der Gruppentherapie und Kontraindikation

Ob eine Gruppe für einen Patienten vorwiegend nützlich oder vorwiegend schädlich wirkt, entscheiden diagnostische und auch andere Faktoren. Um dies zu demonstrieren, möchte ich vorerst auf die Charakteristik des Settings Gruppe eingehen, hilfreiche Faktoren hinsichtlich der

Wirksamkeit von Gruppentherapie nennen, wie sie in der einschlägigen Fachliteratur beschrieben werden und ein Beispiel für eine vorwiegend schädliche Wirkung von Gruppentherapie beschreiben.

## Charakteristik der Gruppentherapie

Eine psychotherapeutische Gruppe kennzeichnet sich durch die regelmäßige Anwesenheit aller Gruppenmitglieder und deren Interdependenzen aus, so dass ein dynamisches Ganzes entsteht. Dynamische Gruppenpsychotherapie und Gestalttherapie beziehen sich auf die Feldtheorie von Lewin, die als Charakteristikum der Person ihre Funktion in der Umwelt betrachtet. Das Verhalten einer Person kann sozusagen aufgrund ihres Verhaltens den anderen Gruppenmitgliedern gegenüber verstanden werden. Personen einer Gruppe stehen in wechselseitiger Abhängigkeit zueinander; Persönliche „Ziele und die Annahme von gemeinsamen Herausforderungen (soziodynamische Rangstruktur der Gruppe nach R. Schindler)" kommen „als gruppenbildende Kraft zur Wirkung." (Dolleschka 2000, 256). Moreno (1973), der Begründer des Psychodramas, hat zum ersten Mal den Begriff „Gruppendynamik" verwendet; die methodische Anwendung geht auf Lewin zurück. Die Teilnehmer erfahren mehr über ihre eigenen Gefühle und Verhaltensweisen und durch Feedbacks auch über ihre Wirkung auf andere. Seit 1947 – ausgehend von der Tavistock-Clinic in London – verbreitete sich die Gruppendynamik und Gruppenarbeit auf ihrer Basis in Europa.

Lindner betrachtet vier **Faktoren der Gruppentherapie** als wesentlich:

*1. Zuwachs an Selbsterkenntnis*
Unbewusste Bedingungen eigenen Verhaltens können erkannt und geändert werden.

*2. Wiederbelebung frühkindlicher Beziehungskonstellationen*
Alte Beziehungskonstellationen eines Gruppenteilnehmers werden wieder belebt und stoßen auf jene der anderen Gruppenteilnehmer, wodurch es zu Konflikten in der Gruppe kommt, die im Hier und Jetzt aufgeklärt werden können. Projektive Identifizierungen spielen dabei häufig eine große Rolle; letztlich kann es dadurch zu einer Erweiterung der Selbsterkenntnis und in der Folge zu einer Vergrößerung von Verhaltensmöglichkeiten kommen.

*3. Transfer*
Foulkes nimmt in seiner Netzwerktheorie an, dass in der Gruppe mehrfach Erprobtes automatisch auch außerhalb der Gruppe umgesetzt wird. Das kann jedoch nicht als selbstverständlich angenommen werden.

*4. Reaktionen der anderen als Lernfaktor*
In der offenen Gruppenkommunikation kommt es zu verschiedenen Resonanzprozessen der anderen Teilnehmer auf die jeweilige Person, wodurch

die Gruppe eine eigene Qualität von therapeutischer Wirksamkeit auszeich-
net, die in der Einzelpsychotherapie mit ihrer dyadischen Situation nicht
oder nur ansatzweise zu finden ist (vgl. Tschuschke 1993, Adler 2000).

## Wirkfaktoren und Indikation/Kontraindikation

Günstig für das Individuum ist Aktivität, gekoppelt mit den Reaktionen
der anderen Gruppenmitglieder, die die Person beachten und auf sie reagieren, ungünstig ist eine Fixierung auf eine rangdynamisch ungünstige
negative Positionen (Omega und Alpha in Kombination mit Omega), mangelnde Flexibilität und Nichtbeachtetwerden (Hess 1992, n. Adler 2000,
307). Daraus können sich Interventionen oder *Indikationen und Kontraindikationen* ableiten.

Yalom (1989) unterscheidet elf **therapeutische Primärfaktoren,** die in der
Gruppentherapie wirksam werden. Im Folgenden nenne ich diese Faktoren
und leite einige Überlegungen davon ab:

*1. Hoffnung*
Positive Erwartung korreliert eindeutig mit dem Erfolg. Daraus lässt sich
für den praktizierenden Psychotherapeuten ableiten, dass für eine Überweisung zum Gruppentherapeuten der Überweisungszeitpunkt wichtig ist und
gegebenenfalls – vor allem, wenn sich der Patient am Ende einer Einzeltherapie befindet, einige Überweisungsgespräche oder auch eine Überlappung
der beiden Therapieformen wichtig sein kann. Viele meiner Kolleginnen
haben sehr gute Erfahrungen mit einer Einzeltherapie zu Beginn und einer
Überweisung gegen oder am Ende der einzeltherapeutischen Arbeit in die
Gruppentherapie gemacht.

*2. Universalität des Leidens*
Sozial isolierte Personen vermuten, dass ihr Leiden einzigartig ist; in der
Gruppe entlastet sie, dass sie sich nicht mehr so allein vorkommen. Sie
sind erleichtert, wenn sie erkennen, dass andere auch Probleme haben. Ist
dies nicht der Fall, so ist es gut, wenn das der Psychotherapeut in seine
Überlegungen mit einbezieht. Zum Beispiel hat mir eine phobische depressive Patientin, die bei mir im Anschluss an einen stationären Aufenthalt in
Einzeltherapie war, mitgeteilt, dass sie die ambulante Gruppentherapie in
einem Krankenhaus abgebrochen hat, weil sie die Rückfälle der anderen
phobischen Gruppenteilnehmerinnen derartig belastet haben, dass sie ihre
eigene Hoffnung auf Genesung schmelzen sah, obwohl es ihr bereits
wesentlich besser ging als vor der stationären Aufnahme. Um ihre Hoffnung (Faktor 1) zu schützen, bevorzugte sie Einzeltherapie statt Gruppentherapie zu dem Zeitpunkt der gerade erst errungenen ersten Besserung, die
noch nicht gefestigt war. Wenn die Patientin derartige Faktoren nicht sieht
und reflektiert, ist es besonders die Verantwortung der Psychotherapeutin,
das zu erwägen.

### 3. Mitteilung von Informationen

Nicht zuletzt aufgrund von Diagnostik oder psychotherapeutischem Status (vgl. Diagnostik-Leitlinie) wird der Gruppentherapeut Aussagen über Gesundheit, Krankheit und Psychodynamik machen. Gruppenmitglieder geben oft zu Beginn der Gruppentherapie Ratschläge; dabei ist nicht unbedingt der Ratschlag, sondern den gegebenen Ratschlag zu empfangen, wesentlich. Gleichzeitig ist der Umgang mit Ratschläge suchen und geben ein Hinweis auf die Person, der diagnostisch relevant ist: wer klagt an, wer stellt sich als bedürftig dar, wer ist selbstgenügsam, wer ist dankbar, wer ist unsicher und hält sich zurück. Davon leiten sich letztlich auch Interventionen ab, denn wenn es nur der Gruppentherapeut sieht, ist es noch lange nicht sichergestellt, dass es für den Patienten nutzbar gemacht werden kann.

### 4. Altruismus

Das Ratschläge geben nützt demjenigen, der etwas hergibt, in dem Sinne, als er etwas herzugeben hat. Das Selbstwertgefühl wird dadurch gestärkt, dass eine Person für ein anderes Gruppenmitglied wichtig geworden ist. Man denke hier auch an Alfred Adlers Gedanken, der Depressive möge jeden Tag über einen längeren Zeitraum nachdenken und umsetzen, wie er jemanden anderen Freude machen könne – dann wäre er geheilt.

### 5. Korrigierende Rekapitulation der primären Familiengruppe

Frühe Konflikte, die wieder belebt werden, wirken sich nur dann positiv aus, wenn es korrigierende emotionale Erfahrungen in der Gruppe gibt und verfestigte schädliche Rollen aufgelockert werden – im Sinne eines größeren Handlungsspielraumes. Daraus leiten sich Überlegungen und Interventionen des Gruppentherapeuten ab. Er wird auf Grundregeln in der Beziehung und auf das Erproben von neuen Handlungen hinweisen. Die Familiensituation wird wieder durchlebt, nur diesmal mit den anderen Gruppenmitgliedern und dem Gruppentherapeuten und durchgearbeitet und – im günstigen Fall – mit neuen, konstruktiven Verhaltensweisen gelöst. Dabei bleibt der Fokus jedoch im Hier und jetzt und das Behandlungskonzept bleibt a-historisch.

### 6. Entwicklung von Techniken des mitmenschlichen Umgangs

Blinde Flecken, d.h. früher unbekannte sozial ungünstige Verhaltensweisen werden erkennbar und änderbar, auf andere kann hilfreich reagiert werden, neue Konfliktlösungen können gesucht und ausprobiert werden, das Einfühlungsvermögen wird verbessert und das soziale Lernen schreitet langsam fort. In diesem Sinne haben wöchentlich stattfindende Lanzeitgruppen – im Vergleich zu Kurzworkshops – eine ausgezeichnete Basis für diesen Prozess, um den Transfer des Erlernten in den Alltag zu fördern.

### 7. Nachahmendes Verhalten

Verhaltensweisen und Werte, die diesen Verhaltensweisen zugrunde liegen, werden oft auch nachgeahmt; auch wenn eine Person sich nicht einbringt, kann es zu Nachahmungsreaktionen und Verbesserungen führen. Auch der Grad der Offenheit in der Gruppe und der Grad der Selbstoffenheit sind Faktoren, die nachgeahmt werden; die Verhaltenstherapeuten sprechen in diesem Zusammenhang von Modelllernen.

## 8. Interpersonales Lernen

Wenn ein Kind vor allem feindselige oder herabsetzende Erfahrungen seiner selbst macht, so entwickelt sich das Selbst vor dieser „Folie". Die Wahrnehmung der anderen ist verzerrt, die Kontaktaufnahme zu den anderen erfolgt vor diesem Hintergrund statt vor dem realen anderen, der nicht unverzerrt wahrgenommen werden kann („parataktische Verzerrung" Sullivan 1980) analog zur „Übertragung", die sich auf den Psychotherapeuten bezieht. Derartige Verzerrungen laufen Gefahr, zu selbst erfüllenden Prophezeiungen zu werden und zu generalisieren; sie können in der Gruppe erkannt und reduziert werden, um diese Gefahr einzudämmen. Auch aus diesen Überlegungen leiten sich letztlich Interventionen des Gruppentherapeuten ab.

## 9. Gruppenkohäsion

Der Zusammenhalt der Gruppenteilnehmer hat einen Einfluss auf die Stabilität einer Gruppe und damit auch auf die Fluktuation; sie wird durch die Kraft, mit der es die einzelnen Gruppenmitglieder zur Gruppenteilnahme zieht, bestimmt. Je größer die Gruppenkohäsion ist, umso größer ist die gegenseitige Akzeptanz der Gruppenmitglieder und desto besser ist auch die Basis für die Selbstoffenheit und damit verbunden die Risikobereitschaft. Je größer die Gruppenkohäsion, umso besser sind die Lern- und Transferchancen, schon aufgrund des Sich-Preis-Gebens, der erhöhten wechselseitigen Hilfestellungen und des vergrößerten Handlungsspielraumes. Daraus leitet sich ab, dass jeder Gruppentherapeut gut beraten ist, wenn er sehr achtsam die Gruppenteilnehmer zusammenstellt und kohäsionsfördernde Interventionen setzt.

## 10. Katharsis

Verdrängungen werden reduziert, die Beziehung zwischen Gegenwart und Vergangenheit auch rational verstanden, so dass das Selbstverständnis besser wird, abgespaltene Wesenszüge der eigenen Person müssen in der Folge daher neu integriert werden; in dem Zeitpunkt, wo abgespaltene Teile des eigenen Selbst wiedergewonnen werden, entsteht ein Gefühl der Befreiung und der Ganzheit, erfahrungsgemäß oft verbunden mit einem lebendigen befreienden Weinen, das eine reinigende Wirkung hat. Daraus leitet sich ab, dass der Gruppentherapeut Interventionen setzt, die kathartische Erlebnisse fördern und die Lebendigkeit schützen, wenn die Gruppendiskussion zu wenig Katharsis hervorruft, etwa bei den Interventionen auf das Ausmaß an erlebnisorientiertem Lernen zu achten.

## 11. Existenzielle Faktoren

Aufrüttelnde Erfahrungen wie Tod, Schicksalsschläge, Situationen, in denen Einsamkeit und Eigenverantwortung für das eigene Leben spürbar werden, machen den Menschen oft authentischer. Beistehen und Begleiten ist die Hauptaufgabe angesichts derartiger lebensverändernder Ereignisse.

In der **Gruppenpsychoanalyse** haben sich nach Shaked (2000) drei Richtungen entwickelt: 1. eine Richtung, die den Schwerpunkt auf den Einzelnen in der Gruppe legt (Wolf und Schwartz 1962), 2. eine Richtung, die den Schwerpunkt auf die Analyse der Gruppe als Ganzheit legt (Bion 1961) und 3. eine Mischform, die in der Mitte dieser beiden Pole liegt (Foulkes 1978). Private intime Beziehungen unter den Gruppenmitgliedern sind unerwünscht, Widerstand und Übertragung werden bearbeitet und aktuelle Konflikte auf frühere zurückgeführt, um Bewusstmachung und letztlich Einsicht zu erreichen. Letztlich wird, ist die Gruppenanalyse erfolgreich, von kindlichen Erwartungen Abschied genommen und Verantwortung für das eigene Leben und dessen Begrenzungen übernommen (vgl. Ruhs und Shaked 1994). In der psychoanalytischen Gruppenpsychotherapie (Foulkes 1978) kommt es durch freie Gruppenassoziation im günstigen Fall zu einem Kommunikationsprozess, der langsam in die Tiefe geht, von oberflächlichen Themen zu Beziehungsthemen wechselt und tiefere, auch intimen Gesprächsinhalten Platz macht, die konflikthaft sind. Je nach dem Ausmaß der Unbewusstheit sind Gruppenprozessinhalte einer der folgenden fünf Ebenen zuordbar (Lemche 1993, 2000):

1. die aktuelle Ebene (emotionale Inhalte im jeweiligen Hier und Jetzt),
2. die Übertragungsebene (vor dem jeweiligen Hintergrund der Familiengeschichte der Person verstehbar),
3. die Projektionsebene (die eine wechselseitige emotionale Reaktion hervorruft),
4. die Körperbildebene (die Gruppe als Organismus betrachtet) und
5. die Primordialebene (Mythische Universalsymbolik).

Dem interessierten Leser wird zur weiteren Vertiefung Rechtien (1992), Haubl und Lamott (1994), Yalom (1996) empfohlen.

## Zusammenstellung der Gruppenmitglieder

*Die gelungene Zusammenstellung der Gruppenmitglieder ist – unabhängig von der Methode – eine besonders wichtige Aufgabe, die der Gruppentherapeut schon vor Beginn der Gruppe durchführen muss.* Von dieser Zusammenstellung hängen nicht zuletzt Stabilität und Kohäsion einer Gruppe ab und damit das Gelingen des psychotherapeutischen Prozesses. Homogenität und Heterogenität von Gruppenteilnehmern beziehen sich nicht nur auf *diagnostische Variablen*, sondern auch auf andere.

Dazu ein **Beispiel:** Ein vierzigjähriger psychiatrischer Patient mit einer schizoaffektiven psychotischen Symptomatik war nach ca. 3-jähriger sozialpsychiatrischer Behandlung gut rehabilitiert. Er war an einem geschützten Arbeitsplatz gut integriert; es gelang ihm nicht, einen ungeschützten

Arbeitsplatz zu erreichen. Auch litt er darunter, nicht etwas „Besseres" zu sein. Er bewarb sich um einen Gruppentherapieplatz in einer angesehenen Klinik bei einem angesehenen Psychotherapeuten; es gelang ihm, in eine Gruppe mit angesehenen Gruppenmitgliedern zu gelangen. Das psychiatrische Team, das ihn vorher betreute, war darüber sehr überrascht. Er schämte sich, neben Ärzten, Psychologen und anderen – oft Akademikern – seinen wahren Beruf und andere wahre Themen seines Lebens in der Gruppe kundzutun, weil er mit ihnen tatsächlich nicht mithalten konnte – weder von seiner Bildung her, noch von seinem Status, noch finanziell, noch beruflich, noch privat – er hatte keine Freundin. Während der eineinhalb Jahre psychoanalytische Gruppentherapie verschlechterte sich sein Zustandsbild, das in einen Selbstmordversuch gipfelte. Das allzu lange Sich-Nicht-Preisgeben-Können entwickelte eine schädliche Wirkung und verunmöglichte, dass er eine echte Resonanz bekam. Darüber hinaus bedürfen Menschen mit einer psychotischen Erkrankung eine andere, aktivere Behandlung als neurotisch Erkrankte.

## 7.1.4.7   Beendigung von psychotherapeutischen Behandlungen (R. Riedler-Singer)

Im Vergleich mit dem Thema „Erstgespräch" oder Erwägungen zum Therapieprozess gibt es in den facheinschlägigen Lehrbüchern vergleichsweise wenig ausführliche neuere Literatur zur Beendigung von Therapien. Die Untersuchungen von Müller-Ebert (2005, 151) über das Beendigungshandeln von Psychotherapeutinnen der fünf meistpraktizierten Therapieverfahren haben ergeben, „dass die unumgängliche Herausforderung des Endes einer Therapie mehr mit Alltagswissen als mit schulenspezifischer Reflexion gehandhabt wird". Die Autorin kommt zu dem Schluss, dass in dem beziehungsorientierten Verfahren das Therapieende gegenwärtig zu wenig reflektiert werde. Das war nicht immer so.
S. Ferenczi hielt schon 1927 einen Vortrag über das Problem der Beendigung der Analysen. S. Freud widmete sich diesem Thema ausführlich in seiner 1937 publizierten Abhandlung „Die endliche und die unendliche Analyse", in welcher er auch Otto Ranks Erwägungen aus dem Jahr 1924 kritisch zitiert (Freud 1982). Langs (1991, 26 f.) veröffentlicht einen Ratgeber für die psychoanalytische Therapie, dem er auch ein Kapitel über die Beendigung der Therapie widmet. Auf Seite 262 sagt er: „Die unbewusste *Lösung* im Hinblick auf die Beendigung der Behandlung ist in der Tat eine der bedeutendsten Determinanten für das künftige Leben des Patienten."
Die Weigerung, den Abschied von der Therapie anzuerkennen, kann beim Beenden im Hintergrund aktiv wirksam sein. Das Wort „Beendigung" hat oft einen etwas beunruhigenden Unterton. Patientinnen und Psychotherapeutinnen erleben beide ein Beziehungsende und somit möglicherweise einen bedeutsamen Verlust. Es muss also auf beiden Seiten zumindest par-

tiell von Trennungsunwillen und Trennungsangst ausgegangen werden. Dazu noch einmal Langs (p. 261): „Sowohl der Patient als auch der Therapeut sind dem Druck derartiger Ängste ausgesetzt ... Wenn Todes- bzw. Trennungsängste nicht aufgearbeitet werden, werden sie auch in Zukunft einen starken Einfluss auf das Verhalten des Patienten ausüben. Der Patient ist dann besonders anfällig für Verhaltensweisen, Entscheidungen und Beziehungen, die primär, wenn auch unbewusst, dazu dienen, eine extreme Form der Todesleugnung und mit dieser verbundenen Vernetzung aufrechtzuerhalten." Freud fordert als Teil des Befähigungsnachweises eines Analytikers ein besonders hohes Maß von seelischer Normalität und Korrektheit, auch bei der Handhabung der Endphase der Therapie. Später wurde dafür der Begriff „Trennungskompetenz" geprägt (Müller-Ebert 2005, 151).

## 7.1.4.7.1 Erste Hinweise für die Beendigung

Sowohl Langs (1991, 263) als auch Müller-Ebert (2005, 154) zeigen positive Beendigungshinweise einer Psychotherapie auf. Im Wesentlichen gehört dazu, dass Patientinnen eine spontane Verbesserung erkennen und im Optimalfall den Wunsch nach Beendigung der Therapie aussprechen. Es werden Traumbilder und Erzählungen berichtet, die von einem angemessenen Abschluss erfüllter Aufgaben und von konstruktiven Anspielungen auf neue Lebensstadien handeln. Die Patientinnen zeigen ein zunehmendes Interesse an ihrem Alltag und an konkreten zukunftsgerichteten Plänen.

Andererseits deuten Themen von übereilter Flucht und dem Bedürfnis, sich zu verstecken, eher auf einen Behandlungswiderstand hin, was zu einem verfrühten Therapieabbruch führen könnte. Langs empfiehlt das Stellen von drei Fragen zur angedachten Beendigung (Langs 1991, 264–265):
1. Fühlen Sie sich wohler?
2. Sind Sie sicher, dass Sie nicht in anderer Art und Weise, auf die Sie noch nicht geachtet haben, leiden?
3. Gab es innerhalb der Behandlung in klaren, intensiven Momenten das Gefühl, eine neue Einsicht erlangt zu haben?

Wenn Sie diese Fragen bejahen können, sollten Sie Ihren Träumen und Erzählungen besondere Beachtung schenken. Enthalten sie Themen, die auf fundierte Lösungen hinweisen, und sprechen sie gegen unbeendete Arbeit und Flucht?"

## 7.1.4.7.2 Drei Arten von Beendigung

1. „Erzwungene Beendigungen" werden meist als traumatisch erlebt. Dazu gehören plötzlicher Tod, schwere Erkrankung, unangekündigter Rückzug

der Therapeutin, Personalwechsel in einer Klinik, vorzeitige Entlassungen ohne korrekte Übernahme. Ein schwerer Verstoß gegen die Berufspflichten liegt dann vor, wenn eine Psychotherapeutin von der Ausübung ihres Berufs zurücktreten will und diese Absicht der Behandelten oder ihrer gesetzlichen Vertreterin so spät mitteilt, dass die weitere psychotherapeutische Versorgung nicht sichergestellt werden kann (s. Psychotherapiegesetz PThG § 14 Abs. 6).

2. „Verfrühte Beendigung" tritt ein, bevor die Probleme der Patientinnen gelöst sind. Hierbei unterscheidet Langs zwischen zwei Formen: a) Eine plötzliche Therapiebeendigung oder ein Wegbleiben aufgrund ungerechtfertigter Ängste seitens der Patientin. Eine gute Psychotherapeutin wird hierbei berücksichtigen, dass das eigene Eingreifen durch eine Terminsetzung unbewusste Reaktionen auslösen kann, die im günstigen Falle besprochen werden können und sollen. Kommt es zum überraschenden „Verlassenwerden" durch die Patientin, so sind von der Therapeutin Irritation und Kränkung zu verarbeiten. Es kann in diesem Therapieabbruch aber auch ein kreativer Autonomieversuch der Patientin entdeckt werden. Was in der Therapie positiv erlebt wurde, kann nach S. Freuds Hypothese, die in einem seiner Briefe an Fließ bereits 1896 Erwähnung fand, nachträglich wirksam werden. Diese Nachträglichkeit gilt freilich auch für Traumatisierungen durch schwere Therapiefehler und Therapiemissbrauch (s. 7.4).

b) Patientinnen können dann eine Psychotherapie verfrüht beenden oder abbrechen, wenn sie bewusst oder unbewusst Schwierigkeiten wahrnehmen, die durch die Psychotherapeutin begründet sind. Exemplarisch dazu soll hier auf einen langen Brief hingewiesen werden, den ein Patient nach einer abgebrochenen Behandlung an seinen ehemaligen Verhaltenstherapeuten geschrieben hat. Dieser Brief dient zum roten Faden für ein Buch (Wendlandt 1984, 28 ff.) über Stolperdrähte, Sackgassen und Lichtblicke im Therapiealltag. Der Umfang des Briefes würde den hier zur Verfügung stehenden Platz sprengen; für jene, die sich mit der Thematik ernsthaft auseinandersetzen wollen, seien jedoch der hohe Wert des Briefes und Wendlandts Kommentare dazu betont.

Psychotherapeutinnen können gerade in der Endphase einer Therapie mit eigenen, z.T. auch unerledigten früheren Trennungserfahrungen über Endlichkeit, Leben und Tod wieder in Berührung kommen (Riedler-Singer 1998). Aber auch der Umgang mit Schuldgefühlen, Zweifeln über die eigene Kompetenz sowie die Auswirkung bisheriger Allmachtsfantasien können der Psychotherapeutin in diesem Kontext vermehrt zu schaffen machen.

Tritt eine Trennung ein, welche sich aus unauflöslichen Behandlungskonflikten entwickelt hat, so wird eine verantwortungsbewusste Psychotherapeutin in Supervision und Selbsterfahrung ihrer Eigenbeteiligung an diesem Problem auf den Grund gehen.

Zwischen der frühzeitigen und der regulären Beendigung einer Psychotherapie liegt in Zeiten von restriktiver werdenden Kassenbewilligungen die „eingeschränkte Stundenkontingentierung", auf welche die Therapeutin oft keinen ausreichenden Einfluss hat. Dies verursacht bei Therapeutinnen eine Reihe von Fragen, mit denen sie allein gelassen sind (Müller-Ebert 2005, 154): „Lasse ich mich auf eine explizite Bearbeitung von Terminierung ein? Wie wirkt das? Kann ich Terminierung in die Behandlung einführen, ohne mit Willen und Autonomie gearbeitet zu haben? ... Aus der externen Terminierung wird eine Herausforderung an Therapeut und Patient, diesen Umstand konstruktiv im therapeutischen Geschehen zu lösen. So sollte bereits zu Beginn der Behandlung eine Auseinandersetzung um das richtige Ende beginnen."

Der therapeutische Auftrag kann dann zum gesundheitspolitischen Auftrag werden, wenn Patientinnen eine Verlängerung ihrer Kassenpsychotherapie beantragt haben, diese jedoch abschlägig beschieden wurde. Eine ausführliche Auseinandersetzung mit der Krankenkassa und die Einschaltung einer Zweitgutachterin, die die weitere Therapiebedürftigkeit feststellt, ist dann eine ethische Verpflichtung.

Neben der Herausforderung durch Übertragungs- und Gegenübertragungsprobleme, durch den strukturellen institutionellen Rahmen von Therapie (s.o.), liegt eine dritte Herausforderung in der Terminsetzung durch die Therapeutin.

c) „Reguläre, konsensuelle Beendigung". Besonders wichtige Handlungskonzepte in der Endphase einer Therapie wurden, wie schon erwähnt, von Müller-Ebert (2005, 151) unter dem Begriff „Trennungskompetenz" zusammengefasst. Diese stellt eine Gemeinsamkeit zwischen allen Schulen her, wobei natürlich fall- und situationsspezifische Determinanten anfallen, die im Einzelnen hier nicht erörtert werden können. Dabei fasst sie folgende Punkte zusammen:

„Fragen zu besonderen Beendigungsweisen der Patienten, zur Beendigungsinitiative (Therapeut oder Patient), zum Zeitmanagement, zur Abbruchprophylaxe, zur vorzeitigen Beendigung oder zu Übergangsritualen in die nachtherapeutische Situation."

Daneben inkludiert die Trennungskompetenz theoretisches Trennungswissen, persönlich verarbeitetes Trennungserleben und genaue Kenntnis über die bevorzugten Bewältigungsstrategien bei unterschiedlichen Diagnosen. Ausbildungsbedingte Mängel bilden eine entscheidende Lücke in diesem Handlungsrepertoire.

Um eine Behandlung fachgerecht zu Ende zu führen, bedarf es nach Müller-Ebert (2005, 154–155) einiger technischer Strategien, die prozesshaft ineinander greifen. Dazu gehören

das aktive Ansprechen des Endes durch die Therapeutin, wenn es die Patientin nicht von sich aus tut,

das Bilanzieren als Reflexion von Therapieprozess und bereits erreichten Zielen, das Planen und Limitieren durch Terminsetzung,

das Aufarbeiten von Trennungskonflikten,

das Einsetzen von Übergangs- und/oder Trennungsritualen,

das Besprechen von Zukunftsvisionen und der Vorstellung eines Alltags ohne Therapie.

Optimal ist es, wenn der Zeitpunkt für die letzte Konsultation gemeinsam ausgehandelt wird.

Die endgültige Gesundung sieht Freud in seinem Spätwerk ziemlich nüchtern. Er spricht von der Unmöglichkeit der Behandlung eines Konflikts, der nicht aktuell ist. Auch wenn ein „aktueller Konflikt" behoben ist, kann ein anderer davon unberührt bleiben, weil er sich gleichsam in einer wasserdichten Kammer befindet. Er hat auch das „Mittel der Terminsetzung" selber gebraucht, um den Ablauf einer „analytischen Kur" zu beschleunigen. Dazu sagt er in seiner Arbeit „Die endliche und die unendliche Analyse" (Freud 1982, 359): „Das Urteil über den Wert dieser erpresserischen Maßregel kann nicht zweifelhaft sein. Sie ist wirksam, vorausgesetzt, dass man die richtige Zeit für sie trifft. Aber sie kann keine Garantie für die vollständige Erledigung einer Aufgabe geben."

Er kommt zu Schlussfolgerungen, die sich ebenso in der gegenwärtigen Berufsethik der Psychotherapeutinnen niederschlagen (Selbsterfahrung und Supervision, wenn nötig auch nach der offiziellen Beendigung der Ausbildung), wenn er sagt, dass sich die Behandlerin nach einer abgeschlossenen Analyse während der späteren Berufsausübung einer periodischen Eigenanalyse stellen sollte, ohne sich dieses Schrittes zu schämen. Das hieße also, die Eigenanalyse würde von einer endlichen zu einer unendlichen Aufgabe (Freud 1982, 389).

## 7.2    Behandlungsfehler

### 7.2.1    Alltagsfehler in der Psychotherapie (R. Riedler-Singer)

Meist wollen Therapeuten ihren Patienten auf der bewussten Ebene keinen Schaden zufügen; dennoch können sie beitragen, dass die therapeutische Beziehung, welche die entscheidende Grundlage für Erfolg oder Misserfolg darstellt, getrübt ist. Das erfordert eine permanente Auseinandersetzung mit eigenen Grenzen und Schwächen, denn trotz guter Ausbildung und vieler Berufserfahrung sind wir keine Halbgötter für das Seelenheil. In der Ausbildung wird oft direkt oder unterschwellig vermittelt, dass der gut ausgebildete Therapeut keine Fehler mehr macht. Wer aber lernt, dass er keine Fehler mehr machen darf, lernt oft in Wirklichkeit nur, seine Fehler und Schwächen nicht mehr wahrzunehmen. Statt dessen sollten wir aber lernen, dass es ein Therapieren, ohne Fehler zu machen, gar nicht gibt, und zu unseren Fehlern stehen, sobald wir sie erkannt haben oder sie uns aufgezeigt wurden. Falsche Sicherheit, die auf verdrängter Unsicherheit beruht, und sich selbst nicht zugestandene Unwissenheit können jedoch Schaden anrichten.

Um Patienten bewusst zu machen, welche Einflussmöglichkeiten sie auf den Therapieverlauf selbst nehmen können, damit sie sich gegebenenfalls von Schädigungen durch Therapeuten befreien, verfasste Siegel (2003) ein Patienten zugedachtes, erfrischendes Begleitbuch für die Psychotherapie.

Dabei haben ihn persönliche Erfahrungen und Erkenntnisse, die er erst im Nachdenken und Nachfragen über die therapeutische Interaktion gewonnen hat, motiviert. So hat er auch – wenn es möglich war – nach der Beendigung oder nach der Unterbrechung der Behandlung Kontakt mit seinen Patienten aufgenommen, um Fehler, die ihm später bewusst wurden, anzusprechen.

In dieselbe Richtung gehen Evaluationen des therapeutischen Angebotes, welche den Patienten – und das wird bereits im Behandlungsvertrag festgelegt – ein systematisches schriftliches Feedback erlauben. So wird z.B. am Institut für Ehe- und Familientherapie in Wien drei Monate nach Therapieabschluss eine Klientenbefragung ausgesandt, in welcher der Grad der Zufriedenheit mit dem Anbot ebenso eruiert werden soll wie auch die Motivation für ein Wiederkommen bzw. für ein künftiges Fernbleiben.

Ein Therapeut ist nicht für alle Probleme und Menschen gleich gut geeignet. Auch können Patienten zu ihm auf unterschiedlichen Teilgebieten Vertrauen aufbauen oder nicht; z.B. kann ein Klient auf die Pünktlichkeit eines Therapeuten vertrauen, nicht aber auf seine Hilfsbereitschaft, er kann vertrauen, dass die Partnerprobleme durch ihn verstanden werden, nicht aber sein Arbeitsleben, so dass er wahrscheinlich mit der Zeit selektieren wird, was er mit dem Therapeuten bespricht. Auf bestimmten Gebieten werden beide besser kommunizieren als auf anderen. Dieser Grenze wird sich ein guter Therapeut immer bewusst sein. Dazu noch einmal Siegel (2003, 55): „Ein Therapeut kann den Prozess einer Therapie nicht vollständig überblicken oder gar unter Kontrolle haben." Sein Wissen stellt er auf seine Art zur Verfügung.

## 7.2.1.1  Beispiele für Alltagsfehler

Einige Jahre war ich auf einer stationären Psychosomatischen Kinderabteilung beschäftigt. Ich hatte einen Vierzehnjährigen in Therapie übernommen, der wegen ängstlicher Schulverweigerung und Mutismus aufgenommen worden war. Er war aus einem ländlichen Gebiet, aus einfachsten Verhältnissen, mit der frisch geschiedenen Mutter und seinen Geschwistern nach Wien gezogen. Viele Therapiestunden lang hatte ich meine erlernten Fragen an ihn gestellt, aber er saß nur schwitzend und schweigend da, so dass ich an einem Fortschritt zu zweifeln begann. – Eines Tages fuhr ich statt der Therapiestunde mit ihm in das Heeresgeschichtliche Museum (er hatte irgendwann einmal angedeutet, dass er sich dafür interessiere). Dort sah er sich mit Aufmerksamkeit die diversen alten Waffen an, während ich mittlerweile zunehmend von Müdigkeit befallen wurde. Auf der langen Rückfahrt mit der Straßenbahn nickte ich kurz ein und erwachte erst eine Haltestelle nach unserem Spital. Da bemerkte ich erschrocken, dass der mir zur Obhut übergebene Patient nicht mehr da war. Voller Angst und beschämt ging ich auf unsere Station, wo mich die Stationshelferin, eine herzliche, einfache Frau, die Dialekt redete, davon informierte, dass mein Patient zu sprechen begonnen hatte. Triumphierend hatte er die Flügeltüre aufgestoßen und der Helferin verkündet: „Die Doktorin is' in der Straßenbahn eing'schlafen!" Dieser Fehler, der mir zugestoßen war, und die Reaktion des jungen Mannes darauf machten mir bewusst, welchen zunächst unüberwindlichen hierarchischen Abstand er zwischen uns empfunden hatte. Erst jetzt, durch dieses Missgeschick, war ich in seinen Augen menschlich geworden. Ich sprach dann ihm gegenüber offen aus, wie oft ich schon bei ihm ratlos und angestanden war, und wie sehr ich seine Zusammenarbeit bräuchte. Nun erst kam die Therapie wirklich in Gang.

Ein zweiter Fehler wurde deswegen ausgewählt, weil er vielen Therapeuten gelegentlich passiert und Greenson (2000) den korrekten Umgang damit beschreibt. Der Autor hatte als Analytiker eine Stundenvereinbarung vergessen und nachträglich an seiner Sprechzimmertür eine Notiz eines Patienten vorgefunden, dass dieser zu seiner Stunde da gewesen sei, eine halbe Stunde gewartet habe und dann wieder gegangen sei. Greenson rief sogleich den Patienten an und entschuldigte sich. Er sagte ihm, dass er am nächsten Tag eine Stunde für ihn freihalten würde. Am nächsten Tag versuchte zunächst der Klient, seine Gefühle der Wut und Eifersuchtsfantasien zu verleugnen, doch es dauerte nicht lange, bis er sie recht heftig zu äußern vermochte. Als ihn der Analytiker fragte, welche Gefühle er hatte, als er sich telefonisch beim Klienten entschuldigte, sagte dieser: „Das war sehr anständig von Ihnen. Eigentlich war ich bereit, das Ganze zu vergessen, aber Sie ließen es nicht zu." Später fügte er hinzu, er habe geglaubt, es sei unter der Würde eines Psychoanalytikers, sich zu entschuldigen, denn das zerstöre das Geheimnisvolle und die Magie. Dieses war dann neues Material für die Analyse.

Dabei hat sich der Therapeut in voller Absicht nicht so verhalten, wie es viele Eltern tun, die ihren Kindern signalisieren, dass über ihre (der Eltern) Schwächen und Fehler *nicht* geredet werden darf. Stattdessen stellte er sich modellhaft für eine gelungene Konfliktverarbeitung zur Verfügung.

## 7.2.1.2   Vom Umgang mit Alltagsfehlern

Über den Umgang mit solchen Alltagsfehlern, welche, wenn sie richtig besprochen und bearbeitet werden, eine wichtige Rolle in der Therapie spielen können, gibt uns Greenson (2000, 356) in seinem Buch „Technik und Praxis der Psychoanalyse" wertvolle technische Hinweise:

1. Der Patient muss die Möglichkeit bekommen, auf den Fehler zu reagieren, d.h. der Patient hat das Recht, den Platz für seine Reaktion (Ärger, Aggression, Furcht ...) in der Therapie zu beanspruchen.
2. Es wäre ein weiterer Fehler, wollte man die Reaktion des Patienten durch eine zu rasche, knappe Entschuldigung unterdrücken oder so lange schweigen und reaktionslos bleiben, dass der Patient traumatisiert wird oder sich bedroht fühlt.
3. Der Fehler muss offen zugegeben werden, aber dieses Eingeständnis sollte benützt werden, um weiteres Material vom Patienten zu bekommen, nicht um die Reaktion des Patienten zu besänftigen oder zu neutralisieren. Bei der Verletzung des guten Benehmens sollte man sich formell entschuldigen.
4. Hierbei ist aber der Patient nicht mit persönlichen Bekenntnissen, wieso einem dieser Fehler nun passiert sei, zu belasten, sonst würden sich nämlich die Rollen umkehren und der Patient müsste schließlich der Therapeut sein.
5. Es sollte dem Patienten durch Worte, Ton und Haltung gezeigt werden, dass der Therapeut seine Reaktion auf seinen Fehler ebenso bearbeiten möchte wie alle anderen Ereignisse im Leben seines Patienten.
6. Bei dieser Untersuchung ist Gründlichkeit, jedoch keine übertriebene Selbstkritik angebracht.

Aus beiden Beispielen ist zu ersehen, dass auch Behandlungsfehler zur Quelle wichtiger Informationen werden können, denn die Wege zur gelungenen Therapie sind sowohl für Therapeuten als auch für Patienten mit ständigen und oft überraschenden Lernschritten verbunden.

## 7.2.2   Anfängerschwierigkeiten (R. Riedler-Singer)

In den Supervisionsstunden, denen sich angehende Therapeuten unterziehen, tritt immer wieder eine Reihe von Unsicherheiten zutage, welche mit zunehmender Berufserfahrung abnehmen. Vor allem wären hier zu nennen:

a) Zu große Vorsicht bei möglichen Interventionen aus Angst, diese dem Klienten nicht zumuten zu können. Das heißt, der Therapeut nimmt ein Schonverhalten ein, ist freundlich, aber nicht nachhaltig, strukturiert die Stunde zu wenig, bleibt nicht am Punkt, ist sich unsicher, wie sehr er bei Patienten auch „Unbequemes" ansprechen kann (Wunderlich 2005).

Andererseits könnte man auf zu rasche Veränderung drängen oder
b) allzu schwierige Fälle übernehmen, die selbst einem erfahrenen Therapeuten zu schaffen machen würden. Die Motivation dazu erfolgt manchmal aus persönlichem Ehrgeiz und der Unkenntnis, wie sehr die erworbenen Fähigkeiten schon ausreichen. Aber es spielen auch kontextuelle
Bedingungen eine Rolle. Z. B. werden angehende Therapeuten in Institutionen als billige oder gar kostenlose Arbeitskräfte häufig bei jener Klientel
eingesetzt, die sehr mühsam zu behandeln und deren Behandlungsmotiva-
tion oft gering ist (Drogensüchtige, Langzeitarbeitslose, verwahrloste Familien ...) Es ist daher anzuraten, dass Therapeuten in solchen Situationen
rechtzeitig und mutig Hilfe suchen, z.B. einen Teamsprecher wählen, der
die Überforderung zur Sprache bringt und auf genügend Supervision und
Fortbildung (in der Dienstzeit!) drängt.
Beide oben genannten Punkte können dazu führen, dass kein eindeutiger
Behandlungsvertrag zustande kommt. Das zu bearbeitende Problem wird
vielleicht gar nicht fokussiert, so dass sowohl die Setting-Frage als auch das
Behandlungsziel diffus bleiben. Man will aber freundlich sein und ist
schließlich als Berufsanfänger auch auf die Gewinnung neuer Patienten
angewiesen. Klarstellungen darüber, ob eine Therapie auch wirkliche
Erfolgsaussichten haben kann, werden mitunter nicht sonderlich forciert
(s. 7.1.4.2, Behandlungsvertrag und Arbeitsbündnis).
c) Ein dritter Punkt ist der Mangel an Natürlichkeit, d.h. starres Festhalten
an den erlernten technischen Regeln. In der Praxis könnte das etwa folgendermaßen aussehen: ein Therapeut übt die Abstinenzregel so rigoros aus,
dass er dem Klienten bei der Begrüßung nicht die Hand gibt und kaum
Blickkontakt aufnimmt. Oder jemand kommt bei Unwetter vollkommen
durchnässt und erfroren in die Praxis, der Therapeut hat den Impuls, ein
heißes Getränk anzubieten, verbietet sich dies aber als „unanalytisches"
Verhalten. Oder – ein Beispiel von J. Cremerius – eine Patientin bringt ein
paar Blumen mit, der Analytiker legt sie, statt sie einzuwässern, auf den
Tisch und analysiert seiner Abstinenzregel entsprechend das Ereignis.
Dabei sieht er, wie die Blumen in der Nähe des Heizkörpers zu welken
beginnen.
Man könnte auch ein Beispiel aus der systemischen Familientherapie nehmen, in welchem ein Therapeut, wie erlernt, der gesamten Familie zirkuläre Fragen stellt, ohne mit den anwesenden Kindern auf spielerische Elemente der Kontaktaufnahme zurückzugreifen.
Es gilt also je nach den Erfordernissen der Behandlungssituation, Flexibilität aufzubringen und den Common Sense allgemeiner Menschlichkeit
nicht aus den Augen zu verlieren.

## 7.2.3 Therapiekrisen (R. Riedler-Singer)

### 7.2.3.1 Schwierige Situationen im Therapiealltag

Plötzlich und unvorbereitet kann es passieren, dass Therapeuten mit schwierigen Situationen konfrontiert werden, für welche sie in Lehrbüchern keine Handlungsanweisungen finden. Fliegel und v. Schlippe (2005, 207) haben solche Szenarien gesammelt und diese Therapeuten unterschiedlicher Schulrichtungen zur Beantwortung vorgelegt. Dazu beispielhaft:
Eine Patientin kommt grün und blau geschlagen zur Therapie; ein Patient ruft ständig am Privattelefon an, um sich dann auszuschweigen; jemand kommt alkoholisiert, stark ungewaschen und riechend in die Sitzung; ein Patient rückt der Therapeutin verliebt nahe; eine Frau droht, ihren Therapeuten zu verklagen, weil er ihr angeblich zur Abtreibung geraten hat usw. Der bei dieser Fragestellung gewonnene Überblick über illustrative Reaktionsweisen von Therapeuten verschiedener Schulen ergab, dass „am ehesten Geschlecht, Erfahrung und Persönlichkeit die entscheidenden Kategorien sein dürften, die in einer solchen Situation als Handlungsleitlinie bereitstehen". Schwierigkeiten wie die oben erwähnten treten zwar mitunter auf und können zeigen, dass sich der Patient in einer Krise befinden mag. Der Therapeut ist aber in keiner Krise, solange er mit der Grenzsituation umzugehen imstande ist.
In einer gut laufenden Therapie ist der Therapeut in der Lage, das Therapieziel und sein Konzept in Absprache mit seinen Patienten zu ändern, wenn es nicht mehr wie bisher weiterhilft, wobei die Begrenztheit und Unsicherheit zur Sprache kommen müssen.

### 7.2.3.2 Der Therapeut weiß nicht weiter

In seiner konzeptionellen und emotionalen Krise wird der Therapeut unverzüglich neue Selbsterkenntnisse und Informationen einholen, damit er wieder einen Ansatz für seine Handlungsfähigkeit findet (s. 8.1.3, Fachliche Kompetenz und Fortbildung). Immerhin ist ein unverzichtbarer Bestandteil des professionellen Selbstverständnisses von Therapeuten, sich mit den eigenen Problemen und Schwächen auseinanderzusetzen und diese nicht einfach auf den Patienten zu übertragen.
„Wenn ein Therapeut seine eigenen Gefühle der Ratlosigkeit, Hilflosigkeit und manchmal sogar Hoffnungslosigkeit nicht verdrängt, sondern erst einmal wahrnimmt und aushält und sich nicht in vorschnelle, oberflächliche Antworten flüchtet, ist eine wirklich gute Therapie zur Bewältigung von Krisen möglich." (Siegel 2003, 58).
Ganz sachlich betrachtet ist es nichts Herabsetzendes oder Negatives für einen Therapeuten, wenn er nicht überall helfen kann. Es gibt auch unlös-

bare Probleme, Leiden, in denen man den Patienten bestenfalls begleiten kann. Allerdings können sich Therapeuten aus den unterschiedlichsten Gründen dies oft nicht eingestehen. „Es ist unrealistisch, vom Therapeuten zu verlangen, dass er alle Probleme zu lösen vermag. Und es ist unehrlich, wenn ein Therapeut so tut, als könnte er es." (Siegel 2003, 66–67)

Bringt der Therapeut nun sein „An-die-Grenze-gekommen-Sein" offen zur Sprache, so wird er dies auf jeden Fall bei Verschlechterungen während der Therapie und Rückfällen machen, aber auch dann, wenn Patienten auf die Behandlung nicht ansprechen oder ihr Verhalten dauerhafte problematische Auswirkungen im sozialen Umfeld zeitigt (Märtens 2005).

Bei der Feststellung seiner eigenen Grenzen wird der Therapeut „ohne unterschwellige Vorwürfe an den Patienten, ohne aufgesetzt wirkende Selbstkritik und ohne die versteckte Androhung eines Therapieabbruches bei Erhalt der guten therapeutischen Beziehung" vorgehen. Viele Patienten werden dann anfangen, „noch einmal neu ihre Probleme zu betrachten und Gesichtspunkte anzusprechen, die sie bisher bewusst oder unbewusst zurückgehalten haben. Die Therapiekrise wurde also dann gut bewältigt, wenn die therapeutische Beziehung von beiden Seiten nicht durch Schuldzuweisungen zerstört wurde und entweder ein neuer Therapieansatz gefunden oder in einer für beide akzeptablen Weise die Therapie beendet wurde" (Siegel 2003, 62–63).

Wenn es dem Therapeuten nicht möglich war, in einer schwierigen Sitzung auf eine Verunsicherung oder einen Konflikt zu reagieren, kann die nächste Sitzung etwa so begonnen werden: „Bevor wir über etwas anderes sprechen, möchte ich noch einmal auf ein Problem der letzten Stunde eingehen, das mich auch in der Zwischenzeit beschäftigt hat. Ich möchte sie auch gerne um ein Feedback aus dieser Stunde bitten, da ich den Eindruck hatte, dass wir irgendwie angestanden sind. Was war für Sie überhaupt hilfreich und brauchbar, was war störend oder verwirrend? Wobei habe ich Ihnen helfen können und wann haben wir Ihrer Meinung nach begonnen, uns im Kreise zu drehen? Gab es etwas, was gar nicht weitergeholfen oder was geschadet hat?"

Indem der Therapeut die Rückmeldungen über den Therapieverlauf erfahren möchte, zeigt er seinen Patienten, dass sie sich selbst und ihre Sichtweise ernst nehmen sollen und er auf ihre Mitarbeit und Bilanzierung angewiesen bleibt. Erkennbare Meinungsverschiedenheiten müssen hierbei genauso wie unterschwellige Zweifel zur Sprache gebracht werden können.

### 7.2.3.3   Hilfe in Therapiekrisen

Der Therapeut kann in dieser Krise: sich Hilfe in der Fachliteratur holen – wieder ein Stück Eigentherapie machen – in Supervision gehen – sich einer Intervisionsgruppe anschließen – fallweise einen Co-Therapeu-

ten zuziehen – die Zusammenarbeit mit verwandten Berufen (Arzt, Sozialarbeiter, ...) suchen – eine Helferkonferenz einberufen – dem Klienten mitteilen, dass er an seine Grenzen gekommen ist, was eine Herausforderung
sein kann, nun gemeinsam nach einer Lösung zu suchen – oder auch eine
Settingveränderung in Betracht ziehen.

Was den letzten Punkt betrifft, so möchte ich zu seiner Erklärung ein Beispiel aus der familientherapeutischen Praxis bringen.

Ein Elternpaar kommt mit seiner Tochter zur Konsultation, da sich das
Mädchen beharrlich weigert, in die Schule zu gehen und wieder nach Hause zurückkehrt, sobald es vom Vater oder der Mutter dorthin gebracht wird.
Im Interview finde ich weder Anhaltspunkte für Lernprobleme noch Sorgen mit Klassenkameraden oder Lehrern. Auch Ablösungsprobleme vom
Elternhaus scheinen nicht die Ursache des Schulschwänzens zu sein. Da
ich ziemlich ratlos bin, versuche ich ein erweitertes Familiengespräch
unter Einbeziehung der Schwester des Mädchens zu führen. Diese Schwester liefert nun eine Information, welche dem Symptom Sinn gibt, so dass
allen Beteiligten die dahinter liegenden Ängste und Bedürfnisse begreifbar
werden. Dabei erfahre ich, dass der Vater vorhatte, den vom Kind über alles
geliebten Hund wegzugeben. Das Fernbleiben vom Unterricht stellte sich
nun als eine Art „Wachehalten" dar, damit dieser schreckliche Verlust
nicht einträfe. Ohne die Settingerweiterung hätte sich mir das rätselhafte
Verhalten wohl nicht erschlossen und die Familie hätte nicht über eine
befriedigende Lösung dieser drückenden Sorge des Kindes verhandeln können.

## 7.2.4     Praxisrelevante Interventionsvorschläge nach R. Greenson (R. Hutterer-Krisch)

### 7.2.4.1    *Behandlungsfehler in der Handhabung von Gegenübertragungsreaktionen*

Zu den schwerwiegenden Fehlern in der Psychoanalyse zählt
Greenson (1992) subtile, chronische, unerkannte Fehler, die in der Handhabung von Übertragungsreaktionen liegen; sie können jahrelang wirken,
ohne entdeckt zu werden. Dabei kann es sich um lang andauernde Gegenübertragungsfehler oder auch um Missverstehen des Patienten handeln (aus
anderen als Gegenübertragungsgründen). Reagiert der Analytiker auf einen
Patienten, als sei er eine bedeutende Person in der frühen Lebensgeschichte
des Analytikers, so entsteht langfristig ein Fehler auf Grund einer Gegenübertragung des Analytikers. Das kann aufseiten des Analytikers zu einem
beharrlichen unangemessenen Verhalten gegenüber dem Patienten führen,
das die Form ständigen Missverstehens oder gewisser unbewusster Belohnung, verführerischen oder gewährenlassenden Verhaltens annehmen kann.

Greenson bringt in diesem Zusammenhang das Beispiel eines Analytikers, der eine Patientin behandelte, die er scheinbar nicht leiden konnte und zu bekämpfen begann. Dieser erkannte in einer Fallbesprechung, dass er aggressive Impulse, die er seiner älteren Schwester gegenüber hatte, auf die Analysandin übertrug; diese Schwester hatte ihm das Leben schwer gemacht, als er noch klein war. Für das Unrecht, das er in seiner Kindheit erlitten hatte, nahm er unbewusst Rache. Das unbewusste Motiv, sich an der Patientin rächen zu wollen, stand in diesem Beispiel Greensons mit dem bewussten Motiv, der Patientin helfen zu wollen, in Widerstreit. Als ethische Verpflichtung des Psychotherapeuten, der in eine derartige Lage gekommen ist, lässt sich eine regelmäßige Überwachung durch einen Kontrollanalytiker anführen. Der Beginn einer Kontrollanalyse ist spätestens dann indiziert, wenn der Psychotherapeut eine derartige Gegenübertragung erkennt; er wird jedoch bereits früher ratsam sein, zu einem Zeitpunkt, da der Psychotherapeut bereits diffuse subtile Veränderungen in seinem Verhalten bemerkt, die er sich noch nicht erklären kann. Stellt sich nach einigen Stunden Kontrollanalyse heraus, worum es sich handelt, kann entweder ein Wechsel des Analytikers empfohlen werden oder die Gegenübertragungsreaktion frühzeitig aufgelöst werden. Der Analytiker hat so die Chance, seine Probleme in seiner Analyse durchzuarbeiten, so dass er hinkünftig gute Arbeit mit dem Patienten leisten kann.

## 7.2.4.2   Kulturbedingte Fehlerquellen

Beispiel: In diesem Zusammenhang nennt Greenson (1992) Aspekte einer Analyse, die er als weißer Psychotherapeut mit einem Schwarzen gemacht hat, der einer Kultur der Südstaaten angehörte, mit der er nicht vertraut war. Die fehlende Vertrautheit mit der Kultur bzw. die mangelnde Einschätzung bestimmter Situationen in der Realität machte es ihm schwer, die Angemessenheit bestimmter Reaktionen des Patienten richtig zu beurteilen. Zum Beispiel unterschätzte der Psychoanalytiker die misstrauischen und argwöhnischen Fantasien des Patienten in ihrem „Realitätscharakter"; der Patient aber hatte jedes Mal, wenn er in die Analysestunde fuhr, den Eindruck, in feindliches Territorium einzudringen. Das fehlende Bewusstsein seiner speziellen Ängste und Feindseligkeiten führte zu falsch dosierten Deutungen. Darüber hinaus hatte er als Analytiker z.B. nicht nur die Bedeutung einer Vaterfigur, sondern auch die eines mächtigen, weißen Mannes. Wichtig ist in diesem Zusammenhang das Wissen um diese Möglichkeiten. Bei Überweisungen ist es wichtig, Psychotherapeuten zu empfehlen, die weitestgehend mit der Kultur des Patienten vertraut sind. Ist dies nicht möglich, so liegt es am Psychotherapeuten, diesen Umstand als mögliche Komplikation im Auge zu behalten und zu den entsprechenden Anlässen in der Therapie zu reflektieren. Als „größten Schaden" bezeichnet es Greenson, wenn „der Analytiker von dieser Ungleichheit nichts ahnt und es für selbstverständlich hält, dass er sich in die fremdartigsten Patienten einfühlen kann." (Greenson, 1992, 362).

Diese Gedanken sind so grundlegend, dass sie auch für andere Psychotherapiemethoden Geltung haben. So zum Beispiel stellte Moreno bereits im Jahre 1959 fest, dass Gruppenteilnehmer, die derselben Subkultur angehören, dem im Augenblick in der Psychodramagruppe arbeitenden Gruppenmitglied beim psychotherapeutischen Prozess hilfreicher sein können als Subkulturfremde oder der gruppenleitende Psychotherapeut selbst (Moreno 1988).

## 7.2.4.3 Kriterien für einen Analytikerwechsel

Wann kann eine *Indikation für einen Therapeutenwechsel gegeben sein?* Greenson plädiert – in aristotelischer Tradition (vgl. 2.3.1) – für die Mitte zwischen den beiden Extremen des *raschen Ungeduldigwerdens* bei Stagnation des therapeutischen Prozesses und dem über Gebühr *langem Führen von „Kämpfen"* aus Stolz oder Eigensinn heraus. Er weist auch darauf hin, dass dieses heikle und auch komplizierte Thema in der Literatur kaum erwähnt wird, jedoch privat unter Analytikern oft besprochen wird. So muss man eigentlich an dieser Stelle die ethische Verpflichtung des Psychotherapeuten hervorheben, auch dieses Indikationsproblem offen zu diskutieren und auch in der entsprechenden Fachliteratur aufzugreifen. Greenson ging auch hier – wie bei seinen Fehleranalysen – beispielhaft und risikobereit voran. Schwierigkeiten in der Entwicklung und Handhabung von Übertragungsreaktionen, Analysierbarkeit bzw. Eignung der Therapiemethode für den Patienten, Wahl des Analytikers und Probleme der Gegenübertragung spielen in diesem Zusammenhang eine wichtige Rolle. Ein Analytikerwechsel ist nach Greenson erforderlich, wenn z.B. 1. der Analytiker wiederholt Fehler macht, 2. ein einziger Fehler des Analytikers eine irreversible Lage geschaffen hat, 3. die Ähnlichkeit zwischen der Persönlichkeit des Analytikers und der ursprünglichen Quelle der Übertragung zu groß ist oder 4. zu gering ist, so dass der Patient auf andere Personen seiner Umgebung im Sinne von Hilfsfiguren außerhalb der Analyse als ergänzende Übertragungsfiguren ausweichen muss. Ist dies der Fall, kann auch z.B. eine beharrliche Deutung dieses Phänomens dazu führen, dass die Übertragungsreaktion mit dem Analytiker erlebt wird (Greenson 1992). Die sorgfältige Überprüfung und Beachtung derartiger methodenspezifischer „technischer" Überlegungen stellt eine ethische Herausforderung dar. Dies gilt prinzipiell für alle Psychotherapiemethoden.

## 7.2.4.4   Mangelnde Achtung vor der Autonomie des Patienten

*Mangelnde Achtung vor der Autonomie des Patienten* nennt Greenson als potenzielle Fehlerquelle in der Psychoanalyse.

Als psychoanalytische Grundeinstellung beschreibt Greenson (1992) zur Technik der Widerstandsanalyse, dass keinerlei Zugeständnisse in Bezug auf Geheimnisse des Patienten gegenüber dem Analytiker gemacht werden sollen; das ist der Fall, wenn ein Patient mitteilt, dass er etwas nicht sagen kann und nicht sagen will.

Als Beispiel bringt Greenson eine Frau, die in der Analyse das Wort „ficken" nicht über ihre Lippen brachte. Das ist heute bereits schwer vorstellbar; die folgenden Ausführungen von Greenson sind dennoch interessant, weil sie auf heutige schambesetzte Themen anwendbar sind (z.B. Gewalt oder andere Missbrauchsformen leichten oder mittleren Schweregrads, Trennungen, Alkoholismus von Vater oder Mutter, ärztliche oder andere Berufspflichtverletzungen, sexuelle Funktionsstörungen).

Bewusste Geheimnisse sollen genauso analysiert werden wie jede andere Form des Widerstandes. Der Analytiker geht also nicht dem Inhalt, sondern dem Motiv für das Geheimhalten nach. Er respektiert also den Widerstand und geht Fragen bezüglich des Motivs nach. Mögliche Fehler in diesem Zusammenhang wären: 1. die Anwendung einer Form des Zwangs, 2. den Patienten zu bedrohen oder 3. den Patienten zu bitten, um die Preisgabe des Geheimnisses zu erreichen wie 4. das Geheimnis zuzulassen. Das Zulassen des Geheimnisses im Sinne einer aktiven Zustimmung kann auch unter dem Aspekt einer Verletzung der Aufklärungspflicht über die Psychotherapiemethode und über die Patientenpflichten gesehen werden (vgl. dazu Kap. 7.1.4 von R. Riedler-Singer).

Für die Psychoanalyse schlägt Greenson folgende Vorgangsweise vor: 1. Dem Motiv für das Geheimnis nachgehen: „Warum können Sie mir nichts darüber sagen?" 2. Den peinlichen Affekten und Fantasien, die das geheime Material im Patienten erweckt, nachgehen: „Was hätten Sie für ein Gefühl, wenn Sie es mir erzählen würden?" 3. Der peinlichen Übertragungsfantasie nachgehen: „Wie stellen Sie sich vor, dass ich reagieren würde, wenn Sie es mir erzählt hätten?" 4. Der Geschichte dieser peinlichen Übertragungssituation in seinem früheren Leben nachgehen: „Wann ist Ihnen das früher schon einmal passiert?" Im Anschluss an eine derartige Analyse des Geheimnismotivs (einschließlich der Übertragungsfantasien und der peinlichen Affekte) ist der Patient gewöhnlich fähig, das Geheimnis zu erzählen. (Weitere Beispiele von Behandlungsfehlern in der Psychotherapie unterschiedlicher Psychotherapiemethoden siehe Hutterer-Krisch 2001.) Behandlungsfehler und ihre rechtliche Relevanz werden von Wienand (1982) und Wolfslast (1985) behandelt.

### 7.2.4.5   Umgang mit gelegentlichen Fehlern

Als Beispiel für einen gelegentlichen Fehler bringt Greenson den Fall einer Patientin, die bei ihm in Analyse war. Er machte den kurzfristigen Einfühlungsfehler, ihre Feindseligkeit ihm gegenüber zu übersehen; wegen ihrer starken positiven Übertragung war die negative für ihn schwer erkennbar. Als sie seine lilienweißen Hände ansprach, die auch ihr hochmütiger aristokratischer Vater hatte, begriff Greenson, dass er die Übertragung auf ihn nicht gleich erkannt hatte. Erst nach einer deutlichen Aggressionsäußerung erkannte er dies und gab ihr zu verstehen, dass er jetzt auch ihre aggressiven Gefühle sieht. Diese kurzfristigen „Einfühlungsfehler" aus der Sicht der Patientin sind häufige Phänomene, die auch keinen großen Schaden anrichten, wenn gut damit umgegangen wird: Greenson erachtet es für wichtig, der Patientin den Platz für ihre Reaktionen auf dieses Sich-Nicht-Gesehen-Fühlen zu lassen und den eigenen Fehler zuzugeben, ohne viel Platz für Begründungen oder gar Rechtfertigungen zu beanspruchen, um die Patientin nicht zu einer Rollenumkehr zu veranlassen, dass sie den Psychotherapeuten verstehen muss – statt umgekehrt. Weitere Fehlerquellen nach Greenson handelt Riedler-Singer in Kap. 7.2.1.2 (Vom Umgang mit Alltagsfehlern) ab.

### 7.2.5   Paartherapie: Konflikt und Neutralität nach S. Reiter-Theil

Anders stellen sich Konfliktsituationen dar, wenn es sich um mehr als eine Person handelt, die eine Psychotherapie beginnen wollen. So z.B. berichtet Reiter-Theil (1995) von einem problematischen Erstgespräch mit einem Mann, der eine systemisch orientierte Paartherapie anstrebte: Es handelt sich um einen verheirateten Mann und Vater zweier Kinder, der Beziehungs- und sexuelle Probleme verbessern wollte. Gleichzeitig wollte er seine persönliche sexuelle Erlebnisfähigkeit auch in außerehelichen Kontakten verbessern, die er heimlich und gegen den Willen seiner Frau immer wieder hatte. Er zog es vor, seine Frau als „Trägerin von Funktionen" zu betrachten und nicht als „Partnerin". Von dem Psychotherapeuten verlangte er, dies während der Therapie als Geheimnis zu betrachten. Der Psychotherapeut, der sich bewusst wird, dass er als „Geheimnisträger" oder als „Komplize" in Bezug auf die außerehelichen sexuellen Aktivitäten keine gemeinsame Paartherapie durchführen kann, gerät in Handlungsdruck.

Es stellt sich die Herausforderung, wie der Psychotherapeut auf die Unverträglichkeit zwischen den Wünschen des Klienten und den Voraussetzungen einer Paartherapie hinweisen kann, ohne den Klienten zu kränken, zu verletzen oder abzuwerten. Eine Möglichkeit besteht darin, den Klienten nach der Meinung seiner Frau zu fragen wenn sie dieses Erstgespräch

gehört hätte. Mit welchen Wünschen und Zielsetzungen die Ehefrau einverstanden und mit welchen sie nicht einverstanden wäre, wäre eine weitere Frage. Der systemische Psychotherapeut sollte dann nach seinen technischen Regeln den Klienten darüber informieren, dass die Paartherapie
nur Zielen gewidmet sein könnte, die beide Partner bejahen. Eine weitere
Möglichkeit besteht darin, als Alternative eine Einzeltherapie vorzuschla-
gen. Durch diese Art des Vorgehens sieht Reiter-Theil die Möglichkeit,
dass Psychotherapeut und Klient in Dialog bleiben, der Klient seine Autonomie behält und angesichts neuer Zusammenhänge selbst entscheiden
kann, ob er für seine individuellen Probleme eine Einzeltherapie oder für
die Paarprobleme eine Paartherapie haben möchte. Damit wird offensichtlich, dass der Paartherapeut nicht wertneutral ist. Der Paartherapeut kann
neutral sein hinsichtlich der Beendigung einer Paartherapie oder hinsichtlich der Stellungnahme eines Paares bezüglich sexueller Treue, jedoch
kann ein Paartherapeut nach Reiter-Theil *nicht* neutral (im Sinne von rela-
tivistisch oder gleichgültig) sein, wenn in der Beziehung zum Psychotherapeuten ungleiche Voraussetzungen geschaffen werden, wie dies durch
gemeinsame Geheimnisse der Fall wäre. Ebenso kann er nicht neutral sein
hinsichtlich der Frage, ob einer der Klienten auf Kosten des anderen in der
Beratung selbst Ziele verfolgen kann, die der Partner gar nicht weiß und die
er auch nicht akzeptieren würde. Unter diesen Voraussetzungen das Paar
dennoch unreflektiert in Paartherapie aufzunehmen, wäre eine „falsch verstandene, un-therapeutische Neutralität nach dem Motto „anything goes";
nicht zu klären, wie mit dem „Geheimnis" und mit den Widersprüchen
zwischen den Zielsetzungen des Ehemannes und den Voraussetzungen
einer Paartherapie umzugehen ist, wäre ein Beispiel eines „technischen"
Fehlers in der Paartherapie. (Zu prinzipiellen ethischen Fragen des Erstgesprächs siehe Hoffmann 2001.)

## 7.2.6    Überholte theoretische Ansichten

Ein Beispiel für überholte theoretische Ansichten mit weitreichender Wirkung ist die psychotherapeutische Behandlung von Menschen mit psychotischen Störungen. Zur Illustration werden für dieses Kapitel einige Aspekte herausgehoben, ohne jeden Vollständigkeitsanspruch. Der interessierte
Leser ist auf die jeweils angeführte Literatur verwiesen. Vorerst möchte ich
kurz auf die historische Auseinandersetzung mit Psychosen eingehen und
anschließend Beispiele überholter Techniken geben, wie sie Stavros Mentzos zusammengefasst hat. Die Schlussfolgerung, dass mit Menschen mit
psychotischen Störungen viel und in nicht beliebiger Weise gesprochen
werden sollte (vgl. dazu auch Kap. 7.9), deckt sich mit Forschungsergebnissen, wonach die Dosierung der Neuroleptika bei qualifizierter menschlicher Zuwendung reduziert werden kann. Nicht zuletzt ist weiter unten

ein interessanter Befund angeführt, wonach der psychotherapeutische Einbezug der Expressed Emotion Forschung die Wiederaufnahmsrate erheblich senkt (Kap. 7.9.8).

### 7.2.6.1   Beispiel der historischen Auseinandersetzung mit den Psychosen

In diesem Kapitel werde ich mich auf die wesentlichen Pionierarbeiten sowie auf die wesentlichen therapeutischen Interventionen beziehen, die sich aus den verschiedenen Sicht- und Herangehensweisen ergeben. Jedes Wissen ist immer nur ein vorläufiges, so dass es selbstverständlich ist, dass spätere Generationen mehr wissen als frühere. Ich möchte zu zeigen versuchen, wie im Laufe der Psychotherapiegeschichte Meinungen relativiert und geändert wurden und zu weitreichenden Folgen für die Patienten geführt haben. Dafür scheint mir das Feld der Psychosenpsychotherapie sehr geeignet.

S. Freud, einer der oder vielleicht der bedeutendste Pionier und Wissenschaftler, der sich mit der Seele des Menschen befasst hat, ließ sich „wie jeder Mensch von vorgefassten Meinungen und von theoretischen Positionen beeinflussen, die er selbst formuliert hatte" (Arieti 1989, S. 123).

Er glaubte, dass Schizophrene mit ihrem radikalen Rückzug von den Menschen nicht *die* Beziehung zum Therapeuten herstellen können, die für eine effektive Psychotherapie nötig ist. D.h. er meinte 1904, dass die Herstellung einer Übertragung bei Schizophrenen nicht möglich sei. Eine derartige Sicht hat zur Folge, dass sich Psychotherapeuten der ersten Generation, die Psychoanalytiker, selten oder gar nicht mit Menschen mit psychotischen Störungen beschäftigt haben! Trotz der negativen Haltung Freuds fanden sich jedoch immer wieder Analytiker, die sich praktisch-analytisch mit Schizophrenen beschäftigten und Arbeiten dazu schrieben (z.B. Abraham 1912, Sechehaye 1947, Fromm-Reichmann 1941,1943, Rosen 1953, Benedetti 1954, Federn 1956, Fenichel 1931, 1967). Kurz vor dem ersten Weltkrieg begannen die ersten Versuche, die schizophrene Symptomatik psychoanalytisch zu verstehen und auch kasuistisch darzustellen. Eine Vorreiterrolle übernahm hierbei die Klinik Eugen Bleulers in Zürich, die erste und auch lange Zeit einzige psychiatrische Klinik, die sich mit der Psychoanalyse theoretisch und praktisch auseinandersetzte. (1907 und 1908 erschienen C. G. Jungs erste Beiträge über seine begeisterten analytischen Arbeiten mit den Schizophrenen des Burghölzli; weitere kasuistische Arbeiten der Bürghölzlischule stammen von Maeder 1910, Abraham 1912, Spielrein und Itten 1913.)

Paul Federn, einer der ersten Schüler Freuds, bewies, dass Freuds Auffassung der Übertragungsunfähigkeit von Psychotikern falsch war und behandelte Schizophrene in bahnbrechender Weise. Mehrere andere Therapeuten

folgten ihm und versuchten diese Behandlung. In Amerika brachten Frieda
Fromm-Reichmann, Harry Stack Sullivan, John Rosen, Otto Will, Harold
Searles, Silvano Arieti u.a. die Psychotherapie der Schizophrenie voran;
Melanie Klein und ihre Schüler H. Rosenfeld und D. W. Winnicott in Eng-
land sowie Marguerite Sechehaye und Gaetano Benedetti in der Schweiz
leisteten wichtige Beiträge zur Psychosen-Psychotherapie.

Bally bezog 1961 eine radikale Gegenposition zu Freud, indem er meinte,
der Psychotiker ist nicht nur nicht übertragungsunfähig, sondern er über-
trage überhaupt nur (vgl. Sullivan).

Abraham (1912) behandelte bipolare affektive Psychosen in der Zeit der frühen Psychoanalyse. Bereits damals wurde hervorgehoben, dass sich vor
allem die Phasen *zwischen* den psychotischen Phasen für eine psychotherapeutische Behandlung eignen.

Sigmund Freud (1924) charakterisierte die Psychosen durch einen massiven
regressiven Prozess, bei dem die „Libido" von den „Objekten" abgezogen
wird, so dass diese Objekte, bzw. die psychische Repräsentation der Welt
überhaupt für den Patienten emotional keine Rolle mehr spielen. Erst im
weiteren Verlauf des psychotischen Prozesses lässt der Patient nach Freud
eine *neue* Welt entstehen – mit der „Hilfe" von produktiven Symptomen,
Halluzinationen, Wahnbildungen usw.

1950 stellte Freud den „Abwehrcharakter der chronischen Paranoia" fest:
„Man wird paranoisch über Dinge, die man nicht verträgt, vorausgesetzt,
dass man die eigentümliche psychische Disposition dafür besitzt" (Freud,
1950, S. 119).

1959 fasste C. Müller in seinem Sammelreferat über ca. 500 Publikationen
zum Thema Psychotherapie bei Psychosen zusammen, von denen er für die
Zeit von 1910–1940 in einem weiteren Bericht die Pioniere der psychoanalytischen Behandlung Schizophrener abhob (Müller 1958). Kutter (1983)
befasste sich ausführlich mit den psychoanalytischen Aspekten psychiatrischer Krankheitsbilder als Beitrag zur Krankheitslehre der Psychoanalyse;
er setzt sich in seinem Beitrag sowohl mit den Schizophrenien als auch mit
den Melancholien bzw. depressiven Psychosen und Manien auseinander (in
Loch 1983).

### 7.2.6.2   Unwirksame überholte Techniken

In seiner Abhandlung verwirft Mentzos (1991) drei therapeutische Verfahren, um anschließend drei therapeutische Settings zu charakterisieren, die er für die Psychosentherapie für geeignet hält. Folgende Techniken *schließt* er explizit *aus*:

*1. Zudeckend-stützende Psychotherapie (des alten Typs)*
Bei dieser Technik geht es mit „logischer" Argumentation, Überzeugungs-
versuchen, Suggestion und teilweise Manipulation um eine rationale Beru-

higung und Beschwichtigung des Patienten, die nur an seine Vernunft und an seinen Common sense appelliert (z.B. Überzeugungsversuche, dass die Wahnideen des Patienten nicht stimmen.)

Diese Technik ist leider auch heute noch weit verbreitet. Mentzos kritisiert aber nicht nur konventionell-arbeitende Psychiater ohne Psychotherapieausbildung, sondern auch psychoanalysefreundliche Psychiater und sogar Psychoanalytiker, die in dieser Weise arbeiten – mit dem Argument, dass die Abwehrmechanismen des Psychotikers nicht gelockert oder gelöst, sondern im Gegenteil verstärkt werden sollten. Eine derartige therapeutische Haltung hilft dem Patienten nicht, sondern fördert im Grunde nur noch mehr seine Ich-Schwäche. Dies deshalb, weil der Patient wie ein kleines Kind mit Ratschlägen oder Appellen an die Vernunft versorgt wird und weil es der „paradoxen Grundstruktur der Psychodynamik der Schizophrenen" entspricht, seine „Rettung" oder seine Existenz darin zu sehen, „dass er gerade *nicht* existenzfähig wird." Er „opfert" einen großen Teil seines Selbst, „um einen anderen verborgenen Teil zu retten" (Mentzos, 1991, S. 56 f).

*2. Unmodifizierte psychoanalytische Standardtechnik*
Diese Technik ist kaum richtig in dieser Form durchzuführen; weiters besteht die Gefahr, dass ein noch nicht manifest psychotischer Patient dekompensiert. Diese Aussage darf nicht in die Richtung missverstanden werden, dass das Aufdecken an sich im Allgemeinen für die Patienten schädlich wäre. Vielmehr gibt es andere wirksame Fehlerquellen in der jeweiligen konkreten therapeutischen Situation: es wurden in Fällen der psychotischen Dekompensation z.B. die spezifischen ich-psychologischen Besonderheiten vernachlässigt, es wurden zu stark die so genannten „reiferen" Deutungen angewandt oder das Hier und Jetzt der aktuellen Situation wurde nicht offen genug und gleichzeitig empathisch genug benannt.

*3. Unbeschränkte Gratifikation infantiler Wünsche bei gleichzeitigem Verzicht auf ein relativ festes und abstinentes therapeutisches Setting*
Mit dieser Technik ist nicht die von Searles symbiotische Übertragungskonstellation gemeint, die vom Therapeuten zugelassen und auch analytisch verarbeitet wird; diese Aussage richtet sich gegen die Forderung nach uneingeschränkter „Bemutterung" durch den Therapeuten, wie sie in den 50er- und 60er-Jahren gefordert wurde. Patienten können nicht mit „Liebe" allein behandelt werden und auch nicht mit Befriedigung aller infantilen Wünsche. Das ist kein Widerspruch dazu, dass der psychotische Patient mehr emotional getragen werden muss, mehr konkretes „Holding" und „Containing" nötig hat (Winnicott 1965).

Demgegenüber hebt Mentzos (1991) folgende drei therapeutische Settings als *geeignet* hervor, die weiter unten beschrieben werden. (Kap. 7.9.3).

### 7.2.6.3   Mit psychotischen Menschen muss viel gesprochen werden

Das *partnerschaftliche Verstehen* zwischen Psychotherapeut und Patient, das Alfred Adler als eine *Kunst der Empathie und Intuition* bezeichnet, steht auch bei dem Individualpsychologen Shulman als primäre Basis des psychotherapeutischen Gesprächs im Mittelpunkt. In diesem Sinne betont Josef Rattner in seinem Buch „Was ist Schizophrenie?", dass Alfred Adler als einer der ersten die echte Kommunikation zwischen Berater (Psychotherapeut) und Ratsuchendem (Patient) propagiert hat. „Heilend wirkt allein der Dialog zwischen Helfer und Hilfebedürftigem, wenn der erstere durch seine eigene Menschlichkeit und Reife befähigt ist, dem letzteren das Gefühl der Geborgenheit zu vermitteln, aus der der Mut zur seelischen Wandlung erwächst. Die Psychotherapie kann nur erfolgreich sein, wenn in ihr jenes Urvertrauen lebendig wird, welches dem Patienten auf seinem Lebensweg gestört oder vernichtet worden ist; ...Angst, Überempfindlichkeit, Misstrauen, Negativismus, schwankende Gefühlslage, in allen Extremen, kennzeichnen die Art, wie der schizophrene Patient die Welt erlebt. Er hat nicht nur „Widerstände", wie sein neurotischer Leidensgefährte, sondern an ihm ist beinahe alles Widerstand gegen menschliche Kontaktnahme. Der Psychotherapeut, der dennoch Kontakte mit Schizophrenen aufnimmt, muss sich mühsam durch diese Welle von Misstrauen hindurcharbeiten ... Mehr als alle andere Therapie enthält die Schizophrenenbehandlung ein Stück ‚Nacherziehung', die nicht selten im frühesten Kindesalter anfangen muss, dort wo der Patient erstmals das mitmenschliche Leben aus seinen Bestrebungen und Erwartungen auszuschalten begonnen hat... Es ist ein tägliches Ringen um ein Sich-Verstehen, ein Überprüfen der Gedanken, Gefühle, Meinungen und Stimmungen, die der Patient von Jugend an in sich trägt, und die seinen Anschluss an andere verhindern" (Rattner 1964, zit. n. Hellgardt 1982, 1989, S. 158).
Dieses Zitat spricht für sich; daraus folgt, dass mit an einer Psychose erkrankten Menschen viel gesprochen werden muss und Psychotherapie eindeutig – aus theoretischen Gründen und wegen der erhöhten Wirksamkeit medikamentöser Behandlung – indiziert ist.

# 7.3   Indikation für einen Therapeutenwechsel (R. Riedler-Singer)

Im Wesentlichen kann davon ausgegangen werden, dass ein Therapeutenwechsel dann zustande kommt, wenn der Therapeut an seine menschlichen Grenzen gekommen ist, sich fachliche Grenzen auftun oder das Behandlungssetting an seine Grenze gekommen ist.

## 7.3.1 Der überforderte Therapeut

Siegel (2003, 69–72) und Langs (1991, 267) beschreiben mehrere Verhaltensweisen überforderter Therapeuten:

1. Der Therapeut übergeht ein Anliegen bewusst oder unbewusst, das der Klient schon zur Sprache gebracht hat.
2. Der Therapeut reagiert abwertend auf die Patientenkritik.
3. Der Therapeut behandelt die Kritik als Teil der Störung des Patienten, ohne seine eigene Sichtweise mit einer genaueren Erklärung zu begründen.
4. Der Therapeut macht Manipulationsversuche.
5. Der Therapeut beginnt mit Selbstoffenbarungen.

Der gute Therapeut hingegen fixiert den Patienten nicht nur auf kranke oder gestörte Anteile, sondern würdigt auch dessen Fähigkeiten und Ressourcen, zu denen auch Kritikfähigkeit am Therapieverlauf und genaue Beobachtungsgabe zählen können.

## 7.3.2 Kontextvariablen

Außerdem ist zu bedenken, dass Kontextvariablen einen Therapiefortschritt verhindern können, und dass nicht immer der Zeitpunkt gegeben ist, die Energie aufzubringen, in der Therapie gewonnene Einsichten ohne Inanspruchnahme zusätzlicher oder vorgezogener Sozialressourcen umzusetzen.

Denn schließlich bringen Patienten auch Problemlagen mit, welche durch einen Psychotherapeuten nicht geändert werden können. Zu denken ist hierbei an das Durchstehen oder die Annahme unabänderlicher (und unverschuldeter) Verluste. Hier sind es vielmehr günstige und unterstützende außertherapeutische Faktoren, welche einem Menschen mehr helfen können, als es dies gerade die Psychotherapie tut. Eine Psychotherapie kann helfen, das Unabänderliche und das Veränderbare zu unterscheiden und kann einen Patienten auch darin unterstützen, beides gut zu bewältigen. Hiezu kann auch zählen, dass eine andere Intervention als jene des Psychotherapeuten vorgezogen werden muss, z.B. durch Arbeitsmarktservice, Wohnungsamt oder von anderen Helferberufen und Institutionen.

Ein Langzeitarbeitsloser kann wieder Arbeit finden, eine Mutter bekommt endlich einen geeigneten Kindergartenplatz für ihr Kind, ein Wohnungswechsel bringt mehr Bewegungsfreiheit und individuellen Raum oder andere Sozialressourcen aus dem Umfeld werden gefunden. Die Einbeziehung der konkreten Lebenssituationen verhindert, dass sich sowohl Klienten als auch Therapeuten als Versager fühlen oder es ihrem eigenen Ungenügen zuschreiben, wenn eine Therapie an ihre Grenze kommt. Veränderung braucht auch den Kairos – den günstigen Augenblick.

### 7.3.3    Indikatoren für einen Wechsel
###          des Psychotherapeuten

An einen Wechsel des Psychotherapeuten ist zu denken, wenn das Wohlbefinden des Klienten kontinuierlich abnimmt, statt sich zu verbessern, bzw. wenn sich keine hinreichend positiven Aspekte oder Veränderungen ergeben, weil entweder das Therapiekonzept oder das Setting oder auch die Person des Therapeuten nicht genügend geeignet sind, weitere im Prinzip lösbare Probleme zu meistern:

1. bei negativen diagnostischen Zuschreibungseffekten, welche eine zunächst aussichtsreiche Behandlung in eine solche verwandeln, bei der kaum etwas zu machen ist. Duncan et al. (1998) sprechen in diesem Zusammenhang von einem „Prokrustesbett von Diagnosen und hypothetischen Theorien menschlichen Verhaltens".

2. bei kontinuierlichen, nicht auflösbaren Gegenübertragungsreaktionen des Therapeuten auf seinen Patienten, wodurch blinde Flecken entstehen, welche auf den Einfluss eigener unbewusster Konflikte und Bedürfnisse des Therapeuten zurückgehen.

3. bei Theoriegeleiteten Gegenübertragungen. Die Autoren M. A. Hubble und W. O. Hanlon, die in der o. a. Arbeit zitiert sind, geben folgende Definition einer solchen: „Die Loyalität eines Klinikers ... einer theoretischen Tradition gegenüber und deren Folgen für die Auffassung und Handhabung der Vorgänge in der Therapie." Im Sinne des obigen Begriffes wird damit eine unbewusste, emotionale Scheuklappe beschrieben, sobald die „Zwänge der Schultreue" eine echte Gefahr für die Integrität der Behandlung darstellen.

4. die repetitive Anwendung unwirksamer Lösungsversuche der gleichen Art nach dem Motto „mehr vom selben". Ein Zyklus fehlgeschlagener Versuche verdichtet hierbei eine Anfangsschwierigkeit schließlich zu einem erheblichen oder unüberwindlichen Problem.

5. Missachtung der Motivation des Patienten. Eine unproduktive oder nutzlose Therapie kann die Folge sein, wenn der Therapeut falsch einschätzt oder nicht beachtet, was der Klient selber erreichen will, wenn somit die Bereitschaft zur Veränderung verkannt wird oder eigene Therapieziele vorangestellt werden, oder wenn Mitteilungen über den Behandlungsprozess vom Therapeuten unterbunden oder bagatellisiert werden, weil den Ressourcen des Klienten weniger vertraut wird als der eigenen Schulmeinung.

6. bei vermuteter oder tatsächlicher Komplizenschaft, d.h. des Verlustes von Neutralität und Allparteilichkeit in einer Paar- oder auch Gruppentherapie.

7. wenn eine Therapie aufgrund der Geschlechtszugehörigkeit des Therapeuten an ihre Grenze kommt und eine andere Genderperspektive notwendig wird.

8. wenn eine Rahmenbedingung für eine weitere Therapie nicht mehr gegeben ist, obwohl weitere Therapiebedürftigkeit vorliegt, z.B. ein von der Krankenkasse bewilligtes Einzelstundenkontingent wird nicht verlängert oder aufgrund einer akuten Krisensituation wird eine stationäre statt einer ambulanten Therapie notwendig – oder umgekehrt beim Wechsel von stationärer zu ambulanter Versorgung.

9. wenn ein Problem auftritt, durch das der Therapeut an seine fachlichen Grenzen stößt.

10. wenn der Therapeut an seine kulturbedingten Grenzen gelangt, weil ihm die Kultur des Patienten nicht hinreichend vertraut ist (s. auch 1.4.3 „Grenzen der Übernahme").

11. wenn sich unüberbrückbare Auffassungsunterschiede zwischen Therapeut und Patient über die Problementstehung, die Problemaufrechterhaltung oder auch die Weltsicht über die Änderungstheorie auftun, so dass die Lösung eines Problems nicht mehr konsensuell erfolgen kann, was das Arbeitsbündnis und daher auch die Compliance in Frage stellt.

12. Greenson (1992) fasst weitere Indikatoren für einen Therapeutenwechsel zusammen (s. 7.2.4.3).

## 7.3.4 Forderungen an den Therapeuten

Müller-Ebert (2005, 151) fasst unter dem Begriff „Trennungskompetenz" zusammen, dass bei jeglicher Endphase einer Therapie, somit auch beim Therapeutenwechsel, eine besondere Kontrolle der Gegenübertragungsprozesse zu erfolgen hat. Wichtig ist hierbei, dass der Wechsel, wo immer möglich, rechtzeitig und ausreichend gemeinsam in den Therapiesitzungen reflektiert wird. Die Gegenübertragungskontrolle ist in diesem prozesshaften Geschehen immer wieder nötig, weil die Thematik von Grenzen eine besondere psychodynamische Herausforderung darstellt (s. 7.1.4.6, Beendigung von psychotherapeutischer Behandlung). Einen geplanten Therapeutenwechsel sowie eine geplante Beendigung einer Therapie hat der Therapeut so rechtzeitig anzukündigen, dass eine Übernahme durch jemand anderen gewährleistet erscheint, bei der er auch behilflich sein wird. Dies gilt im Übrigen auch für einen Therapeutenwechsel infolge einer längeren Erkrankung des Therapeuten, für ein Sabbatical oder für seine Pensionierung (s. § 14 Abs. 6 Psychotherapeutengesetz). Die konstruktive Auflösung dadurch entstandener Verunsicherungen ist Kennzeichen einer gut verlaufenden Übergangsvorbereitung. Nun erst wird der Klient frei, einen anderen therapeutischen Weg einzuschlagen, welcher die ungelösten Probleme aus der gegenwärtigen Therapie aufarbeiten kann. Wichtig ist, dass der Wechsel vom Patienten schließlich willentlich bejaht wird, doch kann das gemeinsame Feststellen noch ungelöster Probleme und das Suchen weiterer Schritte angesichts der Entscheidung eines Patienten, eine

Therapie durch Abbruch frühzeitig zu beenden, nicht mehr immer untersucht werden.

Im Falle akuter Selbstmordabsichten, Tötungstendenzen oder einer
Psychose ist es erforderlich, den Patienten und sein familiäres Umfeld von
der dringenden Notwendigkeit einer weiteren Behandlung zu überzeugen
und bei der Einleitung dieser auch behilflich zu sein.

### 7.3.5    Ein Zweittherapeut wird vom Patienten konsultiert

Nicht selten wird in einer Ambivalenzphase mit dem Ersttthera-
peuten ein zweiter Therapeut vom Patienten zur Konsultation hinzugezo-
gen. Sobald jener vom Faktum der Parallelgespräche erfährt, tut er gut daran, zu klären, ob und in welcher Weise der Patient über Auffassungsunterschiede, Enttäuschungen und Verletzungen mit dem Ersttherapeuten schon
gesprochen hat. In seiner Beraterfunktion wird er herauszufinden versuchen, ob beim Patienten korrigierbare Überempfindlichkeiten oder unrealistische Erwartungen an ein Therapieziel vorliegen. Er wird aber auch an
ein unbewusstes Ausweichen, das zu wiederholtem Therapeutenwechsel
führen kann, wobei den Problemen dabei aber nie wirklich auf den Grund
gegangen wird, denken und so ein blockierendes Verhaltensmuster zu
hinterfragen versuchen. Sofern er nicht schweren therapeutischen Missbrauch feststellt und die Reflexionsfähigkeit des Ersttherapeuten gegeben
erscheint, wird er den Patienten bestärken wollen, zu diesem zurückzukeh-
ren und seine offenen Fragen und Unzufriedenheiten deutlich anzusprechen. Er wird dem Patienten nur dann raten, diese Therapie zu beenden,
wenn keine interaktionelle Besserung der atmosphärischen Lage zwischen
dem Ersttherapeuten und dem Patienten mehr in Sicht ist.

## 7.4    Sexueller Missbrauch in der Psychotherapie (R. Hutterer-Krisch)

Ein gravierender Behandlungsfehler, zu dem zunehmend mehr
nicht nur im englischsprachigen, sondern auch im deutschsprachigen
Raum publiziert wird, stellt *Sexualität zwischen Psychotherapeut und
Patientin* dar. Es ist „der" Behandlungsfehler, zu dem ich am meisten Literatur gefunden habe. Dieses Kapitel ist daher länger als jene über andere
Missbrauchsformen. Aus der Praxis heraus ist jedoch anzunehmen, dass
auch andere Missbrauchsformen – auch wenn darüber weniger geschrieben
wird – sehr häufig, wenn nicht häufiger vorkommen. Es ist bedenkenswert,
wenn sich so wenige Arbeiten mit anderen Missbrauchsformen beschäftigen. Dabei dürfte es sich um ein soziologisches Phänomen handeln, dass
manches im Verborgenen blühen kann, z.B. der ökonomische Missbrauch,
und von den praktizierenden Psychotherapeuten und Kollegen nicht als

problematisch erkannt und benannt wird. Der sexuelle Missbrauch, der früher tabuisiert war, wurde nicht zuletzt durch die Frauenrechte und die Genderforschung in den letzten drei Jahrzehnten nach oben gespült, während im Zeitalter des Neoliberalismus, der „Tüchtigkeit", die Geld bringt, unsere Gesellschaft an dieser Stelle einen blinden Fleck hat. Vielleicht ist in diesem Sinne diese „Ungerechtigkeit" erklärbar.

## 7.4.1   Historischer Abriss

1915 – nach der Trennung von C. G. Jung und S. Freud und im Anschluss der Beziehung zwischen C.G.Jung und S. Spielrein, schrieb Sigmund Freud einen Artikel, den er innerhalb der Wiener Psychoanalytischen Vereinigung zirkulieren ließ; der Titel war: „Bemerkungen über die Übertragungsliebe". (GW. Bd.10. 306–321). Zentral ist dabei der Satz: „Die Kur muss in der Abstinenz durchgeführt werden (314). Krutzenbichler (1991) hat recherchiert, dass das Thema der Übertragungsliebe insgesamt 17 Jahre lang nach dieser Auseinandersetzung weder dieses Thema aufgegriffen noch diskutiert wurde. Er schließt daraus, dass die frühen Psychoanalytiker so gehandelt hätten, als ob die Regel gelten würde: „Gefahr erkannt, Gesetz erlassen, Gefahr gebannt!" (Krutzenbichler 1991, 295.) Bedenken wir den damaligen historischen gesellschaftlichen Rahmen mit seiner Verbotsmoral hinsichtlich der Sexualität ist dies verständlich. Einerseits wird in der psychoanalytischen Fachliteratur die „Spiegel-Chirurgen-Neutralitäts-Anonymitäts-Technik Freuds zur psychoanalytischen Standardnorm, andererseits wird die Abstinenzregel in einem – nach Krutzenbichler – „nicht überschaubaren Ausmaß" durch Psychoanalytiker gebrochen.
Zur damaligen Standardnorm nennt er drei Beispiele:
1. Das Berliner psychoanalytische Institut diskutiert die Gefahren des Handgebens bei der Begrüßung und gibt als Ergebnis dessen die Empfehlung, „den Sprechkontakt auf ein Minimum zu reduzieren" (Cremerius 1984).
2. Gute Wünsche für einen Analysanden vor einer schwierigen Operation gelten als unanalytisch.
3. Das New Yorker psychoanalytische Institut befasst sich mit der Diskussion der Frage, „ob der Analytiker einem Patienten gegenüber, dessen Vater gerade gestorben sei, Mitgefühl äußern dürfe ... Brenner (d a s Standardbuch) verneinte es" (Cremerius 1984).
Damals befassten sich die Psychoanalytiker in erster Linie mit der negativen Übertragung, die positive Übertragung blieb unterbelichtet. Das theoretische Interesse auf die negative Übertragung zu konzentrieren, betrachtet Krutzenbichler als Form der Abwehr der Übertragungsliebe, deren Diskurs in der damaligen Zeit zu angstbesetzt war. Die fehlende Diskursaufnahme deutet seiner Ansicht nach auf eine „kollektive Angstabwehr dessen hin, was es  v o r  u n d  h i n t e r  der Couch zu befreien" galt.

Krutzenbichler (1991) befasste sich mit dem Bruch der Abstinenzregel der damaligen psychoanalytischen Standardregel und stellte eine Übersicht über historische Liebesbeziehungen zusammen.

## 7.4.2 Historische Beispiele für Brüche der Abstinenzregel nach Krutzenbichler

Eine aufsehenerregende Aufstellung bekannter historischer Beispiele für Brüche der Abstinenzregel stammt von Krutzenbichler (1991). Sie sei hier zur Illustration kurz angeführt:

1. Georg Groddeck und Emmy von Voigt (Ferenczi und Groddeck 1986): Er macht sie zu seiner Assistentin und heiratet sie.
2. Sowohl Otto Rank und Anais Nin als auch
3. Rene' Allendy (Gründer der französischen psychoanalytischen Gesellschaft) und Anais Nin (Cremerius 1988, Grunert 1989) Beide gehen – nacheinander – zu ihrer Analysandin Anais Nin eine sexuelle Beziehung ein – während der Psychoanalyse.
4. Sa'ndor Rado' und Emmy (Lockot 1985) Er heiratet seine Patientin Emmy.
5. Harald Schultz-Hencke (Lehranalysand von Rado's) und die Ehefrau von Bally (sein Analytikerkollege), (Lockot 1985) Er nimmt sie in Analyse, macht ihr einen Heiratsantrag – während einer Analysestunde! – und heiratet sie. (Die Ehe scheitert.)
6. Wilhelm Stekel und mehrere seiner Patientinnen (Reich, zit. n. Peters 1977). Er hat mit ihnen sexuelle Beziehungen.
7. Wilhelm Reich und mehrere seiner Analysandinnen (Peters 1977) Er verliebt sich öfter in seine Analysandinnen, bricht dann die jeweilige Analyse ab und beginnt dann außerhalb der Analysen ein Liebesverhältnis mit ihnen.
8. Analytiker führten nach Reich unter dem Vorwand der medizinischen Untersuchung ihre Finger in die Vagina ihrer Patientinnen ein (Peters 1977).
9. Frieda Fromm Reichmann und Erich Fromm (Lehranalysand von Frieda Fromm-Reichmann; Krutzenbichler 1991) Er war 10 Jahre jünger als sie und aus ihrer Liebschaft wurde eine Heirat; die Ehe hielt nicht lange.
10. Viktor Tausk ist Geliebter der 18 Jahre älteren Lou Andreas Salome'; Deswegen lehnt der – eifersüchtige – Freud eine Lehranalyse mit ihm ab und überweist ihn zu Helene Deutsch, die selber gerade bei Freud in Lehranalyse ist. Helene Deutsch spricht in ihren Analysestunden bei Freud über den für sie faszinierenden Tausk, woraufhin sie – auf Freuds Intervention hin – Tausks Analyse abbrechen muss.

11. Tausk und seine Analysandin (Roazen 1971, Gay 1989)
    Er verliebt sich in seine um 16 Jahre jüngere Analysandin, nimmt eine sexuelle Beziehung zu ihr auf, will sie auch heiraten, „erschießt sich jedoch am Vortag der standesamtlichen Trauung".

12. August Aichhorn und Margaret S. Mahler (Stepansky 1989)
    Maragret Mahler wird von Helene Deutsch als unanalysierbar und paranoid-melancholisch gehalten. Nachdem Helene Deutsch deswegen die Lehranalyse von ihr abbricht, beginnt Mahler eine 2. Lehranalyse bei August Aichhorn: Beide unterhalten während der Analyse eine Liebesbeziehung, weswegen Mahler anschließend eine 3. Lehranalyse beginnt!

13. Ernest Jones und eine seiner Patientinnen und Kinder (Roazen 1971).
    Er wird inhaftiert, an seiner Arbeitsstelle im Kinderkrankenhaus gekündigt und flieht nach Kanada, da ihm mehrere sexuelle Belästigungen mit Kindern vorgeworfen werden. In Kanada zahlt er einer seiner Patientinnen 500 Dollar, damit sie ihn nicht öffentlich der Verführung bezichtigt.

14. Jones und Joan Rivière (Gay 1989)
    Joan Rivière teilt Freud während einer Analysestunde mit, dass sie während ihrer letzten Analyse bei Jones ein Verhältnis mit ihm hatte. Freud „überschüttet" Jones deswegen mit Vorhaltungen (Krutzenbichler 1991).

15. Heinz Hartmann und Marie Bonaparte (ihr Sohn ist gleichzeitig sein Analysand, Cremerius 1988)
    Beide haben eine intime Beziehung zueinander.

All das Geschehene führt dazu, dass Freud wiederholt: „Reale sexuelle Beziehungen zwischen Patienten und Analytiker sind ausgeschlossen (Freud 1940, 101).

Krutzenbichlers Literaturrecherche brachte letztlich zum Vorschein, dass das Diskurstabu zur Gegenübertragungsliebe noch rigoroser war als zur Übertragungsliebe!

## 7.4.3 Tabubrecher der 68er-Generation: C. C. Dahlberg und M. Shepard

Wesentliche Tabubrecher waren in diesem Zusammenhang der New Yorker Psychoanalytiker Charles Clay Dahlberg und Martin Shepard. Dahlberg war es 1970 nicht gelungen, einen Artikel zu diesem Thema in Zeitschriften bei größeren Organisationen zu publizieren, was er als Schmach empfand: „Man sagte mir, das Thema sei viel zu umstritten. Was für ein Wort für einen Beruf, der im Viktorianischen Zeitalter über infantile Sexualität und Inzest zu sprechen wagte!" Dahlberg 1970, zit. n. Shepard 1971, 17). Damit rief er die Psychotherapeuten auf, sich auch „umstritte-

nen" Themen oder „heiße Eisen" zuzuwenden und sie nicht weiter aus
der Fachliteratur zu verbannen. In die gleiche Kerbe schlug Shepard, der in
einer enttabuisierten Diskussion über Psychotherapeuten-Patientinnen-
Sex einen besseren Schutz für die Patientin sah „als die Sache totzuschwei-
gen ... die Frage auch nur anzuschneiden –, stellt das letzte Tabu auf einem
Sektor dar, der sonst seinen Stolz darin sieht, Licht in dunkle Bereiche zu
bringen" (12 f).

Der inzwischen in Psychotherapeutinnenkreisen viel kritisierte Shepard
publizierte 11 Interviews mit ehemaligen Patientinnen, die mit ihren Therapeuten sexuell intim waren. Seine Absicht war, Gefahren, aber auch
möglichen Nutzen aufzuzeigen. Die Folgen dieser sexuellen Intimität wurden ganz unterschiedlich beschrieben. Als besonders ungünstige Faktoren
hat Shepard (1971) gefunden, wenn der Therapeut seine Patientin sexuell
und/oder gefühlsmäßig ‚nötig‘ hatte, wenn er nicht bereit war, über die
Intimitäten mit der Patientin zu sprechen, wenn die sexuellen Intimitäten
eine Wiederholung früherer schlechter Erfahrungen waren, wenn der
Psychotherapeut an einer Bindung festhalten wollte, wenn sich die Frau als
Patientin und nicht als Klientin oder Schülerin sah, wenn der Therapeut zu
besitzergreifend war, und wenn die Patientin ihre Reaktionen, geheimen
Wünsche, Zweifel und Gefühle, die sich auf den Therapeuten bezogen,
nicht vorbrachte. Shepards Buch ist vom Zeitgeist der siebziger Jahre getragen, dass diese Sexualität doch nicht in jedem Fall schädlich sein muss und
sogar unter genau definierten Bedingungen nutzen kann.

In der Zwischenzeit gibt es jedoch ausreichend Untersuchungen, dass der
Schaden in vielen Fällen in der Regel bei weitem einen etwaigen Nutzen
übersteigt. Es gibt ganz wenige Einzelfälle, die ich in meinem Bekanntenkreis an einer Hand abzählen kann, wo Psychotherapeut und Patientin/
Klientin geheiratet haben und eine Familie gegründet haben. Doch es gibt
viele Frauen, die hoffen, der Therapeut würde es doch ernst mit ihnen meinen bzw. sich doch noch von seiner Frau scheiden lassen, um zu ihnen zu
kommen usw., so dass sie in ihrer Partnerwahl jahrelang blockiert sind.

## 7.4.4    Häufigkeit: Erotisch-libidinöse Kraftfelder
### sind keine Ausnahmen

Wenn Menschen längere Zeit miteinander zu tun haben, bauen
sich erotisch-libidinöse Kraftfelder überall auf: nicht nur privat, auch in der
Öffentlichkeit, nicht nur bei der heutigen Freizügigkeit in der Partnerwahl,
auch in Gefängnissen, Heimen und anderen Abhängigkeitsverhältnissen.
Dazu kann man Berufsgruppen wie die der Ärzte, Psychologen – und last
not least, die der Psychotherapeuten zählen. Ungefähr mit 1970 ist der
Beginn von Untersuchungen sexueller Übergriffe zwischen derartigen Berufsgruppen und ihren Klienten bzw. Patienten anzusetzen. Dabei wurden

verschiedene Berufe (Ärzte, Psychologen, Psychotherapeuten) und Subgruppen (z.B. Psychiater, Gynäkologen, HNO-Ärzte) herausgegriffen. Vogt und Arnold (1993) beschäftigten sich mit der Frage, warum so lange Stillschweigen diese Tabuzone aufrechterhalten hat: sie kommen zu dem Schluss, dass nicht nur die Täter, sondern auch die Opfer – aus Scham und Verwirrung über solche Grenzverletzungen – geschwiegen haben.

In den *Vereinigten Staaten* gab es eine Reihe von Fragebogenuntersuchungen, die ungefähr auf folgende Häufigkeit hinwiesen: Mehr als 10% der antwortenden Ärzte/Psychologen gaben Sexualbeziehungen zu, die in über der Hälfte der Fälle genitaler Art waren (Vogt und Arnold 1993, 18). Aufgrund empirischer Studien stellten die Autoren eine Epidemiologie erotischer Kontakte und Sexualität in der Therapie in den USA auf. Sie beschreiben einen Trend, dass nämlich die Selbstaussagen über erotische Kontakte und Sexualität in der Therapie im Laufe der 80er-Jahre zurückging. Sie vermuten eine Sensibilisierung innerhalb der Vereinigten Staaten, die mit der ausführlichen Diskussion über sexuelle Übergriffe im Allgemeinen und in der Psychotherapie im Speziellen zusammenhängt. Diese Sensibilisierung ist in den USA sicherlich nicht zuletzt durch die rigorosen Maßnahmen der Versicherungsanstalten gefördert worden, die sich weigerten, die Haftung zu übernehmen, wenn es um Kunstfehlerprozesse in Zusammenhang mit sexuellen Übergriffen in Beratung und Therapie ging (Ehlert 1990).

Abgesehen davon, dass man nicht davon ausgehen kann, dass es sich um repräsentative Studien gehandelt hat, die keine repräsentativen Aussagen – wegen der niedrigen Rücklaufquote der Fragebögen bzw. der hohen Dunkelziffer sexueller Vorkommnisse, die vermutet wird – zulassen, muss man auch daran denken, dass sich eventuell das Antwortverhalten der Psychotherapeuten – wegen der sozialen Erwünschtheit – mehr geändert hat als ihre Handlungen.

In *Deutschland* fanden Arnold und Retsch (1991) eine Rate von durchschnittlich 6%, was den amerikanischen Untersuchungen der 80er-Jahre entspricht. Die Ergebnisse indirekter Studien sind dramatischer! Das zeigt eine – nicht repräsentative – Studie des Instituts für rationale Therapie in München (im Auftrag der Zeitschrift Petra (90/9). Besonders interessant ist eine Studie von Vogt im Bereich der Suchtkrankenhilfe: Sie stellten die Frage: „Haben Sie schon einmal eine Klientin Beraten, die ein intimes Verhältnis mit einem Psychotherapeuten/Berater gehabt hat?" Ca. 30% antworteten mit „Ja." D.h. jeder 3. Berater hatte einmal einen Klienten, der ein intimes Verhältnis mit einer „helfenden" Person hatte. Ein ganz wichtiges Ergebnis: Niemand vergisst diese Information, sie wird offenbar bevorzugt im Gedächtnis behalten! Aber die meisten haben nichts getan, sie sind vor Sanktionen zurückgeschreckt, selbst wenn die Dienstanweisungen diese vorgeschrieben haben!

In *Österreich* gibt es eine erste Statistik der Beschwerdefälle, die Neubauer 1999 publiziert hat. Darin zeichnet sich ein Ansteigen der Meldungen der

Sexuellen Übergriffe von 1995 bis 1998 ab. 1995 wurde 1 Beschwerdefall, 1996 wurden 2, 1997 gar 12 und 1998 13 Beschwerdefälle sexueller Übergriffe gemeldet und behandelt. Insgesamt waren zwei Drittel aller (nicht nur zum Thema Sexuelle Übergriffe) Beschwerdeführer Frauen und ein Drittel Männer.

### 7.4.5    Neuere differenzierte Untersuchungsergebnisse

Sexualität zwischen einem Psychotherapeuten und einer Patientin stellt einen gravierenden Behandlungsfehler dar, zu dem mehr und mehr nicht nur im englischsprachigen (z.B. Bates und Brodsky 1989, Gabbard 1989, Gartrell 1988, Gartrell et al. 1987, Pope et al. 1979, 1986, Pokorny 1996), sondern auch im deutschsprachigen Raum (Anonyma 1988, Krutzenbichler 1991, Heyne 1991, Wirtz 1989, 1991, 1996, Bachmann und Böker 1994, Fischer und Becker-Fischer 1994, Becker-Fischer und Fischer 1996, Vogt und Arnold 1993, Schopper 1996, Wladika 1996) publiziert wird.

Fischer und Becker-Fischer untersuchen seit einigen Jahren im deutschsprachigen Raum sexuellen Missbrauch in Psychotherapie und Psychiatrie u.a. mit einem von ihnen aufgrund der einschlägigen Fachliteratur und klinischer Beobachtung entworfenen Fragebogen (Fischer und Becker-Fischer 1994). In der Regel waren Frauen die Opfer und Männer die Täter, die Frauen waren durchschnittlich 27 Jahre, die Männer 42 Jahre alt, die sexuellen Kontakte fanden überwiegend im Rahmen von Einzeltherapien statt. Die durchschnittliche Altersdifferenz und die Geschlechtsverteilung stimmen mit den meisten in der Zwischenzeit durchgeführten internationalen Studien überein. Gartrell et al. führten 1986 die bisher umfangreichste repräsentative Umfrage zu dieser Thematik durch; auch sie bestätigten den hochsignifikanten Unterschied zwischen Männern und Frauen, fanden aber darüber hinaus, dass *signifikant mehr Therapeuten in eigener Praxis* sexuelle Kontakte mit ihren Patientinnen eingehen.

Während des sexuellen Verhältnisses haben die betreffenden Patientinnen/ Klientinnen noch keine Vorstellung davon, wie tiefgreifend dieses Erlebnis ihre psychische Gesundheit beeinträchtigen kann. Selbst wenn die Betroffenen das Ausmaß ihrer seelischen gesundheitlichen Beeinträchtigung voll erkennen und darunter leiden, dauert es oft noch lange, bis sie fähig sind, darüber zu sprechen. Oft ist dabei eine Folgetherapie hilfreich. Während etwa bei einer Körperverletzung oder einer Vergewaltigung die Verletzung oder der Schaden *unmittelbar während der Tat* einsetzt und *körperlicher und seelischer* Natur ist, scheint beim Psychotherapeuten-Patienten-Sex-Syndrom der Schaden in der Regel erst mit *erheblicher Verzögerung* nach der Tat in vollem Ausmaß „erleb- und erleidbar" zu sein und vorwiegend *seelischer Natur* zu sein (Bates und Brodsky 1989).

Darüber hinaus gibt es in der Zwischenzeit ausreichend Hinweise, dass etwa in der Hälfte aller Fälle Frauen betroffen sind, die bereits in der Kindheit Opfer sexuellen Missbrauchs durch Erwachsene waren, und die somit in der Psychotherapie *in Situationen der „Wiederholung" bzw. „Wiederbelebung"* geraten (Fischer und Becker-Fischer 1994). Das Psychotherapeuten-Patienten-Sex-Syndrom kann – wegen vieler Ähnlichkeiten – daher auch als *posttraumatisches Stress-Syndrom* verstanden werden. Die dazugehörigen Symptome sind: sehr hohe Ambivalenz, Schuldgefühle, Isolation, Leere, kognitive Störungen in Bezug auf Aufmerksamkeit und Konzentrationsfähigkeit, Flashbacks, Alpträume, Bedrängtwerden von Gedanken und Bildern, Identitäts- und Grenzfindungsstörungen, die Unfähigkeit, vertrauen zu können, Konflikte im Bereich von Abhängigkeit, Kontrolle und Macht, Verunsicherung in der Sexualität, Stimmungslabilität, schwere Depression, unterdrückte Wut und erhöhte Suizidgefahr.

Es liegen weiters eine Reihe von Untersuchungen vor, die sich mit der Analyse der soziologischen Daten, mit der Persönlichkeitsstruktur und der Psychodynamik der Frauen, die dem sexuellen Missbrauch ausgesetzt waren, beschäftigen (Fischer und Becker-Fischer 1994, Pope et al. 1979, Gattrell et al. 1986). Ebenso liegen mehrere Studien vor, die sich mit den männlichen Psychotherapeuten, die den Missbrauch verübten, auseinandersetzen. Es werden dabei spezifische Persönlichkeitsmerkmale, Charakteristika der psychischen Situation des Psychotherapeuten und habituelle Charaktereigenschaften herausgearbeitet (Taylor und Wagner 1976, Butler und Zelen 1977, Fischer und Becker-Fischer 1994). Weniger als die Hälfte der Therapeuten, die wiederholt sexuelle Kontakte mit Patientinnen hatten, bemüht sich um therapeutische Hilfe oder Supervision. Der sexuelle Kontakt mit Patientinnen hatte für diese Therapeuten – um nur eine charakteristische Stimme aus den Studien zu nennen – die Funktion einer erheblichen *Aufwertung eines beschädigten Selbstwertgefühls* und eines Erlebnisses subjektiv wertvoller emotionaler Erfahrung (Hermann 1977). Mehrere Therapeuten sahen die sexuellen Kontakte nicht als Übergriffe an, sondern rechtfertigten sie mit dem Hinweis auf die – für Therapeuten und Patientinnen – angestrebte Befriedigung, oder sie machten die Patientin dafür verantwortlich (Fischer und Becker-Fischer 1994, 94). Es gibt dabei Hinweise, dass neben individueller Persönlichkeitsfaktoren der Psychotherapeuten auch Gruppennormen innerhalb von Ausbildungsinstitutionen („Missbrauchstraditionen" während der Therapieausbildung) eine Rolle spielen (ebda, 95, Pope et al. 1979, Gattrell et al. 1986).

Es liegt also aus den vorliegenden Befunden der Gedanke nahe, dass die betroffenen Therapeuten mangelhaft psychotherapeutisch aus- und weitergebildet waren, und dass sie sich nicht im kollegialen Diskurs mit ihren Kollegen befanden.

Fischer und Becker-Fischer untersuchten im deutschsprachigen Raum sexuellen Missbrauch in der Psychotherapie und Psychiatrie u.a. mit einem von ihnen aufgrund der einschlägigen Fachliteratur und klinischer Beobachtung entworfenen Fragebogen (Becker-Fischer et al. 1990). In den meisten Fällen (jeweils 92%) waren Frauen die „Opfer" und Männer die „Täter". Deswegen findet man in der einschlägigen Fachliteratur häufig gleich die männliche Form für die Psychotherapeuten und die weibliche für die Klientinnen, bzw. Patientinnen. Die Patientinnen waren durchschnittlich 27 Jahre alt, die Psychotherapeuten durchschnittlich 42 Jahre (34 bis 60 Jahre). Diese durchschnittliche Altersdifferenz von 15 Jahren zwischen männlichem Psychotherapeuten und weiblicher Klientin und die entsprechende typische Geschlechts- und Altersverteilung stimmen mit den meisten in der Zwischenzeit durchgeführten internationalen Prävalenzstudien überein. Sexuelle Übergriffe kommen bei Psychotherapeuten aller Psychotherapierichtungen vor; es gibt bis jetzt keine Hinweise in die Richtung, dass Psychotherapeuten einer bestimmten Methode signifikant seltener oder häufiger sexuelle Übergriffe durchführen. Die derzeit vorliegenden Prävalenzstudien deuten nach Fischer und Becker-Fischer eher auf eine Zufallsverteilung hin.

Gartrell et al. führten 1986 die bisher umfangreichste repräsentative Umfrage zu dieser Thematik durch; auch sie bestätigten den hochsignifikanten Unterschied zwischen Männern und Frauen, fanden aber darüber hinaus, dass signifikant mehr Therapeuten mit anerkannter Niederlassung und eigener Selbsterfahrung sexuelle Kontakte mit ihren Patientinnen eingingen.

Die sexuellen Kontakte fanden in der Untersuchung von Fischer und Becker-Fischer überwiegend im Rahmen von Einzeltherapien (89%) statt, was den Zeitpunkt (Therapiedauer bis zum Beginn der sexuellen Übergriffe) betrifft, so fanden sie zwei Häufigkeitsgipfel: entweder fand der Übergriff schon relativ früh (durchschnittlich nach dreieinhalb Monaten) oder relativ spät (nach eineinhalb bis zwei Jahren statt. 83% der Patientinnen hatte den Eindruck, dass der Therapeut den Vorfall nicht bedauerte, 75% konnten bei ihrem Therapeuten keine Schuldgefühle feststellen. Von den Therapeuten, die Schuldgefühle zeigten, deuteten etliche Drohungen an für den Fall, dass die Patientin ihr Schweigen brechen würde; das ist eine der Parallelen, die Wirtz (1989, 2005) zur Inzestproblematik herausgearbeitet hat. Die Warnungen gingen im Wesentlichen in die Richtung, dass der Therapeut mit einem Prozess zu rechnen hätte, der ihn beruflich ruinieren würde oder die Ehefrau dafür kein Verständnis haben und sich scheiden lassen würde.

## 7.4.6 Charakteristik der missbrauchenden Psychotherapeuten nach Fischer und Becker-Fischer

Wie gingen Therapeuten mit tatsächlichem Missbrauch um? Welcher Argumentationsweise bedienten sie sich?

Die Therapeuten, die sich für ihr Verhalten rechtfertigten, sagten z.B. „schließlich bin ich ja auch nur ein Mensch" (Fischer und Becker-Fischer 1994, 94), beriefen sich also auf die *Natur des Menschen*. Weiters verwiesen sie auf die bis dahin eingetretene therapeutische Besserung der Patientin und behaupteten, dass sie ihr *zumindest nicht geschadet* hätten. Tiefenpsychologisch orientierte Therapeuten beriefen sich darauf, *von ihren Klientinnen „provoziert"* worden zu sein, schoben also die „Schuld" (z.T.) der Frau zu. Gestalttherapeuten begründeten ihr Verhalten mit ihrem *sexuellen Begehren*, nahmen also einen *hedonistischen* Standpunkt ein („entscheidend ist, dass es Spaß macht) und ein Daseinsanalytiker versuchte eine Patientin „gegen eigene Schuldgefühle zu ‚immunisieren' mit dem Hinweis, sie habe schließlich ‚das Recht, auch einmal etwas Schönes zu erleben'". (Fischer und Becker-Fischer 1994, 94). Er bediente sich also einer *teleologischen Argumentation, er wolle der Patientin etwas Schönes erleben lassen*. Ältere, routinierte Therapeuten stellten den sexuellen Missbrauch als einen Vorgang hin, der *„völlig normal"* sei. (94).

Es gibt Hinweise dafür, dass neben individueller Persönlichkeitsfaktoren der Psychotherapeuten auch Gruppennormen innerhalb von Ausbildungsinstitutionen („Missbrauchstraditionen" während der Therapieausbildung) eine Rolle spielen („Eine der Gründerfiguren hat sich mehr oder weniger offen dazu bekannt, weshalb sollten sich die ‚Söhne' ‚rigider' verhalten und ‚päpstlicher sein als der Papst?'" Fischer und Becker-Fischer, 1994, 95; Pope et al. 1979, Gattrell et al. 1986).

Becker und Becker-Fischer berichteten, dass 50% der missbrauchenden Therapeuten laut den Aussagen der Klientinnen verheiratet waren; davon vermittelte wiederum die Hälfte der Therapeuten den Klientinnen Eheschwierigkeiten, 25% waren geschieden und 12% ledig. Eine Klientin charakterisierte ihren Therapeuten damit, dass für ihn „der Beruf das Leben sei". Internationale Untersuchungen bestätigen, dass missbrauchende Therapeuten oft in konfliktreichen Beziehungen leben, sich oft in Trennungs- und Scheidungssituationen befinden. Aus einem Literaturüberblick kommen Taylor und Wagner (1976) zu dem Schluss, dass ca. 90% der Täter selbst von sich sagen, dass sie zum Zeitpunkt des sexuellen Übergriffs allein, bedürftig und in ausgesprochen verletzlichem Zustand gewesen seien. 55% gaben an, Angst vor Nähe und Intimität zu haben. (Butler und Zelen 1977.)

Insgesamt zeichnen sich in der einschlägigen Fachliteratur zwei typische Konstellationen ab: 1. Therapeuten, die sich in akuten Lebenskrisen befinden oder vorübergehenden Belastungen ausgesetzt sind, von ihrem Verhalten auch eher betroffen sind, und 2. Therapeuten mit habituellen charakterologischen Problemen, die eigentlichen „Wiederholungstäter", die 33 % bis 80 % der Therapeuten in einschlägigen Untersuchungen ausmachen (Fischer und Becker-Fischer 1994). Weniger als die Hälfte der Therapeuten, die zur Gruppe der Wiederholungstäter gezählt werden, bemüht sich um therapeutische Hilfe oder Supervision. Der sexuelle Kontakt mit Patientinnen hatte für diese Therapeuten nach Hermann (1977) die Funktion einer erheblichen Aufwertung eines beschädigten Selbstwertgefühls und eines Erlebnisses subjektiv wertvoller emotionaler Erfahrung. Zum persönlichen Eindruck, den sexuell missbrauchende Therapeuten bei den Klientinnen von ihrem Aussehen her hinterließen, fassen Fischer und Becker-Fischer folgendermaßen zusammen: „Unsere bisherigen Ergebnisse scheinen vom äußeren Eindruck her mehrheitlich einen Tätertypus nahe zu legen, der älter, unauffällig bis unattraktiv ist und der schon aus diesem Gesichtspunkt auf die Ausnutzung des therapeutischen Abhängigkeitsverhältnisses ,angewiesen' ist, um mit jungen attraktiven Frauen in erotischen Kontakt zu kommen." Dahlberg (1970) kam in seiner Untersuchung zu dem Schluss, „dass eine Fantasie von Jugendlichkeit ausagiert wird: jung und attraktiv zu sein, so dass junge Frauen sich ihnen zu Füßen werfen, ohne dass der Mann erste Schritte unternehmen müsste oder die geringste Gefahr der Abweisung besteht" (Fischer und Becker-Fischer 1994, 97).

Die Autoren bilden aufgrund der typischen zwiespältigen Gefühle der befragten Klientinnen ihren ehemaligen Therapeuten gegenüber zwei Hypothesen, die Ambivalenzhypothese und die Hypothese der Objektspaltung.

1. Die *Ambivalenzhypothese* geht davon aus, dass in diesen zwiespältigen Gefühlen der Klientinnen das subjektive Phänomen einer Ambivalenz zum sowohl geliebten als auch gehassten Therapeuten (= „Objekt" in psychoanalytischer Terminologie) zum Ausdruck kommt. D.h. es handelt sich um subjektive Wahrnehmungsattributionen oder gar -verzerrungen seitens der Patientinnen.

2. Die *Hypothese der Objektspaltung* geht davon aus, dass der Therapeut selbst, (das Objekt an sich tatsächlich) gespalten ist bzw. ein in sich widersprüchliches Verhalten zeigt. D.h. es handelt sich um Versuche der Patientinnen, den realen Widersprüchlichkeiten ihrer ehemaligen Therapeuten in ihren widersprüchlichen Beschreibungen gerecht zu werden. Es mehren sich Hinweise, die für die Richtigkeit der zweiten Hypothese sprechen (siehe der Fall des amerikanischen Psychoanalytikers Smith 1984, der einen sexuell missbrauchenden Psychotherapeuten behandelte, in Fischer und Becker-Fischer 2001, 449 f).

Fischer und Becker-Fischer versuchen sich an Struktur und Dynamik sexuell missbrauchender Therapeuten anzunähern. Neben *mangelnder Attraktivität* und *Gehemmtheit* werden als weitere Charakteristika die *Berufsausübung als Lebensersatz* genannt. „Besonders unter den älteren finden sich zahlreiche, die um ihre sexuelle Potenz und Attraktivität fürchten. Ob aus äußeren Gründen, Potenzängsten oder lebensgeschichtlich begründeten Ängsten vor Handeln und Unfähigkeit, in der Realität ein Leben zu gestalten, das ihren Fantasien und Wünschen einigermaßen nahe kommt – allen scheint eines gemeinsam: aus Angst vor einer möglichen narzisstischen Kränkung suchen sie den scheinbar ‚sichersten Weg‘, sich Bestätigung, Befriedigung und Auffrischung ihrer Lebenskraft zu verschaffen, indem sie die positiven Übertragungsgefühle und das Machtverhältnis, das sich in jeder therapeutischen Beziehung notwendigerweise einstellt, für ihre Zwecke ausnutzen" (Fischer und Becker-Fischer 1994, 101). Rutter (1991) vertritt aus seinen Erfahrungen in der Analyse von sexuellen Missbrauchsfällen die Hypothese, dass es sich bei diesen Psychotherapeuten um Männer mit einer spezifischen Verletzlichkeit handelt, die als „weiblicher Anteil" erlebt und abgewehrt wird. Sowohl Therapeut als auch Klientin entwickeln in der Psychotherapie massive Heiler- und Rettungsfantasien. Neben dem Wunsch nach persönlicher Rettung durch die sexuelle Vereinigung wurden auch Rachefantasien als Motive genannt, da die Verletzung eigener Männlichkeit unbewusst häufig Frauen zugeschrieben wird und lebensgeschichtlich mit einer entsprechend problematischen Frauen- und insbesondere Mutterbeziehung einhergeht. In diesem Sinne lassen sich sexuelle Übergriffe in der Psychotherapie „als (symptomhafte) Kompromissbildung zwischen Erfüllung von Rettungswünschen und Rache- bzw. Vergeltungsimpulsen verstehen. ... Wenn man die Persönlichkeitsbilder, welche die Patientinnen unserer Untersuchungsstichprobe aus zeitlicher Distanz heraus von ihren ehemaligen Therapeuten entwerfen, als einen Hinweis gelten lässt, so scheinen Spaltungsphänomene im weitesten Sinne Struktur und Erscheinungsbild der Persönlichkeit zu bestimmen. Ein beträchtlicher Teil der zerstörerischen, lähmenden Wirkung, die sexuelle Übergriffe in Therapie und Beratung in aller Regel auf die betroffen Patientinnen ausüben, könnte sich somit aus der Tatsache erklären, dass diese sich *oft ganz überraschend mit jener ‚dunklen Seite‘ der Persönlichkeit konfrontiert sehen, welche die Therapeuten normalerweise hinter einer beruflich-routinierten oder sogar persönlich gewinnenden Fassade* zu verbergen verstehen. Die gewöhnlich abgespaltenen, im sexuellen Missbrauch jedoch agierten und ‚delegierten‘ Motive und Persönlichkeitskonfigurationen reichen „von extremer eigener Bedürftigkeit des Therapeuten bis hin zu ausgesprochen destruktiven und sadistischen Motivationen." (Fischer und Becker-Fischer 1994, 101 f).

Die Autoren unterscheiden zwei charakteristische Therapeutenpersönlichkeiten je nach „Auslösesituation": den Therapeuten „vom Wunscherfüllungstypus" und den Therapeuten „vom Rachetypus". Intensive Rettungsfantasien, die Illusion, nur er könne die Klientin aus ihren Nöten befreien, das Verlassen der Abstinenz, das Geben von praktischen Hilfen und das Verbuchen einer Besserung aufseiten der Klientin als ganz persönlichen

Verdienst des Psychotherapeuten sind Charakteristika, die beide „Typen" haben. Lediglich der Zeitpunkt des sexuellen Übergriffs ist ein anderer:

1. Beim *„Wunscherfüllungstypus"* findet der sexuelle Übergriff meist in einer zunächst harmonischen Atmosphäre statt.
2. Beim *„Therapeut vom Rachetypus"* beginnt der sexuelle Übergriff hingegen dann, wenn sich die Patientin um Trennung bemüht, die die Harmonieillusion und die Dyade bedroht (mögliche Auslösesituationen: Urlaub, anvisierte Beendigung der Therapie). Der sexuelle Übergriff kann dann als Abwehr von Wut und Schmerz betrachtet werden. In der Lebensgeschichte dieser Therapeuten wurde oft eine traumatisch verlaufene oder verhinderte Ablösung aus einer unzureichenden oder unbefriedigenden Elternbindung gefunden, manchmal sogar Missbrauchserfahrungen in der eigenen Kindheit.

## 7.4.7    Analogien zum Inzest nach U. Wirtz

> *Wie immer der Anteil der Patientin*
> *auch aussehen mag,*
> *so entlastet es den Therapeuten nicht davon,*
> *dass er allein die Verantwortung*
> *für die Grenzüberschreitung trägt.*
> *Die Schuldverteilung scheint mir gänzlich unangebracht*
> *und spricht meiner Meinung nach*
> *den Therapeuten überhaupt nicht*
> *von seiner Schuld frei.*
>
> U. Wirtz (2005, 275)

1989 erschien die erste Auflage des bekannten Buches „Seelenmord" von Ursula Wirtz, das zu einem Klassiker werden sollte und 2005 neu aufgelegt wurde. Sie beschreibt darin u.a. die Analogien, die sie in ihrer Arbeit mit Inzestopfern zwischen missbrauchenden Vätern und missbrauchenden Opfern gefunden hat. Im Folgenden möchte ich die Gemeinsamkeiten dieser beiden Tätergruppen nach Wirtz (2005) kurz skizzieren.

1. *Gestörte Kommunikationsmuster in der Familie*
2. *Rollenumkehr*

als Folge dieser familiären Kommunikationsstörungen; die Tochter bemuttert den einsamen, unverstandenen Vater; anstatt sich um die eigenen Bedürfnisse zu kümmern, erfüllt sie seine Erwartungen. In der Psychotherapie: der Psychotherapeut beginnt, von seinen eigenen Konflikten zu erzählen, zu Beginn als Illustration, später aus seinem Bedürfnis heraus, sich zu entlasten. Um sich wichtig, stärker und aufgewertet zu fühlen, hört sie ihm zu. Weil sie gebraucht wird, ist sie weniger depressiv; – doch es handelt sich nur um eine kurzfristige Besserung, die nicht hält und letztlich in eine Verschlechterung mündet.

Rationalisierungen des Psychotherapeuten in dieser Phase sind zum Beispiel:

Ich bin echt und offen.

Ich bewege mich im Rahmen der humanistischen Psychologie.

Ich arbeite nicht mit Übertragung, alles ist Ausdruck von Beziehung.

Selbstenthüllungen gehören zur ganzheitlichen Beziehung dazu.

Meiner Patientin geht es doch besser!

Psychotherapeuten mit einem großen narzisstischen Defizit sind besonders gefährdet (vgl. Kap. Zum narzisstischen Missbrauch, vgl. auch M. Hirsch 1993). „Bei den sexuellen Übergriffen in der Therapie geht es ja oft weniger um Sexualität und noch weniger um Liebe und Therapie, sondern nur um das süchtige Suchen nach Bestätigung, um den Mangel eines verinnerlichten Akzeptiertseins oder das Auskosten von Macht in einer Abhängigkeitsbeziehung. Diese Therapeuten haben den wirklichen Kontakt zu ihren Klientinnen verloren; sie bewegen sich außerhalb ihres therapeutischen Vertrages und haben gebrochen mit allem, worauf sie sich ursprünglich verpflichteten." (Wirtz 2005, 272.)

3. *Soziale Inkompetenz und Kontaktgestörtheit, gepaart mit frustrierten Abhängigkeitsbedürfnissen;*

im Privatleben kann keine Zufriedenheit gefunden werden. Psychotherapeuten, die mehr als zehn Stunden täglich arbeiten, keine Zeit für ihr Privatleben haben; die Klientinnen sind die einzigen Menschen, auf die sie sich beziehen; die Ausübung der Psychotherapie ist an der Stelle des eigenen Lebens.

4. *Wiederholung;*

„Einst selbst missbraucht, werden sie wieder zu Missbrauchern" (273, vgl. auch M. Hirsch 1994). Eine psychoanalytische Deutung ist, dass der Psychotherapeut einen unbewussten Hass auf seine Mutter hat; an der Patientin rächt er sich stellvertretend und siegt letzlich über die Mutter.

5. *Abwehrmechanismen;*

Projektionen und Schuldzuschreibungen sind typische Abwehrmechanismen für beide Tätergruppen.

Die Frau hat mich verführt. (Implizit: Daher bin ich unschuldig.)

Sie hat begonnen; ich wollte vorher eh nicht.

Ich habe nur eine einmalige Verfehlung gehabt.

Beispiele von Rationalisierungen, die den sexuellen Übergriff rechtfertigen sollen:

Es handelt sich um Liebe.

„Liebe muss herhalten, um selbst sexuelle Ausbeutung zu erklären. ... Dabei ist es gerade das Fehlen von Liebe, das zu einem verletzenden, zerstörerischen Umgang mit der eigenen Macht führt" (274).

6. *Zentrale Bedeutung des Schweigens*

Sie ist gleichzeitig die Garantie für die Fortsetzung der sexuellen Übergriffe. Das missbrauchte Kind erfährt oft nicht, dass der Vater eine ebenso

„einmalige besondere" Beziehung zu ihrer Schwester hat; die Patientin erfährt oft nicht, dass der Psychotherapeut auch zu einer oder mehreren anderen Patientinnen emotionale und sexuelle Nähe pflegt.

7. *Vorschnelle Beendigung der väterlichen/professionellen Beziehung*

Die Tochter wird vom Vater vorschnell ermutigt, auf eigenen Beinen zu stehen und auszuziehen, damit er leichter oder legitimer zur Tochter eine inzestuöse Beziehung haben kann. Häufig beenden Psychotherapeuten formal die Therapie, um eine sexuelle Beziehung zu beginnen.

## 7.4.8    Pygmalionkomplex

Manche „Inzestväter" haben sich ihr Sexualobjekt in der Tochter selbst erschaffen (Bergmann 1994, Hirsch 1994). Analog dazu: Manche Therapeuten betrachten ihre Patientin als ihr Geschöpf, haben den Eindruck, sie haben sie zu dem gemacht, was sie heute ist. Der Pygmalionkomplex ist „eine Form des Narzissmus, die darauf beruht, dass der Patient sich nur in diejenigen Menschen verlieben kann, die er selber gemacht hat (Bornemann 1978, in Löwer-Hirsch 1998, 123). Ein bekanntes Musical zu diesem Thema ist „My fair Lady", in dem ein alternder Mann ein junges Mädchen, von dem er sehr angetan ist, nacherzieht und sich über ihre Fortschritte freut; natürlich ist er ihr sehr überlegen. Der Pygmalionkomplex entspringt dem Wunschbild des Therapeuten (124). Im griechischen Mythos lebte der Künstler Pygmalion auf Zypern, verliebte sich in eine Elfenbeinstatue, die er selbst erschaffen hat und auf seinen Wunsch hin von Venus belebt wurde. In einer nachfolgenden Generation verführt die Tochter ihren Vater und es entsteht Inzest, den ausschließlich die Tochter begeht und wegen ihrer Schuld „die Götter bittet, weder die Toten noch die Lebenden mit ihrem Anblick belasten zu müssen, und deshalb im Zwischenreich angesiedelt werden möchte." (124). Die Analogien zu den Texten der Betroffenen und den Erfahrungen von Wirtz sind makaber: denn auch in der Realität gehört zum Täterprofil, dass oft keine oder keine ausreichende Schuld übernommen wird, und es gehört zum Opferprofil, dass die Schuld besonders stark übernommen wird, und die Lebenslust und -freude ist tatsächlich so gedämpft und durch Symptome erschwert, so dass die Titel „Seelenmord" gerechtfertigt sind und die Patientinnen weder lebendig noch tot sind (Wirtz 2005, Shengold L. 1989, 1995).

## 7.4.9    Mechanismus des Doppeldenk nach M. Löwer-Hirsch

Marga Löwer-Hirsch (1998) bezieht sich auf den Roman mit dem Titel „1984" von George Orwell, um ein spezifisches Phänomen zu beschreiben, das die Fortsetzung des sexuellen Missbrauchs fördert: den

Mechanismus des Doppeldenk („double-think", „Zweidenken", „doppeltes Denken"). Dieser Begriff entspricht dem der Ich-Spaltung der Psychoanalyse, wenn man vom triebtheoretischen Gedankengut absieht.

Beispiele für Doppeldenk: Zwei einander widersprechende Ansichten können gelten gelassen werden (z.B. Leugnen der Wirklichkeit und gleichzeitig eine geleugnete Wirklichkeit in Betracht ziehen; Glauben an bewusste Lügen). Die Gehirnwäsche des Romanhelden ermöglicht, zu glauben, dass der „große Bruder" (Führer) gut ist; „double-think" wird den Parteianhängern implantiert, damit das totalitäre Regime Macht und Kontrolle ausüben kann. Das Friedensministerium befasst sich mit Krieg, das des Überflusses mit Einschränkung usw. Dieser Mechanismus ermöglichte wahrscheinlich die Verbrechen der Täter im Dritten Reich u n d den Opfern das Überleben (Lifton 1993).

In der Psychotherapie: Ich denke, dass es dem Psychotherapeuten eigentlich um sich selbst und nicht um mich geht; kurz darauf habe ich diese Erkenntnis verdrängt und ich denke, es geht ihm doch im Grunde um mich und nicht um ihn. Beide Auffassungen bleiben unverbunden. Eine mögliche Überwältigung durch traumatische Erfahrungen wird dadurch abgewehrt. „Dabei geht es um die Herstellung von isolierten Abteilungen in der Seele, ein System vertikaler Seelenspaltung, wie Shengold (1995, S. 46) es nennt, das diagnostische Kategorien übersteigt" (Löwer-Hirsch 1998, 114).

Dieser Doppeldenk-Mechanismus dient zentral „der Bewältigung und Aufrechterhaltung eines gespaltenen Systems ..., und zwar sowohl bei der Patientin wie beim Therapeuten" (169).

## 7.4.10 Professionelles Missbrauchstrauma n. Becker-Fischer und Fischer

Becker-Fischer und Fischer (2001) befassen sich mit der Phänomenologie und dem Verlauf des Professionellen Missbrauchstraumas; sie unterscheiden dabei 3 Phasen, 1. die traumatische Situation, 2. die traumatogene Reaktion und 3. den traumatischen Prozess. Im Folgenden werde ich sie kurz skizzieren.

*Phase 1: Traumatische Situation*
Psychotherapeuten, die sie eher zum Rachetypus zählen, seien eher strukturell persönlichkeitsgestört, psychotische Persönlichkeiten oder durch Borderlinestrukturen charakterisiert, so dass sie in der Situation auch Überrumpelungstaktiken bis sogar zum Teil körperliche Gewalt angewendet haben.

Psychotherapeuten, die eher dem Wunscherfüllungstypus zuzuordnen wären, seien eher von einer unbewussten Rettungsillusion getrieben. Ein Hochgefühl einer gegenseitigen Idealisierung nimmt Platz und verdrängt die dunkle Seite der Missbrauchssituation in der Situation.

Die Patientin strahlt dem Psychotherapeuten gegenüber eine existenzielle Bedürftigkeit, Hilflosigkeit und Verletzlichkeit aus; die eigentlich traumatische Bedingung ist nicht das sexuelle Moment der Beziehung, sondern die Einbettung in das psychotherapeutische Vertrauens- und Abhängigkeitsverhältnis und dessen Missbrauch (vgl. Definition von Missbrauch in Kap. 8.1.11).

Durch Übertragungsphänomene ist der sexuelle Übergriff des Psychotherapeuten psychodynamisch ähnlich wie inzestuöser Kindesmissbrauch; auch die Folgen ähneln einander (Becker-Fischer 2001, vgl. auch Wirtz 2005).

*Phase 2: Traumatogene Reaktion*
Die traumatogene Reaktion auf die traumatische Situation ist durch die Abwehrmechanismen der Verdrängung und Verleugnung gekennzeichnet, die letztlich für die Idealisierung notwendig sind. Die erste Reaktion kann eine Erstarrung oder Lähmung sein; Gefühlsabspaltung, Gefühlsverdrängung und Depersonalisierung sind charakteristisch für diese Phase.

*Phase 3: Traumatischer Prozess*
Depressive Reaktion und erhöhte Somatisierungsneigung im Anschluss an die traumatogene Reaktion sind Charakteristiken in der Phase des traumatischen Prozesses; da letztlich oft die nach außen gerichtete Aggression in dieser Phase fehlt, wird angenommen, dass damit die nach außen gerichtete Aggression abgewehrt wird. Die Folge sind Einsamkeit verbunden mit einer Störung der Liebes- und Beziehungsfähigkeit, Verlust des Vertrauens und sexuelle Funktionsstörungen, Scham- und Schuldgefühle, Selbstzweifel, Selbstanklagen und Verlust der Selbstachtung sind häufige Phänomene. Bei Patientinnen des Psychotherapeuten vom Rachetypus wurden auch schwere Suizidhandlungen und gelungene Suizide gefunden, Patientinnen des Psychotherapeuten vom Wunscherfüllungstypus haben eher „nur" Suizidgedanken und Suizidimpulse.

## 7.4.11    Vom „verführenden Weib" zum missbrauchenden Psychotherapeuten

Die Verleugnung und Bagatellisierung sexueller Übergriffe wird in zunehmendem Maße dem grellen Licht einschlägiger Untersuchungen und Hypothesenbildungen in diesem Bereich ausgesetzt (vgl. dazu auch Becker-Fischer und Fischer 2001). Während früher – überspitzt ausgedrückt – z.T. das verführende Weib als Täterin betrachtet wurde, die sich im Psychotherapeuten ihr Opfer sucht (vgl. dazu auch das Freudzitat unter Kap. 4.2.4.2 und Fallbeispiel von S. Smith Kap. 4.2.4.3), wird nun zunehmend die Psychotherapeutenpersönlichkeit unter die Lupe genommen.
Ein Prozess der Enttabuisierung scheint begonnen zu haben. Dieser *Enttabuisierungsprozess* ist zweifellos notwendig; auf der anderen Seite ist es genauso notwendig, darauf zu achten, nicht in das gegenteilige Extrem zu

verfallen und jede freundliche Geste, jedes Gespräch außerhalb des psychotherapeutischen Kontextes, jede Berührung oder jedes „Du" mit argwöhnischen Augen zu betrachten. Das andere Extrem, jede Nähe oder jede Berührung schuldhaft zu verarbeiten oder körpertherapeutische Bemühungen
prinzipiell zu verurteilen, wäre wohl – um mit Aristoteles' Prinzip der
rechten Mitte zu sprechen – ebenso ein negatives Extrem wie etwa genita-
les Ausagieren erotischer Spannungen (vgl. dazu Krutzenbichler 1991).

Die Patientin muss das Recht haben, Verführungsimpulse zu setzen, ohne
dass der Psychotherapeut diese wörtlich versteht und auf sie eingeht im
Sinne eines Ausagierens. Für seine Berufsausübung ist es für den Psychotherapeuten hilfreich, wenn er selbst ein befriedigendes Leben führt oder,
wenn dies in einer Lebensphase nicht der Fall ist, er sich dessen bewusst
ist, wie unbefriedigend derzeit seine Situation ist, so dass er seine Impulse
in dieser konkreten Lebenssituation nicht in die Therapie trägt. Bei einer
Krise in der eigenen Partnerschaft empfiehlt es sich, sich selbst einer paar-
therapeutischen Behandlung zu unterziehen und sich in Paardynamik
weiterzubilden, insbesondere dann, wenn dieser Aspekt in der eigenen
Psychotherapieausbildung zu kurz gekommen ist.

## 7.4.12    Hinweise für gefährdete Psychotherapeuten (Vogt und Arnold)

Vogt und Arnold (1993, 39) empfehlen gefährdeten Psychotherapeuten, folgende – in Anlehnung an Pope und Bouhoutsons 1992 erstellte –
Checkliste, auch wenn sie nur begrenzt verwendbar ist, zeitweise durchzu-
lesen bzw. ggf. in einer kritischen belasteten Zeit durchzugehen, um das
Risiko emotionaler und sexueller Grenzüberschreitungen zu minimieren
und damit Schaden vorzubeugen:
1. Besprechen eigener Probleme in der Therapie,
2. So tun, als ob man allwissend wäre, autoritäres Beantworten von Fragen, ärgerliche Reaktion bei Widerspruch,
3. Vorschlag bestimmter sexueller Verhaltensweisen, Vorschlag, sich
   sexueller Beziehungen zu enthalten, Eindruck, Macht über die Sexualität der Frau zu haben,
4. Intensives Beschäftigen mit einer Klientin, die als *besonders* wahrgenommen wird,
5. Sexuelle und erotische Anziehung,
6. Flirten in der Therapiesitzung, Aussprechen zweideutiger oder anzüg-
   licher Bemerkungen,
7. Verabredung mit einer Klientin außerhalb der Therapiesitzungen,
8. Absichtliches Vereinbaren der Therapiesitzung als letzten Termin am
   Praxisende,
9. Diskussion über eigene sexuelle Bedürfnisse oder Vorlieben,

10. Isolieren der Klientin (statt sie zu einem Arzt oder Psychologen oder Zweitbegutachter zu überweisen – Haltung: „ich möchte selbst ihr einziger Rettungsanker sein"),
11. Selbstisolation: fehlendes Aufsuchen einer Beratung, Supervision, Intervision oder eines kollegialen Gesprächs, um selbst Hilfe zu erhalten.

### 7.4.13  Eindeutige Klarstellungen in berufsethischen Richtlinien

Der Berufskodex für Psychotherapeuten mit seinen Forderungen, insbesondere nach Reflexion des eigenen Verhaltens (II. 3.) und des Verzichts auf Befriedigung sexueller und anderer persönlicher Interessen (III. 7.), gilt sinngemäß auch für das Ausbildungsverhältnis. Dies wurde 1996 in der 1. Änderung des Berufskodex explizit als zusätzliche Differenzierung aufgenommen und in der Ethik Rubrik des Psychotherapie Forums publiziert (Amendt-Lyon et al. 2001). Es geht bei der Formulierung berufsethischer Richtlinien um das Sichtbarmachen berufsethischer Standards, um Absichtserklärungen gegenüber den Psychotherapeuten, den Berufskollegen, und der Öffentlichkeit, um die Sensibilisierung für ethische Fragen, um Enttabuisierung der Diskussion von Kunstfehlern in der Psychotherapie, um Fragen der Angemessenheit für die Berufspraxis usw. Nicht zuletzt kann es auch um die Frage gehen, inwieweit explizite Verbote helfen können, Folgeschäden vorzubeugen, bzw. die Zahl der Geschädigten zu reduzieren.
Vogt und Arnold sprechen sich angesichts von in die gleiche Richtung gehenden internationalen Untersuchungsergebnissen für systematische Gegenmaßnahmen aus: „Sexuelle Übergriffe in Therapien sind auch ein Problem mangelnder Professionalität in der Berufsausübung. Zu den Voraussetzungen für eine angemessene Berufspraxis gehört neben theoretischen Kenntnissen und praktisch-therapeutischen Fertigkeiten eine ethische Grundhaltung, die auf Verantwortung beruht und auf die Befriedigung eigener Bedürfnisse – einschließlich der sexuellen – verzichtet. Diese Grundhaltung muss in der Aus- und Weiterbildung erworben und durch regelmäßige Supervision aufrechterhalten werden." (Vogt und Arnold 1993, 10 – Kap. 2. Professionalität, Berufsethik, Berufsrecht.)

### 7.4.14  Regelungen in Deutschland, USA, Schweiz, Österreich

Im Folgenden möchte ich einige nationale Regelungen anführen, wie Psychotherapeuten- oder Psychologenverbände sie formuliert haben.

**Berufsordnung für Psychologen des Berufsverbands Deutscher Psychologen e. V. (BdP):**

Zur Wahrung der Unabhängigkeit: „Der heilkundlich tätige Psychologe darf keine persönlichen Bindungen zu seinen Patienten eingehen, z.B. sind sexuelle Beziehungen zu Patienten unzulässig" („Berufsordnung für Psychologen" (BDP 1986), zit. n. Vogt und Arnold 1993) heißt es z.B. im Abschnitt III.3 der berufsethischen Richtlinien des BDP in Deutschland.

Auch die Regel, wenn ein Psychotherapeut die Psychotherapie abbricht, um eine sexuelle Beziehung eingehen zu können, erwies sich als nicht ausreichend. Vogt und Arnold (1993) kritisieren z.B. das Fehlen von Aussagen über ehemalige Klientinnen und Klienten in der Berufsordnung für Psychologen in Deutschland. „Die Erfahrungen zeigen jedoch, dass manche Therapeuten/Therapeutinnen eine laufende Therapie abbrechen, um eine sexuelle Beziehung zur Klientin/zum Klienten beginnen zu können. Das Machtgefälle bleibt erhalten, die (ehemaligen) Klientinnen oder Klienten bleiben besonders verletzlich (Gabbard und Pope 1989).

**Ethische Richtlinien und Verhaltenskodex für PsychologInnen (Ethical Principles of Psychologists and Code of Conduct) der American Psychological Association (APA):**

Die APA verbietet in den ethischen Richtlinien sexuelle Intimitäten zwischen Therapeuten/Therapeutinnen und ihren ehemaligen Klientinnen bzw. Klienten auch nach Abschluss der Therapie. Nur unter den ‚außergewöhnlichsten Umständen' kann eine sexuelle Beziehung zulässig sein, wenn seit Abschluss der Therapie mindestens zwei Jahre vergangen sind. Der Therapeut bzw. die Therapeutin muss aber auch dann noch glaubhaft machen können, dass er/sie nicht Abhängigkeiten ausnutzt, die während der Therapie entstanden sind. Sexuelle Beziehungen schließen die Möglichkeit von therapeutischer Arbeit aus; Mitglieder der APA dürfen auch keine Personen als Klientinnen oder Patienten akzeptieren, mit denen sie zu einem früheren Zeitpunkt sexuelle Kontakte hatten (APA, 1992)." („Ethische Richtlinien und Verhaltenskodex für PsychologInnen" [APA 1992], zit. n. Vogt und Arnold 1993, 12.)

Der **Schweizer Psychotherapeuten-Verband (SPV/ASP)** vertritt in seinen Standesregeln unter Punkt 7 „Schutz von PatientInnen" folgenden Standpunkt: „SPV/ASP-PsychotherapeutInnen dürfen das aus der therapeutischen Beziehung sich ergebende Abhängigkeitsverhältnis nicht missbrauchen. Missbrauch in diesem Sinne beginnt, wo PsychotherapeutInnen ihre Aufgabe und Verantwortung gegenüber PatientInnen untreu werden, um ihre persönlichen, z.B. sexuellen, wirtschaftlichen oder sozialen Interessen zu befriedigen, auch wenn das von PatientInnen gewünscht wird. Die Verantwortung dafür liegt ausschließlich bei den PsychotherapeutInnen. Zwischen PatientInnen und AusbildungskandidatInnen kann in dieser Hinsicht kein Unterschied gemacht werden. Nicht erlaubt sind insbesondere jede Nötigung, politische Indoktrination, religiöse Missionierung sowie sexuelle Beziehungen. Mit Ende der Therapie gelten die ethischen Richtlinien nach ethischem und menschlichem Ermessen weiter. Schwere Missbräuche durch BerufskollegInnen sollten von SPV/ASP-PsychotherapeutInnen unter Einwilligung der PatientInnen bei der Standeskommission unter Wahrung der Interessen der PatientInnen zur Abklärung gemeldet werden. SPV/ASP-PsychotherapeutInnen haben die Pflicht, die Therapie zu beenden, wenn nach aller Voraussicht PatientInnen davon nicht weiter profitieren." (Standesregeln des SPV/ASP, zit. aus Hutterer-Krisch 2001, S. 633.)

In Großbritannien findet sich in den **Standespflichten des United Kingdom Council for Psychotherapy** in Punkt 2.6 „Beziehung zum Klienten" folgende Formulierung: „Psychotherapeuten müssen eine angemessene persönliche Distanz zu ihren Klienten bewahren und dürfen keine ihrer gegenwärtigen oder ehemaligen Klienten auf irgendeine Art finanziell, sexuell oder emotional ausnützen." (Standespflichten des United Kingdom Council for Psychotherapy, zit. aus Hutterer-Krisch 2001, S. 640.)

In **Österreich** hat beispielsweise die Weiter- und AusbildungsleiterInnenkonferenz (WALK) des ÖAGG folgende Feststellung im FEEDBACK 2/95 publiziert: „Betrifft: sexuellen Missbrauch in Ausbildungszusammenhängen. Es wird festgestellt, dass sexuelle Kontakte zwischen AusbildnerInnen und TeilnehmerInnen bei allen Aus-, Weiter- und Fortbildungsveranstaltungen, also auch Theorieveranstaltungen, ausnahmslos als Missbrauch zu werten und daher untersagt sind."

Im österreichischen **Berufskodex für Psychotherapeutinnen und Psychotherapeuten** (Auf Grundlage eines Gutachtens des Psychotherapiebeirates im Bundesministerium für Gesundheit, Sport und Konsumentenschutz) wurde unter Punkt III. Vertrauensverhältnis, Aufklärungs- und besondere Sorgfaltspflichten in der psychotherapeutischen Beziehung 1992 (Berufskodex 1993, 1996) unter 7. Folgendes formuliert: „Solche, den Behandlungsvertrag im engeren Sinn betreffende Verpflichtungen und Rechte sind insbesondere: ... 7. die Verpflichtung der Angehörigen des psychotherapeutischen Berufes und das Recht der Patientin oder des Patienten auf einen verantwortlichen Umgang mit dem besonderen Vertrauens- und Abhängigkeitsverhältnis in der psychotherapeutischen Beziehung; jeglicher Missbrauch dieses Vertrauensverhältnisses und der im Psychotherapieverlauf bestehenden, vorübergehenden vielleicht sogar verstärkten Abhängigkeit der Patientin oder des Patienten von der Psychotherapeutin oder dem Psychotherapeuten stellt einen schwerwiegenden Verstoß gegen die ethischen Verpflichtungen der Angehörigen des psychotherapeutischen Berufes dar; Missbrauch liegt dann vor, wenn Angehörige des psychotherapeutischen Berufes ihren Aufgaben gegenüber der Patientin oder dem Patienten untreu werden, um ihre persönlichen, z.B. wirtschaftlichen, sozialen oder sexuellen Interessen zu befriedigen; daraus ergibt sich auch die Verpflichtung der Angehörigen des psychotherapeutischen Berufes, alle dem psychotherapeutischen Verhältnis fremden persönlichen, wirtschaftlichen und sozialen Verstrickungen mit der Patientin oder dem Patienten zu meiden;" (Berufskodex, 1996, zit. aus Hutterer-Krisch 2001, S. 620ff, vgl. dazu auch Hutterer-Krisch und Stemberger 2001).

## 7.5 Sexueller Missbrauch in der Psychotherapieausbildung

Im Punkt VI. „Anwendung des Berufskodex im Rahmen der psychotherapeutischen Ausbildung" wurde nach dem 1. Absatz folgender Einschub formuliert und in der Vollsitzung des Psychotherapiebeirats des Bundesministeriums für Gesundheit und Konsumentenschutz beschlossen (Vollsitzung vom 4. Juni 1996): „Die Ausbildungsvereine und die Ausbilder übernehmen mit dem Ausbildungsvertrag, den sie mit dem oder der Auszubildenden schließen, die Aufgabe, Verantwortung und Verpflichtung, einen optimalen Beitrag zur Erreichung des Ausbildungszieles für den Auszubildenden bzw. die Auszubildende zu leisten. Diese eingegangene Verpflichtung hat mit der besonderen Situation des Auszubildenden oder der Auszubildenden in einer psychotherapeutischen Ausbildung zu tun. Diese besondere Situation ergibt sich aus dem spezifischen Abhängigkeits- und Vertrauensverhältnis, der psychotherapeutischen Ausbildungsaufgabe und aus dem evaluativen Charakter dieser Beziehung. Die Auszubildenden unterziehen sich einem Ausbildungsverfahren, das in seinem Verlauf eine Beurteilung der ganzen Person beinhaltet, in der es mindestens temporäre Abhängigkeiten gibt, und das in der Regel eine Reorganisation der Persönlichkeit zum Ziel hat. Die Verpflichtung erfordert vom Ausbilder eine besondere Sorgfalt im Umgang mit der Person des Auszubildenden im Zuge der Zulassung und der Ausbildung. Alle Verhaltensweisen von Ausbildern, in denen ausbildungsfremde Erwägungen oder auch Eigeninteressen der psychotherapeutischen Ausbildungsaufgabe vorgezogen werden, seien sie nun etwa wirtschaftlicher, sozialer, emotionaler, politischer, religiöser oder insbesondere sexueller Natur (vgl. auch Abschnitt III), sind daher als Missbrauch anzusehen, auch wenn dies von den Auszubildenden gewünscht wird. Solche Verstöße gegen die Berufsethik sind geeignet, die Vertrauenswürdigkeit des Ausbilders ernsthaft in Frage zu stellen. Die Verantwortung dafür liegt allein beim Ausbilder und kann nicht den Auszubildenden zugeordnet werden.

Von den Ausbildungseinrichtungen und den Ausbildern ist im Einzelnen eigene Sorgfalt im Umgang mit dem Vertragsverhältnis gefordert, das der Ausbildungsvertrag begründet. ... Mit Ende der Ausbildung sind diese Richtlinien nach ethischen Gesichtspunkten weiter zu beachten." (Berufskodex VI, Abs. 1).

## 7.5.1 Beispiele europäischer und internationaler Regelungen

Die ethischen Richtlinien des **Europäischen Verbands für Psychotherapie** (Ethical Guidelines of the **European Association for Psychotherapy-EAP**)-Version 1995 – haben im Bereich der Aufklärungs- und Sorgfaltspflicht (Punkt 5) folgende Formulierung: „PsychotherapeutInnen haben die Verpflichtung, verantwortlich mit dem besonderen Vertrauens- und Abhängigkeitsverhältnis in der psychotherapeutischen Beziehung umzugehen. Missbrauch dieses Vertrauensverhältnisses liegt dann vor, wenn PsychotherapeutInnen ihrer Aufgabe und Verantwortung gegenüber Patienten untreu werden, um ihre persönlichen, z.B. sexuellen, emotionalen, sozialen oder wirtschaftlichen Interessen zu befriedigen. Jede Form des Machtmissbrauchs stellt einen Verstoß gegen die berufsethischen psychotherapiespezifischen Richtlinien dar. Die Verantwortung dafür liegt ausschließlich bei den PsychotherapeutInnen. Mangelnde Verantwortung im Umgang mit dem Vertrauens- und Abhängigkeitsverhältnis in der Psychotherapie ist ein schwerwiegender Behandlungsfehler." (Ethical Guidelines of the European Association for Psychotherapy-EAP) – Version 1995, in Hutterer-Krisch 1996, 645).

Die **Europäische Vereinigung für Gestalttherapie (European Association for Gestalt Therapy)** formuliert in ihrem Code of Ethics (March 1995) explizit für Ausbilder: „Gestalttherapieausbilder sollten sich an diesen Ethikkodex in ihren Beziehungen mit Ausbildungskandidaten halten" („Gestalt therapy trainers are expected to abide by this code of ethics in their relations with trainees.")

Für Psychoanalytiker, die der **Internationalen Psychoanalytischen Vereinigung (IPV)** angehören, (und auch für Kandidaten der Tochterorganisationen) folgender Standard: Die Internationale Psychoanalytische Vereinigung (IPV) nimmt in zwei Unterpunkten (9. „Ausbeutung einer Behandlung" und 10. „Missbrauch einer Übertragung") zur „Verantwortung gegenüber den PatientInnen" wie folgt Stellung: „9. Ausbeutung einer Behandlung: Der Analytiker darf in keiner Weise die Behandlung eines Patienten ausnutzen. Der Analytiker sollte beispielsweise die Behandlung nicht zum Zwecke eines finanziellen Gewinns oder zur Erlangung eines persönlichen Vorteils verlängern. Der Patient/die Patientin setzt sein/ihr Vertrauen in die Psychoanalyse, in der Erwartung, dass die Ethik und die beruflichen Verpflichtungen des Psychoanalytikers diesen davon abhalten werden, persönliche Bedürfnisse zu befriedigen, indem der Patient/die Patientin ausgenutzt wird. 10. Missbrauch der Übertragung: Der Psychoanalytiker sollte die Informationen, die der Patient gegeben hat, nicht auf eine missbräuchliche Art verwenden und die einzigartige Machtposition, die die psychoanalytische Situation und die Übertragung des Patienten einräumt, nicht einsetzen, um den Patienten auf irgendeine Weise zu beeinflussen, die nicht direkt mit dem Behandlungsziel in Zusammenhang steht. Ob eine Aktion moralisch und professionell angemessen ist, wird nicht dadurch bestimmt, welche Folgen sich einstellen, sondern welche die wahrscheinlichen Konsequenzen sein könnten. Der Psychoanalytiker ist verpflichtet, sich zu enthalten, aufgrund seiner Übertragung und seiner Rolle im Allgemeinen, persönliche Befriedigung oder andere Vorteile zu ziehen. Z.B. darf ein Psychoanalytiker eine abhängige Übertragungsbeziehung zu persönlichen Vorteilen, politischer Macht oder finanzieller Begünstigung nicht missbrauchen. Noch sollte ein Psychoanalytiker auf eine negative Übertragung eines Patienten mit Vergeltungsmaßnahmen reagieren. Wenn der/die AnalytikerIn sich als in eine/n PatientIn verliebt betrachtet, sollte er/sie Beratung in Anspruch nehmen und den Patienten überweisen, wenn die Übertragung des Analytikers nicht unverzüglich auflösbar ist. Dieselben Prinzipien gelten für frühere Patienten. Sich mit einem früheren Patienten sexuell einzulassen, bedeutet in erheblichem Ausmaße Risiken, Gefühle auszubeuten, die von der Behandlung herrühren, und ist daher nicht professionell."

Weiters nimmt die Internationale Psychoanalytische Vereinigung (IPV) unter dem Punkt „Verantwortlichkeit gegenüber Studenten der Psychoanalyse" wie folgt Stellung: „In der Erfüllung erzieherischer oder ausbildnerischer Verantwortlichkeiten wirken starke Übertragungen, die dieselben ethischen Richtlinien verlangen wie die für Patienten vorgeschriebenen. 1. Sexuelles Fehlverhalten: Sexuelle Beziehungen zwischen einem Fakultätsmitglied, das in einem bewertenden Verhältnis (Fortschritt, Graduierung) zu einem Auszubildenden oder Studenten steht, ist unprofessionell. Fakultätsmitglieder sind wichtige professionelle Erzieher und Vorbilder für die Auszubildenden und ein solches Verhalten kann die Zukunft, das professionelle Verhalten und die supervidierte Behandlung eines Auszubildenden ungünstig beeinflussen. 2. Soziale Kontakte: Da Studenten zukünftige Kollegen sind, kann bezüglich sozialer Kontakte größere Flexibilität erlaubt werden. Der Psychoanalytiker als Lehrer hat sich allerdings auch daran zu erinnern, dass er oder sie nach wie vor in einem professionellen Verhältnis zum Studenten steht und hat sich entsprechend zu verhalten." (IPV-Ethischer und beruflicher Verhaltenskodex-Entwurf.)

## 7.5.2 Aufforderung zur Stellungnahme

Der Berufskodex betont die Eigenverantwortung und nicht eine reine Verbotsmoral (vgl. dazu Hutterer-Krisch und Stemberger 2001). Es gibt jedoch Psychotherapeuten/Lehrtherapeuten, die gegen grundlegende psychotherapeutische Standards verstoßen und dies mit der Argumentation rechtfertigen, dies würde ausschließlich ihrer eigenen Verantwortung unterliegen und ginge niemanden etwas an. Es ist richtig: Vieles unterliegt der ethischen Einschätzung des Einzelnen und ist rechtlich nicht normiert.

Es gibt Vergehen, die zivilrechtliche oder auch strafrechtliche Tatbestände darstellen.

Darüber hinaus sieht es der österreichische Psychotherapiebeirat des Gesundheitsministeriums als seine Aufgabe an, zu einschlägigen ethischen Normen zu gelangen und zu Verletzungen des Berufskodex explizit Stellung zu nehmen (vgl. dazu auch Hutterer-Krisch und Kierein 2001). Denn die einlangenden Beschwerden und die Ergebnisse heute vorliegender Untersuchungen zu den Folgen sexueller Übergriffe in der Psychotherapie und in der Ausbildung erfordern die eindeutige Benennung von Berufspflichtverstößen und die Deklarierung unethischen Berufsverhaltens.

### 7.5.3    Ausbildungsverhältnis und Psychotherapie

Die Lehrtherapeuten der Ausbildungseinrichtungen haben über die berufsethischen Richtlinien im Psychotherapeuten-Patienten-Verhältnis hinaus eine erhöhte Verantwortung im Ausbildungsverhältnis übernommen. Diese Verantwortung beruht

1. auf der Übernahme einer umfassenden psychotherapeutischen Ausbildungsaufgabe, die vereinbarungsgemäß in der Weise einer *bewertenden* (evaluativen) Beziehung ausgeübt wird, und daher nur in Respekt und Achtung vor dem Auszubildenden und in der Vermeidung jeglicher Art des Missbrauchs stattfinden kann,
2. auf der im Zuge dieses Ausbildungsverhältnisses mindestens temporär, oft aber über lange Zeit auftretenden Idealisierung und darüber hinaus real gegebenen *Abhängigkeit* des Auszubildenden, der nur mit dem psychotherapeutischen Einfühlen und Verstehen und nicht mit dem Mittel der Erfüllung begegnet werden kann, und
3. auf dem Bewusstsein über die starke *Vorbildwirkung* des Verhaltens des Lehrtherapeuten, der die Verantwortung für das psychotherapeutische Geschehen und für die professionellen Standards trägt, die er an die Schüler weitergibt.

### 7.5.4    Missbrauch als Überordnung der Eigeninteressen über das Ausbildungsinteresse

Der Berufskodex definiert „Missbrauch" in der Psychotherapie ausdrücklich als „der psychotherapeutischen Aufgabe untreu werden, um seine eigenen Interessen zu befriedigen" (Berufskodex, Abschn. III, Lit. 7). Im Ausbildungsverhältnis stellt sich die Frage, ob es möglich ist, die psychotherapeutische Ausbildungsaufgabe zu erfüllen, wenn es persönliche Verwicklungen bis hin zur Sexualität gibt. Sexuelle Beziehungen in Ausbildungsverhältnissen können ebenso wie in anderen psychotherapeutischen Beziehungen nicht ohne den Aspekt der Machtverhältnisse, Abhängigkeiten und Hierarchien gesehen werden. Das gilt für Ausbildungsbeziehungen in Seminaren mit Selbsterfahrungscharakter, ebenso für die Supervision, die Reflexion der praktischen Patientenarbeit, aber insgesamt für alle Veranstaltungen, die evaluativen Charakter tragen. Eine Verwechslung der privaten und professionellen (Ausbildungs-)Ebene kann nicht als förderlich für die Psychotherapieausbildung angesehen werden. Die umfassende Macht, die Lehrtherapeuten aus ihrer Position erhalten, muss daher mit größtem Respekt verwaltet werden.

### 7.5.5 Bedeutung der expliziten Stellungnahme zu unethischem Verhalten

Für den Psychotherapiebeirat des österreichischen Gesundheitsministeriums ging es darum, prinzipiell zum Thema des sexuellen Missbrauchs Stellung zu beziehen und damit einen Standard berufsethischen Verhaltens festzulegen. Die größte Hilfe für den Patienten soll als „last state of the art" an den Auszubildenden vermittelt werden. In diesem Sinne regte der Psychotherapiebeirat Diskussionen in den Vereinen an, und zwar:

**1. hinsichtlich der Psychotherapieausbildung und -weiterbildung:** In diesem Zusammenhang wird den fachspezifischen Ausbildungseinrichtungen empfohlen, mehrere Überlegungen mit den Auszubildenden zu klären. (Z.B. Darf eine sexuelle Beziehung nach Beendigung des Ausbildungsverhältnisses aufgenommen werden? Wann ist nicht mehr von Idealisierungen und Abhängigkeiten zu sprechen? Welche möglichen Konsequenzen sind im Falle sexueller Kontakte im Ausbildungsverhältnis zu ziehen? Welche Unterstützung für die Betroffenen oder welche Bearbeitungsform ist im Falle einer solchen Berufspflichtverletzung angemessen? Welche Form der Offenlegung im Lehrtherapeutenkreis oder Besprechung vor/mit/in einem dafür eingerichteten Gremium scheint angemessen?),

**2. hinsichtlich der berufsethischen Richtlinien der fachspezifischen psychotherapeutischen Ausbildungsvereine:** zu den Fragen des sexuellen Missbrauchs in der psychotherapeutischen Behandlung und im Ausbildungsverhältnis explizit in den berufsethischen Richtlinien Stellung zu beziehen,

**3. hinsichtlich vereinsinterner Bestimmungen:** Bestimmungen zu entwerfen, die jeden Verdacht des Verstoßes gegen berufsethische Normen und jede Form des Missbrauchs in angemessener (und diskreter) Weise zu klären versuchen und der Ausbildungskommission (oder einem entsprechenden Gremium) Konsequenzen vorschlagen können. Es sollten – im besonderen Fall des sexuellen Missbrauchs – Hinweise auf Konsequenzen für Ausbilder und Auszubildende, aber auch Unterstützungsmöglichkeiten enthalten sein. Zu den möglichen *Konsequenzen* für Ausbilder kann z.B. die

Suspendierung als Lehrtherapeut zählen, als mögliche Konsequenz für Auszubildende kann z.B. die Empfehlung, die Ausbildung in einem anderen Verein zu machen, zählen. Als mögliche *Unterstützungsmaßnahmen* für die AusbilderInnen sind z.B. eine weitere Eigentherapie oder Supervision (evtl. Empfehlung der Dauer, Reflexion der Wahl einer methodenfremden oder vereinsfremden Supervisorin oder Psychotherapeutin, Vereinbarungen hinsichtlich der Bewährungszeit bzw. Rehabilitierungsphase u.a.) zu nennen. Nur wenn die berufsethische Selbstbeschränkung spezifischer und auch strenger als das geltende staatliche Recht ist, werden berufsethische Normenkataloge auf die Dauer staatliches Reglement in Grenzen halten können... ‚Spezifischer‘ bedeutet, dass Bereiche professionellen Handelns *sachgerecht erfasst werden müssten, die allgemeiner rechtlicher Regelung kaum zugänglich oder gar rechtlich irrelevant sind.* ‚Strenger‘ heißt, dass *berufsethische Richtlinien auch eine Kontroll- und Steuerungsfunktion ... für rechtlich nicht geregelte Bereiche vorsehen müssen, d.h. Sanktionen, die bei Missachtung berufsethischer Normen gegenüber allen Mitgliedern (allerdings nur gegen diese) der berufsständischen Organisation durchsetzbar sind und wirken.*“ Und: „Ohne Sanktionen ... bleiben berufsethische ‚Verpflichtungen‘ jedoch faktisch unwirksame, letztlich unverbindliche Proklamationen“ (Wienand 1982, 44 f, zit. n. Hutterer-Krisch und Kierein 2001, 528).

Z.B. ist es Ziel der Schweizer Standeskommission, bei Konflikten zu schlichten. Kommt es zu einer Klage, verfügt die Standeskommission über Sanktionen, die – je nach Schweregrad des Verschuldens – unterschiedliches Ausmaß annehmen kann: Ermahnung, Verpflichtung zu einer Entschädigung des Geschädigten, Buße zwischen 200,– und 1000,– Franken (ca. öS 1600,– bis ca. öS 8000,–), Ausschluss aus dem SPV/ASP und Streichung von der Liste der Kassen- resp. IV-Leistungsberechtigten. Im Falle eines Ausschlusses oder einer Streichung steht dem Betroffenen das Rekursrecht an die Mitgliederversammlung zu (zit. n. Hutterer-Krisch und Kierein 2001, 525 f).

Die Kodifikation berufsethischer Prinzipien der American Psychological Association, die induktiv an realen Problemfällen entwickelten „Ethical Standards of Psychologists“ (APA, in der revidierten Fassung von 1981), sehen z.B. folgende Sanktionen vor: „*Rules and Procedures*“ des APA-Committee on Scientific and Professional Ethics and Conduct (CSPEC 1972, 1974/1981 S. 20 f.; zit. n. Wienand 1982, 45): 1. Verlust der Mitgliedschaft, 2. Suspension der Mitgliedschaft, 3. Verweis oder Verwarnung, 4. Supervision der Berufsausübung, Psychotherapie (ergänzende Einzeltherapie, Anm. d. Verf.), 5. Bewährungszeit, Rehabilitierungsphase, 6. Ausdrückliche Bewährung oder 7. Jede andere Maßnahme, die dem CSPEC als angemessen erscheint (zit. n. Hutterer-Krisch und Kierein 2001, 528).

Gerade im sensiblen Bereich der Psychotherapie und besonders der Psychotherapieausbildung greifen rechtliche Räder schlecht, die Nachweisbarkeit ist erschwert und die Zahl der Geschädigten, die sich alleine im Regen stehen gelassen fühlen, ist nicht zu klein. Es geht aber nicht primär um die Vorverurteilung oder Verächtlichmachung von Tätern, sondern um die Diskussion ethischer Fragen, um die Enttabuisierung der Diskussion von Kunstfehlern in der Psychotherapie und um die Festlegung berufsethischer Standards.

„Berufsethische Richtlinien sind verbandsinterne Absichtserklärungen gegenüber den Mitgliedern und der Öffentlichkeit. Sie können eine ethisch einwandfreie Praxis nicht garantieren, sind aber Voraussetzung dafür, dass berufsethische Standards sichtbar werden. Die Diskussion von Richtlinien, die den Erfordernissen der Praxis angemessen sind, trägt zur Sensibilisierung für ethische Fragen bei. Zusätzlich können explizite Verbote die Hemmschwelle gegenüber Grenzverletzungen erhöhen." (Vogt und Arnold 1993, 12 f).

## 7.6 Narzisstischer Missbrauch in der Psychotherapie

### 7.6.1 Vordergrund und Hintergrundmotiv

Die Berufswahl des Psychotherapeuten wird häufig durch die Auseinandersetzung mit eigenen Problemen motiviert. Es ist offensichtlich, dass in vielen psychotherapeutischen Theoriebildungen Selbstwertprobleme in irgendeiner Form eine wichtige Rolle spielen und Schmidbauers Begriff des „Helfersyndroms" hat seit 1977 eine weite Verbreitung erfahren. Schmidbauer geht von der Annahme aus, dass die Ergebnisse statistischer Untersuchungen über die seelische Gesundheit von Ärzten auch für andere „Helferberufe", für die es kein statistisches Material gibt, gelten. Ärzte werden demnach wesentlich häufiger als der Durchschnitt der Bevölkerung in die Psychiatrie eingewiesen, leiden wesentlich häufiger unter Suchtverhalten, haben erhöhte Scheidungsraten, eine erhöhte Depressions- und Selbstmordrate (ca. dreimal so hoch). Mit Helfersyndrom bezeichnet Schmidbauer eine „Verbindung charakteristischer Persönlichkeitsmerkmale, durch die soziale Hilfe auf Kosten der eigenen Entwicklung zu einer starren Lebensform gemacht wird" (Schmidbauer 1977, 22). Die häufig beobachtete „Hilflosigkeit" als Schwierigkeit der „Helfer", das „Helfen als Abwehr" (7) kommt in dem Bild prägnant symbolisch zum Ausdruck: „Ein verwahrlostes hungriges Baby mit einer prächtigen starken Fassade" (15). Schmidbauer nennt 5 Konfliktbereiche von Helferpersönlichkeiten, die er für besonders wichtig erachtet: 1. In früher Kindheit erlittene, meist unbewusste und indirekte Ablehnung der Eltern, 2. Identifizierung mit dem anspruchsvollen elterlichen Über-Ich, um die unbewusste Ablehnung der

Eltern durchzustehen, 3. Verborgene narzisstische Bedürftigkeit und Unersättlichkeit, 4. Vermeidung von Beziehungen zu Nicht-Hilfsbedürftigen auf der Grundlage des Gebens und Nehmens, 5. Indirekte Äußerung von Aggressionen gegen Nicht-Hilfsbedürftige. Elsaesser betont in diesem Zusammenhang zu Recht, dass die Persönlichkeit des Psychotherapeuten nicht als geschlossenes System betrachtet werden dürfe, „als Entität, die einen frühkindlichen Schaden erlitten hat ... auch wenn dies und die daraus resultierende Motivation zu helfen einen wichtigen Faktor darstellen" (Elsaesser 1981, 29). Der Beruf des Psychotherapeuten dürfte für narzisstisch gestörte Persönlichkeiten besonders anziehend sein, weil er narzisstische Bedürfnisse in hohem Maß befriedigt (z.B. unkritische Bewunderung, asymmetrische Beziehung, Besonderheit und Auserwähltheit, Unangreifbarkeit der Berufsrolle, nicht zuletzt auch bedingt durch psychotherapeutische Techniken). Die narzisstische Thematik, die mit der Berufswahl zusammenhängt, ist daher als ein bereits lange bekanntes *Hintergrundmotiv* zu betrachten.

Mit der narzisstischen Thematik als *Vordergrundmotiv* hat sich besonders Christoph Schmidt-Lellek (1995) eingehend befasst – zeitlich parallel- , als ich die 1. Auflage „Fragen der Ethik in der Psychotherapie" herausgegeben habe. Skolek (1996) hat in der 1. Auflage dieses Buches dieses Thema mit dem Titel „Zum Spannungsfeld von Ethik und Bedürfnis in der Psychotherapie" abgedeckt. In der Rolle des Psychotherapeuten muss der Mensch seine eigenen Bedürfnisse – wahrscheinlich „wieder" – zurückstellen für den anderen, den Patienten „da sein", d.h. etwas anderes tun, als sich um die ureigensten Bedürfnisse zu kümmern („Das Bedürfnis, helfen zu wollen", 112). Unter dem Titel „Das Bedürfnis nach Anerkennung und Liebe" (Skolek 2001, 114) werden einige Aspekte dessen abgehandelt, was – zeitlich parallel – Schmidt-Lellek mit „narzisstischer Machtmissbrauch in der Psychotherapie" betitelt und systematisch zu erfassen versucht (Schmidt-Lellek 1995, 171).

Die narzisstische Thematik ist ständig anwesend, beeinflusst die Dynamik des jeweils aktuellen psychotherapeutischen Handelns, die psychotherapeutische Situation an sich ist hochgradig narzisstisch aufgeladen. Ich gebe Schmidt-Lellek recht, wenn er kritisiert, dass in der einschlägigen Fachliteratur über narzisstische Störungen in der Regel von der idealtypischen Situation ausgegangen wird, ein kranker Mensch träfe auf einen gesunden Psychotherapeuten, „dass ein ratsuchender Klient mit seinen Problemen zu einem Therapeuten kommt, der diese Problematik verstehen und mit ihnen konstruktiv umgehen kann; doch es ist wahrscheinlich Realität, dass Psychotherapeuten auch nach Abschluss ihrer Ausbildung und viel Selbsterfahrung Reste von ungelösten Konflikten oder neurotischen Anteilen in sich tragen. Darüber hinaus kann er einer „deformation professionelle" ausgesetzt sein. Das kann zu einer Beeinträchtigung der Wahrnehmungs- und Handlungsfähigkeit des Psychotherapeuten führen und damit die Psy-

chotherapeuten – Patienten – Beziehung – unbeabsichtigt – negativ mitgestalten. Für den Patienten kann das bedeuten, dass „die mitgebrachte narzisstische Not in einer anderen Variante nur mehr verlängert wird, dass
also z.B. das grundlegende Bedürfnis eines Klienten, in seiner ‚wahren‘ Personalität erkannt und anerkannt zu werden, wieder einmal enttäuscht oder
missbraucht wird. Dies geschieht z.B. wenn ein Therapeut die Klienten
braucht, um das eigene brüchige Selbstwertgefühl durch deren bewundern-
de Abhängigkeit zu stabilisieren, sie also für eigene Zwecke benutzt und
sie in ihrem eigentlichen Sein gar nicht wahrnimmt" (Schmidt-Lellek
1995, 172). Dieses Phänomen bezeichnet Schmidt-Lellek als „Narzisstischen Machtmissbrauch" und versucht, Aspekte von narzisstischen Beziehungsstrukturen zu begreifen und zu beschreiben, die die psychotherapeutische Beziehung beeinflussen und den psychotherapeutischen Prozess stören können. Dabei geht es Schmidt-Lellek nicht darum, narzisstische
Strukturen – wie etwa Kernberg – vor allem als Ausdruck von „frühen Störungen" zu begreifen, sondern als „allgemeinen Beziehungsmodus zu verstehen, in dem sich auch kreative und produktive Aspekte zeigen. Ziel seines Beitrages ist, den interaktiven Charakter der narzisstischen Problematik deutlich zu machen und die Bewusstheit innerhalb der Berufsgruppe der
Psychotherapeuten zu fördern, um „die Gefahr von malignen narzisstischen Verstrickungen" in psychotherapeutischen Behandlungen und ihre
zerstörerischen Auswirkungen bei bestimmten Konstellationen zu verringern.

## 7.6.2 Zur Charakteristik der psychotherapeutischen Situation

Es ist ein bekanntes Phänomen, dass bereits die Überweisung
zur Psychotherapie eine starke narzisstische Kränkung sein kann. Manche
praktischen Ärzte haben deswegen lange nicht gewagt, Patienten zur Psychotherapie zu überweisen, obwohl sie gesehen haben, dass sie indiziert
war – aus Angst, die Patienten in der Folge zu verlieren.
Der Psychotherapeut steht auf der anderen Seite der Psychotherapeut-Pa-
tient-Beziehung. Merkmale der psychotherapeutischen Situation sind: die
Voraussetzung einer besonderen Kompetenz, die Erwartung einer effektiven Hilfe, oft auch Idealisierung des Psychotherapeuten, Retter- und Erlö-
serfantasien gegenüber einem Nicht-zum-Alltag-gehörenden Psychotherapeuten (analog der Heilserwartungen an den Priester).
Der Mensch hat das grundlegende Bedürfnis, von den mächtigen Eltern als
Kind gesehen zu werden. Ist dies nicht ausreichend gelungen, so hat der
Mensch das Bedürfnis, vom Psychotherapeuten – quasi stellvertretend für
die Eltern – „gesehen" zu werden, „sich in ihren verstehenden, liebenden
Blicken gespiegelt zu erleben: *„Ich* bin es, der angeschaut wird, der es wert

ist, angeschaut zu werden, ja, dass ich von dir angeschaut werde, macht mich mir wert" (Schmidt-Lellek 1995, 174).

Mit diesem Bedürfnis fühlen sich Patienten gerade von bestimmten Psychotherapeuten angezogen (mit einer besonderen Ausstrahlung, einer charismatischen Begabung, einem bekannten Namen, einem Leiter einer Ausbildungsinstitution, einem ungewöhnlichen Lebensstil usw.). Ein Patient kann die Hoffnung entwickeln, an der Macht, Besonderheit oder Andersartigkeit des Psychotherapeuten teilhaben zu können und dadurch das eigene Leben bereichern zu können, vor allem dann, wenn er es als leer, eingeengt, defizitär oder minderwertig erlebt („narzisstische Partizipation" Schmidt-Lellek 1995, 174). Diese Konstellation kann positiv genutzt werden, wenn diese narzisstische Partizipation als Brücke zu positiven Veränderungen genutzt wird, eine Vorstufe zu reiferen, gleichberechtigteren Beziehungsformen ist, Gefühle und Empfindungen im Patienten neu entdeckt werden, auch wenn er sie zwar verurteilt hat und letztlich zu einer Erweiterung seiner Wahrnehmungs-, Erlebnis- und Gestaltungsmöglichkeiten führt. Dieser Prozess ist begleitet von einem Zurücknehmen der Idealisierung des Psychotherapeuten, einem Sich-Verabschieden von Erlösungsfantasien und einer realistischeren, doch anerkennenden (nicht abwertenden) Wahrnehmung von sich und den Psychotherapeuten.

Trifft ein Patient mit diesen Nöten und Bedürfnissen auf einen Psychotherapeuten mit unsicherem Selbstwert, der auf eine beständige Vergewisserung seines Selbst durch andere angewiesen ist und die Idealisierung braucht, um sein brüchiges Selbst zu stabilisieren, dann ist die Gefahr für narzisstischen Missbrauch gegeben. Die eigene Bedürftigkeit steht dem Psychotherapeuten dann mitunter im Weg, er kann die Übertragungsdynamik missverstehen und „die hinter seinen Äußerungen stehende Not nicht in angemessener Weise" wahrnehmen ... Ein Narzisst kann sein Gegenüber loben und anerkennen, wenn dieser ihm zu Diensten ist, seine Meinung teilt oder Andersdenkende kritisiert und ablehnt" (Schmidt-Lellek 1995, 175). Ein Narzisst tendiert dazu, andere zu Objekten seiner eigenen Bedürfnisse, Beurteilungen, Behandlungen zu machen. Er „nimmt ... (die anderen) nur mit Blick auf seine eigenen Bedürfnisse wahr. ... wir sind Objekte für ihn, und soweit wir selbst narzisstisch sind, sind andere Objekte für uns (Johnson 1988, 63).

### 7.6.3    Zur Phänomenologie des Narzissmus nach N. Symington

Es gibt unterschiedliche Beschreibungen narzisstischer Phänomene. Einige seien hier kurz wiedergegeben. Die Phänomenologie des Narzissus nach (Symington 1983) lässt sich etwa mit den folgenden Merkmalen kurz zusammenfassen:

1. *Narzissmus als Mentalität/Veränderbarkeit lebensgeschichtlicher Fakten und narzisstischer Phänomene:* Mit Mentalität ist die geistig-seelische Einstellung einer Person gegenüber inneren und äußeren Ereignissen gemeint. Die mentale Haltung gegenüber einem Ereignis ist ein wesentlicher Teil des Ereignisses selbst. Die Fakten von Lebensgeschichten können sich demnach ändern, wenn sich die Mentalität ändert. In diesem Sinne betrachtet Symington lebensgeschichtliche Fakten wie narzisstische Phänomene als veränderbar.

2. *Verstecktheit des Narzissmus:* Kennzeichen sind: Zurückschrecken vor Konfrontationen, Vermeidung von Selbsterkenntnis um jeden Preis, Vermeidung von Schmerz und fruchtbarer Auseinandersetzung, Fehlen initiatorischen Handelns, Auf-der-Stelle-Treten.

3. *Eingeschlossenheit/Abgetrenntheit vom anderen:* Phänomene können sein: Passiver Zustand, der darauf ausgerichtet ist, andere zum Handeln zu veranlassen oder Reden, um ein Gespräch zu verhindern.

4. *Abhängigkeit von Konfrontation durch den anderen:* In der Psychoanalytischen Behandlung besteht wegen der Abhängigkeit von Konfrontation durch den anderen eine Kontraindikation für Schweigen des Psychoanalytikers, an dieser Stelle sei es erforderlich, dass der Psychoanalytiker seine Gedanken ausspricht – wie es etwa humanistisch orientierte Psychotherapeuten tun.

5. *Haltung des Sich-Abwendens:* Beispiel: Ich will die Hilfe jetzt oder gar nicht. Eine Frustration des Wunsches oder Bedürfnisses durch den anderen führt beim Betreffenden zu einer Abwendung. Er verzichtet auf die mögliche spätere Wunsch- oder Bedürfnisbefriedigung; daraus wird ersichtlich, dass es sich eigentlich nicht so sehr um die Befriedigung als vielmehr um die sofortige Verfügbarkeit des anderen geht.

6. *Rache-Nehmen anstatt Bewusstheit von Verletzung:* Schmerz, Verletztheit und Beleidigt-Sein können nicht bewusst erlebt werden. Rasch sind Aggression und Rachegedanken und -handlungen im Vordergrund.

7. *Mangelndes Interesse, sich zu vermitteln,* insbes. der verleugnete kindliche Teil des Selbst erhält keine Chance zu sprechen: Z.B. Eifersüchtiges, neidisches oder grollendes Kind. Die inneren Gefühle der Person haben ihre Wurzeln in diesem Kind, aber sie werden nicht ausgedrückt. Der Wunsch ist, verstanden zu werden, ohne sprechen zu müssen. Der grandiose Teil des Selbst erstickt das Kind.

8. *Negativität und Selbstmord:* Der hilfreiche Schritt in Richtung des Lebensspenders bringt Erkenntnis. Wenn ein Mensch mit den Emotionen dieses Kindes in Kontakt kommt, wird der Blick auf den tyrannischen Teil frei, der das Selbst erstickt und ihm nicht erlaubt, mit etwas in Berührung zu kommen, das sein Leben verbessern würde.

## 7.6.4     Narzisstische Persönlichkeitsstörung nach DSM-IV

Die diagnostischen Kriterien für 301.81 (F60.8) der Narzissti-schen Persönlichkeitsstörung beziehen sich auf ein tiefgreifendes Muster von Großartigkeit (in Fantasie oder Verhalten), das Bedürfnis nach Bewunderung und Mangel an Empathie. Wenn mindestens 5 der insgesamt 9 folgenden Kriterien erfüllt sind, ist es nach dem Diagnoseschlüssel DSM-IV zulässig, von einer narzisstischen Persönlichkeitsstörung zu sprechen, *sonst nicht:*

1. Grandioses Gefühl der eigenen Wichtigkeit
2. Starke Eingenommenheit von Fantasien grenzenlosen Erfolgs, Macht, Schönheit, idealer Liebe
3. Glaube an die eigene Besonderheit und nur mit anderen Besonderen verkehren zu können
4. Verlangen nach übermäßiger Bewunderung
5. Anspruchsdenken, übertriebener Wunsch nach bevorzugter Behandlung
6. Ausbeuterischer und ausnützender Umgang in zwischenmenschlichen Beziehungen
7. Mangel an Empathie, kein Wille, die Gefühle und Bedürfnisse anderer zu erkennen oder sich mit ihnen zu identifizieren
8. Häufiger Neid auf andere und Glaube, andere seien neidisch auf ihn/sie
9. Arrogante, überhebliche Verhaltensweisen/Haltungen.

## 7.6.5     Die Narzisstischen Charaktertypen nach Kohut und Wolf

*Die Narzisstischen Charaktertypen nach Kohut und Wolf (1980)* lassen sich als Varianten der normalen Persönlichkeit (Sehnsucht nach Spiegelung, Sehnsucht nach Idealen, Sehnsucht nach Alter-ego) und als Varianten der pathologischen Persönlichkeit zusammenfassen (Sehnsucht nach Verschmelzung, Massive Kontaktvermeidung).
Bei den ersten drei Varianten handelt es sich um Varianten der normalen menschlichen Persönlichkeit mit ihren Vorzügen und Defekten. Sie sind im Alltagsleben häufig anzutreffen, mit der Folge, dass häufig ein Objekt-Ersatz nach dem anderen gesucht wird. Es handelt sich dabei um Mechanismen, die entwickelt wurden, um dem inneren Gefühl der Wertlosigkeit und dem Mangel an Selbstwertgefühl entgegenzuwirken. Im Original: Sie „hungern nach" statt „haben Sehnsucht nach ...":
**Sehnsucht nach Spiegelung**
Gier nach bestätigenden und bewundernden Reaktionen zur Nährung des ausgehungerten Selbst, getriebene Versuche, sich zur Schau zu stellen, um die Aufmerksamkeit der anderen zu erregen.
**Sehnsucht nach Idealen**
Suche nach Menschen, die sie wegen einer herausragenden Eigenschaft

(Prestige, Macht, Schönheit, Intelligenz, Moral usw.) bewundern und zu denen sie aufblicken können, um sich mit ihnen in Verbindung bringen zu können.

**Sehnsucht nach Alter-ego**

Suche nach Bestätigung der eigenen Existenz bzw. der Realität des Selbst durch die Suche nach Menschen, die der eigenen Erscheinung, der eigenen Meinung und den eigenen Werten entsprechen. Beispiel: Jeder Partner erlebt die Gefühle des anderen, als seien sie seine eigenen.

Die Zuordnung zu pathologischem Narzissus bezieht sich nicht auf diese 3 Formen, sondern ausschließlich auf die folgenden beiden Varianten. Das ist wichtig zu beachten, um nicht Gefahr zu laufen, zu Unrecht allzu viele Phänomene zu pathologisieren.

**Sehnsucht nach Verschmelzung**

Drängende selbstverständliche Erwartungshaltung, dass der andere ständig anwesend ist, massives Bedürfnis, die anderen zu kontrollieren; das geschwächte bzw. schwer defekte Selbst braucht den anderen, um die fehlende Selbst-Struktur zu ersetzen. Unabhängigkeit ist schwer erträglich, weil der andere als das eigene Selbst erlebt wird.

**Breite Kontaktvermeidung**

Empfindliche Reaktion bei Zurückweisung, das aus dem besonders großen Interesse an anderen resultiert, erscheint als – unbewusstes – Angst-Phänomen, in nahen Beziehungen verschluckt oder zerstört zu werden. Erscheinungsform: Es scheint, als ob sie kein Interesse an anderen hätten und sich deshalb isolieren.

## 7.6.6 Beispiel einer narzisstischen Missbrauch- konstellation in der Psychotherapie

Sucht ein Klient einen Partner, den er idealisieren kann (2. Charaktertypus), und trifft auf einen Psychotherapeuten, der Partner sucht, von denen er bewundert werden kann (1. Charaktertypus), so kann eine Beziehungskonstellation entstehen, in der die oberflächlichen Bedürfnisse von beiden befriedigt werden, aber die „eigentliche Not" des Klienten, das unsichere Selbstwertgefühl bestehen bleibt. Es kann zu einer *Umkehrung der Spiegelungsfunktion* kommen: Der Therapeut benutzt seinen Klienten, um sich seines eigenen Wertes zu vergewissern, in dessen bedürftigen, erwartungsvollen, bewundernden Augen kann er sich als der Gesunde, Starke, Wertvolle, Mächtige, Souveräne bestätigt sehen. ... Zwei Partner (machen sich) gegenseitig zu ‚Objekten' ... (treten) also gar nicht in eine dialogische Beziehung ein ... (in den Worten Bubers: es handelt sich um eine ‚Ich-Es-Beziehung statt einer ‚Ich-Du-Beziehung'). Die „Umkehrung der Spiegelungsfunktion" bedeutet häufig die Wiederholung einer alten Erfahrung von Nicht-Wahrnehmung und Nicht-Anerkennung als eigene Person und wurde auch bei sexuellen Übergriffen in der Psychotherapie gefunden (vgl.

Becker-Fischer und Fischer (1996). „Als Kind von seinen Eltern für deren Bestätigung und emotionale Stütze gebraucht und benutzt, als Patient von seinem Psychotherapeuten für dessen Bestätigung und emotionale Stütze gebraucht und benutzt – eine Neuauflage der Kindheitstraumata, nur als Objekt in seiner Funktion (,Ich-Es', nicht als Person in ihrem Sein (,Ich-Du') gesehen zu werden. Als Botschaft der Eltern mag er für sich verbucht haben: „Ich bin es eigentlich nicht wert, angeschaut zu werden; ich habe nur einen Wert, wenn ich Deine Wünsche erfülle, wenn ich dir zu Diensten bin." Eine Anerkennung ist also nur die „Bezahlung" für eine erbrachte Leistung, die „Gegenleistung", um die sich das Kind ständig mühen muss, sei es durch besonderen Fleiß, durch Unterwerfung unter den Willen des anderen, durch die Verwirklichung von ,großartigen' Zielen – insbesondere aber dadurch, dass es den bedürftigen Eltern die Bestätigung zollt, die diese von dem abhängigen Kind nehmen, weil sie ihnen sonst zu fehlen scheint" (Schmidt-Lellek 1995, 177).

Die Anerkennung zwischen Menschen ist an sich gesund und wesentlicher Teil von allen Beziehungen. Partner bzw. Elternteile sollten sich im günstigen Fall die Anerkennung gegenseitig geben, Kinder brauchen die Anerkennung von den Eltern und geben sie auch den Eltern, wenn sie sich an sie wenden, wenn sie etwas brauchen. Eine Umkehrung wäre ein Missbrauch, z.B. wenn ein Elternteil sich an ein kleines Kind wendet, um ihm die eigenen Sorgen zu erzählen oder von ihm Anerkennung für die Elternrolle fordert. Für den Psychotherapeuten ist es wichtig, die Anerkennung, die er braucht, von Kollegen oder vom Supervisor zu erhalten und sich nicht mit seinem Bestätigungsbedürfnis an seine Patienten zu wenden. Die einzig legitime Anerkennung geschieht implizit dadurch, dass der Patient zum Psychotherapeuten um Hilfe kommt und nicht umgekehrt.

Kehrt der Psychotherapeut die Spiegelungsfunktion um, so ist es für den Patienten nicht leicht zu erkennen, wenn es für ihn die gewohnte Beziehungsform darstellt und damit selbstverständlich ist. Selbst in den humanistischen Psychotherapieformen gibt es das Prinzip der selektiven Offenheit, die nur dann Sinn macht, wenn sie dem Patienten hilft. Spricht ein Psychotherapeut über die eigene Lebensgeschichte, von aktuellen Erlebnissen, von seiner neuesten Veröffentlichung, benutzt er den Klienten als kompetenten Gesprächspartner, so entspricht dies in der Regel nicht dem psychotherapeutischen Prozess und der Klient kann sich nicht wirklich gemeint fühlen. Der Erwartungshaltung von Klienten, die es verbalisieren können, entspricht eine wahrhaftige Begegnung statt Funktionalisierung (z.B. „Das sagen sie doch nur, weil sie Psychotherapeut sind"), eine „Wertschätzung, die er selbst als wahr anerkennen kann", ... die auf einer genauen, differenzierten Wahrnehmung seiner Person beruht", so dass er sich wirklich verstanden fühlt (Schmidt-Lellek 1995, 179.)

## 7.6.7     Narzisstische Kollusion nach J. Willi

J. Willi (1975) bezeichnete mit Kollusion ein uneingestandenes, voreinander verheimlichtes Zusammenspiel von Partnern aufgrund eines gleichartigen, unbewältigten Grundkonfliktes. Die unterschiedlichen Rollen der Partner lassen den Eindruck entstehen, der eine Partner wäre das Gegenteil des anderen; doch es handelt sich um polarisierte Varianten des gleichen Grundkonflikts (z.B. die aktive Rolle mag Glanz und Reichtum repräsentieren, die passive Rolle Zurückhaltung, Kleinsein, Ohnmacht).
Ein Patient (Charaktertypus 2) mag in diesem Sinne seine Selbstwertproblematik zu lösen versuchen, indem er einen idealisierten Psychotherapeuten (Charaktertypus 1) als Gegenüber sucht. In diesem Sinne lässt sich das Kollusionskonzept, das Willi für Partnerschaften anwendet, auch für die Psychotherapeut-Klient-Beziehung anwenden. Eine narzisstische Abhängigkeit liegt dann vor, wenn beide Partner des psychotherapeutischen Geschehens einander brauchen und benutzen, um die Leere in sich selbst nicht zu spüren.

## 7.6.8     Zum Phänomen des ausgedehnten Selbst
##             („expanded self")

Petermann (1988) beschäftigt sich mit dem Begriff des ausgedehnten Selbst. Er hat narzisstische Beziehungsdynamiken alltäglicher, nicht pathologischer Natur beschrieben und folgende grundlegende Merkmale gefunden: eine grundsätzlich vereinnahmende innere Haltung der Umwelt gegenüber und ein Verbot an den anderen, eigene Impulse, Bedürfnisse, Weltsichten zu haben. Bewusst wird der andere als außerhalb des Selbst erlebt, unbewusst allerdings als Teil des Selbst gesehen („narzisstische Konfluenz"). Dazu ein Beispiel von Schmidt-Lellek zur Verdeutlichung: Eine Kollegin hat eine andere Meinung als ihre ehemalige Lehrtherapeutin, die ihr schwer fällt zu äußern. Als sie sie doch äußert, wirft ihr die Lehrtherapeutin vor, sie wäre über ihr Verhalten befremdet, sie, die Kollegin, wäre von jemand anderem beeinflusst.
Im Folgenden fasse ich die konkreten Phänomene und Verhaltensweisen nach Schmidt-Lellek kurz zusammen, wobei ich mich 1. auf die *eigenen Phänomene* beziehe, die dann auftreten, wenn ich mich in einem expanded self eines anderen befinde und die vor allem im Bereich der Wahrnehmung und Handlungsimpulse liegen, 2. auf das *Verhalten* beziehe, das ich wahrnehmen kann, wenn ein anderer ein expanded self mit mir herstellt und 3. auf mein *eigenes Verhalten* beziehe, wenn ich ein expanded self mit einem anderen herstelle.

### 7.6.8.1   Eigene Phänomene

„Woran kann ich bei mir selbst erkennen, dass ich mich im expanded self eines anderen befinde?" (n. Schmidt-Lellek 1995, 183–184.)

1. Mein Selbstwert sinkt,
2. Meine Spontaneität sinkt,
3. Unstimmiges Verhalten, Einschränkung des eigenen Verhaltenspotenzials,
4. Diffus, unbehaglich (ich entspreche einem fremden Bild von mir),
5. Blind, Unempfindlich gegenüber unverschämten, anmaßenden oder verletzenden Äußerungen des Gegenübers *in* der Situation (Erkennen erst hinterher),
6. Agieren des diffusen, gestauten Konflikts (Stress, Kopfschmerz, Übelkeit, bis schwere Erkrankungen)
7. Gefühl des Beeinflusst-Werdens, Ohnmacht, den anderen zu beeinflussen,
8. diffuse Anstrengung während des Kontakts (wegen der Verstellung).

### 7.6.8.2   Verhaltensweisen des anderen

„Woran erkenne ich beim anderen, dass er ein expanded self mit mir herstellt?" (n. Schmidt-Lellek 1995, 183–184).

1. Idealselbst statt reales Selbst; es fehlen die realistischen Bruchstellen; rundes und geschlossenes Bild: löst idealisierende Faszination aus; ich kann dies aber erst erkennen, wenn ich meine eigenen Idealisierungstendenzen kennen gelernt und durchgearbeitet habe!
2. Unangenehme Reaktionen des anderen, wenn ich seine Definition von mir zurückweise,
3. Belohnung für Idealisierung; der andere belohnt mich, wenn ich bereit bin, sein idealisiertes Selbstbild zurückzuspiegeln,
4. Zeigen der Wichtigkeit der Macht und des Selbstbildes; der andere gibt Informationen über sich, die deutlich machen, wie sehr ihm an Macht sowie an seinem Bild von sich selbst liegt.

### 7.6.8.3   Eigene Verhaltensweisen

„Woran erkenne ich bei mir, dass ich ein expanded self mit anderen herstelle?" (n. Schmidt-Lellek 1995, 183–184)

1. Senden ist wichtiger als Zuhören,
2. Beeinflussen bis Überrollen der anderen,
3. Gefühl der Ausdehnung, Brillanz, Genialität; „richtig sein", hohe Energie, die anderen bescheinigen mir mangelnde Selbstkritik; ich fühle mich so, weil ich mich zunehmend mit meinem idealen Image verwechsle,

4. Kontaktverlust zu meinem wirklichen Selbst und zu den wirklichen anderen,

5. Entwerten, Rationalisieren und Umdefinieren, wenn ich von anderen überrascht und berührt werde,

6. Gefühle der Hohlheit, Erschöpfung, Einsamkeit; Gefühl, dass mir etwas fehlt.

### 7.6.9 Aspekte und Formen narzisstischen Machtmissbrauchs nach Schmidt-Lellek

Schmidt-Lellek betont, dass es sich bei der Feststellung von narzisstischen Anteilen *nicht* prinzipiell um pathologische Muster handelt. Im Folgenden möchte ich die Beschreibung einiger Aspekte der besonderen Gefährdung von Psychotherapeuten hinsichtlich des Machtmissbrauchs zusammenfassen (Schmidt-Lellek 1995, 187).

*1. „deformation professionelle"*
Im Angebot der Idealisierung seitens der Klienten liegt die Möglichkeit, sich in der Psychotherapeutenrolle verführen zu lassen, sich mit einem idealisierten Selbstbild zu identifizieren und die Wahrnehmung eigener Widersprüche, Konflikte und Ängste zu vernachlässigen.

*2. Unzureichende Anerkennung des Wertes der eigenen Arbeit*
Die Anforderungen an den Psychotherapeuten während seiner Berufsausübung sind hoch; demgegenüber steht, dass Patienten, denen es gut geht, nicht mehr kommen (d.h. niedrige Erfolgsresonanz vonseiten der Klienten bei gleichzeitig hohen Anforderungen an den Psychotherapeuten).

*3. Verführung, nach schnellen Effekten zu schielen*
Auch das Erlernen von neuen Techniken, um schnelle Problemlösungen zu erzielen, mag dem narzisstischen Machtbedürfnis der Psychotherapeuten mehr entsprechen als dem Bedarf des Hilfesuchenden. Als mögliche negative unerwünschte Konsequenz mag sein, dass die verdrängten narzisstischen Bedürfnisse noch mehr verdrängt werden.

*4. Asymmetrie der Beziehung*
Der Klient bittet um Hilfe und öffnet sich, der Psychotherapeut aber nicht. Eine mangelnde Bereitschaft, eigene Fehler, Versäumnisse oder Fehlwahrnehmungen zuzugeben oder eine allzu rigide Abstinenzhaltung bzw. ein Sich-Unerreichbar-Machen können als Formen des Machtmissbrauchs betrachtet werden, bei denen als negative Konsequenz Allmachtsfantasien dem Psychotherapeuten gegenüber und Ohnmachtsgefühle beim Patienten gefördert werden.

*5. Das Fördern von Abhängigkeit über die angemessene Zeit hinaus*
kann unbewusst geschehen, um in der Souveränen und besonderen Berufsrolle zu bleiben (z.B. Schwerfallen der Ablösung der Klienten bei regressivem Arbeiten, der Psychotherapeut gelangt in die Elternrolle und es fällt

ihm schwer, das „Kind" groß werden zu lassen – wie manchmal den Eltern auch (Otte 1995). Zum Zeitpunkt der Ablösung wurde auch ein Häufigkeitsgipfel von sexuellem Missbrauch gefunden (vgl. Becker-Fischer und Fischer 1996 in diesem Buch, Kap. 7.4.6).

*6. Das Bedürfnis nach Entschädigung*

Die in der Lehranalyse entstandenen Abhängigkeitsgefühle sollen nun durch die Machtausübung über andere Abhängigkeiten kompensiert werden (z.B. wenn ein Mensch „in den Jahren seiner größten Aktivität und Kreativität zwischen dem 28. und 35. bzw. 38. Lebensjahr ... durch einen introspektiven Prozess von den Problemen der Außenwelt weitgehend abgeschlossen ist und in einer regressiven Beziehung zu einem durch die Übertragung entstellten Objekt lebt." (Cremerius 1995, 99, zit. n. Schmidt-Lellek, 189).

*7. Ohnmachtsgefühle*

können sich ausbilden angesichts der hohen Erwartungserhaltung der Klienten, angesichts der Not von Menschen, denen der Psychotherapeut begegnet, die nicht immer aufgelöst werden kann und auch angesichts eigener, schwer lösbarer Konflikte oder Diskrepanzen zu seinem eigenen Ich-Ideal.

*8. Nicht-Wahrnehmung der eigenen Ängste, Ambivalenzen, Unvollkommenheiten*

Vermeidung von Ebenbürtigkeit auch gegen Ende der Psychotherapie, Abwehren von kritischem Hinterfragen, Aufrechterhalten der wissenden Guru-Rolle.

*9. Bei charismatisch begabten Psychotherapeuten („Gurus")*

werden *Verrücktheiten* als geniale Einfälle geachtet, Fehler nicht erkannt, sondern als interessante Anregungen gesehen und Schwächen gerne verziehen – nach dem *Motto: ein Genie hat Sonderrechte.*

*10. Mangelndes Hinterfragen der eigenen Intuition,*

insbesondere bei Vorliegen einer Vermischung mit eigenen Anteilen. Statt Diskursfähigkeit zu fördern dient sie als Instrument einer missbräuchlichen Machtausübung, die als Reaktion Glauben und Gehorsam verlangt.

*11. Dogmatische Grundhaltung*

oder Wahrnehmung solcher Anteile beim Patienten, die die eigene Theorie bestätigen, statt die andere Person in ihrer Eigenheit und Besonderheit zu sehen und anzuerkennen (z.B. falsche Widerstandsdeutungen – da der Klient sich nicht gesehen fühlt und wirklich nicht gesehen wurde). Das ist eine weitere Form, der Unsicherheit des eigenen Wissens aus dem Wege zu gehen. Klienten beginnen etwa, Themen und Gefühle nicht zu äußern, die den Psychotherapeuten verunsichern und bedrohen würden.

*12. Emotionale Selbstausbeutung* oder *Psychotherapeutische Arbeit als Ersatzleben*

Es entstehen negative Kreisläufe, wenn die Klienten die einzigen kontinuierlichen Bezugspersonen sind, zu viel Arbeit in die Freizeit abends und am

Wochenende hineinreicht. Dadurch entstehen private Frustrationen in der Folge, die wiederum mit immer mehr Arbeit ausgeglichen werden, um die eigenen privaten Defizite nicht zu spüren usw. In der Folge wird die Bedürftigkeit nach Anerkennung in die psychotherapeutische Situation getragen und an den Klienten gerichtet, was zu einer gewissen Unempfindlichkeit für narzisstische Ausbeutung dem Klienten gegenüber beitragen kann.

### 7.6.10 Prophylaxe von narzisstischem Missbrauch

Schmidt-Lellek nennt die folgenden Faktoren, die bei einer Vorbeugung narzisstischen Missbrauchs nützlich sein können:
1. Haltung: Meine *Rolle* als Psychotherapeut und nicht mein Selbst ist in der psychotherapeutischen Beziehung wesentlich
2. Schaffung und Wahrung des Gleichgewichts von *Rollenidentifikation* und *Rollendistanz*
3. Kontinuierliche *Reflexion* der eigenen psychotherapeutischen Tätigkeit (Selbstreflexion, Supervision, Intervision, Fortbildung)
4. Innerer Abschied von verdeckten Allmachts- und Ewigkeitsfantasien/ *Akzeptanz der eigenen Endlichkeit, Vergänglichkeit, Fehlbarkeit, Überholbarkeit* des eigenen Denkens und Handelns/Offenheit für fremdes und Neues
5. Annahme von Anerkennung und Wertschätzung im *privaten* Bereich, im *Kollegenkreis* und in der *Supervision*

### 7.6.11 Zusammenfassung

Im Vorfeld des sexuellen Missbrauchs lässt sich häufig *narzisstischer Missbrauch* vorfinden. Mit Narzisstischer Missbrauch ist eine besondere Form des emotionalen Missbrauchs gemeint, die nicht selten und nicht so leicht erkennbar sein dürfte wie sexueller Missbrauch. Er muss nicht mit sexuellem Missbrauch verknüpft sein. *Definition: jede Interaktion in der Psychotherapie, die in erster Linie der narzisstischen Gratifikation des Psychotherapeuten dient und dabei die Entfaltung der Probleme des Patienten erschwert.* Sichtbare Anzeichen dafür können sein: zahlreiche Höflichkeiten, lange stagnierende Phasen in der Psychotherapie, kaum oder keine reale Veränderungen. Psychodynamischer Ausdruck: z.B. häufig Idealisierungen des Psychotherapeuten, symbiotische Wünsche von beiden Seiten (vgl. Reimer 1990).
So wie der Begriff des „Helfersyndroms" häufig, ungenau und inflationär gebraucht wurde, geschah dies auch mit dem Begriff des „Narzissmus". Zur näheren Unterscheidung zwischen pathologischem Narzissmus und normalen Varianten des Narzissmus wurde auf das DSM-IV und Kohut und

Wolf verwiesen. Zunächst wird der Begriff „narzisstisch" in Bezug auf normale, weiter verbreitete Varianten bezogen.

Die Lebensgeschichte des „narzisstischen" Menschen ist durch Benutzung und/oder Demütigung in engen persönlichen Beziehungen charakterisiert. In der engen psychotherapeutischen Begegnung wird der narzisstische Charakter dazu neigen, sein ursprüngliches Trauma erneut zu inszenieren. „Der Narzisst kann Anforderungen genügen, aber er kann nicht er selbst sein. Es ist das Ziel der Psychotherapie, die Fähigkeit zu erwerben, man selbst zu sein" (Johnson 1988, 1999). Die narzisstische Persönlichkeit kann oft gut andere manipulieren und hat das Bedürfnis, etwas „Besonderes" sein zu wollen. Dies kann sich darin zeigen, dass der narzisstische Klient versucht, den Psychotherapeuten zu veranlassen, die Grundregeln für die Psychotherapie abzuändern. Er kann versuchen, den Psychotherapeuten dazu zu benutzen, sein falsches Selbst zu unterstützen und zu erhöhen, indem er den Psychotherapeuten dazu veranlasst, ihn als Sonderfall zu behandeln. Der narzisstische Klient kann versuchen, dem Psychotherapeuten zu dienen oder ihn zu versorgen. Diese Angebote von narzisstischen Klienten, sich erneut benutzen zu lassen, sind im Kontext der Psychotherapie vom Psychotherapeuten abzulehnen. Jeder solcher Vorfall (z.B. Anbieten von Theaterkarten, berufliche oder finanzielle Hilfestellungen) ist eine Gelegenheit, die ursprüngliche narzisstische Kränkung zu deuten und durchzuarbeiten. Auch wenn der Psychotherapeut Angebote des Klienten nicht nur zu schätzen und zu genießen wüsste, sondern auch wirklich brauchen könnte, wie es etwa ein narzisstischer Klient, der etwa Politiker, Publizist oder Funktionsträger im psychotherapeutischen Bereich ist, dem Psychotherapeuten anbieten könnte, wäre die Treue zur psychotherapeutischen Aufgabe als höherrangiger Wert einzustufen als die Befriedigung der Bedürfnisse des Psychotherapeuten. Es ist Aufgabe des Psychotherapeuten, zu vermeiden, selbst manipuliert zu werden und zu vermeiden, den Klienten dazu zu benutzen, ihm zu dienen (Johnson 1988, 100). Die „Offenheit sich selbst gegenüber" ist in der Psychotherapie ein grundlegender Wert, der zur Basis der Berufsausübung zählt und sich in der hohen Bewertung 1. der Selbsterfahrung als Ausbildungsschritt, 2. der Supervision als Ausbildungsschritt als auch 3. der Supervision als berufsbegleitende Maßnahme (und Qualitätsmerkmal) ausdrückt (vgl. Hutterer-Krisch 2001, 58). Vorbeugende Maßnahmen sind z.B. Achtsamkeit der eigenen Lebensführung gegenüber, ggf. Eigentherapie, Supervision (vgl. zur „Lebensqualität von Psychotherapeuten" auch Reimer 1994).

## 7.7 Ökonomischer, ideologischer und sozialer Missbrauch (R. Riedler-Singer)

Durch die ungleiche Verteilung der Macht kommt es dann zum Scheitern der therapeutischen Beziehung, wenn der Umgang mit jener

nicht von Verantwortung getragen ist. In seinem Essay „Politik als Beruf"
richtet Max Weber seinen kritischen Blick auf die negativen Wirkungen der
Macht und des Machtmissbrauchs. Er sagt: „Die Sünde gegen den Heiligen
Geist seines Berufs aber beginnt da, wo dieses Machtstreben unsachlich
und ein Gegenstand rein persönlicher Selbstberauschung wird, anstatt ausschließlich in den Dienst der Sache zu treten." (Weber 1919, 74) Vor den
Gefahren des „unmöglichen" Berufes Psychotherapeut warnt Sigmund Freud
in dem Aufsatz „Die endliche und die unendliche Analyse" (Freud a.a.O.)
und vergleicht sie mit der Problematik des Politikerberufs.

## 7.7.1    Wirtschaftliche Verstrickung

Psychotherapeuten sowie deren Ausbildungsinstitute können
bereits durch überzogene Werbung Erfolgsaussagen tätigen, die von den
Patienten als Versprechungen interpretiert werden. Dabei haben diese Aussagen oft mehr mit Ausbildungspolitik, berufsständischer Politik, Geld und
Ideologie zu tun als mit den Anforderungen, welche eine seriöse Therapieevaluation an den Wahrheitsgehalt dieser Werbung stellen würde. Nicht
von ungefähr nennt der Therapieforscher Klaus Grawe eines seiner bekannten Bücher „Von der Konfession zur Profession" (Grawe 2001).
Zur wirtschaftlichen Verstrickung gehört aber auch die Unterlassung des
Hinweises auf andersartige Angebote, um einen Patienten für die eigenen
geschäftlichen Interessen auszunützen, also etwa der Hinweis auf Kranken-
kassenlisten, Ambulatorien, Zuschussmöglichkeiten. In diese Richtung
geht aber auch die Suggestion eines Therapeuten, dass es dem Patienten
nur dann besser gehen werde, wenn er unbedingt bei ihm in Therapie bleibe, ein Therapieabbruch aber einen Zusammenbruch bewirken würde. Für
eigene geschäftliche Angelegenheiten wird ein Patient bereits dann ausgenützt, wenn Therapeuten ihre Stunden häufig verkürzen, sich oft verspä-
ten, während der Sitzung telefonieren, so dass dem Patienten Zeit und Aufmerksamkeit verloren gehen.
Auch jede Tauschvereinbarung beinhaltet ein hohes Potenzial für Grenzverletzungen, selbst wenn diese von den Patienten gewünscht würde. Dazu
gehört z.B. das Erledigen persönlicher Aufgaben für den Therapeuten.
Unklare Honorarvereinbarungen und ausbeuterische Ferienregelungen sind
übrigens häufige Beschwerdefälle. Andere Probleme entstehen durch betrü-
gerische Rechnungslegung oder die Einigung auf einen gemeinsamen „Han-
del" gegenüber der Krankenkasse, indem dieser nicht konsumierte und
nicht rechtzeitig stornierte Stunden verrechnet werden, da diese ohnehin
genug Versicherungsbeiträge fordere. Auch eine größere Geschenkannah-
me stellt eine wirtschaftliche und emotionale Verstrickung dar. Der
Umgang mit verführerischen Angeboten seitens der Patienten will gelernt
sein.

Weiters verstoßen Psychotherapeuten gegen das Gleichheitsprinzip, wenn sie bereits im Erstgespräch angenehme, zahlungskräftige Klientel selektieren und somit schwieriger zu vermittelnde Patienten gar nicht annehmen oder ausschließlich ihrer Kollegenschaft aufbürden.

## 7.7.2   Weltanschauliche Indoktrination und missionarischer Dogmatismus

Dazu sagt Schmidt-Lellek (2005b, 158): „Ein missionarischer Antrieb ergibt sich häufig aus einer dogmatischen Grundhaltung, aus der Idee, man hätte das einzig richtige Wissen und sei deshalb genötigt, andere dazu zu bekehren." Der andere wird also als jemand gesehen, der keine ausreichende Urteilsfähigkeit hat und daher auf die Rettung angewiesen bleibt. Dahinter stecken Machtansprüche des eigenen Denkens und Handelns, entwertende Ausgrenzung von anderen und die Sicherung von Pfründen. Auch die Angst vor der Verunsicherung in der Konfrontation mit Phänomenen, die sich nicht in die üblichen Glaubenssätze einordnen lassen und das Gewohnte in Frage stellen, spielt eine erhebliche Rolle. Zu einer weiteren missionarischen Grenzverletzung können eigene Vorstellungen vom „guten Leben" führen, wenn Werte, Ziele und Ideale absolut gesetzt werden und eine Allgemeingültigkeit beanspruchen. Das Ziel einer gelungenen Therapie ist zwar das Eröffnen von Horizonten, jedoch um den Menschen den Zugang zu verschütteten eigenen Werten wieder zu ermöglichen.
Ein Beispiel für Therapeuten mit Sendungsbewusstsein geben jene ab, die zu „wilden Deutungen" neigen. Sie wollen dem Patienten durch Aufzwingen von „Wissen" sein Unbewusstes zugänglich machen, damit dieser geheilt werde. Oft genug fehlen diesen Deutungen empirische Belege und sie halten der rationalen Überprüfung nicht stand.
Eine etwas offensichtlichere Missbrauchsform ist das Aufdrängen eigener Weltanschauung in politischer oder religiöser Hinsicht. Denken wir hier nur an eine schwierige Lebensentscheidung, in der viele Werte tangiert sind, wie etwa Scheidung und dergleichen.
Sobald sich Patienten von „gut gemeinten", quasireligiösen Machtansprüchen zu lösen versuchen, arbeiten diese Therapeuten häufig mit Schuldgefühlen, so dass die Patienten in eine Gefühlsverwirrung zwischen anbetender Dankbarkeit und ärgerlicher Umklammerung geraten. Nicht selten geraten sie auch in Wut und Trauer über sich selbst, weil sie nicht schon früher ihren inneren Warnsignalen gefolgt sind. Schmidt-Lellek (2005, 158) sieht die maßgebliche Fähigkeit von professionellen Therapeuten darin, „das Fremde des jeweils anderen als solches anzuerkennen, es nicht durch kluge, von bewährten Theorien gestützte Erklärungen und schließlich durch latente oder offene Gewalt eliminieren zu wollen".

### 7.7.3     Soziale und emotionale Verstrickungen

„Blinde Flecken" in der psychotherapeutischen Interaktion können durch fehlende oder mangelhafte Beziehungskompetenz entstehen.
Fahrlässigkeit kann sich somit einerseits durch „Beziehungsfilz" zeigen
oder andrerseits durch sein Gegenteil, nämlich das „Übersehen der Subjektivität" (Schmidt-Lellek a.a.O., 160). Hier wird das therapeutische Handeln
auf technische Interventionen reduziert, die unabhängig von der zwischenmenschlichen Situation der beteiligten Personen wirken sollen. Solche
Therapeuten tragen dazu bei, Leiden, die bei Patienten aus einer Beziehungsstörung entstanden sind, durch ihre funktionalistische Haltung zu
verstärken. So bezeichnet Schmidt-Lellek „Funktionalismus" als eine Kom-
munikationsstörung, welche ein wahrhaftiges intersubjektives Geschehen
verunmöglicht und damit neue menschliche Erfahrungen vorenthält.
Die Gegenposition wird von ihm als „Rettungsutopismus" benannt. Dieser
besteht aus dem Übersehen der Grenzen der eigenen therapeutischen Möglichkeiten. Hinter so einem Rettungsutopismus kann ein großes Bedürfnis
nach Entschädigung stehen, wodurch Fortschritte in der Therapie allein
dem Bemühen des Therapeuten zu verdanken wären. Aber auch Ideologie
und irrige Überzeugungen über die Wirksamkeit der eigenen Methodik
spielen eine Rolle. Hinzu kommen Marktstrategien, welche sichere Erfolge
und grenzenlose Energie versprechen. Gerade Menschen in Lebensnot
haben ein großes Bedürfnis, Versprechungen, die alles als lösbar und mach-
bar darstellen, Glauben zu schenken.
Als besonders gefährdet sieht Wirth (2005, 137) Behandlungsbeziehungen,
in welchen die Patienten unerfüllte Wünsche und Ideale des Therapeuten
verwirklichen sollen. „Häufig tritt dieses Muster bei sogenannten Lieb-
lingspatienten auf." Werden hingegen eigene böse oder schwache Selbstan-
teile auf den Patienten projiziert, so wird er leicht zum Sündenbock. Er
erfährt dann Demütigungen, welche der Therapeut seinerseits vielleicht
schon in der Kindheit oder auch in der Ausbildung erfahren hat. Solche
Patienten werden z.B. kritisiert, wenn sie eine berechtigte Anfrage stellen
oder versuchen, selbstbewusst aufzutreten.
Andere emotionale Verstrickungen sind oft Ausdruck eines unbewussten
Partnerersatzes oder Patienten werden zu Repräsentanten der eigenen
Eltern. Eine weitere emotionale Verwicklung entsteht, wenn Patienten als
Bundesgenossen missbraucht werden. Dies geschieht nicht selten im Rah-
men von Machtkämpfen in Ausbildungsvereinen, so dass es zu dem letzt-
genannten Missstand besonders leicht im Verlauf von Lehranalysen und
Lehrtherapien kommt. Wirth (a.a.O., 139) kann nur beigepflichtet werden,
wenn er sagt: „Wegen des real existierenden Machtgefälles zwischen Lehrer
und Schüler ist ein Ausbildungssystem in allen psychotherapeutischen
Schulen ein Einfallstor für die Etablierung und dauerhafte Verankerung von
Machtmissbrauch."

Als besonders gefährdet hinsichtlich des Machtmissbrauchs gelten Therapeuten, die ausschließlich in ihrer Therapeutenrolle leben (Psychotherapie
als Ersatzleben), nur Kontakt mit gleichgesinnten Anhängern eines dogmatischen Lehrinstitutes pflegen und sich infantilen Ausbildungsbedingun-
gen angepasst und diese widerspruchslos durchlaufen haben.

Ein erfülltes Privatleben, Freundschaften aus anderen Bereichen, Intervision, Supervision, Selbsterfahrung, Fortbildung und Interesse für wechselseitigen wissenschaftlichen und fachlichen Austausch schützen am besten
vor Machtmissbrauch.

## 7.8    Behandlungsüberlegungen bei schweren Persönlichkeitsstörungen (R. Hutterer-Krisch)

*„Wenn wir gegenwärtige Entwicklungstrends der Psychoanalyse
in die Zukunft hineinverlagern, ist heute durchaus zumindest ein Phänotyp
eines neuen Menschen beschreibbar, der geeignet scheint,
mit der durch den Menschen selbst herbeigeführten Krise:
dem Ungleichgewicht von intellektuell-willensmäßiger Entwicklung
und einer dahinter zurückgebliebenen Gefühlsreifung
fertig zu werden."*

Gerald v. Minden 1988, 132

*„... die Akzentuierung des Pols des Gebens,
die neu erschlossene Fähigkeit des Liebenkönnens
sind Ausdruck einer zu voller Entfaltung gelangten psychischen Entwicklung.
Sie sind Produkte der Fülle und eines inneren Reichtums,
so wie Angst und Hass Erzeugnisse eines Mangels sind.
Solange die Nachentwicklung nicht vollzogen ist,
fressen Angst und Hass die Seele auf
und schlagen die Liebe aus dem Feld."*

Gerald v. Minden 1988, 129

Es ist mir wichtig, speziell auf die Behandlung von Menschen
mit schweren Persönlichkeitsstörungen einzugehen, weil es sich bei ihnen
– wie bei den Menschen mit psychotischen Störungen – um eine – vom
System der Gesundheitsversorgung her und auch von den Psychotherapeuten her, insbesondere ihrer Aus- und Weiterbildung, zum Teil vernachläs-
sigte Patientengruppe handelt. Freilich lässt sich dieses Thema in dem
engen Rahmen eines Ethik-Buches nicht umfassend behandeln und kann
dieses Kapitel nicht allen Psychotherapiemethoden gerecht werden.

Vorerst möchte ich auf den Begriff der strukturellen Störung eingehen und
grob skizzieren, wie innerhalb der psychotherapeutischen Fachliteratur
explizit darauf hingewiesen wird, dass psychotherapeutische Prinzipien,

die für neurotische Störungen entwickelt wurden, nicht per se auf Menschen mit schweren Persönlichkeitsstörungen oder psychotischer Symptomatik angewandt werden können, ohne dies zu überprüfen und gegebenenfalls abzuwandeln.

Anschließend werde ich beispielhaft die Borderline-Symptomatik beschreiben und Erfahrungen und Überlegungen anreißen, die zu einer Neuorientierung geführt haben. Diese **historische Rückblende** mag gleichzeitig als *Beispiel dafür dienen, dass die Psychotherapie, will sie substanzielle Hilfe weiterhin geben können, immer wieder eine theoretische Neuorientierung brauchen wird anstatt in dogmatischer Erstarrung zu verharren* (vgl. dazu auch Kap. 7.6 zum Narzisstischen Missbrauch). Speziell die Anforderungen an den Psychotherapeuten und die Möglichkeit der Überforderung in der Rolle des Psychotherapeuten als Gegenübertragungsphänomen werden angesprochen; aus der Fülle der Borderline-Fachliteratur, die diesen Rahmen hier sprengen würde, habe ich 2 handhabbare konkrete Aufstellungen von Behandlungsprinzipien zur Anregung der eigenen Reflexion ausgewählt und kurz zusammengefasst: 1. die Umgangsempfehlungen und Fehlerquellen nach Hans-Martin Zöllner und 2. die psychotherapeutischen Grundprinzipien nach Dulz und Schneider, die sich vor allem an Rohde-Dachser (1979, 1989, 168–197) orientieren. Da speziell Borderline-Patienten oft die Psychotherapie abbrechen bzw. den Psychotherapeuten wechseln, wird auch das Phänomen „Scheitern am Erfolg" und der Umgang mit dem Scheitern am Erfolg – (in Kap. 7.10.2.2 der Negative psychotherapeutische Reaktion) – angesprochen. Die Therapieziele stellen de facto die Werte dar, um die es in der Behandlung von Borderline-Patienten vorrangig geht. Gründe für das häufige Scheitern von Borderline-Behandlungen und ableitbare Konsequenzen beenden dieses Kapitel und lassen es für zukünftige Entwicklungen offen stehen.

## 7.8.1    Strukturelle Störungen – Frühe Störungen

Menschen, deren psychische Struktur hinsichtlich ihrer Integration beeinträchtigt ist, leiden unter einem mangelnden inneren Zusammenhalt ihrer psychischen Funktionen, so dass in der Folge die Selbstregulation, die kreative Anpassung ihrer Lebensgestaltung und das Erleben von Identität und Selbstwert schwer in Mitleidenschaft gezogen werden. Diese Störungen wurden in der *psychoanalytischen* Fachliteratur oft auch unter dem Titel „Frühe Störungen" abgehandelt „Frühstörungen" Lohmer et al. 1992).

Kernberg (1979) unterschied in diesem Zusammenhang drei Ebenen der Charakterpathologie (das höhere Strukturniveau der neurotischen Struktur, das mittlere und das niedrige Strukturniveau, insbes. Persönlichkeitsstörungen, schwere Perversionsformen und besonders schwere Neurosen).

Votsmaier (1988, 1998) setzt sich aus *gestalttherapeutischer* Perspektive
mit der Borderline-Persönlichkeitsstörung auseinander und fasst Patienten,
deren Integration ihrer psychischen Struktur in erster Linie beeinträchtigt
ist, neurotische Konflikte jedoch allenfalls sekundär auftreten, als „strukturelle Störungen" zusammen; zu ihnen zählt er in erster Linie Krankheitsbilder wie Persönlichkeitsstörungen (schizoide, paranoide, borderline, narzisstische Persönlichkeitsstörung), jedoch auch psychotische Störungen,
psychosomatische Erkrankungen, Süchte und posttraumatische Belastungsstörungen, insofern Menschen an diesen Störungen leiden und gleichzeitig einen niedrigen Grad des Integrationsniveaus der psychischen Struktur aufweisen. Der Psychiater und Psychoanalytiker Stavros Mentzos
(1996) unterscheidet zwei Gruppen psychischer Störungen, 1. jene, die sich
in Symptomen manifestieren (Symptomneurose) und 2. psychische Störungen, die sich durch ihren Charakter bzw. durch ihr Verhalten (Charakter-
neurose) charakterisieren lassen; er stellt damit einen systematischen Zusammenhang zwischen verschiedenen Störungsbildern her und betont,
dass sich Charakter- und Persönlichkeitsstörungen vor dem Hintergrund
des gesamten Spektrums symptomatischer Störungsbilder (verschiedene
neurotische Störungen, Borderlinestörungen, affektive Psychosen) ausbrei-
ten können (vgl. dazu den Übersichtsartikel von Elisabeth Salem 2004).

### 7.8.2    Persönlichkeitsstörungen sind keine Neurosen

Gestalttherapeuten wie auch Vertreter anderer Psychotherapiemethoden der letzten Jahre beziehen sich in ihren Ausführungen immer
wieder auch auf psychoanalytische und psychodynamische Arbeiten. Gary
M. Yontef beschäftigt sich intensiv mit Menschen mit Persönlichkeitsstörungen und den gestalttherapeutischen Behandlungsleitlinien, die für diese
Patientengruppe abgeändert werden müssen, damit die Psychotherapie eine
Aussicht auf Erfolg haben kann. Bei aller Problematik des Diagnostizierens
stellt er – wie vor ihm auch der Psychoanalytiker Greenson – doch fest,
dass es für die Vorgehensweise der Psychotherapeutin sehr wichtig ist, ob
ein Mensch an einer Erkrankung im neurotischen Bereich oder des psychotischen Formenkreises oder an einer Persönlichkeitsstörung leidet. Er widmet einen großen Teil seines Buches „Awareness, Dialog und Prozess" der
Bedeutsamkeit einer differenziellen Diagnose für die gestalttherapeutische
Praxis und den daraus entwickelten verbesserten Behandlungsmöglichkeiten bzw. einer erhöhten Wirksamkeit der psychotherapeutischen Behandlung. Die Art der Persönlichkeitsstörung macht einen großen Unterschied
in Bezug auf den Therapieverlauf aus. Die jeweilige Diagnose „ist entscheidend für die Wahl der Interventionen und für die Einschätzung der Stützen
und Bedürfnisse des Patienten. Ohne ein adäquates Verständnis dieser
Patienten, wird deren Behandlung bestenfalls eine ziellose Suchbewegung
sein, ohne Sinn für das Wesentliche und ohne die nötige Sensibilität für die

rechte Abfolge und den rechten Zeitpunkt von Interventionen. Diese Patienten können erfolgreich behandelt werden, wenn man ihre Problematik versteht; wenn man sie nicht versteht, kann die Behandlung ihren Zustand allerdings auch verschlimmern. Das macht die spezielle Thematik in meinen Augen dringlich. Außerdem kann die Behandlung solcher Patienten, ohne die Dinge im rechten Licht zu sehen, sich auch auf die psychische Gesundheit des Therapeuten nachteilig auswirken" (Yontef 1999, 280). Dabei betont er auch, dass es nicht nur eine einzige richtige Intervention gibt und dass sich Konzepte aus anderen Psychotherapiemethoden nicht 1:1 in eine Psychotherapiemethode übertragen lassen, auch wenn das Grundkonzept sehr lehrreich ist. Schon alleine die Behandlungsfrequenz der Settingvariable müssen bei Einbezug psychoanalytischen Gedankenguts (Setting höher frequent, 3- bis 6-mal pro Woche) in gestalttherapeutische Interventionen (Setting nur ein bis zweimal pro Woche) bedacht werden. In diesem Sinne plädiert Yontef für die Assimilation des Gedankenguts anderer Therapierichtungen (im Gegensatz zu einer unreflektierten Übernahme), für den Einbezug von Ergebnis- und Prozess-Studien und der Psychodynamik. An diesem Beispiel wird deutlich: ein Dialog zwischen den Methoden ist wichtig; es stellt sich die Frage, welcher Begriff einer Methode was in einer anderen Methode bedeuten kann. Trotz dieser Überlegungen ist für ihn letztlich doch der Kontakt der Therapeutenpersönlichkeit mit jener des Patienten zentral und er will seine Überlegungen nicht als starre Regeln oder gar Dogmen oder Rezepte verstanden wissen, sondern eher im Sinne eines kunstgerechten dialogischen Arbeitens. Ich halte diese Überlegungen für so grundlegend, dass sie nicht nur für die Gestalttherapie, sondern auch für andere Psychotherapierichtungen Gültigkeit haben können.

### 7.8.3 Borderline Erlebens- und Verhaltensstörung

Neuere Forschungsergebnisse sprechen für eine wiederholte oder kumulative Kindheitsverletzung und nicht in erster Linie für eine Störung in früher Zeit. In jeder Phase der kindlichen Entwicklung können derartige Traumatisierungen stattfinden, die dann – durch dissoziative Traumaverarbeitung – zur Borderline-Symptombildung führen (Rohde-Dachser 1996). Das heißt, nicht das Trauma, sondern die Verarbeitung des Traumas wirkt letztlich charakterdeformierend.

Die Borderline-Persönlichkeitsstörung ist im DSM-III-R (301.83) als durchgängiges Muster von Instabilität im Bereich der Stimmung, der zwischenmenschlichen Beziehungen und des Selbstbildes charakterisiert. Diagnostische Kriterien sind extreme Überidealisierung und extreme Abwertung in vorwiegend instabilen und intensiven Beziehungen, Impulsivität bei mindestens zwei selbstschädigenden Aktivitäten (Geldausgeben, Sexualität, Substanzmissbrauch, Ladendiebstahl, rücksichtsloses Fahren, Fressanfälle),

ausgeprägte Stimmungsänderungen (Depression, Reizbarkeit, Angst), übermäßige starke Wut bis zu Kontrollverlust bzw. Prügeleien, Suiziddrohungen, -versuche oder selbstverstümmelnde Verhaltensweisen, Unsicherheit
in der Identität (bezüglich Selbstbild, Sexualität, langfristige Ziele, Berufs-
wünsche, Beziehungen, Werte), Leere und Langeweile und verzweifeltes
Bemühen, ein reales oder imaginäres Alleinsein zu verhindern.
*Neben diesem klinisch auffallenden Bild gibt es eine uneindeutige, kli-
nisch unauffällige Erscheinungsform, die scheinbar angepasst ist* (Z.B. ein
völlig unkontrolliert schreiender oder schimpfender Chef, ein wiederholter
Kontrollverlust, den die Angestellten aufgrund der Machtverhältnisse zu
ertragen haben!).
*Die Borderline Erlebens- und Verhaltensstruktur* ist wahrscheinlich zentral durch Angst und Unvermögen, dem Von-Außen-Kommenden Vertrauen
entgegenzubringen, gekennzeichnet. Wenn das eigene Erleben untergraben
wird (z.B.: „Das willst Du doch gar nicht – Du bist doch ganz anders"), wird
die Außenwelt als bedrohlich erlebt und der Handlungsimpuls verliert
ebenfalls das Vertrauen in die äußere Welt und damit seine situationsange-
messene Form. Diese Angst ist oft nicht sichtbar, sondern äußert sich in
Form von Abwehr.

## 7.8.4 Der „Bruchstückmensch" nach G. v. Minden

Gerald von Minden gibt bereits 1988 einen Überblick über
psychoanalytisches Gedankengut hinsichtlich des „frühgestört-neuroti-
schen Menschen der technokratischen Gesellschaft" – in seinem Buch
„Der Bruchstückmensch". Die unbewusste Welt bildet sich ca. zwischen
dem 1. und 3. Lebensjahr „und hat in tief greifender Weise Macht über das
Alltagsleben des späteren Erwachsenen. Mit oft verhängnisvoller, ja tragi-
scher Wucht bricht sie gerade dann aus dem Dunkel des Unbewussten
heraus, wenn in gefühlsgeladenen Situationen des Umgangs mit Intimpart-
nern, mit Vorgesetzten oder mit Berufskollegen ein Sich-Zeigen, ein Einsatz als ganzer Mensch, als Person, als Persönlichkeit gefordert wird"
(v. Minden 1988, 8). Die aktuelle Wahrnehmung wird durch Illusionen,
Ängste und Hassgefühle belastet und verzerrt, die mehr mit der Vergangenheit zusammenhängen als mit der Gegenwart. Das Bewusstsein des den-
kenden Menschen wird von inneren Gefühlen eines Kleinkindes überschwemmt und der Mensch kann nicht mehr als Erwachsener handeln, der
seine Ziele im Auge behält.
„Ein Menschentyp, bei dem ein auf Höchstentwicklung trainierter Intel-
lekt und ein auf äußerste Anstrengung getrimmter Wille in keinem Verhältnis stehen zu einer Unreife seines Gefühls, einer Infantilität des Fanta-
sielebens, einer unbewussten Tendenz zur Aggressivität und einer Verküm-
merung von Mitmenschlichkeit, die in wichtigen, affektgeladenen Beziehungen zu Bezugspersonen transparent werden." (v. Minden 1988, 9)

Auch wenn diese Menschen versuchen, viel zu leisten, Erfolg und materiellen Gewinn zu haben, gelingt es ihnen nicht, glücklich zu sein: „infolge des Ungleichgewichts ihrer inneren Entwicklung – Muskelmann des Intellekts neben Kümmerling des Gefühls – (saugen sie) persönliches Leiden geradezu an." Gleichzeitig leiden sie unter einer chronischen Unsicherheit des Selbstwertgefühls, die mit einer Grundstörung ihrer Beziehungsfähigkeit zu Menschen einhergeht. Ihre vergangenen, tiefer liegenden, aktualisierten Affekte führen charakteristischerweise zu Phänomenen der mimosenhafter Überempfindlichkeit und einer häufig paniknahen Angst vor Kränkungen, die sie massiv wie einen „Ich-Tod" erleben.

Meist igeln sie sich ein und bauen Techniken aus, ihr Selbstwertgefühl – auf Kosten anderer – im Gleichgewicht zu halten. Oft verstehen sie ihr labiles Selbstwertgefühl nicht als Symptom oder Signal, sondern bloß als Stimmungsschwankung, ihre mimosenhafte Empfindlichkeit bloß als Sensibilität und wenn jemand wagen sollte, sie auf die Angst aufmerksam zu machen, würden sie es „im Brustton der Empörung" verleugnen. „Nicht die Tiefenaffekte von Verwundbarkeit, Schwäche und Angst, sondern nur die darauf errichtete Abwehr wird wahrgenommen. Die Abhängigkeit von ständigen, das Selbstwertgefühl stützenden Zufuhren von außen, die künstliche Egoaufrüstung durch Abwertung anderer, die plötzlichen Hassausbrüche, die Projektionen eigener innerer Schwäche ins Außen und die Verfolgung dieser Schwäche an geeigneten Projektionsträgern werden ohne jede Selbstkritik ausagiert. Man ist weit davon entfernt, sie als eine Abwehr des eigentlichen Übels, einer Bruch- und Schwachstelle im eigenen Ich, einer psychischen Krankheit des Ich/Selbst, bewusst zu machen" (v. Minden 1988, 24). Immer wenn die wechselseitige Beziehung einer stärkeren Belastung ausgesetzt ist, wird deutlich, wie wenig entspanntes Miteinander, Toleranz, Warmherzigkeit, ich-feste Bereitschaft zur Selbstkritik und letztlich auch damit verbunden wie wenig Lebensfreude gelebt werden kann.

Für diese Patientengruppe wurden neue theoretische Konzepte und Behandlungsstrategien eingeführt, etwa die Berücksichtigung der frühesten Mutter-Kind-Beziehung anstatt der traditionellen Schwerpunktsetzung hinsichtlich des Ödipuskomplexes. Amerikanische Psychoanalytiker haben sich – basierend auf die Forschungsergebnisse von Melanie Klein, Ronald D. Fairburn, Guntrip, Balint u.a. – seit den 70er-Jahren verstärkt dieser Thematik zugewandt; besonders bekannt sind Otto F. Kernberg und Heinz Kohut und ihre Kontroverse. V. Minden kritisiert, dass diese beiden Autoren so intensiv die Unterschiede ihrer Sichtweisen betonten und sich nicht hauptsächlich auf die Gemeinsamkeiten ihrer Theoriebildung bezogen – insbesondere vor dem Hintergrund der praktizierenden Psychotherapeuten, die Orientierungen für ihr psychotherapeutisches Handeln brauchten: „Im Rückblick auf diese Theoriediskussion werden spätere Psychoanalytiker-Generationen vermutlich einmal mit einiger Verwunderung feststellen,

wie viel Mühe und Eifer die Autoren der Literatur der Frühstörung unserer
Zeit aufgewandt haben, sich von ihren mit gleicher Zielsetzung arbeitenden Psychoanalytiker-Brüdern und -Schwestern abzugrenzen und Besonderheiten ihrer Befunde zu akzentuieren, statt den Gemeinsamkeiten ihrer
neuen Theorie-Ansätze das gebührende Gewicht zu geben. Beispielhaft dafür ist die bekannte, heute schon historisch anmutende Kontroverse Kohut
– Kernberg, die mitunter fast nach Art eines Dogmenstreits von den Schü-
lern beider ausgetragen wurde. Infolge eines unter psychoanalytischen Theo-
retikern weit verbreiteten Mangels an Bereitschaft, die eigenen Befunde
mit den Forschungsergebnissen in gleicher Richtung arbeitender Kollegen
abzustimmen und sie im Interesse einer Hilfestellung für die Praxis so weit
wie möglich anzugleichen, hatte es der Praktiker nicht leicht. Nicht selten
reagierte er darauf, indem er ein Misstrauen gegen Theorie als solche entwickelte bzw. ein diesbezüglich bereits vorhandenes Misstrauen noch verstärkte" (v. Minden 1988, 40). In diesem Zusammenhang stellte Robbins
bereits 1980 die ethische Forderung auf, eine neue Theorie herauszuarbeiten,
die wichtige gemeinsame Elemente enthält und nicht weiter zu polarisieren.

## 7.8.5   Theoretische Neuorientierung anstatt dogmatischer Erstarrung

Die Autoren der 70er-Jahre haben letztlich mit ihrer Arbeit „gewisse Neuentwicklungen in Gang gebracht und die amerikanische Psychoanalyse dadurch vor der Gefahr dogmatischer Erstarrung in, aus der Zeit
der Jahrhundertwende tradierten Denksystemen der klassischen Metapsy-
chologie, insbesondere der Triebpsychologie, bewahrt" (v. Minden 1988, 27).
Nicht mehr eine einzelne Person wie in der klassischen Psychoanalyse
(„one body psychology" [44]), sondern ihre Beziehungen werden in den
Mittelpunkt des theoretischen Interesses gestellt (Theorie der Objektbeziehungen). Wie in der humanistischen Psychologie stellt die Zentrierung auf
das „Ich" oder den psychischen Apparat eine realitätsfremde, irreführende
Basis für die Erforschung des Menschen dar. So gab es offenbar immer
Psychoanalytiker, die humanistisch dachten, wie etwa Fairburn, der bereits
1952 befand, dass nur im Bezogensein auf diese Objekte der Mensch seine
wahre Natur zeige. Ähnlich auch Winnicott: Es gibt „kein Baby ..., sondern
nur ein Baby mit Mutter" (nicht das Kern-Ich des Kleinkindes, sondern das
Ich bezogen auf Nicht-Ich (Winnicott zit. n. v. Minden 1988, 44).
Wesentlich für die Theoriebildung war die Sichtweise, dass letztlich drei
wichtige Instanzen oder Subsysteme des GesamtIchs miteinander inter-
agieren: das libidinöse KindIch, das antilibidinöse Ich und das ZentralIch.
Diese drei Subsysteme treten selbstverständlich in verschiedenster Form
auf und nicht in reiner Form, stehen in rascher Wechselwirkung miteinander und bilden Misch- und Kompromissformen. Grob gesprochen kann

man folgendermaßen vereinfachen: Ein TeilIch verkörpert unbefriedigte Sehnsüchte und Urbedürfnisse (das libidinöse KindIch genannt), ein TeilIch strenge Verbote und grausame Strafdrohungen (das antilibidinöse Ich genannt). Das ZentralIch hat, wenn es mit dem strengen, grausamen Teil konfrontiert ist, nur zwei Möglichkeiten: 1. sich angsterfüllt abzuwenden oder 2. mit ihm zu verschmelzen, um aus der panischen Angst herauszukommen. „Sobald das libidinöse KindIch unbefriedigt gebliebene Bedürfnisse geltend zu machen versucht und in primitiven Rohformen des Sichäußerns infantile Sehnsüchte herauszulassen wagt, tritt in reflexhaft-automatischer Weise das antilibidinöse Ich auf den Plan. In grausam sadistischer Manier verfolgt es jede Regung des libidinösen KindIchs, um nur ja nicht wieder jene noch dunkel erinnerten Todesängste heraufzubeschwören, in die das Kleinkind in der Frühzeit seiner Entwicklung, eben gerade durch die Äußerung solcher Bedürfnisse, immer wieder geraten ist" (v. Minden 1988, 51). Das ZentralIch braucht ständig Energie, um im Beziehungsalltag Auslösesituationen zu vermeiden, die die lauernden abgespaltenen TeilIche aktiv werden lassen. Im Interesse seiner Selbsterhaltung baut das ZentralIch für diese Situationen ein Vermeidungsverhalten auf. Diese Auslösesituationen sind de facto in affektgeladenen menschlichen Beziehungen enthalten, in Zweier-Beziehungen oder in Gruppen, die geeignet sind, „Sehnsuchtsstürme, Angstqualen und Hassausbrüche des mit der Mutter noch eng verbundenen Kleinkindes wieder durchbrechen" zu lassen und deswegen gemieden werden. „Über dem Kellergeschoß eines ungelöst gebliebenen Ambivalenzkonflikts mit defekter Ich-Bildung im Laufe der Entwicklung (ist) in mehreren Stockwerken ein neurotisches Ich aufgerichtet worden" (v. Minden 1988, 58).

## 7.8.6 Anforderungen an den Psychotherapeuten

Ziel der Psychotherapie ist letztlich die Aufhebung der Verzerrung der Wahrnehmung, denn damit in Wechselwirkung steht letztlich auch die Beziehungsfähigkeit und die spontane schöpferische Lebensführung, die seelische Reife und Gesundheit. In diesem Sinne äußert sich der britische Psychoanalytiker Guntrip bereits 1968 wie auch Gestalttherapeuten heute.
Aus psychoanalytischer Sicht beschäftigt sich v. Minden mit Anforderungen an den Psychotherapeuten. Einige zentrale Anforderungen möchte ich hier kurz skizzieren.
1. Keine Scheu, die heftige und polarisierende Gefühlswelt des Patienten zu ertragen
2. Sich-Einlassen auf das Schwarz-Weiß-Denken eines kleinen Kindes
3. Sich-unerschrocken-Aussetzen einer primitiv-archaischen Bilderwelt guter/böser Mutter-Imagines

4. Bereitschaft und Fähigkeit, sich auf die Tiefe der Störung einzulassen, um Gefühlsnachreifung und Einstellungs- und Verhaltensänderungen erreichen zu können

5. angemessene theoretische Ansichten, um den Menschen mit seinem Störungsbild zu verstehen und damit verbunden

6. eine angemessene Handhabung der Gegenübertragung („Nicht anonyme Triebe und deren Konflikte bestimmen das Erleben, sondern aus einem GesamtIch abgespaltene TeilIche, die seit der Zeit der Frühstörung, mit eigener Energie geladen, im Unbewussten des Erwachsenen sich immer wieder mit den gleichen Objekten vermischen und in ewiger Wiederholung eine Ambivalenzkrise reproduzieren, an der das Kind damals gescheitert ist." (V. Minden 1988, 52.)

## 7.8.7    Umgang mit Überforderung

In seinem Kapitel „Über die Grenzen des Erreichbaren" beschreibt v. Minden (1988, 121), dass es weiters gut für den Erfolg der Psychotherapie wäre, wenn der Psychoanalytiker einerseits „weich-einfühlsam ebenso wie ein Fels in der Brandung" sei, elastisch und bereit, Kritik aufzunehmen, doch auch mit Festigkeit in sich ruhend. Insbesondere gegen Ende der Psychotherapie ist es wichtig, dass der Psychotherapeut im Falle einer Kritik durch die Patientin diese weder infantilisiert noch pathologisiert, „indem er solche Bemerkungen automatisch – wie ein Deutungsroboter – auf Bezugspersonen der frühen Kindheit ... (der Patientin, Anm. d. Verf.) rückbezieht. ... Nicht abblocken ... sondern sich einem offenen, die Diskussion eigener Fehler und Schwächen einbeziehenden Gespräch stellen" (Minden 1988, 122). Es ist auch gut, wenn die Psychotherapeutin nicht selber zwischen Minderwertigkeit und Größenfantasie schwankt, eigene Krisen schnell bewältigt und sich weiterentwickelt. Auch wird gut sein, wenn die Psychotherapeutin sich bewusst ist, dass es sich bei diesen Vorstellungen bloß um Leitlinien handelt, denen sie nicht perfekt entsprechen wird können. Sich die eigene Fehlbarkeit und Unperfektheit bewusst zu machen, die eigenen Schwächen und Verstehensgrenzen zu sehen, ist ebenso wichtig. Um sich nicht zu überfordern, empfiehlt v. Minden, was ich oft von praktizierenden Psychotherapeutinnen höre: es ist wichtig, auf ein gutes Mischungsverhältnis zwischen neurotischen Patientinnen und jenen mit schweren Persönlichkeitsstörungen zu achten, um den speziellen Anforderungen genügen zu können und nicht überfordert zu sein.

## 7.8.8    Fehlerquellen und Umgangsempfehlungen nach H.-M. Zöllner

Wegen seines konkreten, praxisnahen Zugangs – speziell im klinisch-stationären Bereich bei Borderline-Persönlichkeitsstörungen –

möchte ich die Umgangsempfehlungen von Hans-Martin Zöllner für den interessierten Leser, die angehenden Psychotherapeutinnen und die praktizierenden Psychotherapeutinnen zusammenfassen. Ich halte sie für besonders nützlich und hilfreich für Psychotherapeutinnen in Ausbildung unter Supervision, weil sie sehr kurz und prägnant Handlungsrichtlinien bereitstellen und die Psychotherapeutin ja laufend in der psychotherapeutischen Situation unter Handlungsdruck gerät. Zöllner (1997) kam im Verlauf seiner klinischen Praxis zu folgenden Umgangsempfehlungen für die Borderline-Persönlichkeitsstörung im Hinblick auf die DSM-Diagnosekriterien (III-R) – (im Folgenden werden jeweils die Diagnosekriterien genannt und anschließend der Umgang damit nach Zöllner empfohlen):

*1. Zu den instabilen, aber intensiven zwischenmenschlichen Beziehungen, die durch Idealisierung und Abwertung gekennzeichnet sind.*

Günstig ist, wenn der Psychotherapeut die Idealisierung des Patienten innerlich nicht annimmt (d.h. keine besondere Sympathie aufgrund dessen entwickelt), bei Abwertung durch den Patienten nicht ärgerlich oder deprimiert reagiert (d.h. keine besondere Antipathie oder Ablehnung entwickelt). Das Herstellen „einer moderaten, mittleren Gefühlslage", die der Psychotherapeut herstellt, der „unablässigen Versuchungssituation" zu widerstehen, mitzuagieren, ist enorm wichtig (Zöllner 1997, 218).

*2. Impulsivität bei mindestens zwei selbstschädigenden Aktivitäten* (Geld ausgeben, Sexualität, Substanzmissbrauch, Ladendiebstahl, rücksichtsloses Fahren, Fressanfälle)

Eine strenge Haltung ist hier notwendig anstelle einer nachsichtigen. Der Patient muss manchmal vor sich selber geschützt werden. Kooperation der behandelnden Personen und Bezugspersonen auf einen einigenden Nenner zu bringen, wäre günstig, ist aber manchmal schwierig.

*3. Affektive Instabilität* (ausgeprägte Stimmungsänderungen über Stunden bis Tage: Wechsel von Grundsstimmung und Depression, Reizbarkeit und Angst)

Wichtig ist, dass die Psychotherapeutin unerschütterlich bleibt; das Wissen, dass auch schwere Verstimmungen rasch aufhören können, kann ihr dabei helfen. Dabei kann es sehr kleine, „kleinste" oder gar keinen Auslöser dafür in der realen Situation geben (218). Bleibt die Psychotherapeutin mit der gleichen Ernsthaftigkeit, Sachlichkeit und Anteilnahme im psychotherapeutischen Prozess für die Patientin verfügbar, so gibt dies der Patientin Sicherheit, Geborgenheit und Zuversicht, sekundäre Komplikationen und unnötige zusätzliche Verlassenheitsängste werden damit reduziert.

*4. Übermäßige starke Wut, Wutausbrüche, andauernde Wut oder Prügeleien*

Wenn die Patientin sich sicher fühlt, zeigt sie auch ihre Gefühle, insbesondere in Form von Wut. Eine Gefahrenquelle wäre, wenn die Psychotherapeutin die Ruhe verliert, etwa mit Frostigkeit oder kalter Unberührtheit reagiert, (oder ihrerseits agiert, Anm. d. Verf.), auch wenn es anfangs vielleicht schwer fällt, mit der Erfahrung vielleicht leichter fällt, so hat sich doch eine Ruhe bewahrende Haltung bewährt.

*5. Wiederholte Suiziddrohungen, -andeutungen, -versuche oder selbstverstümmelnde Verhaltensweisen*
Ein schwerwiegender Fehler wäre, der Borderline-Patientin Hysterie, Simulation oder Provokation zu unterstellen. Es ist wichtig, derartige Handlungen ernst zu nehmen und zu bearbeiten.

*6. Ausgeprägte und andauernde Identitätsstörung*
Sie zeigt sich in mindestens zwei der folgenden Lebensbereiche:
• dem Selbstbild,
• der sexuellen Orientierung,
• den langfristigen Zielen oder Berufswünschen,
• in der Art der Freunde oder Partner oder
• in den persönlichen Wertvorstellungen.

Da die Identitätsstörung zentral ist, muss die Psychotherapeutin damit rechnen, dass die Patientin in ihr ein Hilfs-Ich zur Stütze sucht. Eine ethisch-moralisch integere Haltung der Psychotherapeutin ist hier besonders wichtig, um 1. einzuschätzen, inwieweit sie als Richtschnur oder Vorbild notwendig ist (insbesondere im klinisch-stationären Bereich) und 2. um das Vertrauens- und Abhängigkeitsverhältnis der Patientin hilfreich und förderlich zu nutzen und nicht missbrauchend oder abhängigmachend auszunutzen. Ergänzend ist in der Folge und insbesondere im ambulanten Bereich die Selbstfürsorglichkeit bzw. Selbstunterstützung wichtig und – wo immer möglich – aktivieren zu helfen, auch wenn dies sich als sehr schwierig erweist.

*7. Chronisches Gefühl der Leere oder Langeweile*
Als Gegenübertragungsgefühle können sich hier Ohnmacht und Hilflosigkeit einstellen. Um die – schwer erträgliche – chronische Leere zu füllen, wäre eine Fehlerquelle, wenn die Psychotherapeutin aktiv und unterhaltend wird: „in einen Polypragmatismus gerät und zum Manegen-Clown für die Patientin wird" bzw. „Cave: der Therapeut als Entertainer". Wichtig ist, sich in der Psychotherapeutenrolle auf das Hinführen zu Möglichkeiten und eigenen Aktivitäten der Patientinnen zu konzentrieren und Impulse, allzu viel für die Patientinnen zu tun, hintanzuhalten und als Gegenübertragungsimpulse zu begreifen (vgl. dazu insbes. Kap. 7.4.7 zum sexuellen Missbrauch). „Das chronische Gefühl der Leere kann durch nichts endgültig gestopft werden. Deshalb muss es der Therapeut auch aushalten können. Nochmals: Das Loch im Innern des Patienten ist nicht aufzufüllen, durch nichts und durch niemanden" (Zöllner 1997, 120).

*8. Verzweifeltes Bemühen, ein reales oder imaginäres Alleinsein zu verhindern*
„Alleinsein kann der Borderline-Patient nicht. Er bekommt dann entweder Depressionen oder Angstzustände. ... Gute Gefühle beim Alleinsein zu ver-

mitteln wäre von daher gesehen ein zu anspruchsvolles Therapieziel ..." Deswegen tendieren Borderline-Patientinnen auch dazu, die Psychotherapeutinnen abends, nachts, am Wochenende und in den Ferien zu erreichen. Eine Fehlerquelle wäre, sich unkontrolliert und außerhalb der vereinbarten Zeiten erreichbar zu machen. Es wäre – Begründung nach Kernberg – deswegen wahrscheinlich in den meisten Fällen ein Fehler, weil es 1. den sekundären Krankheitsgewinn fördert (Verstärkung bzw. Belohnung für Symptomatik, nicht alleine zurechtzukommen) und 2. die Arbeitsfähigkeit der Psychotherapeutin untergraben, die – auf Dauer gesehen – in ihrem eigenen Privatleben sehr wahrscheinlich ansonsten Schwierigkeiten bekommen würde und eine negative bzw. aggressive Gegenübertragung entwickeln würde und – in der Folge – nicht mehr ruhig, freundlich und gelassen in ihrer Grundhaltung sein könnte. In diesem Sinne formuliert Zöllner wie auch schon vor ihm Kernberg als Behandlungsempfehlung: „Es ist sehr wichtig, dass der Therapeut von Anfang an klarstellt, wann er für den Patienten da ist und wann nicht. Er muss das dann aber auch wirklich mit eiserner Disziplin durchziehen und darf sich nicht weich klopfen lassen" (220). In der vereinbarten Zeit ist jedoch die Psychotherapeutin 100 %ig für die Patientin da; wie bei psychotischer Symptomatik ist auch bei Borderline-Symptomatik an eine Urlaubsvertretung zu denken.

### 7.8.9 Psychotherapeutische Grundprinzipen bei Borderline-Störungen

Bei all den Behandlungsüberlegungen, mit denen sich die verschiedenen Autoren befasst haben, ist es *grundlegend, dass nicht jedes therapeutische Prinzip bei jedem Patienten in jeder Situation anwendbar* ist. Das aktuelle Befinden und die aktuelle Situation in der jeweiligen therapeutischen Phase gilt es zu beachten; in diesem Sinne gibt es *de facto keine strengen Behandlungsempfehlungen, die allgemeingültig* wären. Dies abzuwägen, ist letztlich Aufgabe und Verantwortung des Psychotherapeuten.

Bekannt ist Rohde-Dachser (1979, 1989), die sich mit der Behandlung von Patienten mit Borderline-Störungen auseinandergesetzt und aufgrund deren Gefühls- und Erlebniswelt wichtige Grundregeln für die Psychotherapie formuliert hat.

Dulz und Schneider (1995, 1997) bauten darauf auf und formulierten insgesamt 18 Behandlungsprinzipien, die sie auf ein allgemeines und ein psychotherapeutisches Setting beziehen. Die aktuelle Befindlichkeit des Patienten ändert sich immer wieder im Lauf des Prozesses und daher sind auch nicht alle Prinzipien jederzeit anzuwenden. Bei psychosenaher Symptomatik geht es vorerst um die Stabilisierung des Patienten: daher ist zuerst das Halten/Schützen indiziert, und die inhaltliche oder aufdeckende Themenbearbeitung kontraindiziert.

## Allgemeines Setting (1. Kategorie)

Das allgemeine Setting bezieht sich auch auf – im engeren Sinn nicht psychotherapeutische – stationäre Bedingungen, die sich in Form von konkreten Beispielen z.B. auf Fragen der Bedingung der Wiederaufnahme, den Umgang des Pflegepersonals mit Druck und Drohungen oder eine differenzierte Aufklärungs- und Informationspflicht beziehen.

*1. Variables Setting*
Das Setting soll nicht starr, sondern variabel sein, damit es den jeweiligen Bedürfnissen, Fähigkeiten und Grenzen des Patienten angepasst wird. Das kann sich auf die Frequenz der Einzelsitzungen beziehen wie auch auf Ausnahmen der Regel, dass in den Sitzungen nicht geraucht wird. Dabei machen sie deutlich, dass es einen inneren Grund für das Rauchbedürfnis gibt, es aber im Augenblick die innere Spannung der augenblicklichen Bearbeitung reduziert.

*2. Technische Neutralität des Psychotherapeuten*
Der Patient soll auf der Basis psychotherapeutischer Notwendigkeiten behandelt werden. Unreflektierte Reaktionen des Psychotherapeuten auf Inszenierungen des Patienten oder aufgrund unreflektierter Persönlichkeitsanteile des Psychotherapeuten (Gegenübertragung) würden Gefahr laufen, zu kontraproduktiven Verstrickungen zu führen und sind als Behandlungsfehler unterschiedlichen Schweregrads einzustufen (vgl. Greenson 1992).

*3. Haltende Funktion im Sinne Winnicotts*
Die innere Bereitschaft des Psychotherapeuten zum Halten ist zentral für den Behandlungserfolg, damit der Patient sich gehalten und geschützt fühlt – und damit die Beziehung überhaupt herstellbar und tragfähig ist.

*4. Kontrolle des Agierens des Patienten, gegebenenfalls durch strikte Grenzsetzungen*
Es müssen Bedingungen gesetzt werden, unter denen ein stationärer Aufenthalt vonseiten der Station beendet ist oder eine Psychotherapie vonseiten des Psychotherapeuten abgebrochen wird: Z.B. Bei Agieren durch Drohungen oder Tätlichkeiten Entlassung und bei konstruktiver Klärung mit der entsprechenden Person des Personals Wiederaufnahme, um Entwertung und Spaltung zu reduzieren.

*5. Aufklärungs- und Informationspflicht*
Der Patient soll über Art und Sinn der Therapien, über das Krankheitsbild, das gewählte Therapiesetting und die psychodynamischen Zusammenhänge informiert werden.

## Psychotherapeutisches Setting (2. Kategorie)

Das psychotherapeutische Setting bezieht sich auf die eigentliche psychotherapeutische Arbeit.

### 1. Verbesserung des Realitätsbezuges

Die herkömmliche psychoanalytische Aufforderung, die Patientin möge frei assoziieren, ist bei Patientinnen mit Borderline-Störungen kontraindiziert. Vielmehr ist das aktive, strukturierende und steuernde Eingreifen der Psychotherapeutin notwendig, um den Realitätsbezug verbessern zu helfen.

### 2. Konzentration auf wenig konflikthafte Persönlichkeitsbereiche

Wegen des schwachen Selbstwertgefühls und der eigenen Selbstentwertung kann eine zu frühzeitige Bearbeitung von Defiziten auch zu einer Symptomverstärkung führen; ein Herausstreichen der Bereiche, die eine Patientin gut bewältigt, kreative Lösungsansätze hat, ist hier hilfreich. Erst in späteren Therapiephasen wird die Konzentration auf konflikthaftere Persönlichkeitsbereiche empfohlen; d.h. die Psychotherapeutin ist aufgerufen, zu entscheiden, wann sie wie intensiv welches Thema bearbeitet und einzuschätzen, was in welcher Therapiephase angemessen ist. „Themen wie sexueller Missbrauch oder Misshandlung lassen wir in den ersten Therapiephasen meistens auch dann nicht zu, wenn diese von den Patienten selbst angeboten werden. Wir teilen mit, zu einem späteren Zeitpunkt (rechtzeitig vor Therapieende) auf diese Themen zurückzukommen, zunächst aber z.B. auf die aktuelle Beziehungsthematik mit dem Partner zu sprechen kommen zu wollen." (71).

### 3. Vermeidung genetischer Deutungen

Das Verstehen der pathologischen Abwehrmechanismen und deren negative Folgen für den Realitätsbezug stehen im Vordergrund; genetische Deutungen, wie sie auch in der einschlägigen Fachliteratur zu finden sind, werden vermieden.

### 4. Konfrontation des Patienten

Insbesondere bei verleugneten realen Gefahren kann eine massive Konfrontation der Patientin – im Sinne des Fürsorgeprinzips – notwendig werden.

### 5. Unterbrechen von Schweigepausen

Die Spannung der Borderline-Patientin ist im Vergleich zu Patientinnen mit neurotischer Symptomatik von vornherein erhöht; deswegen würde ein weiteres Schweigen auch ein weiteres Ansteigen der Spannung zur Folge haben. Ein aktives Ansprechen des vordergründigen Themas durch die Psychotherapeutin entlastet die Patientin – sowohl im Einzel- als auch im Gruppensetting.

### 6. Verbesserung des Arbeitsbündnisses durch Forcierung der positiven Übertragung

Etwas „für die Patientin tun" kann auch – insbesondere zu Beginn der Behandlung – der Förderung einer positiven Übertragung und damit dem Arbeitsbündnis dienen; in diesem Fall handelt es sich um ein reflektiertes psychotherapeutisches Vorgehen und nicht um ein unreflektiertes Für-die-

Patientin-Tun, d.h. nicht um ein Mit-Agieren vonseiten der Psychotherapeutin oder um ein narzisstisches Bedürfnis der Psychotherapeutin. Zu einem späteren Zeitpunkt kann die positive Übertragung wieder aufgegriffen und bearbeitet werden.

### 7. Keine Interpretation der positiven Übertragung

Häufig muss die Psychotherapeutin aggressive Übertragungen vonseiten der Patientin ertragen; es ist verständlich, wenn sich folgende Fehlerquelle auftut: „Umso verführerischer ist es, den Patienten auf eine positive Übertragung hinzuweisen, um so selbst jedenfalls kurzzeitig Entlastung zu erfahren. ... Aber ein Borderline-Patient erlebt sich im Rahmen einer positiven Übertragung viel verletzlicher. Dieses auch noch (durch eine Interpretation der positiven Übertragung) zu verdeutlichen, kann leicht kontraproduktiv wirken: Der Patient bekäme Angst und müsste sich und seine (Pseudo-) Autonomie verstärkt schützen. Im Extremfall mündet eine solche Gegenreaktion in einen Abbruch der Therapie. Selbst scheinbar harmlose Bemerkungen des Therapeuten wie ‚Ich habe den Eindruck, dass sie mir jetzt zu vertrauen beginnen' sollten also in der Regel unterbleiben, da sie mehr der Selbstbestätigung des Therapeuten dienen als dem Fortgang der Therapie und mehr eine Floskel als eine therapeutische Intervention darstellen." (Dulz und Schneider 1997, 72 f.)

### 8. Aufspüren der negativen Übertragung

Wichtig ist, dass die Psychotherapeutin der Patientin dazu verhilft, die negative Übertragung aufzuspüren, die in der Regel abgespalten ist und außerhalb der Therapie agiert wird (vgl. dazu auch Salem 1999).

### 9. Entteufelung und Entidealisierung

Elternteile werden häufig idealisiert und Realitäten, die der Idealisierung im Wege stehen, verleugnet. Es ist Aufgabe der Psychotherapeutin, der Patientin zu helfen, zu einem entidealisierten Bild bei Idealisierung und zu einem entteufelten Bild bei Verteufelung zu kommen; Ziel ist, die frühen Bezugspersonen zu realen Menschen mit ihren Vor- und Nachteilen – auch in der Sicht der Patientin – erscheinen lassen zu helfen.

### 10. Herausarbeiten der unbewussten Identifikationsfantasie

Thema ist die Fantasie, die gestaltende Kraft im Leben der Patientin hat und bewusst werden soll, damit selbstbestimmtes Verhalten an die Stelle des fremdbestimmten Verhaltens treten kann.

### 11. Bestätigung der Liebesfähigkeit

„Borderline-Patienten erleben sich als weder liebenswert noch liebesfähig. Sie selbst stellen aber auch immer wieder im Rahmen von Partnerschaften Situationen her, die zu einer so großen Belastung des Partners führen, dass ein Scheitern der Beziehung fast zwangsläufig folgt" (Dulz und Schneider 1997, 74). Erarbeiten der Verzerrungen der Liebesfähigkeit und Aufzeigen befriedigender Möglichkeiten zur Realisierung der Liebesbedürfnisse und letztlich auch die wiederholte Bestätigung der potenziellen Liebesfähigkeit der Patientin vonseiten der Psychotherapeutin sind daher wichtige psychotherapeutische Themen.

*12. „Technische Neutralität ist keine Ablehnung"*
„Patienten versuchen mit allen Mitteln, möglichst viel vom Therapeuten in Erfahrung zu bringen und ihn mit allen Mitteln aus der Reserve zu locken. Auf diese Weise streben sie eine Entschärfung des als mächtig erlebten Therapeuten an, suchen sie unbewusst die stets auch mit Angst verbundene Übertragung zu unterminieren. Wir weisen in der Regel einerseits selbst scheinbar banale Fragen zu unserem Privatleben zurück und auf die unterschiedlichen Rollen von Patient und Therapeut hin, ohne jedoch so weit zu gehen, als Mensch nicht mehr ‚greifbar' zu sein. Andererseits deuten wir das Verhalten des Patienten und fragen, was sich ändern würde, wenn er wüsste, wie wir privat leben. Schließlich teilen wir mit, dass wir einerseits mit einer Person, die wir ablehnen, grundsätzlich nicht auf diese intensive Weise arbeiten würden und andererseits eine therapeutische Arbeit mit einem Freund nicht möglich ist ..." (74). Leicht kann Neutralität und Abstinenz der Psychotherapeutin als Ablehnung der Patientin missverstanden werden; in diesem Sinne aufzuklären und direkt auszusprechen, dass dies keine Ablehnung der Patientin durch die Psychotherapeutin ausdrückt, ist daher grundsätzlich sehr wichtig.

*13. Umgang mit Gegenübertragungsgefühlen*
Gegenübertragungsgefühle wie z.B. Hilflosigkeit werden – selektiv und gut überlegt – offen mitgeteilt (zu einem Zeitpunkt, wo sich die Psychotherapeutin ihrer Neutralität sicher ist), weil die Psychotherapeutin dann für die Patientin als eigenständiges Individuum deutlich wird. Verzerrte, insbesondere paranoide Deutungen der Patientin können so deutlich von der subjektiven Realität der Psychotherapeutin unterschieden werden. Auch Teammitglieder können sich – wie auch die Psychotherapeutinnen – an diese Regel halten (Kategorie 1).

## 7.8.10    Therapieziele als Werte

Das Phänomen „Scheitern am Erfolg" wird schon früh beschrieben. Zur negativen therapeutischen Reaktion wird in Kap. 7.10.2.2 näher eingegangen (Scheitern am Erfolg und Umgang mit Scheitern am Erfolg, (Rohde-Dachser 1979, Kernberg 1984).
In diesem Absatz sollen typische Ziele beschrieben werden, die in psychotherapeutischen Behandlungen als Werte in den Vordergrund treten. Für die Borderline-Patientin ist wichtig, dass sie aufhört, Personen ihrer Umwelt zu idealisieren, anstelle überhöhter positiver Zuschreibungen auch die Schwächen und Grenzen der früher bewunderten Personen sehen zu lernen, die fatalen Folgen der Idealisierungen zu sehen und als quälende Min-

derwertigkeitsgefühle und Selbstabwertungen zu identifizieren, wenn sie derartig hohe Ansprüche, Ideale, als Maßstab an andere und an sich anlegt. Mit der zunehmenden Akzeptanz von Schwächen und Fehlern kann die Patientin ich-stärker bei Kränkungen reagieren, sich weniger kritikempfindlich und lobabhängig fühlen, weniger im Erleben zerrissen und gespalten sein. Ziel ist weiters, dass bei der Patientin falsche negative Projektionen abnehmen, was zur Folge hat, dass sie weniger Angst vor der „bösen" Umwelt haben muss und ihre Ängste realistischer werden. Fremdes und Neues muss nicht mehr mit „feindlich" oder „zerstörerisch" gleichgesetzt werden. Das Vertrauen in andere und in sich kann zunehmen und sie kann mehr in sich ruhen. Letztlich entsteht langsam eine neue nicht gekannte Freiheit. Doch diese Ziele sind bis heute für – wahrscheinlich die Mehrzahl der Patienten – nicht erreicht. Die reale Umsetzung hinkt dem theoretischen Wissen noch hinten nach; dazu ein Blick auf die Bedingungen und Probleme bei der Durchführung von Behandlungen der Borderline-Patienten, auf den beeinflussenden Kontext, der die Realität und die Möglichkeiten mitbestimmt.

## 7.8.11   Die reale Umsetzung hinkt dem theoretischen Wissen hinten nach!

Nach einem stationären Aufenthalt erfolgt oft keine sachgerechte konsequente Psychotherapie. Das führt zu – zum Teil – unnötigen Verschlechterungen; Verschlechterungen und Wiederaufnahmsrate wären prinzipiell senkbar. Die Gründe dafür haben Dulz und Schneider (1997) folgendermaßen zusammengefasst:

*1. Zu wenig weitergebildete Psychotherapeuten*
Es ist schwer, einen niedergelassenen Psychotherapeuten zu finden, der ausreichend Kenntnisse in der Behandlung von Borderline-Patienten hat. Häufig beginnen niedergelassene Psychotherapeuten mit der Behandlung, kommen dann aber beim Auftreten problematischer Übertragungs-/Gegenübertragungssituationen in eine leicht verständliche (s.o.) Überforderungssituation hinein, aus der sie sich dann befreien, indem sie von sich aus um den Fortgang der Psychotherapie nicht ringen, keinen Fortsetzungsantrag mehr bei der Krankenkasse stellen usw. Manche Psychotherapeuten sagten den Patienten sogar, dass die Therapie keinen Sinn habe, weil der Patient eigentlich nicht mitarbeiten wolle, ohne dass dies bearbeitet und wieder fruchtbar gemacht worden wäre.

*2. Beschränkung der Therapieplätze bei erfahrenen Therapeuten*
Erfahrene Psychotherapeuten beschränken die Anzahl der Borderline-Patienten, die sie behandeln, auf eine kleine Zahl. (Es ist sinnvoll und gut, wenn Psychotherapeuten das zum Schutz ihrer eigenen Psychohygiene tun. Die Folge ist, dass es weniger Therapieplätze für Borderline-Patienten gibt.

Daher wäre es wichtig, dass sich mehr Psychotherapeuten mit Borderline-Patienten auskennen, um die Behandlungsplätze zu vermehren und die Kassen mehr Kassenplätze zu Verfügung stellen.)

*3. Setting der Behandlung*

Wichtig ist es, dem Patienten zu vermitteln, dass man ihn sieht und das Setting auf ihn zuschneidet. Wegen seiner geringen Frustrationstoleranz, wenn er sich nicht gesehen fühlt, ist er leicht gefährdet, die Therapie abzubrechen; deswegen ist ein Setting von zwei Psychotherapie-Sitzungen pro Woche günstig.

*4. Kassenfinanzierung*

In Deutschland gab es sogar Ablehnungen der Krankenkassen mit der „etatfreundlichen, aber aus psychiatrisch-psychotherapeutischer Sicht fernab der Realität liegenden Begründung, eine Borderline-Störung ... (wäre) „nicht zu behandeln"; (Dulz und Schneider 1997, 127) in Österreich ist mir ein derartiger Fall nicht bekannt geworden. Die Patientengruppe der Borderline-Störungen ist leider – analog jener der psychotischen Störungen – ein „Stiefkind" sowohl der psychotherapeutischen Aus- und Weiterbildung als auch der psychotherapeutischen Versorgung durch Krankenkassen und Krankenanstalten.

*5. Zu lange Wartezeiten*

Die Wartezeiten, bis eine sachgerechte Psychotherapie ambulant durchgeführt wird, sind derartig lang, dass es die Patienten ohne Verschlechterung oft nicht schaffen.

Ich hoffe auf die nächste Generation der Psychotherapeuten und auf eine Vermehrung der Krankenkassenplätze in Österreich, um die psychotherapeutische Versorgung der Borderline-Patienten zu verbessern.

## 7.8.12 Neuere Entwicklungen

Zu den Entwicklungen der letzten Jahre gehört – im Anschluss an die oben bereits erwähnte Arbeit von Mentzos (1996) – die Operationalisierte Psychodynamische Diagnostik (OPD), die Leitlinie zur Dimension der Symptomatik in Relation zur Persönlichkeit der Diagnostik-Leitlinie (Bartuska, Buchsbaumer, Mehta, Pawlowsky, Wiesnagrotzki (2005) und die Strukturbezogene Psychotherapie (Rudolf 2004, vgl. dazu auch Küchenhoff 2002, 2003).

### Operationalisierte Psychodynamische Diagnostik OPD

In Kap. 3.3.9 wurde bereits auf die OPD eingegangen. Der Begriff der „Struktur" bezieht sich dabei nicht auf das bekannte topografische Strukturmodell von Freud mit seinen Instanzen Es, Ich, Über-Ich, sondern ist eher sowohl dem Konstrukt der Ich-Funktion als auch der Persönlichkeitsorganisation nach Kernberg (1978) verwandt. „Strukturelle Persönlichkeitsmerkmale stehen einerseits in einer Ergänzungsreihe mit intrapsychischen und neurotischen Konflikten. Andererseits haben sie zu letzteren eine Art Figur-Grund-Verhältnis. Die beschriebenen Grundkonflikte sind für alle Menschen bedeutsam. Ihre Integration hängt aber von den strukturell vorgegebenen Verarbeitungsmöglichkeiten bzw. Defiziten des Einzelnen ab. Dabei wird davon ausgegangen, dass strukturelle Defizite v.a. in der Folge von (sequenziellen) Traumatisierungen und schweren Beziehungsbeeinträchtigungen entstehen" (Schauenburg und Grande 2000, 61).

## Leitlinie zur Dimension der Symptomatik in Relation zur Persönlichkeit

In Teil B der Diagnostik-Leitlinie („Psychotherapeutische Leitlinien"), auf die auch in Kap. 7.1.4.6 eingegangen wurde, befindet sich unter B. I „Leitlinien zur Diagnosestellung" unter 1. die „Leitlinie zur Dimension der Symptomatik in Relation zur Persönlichkeit". In ihr wird von der behandelnden Psychotherapeutin gefordert, dass sie sich mit folgenden Aspekten beschäftigt:
1. Beschwerden der Patientin und differenzialdiagnostische Abgrenzung
2. Beschwerden als Leidenszustände/Verhaltensstörungen oder als Persönlichkeitscharakteristik oder umgrenzbare Symptomatik (sowie die Art der Wechselwirkungen).
3. Einschätzung der Beschwerden im Verhältnis zu den Ressourcen hinsichtlich der Veränderbarkeit
4. Schweregrad der Verhaltensstörungen und Leidenszustände.
Insbesondere die Wechselwirkungen unter 2 sind hier unter diagnostischem Aspekt besonders interessant und praxisrelevant. Wie ist die Persönlichkeit charakterisierbar? Wird jede Anforderung als negativer Stress, konflikthaft oder belastend erlebt? Oder handelt es sich etwa um eine Patientin, die in einem intakten Umfeld lebt und eine Phobie entwickelt?

## Strukturbezogene Psychotherapie (G. Rudolf)

Gerd Rudolf (2004) leitete die Arbeitsgruppe „Struktur" im OPD-Arbeitskreis und schrieb ein derzeit viel diskutiertes Buch mit dem Titel „Strukturbezogene Psychotherapie", in dem er versucht, einen „Leitfaden zur psychodynamischen Therapie struktureller Störungen" zu geben. Es gelang letztlich eine Beschreibung und Operationalisierung jener Funktionen, die für die seelischen Strukturen mit ihren langsamen Veränderungsprozessen zentral sind. Cierpka betont in seinem Geleitwort die Vorteile dieser Basisdiagnostik: 1. Diagnostik struktureller Fähigkeiten und Problembereiche von Patienten, 2. die Entwicklung fokusorientierter Behandlungsansätze, um eine konkrete Funktion zu fördern und 3. Unterstützung der Prozessdiagnostik hinsichtlich der erreichten Veränderungen.

Der Psychotherapeut unterstützt in seiner Behandlung die Funktionen, die die Selbstwirksamkeit und die Affektregulierung stabilisieren. Zur psychotherapeutischen Methodik gehört weiters, dass zwar die Übertragung und Gegenübertragung genutzt werden, jedoch die Übertragungsdynamik nicht gedeutet wird. Gegenübertragungsphänomene werden insofern diagnostisch genutzt, als sie dem Patienten seine Beziehungsmuster in ihrer Dysfunktionalität spürbar und durchschaubar machen. Der Patient soll de facto möglichst rasch in seinen realen Beziehungen gestärkt werden.

### Kathexis-Ansatz

Kouwenhoven, Kiltz und Elbing (2002) haben ebenfalls ein Buch zur Transaktionsanalytischen Behandlung nach dem Kathexis-Ansatz verfasst.

## 7.9     Behandlungsüberlegungen bei Psychosen

Ich habe mich dazu entschlossen, den Menschen mit psychotischen Störungen ein eigenes Kapitel zu widmen, weil sie – in Zeiten langsam, aber doch – zunehmender Krankenkassenfinanzierung von Psychotherapie (wie auch Menschen mit schweren Persönlichkeitsstörungen) eher die Chance auf eine Behandlung haben und voraussichtlich vermehrt haben werden. Für die Psychotherapeuten heißt das, dass sie gut daran tun, darauf vorbereitet zu sein (in Aus-, Weiter- und Fortbildung). Die Erfordernisse der psychotherapeutischen Behandlung von Menschen mit psychotischen Erkrankungen erfordern – mehr als bei neurotischen Erkrankungen – über den „Zaun der eigenen Methode" hinauszuschauen auf Bereiche der anderen Psychotherapiemethoden und anderer Professionen.
Ausschließlichkeitsansprüche für einzelne Theorien zur Pathogenese von psychotischen Erkrankungen, speziell der Schizophrenie, sind in der Zwischenzeit seltener geworden und haben den Blick auf die Erkenntnis frei gemacht, dass jeder auf diesem Gebiet Arbeitende oder Forschende einen Teilbereich vor Augen hat und erst die Vernetzung mit den Arbeiten der anderen eine neue Qualität oder einen weiteren Schritt hin zu einer „Gesamterkenntnis" ermöglichen kann. Die meisten psychotherapeutischen Autoren ändern in ihrer psychotherapeutischen Methode für die Behandlung von Menschen mit psychotischen Störungen ihre Vorgangsweise in spezifischer Weise ab (Hutterer-Krisch 1996).
Psychoanalytiker arbeiten z.B. bei Menschen mit psychotischen Störungen im Sitzen und nicht im Liegen; während die Couchsituation die Übertragungsneurose als Motor der Neurosenbehandlung stimuliert, wird sie von Menschen in der produktiven Psychose ganz anders wahrgenommen und ist dadurch kontraindiziert. Dies deswegen, weil bei Menschen mit psychotischen Störungen die Couchsituation z.B. eher ängstigend statt entspan-

nend wirkt, die Fantasie zur Wahnwahrnehmung verdichtet werden kann; Übertragung wird stattdessen blockiert, insbesondere durch den Verzicht auf das Verbergen des Analytikers, das leicht als Bedrohung erlebt werden kann (Ruhs und Schindler 1993). Als wesentliche Grundzüge der psychoanalytischen Psychosenpsychotherapie werden z.B. genannt: Wahrnehmen und Behandeln als Subjekt (und nicht als Objekt), Verzicht des Psychotherapeuten auf eine allwissende und deutende Position, die Bereitschaft zuzuhören, die Andersartigkeit des Patienten zu akzeptieren, Achtsamkeit des Psychotherapeuten, den Patienten nicht nach den eigenen Normen formen zu wollen, Akzeptieren, wenn der Patient in seiner Struktur verbleiben will und Eröffnen der Möglichkeit, den Mangel zu entdecken, sich wieder mit ihm anzufreunden, die verschüttete Geschichte wieder lebendig werden zu lassen, das Leiden mitzuteilen. Psychoanalytiker nähern sich damit grundlegenden Prinzipien humanistischer Psychotherapiemethoden an. Trotz unterschiedlicher Terminologie der Vertreter verschiedener psychotherapeutischer Methoden sind die Konsequenzen für die psychotherapeutische Praxis und Interventionslehre im Bereich der Psychosenpsychotherapie ganz ähnlich.

Auf den Begriff der Psychose, das Verhältnis von Psychotherapie und Psychiatrie, auf die Psychose als Affekterkrankung (Machleidt 1994) und auf die psychotherapeutisch orientierte Auseinandersetzung mit Psychosen (z.B. Benedetti 1987, 1994, Mentzos, 1991, Brosch 1994, Besems und van Vugt 1994, Nevis 1992, Perry 1996, Schwaiger 1996) sowie auf die Wirksamkeit der Psychotherapie bei Psychosen wurde bereits an anderer Stelle ausführlich eingegangen (Hutterer-Krisch 1996, Hutterer-Krisch 1999).

Von psychoanalytischer Seite her gab es verschiedene Annäherungen an das, was die Psychose eigentlich ausmache. Ein historischer Abriss, der sich auf unterschiedliche Psychotherapiemethoden bezieht, wurde an anderer Stelle bereits publiziert (Hutterer-Krisch 1996). Für die Zwecke dieses Buches möchte ich nur kurz auf die grobe Zusammenfassung von Stavros Mentzos eingehen. Mentzos (1991) hat aus der Psychoanalyse stammenden Auffassungen zu drei Gruppen zusammengefasst: 1. die Konflikt-Abwehr-Auffassung, 2. das Ich-Defizienz-Konzept und 3. die objektbeziehungstheoretische Sicht der Ich-Schwäche, die folgendermaßen charakterisiert sind:

### 1. Konflikt-Abwehr-Konzept
Der psychotische Prozess wird analog der Situation der Neurosen als die Antwort auf einen Konflikt, als das Resultat defensiver Vorgänge (Einsetzen von entsprechenden Abwehrmechanismen) gesehen (Freud, 1924, Arlow und Brenner 1964).

### 2. Konzept der Ich-Defizienz
Die ich-psychologische Richtung der Psychoanalyse geht von einer „Ich-

Schwäche" aus, die konstitutionell oder im Lauf der Zeit erworben wurde, d.h. von einer grundsätzlichen Defizienz des Ichs des Schizophrenen.

3. *Konzept der Selbst- und Objektrepräsentanzen*

Die Vertreter der Objektbeziehungstheorie entwickelten in den 50er-Jahren ein differenzierteres Bild der postulierten „Ich-Schwäche" auf der Basis des Konzepts der Selbst- und Objektrepräsentanzen. Die Beeinträchtigung der Beziehung des Psychotikers zu sich selbst und zur Umwelt (zu seinen Objekten) macht die Ich-Schwäche im Wesentlichen aus, nicht allgemein Ich-Funktionsstörungen schlechthin. Störungen der Beziehung zu Primärobjekten bzw. deren intrapsychischen Niederschläge haben zu der Entstehung dieser defizitären Selbst- und Objektrepräsentanzen geführt (vgl. Kernberg nach Mentzos). So wird verständlich, dass Psychotiker gerade innerhalb ihrer Beziehungen psychotisch werden können, obwohl sie sich sonst ganz normal und unauffällig verhalten können.

Stavros Mentzos führte 1967 erstmalig eine Untersuchung von ca. 300 akut psychotischen Patienten durch, bei denen insgesamt ca. 1000 psychopathologische Querschnittsbilder akut psychotischer Patienten systematisch erfasst und verglichen wurden. Die gefundenen Befunde unterstützten die aus dem „Psychiatriealltag" bekannten Beobachtungen, bzw. die aus diesen Beobachtungen gewonnenen psychodynamischen Hypothesen, dass Wahnbildungen und projektive Abwehrmechanismen ganz allgemein als Abwehr und Schutz gegen die schreckliche Angst vor psychischer Desintegration und Kontrollverlust eingesetzt werden. Mentzos entfernt sich in seinen Ausführungen von der Sichtweise der Trennung zwischen primären und sekundären Symptomen; er wehrt sich gegen die konventionelle Sichtweise einer primären elementaren Grundstörung (biologisch begründbarer Schaden) und den sekundären Symptomen, die Kompensation oder mehr oder weniger gelungene Neuanpassungsversuche der Patienten darstellen sollen. Mentzos versteht vieles, was herkömmlicherweise als primär betrachtet wurde, als beachtliche restitutive oder Abwehr-Ich-Leistung und stellt die Frage, ob nicht auch im Bereich der Psychosen von dem Postulat eines ungelösten Primärkonflikts auszugehen sei.

Mentzos (1991) fasste im Anschluss an eine Zeit, die vom zunehmenden Übergewicht einer einseitig somatisch und allenfalls deskriptiv orientierten Psychiatrie geprägt war und auch heute noch ist, seine Auseinandersetzung mit den psychodynamischen Modellen in der Psychiatrie zusammen: Er befasst sich eingehend mit der psychotischen Dynamik allgemein sowie speziell mit der Psychodynamik von schizophrenen, affektiven Psychosen und Depressionen und geht davon aus, dass viele psychotische Symptome *nicht die direkten Folgen* angenommener biologischer Defekte oder psychischer Traumatisierung, Mangelzustände oder intrapsychischer Spannungen sind, sondern eine *Reaktion* darauf. Mentzos sieht nicht so sehr die Frage der Genese bzw. der Somato- oder Psychogenese im Vordergrund, als vielmehr die komplexe intrapsychische Dynamik, die aus dem Zusammen-

spiel von primärer Störung, Schädigung, Belastung etc. einerseits und Be-
wältigungs-, Abwehr- und Kompensationsmechanismen des psychischen
Organismus andererseits entsteht. Gerade diese Reaktion bzw. diese Verarbeitung des Patienten, die ja etwas *Aktives* ist, macht oft den Hauptanteil
des sichtbaren klinischen Bildes bzw. des bewusst erlebten Leidensdrucks
des psychotischen Menschen aus. Diese Annahme sieht Mentzos analog
der allgemein-medizinischen Feststellung, dass oft die „gut gemeinten"
Reaktionen des Körpers (z.B. bei den Allergien) dem Menschen schaden
oder sogar den Tod herbeiführen können.

Beispielhaft belegt Mentzos, dass psychotische Symptomatik nicht als primäre Kommunikationsunfähigkeit, sondern als ein großteils zum Zwecke
des Schutzes und der Abwehr gebrauchter Vorgang zu verstehen ist.

Für eine eingehendere methodisch breit gefächerte Sichtweise verweise ich
auf den Herausgeberband „Psychotherapie mit psychotischen Menschen"
(Hutterer-Krisch 1996).

## 7.9.1    Frühwarnsymptomatik

Mit Frühwarnsymptomen sind Konzentrationsstörungen, Schlaf-
störungen, Beziehungssetzungen, überwertige Ideenbildungen und andere
individuell unterschiedliche Symptome gemeint, mithilfe derer der Patient
selbst rechtzeitig ein Rezidiv frühzeitig erkennen und in der Folge auch
abfangen kann. Dazu gehört die Akzeptanz der „unschönen" Tatsache auf
Seiten des Patienten, dass er produktiv psychotisch werden kann (Binder,
in Hutterer-Krisch 1996, 192), dass er seine Frühsymptome kennt und
wahrnimmt und ernst nimmt, und selbstständig angemessene Schritte einleitet, die ihm helfen, nicht rückfällig zu werden. Dieses schizophreniespe-
zifische Wissen ist von verschiedenen Therapiemethoden aufgegriffen worden. So zum Beispiel von N. Kienzle aus verhaltenstherapeutischer Sicht in
Form von konkreten Selbstbeobachtungsformen (ein Selbstbeurteilungsbo-
gen ist täglich auszufüllen) (Kienzle, in Hutterer-Krisch 1996, 444), ebenso
aus personenzentrierter Sicht, wenn U. Binder für das Kennen- und Wahr-
nehmenlernen der charakteristischen auslösenden Faktoren plädiert und
eine Kontrolle der Gegenübertragungsangst des Psychotherapeuten fordert
(wohlgemerkt: aus humanistischer, nicht psychoanalytischer Perspektive!):
„Um hierbei zu helfen, muss zunächst der Therapeut selbst zu den entsprechenden Wahrnehmungsphänomenen in der Lage sein und sie gegebenenfalls angstfrei vermitteln. Schizophrene Patienten haben zu Recht den
Anspruch und die Erwartung an den Therapeuten, dass er diesbezüglich
verlässlich und kompetent ist" (Binder, in Hutterer-Krisch 1996, 192). Aus
gruppentherapeutischer Sicht wird ebenfalls die Krisenplanung und Früherkennung eines nahenden Rezidivs ins Auge gefasst (Hutterer-Krisch
1996, 85, Buchkremer und Fiedler 1987).

In der Zwischenzeit gibt es zu diesem Thema auch Hilfestellungen im Internet; so habe ich zum Beispiel folgende Passage gefunden: „Mögliche Warnzeichen: Bei den endogenen Psychosen zeigen sich bereits Monate und Jahre vor einem akuten Schub in der Regel erste Warnzeichen. Sie sind jedoch leider so unspezifisch, dass sie weder vom Betroffenen noch von seiner Umgebung mit Frühsymptomen einer Psychose in Verbindung gebracht werden. Die Betroffenen leiden mitunter an Lustlosigkeit, Schlaf- oder Antriebsstörungen. Manche haben monatelang eine gedrückte Stimmung. Sie sind angespannt, zuweilen nervös oder können sich schlecht konzentrieren. Bei anderen geraten die Gedanken durcheinander und werden von anderen Gedanken gestört. Eine erhöhte Empfindlichkeit gegenüber Licht und Geräuschen sowie eine erhöhte Reizbarkeit können ebenfalls auf eine beginnende Psychose hinweisen. Häufig sind die Betroffenen vermehrt in Konflikte verwickelt. Sie sind zunehmend misstrauisch, beziehen alles auf sich oder leiden an Trugwahrnehmungen. Insgesamt ziehen sich die Betroffenen immer mehr aus ihrem sozialen Umfeld zurück." (www.npin.de/npinkrankheit/show.php3?p=26id=47 2006). Es ist zu hoffen, dass diese so wertvolle Informationsvermittlung durch die Verwendung des Internets zusätzlich unterstützt wird.

## 7.9.2    Behandlungsüberlegungen nach G. Benedetti

Gaetano Benedetti beschrieb an anderer Stelle Aspekte seiner psychoanalytisch orientierten therapeutischen Arbeit bei Menschen mit psychotischen Störungen, speziell des schizophrenen Formenkreises; im Folgenden fasse ich wesentliche Charakteristika seiner Überlegungen zusammen, die sich auf die Aspekte der „Positivierung", der „progressiven Psychopathologie" und der „Bildung von Übergangssubjekten" beziehen (Benedetti 1987, 314):

*1. Positivierung*
*Mit dialogischer Positivierung der psychotischen Erfahrung ist das Verstehen des Patienten und die selektive Offenheit des Psychotherapeuten gemeint.*
Der Psychotherapeut begibt sich in die Welt des Patienten, versucht, seine Symbole zu verstehen und gibt dem Patienten immer wieder – in der dialogischen Positivierung des negativen, selbst- und weltfeindlichen psychotischen Erlebens im Spiegel des Psychotherapeuten – ein positives Selbstbild zurück.
Beispiele der Positivierung:
*Lebensgeschichtliche Identitätsforschung:* Im Lauf des psychotherapeutischen Prozesses unterstützt der Psychotherapeut den Patienten, sich in seiner Lebensgeschichte zurechtzufinden, wobei es – weniger wie beim neurotischen Menschen – um das Aufdecken von unbewusstem Material geht, sondern mehr um das Entdecken der eigenen Identität.

*Korrektive Fantasien und freie Assoziationen des Psychotherapeuten:*
Das Ausmaß der selektiven Offenheit ist sehr groß. Anstatt zu deuten
spricht der Psychotherapeut über sein Erleben und äußert seine Fantasien
und freien Assoziationen dem Patienten gegenüber in Form von „Ich-Bot-
schaften".

*Ansprechen der kreativen Seite des Patienten:* Eine aktive Haltung und die
Wertschätzung des Psychotherapeuten hinsichtlich psychopathologischer
Phänomene sind dafür notwendig. Die Psychopathologie wird vom Psycho-
therapeuten als fehlerhafter, aber beachtenswerter Versuch des psychopa-
thologischen Selbstentwurfes angehört und als kostbarer Ausdruck eines
Innenlebens gesehen.

*Identifikation mit dem Patienten:* Die Identifikation des Psychotherapeuten mit dem Patienten meint das Sich-in-den Patienten-Hineinversetzen;
es geschieht ohne jedes bewusste Zutun einfach aufgrund des Interesses des
Psychotherapeuten für den Patienten und des affektiven Kontaktes mit
ihm.

*Handhabung der Gegenübertragung (Insuffizienzgedanken und -gefühle)
und Gegenübertragungsimpulse (Motivationsverlust):* Der Psychothera-
peut kommt in Situationen des Widerstandes, der Unverständlichkeit, der
Kontaktlosigkeit oder der Passivität, die es auszuhalten gilt. Zentral ist die
Fähigkeit des Psychotherapeuten, negative Zustände zu ertragen, ohne die
Motivation zu verlieren oder Insuffizienzgefühle zu entwickeln.

*Handhabung der negativen Gegenübertragung im Angesicht von Destruk-
tivität:* Eine korrigierende und konstruktive Begegnung mit der Destrukti-
vität und dem Tod ist wichtig. Die Zerstörung der Beziehungen zu anderen
Menschen, Suizidimpulse oder auch die Selbstauflösung der Person sind
destruktive Phänomene, die es von der Seite des Psychotherapeuten her
auszuhalten gilt, ohne negative Gegenübertragungen zu entwickeln.

### 2. Progressive Psychopathologie

*Bei der progressiven Psychopathologie (als Entwicklung der Psychose im
kommunikativen Medium der Symptome) geht es um das Akzeptieren der
Psychopathologie als Raum der Kommunikation (anstatt das Nicht-Angepasste eliminieren zu wollen).* Benedetti versteht unter „progressiver Psychopathologie" *nicht* die Deskription ‚objektiver' pathologischer Phänomene, die an sich beobachtet werden und in sich bestehend vor den Augen des
Psychiaters abrollen, sondern eine hermeneutische Wissenschaft von Phänomenen, die in einem dualen Feld zwischen dem Patienten und seinem
Partner entstehen, und deren Schilderung vom Mitvollzug nicht unabhängig ist. Der Psychotherapeut beschränkt sich nicht darauf, psychopathologische Phänomene zu deuten und auf rationale Modelle zu reduzieren, sondern begibt sich durch die Identifikation mit dem Kranken in die psychotischen Räume, „um *von dort aus* mit eigenen *Einfällen, Fantasien, Träumen* nach Weitergestaltung dieser psychotischen Räume in die Richtung

vermehrter Kommunikation und Selbstwerdung Ausschau zu halten." D.h. Psychopathologie wird als Raum der Kommunikation akzeptiert und durch die Intentionen, die sich in diesem Raum formen, progressiv; „und sie ist in dieser Form der progressiven Psychopathologie eine Herausforderung an jene konservative Umwelt, die sich über das Nicht-Angepasste auflehnen mag und es durch Sedation nur beseitigen will, statt darin auch einen Keim der Bewegung zu erkennen (Benedetti 1987, 316 f).

*3. Bildung von Übergangssubjekten*
Die Entstehung des Übergangssubjektes bedeutet eine heilsame Verschränkung des Patienten und Therapeuten. Es bildet sich konkret in den Zeichnungen des Patienten ab und entwickelt sich im günstigen Fall aus der psychotherapeutischen Beziehung in Richtung Wachstum, Trennung und Individuation.

## 7.9.3    Geeignete therapeutische Settings nach S. Mentzos

Mentzos (1991) hält folgende drei therapeutische Settings als *geeignet*:

*1. Begleitung des Patienten*
Bei dieser Betreuung handelt es sich um keine Psychotherapie im engeren Sinn. Über viele Jahre hinweg kommt der Patient zu seltenen und kurzen Gesprächen (z.B. 2- bis 4-wöchig je 20 bis 30 Minuten). Die Konstanz der Bezugsperson (des Objektes) ist dabei gegeben, auch hier sind Authentizität und Echtheit der existenziellen Begegnung von fundamentaler Bedeutung. Im Unterschied von der – vom Setting her ähnlichen – üblichen ambulanten Betreuung psychotischer Patienten durch niedergelassene Psychiater ist sich der Therapeut der Bedeutung und des Wertes der Begegnung bewusst, stellt sich darauf ein, dass er eben „nur" Begegnung anbietet, bekommt keine Schuldgefühle, wenn er eben nicht „mehr" anbietet bzw. weiß, dass das bereits „mehr" ist und fühlt sich deswegen auch nicht veranlasst, unnötigerweise die Medikation zu erhöhen. Die projektive Identifikation des Patienten wird nur indirekt beantwortet: durch die weiterhin konstante empathisch-verstehende Haltung wird sozusagen der Gegenbeweis erbracht.

*2. Psychotherapie (eine Stunde wöchentlich ca. 3–4 Jahre lang)*
Durch dieses Setting entsteht eine stärkere (und stärker ambivalente) Übertragung. Nur wenn sie zu einem beträchtlichen Widerstand führt, wird sie angesprochen und gedeutet. Themenschwerpunkte sind aktuelle Probleme und Konflikte und das Verstehen der Situationen, die zu einer Krise oder psychotischen Dekompensation führen. Durch die Grundbeziehung, die während der Psychotherapie entsteht, findet indirekt auch eine Behandlung des psychotischen Kerns statt.

*3. Psychotherapie (zwei bis drei Stunden wöchentlich mehrere Jahre lang)*
Die therapeutische Grundbeziehung ist hier noch intensiver; dadurch
erhöht sich das Potenzial und der Anteil der „psychotischen Übertragung",
die im Zentrum der psychotherapeutischen Bemühungen steht. Der
Psychotherapeut versucht aktiv und direkt die Gegenwart zu benennen
und zu deuten, um die Entwirrung des emotional verwirrten Patienten zu
fördern.

Die Betonung des Hier und Jetzt der aktuellen Situation, die Betonung der
Offenheit und des empathischen Verstehens und seiner Vermittlung, wie
sie für die psychoanalytisch orientierte Psychosenpsychotherapie vorgeschlagen wird, sind auch die Grundpfeiler humanistischer Psychotherapieverfahren.

## 7.9.4    Hauptschwierigkeiten analytisch orientierter Therapien

Mentzos (1992) beschreibt einige der Hauptschwierigkeiten der
analytisch-orientierten Psychotherapien:
1. Es besteht die Gefahr, dass der Patient die Erfolge der Psychotherapie als
eine *Infragestellung* seines *Selbst* und seiner *Autonomie* erlebt. Wenn der
Eindruck entsteht, diese Erfolge seien ein „Sieg" des Psychotherapeuten
über ihn, so würde damit „die alte Wunde wieder aufgerissen und sein sensibelster Punkt (seine Selbst-Ständigkeit) berührt." Dabei geht es nach
Mentzos nicht darum, dass der Patient dem Therapeuten den Erfolg etwa
nicht gönnen will, sondern um die „Beeinträchtigung der Autonomie"
(Mentzos 1992, S. 254).
2. Die Möglichkeit einer *„paradoxen" Beendigung* der Psychotherapie
scheint dieses Dilemma zu lösen: Äußerlich kann die Psychotherapie als
Abbruch und Misserfolg aussehen und erst *später* wird der in Wirklichkeit
tatsächlich stattgefundene *Fortschritt* deutlich sichtbar.
3. Im Laufe der Behandlung und in einer zunächst erfreulichen Umkehrung
des ursprünglich pathologischen Prozesses wird die Symptomatik durch die
Beziehung zum Therapeuten gleichsam „ersetzt". Am *Ende* der *Psychotherapie* entsteht dadurch die *Gefahr einer erneuten Destabilisierung*, einer
Mobilisierung der Abwehr und der Kompensationsmechanismen, d.h. eines
erneuten Auftretens der Symptomatik. Ist dies der Fall, konnte zwar das
primäre Therapieziel der „Reifung der Persönlichkeit zur Herstellung von
echten Objektbeziehungen bei Aufrechterhaltung der eigenen ... Selbst-
ständigkeit ..." nicht ganz erreicht werden; dennoch ist die Aufrechterhaltung mehr oder weniger „labiler Gleichgewichtszustände" als nicht voll-
ständiger, relativer oder Teilerfolg zu werten – „im Vergleich zu deletären
Verläufen mit völliger ‚Versandung' der Persönlichkeit und Unfähigkeit zu
jeglicher Beziehungsaufnahme." (Mentzos 1992, S. 255).

## 7.9.5    Gestalttherapeutische Behandlungsüberlegungen

Die Gestalttherapie, wie sie im Bereich der neurotischen Störungen und für Ziele der Persönlichkeitsentwicklung angewandt wird, wurde von Gestalttherapeuten, die mit Patienten mit psychotischen Störungen arbeiteten, abgewandelt (z.B. Besems und van Vugt 1987, Hanika 1992, Serok, Rabin und Spitz 1984, Hutterer-Krisch 1999). Besems und van Vugt (1996) gehen von den Ich-Störungen der Schizophrenen aus, wie sie Scharfetter (1986) beschreibt und entwickelten auf gestalttherapeutischer Basis Übungen dazu. Hanika betont bei der gestalttherapeutischen Arbeit mit Schizophrenen, dass auf die Schutzfunktion des Widerstandes besonders beachtet werden muss, da die Arbeit am Widerstand rasch zu bedrohlichen Erlebnissen führen kann. Die Arbeit an Persönlichkeitsanteilen mit den Methoden, wie sie bei neurotischen Patienten angewendet werden (Gestaltmethoden der Identifikation) ist meist kontraindiziert, da es die Tendenzen der Patienten zu Zersplitterung steigert. Cynthia O. Harris stellt 1992 einige grundlegende Techniken der Gestalttherapie in der Arbeit mit psychotischen Personen vor: *1. „Self-Disclosure" (Selbstöffnung, Sich selbst preisgeben).* Der Psychotherapeut stellt auch seine persönliche Sicht der therapeutischen Interaktion dar. Er bezieht sich dabei auf die unmittelbaren Erlebnisse mit dem Patienten und drückt sich klar und eindeutig aus. Mit dieser Forderung nach Authentizität ist nicht gemeint, dass der Psychotherapeut in jeder Situation immer alles sagt, was er sich denkt oder fühlt; vielmehr geht es im Laufe der gestalttherapeutischen Arbeit, das richtige Maß an selektiver Authentizität im Sinne Lore Perls' zu finden: Der Psychotherapeut sagt nicht alles, aber was er sagt, ist authentisch. *2. „Polarities" (Polaritäten).* Die Arbeit mit Polaritäten erfordert beim Gestalttherapeuten eine spezielle Vorsicht und Achtsamkeit, sofern Patienten Schwierigkeiten haben, die Grenze zwischen innen und außen wahrzunehmen. Dem Psychotherapeuten kommt z.B. auch die Aufgabe zu, klarzustellen, dass es sich um zwei Seiten der gleichen Persönlichkeit handelt und nicht um zwei verschiedene Personen, damit nicht das zerbrechliche oder ohnehin bereits gefährdete Integritätsgefühl der Person zusätzlich gefährdet wird. *3. „Dreams" Traumarbeit* erfordert viel Vorsicht. Im Falle eines beunruhigenden Traumes oder eines Alptraumes kann der Gestalttherapeut dem Patienten z.B. auffordern, den Traum zu wiederholen und ein tröstliches Detail nachzuerzählen, oder den Traum nachzuerzählen und aufzuhören, wenn er sich unwohl fühlt. Anschließend kann er z.B. den Patienten einladen, den Traum mit einem angenehmen, erwünschten Ende zu erzählen. Diese Techniken erlauben dem Patienten, die Erfahrung zu machen, über sein Leben verfügen zu können, sein subjektives Erleben selbst beeinflussen oder über sein Innenleben wieder mehr verfügen zu können, d.h. sich nicht seinem Innenleben ausgeliefert zu fühlen.

## 7.9.6    Gegenübertragungsreaktionen und ihre Handhabung

Neben der Angst vor dem produktiv-psychotischen Zustandsbild finden sich in dem Beispiel auch Kränkung durch Sicht-Abgewiesen-Fühlen, Angst vor Zurückweisung und Angst vor Nicht-Beziehung. Die Angst vor der Unkontrollierbarkeit der Psychose habe ich vor allem bei Psychotherapeuten erlebt, die noch wenig Erfahrungen mit Menschen mit psychotischen Symptomen hatten. Scheinbar kann man die Fähigkeit und das (nicht nur rationale, sondern auch emotionale) Bewusstsein erwerben, dass man psychotisches Erleben letztlich nicht kontrollieren kann. Die Ohnmacht des Psychotherapeuten, das Akzeptieren-Müssen, dass der Psychotherapeut nicht allmächtig ist, auch wenn er es vielleicht gerne insgeheim wäre, sind wichtige Supervisionsthemen, insbesondere wenn Psychotherapeuten beginnen, mit Menschen mit produktiv psychotischen Symptomen zu arbeiten oder anlässlich befürchteter psychotischer Dekompensation. Beim Sich-Einlassen auf den Begegnungsprozess können als Gegenübertragungsreaktionen Angst und Schuldgefühle bei einem Rückfall, d.h. bei einer neuerlichen produktiv psychotischen Manifestation auftreten. Es gibt auch Kollegen, die mit einem Vermeidungsverhalten reagieren und prinzipiell nicht mit Menschen mit psychotischer Symptomatik irgendeiner Art arbeiten wollen. Die Supervision trägt zur Psychohygiene des Psychotherapeuten bei, hat die Funktion, eine Entlastung durch das bloße Erzählen zu erzielen und durch das Faktum, mit dem „Fall" und den eigenen – von ihm ausgelösten – Gefühlen nicht alleine zu sein. Weitere Gegenübertragungsreaktionen sind z.B. Ratlosigkeit, Ohnmacht, Hilflosigkeit, emotionale Überforderung, Aggressionen, Wut, Schuldgefühle (z.B. im Falle von Unterlassungen), Kränkung, Betroffenheit, Einfühlung, Identifikation/Überidentifikation mit dem Patienten. Durch die Abwehr eigener Gefühle kann der Zugang erschwert sein.

Supervision ist wichtig, dient sie doch dem Erkennen und Spüren der eigenen Gefühle und Handlungsimpulse und der Reflexion der psychotherapeutischen Techniken und ihrer Angemessenheit in der jeweiligen Situation.

Es gehört zu den wesentlichen Aufgaben der Supervision, den Gefühlen des Psychotherapeuten und seinen spezifischen Gegenübertragungskonstellationen Zeit und Raum zu geben, ihn damit zu unterstützen, die psychotherapeutische Haltung wieder einnehmen zu können, wenn er sie verlassen hat. Es können Schuld- und Schamgefühle auftreten, wenn das tatsächliche Verhalten des Psychotherapeuten nicht der psychotherapeutischen Grundhaltung entspricht, sondern ein „agiertes" Verhalten des Psychotherapeuten ist. Immer wieder habe ich erlebt, dass sich Psychotherapeuten dafür abwerten, wenn sie dies bei sich erkennen. Dabei stellt sich die Frage, was denn eigentlich ein „guter" Therapeut ist. Thomas Sasz definierte den „Experten" als einen Menschen, der die gröbsten Fehler kennt und diese zu

vermeiden weiß (Vortrag, gehalten beim 1. Weltkongress des World Council for Psychotherapy im Juli 1996 in Wien). In Anlehnung an Thomas Sasz
könnte man sagen: Ein „guter" Psychotherapeut ist nicht ein fehlerloser
Psychotherapeut, sondern einer, der die Fehlerquellen kennt, Fehler zu vermeiden weiß und im Falle von tatsächlichen Fehlern mit ihnen umzugehen
weiß, so dass dem Patienten nicht geschadet wird (vgl. dazu auch Hutterer-
Krisch 1996). Oder, wie Erving Polster einmal gesagt hat: „Ein je besserer
Patient man ist, ein umso besserer Psychotherapeut ist man." (Bemerkung
von Erving Polster bei einer Selbsterfahrungsgruppe für graduierte Psychotherapeuten in Wien 1995.) Zu Affekten des Psychotherapeuten, die auf
eine eigene unerledigte Problematik hinweisen und Affekten des Psychotherapeuten, die auf geheime Tendenzen des Patienten hinweisen, wurden
bereits an anderer Stelle konkrete Fallbeispiele detailliert publiziert (Hutterer-Krisch 1996, 1999).

## 7.9.7 Behandlungsprinzipien für chronisch schizophrene Menschen nach N. Zöllner

*Ich kann ewig leben,*
*aber mit Vaterlandsverweisung.*
*Ein chronisch schizophrener Patient*

zit. N. Zöllner 1997, 409

Zöllner schreibt ein Psychiatriebuch, das anders ist als die herkömmlichen: „Psychiatrie in Lebens- und Leidensgeschichten"; darin führt
er seine Handlungen an, berichtet von seinem eklektischen Standpunkt,
von seinen Niederlagen und der Wichtigkeit der Pharmako-Therapie: „Psychosenpsychotherapie ohne Psychopharmakotherapie ist wie Surfen ohne
Surfbrett" (Zöllner 1997, 405). Er charakterisiert günstige und ungünstige
Haltungen bei Schizophrenen und stellt sie einander gegenüber. Günstig
wirkt sich eine ruhige, sichere, gelassene, berechenbare, warme, verständ-
nisvolle, rationale Haltung mit emotionaler Offenheit und Beweglichkeit
in der eigenen Rolle aus, ungünstig eine hektische, unsichere, gespannte,
unberechenbare, ablehnende bis gleichgültige, verständnislose, irrationale
Haltung mit Starrheit in der eigenen Rolle mit emotionaler Verschlossen-
heit und Enge. Kleinere Gruppen sind besser als größere Gruppen, wenig
Personalwechsel ist besser als viel Personenwechsel, um Konstanz und
Kontinuität zu sichern. Aufwertung und Vertrauen wirkt günstig, Abwertung und Misstrauen ungünstig. Das Informieren und Geben von Erklärungen wirkt günstig, der Mangel an Erklärungen wirkt ungünstig (insbesondere wegen der Freigabe des Raumes für Projektionen, die der subjektiven
Realität der anderen nicht entsprechen). Klare Gebote und Verbote sowie
eindeutige, ausgesprochene Erwartungen wirken – im Vergleich zu widersprüchlichen Geboten und Verboten sowie zweideutigen, unausgesproche-

nen Erwartungen – günstig. Ebenso hat das klare Herausstellen von Meinungsverschiedenheiten eine günstige, die Verleugnung von Meinungsverschiedenheiten hingegen eine ungünstige Wirkung. Verantwortlichkeit und Zentrierung der Aufmerksamkeit ist günstig, Infantilisierung und Zerstreuung der Aufmerksamkeit dagegen ungünstig (siehe Hospitalismusforschung).

### 7.9.8    Expressed-Emotion-Forschung (EE)

#### 7.9.8.1    *EE ist kein Synonym für problematisches Angehörigenverhalten!*

Die unter dem Stichwort Expressed-Emotion-Forschung (EE) vielfach rezipierte Forschungsergebnisse der Schizophrenieforschung sind für die Vertreter aller Psychotherapiemethoden relevant: bei medikamentös behandelten schizophrenen Patienten, deren Familienangehörige den Patienten feindselig und emotional überengagiert begegnen (high expressed emotion), ist das Rezidivrisiko wesentlich höher als bei jenen mit weniger feindseligen und emotional weniger engagierten Angehörigen (low expressed emotion).
Der englische Soziologe George Brown untersuchte den Einfluss von Lebensbedingungen auf den Verlauf schizophrener Störungen. Die Häufigkeit von Wiederaufnahmen war höher bei Patienten, die in Asylen aufgenommen wurden, aber auch bei Patienten, die zu ihren Eltern entlassen wurden, als bei jenen, die zu Geschwistern oder in Pensionen zogen. Brown verglich in der Folge rückfällige und stabile Patienten mithilfe von umfangreichen Beobachtungen und Tonbandaufzeichnungen hinsichtlich ihrer Familien (Brown et al. 1968, 1972, Brown 1985). Dies führte zum Camberwell Family Interview (CFI) und zu einigen Items des Interviewverhaltens von Angehörigen, die eine brauchbare Vorhersage des Rückfallsrisikos erlaubten (vgl. Watzl, Wittgen und Cohen 1989). Im Interview erfolgte eine Aufteilung der Angehörigen nach „Expressed Emotion" (EE), d.h. nach der Anzahl kritischer Bemerkungen, der Einschätzungen von Feindseligkeit und besonderer Überbesorgnis, Angst, emotionaler Überinvolviertheit und überfürsorglichem Verhalten. In der Zwischenzeit liegen ca. 30 Studien aus verschiedenen Ländern vor, von denen die meisten den Zusammenhang zwischen EE und Rezidivrisiko nach stationärer Behandlung bestätigen. Die mittlere Rückfallsrate von Patienten mit hohen EE-Familien liegt bei 50%, während jene von Patienten mit niedrigen EE-Familien bloß bei 20% liegt (nach 9–12 Monaten). Dennoch darf keine einfache Kausalbeziehung zwischen hohen EE und Rückfall konstruiert werden. In der Einschätzung dieser Befunde gilt es weiters zu beachten, dass ein hoher EE-Index auch bei anderen Krankheiten als Schizophrenien (Affektive Störungen, Anorexien)

in Beziehung zur Prognose steht, d.h. er nicht schizophreniespezifisch ist (Falloon 1990). Auch wenn EE weder als kausaler noch als spezifischer Faktor anzusehen ist, so ist er dennoch ein ähnlich bedeutsamer Prädiktor des Verlaufs schizophrener Psychosen wie die Medikamenten-Compliance. Die Rückfallrate bei hohen EE-Familien ist nicht besonders hoch, sie entspricht vielmehr dem bekannten Rückfallsrisiko unselegierter Stichproben; daher ist die kausale Interpretation, kritisches oder überfürsorgliches Verhalten würde Rückfälle bewirken, nicht zwingend. Die Rückfallswahrscheinlichkeit bei niedrigem EE ist im Vergleich dazu als besonders gering zu betrachten: d.h. die gelassene Einstellung bei niedrigem EE könnte einen Rückfall verhindern oder verzögern und damit den Verlauf beeinflussen. Diese Interpretationen ändern nichts an der Tatsache, dass es „in der Psychiatrie bisher kaum empirisch fassbare Indikatoren" gab und gibt, „mit denen sich Rückfälle so deutlich und klar voraussagen lassen" (Fiedler 1996, 450). Als „wichtigstes Ergebnis der bisherigen EE-Forschung" bezeichnet Fiedler folgenden Satz: „Das EE ist kein Synonym für problematisches Angehörigenverhalten! ... sämtliche Versuche, eine Mitverursachung der familiären Interaktion für das erstmalige Auftreten der Schizophrenie empirisch abzusichern," sind „so gut wie gescheitert" (Fiedler 1996, 451). Im Gegenteil: Die Interaktionsanalysen zeigten eindeutig, dass nicht die Angehörigen oder gar die Mutter mit ihrem Verhalten die Erkrankung verursachen, sondern dass sich ungünstige Eskalationsmuster entwickeln, wobei an deren Entstehung und Aufrechterhaltung die Patienten in gleicher Weise beteiligt sind wie die Angehörigen. Die innerfamiliären Beziehungsschwierigkeiten hängen de facto mit Unsicherheiten im Umgang mit einer vor Krankheitsausbruch bereits feststellbaren Prodromalsymptomatik und weiters mit schizophrenen Symptomen zusammen. Die Angehörigen fühlen sich oft hilflos angesichts der Symptomatik des Patienten, sind zu wenig informiert über Wesen, Verlauf und Behandlungsmöglichkeiten bei schizophrener Symptomatik, sind konfrontiert mit Schuldzuweisungen und sozialen Vorurteilen – wie auch die Patienten selbst – und paradoxerweise ist gerade der Prozess der (Selbst-)Etikettierung und das daraus resultierende Gefühl einer möglichen Mitschuld an der Krankheitsentstehung der Nährboden für emotionales Überengagement. Die Angehörigen, oft die Eltern, versuchen etwas wieder gut zu machen – z.T. mit Überengagement –, scheitern jedoch damit an der Symptomatik der Patienten; denn die Patienten reagieren durch Rückzug und Abwehr – nicht zuletzt wegen ihrer zwischenmenschlichen Verletzlichkeit. Die Angehörigen sind oft gekränkt, fühlen sich missachtet in ihren Versuchen, helfen zu wollen, und äußern ihre Frustration in Form von Ärger, Kritik und Feindseligkeit (vgl. Katschnig 1984). „Wenn überhaupt, dann lässt sich – von Ausnahmen abgesehen – nur mehr die Gesamtfamilie als ‚Opfer' eines ansonsten höchst komplexen Bedingungsgefüges begreifen" (Fiedler 1996, 453). Von diesem Forschungsansatz ausgehend wurden von verhaltenstherapeutischen Forschern Behandlungsprogramme entwickelt, die auf die Veränderungen der Interaktionen in Familien abzielen. Drei Schwerpunkte haben sich dabei nach Fiedler (1996) als besonders bedeutsam erwiesen: 1. sachliche Aufklärung und Unterstützung der Familien im Verständnis und im Umgang mit der Erkrankung, 2. strukturierte Therapieangebote zur Bearbeitung innerfamiliärer Beziehungsschwierigkeiten und 3. Absicherung eines Transfers im sozialen und gesellschaftlichen Umfeld der Familien. Derartige Therapieprogramme sind in der Zwischenzeit hinsichtlich ihrer Wirksamkeit gut überprüft: Sie können die Wirkungen einer herkömmlichen Neuroleptika-Prophylaxe beträchtlich erhöhen. Die Rückfallsrate konnte damit von ca. 50% (Einzelbehandlung/Pharmakotherapie) auf unter 10% reduziert werden (Kavanagh 1992). Die Patienten konnten deutlich länger ohne Rehospitalisierung zu Hause leben, zeigten in dieser Zeit signifikant seltener schizophrene Symptome, verbrauchten weniger Neuroleptika und waren nach Therapieende sozial deutlich besser angepasst als Patienten mit herkömmlicher Behandlung. Damit wurden wesentliche Faktoren von verhaltenstherapeutischen Forschern gefunden, die auch für andere psychotherapeutische Methoden relevant sind, wenn sie mit Menschen mit schizophrener Symptomatik psychotherapeutisch arbeiten. Die Kenntnis und der Umgang mit diesen Faktoren ist jedoch nicht nur für Psychotherapeuten, Angehörige und Patienten relevant, sondern auch für andere Personen, die engen und häufigen Kontakt mit schizophrenen Patienten haben, z.B. Betreuer von Werkstätten, Tageskliniken, Heimen, Mitbewohnern in Wohngemeinschaften.

### 7.9.8.2 Empirische und klinische Gründe der Angehörigenarbeit

Die therapeutische Angehörigenarbeit ist in diesem Sinne sehr wichtig und lässt sich empirisch und klinisch begründen – auf dem Hintergrund folgender Faktoren (Lewandrowski und Buchkremer 1988, 211 f):

1. Expressed-Emotions-Forschung
1.1 Die Interaktion von Umwelteinflüssen und Schizophrenie wurde mittels der „Expressed-emotions"-Forschung belegt.
1.2 Das Rezidivrisiko kann durch Modifikation emotionalen Engagements der Angehörigen gesenkt werden.
1.3 Kritisch-feindselige und überprotektiv-selbstaufopfernde Haltungen der Hauptbezugspersonen gegenüber dem Patienten führt zu einer 3–4-mal höheren Rückfallhäufigkeit (Vaughn und Leff 1976, Brown et al. 1968,1972; Sturgeon et al. 1984; Buchkremer et al. 1986). Das ist – wie oben angeführt – nicht kausal zu betrachten, sondern im Sinne verständlicher Wechselwirkungen.
1.4 Patienten, die vermehrte Hostilität bzw. Denk- und Antriebsstörungen zeigten,

riefen eher überengagierte und kritische Äußerungen bei ihren Angehörigen hervor (zum Teil auch als leicht verständliche Reaktion auf die Symptomatik und nicht als Ursache oder Grund der Symptomatik, Buchkremer 1986).

*2. Vulnerabilitätskonzept (Zubin und Spring 1977)*

2.1 Kritisch-überengagiertes Familienklima kann – in seiner Wechselwirkung mit dem Patienten begünstigt – als sozialer Stressor aufgefasst werden, der zur Überschreitung der Vulnerabilitätsschwelle führt und eine psychotische Dekompensation fördert.

2.2 Die psychovegetative Erregung von Kindern schizophrener Mütter war im Vergleich zu Kindern gesunder Mütter signifikant höher, wenn die Familie nicht intakt war (Mednick 1978).

2.3 Die therapeutische Angehörigenarbeit sollte deswegen zu einem klar strukturierten, überschaubaren und mäßig involvierten Familienklima führen.

*3. Klinische Situation*

3.1 Nach der Entlassung benötigen die Patienten oft konkrete Hilfe bei der Erkrankungsbewältigung und Rezidivprophylaxe.

3.2 Die Angehörigen selbst fühlen sich häufig überfordert, ohnmächtig, schuldig und beschämt und brauchen selbst oft eine Unterstützung.

3.3 Auch Angehörige sind dadurch bedroht, sich zurückzuziehen und sozial zu isolieren.

3.4 Überprotektives, selbstaufopferndes oder kritisches Verhalten der Angehörigen hat oft seine Wurzeln in latenten Schuldgefühlen, aus denen eine subjektive Verpflichtung zur Wiedergutmachung resultiert, auch wenn heute Konsens darüber besteht, dass sie nicht „Schuld" sein können. Für weitere wirksamkeitsrelevante Techniken verschiedener Psychotherapiemethoden verweise ich auf den Sammelband Hutterer-Krisch (1996).

## 7.9.9 Anders als bei den Neurosen: Notwendige ergänzende Maßnahmen

Auch der niedergelassene Psychotherapeut, wenn er sich auf psychotherapeutische Behandlungen mit Psychosekranken einlässt, muss das gleiche machen, was Psychiatrische Abteilungen in der Zwischenzeit selbstverständlich anbieten. Damit ist gemeint, die psychopathologische Symptomatik und die Arbeitsache, bzw. Tagesstruktur und Wochenachse getrennt zu betrachten und an de facto lebenspraktische Dinge zu denken wie Tagesstruktur, Arbeitsplatz, Haushalt und Wohnsituation. Auch eine Urlaubsvertretung kann eine geeignete Maßnahme sein. Seit langem gibt es eine Vielzahl von Publikationen, die sich mit diesen ergänzenden Maßnahmen zentral oder begleitend befassen (z.B. Zusammenfassung in Krisch und Stindl 1986, Haushofer et al. 1985).

## Tagesstruktur

Bei langem Krankenstand oder Arbeitslosigkeit ist es unerlässlich, an eine passende Vereinbarung hinsichtlich der Tagesstruktur zu denken. Kein Mensch hält es gut aus, fast ständig alleine zu sein; es besteht die Gefahr, dass einem die „Decke auf den Kopf" fällt und sich psychotische oder depressive Symptome in der Folge verschlimmern. Dabei ist es wichtig, dass es zu keiner Überforderung, aber auch zu keiner Unterforderung kommt. Nach einem stationären Psychiatrieaufenthalt ist es realistisch, dass sich die Menschen einsam und von sozialer Isolierung bedroht fühlen. In dichter betreuten Tageskliniken gibt es eine medizinische Versorgung und verschiedene Angebote wie Ergotherapie, Gruppentherapie, Musiktherapie, Ausflugstage, Kochen usw., das Kommen kann täglich ganztags oder halbtags oder 2 oder 3 Tage pro Woche vereinbart werden und ist verbindlich; d.h. bei Nicht-Kommen wird – wie bei einem Arbeitsplatz – nachgefragt bzw. es wird erbeten, sich abzumelden. Ist dieser Verbindlichkeitsgrad zu hoch und führt zu einer Überforderung, so gibt es die Möglichkeit von weniger verbindlichen Patientenclubs, wo die Möglichkeit besteht, tagsüber oder z.T. auch an Wochenenden und abends andere Menschen kennenzulernen bzw. in Tagesstätten die Freizeit unter der Woche zu verbringen (z.B. Mit Kartenspielen, gemeinsames Jausnen, Plaudern o.a.).

## Arbeitsplatz

Psychotische Schübe verändern das Leben der Betroffenen nicht nur im zwischenmenschlichen Bereich, häufig können sie ihre Berufstätigkeit nicht oder – wenn überhaupt – nur noch mit großer Anstrengung ausüben. Eine längerfristige Arbeitslosigkeit ist keine Seltenheit. Geschützte Arbeitsplätze in bestimmten Firmen oder in Betrieben, die eigens für psychisch Kranke geschaffen wurden, sind da ein wertvoller Ausweg. Daher ist eine Kooperation mit Sozialarbeitern, Rehabilitationsberatern oder Psychiatern unerlässlich. Diese Lösung ist für viele geeigneter als das allerhöchste Ziel: die Betroffenen wieder stufenweise in ihren angestammten Arbeitsplatz einzuführen zu versuchen, was nur dann sinnvoll ist, wenn es realistisch ist und keine Überforderung darstellt, weil letztlich eine Überforderung psychosefördernd sein kann. Wenn ein derartiges Ziel angepeilt wird, ist es wichtig, es in angemessen kleinen Schritten zu tun, z.B. mithilfe einer vorübergehenden Teilzeitarbeit mit geringerer Belastung, ev. mithilfe einer Absprache zwischen Arbeitgeber und Krankenkasse.

## Haushalt

Es ist auch daran zu denken, dass psychotisch erkrankte Mütter, die unter Umständen ihren Haushalt nicht mehr versorgen können, eine Unterstützung brauchen. In diesen Fällen kann ein sozialpsychiatrischer Dienst unterstützend eingreifen, eine Kooperation mit einem Sozialarbeiter, der die regionalen Möglichkeiten der Unterstützung kennt und organisieren hilft, wird notwendig.

## Wohnsituation

Die Berücksichtigung der Wohnsituation ist enorm wichtig; es ist gut, zu wissen, dass es nicht nur „Totalaufnahmen", d.h. Rund-um-die-Uhr-Aufenthalte gibt, sondern auch Nachtspitäler, Übergangswohnheime und Dauerwohnheime. Auch hier ist es wichtig, insbesondere wenn der Psychotherapeut weder in der Psychiatrie gearbeitet, noch praktiziert hat, daher die regionalen Möglichkeiten u.U. nicht kennt, sich im Anlassfall zu informieren und gegebenenfalls mit einem Sozialarbeiter zu kooperieren.

## Urlaubsvertretung

Bei längerer Urlaubszeit (gemeint ist ca. 2–4 Wochen) ist u.U. an eine Urlaubsvertretung des behandelnden Psychotherapeuten zu denken. Immer wieder passieren Selbstmorde in der Zeit des Urlaubes der Hauptbezugsperson; zumeist sind dies immer noch in der heutigen Zeit Ärzte. Es ist wichtig, das zu tun, was angemessen und erforderlich ist, auch wenn es vielleicht in der eigenen Psychotherapiemethode nicht gelernt wurde. Ist die eigene Psychotherapieausbildung etwa immer noch „neurosenlastig" gewesen, so würde man als Psychotherapeut nicht an eine psychotherapeutische Urlaubsvertretung denken, die gemeinsam mit dem Patienten vorzubereiten wäre, um die Angst-Schwelle zu senken. Selbst wenn es nur die Möglichkeit gibt und der Patient das weiß, wo er hingehen könnte und sicher willkommen wäre, jedoch nicht nützt, kann das schon eine wertvolle Stütze für den Patienten während der Urlaubszeit des Psychotherapeuten sein.

## Neuere Schwerpunkte

In der Zwischenzeit hat sich die neuere Fachliteratur diesem Thema verstärkt zugewandt; ein Ratgeber für Patienten des schizophrenen Formenkreises und deren Angehörige stammt von Bäuml (2002), das prophylaktisch und schadensbegrenzende enorm wichtige Thema der Früherkennung und Frühintervention behandeln Martin Heinze (2003) in seinem Herausgeberband und Andreas Knuf und Anke Gartelmann (2003), das Leben mit Schizophrenie Renate Köppel (2004), mit Liebe und Partnerschaft bei Psychose befassen sich Helene und Hubert Beitler (2002), mit dem Umgang mit Vorurteilen und Schuldzuweisungen Asmus Finzen (2001), Konzepte der Psychosentherapie behandeln Michael Ertl, Brigitta Keintzel und Rudolf P. Wagner (2002) und – nicht zuletzt – findet das Thema „Gesellschaft und Psychose" im Herausgeberband von Günter Lempa und Elisabeth Troje (2002) Platz. Einem bis jetzt unterbelichteten Thema widmen sich Helene und Hubert Beitler (2004) mit ihrem Ratgeber für Eltern psychosenkranker Kinder.

## 7.9.10    Wirksamkeit und Heilung

Zur *Genesung* von Menschen, die an Schizophrenie erkrankt sind, ist die Frage der Definition von Heilung zu stellen. Versteht man unter einer Heilung die Rückkehr zu dem Zustand, der vor dem Einsetzen der Krankheit existierte, so betont Arieti in diesem Zusammenhang, dass kein Zweifel darüber besteht, dass viele Patienten im Rahmen einer erfolgreichen Behandlung, die Psychotherapie einschließt, einen Grad an Reife erreichen, der über den *vor* ihrer Erkrankung hinausgeht. Und: „Wenn es der Behandlung gelingt, die psychischen Grundstrukturen zu ändern und eine fundamentale Reorganisation zu bewirken, dann ist die Wahrscheinlichkeit von Rückfällen weitaus geringer" (Arieti 1989, S. 185). Das sind die einzigen zwei Aussagen, die Arieti als gesichert betrachtet.
Ungefähr ein Drittel der Patienten wird wieder gesund und völlig wiederhergestellt. Wird die Heilung als Zustand der Immunität definiert, der ein wiederholtes Auftreten schizophrener Symptomatik ausschließt, dann können auch heute noch keine definitiven Aussagen gemacht werden. Allerdings gibt es in der Zwischenzeit eine Reihe von differenzierten Wirksamkeitsstudien, für eine Reihe von unterschiedlichen Psychotherapiemethoden, die in einem eigenen Wirksamkeitskapitel an anderer Stelle zusammengefasst wurden (Hutterer-Krisch 1996).
Befragt man Menschen nach Ablauf einer akuten Psychose, was ihnen geholfen hat, so sagen sie: Menschen, die ernsthaft zuhören, die akzeptierende (psychotherapeutische) Haltung der Zuhörer und die Ermöglichung, sich allmählich in Zusammenhang mit der eigenen Lebensgeschichte zu fühlen (Finzen 1993). Diese Funktionen auf der Seite des Psychotherapeuten zu unterstützen, ist nicht zuletzt auch Aufgabe von Supervision.

# 7.10    Negative therapeutische Reaktion

## 7.10.1    Begriff, Funktion und Beziehung (R. Riedler-Singer)

### 7.10.1.1 *Zum Begriff*

Der Begriff wird von verschiedenen Autoren unterschiedlich verwendet. Er spiegelt z.T. auch die Geschichte der Psychoanalyse wider. Ursprünglich kommt er aus Freuds topischen Modellvorstellungen und wird später triebdynamisch als Ausdruck des Todestriebes gesehen. Andererseits wird der Begriff in Zusammenhang damit verwendet, welcher Platz dem Negativen in der therapeutischen Beziehung zugestanden wird. Bis heute fehlt eine einheitliche und systematische Theorie über die negativen therapeutischen Reaktionen, wobei zusammengefasst gesagt werden kann, dass sowohl innerpsychische Reaktionen von Patienten und Therapeuten als auch interaktionelle Reaktionen darunter verstanden werden.

Was also sagt uns Freud zur negativen therapeutischen Reaktion? In seiner Arbeit aus dem Jahr 1923, „Das Ich und das Es", schreibt er: „Es gibt Personen, die sich in der analytischen Arbeit ganz sonderbar benehmen. Wenn man ihnen Hoffnung gibt und ihnen Zufriedenheit mit dem Stand der Behandlung zeigt, scheinen sie unbefriedigt und verschlechtern regelmäßig ihr Befinden. Man hält das anfangs für Trotz und Bemühen, dem Arzt ihre Überlegenheit zu bezeugen. Später kommt man zu einer tieferen und gerechteren Auffassung. Man überzeugt sich nicht nur, dass diese Personen kein Lob und keine Anerkennung vertragen, sondern, dass sie auf die Fortschritte der Kur in verkehrter Weise reagieren. Jede Partiallösung, die eine Besserung oder zeitweiliges Aussetzen der Symptome zur Folge haben sollte und bei anderen auch hat, ruft bei ihnen eine momentane Verstärkung ihres Leidens hervor, sie verschlimmern sich während der Behandlung, anstatt sich zu bessern. Sie zeigen die sogenannte n e g a t i v e  t h e r a p e u t i -
s c h e  R e a k t i o n." (Hervorhebung im Original) (Freud 1923, 178.)

Freud datiert die negative therapeutische Reaktion in die anale Phase. Er beschreibt das Phänomen als Verschlechterung des Zustands. Auslöser seien bestimmte Interventionen des Analytikers und die Ursache liege in unbewussten Schuldgefühlen des Patienten.

In der späteren analytischen Entwicklung werden die „Deutungshoheit" und das „Wahrheitsmonopol" des Analytikers in Frage gestellt. Eine Zusammenfassung darüber liefert Da Coll (2001), welcher sagt, dass die Analytiker kein Monopol auf signifikante Einsichten haben und die ehemalige Deutungshoheit von der unangemessenen Anwendung „objektiver naturwissenschaftlicher Kriterien" stammt.

### 7.10.1.2 Funktionen negativer therapeutischer Reaktion

Mayr (2001, 22–23) unterscheidet vier verschiedene Ziele, zu deren Erreichung die negative therapeutische Reaktion eingesetzt wird.

1. Der progressive Modus. Ein gesunder Autonomiewunsch
2. Der dialektische Modus. Schutz vor Fusion und Verschmelzung
3. Der statische Modus. Unterwerfung unter die Forderung eines sadistischen Über-Ichs oder eines masochistisch geformten Ich-Ideals
4. Der anachronistische Modus. Der Patient rächt sich aus Neid am erfolgreichen Therapeuten.

### 7.10.1.3 Unsichere Bindungserfahrung

Menschen mit früher unsicherer Bindungserfahrung erweisen sich als narzisstisch besonders leicht kränkbar. Sie werden dann wütend, wenn sich eine wichtige traumatische Situation aufgrund mangelhafter empathischer Reaktion des Therapeuten wiederholt. Köhler (2000, 24) beruft sich hierbei auf Heinz Kohuts selbstpsychologische Behandlungstechnik, wenn sie sagt, dass nicht die isolierte Deutung den kurativen Wert darstellt, sondern die optimale Responsivität, indem der Therapeut dem Patienten das Verstandene über dessen Interaktionsstil mitteilt. So handelt der Therapeut entgegen den üblichen Verhaltensweisen der Eltern in der Kindheit des Patienten, indem er anerkennt, dass er in seiner Rolle zum interaktionellen therapeutischen Geschehen beiträgt. Wir sehen hier, dass sich der Fokus von den intrapsychischen Widerständen bei Freud auf das Zwischenmenschliche verschoben hat.

Ein kurzer Exkurs in das Gebiet der Säuglings- und Bindungsforschung vertieft das selbstpsychologische Verständnis der negativen therapeutischen Reaktion. Die erste Enttäuschung des Patienten besteht darin, dass er sich von seinem Therapeuten unverstanden fühlt. Diese Enttäuschung wird vom Therapeuten unabsichtlich herbeigeführt. Wenn nun der Therapeut seinen Beitrag zur Beziehungsstörung anerkennen kann, die Rekonstruktion des Beziehungsabbruches sorgfältig untersucht, so trägt er zur Stabilisierung des Selbst beim Patienten bei. Wenn er hingegen seinen Anteil an der entgleisten Interaktion nicht anerkennt, so zieht sich der unverstandene Patient zurück oder setzt sich wütend zur Wehr, weil er befürchtet, wieder traumatisiert und in Frage gestellt zu werden. So erhebt sich also die Frage, ob eine negative therapeutische Reaktion ein Artefakt unzureichender Behandlungstechnik sei.


## 7.10.1.4 Evozierung schlechter Beziehungserfahrungen in der Therapie

Die Belastungen des Psychotherapeuten werden eindrucksvoll von da Coll (a.a.O., 149) beschrieben: „Andererseits muss man dem Analytiker auch zugute halten, dass die Übertragung des Patienten oft dazu angetan ist, eine komplementäre Gegenübertragung entsprechend der Reaktion der ursprünglich versagenden Objekte auszulösen. Ohne dass es einer Seite zunächst bewusst wäre, trägt der Patient dazu bei, im Analytiker die Bestätigung seiner schlechten Beziehungserfahrungen zu evozieren – entgegen seiner eigenen Hoffnung auf heilsame neue Erfahrungen. Jeder Patient bringt in die neue Beziehung zum Therapeuten seine vorausgegangenen schlechten Beziehungserfahrungen mit. Er hat begründete Angst vor weiteren schlechten Erfahrungen, wovor er sich zu schützen sucht. Je fragiler sein Selbst ist, umso mehr muss er sich schützen, und umso weniger wird er sich schutzlos in eine Abhängigkeitsgefühle hervorrufende Übertragungsbeziehung zum Therapeuten wagen. Er wird versuchen, seine scheinbare Unabhängigkeit zu wahren und den Analytiker zu kontrollieren. Ein anderer Patient wird maßlos erscheinen in seinen Wünschen nach Bewunderung, Verstandenwerden ohne Worte und in seinen Größenfantasien. Der Analytiker muss über weite Strecken der Therapie ertragen, nicht als eigenständige Person wahrgenommen zu werden. Vielleicht entsteht im Analytiker das Gefühl, der Patient wolle gerade ihn, seinen wohlwollenden Therapeuten, für all das bestrafen, was ihm das Leben angetan hat. Der Patient wird seinen Therapeuten belastenden Tests unterwerfen und ihn gelegentlich an die Grenzen seiner Belastbarkeit und manchmal auch darüber hinaus treiben."

### 7.10.1.5 Merkmale von Patienten, die häufig ihre Therapeuten wechseln

An der Inntalklinik in Simbach, Deutschland, wurden Merkmale von Patienten untersucht, die dreimal oder häufiger ihre ambulanten Therapeuten gewechselt hatten, bevor es zu einer Klinikaufnahme kam (Nickel et al. 2004). Sie wurden mit einer Kontrollgruppe ohne häufigen Therapeutenwechsel verglichen. Beide Patientengruppen wurden vom ersten Tag der Aufnahme an möglichst eng in einzel- und gruppentherapeutische Gespräche eingebunden. Alle Patienten wurden anhand eines Strukturierten Klinischen Interviews diagnostiziert und erhielten eine umfassende Batterie von Fragebogentests vorgelegt. Die Ergebnisse zeigten, dass die Gruppe der ängstlichen (ICD 10 F 40 und F 41) und depressiven neurotischen Patienten (F 32 und F 34) ihre Therapien meist bis zum vereinbarten Ende wahrgenommen hatten. Hingegen wechselten Patienten mit einer abhängigen Persönlichkeitsstörung (F 60.7), Patienten mit einer ängstlich (vermeidenden) Persönlichkeitsstörung (F 60.6) und Borderline-Patienten (F 60.3) ihre Therapeuten. Die Gruppe der häufigen Therapiewechsler war in ihrer Kindheit signifikant häufiger negativen seelischen Erfahrungen wie Liebesentzug, Beschimpftwerden, Verachtetwerden, Beschämtwerden und Herabsetzung ausgesetzt gewesen. Darüber hinaus zeigten sich diese Menschen häufiger in ihren gegenwärtigen familiären Verpflichtungen beeinträchtigt, im Beruf weniger konzentrationsfähig und eingeschränkt, sie verfügten über geringere Entspannungsfähigkeiten und waren mit ihrem Leben insgesamt unzufriedener als die Vergleichsgruppe. Sie litten auch signifikant häufiger unter Schmerzen und fanden sich körperlich signifikant weniger leistungsfähig. Sie konnten sich weniger auf ihre Körpersignale verlassen, tranken vermehrt Alkohol und konsumierten vermehrt anregende Medikamente und Suchtmittel. Durch die Untersuchung wurde die Hypothese bestätigt, dass häufige Therapiewechsler auf dem Hintergrund schwieriger Beziehungserfahrung in Kindheit und Jugend handeln. Ihre frühere Lebensgeschichte, die zu erheblichen Vertrauensdefiziten führte, machte sie ängstlich und misstrauisch, so dass sie nur erschwert

eine aktuelle therapeutische Beziehung zufriedenstellend mitgestalten können.

### 7.10.1.6 Interaktionsvoraussetzungen von Therapieabbrüchen

Frick (2001) berichtet über Ergebnisse aus einer Düsseldorfer
Kurzzeit-Psychotherapie-Projektgruppe. Er beschreibt, dass ein Forscher-
team mit Hilfe der Strukturalen Analyse Sozialen Verhaltens (SASB-
Methodik) Persönlichkeits- und Interaktionsvoraussetzungen von Thera-
pieabbrüchen untersuchte (Junkert-Tress et al. 2000). Das Team fand heraus, dass Therapieabbrecher zur Selbstvernachlässigung und zu Selbsthass
neigten und diese intrapsychische Befürchtung sie erwarten ließ, vom Therapeuten vernachlässigt und angegriffen zu werden, so dass sie ihre Sehnsucht nach Liebe und Interesse aufgaben. Doch nicht die feindlichen und
hasserfüllten Interaktionen wurden im Rahmen der Therapie am prob-
lematischsten eingestuft, sondern die „uneindeutigen, double-bind-artigen
Überblendungen, etwa in Gestalt einer Fassade von therapeutisch einfühl-
samer Zuwendung vor (uneingestandenem) Hass oder Ekel" (Frick 2001,
219).
Gut laufende Therapien hingegen gestalteten sich meist freundlich bestäti-
gend und freundlich anleitend aufseiten der Therapeuten und bewirkten
Öffnungs- und Mitteilungswünsche bei den Patienten. Doch beschränkten
sich Therapien nicht immer auf freundliche Interaktionsmuster; ein gelungenes Arbeitsbündnis war auch dann gegeben, wenn interaktionelle Störungen wahrgenommen, erkundet und möglichst wertungsarm verstanden
werden konnten.
„Als ungünstig im Hinblick auf den Therapieerfolg erweisen sich allerdings narzisstische Persönlichkeitsstrukturen, die zum gekränkten Rückzug oder zur reaktiven Entwertung neigen" (Frick 2001, 220).

### 7.10.1.7 Führt Therapietreue stets zu einem besseren Therapieschicksal?

Freilich ließen auch Nickel et al. die Frage offen, ob „Therapie-
treue immer auch ein besseres Therapieschicksal" bedeutet. Denn möglicherweise suchen Patienten durch häufigen Therapiewechsel mehr Spielraum, indem sie länger nach einem optimalen Therapeuten Ausschau halten. Dies würde sich mit der glaubwürdigen Haltung von aufrechten Therapeuten treffen, die ihrerseits wissen, dass sie nicht alle Patienten gleich gut
behandeln können und manche Patienten daher überweisen müssen, damit
es wieder zu einer produktiven Übertragungs- und Gegenübertragungssitu-
ation kommen kann (s. 7.3.3).

## 7.10.1.8 Behandlung von „Therapieveteranen"

Auch der Familientherapeut Duncan und die Kurztherapeuten Hubble und Miller (1998) setzten sich mit den Mechanismen auseinander, die zum Scheitern von Therapien führen. In langjährigen Arbeiten entwickelten sie eine praktische Methode zur Behandlung selbst schwieriger, aussichtsloser Fälle und schrieben darüber ein unkonventionelles, anregendes Buch, das Mut macht, ausgetretene Pfade therapeutischer Interventionen zu verlassen. Sie warnen vor der Engführung theoriegeleiteter Gegenübertragung und dem daraus resultierenden Beweisenwollen der unfehlbaren Wirksamkeit der eigenen Methodik. Sie beschreiben den unnotwendigen Therapiestillstand durch unerbetene Interventionen und verordnete Aufgabenstellungen unter Nichtbeachtung der Motivation der Patienten. Sie stellen eine ausführliche Paartherapie dar, aus der sie selbst am meisten über verfahrene Behandlungssituationen gelernt haben. Nicht ihr eigenes theoretisches Konzept, sondern die Befassung mit dem Weltbild der Klienten und deren Änderungstheorien schufen Voraussetzungen, damit Methoden entwickelt werden konnten, um bei schwierigsten „Therapieveteranen" Veränderungschancen zu orten.

## 7.10.2 Diagnose und negative therapeutische Reaktion (R. Hutterer-Krisch)

Die negative therapeutische Reaktion spielt in der einschlägigen Fachliteratur in Zusammenhang mit der Diagnose eine unterschiedliche und charakteristische Rolle. Dazu skizziere ich wieder zur Illustration einige Beispiele – wieder ohne jedwege Vollständigkeitsansprüche – am Beispiel narzisstischer, Borderline- und psychotischer Symptomatik.

## 7.10.2.1 Beispiel: Anhäufung von Therapieabbrüchen bei Narzissmus

Besonders anfällig für Therapieabbrüche sind Menschen mit narzisstischen Persönlichkeitsstörungen. Selten dauern negative therapeutische Reaktionen länger: das häufigste Phänomen sind Abwertungen der Psychotherapeutinnen, ihrer Interventionen oder ihrer Methode – gekoppelt mit einem plötzlichen Abbruch der Psychotherapie, bei der die Psychotherapeutin oft keine Chance mehr hat.
Derartige Abbrüche ereignen sich häufig nach ein bis fünf Sitzungen oder auch am Ende der Idealisierung der Psychotherapeutin nach einer ersten längeren Phase der Psychotherapie. Spätestens dann merkt die Psychotherapeutin, dass sie das Arbeitsbündnis und die Basis der Beziehung überschätzt hat und den Idealisierungen „auf den Leim gegangen" ist. Des-

wegen erleben „ungewappnete" Psychotherapeutinnen diesen Abbruch auch als plötzlich und überraschend.

Ursula Mayr (2001) sieht die Gründe für diese Abbrüche nicht nur in der narzisstischen Problematik, sondern auch in der angewandten analytischen Technik. Menschen mit narzisstischen Persönlichkeitsstörungen haben von vornherein oft kein tieferes Interesse am Aufdecken von unbewusstem Material; sie leiden an einer Pathologie des Selbst und der Objekte und entwickeln daher eigene Übertragungsformen. Insbesondere das Größenselbst und der narzisstische Neid sind Quellen für den Therapieabbruch; oft suchen sie eine Person, die sie bewundert, die sie positiv spiegelt, die sie bzw. ihr Selbst bestätigt. Frühe Kritik und Konfrontation können schwer ertragen werden, sind sehr kränkend und werden leicht mit einem Abbruch „gelöst". Wenn eine konfrontierende Bemerkung nur zu einem Therapieabbruch führt, war sie nicht hilfreich. Das Größenselbst muss offenbar geschützt werden. In diesem Sinne sieht Mayr die Anhäufung von negativen therapeutischen Reaktionen bei Menschen mit narzisstischen Persönlichkeitsstörungen als *Unvereinbarkeit von Zielvorstellungen der Patientinnen und Psychotherapeutinnen.* Psychotherapeutinnen sehen das Ziel im „Gesundschrumpfen" (200) des Grössenselbsts, Patientinnen wollen aber an ihrem Grössenselbst festhalten und lassen es sich nicht nehmen – eher brechen sie die Therapie ab oder wechseln den Therapeuten. Um dieses Phänomen zu illustrieren, beschreibt sie einen eigenen Fall. Sie wusste um diese Gefahrenquelle, zügelte ihren „therapeutischen Eifer" und versuchte, das „Größenselbst ... unangetastet" zu lassen; dennoch passierte es ihr, dass eine Patientin sie als Therapeutin „auswechselte", als sie die Patientin hinsichtlich ihres Zu-Spät-Kommens konfrontierte, nachdem sie bereits mehrere Kündigungen hatte. Das *Fürsorgeprinzip,* wie es eine wohlwollende Mutter wahrscheinlich ausüben würde, ihr zu helfen, nicht in die nächste Kündigung zu laufen, hat nicht zum Fortgang der Psychotherapie geführt. „Meine – sehr maßvolle – Intervention bezüglich der Unangemessenheit ihres Verhaltens erlebte die Patientin als Angriff, und sie wechselte zu einem anderen Therapeuten, da sie ‚nicht hier sei, um kritisiert zu werden!'" (Mayr 2000.) In diesem Sinne kann notwendig sein, das auch während der Psychotherapie neu entstehende fortgesetzte Leid in der Psychotherapeutenrolle zu ertragen (vgl. dazu auch Yontef 1999).

Eine andere Möglichkeit, die eigene „Grandiosität zu pflegen", besteht in dem tatkräftigen Lösen des Problems.

## 7.10.2.2  „Scheitern am Erfolg" bei Borderline-Störungen

Das Phänomen „Scheitern am Erfolg" wird von etlichen Autoren beschrieben (Rohde-Dachser 1979). Es tritt zu einem Zeitpunkt auf, der bereits ein positives Fortschreiten des psychotherapeutischen Prozesses erreicht hat. Eine Trendwende hat bereits eingesetzt: die Patientin weiß um ihre frühkindliche Sehnsuchtsgier und Ängste, ihre infantile Enttäuschungswut und Hassdurchbrüche, um ihr schwaches Selbstwertgefühl mit seinen Einbruchstendenzen, kennt die typischen Auslösesituationen, ihre Projektionsbereitschaften und ihre wiederholenden Beziehungsmuster. Anstatt sich weiter vorwärts zu bewegen, beginnt aber an dieser Stelle der Prozess zu stoppen. Sie beginnt, bereits Bekanntes zu wiederholen, an der gleichen Stelle zu treten. Anstatt einer Neuerfahrung kommt es zu monotonem Wiederholen. Es sieht so aus, als ob ein bis jetzt sinnvolles Werkzeug, das den Widerstand aufzulösen vermochte, selbst zu Widerstand wird. Kernberg (1984) nannte diese negative therapeutische Reaktion, die in einer sogen. „Aufstiegsphase" des psychotherapeutischen Prozesses liegt, den „toten Punkt". Er erklärt den toten Punkt mit einer unbewussten Notwendigkeit, das zu zerstören, was ihm gut tut, auch von einer unbewussten Neidhaltung der Patientin der Psychotherapeutin gegenüber, auch von einer masochistischen Unterwerfung der Patientin, um eine wesentliche Beziehung herzustellen und aufrechtzuerhalten.

**Umgang mit dem „Scheitern am Erfolg"**

In dieser Pattsituation ist es indiziert, auf die Verhaltensebene zu gehen; d.h. „Die in die Genese rückführende, aufdeckende Genese genügt nicht mehr. Wenn man vermeiden will, dass eine Hängematten-Situation entsteht ... und dass Psychoanalyse missbraucht wird oder in eine intellektuelle Breitendimension geht und darüber ihre psychische Hebelwirkung einbüßt, muss neben dem Psychoanalytiker als Spiegel der Psychoanalytiker als Trainer treten" (v. Minden 1988, 117). Die Psychotherapeutin ist also gefordert, nicht nur wie eine ausreichend gute Mutter, sondern auch wie ein ausreichend guter Vater – im Sinne eines wohlwollenden Trainers – zu handeln, der der direkt Alltagssituationen aufgreift und mit ihr aktive neue Umgangsformen im realen Beziehungsalltag durchbespricht. Zum Beispiel kann die Psychotherapeutin die Patientin daran erinnern, dass die eigentliche Bewährungsprobe darin liegt, das Gelernte auch im Alltag umzusetzen, jedenfalls ist damit keinesfalls ein Ratschlag oder eine Predigt gemeint. Bloßes Spiegeln und Aufarbeiten der Kindheitserinnerungen ohne diesen – von der Psychotherapeutin ausgehenden – Anstößen, Änderungen auf der Verhaltensebene zu verfolgen, ist in diesem Sinne kontraindiziert. Eine derartige Unterlassung wäre der Anteil der Psychotherapeutin, die Patientin im „Scheitern am Erfolg" zu fixieren und daher eindeutig nicht wünschenswert.

## 7.10.2.3 *Therapieabbruch im schizophrenen Formenkreis*

Im Bereich der *Psychosen* des schizophrenen Formenkreises spielt das Thema des Therapieabbruchs eine besondere Rolle. Es zählt zu den Hauptschwierigkeiten, dass die Gefahr besteht, dass der Patient einen Psychotherapieerfolg als eine Infragestellung seiner Autonomie erlebt. Wenn der Eindruck entsteht, ein Erfolg sei ein „Sieg" des Psychotherapeuten, so würde damit sein sensibelster Punkt, seine Selbst-Ständigkeit berührt" (Mentzos 1992, vgl. Kap. 7.9.4. 254). Die Möglichkeit einer „paradoxen" Beendigung der Psychotherapie scheint dieses Dilemma zu lösen: Äußerlich kann die Psychotherapie als Abbruch und Misserfolg aussehen und erst später wird der in Wirklichkeit tatsächlich stattgefundene Fortschritt deutlich sichtbar, der Patient bestätigt sich damit seine Autonomie (vgl. Hutterer-Krisch 1994, 15).

Schwarz (1982) untersuchte die Therapieabbrüche von *psychoanalytischen Familientherapien* bei schizophrenen adoleszenten oder jungen erwachsenen Patienten („conjoint family therapy"). *Das qualitative Studium der Therapieabbrüche* erwies sich für die Transparenz von relevanten prognostischen Faktoren eines Behandlungserfolgs als sehr aufschlussreich: Nicht-Ertragen-Können der therapeutisch erwünschten Veränderungen der Abgrenzung und Verselbstständigung des schizophrenen Kindes durch die Eltern, Behinderung des Eingestehens eigener Probleme durch die starke Rivalität der Eltern, Widerstand der Eltern gegen die Behandlung (unterstützt durch die skeptische Haltung des überweisenden Kollegen gegenüber der Familientherapie), Therapieabbruch der schizophrenen Patienten selbst aus Furcht vor einer Zunahme der starken Bindung an die Eltern, Therapieabbruch der Mutter wegen unerträglicher Schuldgefühle. Als bedeutende Variable für den Erfolg der Behandlung hat sich die *Motivation der Familie* erwiesen. Daraus folgt: Ohne die eindeutige Bereitschaft der Familienmitglieder zur Familientherapie und ohne ihre Erwartung, von der Behandlung zu profitieren, sollte die Therapie nicht begonnen oder fortgesetzt werden. In diesem Fall kann das *Abraten von der Familientherapie* ein effektiverer therapeutischer Faktor sein als die Durchführung, da sich die Familie mit ihrem Widerstand selbst auseinandersetzen muss und sie die Chance hat, bei einem verstärkten Leidensdruck zu einer klaren Motivation zu kommen. Wesentliche Voraussetzung für das Gelingen der Psychotherapie ist die Bereitschaft der Familienmitglieder, sich mit ihren eigenen Problemen infrage stellen zu lassen. Wenn die Eltern *nur* an der Psychotherapie teilnehmen, um dem schizophrenen Mitglied zu helfen, wirkt sich das nur günstig für die Familienmitglieder aus, die sich auf Kosten des Schizophrenen psychisch stabilisieren. Schwarz warnt davor, da sich das ungünstig auf den Patienten auswirkt, der – wenn dies der Therapeut zulässt – in eine unerträgliche exhibitionistische Position gerät (vgl. Hutterer-Krisch 1994, 93 f).

# 7.11     Krisenintervention

*Wenn jemand damit einverstanden ist,*
*dass u.U. auch der Tod gewählt wird,*
*wird das Leben gewählt werden.*

C. Rogers

*Wer in einer Krise ist, schont sich nicht.*
*Ich bin für ihn nur glaubwürdig, wenn ich mich ebenso wenig schone.*
*Einen ausweglosen Menschen kann man nur und ausschließlich*
*bei seiner Ausweglosigkeit erreichen, sonst zunächst nirgends.*

*Trost für einen Trostlosen ist Spott.*

Dörner und Plog (1990, 333)

*Für Suizidgefährdete gibt es keine größere Gefahr als die Isolation . . .*

*Allgemein geht es im Umgang mit Suizidgefährdeten nicht primär darum,*
*wie hindere ich einen Menschen daran, sich selbst zu töten,*
*sondern darum,*
*wie können seine Lebensumstände wieder so werden,*
*dass das Leben für ihn wieder lebenswert wird.*

*Nur ein auf die individuellen Bedürfnisse des Betroffenen bezogenes Angebot*
*kann von diesem als „seine" Hilfe wahrgenommen werden,*
*während Dogmatismus und Einseitigkeit ihn in seiner Überzeugung,*
*dass niemand ihm helfen werde bzw. könne,*
*bestärken wird.*

Gernot Sonneck (1995, 169)

*Ein Mensch, der seine Emotionen in freier Weise ausdrückt,*
*ist stabiler als einer,*
*der sie mit einem hohen Kraftaufwand ausdrückt.*
*Wobei man sich überhaupt von der Gleichsetzung*
*von Krise und äußerlich wahrnehmbarer Dramatik freimachen sollte.*

A. Schigutt und R. Schigutt (1996, 15)

## 7.11.1     Zum Begriff der Krise

Mit Krise wird ganz allgemein eine schwierige, gefährliche Situation, ein Wendepunkt in der Entwicklung oder eine Entscheidungssituation bezeichnet. „Krisis" (griech.) bedeutet „Entscheidung". Im Drama meint Krise „das Moment der Entscheidung, der Augenblick auf dem Höhepunkt des dramatischen Konflikts, in dem sich der Held durch eine Entscheidung seiner Handlungsfreiheit begibt und damit den Umschwung der Handlung einleitet." Und: „Krisis" (Heilkrise, Krise) meint in der Medizin 1. den „Höhepunkt eines Krankheitsverlaufs, z.B. plötzliche Verschlechterung eines chronischen Krankheitsstatus" und 2. die „dramatische Wendung einer Krankheit zur Heilung, z.B. der steile Fieberabfall bei manchen Infektionskrankheiten" (Meyer 1975, 372). Sonneck und Etzersdorfer definieren psychosoziale Krisen in Anlehnung an Caplan (1964) und Cullberg (1978) als „den Verlust des seelischen Gleichgewichts, den ein Mensch verspürt, wenn er mit Ereignissen und Lebensumständen konfrontiert wird, die er im Augenblick nicht bewältigen kann, weil sie von der Art und vom Ausmaß her seine durch frühere Erfahrungen erworbenen Fähigkeiten und erprobten Hilfsmittel zur Erreichung wichtiger Lebensziele oder zur Bewältigung seiner Lebenssituation überfordern" (Sonneck und Etzersdorfer 1995). Mit Krise wird damit ein akuter Zustand bezeichnet, der sowohl im Verlauf verschiedener Erkrankungen (Neurose, Psychose, Psychoorganik) als auch beim gesunden Menschen im Lauf des Lebens auftreten kann. Mit existenziellen Krisenprozessen, wie sie in der Arbeitswelt auftreten können, und deren psychobiologischen Auswirkungen beschäftigt sich z.B. Karazmann (1996); über Krisen, die mit dem speziellen Lebensalter und dessen Herausforderungen zusammenhängen, gibt es unzählige Publikationen (z.B. Erikson 1988, vgl. Hutterer-Krisch 2001).

Die menschliche Entwicklung lässt sich als fortlaufende Übergänge von Außenunterstützung („environmental support") zur Selbst-Unterstützung („self-support") betrachten. Im organismusbezogenen Entwicklungsmodell der Gestalttherapie werden beispielsweise für die seelische Entwicklung immer wieder biologische Metaphern verwendet. Der Mensch wird als Säugling nach der Geburt gestillt, dann wird er mit dem Löffel gefüttert, als kleines Kind lernt er selbst mit Messer und Gabel zu essen, als Erwachsener erwirbt er sich das Essen selbst. „Krisen können in Situationen entstehen, bei denen die Versorgung von außen ausfällt, die Fähigkeit zur Selbstversorgung aber noch nicht entwickelt ist. Als Beispiel gibt Perls eine Situation aus der Geburtshilfe: nach Durchtrennen der Nabelschnur fällt die Sauerstoffversorgung durch das Blut der Mutter plötzlich aus, es muss die Selbstversorgung durch aktives Atmen einsetzen. Eine lebensbedrohliche Krise kann entstehen, wenn das Neugeborene aus irgendwelchen Gründen nicht dazu fähig ist. Hier muss ‚Krisenintervention' einsetzen, wenn das Neugeborene am Leben bleiben soll. Sobald die Atmung möglich ist, hat die neue Fähigkeit sich etabliert und die Krise ist überwunden. Diese Situation wird als Metapher für Lebensumstände verwendet, wo der Mensch unter Zeitdruck neue Möglichkeiten seiner Existenz entfalten muss und ein gewisses Maß von Gefährdung besteht." (Schigutt, Schigutt 1996, 8).

Krisenintervention (lat. intervenire „dazwischentreten, sich einschalten") umfasst nach Sonneck und Etzersdorfer (1995) alle Aktionen, die dem Betroffenen bei der Bewältigung seiner aktuellen Schwierigkeiten helfen, um negative soziale, psychische und medizinische Folgen zu verhüten, die

– als Fehlanpassung oder psychischer Zusammenbruch – jeder Krise imma-
nent sind. In diesem Sinne ist Krisenintervention von Maßnahmen der
Akutpsychiatrie (z.B. im Falle akuter Psychosen oder Intoxikationen) zu
unterscheiden.

## 7.11.2 Darstellung typischer Krisenverläufe

Die Kenntnis des Krisenanlasses in seiner subjektiven Bedeutung für den Betroffenen ist für die Krisenintervention von besonderer
Bedeutung. Psychische Erkrankungen hängen oft mit unverarbeiteten früheren Krisen zusammen und erhöhen die Krisenanfälligkeit enorm. Die
Reaktionen der Umwelt beeinflussen die Entstehung, den Verlauf und die
Bewältigung jeder Krise. Anlässlich der Vielschichtigkeit von Krisen und
der Komplexität der Krisenintervention unterscheiden Sonneck und Etzersdorfer (1995) traumatische Krisen und Veränderungskrisen.

**Traumatische Krisen**

Cullberg (1978) beschrieb eingehend die traumatische Krise; ihre Verlaufs-
form wird als unausweichlich und eigengesetzlich beschrieben. Krisenan-
lässe sind plötzliche Schicksalsschläge wie Trennung, Tod einer nahen Bezugsperson, Krankheit, Invalidität oder Kündigung. Ein typischer Krisen-
verlauf umfasst vier Phasen:
1. den Schock bzw. den *Krisenschock* (Dauer: wenige Sekunden bis 24
   Stunden, zeitlich deutlich abgrenzbar),
2. die Reaktion oder die *Reaktionsphase* (Dauer: mehrere Tage bis mehrere
   Wochen, zeitlich nicht deutlich abgrenzbar den nächsten zwei Phasen
   gegenüber; affektive Turbulenz und Apathie wechseln einander ab;
   tiefste Verzweiflung, Depressivität, Hoffnungslosigkeit, Hilflosigkeit,
   Feindseligkeit und Aggression, Wut und Trauer, oft schwere körperliche
   Begleitsymptomatik; Chronifizierung, Krankheit, Sucht oder suizidales
   Verhalten),
3. die Bearbeitung oder die *Bearbeitungsphase* (zeitlich nicht deutlich
   abgrenzbar zu Phase 2 und 4) und
4. die Neuorientierung oder die *Neuorientierungsphase* (zeitlich nicht
   deutlich abgrenzbar zu Phase 2 und 3). Bei günstigem Ausgang konnte
   die innovative Chance der Krise genützt werden. Diese Phase kann
   durch die Bearbeitung des Krisenanlasses und seiner Konsequenzen erreicht werden.

**Veränderungskrisen**

Caplan (1964) beschäftigte sich mit der Charakterisierung von Veränderungskrisen, d.s. Krisen, die im wesentlichen durch das Verstreichen von Zeit, durch die verschiedenen Lebensalter, in die der Mensch gerät und die unterschiedliche Aufgaben und Herausforderungen mit sich bringen, zustande kommen.

1. *Konfrontation* mit einer Veränderung, z.B. Pubertät, Verlassen des Elternhauses, Heirat, Geburt eines Kindes, Umzug, Pensionierung.

2. *Versagen:* die Veränderung konnte nicht in das Leben integriert werden, so dass es zum Gefühl des Versagens, zum Ansteigen von Druck und innerer Spannung und zum Mobilisieren innerer und äußerer Hilfsmöglichkeiten kommt.

3. *Mobilisierung:* Die starke innere Not lässt die Bereitschaft des Betroffenen, Hilfe anzunehmen, größer werden. Adäquate Hilfe in dieser Phase kann zur Bewältigung der Krise beitragen. Keine oder inadäquate Hilfe kann Rückzug, Resignation und Chronifizierung fördern oder die Ausbildung des Vollbildes der Krise begünstigen.

4. *Vollbild der Krise:* entspricht der Phase 2 der traumatischen Krise, Chronifizierung, Krankheit, Sucht oder suizidales Verhalten können im ungünstigen Fall, Bearbeitung und Neuorientierung im ungünstigen Fall die Folge sein.

Mit Lebenskrisen in der Adoleszenz befasste sich z.B. Erdheim (1990), mit Krisen im Lebenszyklus z.B. Stromberger (1990) und Menschik-Bendele (1990) und mit familiären Krisen z.B. Scheidinger (1990).

## 7.11.3    Grundprinzipien der Krisenintervention

Schigutt und Schigutt haben sich mit wesentlichen *Grundprinzipien der Krisenintervention* befasst und nennen einige grundlegende Aspekte:

*Einbezug mehrerer Dimensionen:* Wenn man erfolgreich intervenieren will –, müssen mehrere Dimensionen menschlicher Existenz miteinbezogen werden. In der Regel sind verschiedene Umstände aus verschiedenen Richtungen zusammengetroffen bzw. waren an der Entstehung der Krise beteiligt (Disposition – Anlass – soziale Umwelt). Der Betroffene hat womöglich – ohne es zu wissen – die Krise weiter zugespitzt, indem er – in seiner Einengung – wie gebannt auf *ein* Detail des Problems schaut. So ist es möglich, dass uns der Betroffene eine gewisse Einseitigkeit entgegenbringt. Schigutt und Schigutt betonen in diesem Zusammenhang, dass dieser Einseitigkeit des Klienten die Einseitigkeit unserer Ausbildung entgegensteht: „Die Versuchung ist groß, in der Krisenintervention das zu machen, was man gelernt hat und wo man sich sicher fühlt. Ein Sozialarbeiter wird etwa den Krisenanlass angehen und sich mit sozialer Vernetzung beschäftigen, ein Psychologe mehr mit der seelischen Konstitution und der Lebensgeschichte, ein Arzt mit Problemen von gestörter Lebensfunktion und eventueller Pathologie. Wenn man daher mit seiner Arbeit nicht rasch an eine Grenze kommen möchte, ist es wichtig, über den Rahmen seines engeren Fachgebietes hinauszugehen, zunächst, indem man andere Gesichtspunkte einbezieht und wichtig nimmt, dann aber auch, indem man sich prüft, wie weit man kompetent zur Lösung aller wichtigen anstehenden Probleme ist und wo es angezeigt ist, einen Fachmann aus einem Nachbargebiet beizuziehen – nicht um den Klienten abzuschieben, sondern ganz im Gegenteil, um ihm auch ein Beispiel zu geben, dass es legitim ist, fremde Hilfe in Anspruch zu nehmen" (Schigutt und Schigutt 1996, 13).

*Stabilisiernde Interventionen:* Wesentlicher Charakterzug in der Krise ist Labilität. „Das Versagen der bewährten Strategien macht den Menschen richtungslos, er fühlt sich nicht in der Lage, sich einen Impuls zu geben, der eine Änderung der Situation herbeiführen könnte. In diesem Ausnahmezustand ist es daher geboten, stabilisierend zu intervenieren, ganz anders als in der Psychotherapie vorübergehend einzuspringen und sich auch in höherem Maße zur Verfügung zu stellen. All das mit der ausgesprochen inneren Haltung, dass hier eine vorübergehende Hilfeleistung für die besondere Situation stattfindet mit dem Ziel, möglichst rasch eine Situation herzustellen, in der der Klient wieder selbst für sich sorgen kann. Die Formel ‚Hilfe zur Selbsthilfe‘ drückt diese Tendenz gut aus, zu weitgehende und vor allem zu lang gezogene einspringende Hilfeleistung kann den Klienten passiv und abhängig machen und ungünstige Entwicklungen einleiten" (Schigutt und Schigutt 1996, 14).

Herstellung einer Beziehung zum Betroffenen: „Das muss hier eigens betont werden, obwohl es selbstverständlich scheint, denn es handelt sich hier um das schwierigste und zugleich wesentlichste Element der Krisenintervention. Der Mensch in der Krise, der den Kontakt zu sich selbst und zur Umwelt als problematisch erlebt, hat in der Regel das sichere Gefühl, dass niemand imstande ist, seine Situation zu verstehen und nachzuempfinden. Wenn es gelingt, eine Beziehung aufzubauen, ist unter Umständen schon die wichtigste Arbeit in der Krisenintervention geleistet, denn es ist etwas geschehen, mit dem der Klient nicht gerechnet hat. Für den Helfenden ist es daher unumgänglich notwendig zu überprüfen, ob wirklich eine Beziehung vorhanden ist, bevor man zu anderen Inhalten übergeht, und sich erst zufrieden zu geben, wenn man die Empfindung hat, sich in einer tragfähigen Beziehung zu befinden" (Schigutt und Schigutt 1996, 14).

*Rückgriff auf eigene Krisenerfahrungen:* „Hilfreich können dabei die eigenen Krisenerfahrungen sein: was der Klient erlebt, ist dem Helfenden nichts Fremdes, und das kann eine wesentliche neue Erfahrung für den Klienten sein" (Schigutt und Schigutt 1996, 14).

*Konzentration auf die aktuelle Situation:* „Die Vorgeschichte kann insofern hilfreich sein, als in ihr vielleicht Erfahrungen mit ähnlichen Situationen vorkommen, die hilfreich sein können und die dem Klienten nicht zugänglich waren" (Schigutt und Schigutt 1996, 15).

*Ermutigung zum Ausdruck der eigenen Emotionen:* „Der Umgang mit ...
(den emotionellen Reaktionen) ist eines der wichtigsten Inhalte der Krisenintervention. Meist haben wir es in unserer Kultur mit Klienten zu tun, die
sich den Ausdruck von Gefühlen nicht gestatten, sich schämen, dass sie
emotionell reagieren, oder auch meinen, dass in ihrer Situation eine emotionelle Reaktion dieser Art nicht am Platze ist. ... Eine besondere Rolle
spielt dabei oft der Ausdruck von Aggression, besonders wenn er sich etwa
gegen Verstorbene richtet. Hier haben wir es oft mit Tabus zu tun, die wir
natürlich beachten müssen" (Schigutt und Schigutt 1996, 15).

*Strukturierung der nächsten Zukunft:* „Mehr als das (zumindest in auf-
deckender) Psychotherapie üblich ist, empfiehlt es sich in der Krisenintervention, dem Klienten in der Strukturierung der nächsten Zukunft zu helfen, wobei wir den Schwerpunkt auf kleine Schritte, leicht erreichbare Ziele und Ruhepausen legen sollen. Wichtig ist es in diesem Zusammenhang,
das soziale Umfeld des Klienten mit einzubeziehen, ihn anzuregen, Kontakte aufzunehmen, und unter Umständen auch von uns aus in dieser
Richtung aktiv zu werden" (Schigutt und Schigutt 1996, 16).

*Prinzip der kleinen Schritte:* „Das Prinzip der kleinen Schritte sollten wir
auch selbst zu unserer Richtschnur machen; wir sollten nicht von uns verlangen, in der ersten Sitzung zu einer Lösung zu kommen, ein Schritt in
Richtung der Lösung genügt" (Schigutt und Schigutt 1996, 16).

*Zusammenarbeit mit anderen Berufsgruppen:* „Und auch wir sollten uns
auf unser Umfeld in der psychosozialen Versorgung besinnen und nicht
zögern, uns Hilfe zu verschaffen, wo wir sie brauchen" (Schigutt und Schigutt 1996, 16).

### 7.11.4   Einschätzung der Suizidalität

Pöldinger (1968) beschäftigte sich mit suizidalen Entwicklungen, die zu suizidalen Handlungen führen können und charakterisierte in
diesem *Zusammenhang 3 Stadien der suizidalen Entwicklung* (Pöldinger,
zit. n. Sonneck 1995, 154):

*1. Erwägung*: Der Suizid wird als mögliche Problemlösung in Betracht gezogen. Aggressionen, die nicht nach außen gezeigt werden dürfen („ohnmäch-
tige Wut", Aggressionshemmung) und soziale Isolierung sind psychodynamische Faktoren, die eine große Rolle spielen.

*2. Abwägung*: Es kommt zu einem Kampf zwischen selbsterhaltenden und
selbstzerstörenden Kräften, die jedem Menschen innewohnen. Aus diesem
Kampf heraus sind direkte Suizidankündigungen, Appelle oder Notrufe zu
verstehen (Reden von Selbstmord, leise Andeutungen betreffend Selbstmord, Drohungen, Voraussagen; Hilferufe als Ventilfunktion, Kontaktsuche,
„cry for help" n. Farberow und Shneidman (1961).

*3. Entschluss*: Mit dem Entschluss tritt eine Beruhigung ein, die auffallend ist. Es handelt sich allerdings um eine bedenkliche Ruhe. „Leider wird daraus aber meist der falsche Schluss gezogen, dass die Krise und damit die Gefahr vorbei seien" (Sonneck 1995, 154).

### 7.11.5    Das präsuizidale Syndrom

Das präsuizidale Syndrom besteht aus 3 Merkmalen, die einander im Sinne einer Verstärkung beeinflussen und zur Selbstmordhandlung führen können. Ringel (1949) untersuchte erstmals 745 Menschen nach Suizidversuchen hinsichtlich ihrer Verfassung vor dem Suizidversuch. Er fand 1. zunehmende Einengung, 2. gehemmte und gegen die eigene Person gerichtete Aggression und 3. Selbstmordfantasien als durchgängige Merkmale bei fast allen Untersuchten und fasste sie als präsuizidales Syndrom zusammen (Ringel 1951). Bei der *zunehmenden Einengung* werden verschiedene Bereiche genannt: die *situative* Einengung, Einengung der persönlichen Möglichkeiten; die *dynamische* Einengung mit einseitiger Ausrichtung der Apperzeption, Assoziation, Affekte, Verhaltensmuster und mit Reduktion der Abwehrmechanismen (ängstlich depressives Verhalten, fehlende affektive Resonanz, fehlendes affektives Mitschwingen, am Höhepunkt der affektiven Einengung eine „auffällige Ruhe"); die Einengung der *zwischenmenschlichen Beziehungen* (deren Entwertung, bis zum Verlust der Beziehungen zu anderen Menschen); die Einengung der *Wertwelt*. Die Hemmung der Aggression kann mit der spezifischen Persönlichkeit eines Menschen, mit seiner Erkrankung, mit problematischen oder fehlenden zwischenmenschlichen Beziehungen zusammenhängen. Selbstmordfantasien, die aktiv intendiert sind, sind ein Alarmsignal für den Psychotherapeuten. Selbstmordfantasien, die sich passiv und konkretisiert (im Hinblick auf die Art der Durchführung der Selbstmordhandlung) aufdrängen, sind noch gefährlicher als aktive Selbstmordfantasien. „Die Kombination von Suizidgedanken mit affektiver Einengung (fehlende affektive Resonanz, mangelndes affektives Ansprechen) weist deutlich auf Suizidalität hin" (Sonneck 1995, 156).

### 7.11.6    Gestalttherapeutisch orientierte Krisenintervention mit Suizidalen

Die innere Lage des Suizidalen ist im Wesentlichen von zwei Fragen bestimmt: *„Nimmt man mich ernst?"* und *„Nimmt man mich an?"* (Schneider 1990, 218).
Schneider übernimmt das präsuizidale Syndrom von Ringel und differenziert drei Stadien von Selbstmordfantasien: den Todeswunsch, die Freiheit

der Selbsttötung und Spekulationen über die Durchführbarkeit des Selbstmordes. Als Grundhaltung beschreibt sie: „Du hast die Freiheit, dich zu vernichten. Ich werde dich nicht hindern, aber alles tun, damit du eine andere Perspektive erhältst" (Schneider 1990, 219). Schneider betont, dass die Gestalttherapie Beachtliches in diesem Bereich geleistet hat, ohne dass darüber viel veröffentlicht worden ist; sie fasst Behandlungslinien der klinischen Praxis, die sich aus Supervisionssitzungen, Fallbesprechungen und Treffen mit gestalttherapeutischen Kollegen ergeben haben, wie folgt zusammen und unterscheidet zum Teil innerhalb dieser Behandlungslinien zwischen akuter Suizidalität und weiterführender Gestalttherapie im Anschluss an eine Suizidgefährdung während der Psychotherapie (Schneider 1990, 219 ff):

1. *Löse Betroffenheit aus*: In Kontakt mit einem suizidalen Menschen ist man sofort betroffen. Es ist Aufgabe des Psychotherapeuten, auf therapeutischem Weg ebenso Betroffenheit auszulösen. „Man macht betroffen durch das, was tatsächlich gegeben ist und wie es sich ereignet hat und zeigt, dass man persönlich in Mitleidenschaft gezogen ist. Der Therapeut lässt sie innerlich in aller Klarheit zu, weil er weiß, dies ist die Grundlage, um sie nach außen überzeugend sichtbar zu machen. Das Ausmaß der eigenen Betroffenheit löst im anderen das aus, wovor er ausgewichen ist: Die Erschütterung über die wahre Tragweite seines Handelns." Und: „Die Leine, die wir zur Rettung des extrem gefährdeten Menschen auswerfen, ist die Botschaft, dass uns an ihm und an seinem Überleben liegt" (Schneider 1990, 220).

2. *Kläre Linien und setze Gegenlinien*: Förderung der Bereitschaft, sich mitzuteilen. Zuhören und zu verstehen versuchen, ohne zu drängen, Aussprechen des Impliziten vor dem Hintergrund von Betroffenheit, Gemeinsamkeit und Angst. Es ist Aufgabe des Psychotherapeuten, das Ungesagte ausdrücklich auf die Ebene der Sprache zu heben. „Diese vorbehaltlose Deutlichkeit verursacht mitunter ängstliche Bedenken, weil die Dinge so klar noch niemals benannt wurden. Es ist nicht angebracht, mit Deutlichkeit zu sparen, weil wir standhalten, indem wir anschließend vorbehaltlos mitfühlend auf die Befürchtungen und Erwartungen des Klienten eingehen" (Schneider 1990, 221).

3. *Ermutige den Todeswunsch und andere nicht akzeptierte Wünsche*: Prüfung des Hintergrunds, ob der Hintergrund der suizidalen Tendenzen z.B. psychotischer, neurotischer oder aktueller Natur ist. Davon abhängig ist die weitere mögliche Vorgangsweise. Generell gibt es folgende Möglichkeiten gestalttherapeutischer Aufarbeitung: „Dramatisieren der Selbstmordszene als Inszenierung oder Gestaltdialog. In die Dramatisierung werden Sterben und Tod eingeschlossen." Und: „Imagination des Gestorbenseins, des Begrabenwerdens, des Jenseits. Gestaltung des Todes mit kreativen Medien." Gesucht wird dabei nach Ansatzpunkten zur Befreiung von Aggression, nach verdeckten oder offenen Überlebenswünschen, nach positi-

ven und negativen Modellpersonen im Familiensystem" (Schneider 1990, 221).

*4. Gib aktiv Support durch kognitive Integration:* Schrittweises Anhalten immer wieder da, wo Angst auftritt, um die Angst kognitiv zu integrieren. Damit wird ein „fraktionierter Prozess der Wiederaneignung von nicht eingestandener Vergangenheit, der wieder anzueignen ist", gefördert. Die Offenlegung der negativen Weltsicht und Selbstbewertung spielt dabei eine wesentliche Rolle. „Einsichten in unbeachtete Zusammenhänge lenken die Aufmerksamkeit gleichzeitig auf Wendepunkte, an denen der Klient in seinem Leben die negative Alternative wählte. Von erheblichem Gewicht ist dabei die Erkenntnis, dass an bestimmten Wendepunkten neben den negativen auch positive Alternativen vorgelegen haben" (Schneider 1990, 222).

*5. Fördere eine tiefe Übertragung:* Die „symbiotische Annahme aus der mütterlichsorgenden Zuwendung" soll daraufhin wirken, „dass der Klient seine Selbstablehnung aufgibt" „im Akutstadium". Im Anschluss an das Akutstadium ist es nach Schneider indiziert, wieder zu einem „warmen Akzeptieren" überzugehen.

*6. Bearbeite die Retroflexion:* Aufarbeitung der Schuldgefühle hinsichtlich der suizidalen Tendenzen. Förderung der Reduktion der Schuldgefühle und der Expression von Ressentiment, Klage, Neid und anderer unterdrückter Gefühle. In der Folge Bearbeitung der Retroflexion aller wichtigen Lebensabschnitte mit einschneidenden Kränkungen. Diese Maßnahmen sollen das Selbstgewahrsein wiederbeleben helfen.

## 7.11.7 Interventionen bei suizidalen Krisen

Sich in einer ausweglosen Krise von jemandem verstanden fühlen, ist paradox: „Verstehen hebt den Beziehungsabbruch ... und damit die Ausweglosigkeit auf. Daher auch der Versuch, einen Menschen ‚vor dem Sprung' solange im Gespräch zu halten, bis die Ausweglosigkeit geteilt ist und aus dem Sprung ins Töten, ins Nichts, ein gemeinsames Springen an ein anderes Ufer, auf eine andere Ebene werden kann. Das kann nur jemandem gelingen, der so intensiv lebt, dass er seine eigenen (suizidalen) Ausweglosigkeiten erlitten hat" (Dörner und Plog 1990, 332). In diesem Sinne regen Dörner und Plog Helfer zum Nachdenken, Erinnern und Nachspüren im Bereich der Selbstwahrnehmung an („Ich kann/will nicht mehr; will kapitulieren, das Schwächere wählen. Was ich tue, ist nichtig. Ich will Ruhe, Entlastung, will weg sein. Ich will einer schlimmeren Zukunft zuvorkommen. ... Ich kann nein sagen, lehne mich ab. ... kann keinen klaren Gedanken mehr fassen, keinen Weg sehen, mir wird schwarz vor den Augen, will Schluss machen ...."). Dörner und Plog warnen davor, den Selbstmordgefährdeten zu trösten und betonen die Wichtigkeit dessen, dass der Helfer bei der Tötungsabsicht des Klienten bleibt, ihn dabei festhält, sie im Gegenteil gar noch zu übertreiben („eigentlich waren sie schon drüben, haben sich frei gemacht"), um seine Ausweglosigkeit und Verzweiflung zu erreichen, zu vertiefen und sie mit ihm zu teilen. „Er und ich müssen uns die Freiheit nehmen, davon auszugehen, dass die Verzweiflung so groß war, dass Selbsttötung ... die einzige Möglichkeit zu sein schien, also innerlich erlaubt und rechtens war. Mehr noch: Dass es die einzige noch mögliche und zugleich seit langer Zeit die erste wirklich selbstständige und freie Handlung war nach einer Zeit zermürbender Handlungsunfähigkeit, vielleicht die erste wirklich freie Handlung im ganzen bisherigen Leben. Nur dadurch kommen wir beide in der Begegnung ... zur Chance des Neubeginns, die stets nur nach Erreichen des Nullpunktes, der Talsohle sichtbar werden kann. Dieses Tun verlangt von mir den tiefsten Respekt vor der Selbstbestimmung und dem wirklichen Privatbereich („Ich gehöre mir selbst") eines Menschen. Nur dann kann er mit meiner Begleitung etwas anfangen, und dadurch ahnen, dass er vielleicht nicht nur sich selbst gehört" (Dörner und Plog 1990, 333).

Das wichtigste ist, dass sich der Psychotherapeut seinen eigenen Gefühlen gegenüber öffnet, Kontakt zu ihnen hat und sie nicht vermeidet. Zur Vollständigkeit der Wahrnehmung gehört, dass es ein Nebeneinander von Anteilen, die sterben wollen, und Anteilen, die leben wollen, gibt, auch wenn die Sterben-Wollende Seite die Oberhand hat.

Wenn ich als Psychotherapeut in Kontakt mit mir und meinen Gefühlen bleibe und gleichzeitig beim Phänomen bleibe, d.h. bei dem, was der Betroffene im Gespräch bringt, erfülle ich die Kriterien, die Dörner und Plog (1990, 335) für eine gelungene Begegnung mit suizidgefährdeten Menschen aufstellen: „1. Ich lasse die Angst so zu, dass ich Tötungssignale wahrnehme und offen zum Gegenstand des Gesprächsaustauschs mache. Je offener, desto eindeutiger kann ich mich (notfalls auch für Zwang) entscheiden. 2. Ich mindere nicht die Verzweiflung, sondern vertiefe sie noch, damit wir gemeinsam an ihren Grund gelangen. Es hat sich kaum ein Mensch umgebracht, mit dem das hinreichend gelungen ist. ... 3. Ich teile ‚schonungslos' alle ausgelösten Ängste und Gefühle mit, womit ich Einengung und Isolation des anderen aufhebe. 4. Ich zeige dem anderen, dass ich sein Recht auf Tod als eine für ihn in diesem Augenblick sinnvoll erscheinende Lösung achte. D.h. ich nehme Beziehung auf nicht nur zu seiner Fremdbestimmung (Krankheit, soziale Lage), sondern zu seiner Selbstbestimmung, an der meine Bestimmungsgewalt eine Grenze findet. Es hat sich bisher noch jeder Mensch umgebracht, der dies vollständig und dauerhaft gewollt hat." Und: „Mit dieser solidarischen Haltung kann ich die Zahl der Selbsttötungen, die die Berührung eines Menschen mit der Psychiatrie mitbedingt, verringern. Ganz kann ich sie nicht verhindern. Denn Chance und Risiko sind bei jeder Therapie wie bei jeder Hilfe und bei jeder Veränderung untrennbar. Das hat jeder zu sehen und auszuhalten, der psychiatrisch arbeitet" (Dörner und Plog 1990, 336).

Sonneck (1995, 171) fasst für den Umgang mit suizidgefährdeten Menschen 5 zentrale konkrete Punkte zusammen:

1. „Das Verstehen des Patienten in seiner spezifischen Situation, speziell in der Situation, die zum Auftreten der Suizidalität führte. („Wie war das genau, können Sie mir mehr darüber erzählen?")
2. Bezug zu diesem Ereignis herstellen („Das ist eine solche Situation, in der Sie an Suizid dachten?")
3. Suizidalität offen ansprechen („Denken Sie daran, Schluss zu machen?")
4. Beziehung und Interaktion ansprechen („Wie geht es ihnen jetzt mit mir, während unseres Gesprächs?")
5. Vorhersehbare Trennungen rechtzeitig bearbeiten („Zu den Feiertagen werde ich nicht erreichbar sein, überlegen wir jetzt schon, was das für Sie bedeutet?"):

Sonneck bezieht in diesem Zusammenhang auch die *Umwelt des Betroffenen* ein: Die Reaktionen der nahestehenden Personen sind bei suizidalen Krisen von entscheidender Bedeutung. Beziehungsfördernde Maßnahmen können der Einengung der zwischenmenschlichen Beziehungen und damit der Suizidalität entgegenwirken. Die *beziehungsfördernde Grundhaltung* fasst Sonneck (1995, 169) ungefähr folgendermaßen zusammen: Den anderen annehmen, wie er ist; dort anfangen, wo der andere gerade steht; herzeigen, dass ich mit ihm Kontakt aufnehmen möchte; Verzicht auf argumentierendes Diskutieren; Wahrnehmen der in mir ausgelösten Gefühle (worauf weisen sie mich hin?); Verzicht auf das Anlegen eigener Wertmaßstäbe; Orientierung an den Bedürfnissen; Arbeit an der Partnerschaft und Vermeidung objektivierender Distanz.

Weder der Betroffene noch ein einzelner Betreuer (Psychotherapeut, Arzt oder Sozialarbeiter) kann alleine erreichen, dass das Leben für den betroffenen Menschen wieder lebenswert wird. Das bezeichnet Sonneck als „evident" und zieht daraus die Schlussfolgerung, dass sich der Helfer auch immer der Hilfe der anderen versichern muss.

Die *Beziehung* und das *vorurteilsfreie Gespräch über die Suizidalität* sind nach Sonneck (1995) die wesentlichsten Grundpfeiler jeder Krisenintervention. Kulessa (1985) fasst folgende 8 Aspekte der Intervention bei suizidalen Krisen zusammen (Übersicht nach Sonneck 1995, 170):

1. Akzeptieren des suizidalen Verhaltens als Notsignal
2. Verstehen der Bedeutung und subjektiven Notwendigkeit dieses Notsignals
3. Bearbeitung der gescheiterten Bewältigungsversuche
4. Aufbau einer tragfähigen Beziehung (analog der beziehungsfördernden Grundhaltung)
5. Wiederherstellen der wichtigsten Beziehungen (Ermutigen zu ...)
6. Gemeinsame Entwicklung alternativer Problemlösungen

7. Gemeinsame Entwicklung alternativer Problemlösungen auch für künftige Krisen (Prinzip Hoffnung), Coping-Behaviour
8. Kontaktangebote als Hilfe zur Selbsthilfe.

## 7.11.8    Häufige Fehler im Umgang mit suizidgefährdeten Menschen

Im Folgenden möchte ich einige Fehler anführen, wie man sie in der einschlägigen Fachliteratur genannt findet. Man könnte annehmen, dass es sich hierbei eher um Fehler handelt, die andere Helfer, die keine Psychotherapieausbildung haben, machen und deren Aufzählung in diesem Rahmen sich daher erübrigt; dennoch: eine Krisenintervention birgt wegen ihrer Dringlichkeit und potenziellen Gefahr besondere Krisen- und Gefährdungsmomente, in denen jeder Psychotherapeut – wie auch jeder ausgebildete Gestalttherapeut – in herkömmliche Reaktionsmuster zurückfallen kann. Dies gilt insbesondere dann, wenn der Psychotherapeut in seiner Gegenübertragung massive Gefühle, z.B. Angst oder auch Aggression entwickelt.

Kulessa (1985) zählt zu den Gefahren im Umgang mit Suizidgefährdeten 1. vorschnelle Tröstung, 2. Ermahnung, 3. Verallgemeinerung, 4. Ratschlag, 5. Belehrung, 6. Herunterspielen des Problems (oder möglicherweise des Suizidversuchs), 7. Beurteilen und Kommentieren, 8. Nachforschen, Ausfragen, Analysieren und 9. Entwickeln vorschneller Aktivitäten (Kulessa 1985, zit. n. Sonneck 1995, 168).

Reimer (1986) hat 8 häufige Fehler, die im Umgang mit Selbstmordgefährdeten Menschen gemacht werden, zusammengefasst (Übersicht n. Sonneck 1995, 170):

*1. Übersehen von Trennungsängsten (z.B. Urlaub, Stationswechsel, Entlassung)*: Trennung stellt an sich ein hohes Suizidrisiko dar; Trennungen, die sich während der Behandlung von Personen nach einem Suizidversuch ergeben, stellen problematische „Wiederholungssituationen" dar (bzw. Offene Gestalten, „unfinished business") und sind besonders zu beachten. Neuerliche Suizidalität kann anlässlich dieser sekundären Trennungssituationen ausgelöst werden, z.B. beim Übergang vom stationären in den ambulanten Bereich, anlässlich des Urlaubs oder einer Tagung des Psychotherapeuten. Dies kann mit dem Wunsch des Klienten, im Psychotherapeuten einen verlässlichen Partner zu haben, in Zusammenhang stehen.

*2. Persönlich nehmen von Provokation*: Dem Wunsch des Klienten, im Psychotherapeuten einen verlässlichen Partner zu haben, kann ein die Verlässlichkeit austestendes Verhalten des Klienten entsprechen, das vom Psychotherapeuten nicht als provokantes Verhalten missdeutet werden darf. Etwaige Gefühle der Gegenübertragung, die den Kontakt behindern, sollten reflektiert werden.

3. *Mitmachen von Bagatellisierungstendenzen des Patienten (Abwehr):*
Viele Menschen wollen durch Bagatellisierung den Suizidversuch und ihre
innere schwere Not ungeschehen machen. Dadurch behindern sie aber
auch die Aufarbeitung der Situation und die Bearbeitung der Krise. Oft
unterstützt die Umwelt diese Tendenz. Der Psychotherapeut sollte diese
Tendenz nicht auch noch mitmachen.

4. *Einseitige Betonung der Aggressionsproblematik:* Die recht mechanisti-
sche Vorstellung, der Mensch könne die „nach innen gewendete" Aggression einfach „nach außen kehren", haben manche Helfer früher den Betroffenen als Suizidprävention empfohlen. Eine derartige Empfehlung wird in
der Zwischenzeit als Provokation des Patienten betrachtet, die die Beziehung auf eine harte Probe stellt, schwere Schuldgefühle auslösen und
damit die Suizidgefahr verstärken kann.

5. *Suizid-Pakte:* sind spezielle Absprachen mit Klienten bezüglich ihrer
Suizidneigung. In der Regel verspricht der Klient, für einen bestimmten
Zeitraum bestimmte Handlungen zu unterlassen. Suizidpakte, wie sie Sui-
zidforscher und Laienorganisationen als hilfreich empfohlen haben, helfen
letztlich – neueren Untersuchungen zufolge – nur dem Behandler selbst –
dies insofern, als er sich sicherer fühlt. Dies betont Modestin (1989), der die
Frage, ob der Klient sich selbst zutraut (sich selbst versprechen kann), bei
neuerlichen Belastungen anders als mit Suizidhandlungen zu reagieren, für
die eigentlich wichtige und effektive hält. Besonders bei wiederkehrender
Suizidtendenz ist kaum zu erwarten, dass diese durch derartige Absprachen
abgeschwächt oder behoben werden kann. Der Suizidpakt wird oft nicht
eingehalten und es entsteht in der Folge ein Kampf um seine Einhaltung
(Kind 1992, 188). Falls dennoch ein Suizidpakt vereinbart wird, stellt Kind
die Forderung auf, dass der Psychotherapeut mit dem Klienten darüber
spricht, dass diese Vereinbarung auch zur Entlastung des Psychotherapeuten abgeschlossen wird. Dies begründet er damit, dass die Schutzfunktion
des Suizidpakts für den Patienten oft eher vom Psychotherapeuten und die
Entlastungsfunktion für den Psychotherapeuten eher vom Patienten wahrgenommen wird.

6. *Mangelnde Exploration der jetzigen und gegebenenfalls früherer
Umstände, die zu Suizidalität geführt haben:* verwehrt dem Helfer, die
Suizidalität des Betroffenen zu verstehen und führt zu weiteren Behand-
lungsfehlern. Oft resultiert daraus eine

7. *Zu rasche Suche nach positiven Veränderungsmöglichkeiten,* die nicht
selten gemeinsam mit Bagatellisierungstendenzen einhergeht.

8. *Anwendung von internalisierter Klassifikation von Suizidversuchen:*
Damit ist das Vorurteil gemeint, dass es sich nur bei lebensbedrohlichen
Suizidversuchen um eine ernste Suizidalität handelt. Bei „leichteren" Sui-
zidversuchen besteht die Gefahr, die Suizidalität nicht mit ausreichender
Gründlichkeit einzuschätzen.

Auch Dörner und Plog nehmen immer wieder zu typischen Fehlern Stel-

lung. *„Nach den Gründen und Motiven einer Selbsttötungskrise ... fragen"*
bezeichnen sie als den häufigsten Fehler im Umgang mit akut Selbstmordgefährdeten. Diese Aussage bekräftigen sie mit einem Zitat von Hertha
Kräftner, die 1951 kurz vor ihrem Selbstmord schrieb: „Aber ich bin überzeugt, dass es keinen geben wird, dessen Trauer um mich so groß ist, dass
die Frage nach dem Motiv in seinem Herzen keinen Platz findet" (zit. n.
Dörner und Plog 1990, 333):

*Trost-SpendeVersuche:* „Trost für einen Trostlosen ist Spott." Und: „Ich
muss mir den naheliegenden, tödlichen Trost verkneifen." („Denken Sie
doch daran, wie schön das Leben sein kann?")

*Signale nicht wahrhaben wollen:* Ankündigungen nicht ernst nehmen,
weil der Helfer die eigene Angst vor dem Tod abwehrt bzw. den Kontakt
mit ihr vermeidet.

*Auf den anderen einreden, das Positive zu sehen:* auch dies geschieht
zumeist, um im Grunde die eigene Angst zu reduzieren. Damit verhindert
der Helfer, dass der Klient seine Verzweiflung mitteilt, was einen späteren
Suizid eher fördert statt verhindert.

„Ich werde ihm zwar Fragen stellen, meine *Gefühle aber für mich behalten*
Ich bin verantwortlich für ihn, was geht ihn also meine Angst an?" Diese
Haltung treibt ihn noch mehr in die Isolation.

„Verantwortlich treffe ich Maßnahmen, setze medikamentöse, psychotherapeutische oder soziale Eingriffe, *ohne Rücksicht* darauf, ob die Veränderung schon von dem Patienten selbst ausgehen und ertragen werden kann.
Ich *forciere die Krise nach meinem Tempo.* Damit begünstige ich die zahl-
losen Selbsttötungen, die gerade zu Beginn und am Ende therapeutischer
Aktivitäten häufig sind. Und warum? Weil ich mich zum Herrn über Leben
und Tod mache, ohne den anderen an sich selbst zu beteiligen" (Dörner
und Plog 1990, 333).

Der Wiener Gestalttherapeut und Systemiker Robert Schigutt und seine
Frau, die Psychodramatikerin und Systemikerin Anneliese Schigutt befassten sich ebenfalls mit diesem Thema: als speziell für Psychotherapeuten
häufige gefährliche Fehlerquellen nennen Schigutt und Schigutt (1996, 15):

*Die Anwendung in der Psychotherapie üblicher Interventionen:* „Wenig
hilfreich ist die bei Psychotherapeuten oft naheliegende Beschäftigung mit
der persönlichen Lebensgeschichte und der Psychodynamik, auch wenn
diese eine Rolle im Krisengeschehen haben mögen. Störungen, die aus dieser Richtung kommen, können in einer anschließenden Psychotherapie
bearbeitet werden, im Krisengeschehen ist der Klient davon überfordert
und es lenkt ihn von der Lösung seiner eigentlichen Probleme ab." Und:

*Überhöhter Anspruch hinsichtlich des Ausmaßes an emotionalem Aus-
druck:* „Wie auch in der Psychotherapie gilt aber besonders in der Krisenintervention die Regel, dass wir beim Ausdruck von Gefühlen an unsere
Klienten nicht die Maßstäbe anlegen können sollen, die in unseren Ausbil-
dungsgruppen gegolten haben. Wir haben den Klienten schon deutlich ent-

lastet, wenn sich sein Ausdruck einen kleinen Schritt in die Richtung der unterdrückten Emotion hinbewegt." Diese Fehlerquelle ist vielleicht besonders für Gestalttherapeuten hilfreich, im Auge zu behalten.

*Bemühung um sachliche Einschätzung der Situation:* ist indiziert, wenn sich Klienten „im Ausdruck einer Emotion festgefahren haben.

Zuletzt seien an dieser Stelle noch die Überlegungen Pohlmeiers erwähnt, der vor den Gefahren eines überhöhten bzw. jedes Erfolgszwangs eindringlich warnt. Das Problem des Erfolgsdrucks stellt sich für jeden Menschen, der in unserer an Fortschritt und Leistung orientierten Gesellschaft lebt, also auch für jeden Psychotherapeuten. Bei der Selbstmordverhütung wird der Erfolgszwang nicht nur hinderlich, sondern gefährlich: denn er setzt den Lebensmüden unter Druck. Um seinen Helfer oder die anderen nicht zu enttäuschen, darf er sich nicht töten und verspürt verstärkt sein Unvermögen, das ihm Schuldgefühle bereitet. Schuldgefühle, die im Erlebnis des Versagens entstehen, bezeichnet Pohlmeier als die „gefährlichsten Geister in der Szene der Selbsttötung" (Pohlmeier 1978, 149). Der Umgang mit Suizidgefährdeten lehrt einen, sich vom Leistungsdenken freizumachen.

## 7.11.9 Psychotherapie mit chronisch suizidgefährdeten Menschen

Die einschlägige Fachliteratur nimmt in erster Linie zur Krisenintervention in Bezug auf suizidale Krisen als einmaliges, zeitlich begrenztes Phänomen Stellung. Eine nicht unerhebliche Anzahl von Menschen kommt aber immer wieder in suizidale Krisen, führen wiederholt Selbstmordversuche durch und beenden zum Teil ihr Leben durch Suizid. Der Grad an Suizidalität, das Ausmaß an Selbstzerstörung kann kontinuierlich zunehmen, die Selbstmordgedanken werden immer konkreter und die Selbstmordversuche immer gefährlicher, d.h. sind näher am tatsächlichen Suizid. Mit chronischer Suizidalität und deren Behandlung haben sich Schnieder-Stein und Till (1995) auseinandergesetzt und kommen zu dem Schluss: Bei derartigen Prozessen gilt es, die Suizidalität im Kontext 1. der gesamten Biographie, der Persönlichkeit und allfälliger psychischer Krankheiten wahrzunehmen und nicht nur die momentane suizidale Krise zu sehen. Andere Fragen stellen sich dann: „Welche Bedeutung haben die Suizidgedanken oder der Suizdversuch im psychotherapeutischen Prozess? Will der Klient dem Psychotherapeuten etwas mitteilen? Was? Will er etwas von ihm erreichen? Was? Warum oder wozu tritt die neuerliche Suizidgefahr gerade jetzt verstärkt auf? Schnieder-Stein und Till betonen in diesem Zusammenhang, dass Psychotherapie mit chronisch Suizidgefährdeten etwas anderes ist als eine Aneinanderreihung von Kriseninterventionen. Es ist indiziert, Konflikte psychotherapeutisch zu bearbeiten, die mit der individuellen Entwicklung, der Persönlichkeitsstruktur, dem Lebensstil und gegebenenfalls mit seelischen Störungen zusammenhängen. Prinzipiell kann jeder Mensch – besonders in einer außerordentlichen Lebenssituation bzw. einer „psychosozialen Krise" (Definition siehe oben) – suizidale Fantasien und Phasen entwickeln. Menschen, die zu chronischer Suizidalität neigen, haben allerdings häufig schwere frühkindliche Fehlentwicklungen. Der Suizid oder Suizidversuch kann auch unwürdig und aussichtslos gewordene Lebensbedingungen beenden helfen wollen *(Bilanzsuizid, Ergebnis einer Lebensbilanz)*, „letzter und schmerzlicher Ausdruck persönlicher Freiheit sein". (Schnieder-Stein und Till 1995, 214). Eine berührende gestalttherapeutische Falldarstellung zu diesem Thema publizierte Reichmann (1992). Bei jeder suizidalen Entwicklung können in unterschiedlichem Ausmaß Krankheitsanteile und Bilanzierungsmomente eine Rolle spielen. In jedem Suizidimpuls können verschiedene Faktoren eine Rolle spielen: Autoaggression, Fremdaggression (z.B. Rache, Erpressung), Abfuhr von aggressiver Spannung, Appell um Zuwendung, Hilferuf, Suche nach Kontakt und Fluchttendenzen (Linden 1969, n. Schnieder-Stein und Till 1995).

Ein eindeutig definiertes Behandlungssetting ist für das Gelingen einer Psychotherapie mit Menschen mit chronischer Suizidalität besonders wichtig. Es muss eindeutig mit dem Klienten vereinbart sein, wann, wie oft, unter welchen Bedingungen die psychotherapeutischen Sitzungen stattfinden, wer für die medizinische Behandlung zuständig ist und wer für etwaige akute Situationen zwischen den psychotherapeutischen Sitzungen zuständig und erreichbar ist (z.B. Notdienste, Psychiatrische Abteilung eines Krankenhauses).

## 7.11.10   Gegenübertragung und Fehler in der Handhabung der Gegenübertragung

Gegenübertragungsreaktionen können grundsätzlich 1. Ausdruck von Schwierigkeiten, die beim Psychotherapeuten liegen oder 2. angemessene emotionale Reaktionen auf den Klienten sein. Der Psychotherapeut muss seine Reaktionen, die zur ersten Gruppe gehören, beachten, reflektieren, z.B. auch in Intervision, Supervision oder Eigentherapie bearbeiten, um den psychotherapeutischen Prozess nicht zu behindern. Die zweite Gruppe der Gegenübertragungsreaktionen ist ein wichtiges diagnostisches und therapeutisches Mittel. In der Psychotherapie mit chronifizierten suizidalen Menschen sollen pathologische und für den Klienten typische Beziehungsmuster bearbeitet werden. Schnieder-Stein und Till (1995, 222) skizzieren einige Übertragungs-/Gegenübertragungskonstellationen, wie sie in der einschlägigen tiefenpsychologischen Fachliteratur von Henseler (1981) und Kind (1992) beschrieben werden.

Der suizidale Klient testet den Psychotherapeuten, ob dieser ein verlässliches oder *enttäuschendes* Objekt sei und provoziert den Psychotherapeuten, um zu sehen, ob dieser die Psychotherapie von sich aus abbricht. Damit kann sich der Klient erneut bestätigen, dass andere Menschen – wie unverlässliche frühere Bezugspersonen – auch unverlässlich sind oder er kann aber auch mit seinen Aktivitäten einem befürchteten Abgewiesenwerden zuvorkommen. (Übertragungs-/Gegenübertragungskonstellation des enttäuschenden Objekts nach Henseler 1981.)

Wenn der Klient Vertrauen fasst, wird der Psychotherapeut häufig *idealisiert*. Ein Fehler in der Handhabung der Gegenübertragung wäre, wenn sich der Psychotherapeut bloß geschmeichelt fühlt und die Idealisierung nicht erkennt. Schlägt der Psychotherapeut die Bearbeitung dieses Beziehungsmusters vor, so besteht die Gefahr, dass der Klient diese Bearbeitung als Kränkung erlebt und mit Beziehungsabbruch reagiert. (Übertragungs-/Gegenübertragungskonstellation des narzisstischen Objekts nach Henseler 1981.)

Der Psychotherapeut fühlt sich vom Klienten durch die Suizidankündigung *manipuliert*. Der Klient möchte sich damit die Beziehung des Psychotherapeuten sichern. Der Psychotherapeut fühlt sich in seinem Handlungsspielraum massiv eingeschränkt und entwickelt aggressive und ängstliche Gefühle (Gegenübertragungsangst vor und um den Klienten; Gegenübertragungskonstellation des manipulierten Objekts nach Kind 1992).

Der Psychotherapeut entwickelt Gefühle von *Resignation*, Hoffnungslosigkeit, Verlassensein und Verlassenwerden, die der Klient selber oft seit langem gut kennt. Anlass dafür ist die – ohne Vorwurf gemachte – Mitteilung des Klienten, dass der Klient von ihm als Psychotherapeuten eigentlich nichts mehr will. Ein Psychotherapeut, der diese Gefühle nicht wahrnimmt, läuft Gefahr, auf diese Situation mit Erleichterung und Annahme des Psychotherapieendes zu reagieren, er wäre vielleicht froh, wenn die Phase manipulativer Suizidalität beendet ist, würde damit aber die Bedeutung der resignativen Suizidalität verkennen. (Gegenübertragungskonstellation des aufgegebenen Objekts nach Kind 1992.)

Schnieder-Stein und Till (1995) heben 3 Aspekte besonders hervor, die für Psychotherapie mit Menschen, die unter chronifizierter Suizidalität leiden, besondere Bedeutung haben: 1. die Vermeidung einer Überforderung des Psychotherapeuten, 2. die Grenzen seiner Einflussmöglichkeiten und 3. die realistische Einschätzung des Therapiezieles.

Eine *Überforderung des Psychotherapeuten* durch z.B. ungewöhnliche Anstrengungen oder aufwendige Behandlungsabsprachen schaden auf lange Sicht sowohl dem Psychotherapeuten als auch dem Patienten.

Der Psychotherapeut kann in seinem Versuch, Menschen mit chronischer Suizidalität psychotherapeutisch zu behandeln, an die *Grenzen seiner Einflussmöglichkeiten* gelangen, die er akzeptieren muss.

Das *Therapieziel* muss *realistisch eingeschätzt* werden: Der Psychotherapeut kann – im günstigen Fall – als verlässliche Beziehungsperson vom

Klienten angenommen werden; der Klient kann das Arbeitsbündnis nutzen, um psychisch zu wachsen und das schätzen zu lernen, was es in der realen Welt für ihn gibt – keine unerfüllbaren Träume, kein narzisstisches Paradies, aber einige zuverlässige Beziehungen.

## 7.11.11 Suizid, Suizidversuch und psychiatrische Erkrankung

Etwas mehr als ein Drittel aller gelungenen Suizide werden nach Feldmann (1984) von Menschen mit einer endogenen Psychose begangen. Manche Autoren kommen bei Einbeziehung anderer seelischer Störungen (neutorisch reaktiver, Persönlichkeitsstörungen, Alkoholismus und andere Süchte) auf über 90% aller Suizide, die durch eine seelische Krise oder Krankheit bedingt sind. Die oben erwähnten Bilanzsuizide mit kühlem, distanziertem Abwägen sind sehr selten. Feldmann unterscheidet Suizide und Suizidversuche. Epidemiologische Studien sprechen dafür, dass es sich bei Menschen mit gelungenem Suizid und Menschen mit Suizidversuchen um unterschiedliche Gruppen handelt, wenn sie auch Überschneidungen aufweisen. Der Häufigkeitsgipfel für Suizidversuche liegt in der Adoleszenz (besonders hohe Suizidgefährdung wurde bei Studenten gefunden). Gelungene Suizide werden dagegen in höherem Lebensalter gefunden (Durchschnittsalter zwischen 55 und 60 Jahren). Bei Suizidversuchen überwiegt das weibliche Geschlecht, bei gelungenen Suiziden das männliche. Suizidversuche haben im Lauf der letzten Jahrzehnte stärker zugenommen als Suizide. Suizid und Suizidversuch unterscheiden sich zum Teil auch in der Motivation: Z.B. ist erweiterter Suizid der Versuch, Angehörige mit in den Tod zu nehmen. Die Selbsttötung ist dabei das Primäre.

Menschen mit *endogenen Depressionen* gelten als besonders suizidgefährdet. Die Rezidivgefahr nach vorausgegangenem Suizidversuch ist sehr hoch und wird hier oft sehr entschlossen durchgeführt. Besonders hohe Gefährdung ist häufig zu Beginn und gegen Ende einer Phase, unmittelbar nach der Klinikentlassung sowie nach Beseitigung der Antriebshemmung durch antriebsfördernde Thymoleptika. Bei *Schizophrenien* wurde nach Feldmann häufig eine brutale Ausführung von Suizidhandlungen gefunden. *Bei längeren neurotischen Entwicklungen* oder *krisenhaften Zuspitzungen* kann es zu Suizidhandlungen kommen; dazu zählen auch Kurzschlussreaktionen anlässlich einer kurzfristig stark belastenden Situation. Faktoren wie Gefügigkeit, Selbstüberforderung, Opferwilligkeit, Angewiesensein auf ständige Zuwendung anderer, das die zwischenmenschlichen Beziehungen belasten kann, können hier eine bedeutende Rolle spielen. Die Herausforderung der Ablösung von den Eltern kann zu *Reifungskrisen in der Adoleszenz* mit Schwierigkeiten der Selbstfindung, egozentrischem Rückzug, Fehlen neuer tragender Bindungen und damit zu Suizidalität führen. Nach einer länger dauernden problematischen Entwicklung können auch *bei*

*Kindern und Jugendlichen* ab dem 8. Lebensjahr Suizidhandlungen gefunden werden, vor allem bei gestörter Elternbeziehung, Überforderung, Geschwisterrivalität, Gefühl des Nicht-Verstanden-Seins, Erleben von Zurücksetzung, Kränkung, Angst und subjektiver Ausweglosigkeit. Handlungen der Selbstbeschädigung („suizidale Gesten") sollen den Ernst der Situation anzeigen. Suizidversuche werden häufig auch unter *Alkoholeinwirkung* gemacht. *Bedrohliche körperliche Erkrankungen* haben für Suizide eher eine untergeordnete Bedeutung. *Soziale Begleitumstände* sind eher selbstmordgefährdend: Beziehungsabbruch zu Angehörigen, Isolierung, Verlust beruflicher Aufstiegschancen, spezifische Probleme des Alterns.

## 7.11.12  Epidemiologie

Nach Schätzungen der WHO sterben jährlich 500.000 Menschen durch Suizid. Die Suizidrate ist in unterschiedlichen Ländern ganz verschieden hoch. Z.B. ist die Suizidrate in der BRD besonders hoch gewesen (dritthäufigste Todesursache bei Menschen zwischen 15 und 45 Jahren, d.s. ca. 20–100.000 Menschen pro Jahr und entspricht der Zahl der jährlichen Verkehrstoten), in Schweden, Österreich und der Schweiz ist sie hoch, in den USA mittel, in Norwegen niedriger und in Irland besonders niedrig. Besonders gefährdet sind alleinstehende Menschen, besonders im Alter durch soziale Isolation sowie Menschen, die bereits Suizidversuche gemacht haben und Suizidhandlungen in der Familie hatten. Es ist weiters ein bekanntes interessantes Phänomen, dass Suizide in Kriegszeiten abnehmen und in Zeiten wirtschaftlichen Niedergangs zunehmen. Mit der speziellen Krisenproblematik von Menschen in der Arbeitslosigkeit beschäftigten sich z.B. Pröbsting und Till (1995) und Halapier, Holzinger und Puddu (1996).

## 7.11.13  Selbstmordverhütung und Gesellschaft

In den USA haben die Selbstmorde nicht abgenommen und die Zahlen der Selbstmordversuche haben nur geringfügig geschwankt –; und das, obwohl ca. 200 neue Kriseninterventionszentren geschaffen wurden. Das war der Ausgangspunkt für die Überlegungen von Weis (1976). Weis beschäftigte sich daraufhin mit möglichen gesellschaftlichen Hintergründen der Selbstmordverhütung. Hohe Selbstmordraten können als Schandfleck empfunden werden, der rasch zu beseitigen ist, wenn gesellschaftliche Missstände ein schlechtes Gewissen verursachen.
Pohlmeier (1978) beschreibt diese Auseinandersetzung und stellt in Anlehnung an Weis folgende brisante Fragen: „Werden die Zentren gar nicht aufgesucht von den Betroffenen, oder erreichen diese Zentren mit ihrer Indivi-

dualhilfe die gesellschaftlichen Faktoren gar nicht oder arbeiten sie indirekt so, dass die Zahlen sich gar nicht verringern können? Deckt die Soziologie der Selbstmordverhütung deren Eigennutz auf und nicht deren Helfendes Engagement?" (Pohlmeier 1978, 135). In diesem Zusammenhang nennte Weis zwei Faktoren, oder auch „wunde Stellen", die im Rahmen der Selbstmordverhütung eine relevante Rolle spielen können: 1 die „Eigendynamik der Institutionalisierung" und 2. das Problem des Widerspruchs zwischen Problemlösungsangebot und Problemschaffung. 1. Mit *Eigendynamik der Institutionalisierung* meint Weis die Unmöglichkeit der Kriseninterventionszentren, sich in Frage zu stellen. „Sie haben so viele Anrufe, Beratungen, Gerettete, dass es sie nicht mehr kümmert, wenn die Zahl der geglückten Selbstmorde gleich bleibt. Die Selbstmordverhüter werden in Anspruch genommen wie ein sozialer Dienst, die Wirksamkeit wird dann zweitrangig" (Pohlmeier 1978, 135). 2. *Angebot und Nachfrage* ist die zweite Wunde, die Weis offenlegt: „Wenn jetzt so viele Selbstmordverhüter den Suizid vom Dunkel der Heimlichkeit befreien, ihn verstehen, ihn behandeln, ihn unnötig machen, andere Lösungen anbieten, aufklären und darüber sprechen, werden sie ein Verhalten bei der Bevölkerung einüben, das sie unentbehrlich macht. Dann müssen nämlich Leute da sein, an die man sich wenden kann" (Pohlmeier 1978, 135).

Diese organisationssoziologischen Überlegungen stimmen sehr ernst und nachdenklich. Weis – wie Durkheim – sagt, die Selbstmordziffer sei eine „Rate gesellschaftlicher Pathologie" und deshalb nicht durch Kriseninterventionszentren veränderbar (Weis, zit. n. Pohlmeier 1978, 136). Allerdings ist in diesem Zusammenhang zu erwähnen, dass man sich in den USA nicht an das Postulat der Freiwilligkeit gehalten hat; der selbstmordgefährdete Anrufer wurde unter allen Umständen geholt und – wenn notwendig – amtlich seine Telefonnummer und sein Aufenthaltsort ermittelt. In Holland wurde dieses unfreiwillige Verfahren auch praktiziert, jedoch blieb es dort dem selbstmordgefährdeten Klienten überlassen, zu entscheiden, ob er mitkommen wolle oder nicht. Im Gegensatz dazu konnten die Selbstmorde in England und Wales im Anschluss an die Einführung von speziellen Kriseninterventionszentren (Samaritans) im Jahre 1953 erheblich reduziert werden. Die Selbstmordrate sank nach Pohlmeier von 12,2 auf unter 8 Selbstmorde pro 100.000 Einwohner. Dieses historische Beispiel zeigt, dass es nicht nur auf die gesellschaftlichen Verhältnisse, sondern auch auf die Art und Weise der Krisenintervention ankommt. Die Samaritans arbeiteten mit speziellen Methoden; sie hatten einen besonderen Schwerpunkt in der *Öffentlichkeitsarbeit mit Medien* (Fernsehen zur teuersten Sendezeit, Werbung mit Plakaten), *Mitarbeit* von bewusst *unausgebildeten Laien* und das *absolute Prinzip der Freiwilligkeit.*

# 7.12    Burnout-Syndrom

Freudenberger führte 1974 die Bezeichnung Burnout ein. Maslach und Jackson (1981) charakterisieren dieses Syndrom durch emotionale Erschöpfung, Distanzierung von anderen Menschen und ihren Problemen (Depersonalisierung) sowie Leistungsunzufriedenheit bzw. Leistungseinbuße. Das Burnout-Syndrom entwickelt sich bei Menschen in helfenden Berufen in der Beziehung zu Klienten als defensive Bewältigung der durch berufliche Überforderung (selten auch Unterforderung) entstandenen Stressreaktion von Anspannung, Gereiztheit, Müdigkeit.

Ein Burnout-Syndrom entwickelt sich insbesondere, wenn man die Arbeitssituation nicht beeinflussen kann oder wenn man sich hilflos fühlt (erlernte Hilflosigkeit, Seligman 1979), bei Helfern mit geringem Selbstwertgefühl, bei ängstlichen Personen oder aber auch bei Typ A-Persönlichkeit (Rosenman und Friedman 1977) und nicht zuletzt bei „hilflosen Helfern" („Helfer-Syndrom", Schmidbauer 1977). Zeit- und Verantwortungsdruck, unklare Erfolgskriterien, komplexe, alltagsnahe, schwer überblickbare Situationen fördern Burnout.

## 7.12.1    Das Helfersyndrom nach W. Schmidbauer

Schmidbauer (1977) unterscheidet folgende fünf besonders wichtige Konfliktbereiche von Helferpersönlichkeiten:
1. Subjektiver Eindruck der *Ablehnung durch die Eltern*
   – In früher Kindheit erlitten
   – Meist unbewusst
   – Und indirekt
2. Identifizierung mit dem elterlichen Über-Ich
   – Das anspruchsvoll ist
   – Um die Ablehnung der Eltern durchzustehen
3. Verborgene narzisstische Bedürftigkeit
   – Und Unersättlichkeit
4. Vermeidung von Beziehungen zu Nicht-Hilfsbedürftigen auf der Grundlage des Gebens und Nehmens
5. Indirekte Äußerung von Aggressionen gegen Nicht-Hilfsbedürftige

## 7.12.2    Burnout-Entwicklungstadien nach Freudenberger und North

Die Entwicklung eines Burnout-Syndroms lässt sich nach H. Freudenberger und G. North 1994 in 12 Stadien beschreiben (Übersicht nach B. Schmid-Siegel und E. Mixa 1996, (in: Hutterer-Krisch/Pfersmann/Farag)

1. Zwang, sich zu beweisen
2. Verstärkter Einsatz
3. Subtile Vernachlässigung eigener Bedürfnisse
4. Verdrängung von Konflikten und Bedürfnissen
5. Umdeutung von Werten
6. Verstärkte Verleugnung der aufgetretenen Probleme
7. Rückzug
8. Beobachtbare Verhaltensänderungen
9. Depersonalisation/Verlust des Gefühls für die eigene Persönlichkeit
10. Innere Leere
11. Depression
12. Völlige Burnout-Erschöpfung

### 7.12.3   Symptome des Burnout

Das Burnout-Syndrom lässt sich mit folgenden Symptomen charakterisieren:
Übersicht nach G. Sonneck 1996, (in: Hutterer-Krisch/Pfersmann/Farag)
1. Emotionale Erschöpfung
    – Müdigkeit (schon bei Gedanken an die Arbeit)
    – Chronische Müdigkeit
    – Schlaflosigkeit
    – Krankheitsanfälligkeit
    – Diffuse körperliche Beschwerden
2. Depersonalisierung
    – Negative, zynische Einstellung zu Kollegen
    – Negative Gefühle zu Patienten, Klienten
    – Schuldgefühle
    – Rückzug
    – Vermeidungsverhalten
    – Reduzierung der Arbeit
3. Leistungseinbuße
    – Erfahrungen der Erfolgs- und Machtlosigkeit
    – Fehlende Anerkennung
    – Insuffizienzgefühle
    – Überforderung
    – Vitale Instabilität
        • Depression – Dysphorie
        • Erregbarkeit
        • Gehemmtheit
        • Ängstlichkeit
        • Ruhelosigkeit
        • Hoffnungslosigkeit
        • Irritierbarkeit

Ein Psychotherapeut mit einem Burnout-Syndrom ist eigentlich arbeitsunfähig, weil er innerlich gekündigt hat und sich nicht mehr für seine Klienten interessieren kann. Deswegen kommt der Vorbeugung von Burnout größte Bedeutung zu. Mit dem verhängnisvollen Verhältnis von Helfersyndrom und Burnout-Syndrom befassen sich Schmid-Siegel und Mixa (1996) in ihrem Artikel „Im Schatten der Burnout-Debatten. Ein Diskussionsbeitrag zu Fragen der Burnout Prophylaxe" und Sonneck (1996) mit Burnout und seiner Prävention bei Helfern und Hilfesuchenden.

### 7.12.4 Burnout-Prävention

Burnout-Prävention von Burnout-Gefährdeten Psychotherapeuten erfordert ein multimodales Vorgehen, setzt z.B. am Psychotherapeuten selbst an (z.B. Eigentherapie, eigene Ressourcen entdecken, wieder entdecken, in das eigene Leben integrieren, Hobbies, Kontakte pflegen oder knüpfen, Work-Life-Balance nachjustieren), an seiner Partnerschaft (z.B. Paartherapie, Paar-Coaching) sowie an seinen Arbeitsbedingungen (z.B. Reduktion der Belastungsfaktoren, Fallsupervision, Teamsupervision, Supervision eines Konflikts mit einem Arbeitskollegen, Arbeitsbedingungen, Arbeitsreduktion, Organisationsentwicklung).

## 7.13 Sorgfaltspflicht in der Psychotherapieausbildung (R. Riedler-Singer)

Die Ausbildungserfordernisse stellen ebenso hohe Ansprüche an die Ausbildungskandidatinnen wie an das Lehrpersonal. Lern- und Lehrziele müssen so formuliert und aufeinander abgestimmt werden, dass schrittweise immer mehr Sicherheit im psychotherapeutischen Umgang erworben werden kann. Die zunehmende Sozialkompetenz wirkt hierbei identitätsstiftend für den zukünftigen Beruf; sie setzt sich aus wachsender innerer Stabilität, Ich-Stärke und Wissen zusammen. So entwickelt sich das Selbst einer werdenden Psychotherapeutin nicht zuletzt durch die laufende Interaktion im relevanten Beziehungsgeschehen mit den Lehrenden des Ausbildungsinstitutes, in Selbsterfahrung, Supervision und an Praktikumsstellen. Nur im Kontext dieser gelungenen Begegnungen, für welche sowohl Ausbildnerinnen als auch Ausbildungskandidatinnen Verantwortung tragen, kann Ausbildung als beidseitige Fortentwicklung von Wissen und Persönlichkeit gelingen (vgl. „Ausbildung als Ko-Evolution im Kontext der Begegnung" bei Kleibel-Arbeithuber und Roschger-Stadelmayr (1998, 306).
Aufgrund der äußerst hohen Bindung an das jeweilige Ausbildungsinstitut,

der absoluten Eigenfinanzierung der Ausbildung und des enormen zeitlichen Einsatzes, welcher für die Graduierung zu erbringen ist, geht die
daraus erwachsende Abhängigkeit zu Lehrpersonen und Ausbildungsschu-
len weit über das Therapeutinnen-Klientinnen-Verhältnis hinaus (Wladika
1996).

Das österreichische Psychotherapiegesetz regelt in den Paragraphen 2 bis
10 die psychotherapeutische Ausbildung. Hinzufügend beschreibt der
Berufskodex für Psychotherapeutinnen und Psychotherapeuten den verantwortungsvollen Umgang mit Patientinnen und Patienten, welcher auch auf
das Verhältnis zwischen Ausbildenden und Auszubildenden im Propädeutikum und Fachspezifikum Anwendung findet. Im Abschnitt 6 führt er folgende verbindliche Gesichtspunkte über das Ausbildungsverhältnis aus:
„Von den Ausbildungseinrichtungen und den Ausbildnern ist im Einzelnen
besondere Sorgfalt im Umgang mit dem Vertragsverhältnis gefordert, das
der Ausbildungsvertrag begründet. Dem Sinn der psychotherapeutischen
Ausbildung fremde, kommerzielle oder andere Erwägungen bei der Zulassung zur Ausbildung und im Zuge der Ausbildung sind unzulässig. Volle
Aufklärung und Information über den Ausbildungsvertrag und über alle für
das Ausbildungsverhältnis und den Ausbildungsgang wesentlichen Sachverhalte und Vereinbarungen sind zu gewährleisten. Die Ausbildungsord-
nung einschließlich aller für den Ausbildungsgang wesentlichen Regelungen sind schriftlich festzuhalten, interessierten Personen zugänglich zu
machen ... Dies gilt auch für die Regelungen und Verfahrensweisen bezüglich der Behandlung von Streitfällen aus dem Ausbildungsverhältnis, die
die Ausbildungseinrichtungen in angemessener Weise festzulegen haben.
Alle für das Ausbildungsverhältnis relevanten Vereinbarungen sind sinnvoller Weise mit der oder dem Auszubildenden schriftlich zu treffen."

## 7.13.1    Richtlinie zum Ausbildungsvertrag

Auf Grundlage eines Gutachtens des Psychotherapiebeirates erstellte das österreichische Bundesministerium für Gesundheit und Frauen
im Jahre 2002 eine Richtlinie zum Ausbildungsvertrag, welche auch ein
Vertragsmuster inkludiert.

1. Aus dem Vertragstext muss unmissverständlich hervorgehen, wer die
   vertragsschließenden Parteien sind und bei welchen Ausbildungsele-
   menten die bescheidmäßig anerkannte Einrichtung nicht unmittelbar
   selbst Vertragspartner ist, z.B. bei Einzelsupervisionen. Weitere Punkte
   sind:
2. die klare Benennung des Vertragsgegenstandes, d.h. in der Regel die
   fachspezifische Ausbildung nach dem Ausbildungscurriculum,
3. die klare Benennung der Rechte und Pflichten der Vertragspartner einschließlich der Tarifordnung und eventueller Mitgliedschaften in der

Ausbildungseinrichtung sowie die fortlaufende Evaluation der Ausbildungsfortschritte und die Verpflichtung zur Rückmeldung darüber,

4. die klare Regelung für Streitfälle, wobei die Beschwerdeinstanz und der Beschwerdevorgang im Rahmen des Ausbildungsvertrages nachvollziehbar zu beschreiben sind. Dies beinhaltet auch das Recht auf persönliche Anhörung durch die Beschwerdegremien innerhalb einer angemessenen Frist und eine angemessene Wiedergutmachung bei einem Schaden, welcher auf eine Fehlentscheidung der Ausbildungseinrichtung zurückgeht,

5. die konkrete Benennung der Bedingungen und Modalitäten der Vertragsauflösung, insbesondere auch die Verpflichtungen der Vertragspartner bei Vertragsauflösung. „Allfällige Verpflichtungen der Ausbildungsteilnehmerinnen bei der Vertragsauflösung oder in den anderen genannten Fällen müssen sachlich gerechtfertigt und begründet sein. Der Ausbildungsteilnehmerin ist die Möglichkeit eingeräumt, sich an das zuständige Beschwerdegremium der Ausbildungseinrichtung zu wenden, um die Überprüfung der Angemessenheit der an sie bei Vertragsauflösung oder in den anderen genannten Fällen gestellten Forderungen im Sinne des Mäßigungsrechtes zu verlangen." (Bundesministerium für Gesundheit und Frauen 2002, 44 ff).

Die Interessensabwägung in den Forderungen zwischen Ausbildungskandidatinnen und Ausbildungsinstitut wird in den Richtlinien mit dem juridischen Begriff „Billigkeitsentscheidung" umschrieben, wobei das Beschwerdegremium zu einer Interessensabwägung anhand der Umstände des Einzelfalles aufgerufen wird.

Insgesamt müssen die Vertragsinhalte Beständigkeit haben, d.h., Kandidatinnen wird hiermit die Beendigung der Ausbildung bei entsprechender Eignung garantiert. Aufwendungen an Zeit und Geld dürfen nicht vergebens gewesen sein. Sowohl beim Propädeutikum als auch beim Fachspezifikum handelt es sich um relativ langfristige Vertragsverhältnisse, die man als „Dauerschuldverhältnis" bezeichnen kann (Klein 1996, 419).

## 7.13.2    Maßnahmen zur Qualitätssicherung

Diese beginnen bereits beim Auswahlverfahren, welches dazu dient, herauszufinden, ob die Ausbildungskandidatinnen psychisch, emotional und intellektuell die geeigneten Ressourcen für die Ausbildungslehrgänge mitbringen und auf die damit verbundenen Stressoren realistisch vorbereitet sind. Hierbei ist seitens der Lehrenden auf Aufklärung, Takt und transparente Auswahlkriterien, welche den Ausbildungskandidatinnen zugänglich gemacht werden müssen, zu achten. C. Klicpera, Professor für Angewandte und Klinische Psychologie der Universität Wien, befasst sich in einem ausführlichen Fachartikel mit dem Thema der Qualitätssi-

cherung. In diesem fordert er eine „stärkere Systematisierung in der Formulierung der Lernschritte und Lernziele" während der verschiedenen
Ausbildungsphasen (Klicpera 1998, 328). Die zu erreichenden Basisfertig-
keiten sollten realisierbar und der bereits erworbenen Erfahrung ange-
glichen sein, so dass Schülerinnen auch Schülerinnen sein dürfen und sich
nicht ständig mit fortgeschrittenen und erfahrenen Therapeutinnen messen müssen. Ausbildnerinnen sollten bestrebt sein, die Lernmotivation
und Neugierde von Kandidatinnen stets aufrecht zu erhalten, statt diese
mit überzogenen Vorstellungen zu verunsichern. „Ein derartiges Vorgehen
bei der Ausbildungsevaluation setzt daher eine breite Datengrundlage über
die Fortschritte in Therapieverläufen voraus." (Klicpera 1998, 333).
Zur Bestimmung des Entwicklungsfortschrittes oder Lernzuwachses erweisen sich auch regelmäßig vorgegebene Rückmeldebögen als Beitrag zur
Qualitätssicherung, wobei die Selbsteinschätzung der Kandidatinnen über
das Erreichte und die gesteckten Ziele Teil solcher Fragebögen sein werden.
„Sie sollten vertraulich sein und können der Ausbildungsleitung eine
Orientierung geben, wie weit die Ausbildung den Bedürfnissen der Teilnehmerinnen entspricht." (Klicpera 1998, 326–327). Aufgrund von längeren
Gesprächen mit Ausbildungskandidatinnen entwarf Klicpera Rückmeldebögen über die sechs Funktionen von Lehrtherapeutinnen, die sich auch als
skalierbar erwiesen haben:
1. Strukturierung und Verständlichkeit
2. Achtung und Sich-Angesprochen-Fühlen
3. Modell- und Vorbildfunktion
4. Rückmeldung über Entwicklungsstand
5. Anregungen und Stellungnahmen aus der therapeutischen Erfahrung
6. Gruppenführung
Um den Zuwachs an Kompetenz und Sensibilität für die Probleme der
Klientinnen zu erfassen, eignen sich Stundenbögen, Verlaufsberichte,
schriftliche Fallbeschreibungen, aber auch Videoaufnahmen von Therapiesitzungen sowie Live- und Videosupervisionen. Die Psychotherapieforschung hat Kompetenzbeurteilungsskalen entwickelt, welche die therapeutische Haltung, Techniken und Interventionen sowie die Reflexion der
Therapiesitzung beinhalten. Eine solche Kompetenzskala wurde z.B. an der
Wiener Lehranstalt für Systemische Familientherapie von Klicpera erprobt
und im bereits zitierten Fachartikel näher diskutiert. Idealerweise stellt er
sich vor, die „Einschätzungen einer Therapiesitzung durch Lehrtherapeutinnen, Ausbildungsteilnehmerinnen und Klientinnen durch eine systematische Beobachtung der Therapiesitzung in verschiedenen Phasen der Ausbildung zu ergänzen ... Wegen des hohen Aufwands kann dies jedoch kaum
zum Routinebestandteil einer Ausbildungsevaluation werden" (Klicpera
1998, 332). Da in der Psychotherapieausbildung auch die Erfahrungen an
Praktikumsstellen als wesentlich erkannt wurden, ist das dort Erlebte und
Erlernte in die Rückmeldungen einzubeziehen.

Der rege nationale und internationale Austausch von Wissen und Können ist freilich auch von den Lehrtherapeutinnen gefordert, welche ja aus unterschiedlichen Berufsfeldern, wie der Psychologie, der Medizin, der Sozialarbeit usw. kommen. Katschnig und Wanschura (1998, 335) gebrauchen für die psychotherapeutische Ausbildung die Metapher der „Wanderjahre", wobei sie betonen, dass Lehrtherapeutinnen in der Begleitung der Gruppe durch Höhen und Tiefen ein aufeinander abgestimmtes, bewährtes „Wanderteam" bilden sollen. Auch von den Lehrtherapeutinnen fordern die Autorinnen jährliche gemeinsame Fortbildungen und Intervisionen mit erfahrenen Kolleginnen, um zu prüfen, ob sie „auf dem richtigen Weg" sind. Die Vernetzung von Gastdozentinnen (oft auch aus dem Ausland) mit dem Ausbildungsverein ist ein wichtiges Anliegen für die Ausbildungskandidatinnen.

### 7.13.3 Konfliktsituationen und Lösungsmöglichkeiten im Ausbildungsverein

Psychoanalytische Ausbildungsinstitute haben eine lange Tradition von Ethik-Komitees. Vorbildhaft gilt der Kodex der Internationalen Psychoanalytischen Vereinigung, welcher wertvolle Pionierarbeit auch für den österreichischen Berufskodex leistete.

Verschleierte Machtverhältnisse, das Reden von Gleichheit und Demokratie, wo es abstinente Haltungen zu bewahren gilt oder um Entscheidungen geht, welche die Lehrtherapeutinnen allein treffen müssen, bilden ein Einfallstor für Verunsicherung, Konflikt und Machtmissbrauch.

Zur Erfassung von Krisenstimmung der Ausbildungskandidatinnen während der Ausbildung, aber vor allem auch bei Interessensunterschieden erscheint eine Interessensvertretung der Ausbildungsteilnehmerinnen am Ausbildungsinstitut als grundsätzlich notwendig und ist diesen einzuräumen. Kandidatinnenvertreterinnen sind in einer exponierten Rolle, wenn sie eine sachlich begründete Gegenposition zum Lehrpersonal beziehen. Es ist Teil der Beziehungsethik, dass die übrige Ausbildungsgruppe solidarisch hinter der Kandidatinnenvertreterin steht und somit eine Spaltungstendenz verhindern hilft.

Die Achtung vor den autonomen Bedürfnissen der Kandidatinnen gebietet es, dass sich die Lehrtherapeutinnen den Interessen und Problemen stellen, statt ihre Machtposition auszunützen und solche Anliegen zu übergehen oder abwertend auf diese zu reagieren.

Eine Sprecherin für die Gesamtgruppe ist auch deswegen von Nutzen, weil viele Ausbildungskandidatinnen ihre Situation im Konfliktfall als Individualproblem verstehen und zu Schuldgefühlen, Resignation und damit zu Rückzug neigen können. Andere wiederum folgen dem hohen Anpassungsdruck unter großer Selbstverleugnung.

Ein entscheidender Punkt zur Lösung ist die offene Diskussionskultur und die wohlwollend-kritisch reflektierende Atmosphäre in den Ausbildungs-instituten.

Für Streitfälle aus dem Ausbildungsverhältnis muss ein vereinsinterner Ethikausschuss tagen, der durch qualifizierte Personen aus dem Lehrperso-nal zu besetzen ist. In diesem Gremium sollten Lehrpersonen, welche die angefochtene Entscheidung getroffen haben, keine maßgebliche Funktion oder gar Stimmrecht haben. Den Ausbildungskandidatinnen ist das Recht auf persönliche Anhörung durch die Beschwerdegremien einzuräumen. Für die fristgerechte Entscheidung kann eine schriftliche Begründung eingefor-dert werden.

Übergriffe und Missbrauch haben immer mit der Ausnützung der eigenen Macht durch das Lehrpersonal zu tun, wobei persönliche wirtschaftliche, soziale, ideologische oder sexuelle Interessen zu Lasten der Ausbildungs-kandidatinnen befriedigt werden. Oft sind dabei die Übergänge fließend.

Zu den sexuellen Verstrickungen und deren Folgen existieren unter Kap. 7.5 ausführliche Erörterungen von R. Hutterer-Krisch.

Neben direkten sexuellen Kontakten gehören auch das Lieblingsschülerin-nen-Syndrom, leise Flirts und die Übernahme von ehemaligen Liebespart-nern in die Ausbildungssituation zu den schädigenden Auswirkungen auf die Ausbildungsgruppe.

„Eine andere Form von Missbrauch ... besteht, wenn die Lehrperson wäh-rend der Ausbildungssituation, z.B. bei Wochenendveranstaltungen, bei einem Ausbildungskandidaten wohnt. Hier kommt es zu einer massiven Beeinträchtigung der Ausbildung, von therapeutischer Distanz kann dabei kaum die Rede sein. Gerade im zwischenmenschlichen Bereich gibt es vie-le Phänomene zu beschreiben, bei denen die Lehrperson dem Kandidaten Zuwendung oder hohes soziales Interesse in der unterschiedlichsten Form zukommen lässt. Zu Beginn sind die Ausbildungskandidaten mit Stolz und erheblichem Selbstwertzuwachs erfüllt. Oft wird erst nach Jahren und vie-len unverstandenen Umwegen das eigene Dilemma sichtbar. Hier handelt es sich immer um eine therapeutische Beziehung, nicht zu vergleichen mit partnerschaftlichen Verhältnissen, zusätzlich verschärft durch die Abhän-gigkeit in der Ausbildungssituation, in der Beurteilung und ungleiche Machtverhältnisse inkludiert sind." (Wladika 1996, 415).

Ein weiteres Beispiel für Missbrauch liegt vor, wenn in laufenden Ausbil-dungen einseitig festgesetzte, allzu hohe Preissteigerungen eingefordert werden, aber auch bei Verletzung der Sorgfaltspflicht, z.B. bei der unge-rechtfertigten Verweigerung der Anrechnung anderer vergleichbarer Aus-bildungsschritte, weil organisatorische und materielle Interessen des Aus-bildungsvereines dieser im Wege stehen.

Die „stille Übereinkunft" über das unengagierte Abspulen von Ausbil-dungsstunden in Selbsterfahrung und Supervision sowie während der Prak-tikumsarbeit dient lediglich dem raschen Sammeln von „Scheinen" bei den Ausbildungskandidatinnen und dem schnellen Verdienst auf Seiten der Ausbildnerinnen, ohne dass Substanz und Tiefgang damit garantiert wären. Andererseits sind die Interessen der Dienstgeberinnen im psychosozialen Feld nicht immer so gelagert, dass der Betreuung von Praktikantinnen genügend Platz und Zeit eingeräumt würde.

Ein manchmal sichtbares, oft jedoch verdecktes Phänomen von Macht-missbrauch bilden quasireligiöse Indoktrinationen über die „einzig richtige" Theorie und damit verbundene „zwingende" Interventionstechniken. In der Geschichte der Psychotherapie bekannt gewordene Streitigkeiten, Ausschlüsse und Spaltungstendenzen innerhalb von Ausbildungsvereinen sprechen davon in beredter Weise. Gedankliche Loyalitäten zum Verein werden nicht selten über das Recht auf autonomes, wissenschaftlich ver-gleichendes Denken und Handeln gestellt. Manche Ausbildungskandida-tinnen können sich in einem solch engen Klima schwer zurechtfinden, bei anderen kommt es zu starrem Epigonentum ohne eigene Entwicklung.

Aber auch Überheblichkeit und Ungeduld einerseits, auf der anderen Seite das Vermeiden von Konfrontation und damit „Sanatoriumshaltung" der Kandidatinnengruppe gegenüber mindern die Qualität der Ausbildung. Dazu gehört auch mangelnde Vorbereitung auf Ausbildungsseminare, aber auch die Interventionsträgheit von Lehrtherapeutinnen bei maligner Ent-wicklung in der Peergruppenbildung oder -arbeit.

Wladika (1996, 417) stellte als ständige Auskunftsperson für Beschwerden von Ausbildungskandidatinnen im Psychotherapiebeirat fest, dass „mit Regeln und Formalismen allein" Übergriffen zwischen Ausbildnerinnen und Kandidatinnen, unter Kandidatinnen sowie unter Ausbildnerinnen nicht zu begegnen sei.

Zur weiteren Verbesserung der Ausbildungssituation stellte er acht Forde-rungen an die Ausbildungsinstitute und den Gesetzgeber:

1. „Eine z.B. dem Hochschulstudiengesetz entsprechende Vertretung der Ausbildungskandidaten in allen Ausbildungsvereinen.
2. Eine institutsübergreifende Vertretung zur Entflechtung von direkt wirksamen Abhängigkeiten.
3. Einrichtung unabhängiger Schiedsgerichte zur Konfliktlösung zwischen Ausbildungskandidaten und den jeweiligen Ausbildungsinstituten bzw. Lehrpersonal.
4. Sensibilisierung der psychotherapeutischen Öffentlichkeit durch Dis-kussionen.
5. Enttabuisierung der Bereiche Sexualität, Macht und Finanzen in den Ausbildungen.
6. Weitere Thematisierung im Propädeutikum und in der fachspezifischen Ausbildung.
7. Prüfungsbeisitzer durch vom Lehrpersonal unabhängige Vertrauensper-sonen.
8. Installierung von eingetragenen Psychotherapeuten als Vertrauensperso-

nen innerhalb der Vereine und als Tutoren, welche die Kandidaten durch die Ausbildung begleiten."

Vieles davon ist heute schon teilrealisiert und bedarf nur mehr der sich aus laufender Erfahrung ergebenden Nachjustierung. Der letztgenannte Punkt des Forderungskatalogs harrt – weil organisatorisch und ökonomisch aufwendig – noch der Umsetzung.

## 7.13.4    Selbsterfahrungs- und Supervisionsethik

Folgt man den Ergebnissen der neueren Psychotherapieforschung, so kommt man mit Grawe (1995) zum Ergebnis, dass die Bedeutung des Beziehungsgeschehens in Theorie und Praxis für den Erfolg einer Therapie wichtiger ist als die schulenspezifische Theorie und Methodik. Dies gilt natürlich auch für die Selbsterfahrung im Rahmen der Psychotherapieausbildung. Hier besteht die Kunst darin, Kandidatinnen dort abzuholen, wo sie stehen und das Vorhandene als Vehikel dafür zu benutzen, um die Lernenden nach vorne zu bringen. Dabei ist grundsätzlich an den motivationalen Bereitschaften anzuknüpfen, damit auch schmerzhafte Stillstände erkannt und Entwicklungen angeregt werden können. Damit dieses Potenzial aktiviert werden kann, bedarf es einer Vertrauen und Sicherheit schaffenden Beziehung in voller Diskretion.

Sowohl in der Selbsterfahrung als auch in der Ausbildungssupervision kommt der Bearbeitung von Wertfragen eine besondere Bedeutung zu. In diesem Zusammenhang sei sowohl auf die Verschwiegenheitspflicht als auch jene zur Wachsamkeit – was problematische Ausbildungsvorgänge betrifft – hingewiesen; ein Faktum, welches letztverantwortliche Eigenentscheidungen in der Güterabwägung notwendig machen kann (vgl. Prinzipienkollisionen, Kap. 4.2.3.3).

Die Lehrenden werden häufig Kandidatinnen darin unterstützen, mittels Selbstreflexion eigene Wege zwischen normativen Vorgaben der Ausbildungsschule und auf die eigene Persönlichkeit maßgeschneiderten Handlungsoptionen zu finden.

Luif (1996) spricht in diesem Zusammenhang von drei Funktionen:

1. Unterstützungsfunktion. Einzellehrtherapeutinnen und Lehrsupervisorinnen sind häufig die ersten Personen, welche von Schwierigkeiten oder Übergriffen in der Ausbildungssituation erfahren. Ihre ethischen Funktionen bestehen hier in angewandter Allparteilichkeit sowohl den Ausbildungskandidatinnen als auch dem Lehrkörper des Ausbildungsvereins gegenüber, wenn es um die Lösung von aufgetretenen Problemen geht.

Wachsamkeit vonseiten der Einzellehrtherapeutinnen scheint auch dort geboten, wo Gefahr im Verzug ist, dass durch den Prozess der Ausbildung bei den Kandidatinnen Sichtveränderungen auf persönlicher Ebene in Gang kommen, welche bei mangelnder Reflexion familiäre oder partnerschaftliche Homöostasen destabilisieren. Z. B. können hier Entwicklungen auf der Partnerebene, statt parallel zu laufen, schnell auseinanderdriften, so dass innere Trennungsprozesse zunehmen. Für manche Kandidatinnen ist es auch nicht wenig verlockend, ihr neues Wissen für Machtkämpfe durch Psychologisieren zu benutzen.

Missionarisch vorgebrachte Erkenntnisse über das soeben Erlernte können auch am psychosozialen Arbeitsplatz Friktionen hervorrufen, insbesondere dann, wenn dort andere Behandlungstheorien und -methoden handlungsleitend sind. Überlegungen zur ausgewogenen Integration von neuen Lehrinhalten in den Berufskontext gehören somit auch zur Sorgfaltspflicht von Ausbildnerinnen.

2. Kontrollfunktionen. Ethisch richtiges oder fragwürdiges Verhalten wird sowohl in der berufsbezogenen Selbsterfahrung als auch in der Supervision evident und muss dort unter vier Augen zur Sprache gebracht werden. Wird in einer Ausbildungssupervision in schwierigen Konstellationen weder Einsicht erzielt noch eine Verhaltensänderung vorgenommen, so sind die Kandidatinnen davon in Kenntnis zu setzen, dass die letzte Möglichkeit in der Information des Ausbildungsinstitutes bestünde.

3. Vorbildfunktion. Gerade weil Ausbildungskandidatinnen am Modell ihrer Einzellehrtherapeutinnen und Lehrsupervisorinnen lernen, kann deren Vorbildwirkung nicht hoch genug eingeschätzt werden, was zu besonderer Beachtung der eigenen ethischen Prinzipien Anlass gibt. Das inkludiert auch die Frage, in welchem Fall aus Fürsorglichkeit aktive Haltungen einzunehmen sind, indem auf die Grenzen ausschließlicher Einzel- oder auch Gruppenselbsterfahrung hinzuweisen wäre. Es bedeutete Flexibilisierung, wenn von allen Therapieschulen angedacht werden könnte, inwieweit ein fachinterner, aber wenn nötig auch fächerübergreifender Settingwechsel im Ausbildungskontext in Selbsterfahrungsstunden einbezogen und angerechnet werden könnte. Dies wäre eine Möglichkeit, in einem größeren Systemzusammenhang typische lebenszyklische Probleme in der Verschränkung von Ausbildung, Familienentwicklung und anderen altersadäquaten Herausforderungen ohne ökonomischen Mehraufwand mit zu bearbeiten.

Die Autorin selbst nimmt solche Settingerweiterungen mit Ausbildungskandidatinnen im Bedarfsfall vor, indem gelegentlich Partner, Kinder, Eltern, Geschwister usw. in die Selbsterfahrung einbezogen werden.

Mit den letztgenannten Überlegungen zur Ausbildungsethik würde ich gerne, da es hierzulande, soweit mir bekannt, noch an ausreichender Thematisierung und Literatur dazu mangelt, den Diskurs zwischen den Leserinnen und den Autorinnen eröffnen. Denn durch flexiblere Vorgehensweisen im interaktionellen Bereich verschiedener Selbsterfahrungssettings werden veränderte und verändernde Wirkungen erzielt.

# 7.14 Abschlussreflexion (R. Hutterer-Krisch)

## 7.14.1 Verantwortung des Psychotherapeuten sich selbst gegenüber

Die Auseinandersetzung mit den eigenen Werten, den Werten der Menschen, die in psychotherapeutischer Behandlung stehen und mit den impliziten und expliziten Werten der vertretenen und angewandten Methode ist ein wesentlicher Bestandteil psychotherapeutischen Denkens und Handelns; sie muss sich – sollen Psychotherapien einen guten Boden haben – auch auf die eigene Person beziehen. Schmidbauer (1977) hat unseren Blick auf die Bedürfnisse des Helfers gelenkt. Die Auseinandersetzung mit den eigenen Motiven und Bedürfnissen und deren angemessene Handhabung sind für die alltägliche Berufspraxis von nicht zu unterschätzender Bedeutung. Beim verantwortungsvollen Umgang mit der eigenen Person handelt es sich um einen berufsethischen Aspekt, der auch in der Präambel des Österreichischen Berufskodex für Psychotherapeutinnen und Psychotherapeuten angesprochen wird.

Da Moral allzu oft in die Ecke des quälenden und sinnlos abschneidenden Moralisierens und Ethik in unerreichbare Höhen des Idealisierens gerückt wurde, möchte ich abschließend Karl Kraus zitieren: *„Das Übel gedeiht nie besser, als wenn ein Ideal davor steht."* Die Offenheit sich selbst gegenüber ist in der Psychotherapie ein grundlegender Wert, der zur Basis der Berufsausübung zählt. Oder, wie es Erving Polster bei einem gestalttherapeutischen Training ausdrückte: „Ein je besserer Patient man ist, ein umso besserer Therapeut ist man." (Äußerung am Seminarende gem. m. M. Polster im Mai 1995, übers. v.d. Verf.). Der verantwortungsvolle Umgang mit der eigenen Person setzt Offenheit sich selbst gegenüber voraus und ist die Basis, eine notwendige, (aber noch nicht hinreichende) Bedingung für eine angemessene Erfüllung der psychotherapeutischen Aufgabe und für einen verantwortungsvollen Umgang mit dem Menschen, der sich im Rahmen der Psychotherapie dem Psychotherapeuten anvertraut.

## 7.14.2 Ethische Grundhaltung von Psychotherapeuten

Zusammenfassend lässt sich sagen: Im Sinne einer *ethischen Grundhaltung* scheint es sinnvoll, Folgendes zu beachten (Hoffmann 1996):

1. Bei scheinbar klaren Antworten: Dort, wo es scheint, dass wir über klare Antworten verfügen, eine Infragestellung und fortsetzende Diskussion zu suchen.
2. Bei angerissenen Fragen: Dort, wo die Fragen nur angerissen wurden, eine Weiterführung der Auseinandersetzung zu suchen,

3. Bei fehlenden Fragen: Dort, wo Fragen fehlen, müssen sie gestellt werden.
4. Hinsichtlich persönlicher Interessen: Die persönlichen Interessen am Beruf des Psychotherapeuten bedürfen der Reflexion (vgl. Helfersyndrom, Selbsterfahrung)
5. Bei nicht auflösbarem Konflikt: In diesem Fall ist daran zu denken, dass es keinerlei Verpflichtung zur Übernahme der psychotherapeutischen Behandlung gibt; in einem nicht auflösbaren Konflikt kann die Anerkennung der eigenen Entscheidungsmöglichkeit und Verantwortung hilfreich sein.

# 8 Österreich

## 8.1 Berufskodex und Kommentar im Überblick

Der *Berufskodex für PsychotherapeutInnen und* Psychotherapeuten gliedert sich in eine Präambel und folgende 9 Punkte:
1. Der psychotherapeutische Beruf
2. Fachliche Kompetenz und Fortbildung
3. Vertrauensverhältnis, Aufklärungs- und besondere Sorgfaltspflicht in
   der therapeutischen Beziehung
4. Anbieten psychotherapeutischer Leistungen in der Öffentlichkeit
5. Kollegiale Zusammenarbeit und Kooperation mit angrenzenden Berufen
6. Anwendung des Berufskodex im Rahmen der psychotherapeutischen
   Ausbildung
7. Mitwirkung im Gesundheitswesen
8. Psychotherapie-Forschung
9. Regelung von Streitfällen und Umgang mit Verstößen gegen den Berufskodex.

(„Zur Entstehung und Charakter des Berufskodex" vgl. Hutterer-Krisch
und Stemberger [2001] und zur „Professionalisierung der Psychotherapie
und Umgang mit Beschwerdestellen" vgl. Hutterer-Krisch und Kierein
[2001]). Im Folgenden werden Berufskodex und Kommentar in Stichworten
widergegeben, der Bezug zum Psychotherapiegesetz durch § und Absatzan-
gabe angegeben (PthG), die vollständige Version ist unter www.bmgf.gv.at
als Down-Load verfügbar.

### 8.1.1 Präambel

1. Verantwortungsvoller Umgang mit der eigenen Person, der Aufgabe und
   den anvertrauten Menschen;
2. Besondere gesellschaftliche Verantwortung in der psychotherapeutischen Aufgabe;
3. Wahrung des Ansehens des Berufstandes als Teil dieser Verantwortung;
4. Gesetzliche Normen für den Berufsstand entbinden nicht von selbstver-
   antwortlicher Reflexion der ethischen Verpflichtungen;
5. Der Berufskodex versteht sich als Konkretisierung, Interpretation und
   Ergänzung zu den gesetzlichen Normen vor dem Hintergrund der ethi-

schen Reflexion der Stellung, Aufgabe und Verantwortung der Psychotherapie.

## 8.1.2    Der psychotherapeutische Beruf (1)

1. Definition des psychotherapeutischen Berufs entsprechend PthG: keine Einschränkung auf Krankheitsbehandlung, Überwindung der Gesundheits- und Krankheitsantinomie; § 1 PthG (1);
2. Verpflichtung auf die eigenverantwortliche Erfüllung der Aufgabe und auf Wachsamkeit gegenüber jeglichem Missbrauch der Psychotherapie (persönlichem, sozialem, institutionellem, wirtschaftlichem, politischem Missbrauch); § 1 PthG (2);
3. Eigenverantwortlichkeit ist mit der Verpflichtung verbunden, das Recht jedes Menschen auf ein Leben in eigener Verantwortung und nach eigenen Überzeugungen zu respektieren;
4. Eigenverantwortung verpflichtet auch zum Bemühen um ständige Weiterentwicklung der eigenen Kompetenz, um den verantwortlichen Umgang mit sich selbst und zur ethischen Reflexion des eigenen Verhaltens.

## 8.1.3    Fachliche Kompetenz und Fortbildung (2)

1. Selbstkritische Haltung zur eigenen Kompetenz, Bemühen um ihre Weiterentwicklung, angemessener Umgang mit den eigenen Grenzen;
2. Konkrete Verpflichtungen:
2.1. Beschränkung des eigenen Angebots auf den Bereich, für den Qualifikation und Kompetenz erworben wurde; § 14 PthG (5);
2.2. Verpflichtung zur beruflichen Fortbildung und eigenverantwortlichen Auseinandersetzung mit neuen Entwicklungen; § 14 PthG (1);
2.3. Verpflichtung zur fortlaufenden oder periodischen Supervision. (Die generelle Verpflichtung zu periodischer Supervision muss jeder Psychotherapeut für sich selbst lösen. Jeder Psychotherapeut sollte sich die Frage „Was tue ich eigentlich?" und „Wie tue ich es?" selbst stellen; Im Falle eines beginnenden Burnout-Syndroms, das evtl. in der Supervision erkannt wird, können auch grundlegende Änderungen der Arbeits- bzw. Lebensbedingungen und/oder eine Eigentherapie notwendig werden.)
2.4. Verpflichtung zur redlichen Überprüfung der eigenen Tätigkeit. (Die Bereitschaft, an der Evaluation der eigenen psychotherapeutischen Tätigkeiten mitzuwirken, kann auf unterschiedliche Weise erfolgen; etwa in Form von kollegialen Gesprächen, als Supervisionsgegenstand, in Form von fremdorganisierten Forschungsprojekten [z.B. standardisierten Fragebögen, verbalen Interviews, quantitativer oder qualitativer Forschung]. Was

evaluative Studien betrifft, so sind die ethischen Richtlinien der Psychotherapieforschung einzuhalten.)

2.5. Verpflichtung, sich über Vorschriften und Rahmenbedingungen für die Psychotherapie im Gesamtzusammenhang des Gesundheitswesens und der psychosozialen Einrichtungen informiert zu halten.

### 8.1.4 Vertrauensverhältnis, Aufklärungs- und besondere Sorgfaltspflicht (3)

Der vollständige Titel lautet: „Vertrauensverhältnis, Aufklärungs- und besondere Sorgfaltspflicht in der therapeutischen Beziehung".
Behandlungsvertrag im engeren Sinn: Berufspflichten und Patientenrechte.

1. Freie Therapeutenwahl;
2. Umfassende Abklärung der Störung bzw. Leidenszustände – g.g.f. Konsultation mit anderen Berufsgruppen des Gesundheitswesens; § 14 PthG (2); der Patient soll einer adäquaten Behandlung zugeführt werden; (jeder Psychotherapeut hat die Aufgabe, aufgrund seiner erlernten Kenntnisse und Fähigkeiten und seiner kontinuierlichen Fort- bzw. Weiterbildung zu beurteilen, worin eine adäquate Behandlung besteht. Die Behandlung sollte dem letzten Stand der Forschung entsprechen. Das kann im Falle von Panikattacken z.B. der Hinweis auf Entspannungsmethoden sein oder etwa im Falle von Depression bei verlängertem Krankenstand oder Erkrankungen des schizophrenen Formenkreises bei gleichzeitiger beruflicher Ausgliederung der Hinweis auf unterstützende Maßnahmen z.B. einer Tagesstruktur (z.B. Tagesklinik; vgl. auch I. letzter Absatz betr. Grundsätze des Verhaltens von Psychotherapeuten).
3. Freiwilligkeit der Behandlung; § 14 PthG (3);
4. Umfassende Aufklärung über Art und Umfang der Behandlung und aller sonstigen Bedingungen des besonderen Vertragsverhältnisses; § 14 PthG (4);
5. Führung von Aufzeichnungen und das Recht des Patienten auf Einsichtnahme. (Private Notizen, in denen der Psychotherapeut selbst den psychotherapeutischen Prozess aufzeichnet, sind dem Recht auf Einsichtnahme durch den Patienten nicht unterworfen. Werden etwa im Verlaufe einer Psychotherapie Gegenübertragungsimpulse oder auch spekulative Inhalte einer nächsten Sitzung schriftlich aufgezeichnet, so gelten die Aufzeichnungen dieser Inhalte ausschließlich als Privatbesitz des Psychotherapeuten; diese Hilfswerkzeuge verwendet er im Rahmen seiner psychotherapeutischen Berufsausübung, sind jedoch nicht als Information an den Klienten gedacht, da sie seiner Heilung nicht förderlich, ja eventuell sogar hinderlich sein können.
6. Umfassender Schutz der Persönlichkeitsrechte: uneingeschränkte Verschwiegenheitspflicht über Geheimnisse; § 15 PthG. Die Verschwiegenheitspflicht des § 15 trifft grundsätzlich alle Psychotherapeuten. Sie

zielt auf den Schutz derjenigen ab, die psychotherapeutische Tätigkeiten in Anspruch nehmen und dabei ein besonderes Vertrauensverhältnis
eingehen. In einem Bereich, in dem Information und Vertrauen eine entscheidende Rolle spielen, soll jede missbräuchliche Verwendung von
Kenntnissen, die aus der Privatsphäre stammen, verhindert werden (Erl.
der RV-PthG).

Das Psychotherapiegesetz verzichtet auf jede explizite Durchbrechung oder
Ausnahmeregelung; die Offenbarung eines Geheimnisses wird auch nicht
durch Interessen der öffentlichen Gesundheitspflege oder der Rechtspflege
gerechtfertigt.

Die Verpflichtung zur uneingeschränkten Einhaltung der Verschwiegenheitspflicht macht nach Keierin, Pritz und Sonneck (1991) auch eine Entbindung des Psychotherapeuten durch den Patienten selbst nicht möglich.
Dies diene der weiteren Entlastung des Patienten, der damit einer möglichen Pression seitens Dritter auf eine Entbindung gar nicht ausgesetzt
werden kann (Komm. z. PthG). *In der Zwischenzeit gibt es für den Sonderfall der Entbindung im Rahmen der ZPO einen gegenteiligen Präzedenzfall (Kierein 2001), auf den unter IX noch eingegangen wird.*

Zum Begriff des *Geheimnisses*: „Die Verschwiegenheit erstreckt sich auf
alle Geheimnisse, die dem Psychotherapeuten zur Kenntnis kommen und
deren Bekanntwerden für den Patienten selbst, seine Angehörigen oder
auch Dritten einen Nachteil in gesundheitlicher, wirtschaftlicher oder
gesellschaftlicher Sicht bedeuten könnte. Da es außerordentlich schwierig
ist, den Umfang der geschützten Tatsachen und Informationen tatsächlich
zu ermessen, bedarf es eines Konsenses zwischen Patienten und Psychotherapeuten, welche Informationen und Tatsachen als Geheimnis zu verstehen sind und welche einer möglichen Weitergabe und Auskunft unterliegen können, da es sich bei diesen Informationen eben nicht um ein
Geheimnis handeln soll. Geheimnis ist eine Tatsache, die nur dem Träger
dieses Geheimnisses und allenfalls noch seinem vertrauten Kreis bekannt
ist, und bei der ein natürliches Interesse besteht, diese Tatsache Außen-
stehenden nicht bekannt zu machen" (Komm. z. PthG). „Die Verschwiegenheitspflicht bezieht sich somit auf alle Geheimnisse und gilt gegenüber
allen Dritten einschließlich Ehegatten, Lebensgefährten, aber auch privaten und öffentlichen Einrichtungen wie etwa den Trägern der Sozialversicherung, Kammern, Behörden und anderen Institutionen" (Komm. z.
PthG). Zur Verschwiegenheitspflicht von *Hilfspersonen*: Die Verschwiegenheitspflicht bezieht sich auch auf sämtliche Hilfspersonen. Zur Verschwiegenheitspflicht von *in Ausbildung stehenden Personen*: Die Verschwiegenheitspflicht bezieht sich auch auf in Ausbildung stehende Personen. Zur Verschwiegenheitspflicht im Falle anvertrauter oder bekannt
gewordener *schwerwiegender strafrechtlich relevanter Sachverhalte*: Es
besteht keinerlei Melde- oder Anzeigepflicht in Bezug anvertrauter oder
bekannt gewordener schwerwiegender strafrechtlich relevanter Sachver-

halte, wie sie etwa im § 27 des Ärztegesetzes 1984 verankert ist. Zur Verschwiegenheitspflicht im Falle von *Selbstgefährdung oder Fremdgefährdung:* „Tritt jedoch der Fall ein, dass ein Psychotherapeut in einen Gewissenskonflikt darüber gerät, ob er seine Verschwiegenheitspflicht zugunsten einer Anzeige verletzen soll, so hat er zunächst für sich selbst eine Interessensabwägung hinsichtlich der verschiedenen Rechtsgüter wie beispielsweise Schutz des anvertrauten Geheimnisses und Schutz von Leib und Leben vorzunehmen. Die Verletzung der Verschwiegenheitspflicht kann dann in einer Notstandslage entschuldbar sein, wenn sie dazu dient, einen unmittelbar drohenden bedeutenden Nachteil von sich oder einem anderen abzuwenden. Es entschuldigt jedoch nur eine gegenwärtige oder unmittelbare Gefahr, die den Eintritt des Schadens als sicher oder höchst wahrscheinlich erscheinen lässt" (Komm. z. PthG). Zur Verschwiegenheitspflicht im Falle eines *gesetzlichen Vertreters:* Der Psychotherapeut ist gemäß § 14 Abs. 4 verpflichtet, einem gesetzlichen Vertreter des Patienten grundsätzlich alle Auskünfte über die Behandlung zu erteilen. „Diese Auskunftspflicht überlagert als Sonderbestimmung den allgemeinen Grundsatz der absoluten Verschwiegenheit, ist aber sinnvoller Weise auf Art, Umfang und Entgelt, nicht aber auf Geheimnisse der Behandlung reduziert." (Komm. z. PthG).

Zur Verschwiegenheitspflicht im Rahmen einer Supervision: Auch im Rahmen einer Supervisionstätigkeit des Psychotherapeuten sind diesem bekannt gewordene Geheimnisse absolut geschützt und damit vertraulich zu behandeln (§ 15 PthG). Zur Verschwiegenheitspflicht bei Kindern und Jugendlichen wird auf Hutterer-Krisch und Schopper (2001) verwiesen.

7. Verbot jedes persönlichen, z.B. sexuellen wirtschaftlichen oder sozialen Missbrauchs des Vertrauens- und Abhängigkeitsverhältnisses; 8. Rechtzeitige Information über Rücktritt von der Behandlung; § 14 PthG (6). (Z.B. im Falle eines längeren Auslandaufenthaltes, einer geplanten Kur oder Operation oder im Falle des Eintretens in den Ruhestand-Pensionierung.)

## 8.1.5 Anbieten psychotherapeutischer Leistungen in der Öffentlichkeit (4)

1. Grundsätzliche Verpflichtung zur sachlichen und wahren Information; § 16 PthG (1);
2. Verpflichtung zum Führen der Berufsbezeichnung; § 13 PthG (1);
3. Klare Bezeichnung der tatsächlich praktizierten Verfahren – keine Irreführung bezüglich fachlicher Kompetenz;
4. Werbung und Ankündigungen ausschließlich unter fachlichen, nicht unter kommerziellen Gesichtspunkten – Verpflichtung zur ausreichenden Information;
5. Offenlegung der Berufsberechtigung; Beschränkung auf notwendige sachliche Information.

## 8.1.6 Kollegiale Zusammenarbeit und Kooperation mit angrenzenden Berufen (5)

1. Allgemeine Verpflichtungen:
1.1. Bereitschaft zur kritischen Auseinandersetzung ohne unsachliche Diffamierung;
1.2. Bemühen um Loyalität, Toleranz und Zusammenarbeit – kein Konkurrenzverhalten;
1.3. Keine unsachliche Kritik an der Berufsausübung anderer, aber auch kein stillschweigendes Dulden von Fehlverhalten;
2. Kooperation mit Berufskollegen:
2.1. Wahrung der Patientenrechte;
2.2. Keine Vergütung für Vermittlung;
2.3. Schutz der Patientenrechte in Gemeinschaftspraxen;
3. Kooperation mit Psychotherapeuten in Ausbildung:
3.1. Verantwortung und Grenzen dieser Verantwortung;
3.2. Aufklärung der Patienten;
3.3. Angemessene Aufgabenstellung – Verbot der Ausnutzung.

## 8.1.7 Anwendung des Berufskodex im Rahmen der psychotherapeutischen Ausbildung (6)

1. Der Berufskodex ist sinngemäß auch auf das Verhältnis Ausbilder/Auszubildende anzuwenden;
2. Besondere Sorgfalt im Umgang mit dem Ausbildungsvertragsverhältnis: Keine Geschäftemacherei; klare, „konsumentenfreundliche" Vertragsgestaltung;
3. Schriftliche Fixierung aller für den Ausbildungsgang wesentlichen Regelungen und Vereinbarungen; Regelung der Behandlung von Streitfällen.
Ergänzung (1996): Alle Verhaltensweisen von Ausbildenden, in denen ausbildungsfremde Interessen der Ausbildungsaufgabe vorgezogen werden, sind als Missbrauch (z.B. wirtschaftlicher, sozialer, emotionaler, politischer, religiöser oder inbes. sexueller Natur) aufzugeben!

## 8.1.8 Mitwirkung im Gesundheitswesen (7)

1. Beitrag zu Erhaltung und Schaffung von Lebensbedingungen, die der psychischen Gesundheit, Reifung und Entwicklung des Menschen dienen;
2. Soziale Verpflichtung, für verbesserten Zugang zur Psychotherapie für benachteiligte und beeinträchtigte Gruppen zu wirken;
3. Krankenkassenfinanzierung: keine „Komplizenschaft" mit Klienten zur Ausnutzung der Kassen; Reflexion der Implikationen der „Therapie auf

Krankenschein" für den therapeutischen Prozess; Standfestigkeit gegenüber therapiefremden oder die Therapie gefährdenden Einflussnahmen.

## 8.1.9 Psychotherapie-Forschung (8)

1. Bereitschaft zur Mitwirkung an Projekten der Psychotherapieforschung, soweit sinnvoll, qualifiziert und ethisch vertretbar;
2. Schutz der Patientenrechte bei Beteiligung an Forschungsvorhaben:
2.1. keine Verletzung der Persönlichkeitsrechte;
2.2. Reflexion der Einbeziehung auf den therapeutischen Prozess;
2.3. volle Aufklärung der Patienten und schriftliche Zustimmung.

## 8.1.10 Regelung von Streitfällen und Umgang mit Verstößen gegen den Berufskodex (9)

1. Betonung der kollegialen Austragung und Streitbeilegung: Fachverbände, Berufsverband, Psychotherapiebeirat des Gesundheitsministeriums.
2. Im Verdachtsfall: – vertrauliche Auseinandersetzung – bei Nichtbereinigung: Befassung des Fachverbandes, Berufsverbandes, „in letzter Instanz" des Psychotherapiebeirats;
3. Patientenbeschwerden: – Beschwerde- und Schlichtungsstellen bei Fachvereinigungen und Berufsverband; – in gravierenden bzw. so nicht zu bereinigenden Fällen Befassung des Psychotherapiebeirats;
4. Bei schweren Verstößen gegen den Berufskodex: Befassung des Psychotherapiebeirats, Prüfung und Anhörung durch eine jeweils im Anlassfall eingesetzte Ehrenkommission; Sanktionsmöglichkeiten: Verwarnung bis gutachterliche Empfehlung der Streichung aus der Psychotherapeutenliste.

Ergänzung (2002): Verpflichtung des Psychotherapeuten, an der Klärung einer Frage oder Beschwerde aktiv mitzuwirken!

## 8.1.11 Definition von Missbrauch

Es gehört zu den Berufspflichten der PsychotherapeutInnen, mit dem besonderen Vertrauens- und Abhängigkeitsverhältnis in der psychotherapeutischen Beziehung verantwortlich umzugehen. Wenn Psychotherapeuten ihrer psychotherapeutischen Aufgabe untreu werden, um ihre persönlichen, wirtschaftlichen, sozialen oder sexuellen Bedürfnisse zu befriedigen, kann also nach dem Berufskodex von Missbrauch gesprochen werden. Beispiele für Missbrauch des Vertrauensverhältnisses 1. im Sinne der Befriedigung wirtschaftlicher Interessen des Psychotherapeuten: Wirtschaftliche Verstrickungen, überhöhte Honorarerhöhung; 2. im Sinne der

Befriedigung emotionaler Interessen des Psychotherapeuten (der wahrscheinlich häufigste Behandlungsfehler in der Psychotherapie [Reimer 1996]), unmerkliche Verstöße, die schwer erkennbar sind; Handlungen des Psychotherapeuten, die in erster Linie dem Wunsch des Psychotherapeuten nach narzisstischer Gratifikation dienen und den psychotherapeutischen Prozess des Patienten behindern z.b. ausufernde Selbstdarstellungen von PsychotherapeutInnen zum Zwecke eigener narzisstischer Bedürfnisse (siehe Kap 7.6. Zu narzisstischem Missbrauch/Behandlungsfehler); 3. im Sinne der Befriedigung sexueller Interessen des Psychotherapeuten: sexuelle Übergriffe sind wahrscheinlich seltener als emotionale (Reimer 1996) und zählen zu den am besten untersuchten Behandlungsfehlern (Vogt und Arnold 1993, Wirtz 1989, Becker-Fischer und Fischer 1996, Hutterer-Krisch 2001, siehe auch die Kap. 7.4 und 7.5 zum sexuellen Missbrauch).

## 8.1.12    Prävention von Missbrauch

Präventionsmöglichkeiten von Missbrauch in der Psychotherapie sind: Zulassungsverfahren im Rahmen der Psychotherapieausbildung (Selektion), Förderung der fachlichen Kompetenz und Weiterbildung, Supervision, Intervision, Eigentherapie, Achtsamkeit gegenüber der eigenen Lebensführung: Prophylaxe durch adäquate Bedürfnisbefriedigung außerhalb des psychotherapeutischen Bereichs.

## 8.1.13    Zusammenfassung

Definition: *Ein Berufskodex* ist eine Sammlung von Pflichten (verbindlichen ethischen Richtlinien) einer Berufsgruppe, an die sich die Angehörigen eines Berufs halten sollen. Es geht dabei um professionell erwünschtes Verhalten der Angehörigen dieses Berufs unter dem Gesichtspunkt der Nützlichkeit im Hinblick auf die Berufsausübung (utilitaristische Begründung, Hutterer-Krisch und Kierein 2001, siehe Ethik).
In der Psychotherapie kommen in internationalen verbindlichen berufsethischen Richtlinien – analog zur Medizinethik – insbesondere das Prinzip des Respekts vor der Autonomie der PatientInnen/KlientInnen, das Prinzip des Nicht-Schadens, das Prinzip der Benefizienz, das Prinzip der Gerechtigkeit und das Prinzip der Verhältnismäßigkeit oder Proportionalität zum Tragen (Beauchamp und Childress 1989, Sass 1991). Der Berufskodex schreibt damit Werte, die der psychotherapeutischen Berufsausübung zugrunde liegen, in Form von konkreten Berufspflichten und Verhaltensmaßregeln fest. Inhalte eines Berufskodex im Bereich der Psychotherapie legen insbesondere Verpflichtungen hinsichtlich der fachlichen Kompetenz und Fortbildung fest, beziehen sich auf das Vertrauensverhältnis, die Aufklärungs- und besonderen Sorgfaltspflichten in der psychotherapeutischen

Beziehung, das Anbieten psychotherapeutischer Leistungen in der Öffentlichkeit, Grundsätze der kollegialen Zusammenarbeit und Kooperation mit angrenzenden Berufsgruppen, Grundsätze im Rahmen der psychotherapeutischen Ausbildung und der Psychotherapieforschung sowie auf Regelungen von Streitfällen und Umgang mit Verstößen gegen den Berufskodex (Beschwerde- und Schiedsstellen, Wienand 1982, Keith-Spiegel und Koocher 1985, Wolfslast 1985, Vetter 2001). *Die Festschreibung derartiger verbindlicher Regeln und Gesichtspunkte ist sinnvoll und notwendig, macht jedoch in keiner Weise die ethische Reflexion und Eigenverantwortlichkeit des Psychotherapeuten obsolet.* In schwerwiegenden Konfliktsituationen kann sich der/die PsychotherapeutIn verpflichtet fühlen, sich über einzelne Regelungen hinwegzusetzen – in eigener Verantwortung und mit der Bereitschaft, sich den Konsequenzen zu stellen; im Einzelfall wird er/sie sich de facto in der Praxis allerdings strengere Regeln auferlegen, als dies ein Berufskodex tut. Die „Offenheit sich selbst gegenüber" ist in der Psychotherapie ein grundlegender Wert, der zur Basis der Berufsausübung zählt und sich in der hohen Bewertung 1. der Selbsterfahrung als Ausbildungsschritt, 2. der Supervision als Ausbildungsschritt als auch 3. der Supervision als berufsbegleitende Maßnahme und Qualitätsmerkmal ausdrückt (vgl. Hutterer-Krisch 2001, 58).

## 8.2 Ethikausschuss im Psychotherapiebeirat

### 8.2.1 Persönliche Vorbemerkung

Als ich im Sommer ins Burgenland fuhr, entdeckte ich ein Schild: „Verständige Menschen verschmutzen weder Wald noch Weg – allen anderen ist es verboten", gezeichnet mit „Der Bürgermeister von Kohfidisch". Dazu fielen mir die unzähligen Diskussionen mit Kollegen und Studenten rund um die berufsethischen Richtlinien ein.
Einige von ihnen erlebten so manche Richtlinie als „Zwang" oder „Einengung", die andere als selbstverständlich betrachteten.
Freilich: Den Berufskodex kann man als eine Sammlung von Pflichten und ethischen Richtlinien betrachten, an die sich die Angehörigen des psychotherapeutischen Berufes halten sollen. Es geht dabei um professionell erwünschtes Verhalten der Angehörigen dieses Berufs unter dem Gesichtspunkt der Nützlichkeit im Hinblick auf die Berufsausübung (utilitaristische Begründung, vgl. Hutterer-Krisch 2000). Dabei kommen letztlich folgende Prinzipien zu tragen, die auch in der Medizinethik relevant sind:
Prinzipien (1.–4. Beauchamp und Childress 1998, 5. Sass 1991)
1. Prinzip des Respekts vor der Autonomie der Klienten/Patienten
2. Prinzip des Nicht-Schadens
3. Prinzip der Benefizienz

4. Prinzip der Gerechtigkeit
5. Prinzip der Verhältnismäßigkeit oder Proportionalität

## 8.2.2    Zur Gesetzwerdung: Psychotherapiegesetz und Patientenrechte

Mit dem Inkrafttreten des Psychotherapiegesetzes (BGBl. 361/ 1990) sind die Psychotherapeuten in Österreich aus der Grauzone der „Kurpfuscher" herausgetreten. Die Psychotherapie wurde als Wissenschaft anerkannt und die Berufspflichten der Psychotherapeuten wurden gesetzlich verankert. Psychotherapeuten ist es seitdem möglich, sich und ihr Angebot offen zu deklarieren. Klienten bzw. Patienten haben dadurch die Möglichkeit, sich besser zu orientieren. Das ist eine Seite der Medaille. Die Kehrseite dieser Medaille sind die in breiter Diskussion stehenden Patientenrechte, die sich u.a. auch aus den Berufspflichten der Psychotherapeuten ergeben. Der Sorgfaltspflicht und der Verpflichtung des Psychotherapeuten zur regelmäßigen Fortbildung steht das Recht des Patienten gegenüber, nach bestem Wissen und Gewissen behandelt zu werden (vgl. § 14 Abs. 1 PthG); der Aufklärungspflicht des Psychotherapeuten steht das Recht des Patienten auf umfassende Information, insbesondere über Art, Umfang und Entgelt usw. gegenüber (vgl. § 14 Abs. 4 PthG). Die Verschwiegenheitspflicht des Psychotherapeuten findet ihr Pendant im grundlegenden Persönlichkeitsrecht des Patienten auf Geheimhaltung der dem Psychotherapeuten anvertrauten Informationen, die absolut geschützt sein sollen (Vgl. § 15 PthG).
Der Verpflichtung des Psychotherapeuten, sich jeder unsachlichen oder unwahren Information im Zusammenhang mit der Ausübung seines Berufes zu enthalten, steht das Recht des Patienten auf sachliche und wahre Information gegenüber (§ 16 Abs. 1 PthG, vgl. Hutterer-Krisch und Kierein 2001).
So wie es zum Beruf des Notars gehört, dass er kein ihm anvertrautes Geld unterschlägt, so gehört es zum Beruf des Psychotherapeuten, das Vertrauensverhältnis zwischen Patient und Psychotherapeut durch Einhaltung der Berufspflichten (wie eben Aufklärungs-, Sorgfalts- und Verschwiegenheitspflicht) zu schützen. Wäre es das Image der Notare, sich mit sämtlichem hinterlegten Geld ins Ausland abzusetzen, würde wohl kaum ein Klient bei einem Notar sein Geld hinterlegen. Es ist wichtig, das Vertrauen, das in den Psychotherapeuten gesetzt wird, zu erhalten, da es ja die Basis seiner Arbeit ist.
Im Grunde ist also in diesen Überlegungen das Über-Ich angesprochen. Das ist naturgemäß ein anstrengendes Thema. Ging es im Rahmen der Psychotherapieausbildung – vielleicht noch wenige Jahre vorher – im Laufe einer Einzelanalyse oder einer Selbsterfahrungsgruppe – um das Erkennen

oder Wahrnehmen oder Bewusstmachen abgespaltener oder nicht gesehener oder unbewusster Persönlichkeitsanteile, was vielleicht zu neuen Verhaltensweisen Anlass gab, so geht es in der Berufsausübung des ausgebildeten Psychotherapeuten (oder des Psychotherapeuten in Ausbildung unter Supervision) auch um die Identifikation mit als vernünftig eingesehenen Normen und um die Übernahme von Verantwortung; diejenigen, die die Normen *ohne Einsicht als Zwang erleben,* haben vielleicht den Eindruck, es würde sich hierbei zum Teil um eine Art „entgegen gesetzten" Prozess, um eine Art „Selbstbeschränkung" handeln. So geht es in diesem Sinne *nicht* darum, einem *Ideal* nachzueifern, um mit Karl Kraus zu sprechen („Das Übel gedeiht nie besser, als wenn ein Ideal davorsteht"), sondern im Lauf der Psychotherapieausbildung soweit zu kommen, dass emotional und kognitiv durch die Einfühlung im Rahmen einer Psychotherapie die Einhaltung dieser Normen ein Anliegen auch des einzelnen Psychotherapeuten ist; d.h. es geht nicht um Idealisierungen, sondern um *auf dem Boden von Erfahrungen gewachsenen authentischen Werten.* In diesem Sinne kann die Einhaltung ethischer Normen im Sinne *autonomer* Handlungen betrachtet werden.

### 8.2.3 Die psychotherapeutische Beziehung

Zur Psychotherapeuten-Klienten/Patientenbeziehung ist viel geforscht worden. Der Anteil des Psychotherapeuten an der aufklärbaren Varianz untersuchter Effektivität von Psychotherapie ist in der Regel am größten. Der Psychotherapeut ist der sichtbare und de facto häufig auch der einzig greifbare Repräsentant einer Psychotherapierichtung. Damit stellt er „die menschliche Schaltstelle des durch psychologische Theorie und Therapietheorie vermittelten Menschenbildes" dar. „Das manifestiert sich in seiner persönlichen Haltung als Mensch ebenso wie in seiner Kompetenz als praktizierender Wissenschaftler oder in seinem möglicherweise professionalisierten Umgang mit Klienten. Ob die u.U. im Menschenbild postulierte Autonomie des Menschen tatsächlich auch innerhalb der therapeutischen Beziehung für den Klienten erhalten bleibt, also dialogisches Reden (*Buber* 1979) stattfindet, oder zu einem durch mangelnde Transparenz gekennzeichnetem Über- und Unterordnungsverhältnis von Wissendem (‚Gutem', ‚Normalem') und Ratsuchendem (‚Kranken', ‚Anormalen') verkommt, ist eng, wenn nicht *ausschließlich* (Hervorh. d. d. Verf.) mit dem persönlichen Menschenbild, der ethischen Haltung und der fachlichen Kompetenz des Therapeuten verbunden ...
Daher finden sich auch bei fast allen psychotherapeutischen Schulen entsprechende Annahmen, Aussagen und Anweisungen (Regeln) zum Klient-/ Therapeuten-Verhältnis sowie bei vielen therapeutischen Richtungen die zusätzliche Verpflichtung für eine so genannte Eigenanalyse des Therapeuten" (*Hagehülsmann* 1985, 30).

In Österreich ist seit Inkrafttreten des Psychotherapiegesetzes im praktischen Teil der Psychotherapieausbildung seit 1. 1. 1991 ein Mindestausmaß von 50 Stunden Einzel- oder Gruppenselbsterfahrung im Psychotherapeutischen Propädeutikum (§ 3 (2) 1 PthG) und zusätzlich 200 Stunden Lehrtherapie, Lehranalyse, Einzel- oder Gruppenselbsterfahrung im Psychotherapeutischen Fachspezifikum (§ 6 (2) 1 PthG) gesetzlich vorgeschrieben. D.h. in Österreich ist es nun nicht mehr möglich, ohne dieses Mindestausmaß von 250 Selbsterfahrungsstunden den Titel „Psychotherapeut" zu erhalten. Mit der Formulierung von Mindeststandards für staatlich anerkannte Psychotherapieausbildungen wurde versucht, einen Beitrag zum „Konsumentenschutz" in der Psychotherapie zu leisten. Doch es ist in der Regel sinnvoll, mehr als 250 Selbsterfahrungsstunden zu machen und auch nach Abschluss der Psychotherapieausbildung immer wieder ein Stück Eigentherapie zu machen – in Einzel-, Paar- oder Gruppentherapie.

## 8.2.4    Publikationen zur Berufsethik

Im Oktober 1992 veröffentlichte der ÖBVP die erste Nummer des Psychotherapie Forums, das er als erstes Land begründete, damals als Zeitschrift ausschließlich des Österreichischen Bundesverbandes für Psychotherapie. Das Neue an dieser Zeitschrift war, dass sie sich mit Berufspolitik als Schwerpunkt und – nicht wie andere Zeitschriften mit wissenschaftlichem Schwerpunkt – beschäftigte. So viel Berufspolitik gab es in der Psychotherapiegeschichte Österreichs noch nie! Es war nur folgerichtig, dass in dieser Zeitschrift auch in der Folge eine Ethik-Rubrik eingerichtet wurde, in der ethische Fragen diskutiert und publiziert wurden. Das Team der Ethik-Rubrik setzte sich damals wie heute aus Mitgliedern des Psychotherapiebeirats, d.h. vorwiegend Psychotherapeuten, und aus Mitgliedern des Gesundheitsministeriums, d.h. auch Juristen zusammen. In der Folge wurde eine Reihe von Themen sowohl fachlich-ethisch psychotherapeutisch als auch rechtlich beleuchtet, so etwa das psychotherapeutische Erstgespräch (Hoffmann und Schopper 1993), die Verschwiegenheitsverpflichtung bei Kindern und Jugendlichen (Krisch und Schopper 1993), Werbemaßnahmen der Psychotherapeuten (Stemberger und Schopper 1994, Krefting und Ogris 1998), die Notwendigkeit von Beschwerde- und Schlichtungsstellen (Krisch und Kierein 1994), die Forderungen der Krankenkassen nach Berichterstattung durch Psychotherapeuten (Hutterer-Krisch und Hoffmann 1994, Schopper 1994, Scholz 1994, Hutterer-Krisch 1994), emotionaler Missbrauch (Sedlak 1997), narzisstischer Missbrauch (Hutterer-Krisch 2001) oder sexueller Missbrauch in der Psychotherapie (Schopper 1994 et al. 2001). Mit Beziehungsethik im schulenübergreifenden wie auch schuleninternen Umgang befasst sich Riedler-Singer (1995) und mit Fragen der psychotherapeutischen Ausbildung Wladika (1995) sowie Pawlowsky (1997).

Seit 2000 gibt es für Fragen der Psychotherapie im Spannungsfeld zum rechtlichen Hintergrund das Jahrbuch für Psychotherapie und Recht (Firlei et al. 2000, 2001, 2004), das ungefähr jährlich erscheint.

## 8.2.5 Sorgfaltspflicht und Behandlungsregel/Behandlungsfehler

Gabriele Wolfslast setzt sich in ihrem Buch „Psychotherapie in den Grenzen des Rechts" mit Behandlungsfehlern in der Psychotherapie und ihrer rechtlichen Relevanz auseinander. Sie stellt fest, dass psychische Schäden sowohl strafrechtlich als auch zivilrechtlich relevant sind und damit die erste Voraussetzung für die Haftung von Psychotherapeuten gegeben ist. Sie untersucht, worin eine psychotherapeutische Verletzungshandlung – als weitere Haftungsvoraussetzung – gesehen werden könnte. Wolfslast versucht, den Rahmen für eine zivil- und strafrechtliche Haftung von Psychotherapeuten für Behandlungsfehler abzustecken. Als Basis verwendet sie für dieses Vorhaben die wenigen, überwiegend amerikanischen Urteile und Fallschilderungen und Untersuchungen auf dem Gebiet der Gruppenpsychotherapie. Gleichzeitig stellt sie die amerikanische Rechtslage dar, soweit dies zum Verständnis und Vergleich erforderlich ist.

Themen sind in diesem Zusammenhang: die falsche Handhabung von Übertragung und Gegenübertragung in der Psychoanalyse (Fehler im Umgang mit der Übertragungsliebe, andere Übertragungsfehler), sexuelle Beziehungen zwischen Psychotherapeut und Patient, Außenseitermethoden, Encountergruppen und Haftung für Suizid.

Wolfslast arbeitet „Sorgfaltspflichten" für den Psychotherapeuten heraus, elementare Verhaltensregeln, die dem Schutz des Patienten oder Klienten dienen, ohne den erhofften Nutzen einer Behandlung zunichte zu machen. Die starre Einhaltung von „Behandlungsregeln" im engeren Sinn hingegen kann auch kontraproduktiv sein, wo „adaptive Abweichungen von der grundlegenden Modelltechnik ... in aller Regel durch die Person des Patienten, die Art der Störung, die Qualität der psychotherapeutischen Beziehung usf. gerechtfertigt werden" können (Wienand, zit. n. Wolfslast 1985, 168).

„Eine Sorgfaltspflicht ist weniger als eine Behandlungsregel; sie schreibt grundsätzlich keine bestimmte Technik vor, sondern beschränkt sich darauf, Mindestanforderungen an die Durchführbarkeit einer Therapie zu stellen" (Wolfslast 1985, 168).

In ihrem Resümee fasst Wolfslast ihre Recherchen kurz und prägnant zusammen: „Wenig genug ist es, was rechtlich erfasst, rechtlicher Kontrolle zugänglich gemacht und als normative Verhaltensforderung gefasst werden kann.

**Dass nur grundlegende Sorgfaltspflichten aufgestellt werden können, ist**

**für Therapeuten eher beruhigend, aus juristischer Sicht aber sehr unbefriedigend. (Hervorh. durch die Verf.).**
Nur offensichtliches Fehlverhalten kann erfasst werden, nicht aber solches, das vielleicht im Einzelfall besonders schädlich für den Patienten ist. Die subtilen Möglichkeiten zur Einflussnahme können vorsätzlich oder fahrlässig gegen den Patienten verwendet werden, können ebenso stärken wie zerstören"*(Wolfslast* 1985, 169). Umso wichtiger ist die laufende Selbstreflexion als ethische Verpflichtung des einzelnen Psychotherapeuten (Supervision, Intervision) zu sehen sowie die Einrichtung von Beschwerde- und Schiedsstellen in psychotherapeutischen Organisationen, wie es die fachspezifischen Vereine der Psychotherapieausbildung oder die Berufsorganisationen der Psychotherapeuten sind.
*Denn das wünschen sich die Psychotherapeuten sicher nicht: dass Patienten Selbsthilfegruppen für Psychotherapiegeschädigte gründen, weil sie ohne Ansprechpartner dastehen!* (Vgl. Schneider 2001: Nach einer Psychotherapieschädigung ohne Ansprechpartner. Forderungen aus der Sicht der betroffenen Klientin, Teilnehmerin einer Selbsthilfegruppe für Psychotherapiegeschädigte in Berlin.)

### 8.2.6  „Cyber-Therapie", „Online-Therapie" oder „virtuelle Couch" als unzulässige Begriffe

Der Österreichische Bundesverband für Psychotherapie installierte ein Online-Beratungs-Pilotprojekt und brachte die darin gewonnenen praktischen Erfahrungen in die Auseinandersetzung des Ethikausschusses mit diesem für die Psychotherapie neuen Themas ein. Eine Arbeitsgruppe beschäftigte sich mit diesem aktuellen Thema *„PsychotherapeutInnen im Internet"* und befasste sich mit Anbahnungsgesprächen für psychotherapeutische Behandlungen bis hin zu Fragen der Werbung. Im Ethikausschuss und der Vollsitzung des Psychotherapiebeirats des Gesundheitsministeriums herrschte die einhellige Meinung, dass es sich bei „Internetgesprächen" zwischen Psychotherapeut und Klient nicht um Psychotherapie handeln kann und dass der Klient darüber auch aufgeklärt werden muss. Der Ethikausschuss hat ethische Richtlinien in diesem Bereich entwickelt, mit dem Ziel, dass Psychotherapieklienten sachlich und wahr informiert werden und damit die Basis für einen „informed consent" auch bei Anbahnungsgesprächen im Internet zu schaffen. Die „Internetrichtlinie für Psychotherapeutinnen und Psychotherapeuten" hat in diesem Sinne den Untertitel „Kriterien zur Ausgestaltung der psychotherapeutischen Beratung via Internet" (nicht: „psychotherapeutische Behandlung") und wurde am 15. 6. 2004 – nach einem mehrjährigen Prozess – von der Vollsitzung positiv verabschiedet.
Die Verwendung von Begriffen wie etwa „Cyber-Therapie", „Online-Therapie" oder „Virtuelle Couch" wird in dieser Richtlinie abgelehnt, weil es

derzeit keinerlei wissenschaftlich begründetes und evaluiertes Vorgehen in diesem Bereich gibt. Es wird damit begründet, dass psychotherapeutisches Beziehungsgeschehen und insbesondere die Wahrnehmung dieses Geschehens nicht nur verbal, sondern auch nonverbal über die Ausdruckswirkung des gesprochenen Wortes, der Mimik, Gestik, Intonation usw. erfolgt.

### 8.2.7    Psychotherapeuten im Internet

In dem oben genannten Sinne ist die Gestaltung der psychotherapeutischen Beziehung via Internet nicht gegeben, wenngleich auch eine zunehmende „Therapeutisierung des Beratungsbegriffes" feststellbar ist. Damit ist eine starke Einschränkung des potenziellen Tätigkeitsbereichs gegeben. Insbesondere wird klargestellt: „Die Schwelle einer psychotherapeutischen Beratung zu einer psychotherapeutischen Behandlung wird jedenfalls dann überschritten werden, wenn in einer Summenbetrachtung die Indikation für eine psychotherapeutische Behandlung gegeben ist. Dies wird insbesondere dann der Fall sein, wenn der Verdacht einer krankheitswertigen Störung auftritt und die psychotherapeutische Beratung im Hinblick auf Setting, Gegenstand und Ziel der Beratung sowie auf die angewandten methodischen Instrumente die Rahmenbedingungen einer psychotherapeutischen Behandlung annimmt" (Internetrichtlinie 2.3). Und: „Ein Psychotherapeut darf keine psychotherapeutische Beratung via Internet übernehmen, für die seine Kenntnisse und Erfahrungen nicht ausreichen. Tut er dies dennoch, haftet er dafür, und zwar nicht, weil er die übernommene Beratung nicht ordnungsgemäß ausführen konnte, sondern weil er sich trotz mangelnder Fähigkeit auf diese eingelassen hatte." (Internetrichtlinie 3.1, Hinweis: Die Übernahms- bzw. Einlassungsfahrlässigkeit ist zivil- und strafrechtlich verankert, vgl. § 14 Abs. 5 PthG Erwerb nachweislich ausreichender Kenntnisse und Erfahrungen – Beschränkung der Arbeitsgebiete und Behandlungsmethoden auf diese Erkenntnisse.)

**Asynchrone Dienste:** E-Mails werden zum Zweck der Erstkontakte und zur Terminvereinbarung eingesetzt. Es mag Rechtfertigungsgründe geben, die einen E-Mail-Kontakt auch während einer Psychotherapie als angemessen erscheinen, insbesondere wenn ein fehlender E-Mail-Kontakt für den Patienten von Nachteil wäre.

**Synchrone Dienste:** Beispiel „Chat": Hier ist die Unmittelbarkeit und die Kontinuität der Kommunikation gegeben. Die Berufspflichten des Psychotherapiegesetzes sind hier analog anzuwenden: Die Verpflichtung zur Berufsausübung nach bestem Wissen und Gewissen (§ 14 Abs. 1 PthG) wird differenziert, 1. in die Verpflichtung zur Prüfung der hinreichenden Entscheidungsgrundlage und 2. in die Verpflichtung zur Situations- und Gefahrenbeherrschung (Internetrichtlinie 3.3). Erstere „ist daran zu messen, ob die durch die Distanz zum Patienten verursachte Einschränkung in der psychotherapeutischen Wahrnehmung noch eine fachgerechte Kommunikation zulässt", zweitere umfasst auch 1. eine Aufklärungspflicht des Psychotherapeuten dem Patienten gegenüber über die Grenzen der psychotherapeutischen Beratung via Internet, 2. die Verpflichtung, die Gefahren zu benennen, 3. eine Dokumentationsverpflichtung der eben genannten zwei Punkte und 4. im Anlassfall die Verpflichtung der vorzeitigen Beendigung der Internetberatung und eine Face-to-face-Behandlung zu empfehlen. Die „Verpflichtung zur spezifischen Dokumentation" (vgl. Punkt 3.5 Berufskodex) wird zusätzlich erweitert um technische Daten des Verlaufs der Internetberatung, Unterbrechungen der Sitzungen, div. technische Gebrechen sowie vorzeitige Beendigung „aufgrund des Ergebnisses der Einschätzung der hinreichenden Entscheidungsgrundlage sowie Situations- und Gefahreneinschätzung" (Internetrichtlinie 3.5).

Was die Einhaltung der Verschwiegenheitspflicht (§ 15 PthG) betrifft, so „hat der Psychotherapeut dafür Sorge zu tragen, dass allfällige von ihm gesendete E-Mails von Unbefugten Dritten nicht gelesen werden können, so dass insbesondere eine Sicherung mittels elektronischer Signatur geboten ist. Weiters hat er den Patienten auf die Gefahr des Zugriffs Dritter auf ungesicherte E-Mails hinzuweisen und ihm die Sicherung mittels elektronischer Signatur zu empfehlen. Wählt der Patient dennoch eine ungesicherte Datenübertragung, hat der Psychotherapeut ihn nochmals auf die Gefahr des Zugriffs Dritter hinzuweisen. Die Verpflichtung des Psychotherapeuten zur Sicherung seiner Datenübertragung bleibt jedenfalls aufrecht" (Internetrichtlinie 3.6).

Patientenbezogene elektronisch gespeicherte Daten sind zusätzlich durch 1. die Installierung einer Firewall und 2. eines Virenschutzes sowie gegenüber unbefugten Personen auf dem Computer zu schützen. Es wird empfohlen, die technischen Standards durch einen Experten der Informationstechnologie überprüfen zu lassen (Internetrichtlinie 3.7.2).

Unsachliche und unwahre Angebote würden gegen die psychotherapeutische Werbebeschränkung verstoßen (§ 16 Abs. 1 PthG Verpflichtung zu wahrer und sachlicher Information), z.B. „Online-Therapie" (Internetrichtlinie 3.8 „Verpflichtung zur Einhaltung der Werbebeschränkung").

Nicht zuletzt werden die „Verpflichtung zur Einhaltung des E-Commerce-Gesetzes" sowie „... des Konsumentenschutzgesetzes" genannt (vgl. Internetrichtlinie 3.9 und 3.10).

Die psychotherapeutisch-ethischen Aspekte sind damit vorerst abgeschlossen; d.h. sie gelten als vorläufig. Änderungs- und Ergänzungvorschläge und Leserbriefe an die Ethik-Rubrik des Psychotherapie Forums sind – nicht zuletzt wegen des sich rasch ändernden Bereiches der Informationstechnologie – weiterhin erwünscht und auch in der Präambel der Internetrichtlinie selbst vorgeschlagen.

## 8.2.8 Berichterstattungsforderungen der Krankenkassen und Datenschutz

Fragen des Datenschutzes wurden anlässlich der *Berichterstattungsforderungen* der Krankenkassen bereits vor über einem Jahrzehnt diskutiert (Hutterer-Krisch und Hoffmann 1996, Scholz 1996, Schopper 1996, Hutterer-Krisch 1996) und erhielten angesichts der letzten Verhandlungen mit der Salzburger Gebietskrankenkasse erneut Aktualität.

Zum Thema *Datenschutz* wurde bereits begonnen, aktuelle Überlegungen anzustellen *(Von Heydwolff und Wenzel* 1997, *Von Heydwolff* 1997); inwieweit manche Überlegungen auch realistische Befürchtungen für die österreichische Situation beinhalten, wird die Zukunft weisen. Ich vermute, dass uns dieses Thema noch weiter beschäftigen wird. Dass die Vertrauenswürdigkeit wie die Verschwiegenheitspflicht ein zentrales Thema ist, steht außer Frage. In der Folge ist auch der Datenschutz ein sensibles Thema für die Psychotherapie.

Weiters wird uns die *Qualitätssicherung* in ihrer weiteren Entwicklung und ihrer Umsetzung beschäftigen (vgl. dazu auch *Jansky-Denk* 1998), nicht zuletzt auch vor dem Hintergrund der Krankenkassenfinanzierung *(Hutterer* 1996, *Hutterer-Krisch* et al. 1997).

## 8.2.9 Sexueller Missbrauch in der Psychotherapieausbildung: 1. Berufskodexänderung (1996)

Eine erste *Änderung des Berufskodex* wurde 1996 vorgenommen, da der sexuelle Missbrauch im Ausbildungsverhältnis auf dringenden Wunsch verschiedener Seiten differenzierter beschrieben werden sollte. *(Amendt-Lyon et al.* 2001) (siehe Kap. 7.5). Aktuelle ethische Themen wurden für weitere Berufskodexänderungen vorgesehen. *Subtile Psychotherapieschäden, die Patienten schwer erkennen können: Narzisstischer Missbrauch.*

Die Problematik des *narzisstischen Missbrauchs* in der Psychotherapie wurde in der 2. aktualisierten Auflage des Ethikbuches diskutiert und lässt sich dem Punkt III. des Berufskodex „Vertrauensverhältnis, Aufklärungs- und Besondere Sorgfaltspflichten in der psychotherapeutischen Beziehung" unter 7. subsumieren: „Missbrauch liegt dann vor, wenn Angehörige des psychotherapeutischen Berufes ihren Aufgaben gegenüber der Patientin oder dem Patienten untreu werden, um ihre persönlichen ... Interessen zu befriedigen." Es handelt sich dabei im engeren Sinne um eine Form des emotionalen Missbrauchs, der zu einer Stagnation des psychotherapeutischen Prozesses führt. Die konkreten Phänomene wurden a.a.O. genau beschrieben (*Hutterer-Krisch* 2001) und sind im Bereich der Psychotherapieausbildung nützlich und hilfreich (siehe Kap. 7.6).

## 8.2.10    „Mehr Zähne" bei Patientenschädigungen: 2. Berufskodexänderung (2002)

Im Lauf der Zeit stellt sich – nicht zuletzt wegen rechtlich nicht handhabbarer Beschwerden (vgl. dazu auch Kap. 8.2.5) – vermehrt die Frage, ob nicht der *Punkt IX des Berufskodex „Regelung von Streitfällen und Umgang mit Verstößen gegen den Berufskodex"* einer Änderung bedarf, um besser greifen zu können (vgl. Märtens und Petzold 2002, Keith-Spiegel und Koocher 1985). Psychotherapeuten und Juristen haben hier wieder zusammengearbeitet. Da es derzeit keine Pflichtmitgliedschaft gibt, hat der ÖBVP nicht einen derartigen „Zugriff" auf seine Mitglieder wie dies üblicherweise Kammern haben. Es gab bis jetzt keine *Sanktionsmöglichkeiten*, wenn sich Psychotherapeuten Beschwerden entzogen haben und Schlichtungsgespräche abgelehnt haben oder einfach nicht erschienen sind. In der Psychotherapeutenschaft werden deswegen zunehmend Stimmen laut, die beklagen, dass die entsprechenden Gremien „zu wenig Zähne zeigen können". Wie mit dieser Unzufriedenheit umzugehen ist, wird einerseits auf der Ebene der entsprechenden Gremien zu behandeln sein (vgl. Hutterer-Krisch und Kierein 2001), war andererseits auch Thema hinsichtlich einer weiteren Ausdifferenzierung des Berufskodex. In diesem Sinne kam es in der Ethikausschusssitzung vom 8. 10. 2002 zu einer Änderung des Punkt 9 – nach längerer Auseinandersetzung innerhalb des Ethikausschusses des Psychotherapiebeirates und unter Einbezug einer Vertreterin des Wiener Landesverbandes für Psychotherapie zu einem konsensfähigen Vorschlag einer Berufskodexänderung, der in der Vollsitzung beschlossen wurde. Das ist auch die derzeit gültige letzte Version, in der Ethik-Rubrik des Psychotherapie Forums 2002 (Jg. 11 H 1 2-7) publiziert. Da Psychotherapeuten immer wieder auf Einladungen zur Klärung bei der entsprechenden Beschwerdestelle nicht reagiert haben, wurde folgende Verpflichtung explizit formuliert: „Von einer Frage oder Beschwerde betroffene PsychotherapeutInnen sind verpflichtet, an der Klärung aktiv mitzuwirken" (Punkt 9, 3. Abs.). Im Falle einer *Kammerlösung* sind *verpflichtende* Disziplinarmaßnahmen möglich (vgl. Kap. 8.4 Psychotherapeutenkammer).

## 8.2.11    Trennung von Ethikausschuss und Beschwerdeausschuss

Auf der Ebene des *Psychotherapiebeirates des Gesundheitsministeriums* ging aus dem *Ethikausschuss* ein eigener *Beschwerdeausschuss* hervor, der hauptsächlich Beschwerden und Vorgangsweisen bei Beschwerden bearbeitet. Der Ethikausschuss befasst sich mit Grundlagenarbeit, Richtlinien (z.B. Internetrichtlinie), Berufskodexänderungen und weiteren Beratungsangelegenheiten ethischer psychotherapeutisch-fachlicher Natur des Gesundheitsministeriums sowie der Sammlung und Publikation ethischer Stellungnahmen in der Ethik-Rubrik des Psychotherapie Forums (seit 1992). Leserbriefe für das Diskussionsforum der Ethik-Rubrik sind erwünscht, um die Diskussion ethischer Themen in der Psychotherapie und auch ggf. tabuisierter Themen anzuregen und dafür einen festen Platz zu haben.

## 8.2.12 Verurteilung wegen Einhaltung der Verschwiegenheitsverpflichtung!?

Nicht zuletzt sorgte die von Kierein (2001) zuletzt im Jahrbuch für Psychotherapie und Recht II publizierte OLG-Entscheidung zur Entbindung von der Verschwiegenheitsverpflichtung im Bereich der ZPO für große Aufregung sowohl im Ethikausschuss als auch in der Vollsitzung des Psychotherapiebeirates. In diesem Urteil wird eine Psychotherapeutin wegen Einhaltung der Verschwiegenheitsverpflichtung im Bereich der ZPO bei gleichzeitiger Entbindung durch den Anwalt ihrer ehemaligen Klientin verurteilt. Nur wegen eines Formfehlers musste die Psychotherapeutin die Strafe nicht bezahlen. Der Ethikausschuss steht auf dem Standpunkt, dass – analog zum Bereich der StPO – die absolute Verschwiegenheitsverpflichtung auch für den Sonderfall der Entbindung durch den Patienten/der Patientin bzw. seinem/ihren gesetzlichen Vertreter/in gelten sollte. Das sahen von juristischer Seite her Butschek (1997) und Schmoller (2000) allerdings nicht so. Der Ethikausschuss schrieb eine Begründung zur entsprechenden Resolution der Vollsitzung des Psychotherapiebeirates, die in der Vollsitzung des Psychotherapiebeirates vom 18.6 2002 einhellige Zustimmung fand, dass Psychotherapeuten sicher sein können, bei Einhaltung der absoluten Verschwiegenheitsverpflichtung nicht bestraft zu werden, würde vermutlich einer Gesetzesänderung in der ZPO bedürfen, die aus der Sicht vieler Psychotherapeuten in der nächsten Zeit anzustreben ist (vgl. Anger und Lachmann 2002, Aull 2002). Zuletzt erschienen dazu 2 weitere differenzierte Beiträge: Der erste stammt von Giese (2004), der sich mit der Verschwiegenheitspflicht des Psychotherapeuten befasst bzw. „mit seiner (relativen) Befreiung von der Pflicht zur Zeugenaussage". Er versucht, bis zum Zeitpunkt einer ersten gerichtlichen Entscheidung eine vorläufige Lösung aus rechtlicher Sicht anzubieten. Der zweite stammt von Krommer und Schigutt (2004), einem Juristen und einem Psychotherapeuten: sie kritisieren, dass die klare Rolle des Psychotherapeuten aufgeweicht wird, völlig andere Rollenerwartungen des Patienten an den Psychotherapeuten gerichtet werden, nämlich als Zeuge in dessen Sache vor Zivilgericht, um ihm ganz real zu helfen. Von rechtlicher Seite her wird argumentiert, dass der Psychotherapeut – analog zum Mediator – zu den zeugnisunfähigen Personen nach § 320 ZPO gezählt werden sollte. Auch wenn ein Patient es als Vorteil sehen mag, den Psychotherapeuten als Zeugen zu nennen, so benennen die Autoren doch klar und unmissverständlich die Nachteile:

gewichtige Nachteile für das gesamte Arbeitsgebiet der Psychotherapie, die letztlich auch den Patienten treffen: Verringerung der Offenheit und des gegenseitigen Vertrauens, das die Basis der psychotherapeutischen Behandlung ist, an die Substanz der Berufsausübung geht und damit auch einhergehend eine Reduktion der Effizienz der psychotherapeutischen Behandlung.

### 8.2.13    Spannungsfeld: Psychotherapeuten und Institution

Als weitere aktuelle Themen der allerletzten Zeit wurden in der Ethik-Rubrik des Psychotherapie Forums publiziert: Rechtliche Gesichtspunkte der Psychotherapie im Team und in der institutionellen Zusammenarbeit (Görny 2002, vgl. auch Frank-Rieser und Schöpfer-Mader 2004).

### 8.2.14    Konsumentenschutz für Ausbildungskandidaten

Ein Mustervertrag für den Ausbildungsbereich wurde im Ethikausschuss entwickelt, im Fachspezifikumsausschuss weiter diskutiert und publiziert und ausdifferenziert (G. Stemberger 2003). Die Ausbildungsvertragsrichtlinie, die 2002 im Psychotherapie Forum publiziert wurde, enthält Kriterien zur Ausgestaltung von Ausbildungsverträgen im psychotherapeutischen Fachspezifikum.

### 8.2.15    PatientInneninformation

2006 wird in Zusammenarbeit mit dem ÖBVP und dem Gesundheitsministerium eine PatientInneninformation fertig gestellt, in der die berufsethischen Verpflichtungen für Patientinnen und Patienten zusammengefasst sind.

## 8.3    Zur neuen Beschwerde- und Schlichtungsstellenkultur

1994 tagte die erste ständige Ethik-Arbeitsgruppe des Europäischen Psychotherapieverbandes (European Association of Psychotherapy – EAP), um sich hinsichtlich der zunehmenden Anforderungen an die Beschwerdestellen auszutauschen (Hutterer-Krisch 1994). In Österreich begann 1992/1993 der Aufbau von Beschwerde- und Schlichtungsstellen des ÖBVPs bzw. der Landesverbände. Die Schweizer waren in der Beschwerde- und Schlichtungsstellenarbeit im Rahmen des Schweizer Psychotherapeuten-Verbandes den Österreichern um mehrere Jahre voraus. Um von den Erfahrungen der Schweizer Psychotherapeuten zu lernen, lud

ich zweimal Jo Vetter nach Wien ein; das erste mal als Arbeiterkammerver-
treterin im Psychotherapiebeirat und das zweite Mal im Namen des Wiener
Landesverbandes für Psychotherapie in Kooperation mit *Ingrid Farag*, die
sich um die Realisierung des Konzeptes einer Schlichtungsstelle im Rahmen des Wiener Landesverbandes für Psychotherapie bemühte. *Jo Vetter*
publizierte 1996 seinen Vortrag „Erste Erfahrungen im Umgang mit berufsethischen Regeln am Beispiel des Schweizer Psychotherapeuten-Verbandes" und fasste die Erfahrungen der Jahre 1988 bis 1994 zusammen, *Ingrid
Farag* veröffentlichte 1996 die „Ersten Erfahrungen im Umgang mit Beschwerdefällen im Wiener Landesverband für Psychotherapie" und *Adel-
heid Wimmer* und *Wolfgang Till* beschrieben 1996 „Das Wiener Konzept
einer Beschwerde- und Schlichtungsstelle" sowie einvernehmliche Streit-
beilegungsmöglichkeiten. Vetter hat für dieses Buch seinen Beitrag aktualisiert (siehe Kap. 10).

### 8.3.1    Berufsethisches Gremium (BEG im ÖBVP)

Im Jahr 1995 wurde das Berufsethische Gremium des Österreichischen Bundesverbandes für Psychotherapie (BEG des ÖBVP) gegründet (Pölzlbauer 1999, Neubauer 1999). Das BEG setzt sich aus je einem Vertreter der Bundesländer zusammen, tagt 4 bis 6 mal pro Jahr und befasst
sich mit folgenden Aufgaben: Bundesweite Erfassung und Analyse von
Beschwerdefällen, Bearbeitung von Konfliktschwerpunkten, Erfahrungs-
austausch der Beschwerdestellen in den Bundesländern, Erarbeitung eines
optimalen und möglichst einheitlichen Schlichtungsablaufs, Statistik der
Konfliktfälle nach Themenschwerpunkten und Häufigkeit. Das BEG des
ÖBVP versteht sich selbst nicht als Schlichtungsstelle.
*In allen Bundesländern Österreichs* wurden seit der Gründung des ÖBVP
*Beschwerde- und Schlichtungsstellen* mit unterschiedlichen Organisa-
tionsformen eingerichtet und vor allem in den Jahren 1994 bis 1996 ausdifferenziert (*Neubauer* 1999).

### 8.3.2    Beschwerde-, Schieds- und Schlichtungsstellen

Die Mitglieder von Schlichtungsstellen arbeiteten ehrenamtlich
mit der Grundhaltung der Sachlichkeit und Fairness und standen Klienten,
AusbildungskandidatInnen und PsychotherapeutInnen zu Verfügung. Handelte es sich bei den betroffenen PsychotherapeutInnen um ÖBVP-Mitglie-
der, so wurde die Konfliktregelung übernommen, ansonsten auf die Ausbildungsvereine verwiesen, die ja auch Beschwerde- und Schlichtungsstellen
haben. Die Ethik-Rubrik des Psychotherapieforums stand den Landesverbänden zur Darstellung ihrer Beschwerde- und Schlichtungsarbeit offen; so

publizierte z.B. *Toni Laireiter* (1999) für Salzburg, *Christian Neuba*uer (1999) für Oberösterreich, *Maria Ogris* (1999) für Kärnten und *Pölzlbauer* (1999) für Niederösterreich.

### 8.3.3 Beschwerdestelle des Wiener Landesverbandes für Psychotherapie (WLP)

Alle 9 Landesverbände in Österreich haben Beschwerdestellen. Als demonstratives Beispiel sei hier zur Illustration die Beschwerdestelle des Wiener Landesverbandes für Psychotherapie angeführt. Der Wiener Landesverband führt beispielsweise eine Beschwerdestelle, das aus 7 Mitgliedern besteht, die in der Zwischenzeit bereits eine mehrjährige Erfahrung in dieser Tätigkeit haben. Die Beratung findet jeweils ca. 14-tägig an einem bestimmten Wochentag statt, die Teamsitzungen ca. einmal im Monat.

Erkinger (2006) publizierte in der Mitgliederzeitschrift des Wiener Landesverbandes für Psychotherapie als Teil des Tätigkeitsberichtes 2005 als Leiterin der Beschwerdestelle des WLP beispielsweise folgende Statistik: Insgesamt wurden folgende Tätigkeiten mit folgenden Themen durchgeführt:

| Tätigkeiten | Anzahl |
| --- | --- |
| Telefonische Beratungen | 49 |
| Persönliche Gespräche | 21 |
| Schriftverkehr | 17 |
| E-Mails | 20 |
| Schlichtungsgespräche | 5 |

| Thema | Anzahl |
| --- | --- |
| Ausbildung | 1 |
| Aufklärungspflicht | 1 |
| Therapiekosten | 5 |
| Verschwiegenheit | 3 |
| Machtmissbrauch | 5 |
| Sexueller Übergriff | 1 |
| Gruppentherapie | 3 |
| Sonstiges (Sorgfaltspflicht) | 6 |

Zur Identität der Mitarbeiter von Beschwerdestellen des WLP hat Scholze (2003) publiziert.

### 8.3.4 Erste umfangreiche Statistik der Beschwerdefälle in Österreich

Das Berufsethische Gremium des ÖBVP führte eine statistische Untersuchung durch, so dass erstmals Daten über die Beschwerdefälle in Österreich vorliegen (*Neubauer* 1999). Ziel der Erfassung und Analyse von Beschwerden ist das Ergreifen präventiver Maßnahmen im Vorfeld zur Eindämmung von Verstößen gegen den Berufskodex. In den 5 Jahren 1994 bis 1998 waren durchschnittlich ca. 38 Personen pro Jahr für Beschwerde- und Schlichtungsstellen des ÖBVP aktiv und haben insgesamt 2000 Stunden überwiegend ehrenamtlich geleistet (Neubauer 1999). Dabei ergaben sich nach Neubauer folgende Ergebnisse:

Die Tabellen sind im Psychotherapie Forum 1999 (Vol 7 H 4 S 133 f) abgedruckt.

1. Die Inanspruchnahme der Beschwerdestellen hat zugenommen (Tabelle 1).
2. Die überwiegende Anzahl der Anfragen und Beschwerden konnte telefonisch erledigt werden.
3. In ca. ein Drittel der Anfragen wurde ein persönliches Gespräch geführt (Tabelle 2).
4. In 42 Fällen (ca. 15%) wurde zur Schlichtung Mediation angewendet (Abb. 2).
5. In den meisten Fällen war eine Klärung (schriftlich oder verbal) möglich. In einigen Fällen kam auch eine finanzielle Abgeltung zum Tragen.
6. Eine einzige gerichtliche Lösung kam vor (Tabelle 3). In zwei Fällen wurde der Gerichtsweg beschritten.
7. Die meisten Beschwerdeführer sind mittleren Alters (21–50 Jahre n. Tabelle 4).
8. Häufigste Anlässe zur Kontaktaufnahme mit der Beschwerdestelle: Aufklärungswünsche, Allgemeine Anfragen, Anfragen zu Kosten von psychotherapeutischen Behandlungen.
9. Seltene Anlässe zur Kontaktaufnahme mit der Beschwerdestelle: Ausbildungsangelegenheiten, sexueller und anderer Missbrauch. Insgesamt wurden in 5 Jahren in Summe 28 Fälle sexueller Übergriffe in Beschwerdestellen behandelt.

## 8.4 Psychotherapeutenkammer, Beschwerde- und Schlichtungsstellen

Wienand (1982) beschäftigt sich mit internationalen Konfliktfällen in der Psychotherapie und Psychodiagnostik und betont die Notwendigkeit von praktischen berufsethischen und berufsrechtlichen Konsequen-

zen; *denn wo individuelle oder berufsständische Selbstkontrolle offen-*
*sichtlich versagte, setzte judikative und legislative Fremdkontrolle ein.*
Bei der zentralen Frage Wienands, *„Selbstkontrolle oder Fremdkontrolle?"*
ist eindeutig, dass er sich für eine *verstärkte Selbstkontrolle* ausspricht.
„Berufsethische Normen können den Charakter letztlich unverbindlicher
Proklamationen aber nur verlieren, wenn ihre Einhaltung auch durch Sanktionen verfahrensmäßig gesichert wird. Zu diesem Zweck müssen durch
Verfahrensordnungen ... gebundene, mit entsprechenden Befugnissen ausgestattete Spruchkörper tätig werden. ... Erst die fallbezogene Tätigkeit solcher Gremien würde durch den Zwang zur Entscheidung einzelner berufsethischer Konfliktfälle und durch deren Publizierung zur dringend notwendigen Konkretisierung und Belebung der – für den unbefangenen Betrach-
ter – blutleeren berufsethischen Normenkataloge beitragen (unbedingtes
Vorbild: APA-Committee on Scientific and Professional Ethics and Conduct, CSPEC)" (Wienand 1982, 120, vgl. dazu auch Kap. 11).
Selbst im Beschwerdeausschuss des Psychotherapiebeirats des österreichischen Gesundheitsministeriums wurden immer wieder Stimmen laut, dass
es – trotz in Kraft getretenen Psychotherapiegesetzes – zu wenig rechtlich
greifbare Handhabe gegen berufsethische Verfehlungen gibt.
„Wollte man vom Psychotherapeuten etwa eine Aufklärung über mehr
oder weniger effektive Psychotherapiemethoden verlangen ..., dann müsste
ein berufsständisches Spruchgremium oder ein Gericht über den möglichen Grad von Effektivität der verschiedenen konkurrierenden psychotherapeutischen Methoden befinden" (Wienand 1982, 122).
In *Deutschland* zur Zeit der ersten Psychotherapiegesetzentwürfe schreibt
Wienand: „Abgesehen von Fällen schweren Missbrauchs ... dürfte die
Erfolgswahrscheinlichkeit für Patientenbeschwerden und damit die Reali-
sierungschance von Patientenrechten im Bereich der Psychotherapie ...
äußerst gering sein" (Wienand 1982, 122). Eine Kammer für PsychotherapeutInnen könnte dem – wenigstens zum Teil – Abhilfe schaffen.
In *Österreich* ist es möglich, dass im Falle einer Beschwerde ein Psychothe-
rapeut nicht einmal zur Beschwerde- und Schlichtungsstelle kommt. Eine
Mitgliedschaft beim Österreichischen Bundesverband für Psychotherapie,
der parallel zum Inkrafttreten des österreichischen Psychotherapiegesetzes
geschaffen wurde, ist freiwillig und viele Psychotherapeuten sind nicht
Mitglied. Erst eine *Psychotherapeutenkammer* bringt im Grunde eine
*Pflichtmitgliedschaft* und damit auch eine höhere Verbindlichkeit.
Eine Änderung des Berufskodex Punkt 9 wurde in Kap. 8.1.10 und 8.2.10
bereits beschrieben, sie stellt einen Versuch dar, eine erhöhte Verbindlichkeit zu schaffen.

## 8.4.1    Psychotherapeutenkammer

Kammern sind definiert als berufsständische Selbstverwal-

tungskörperschaften (wie Ärztekammer, Rechtsanwaltskammer, Notar-
kammer, Arbeiterkammer, Industrie- und Handelskammer).
Funktionen der Körperschaft öffentlichen Rechts sind z.B. die beruflichen
Belange ihrer Mitglieder wahrzunehmen, über das Ansehen ihrer Mitglieder zu wachen, die Aufsichtsbehörden zu unterstützen, die berufliche Fortbildung ihrer Mitglieder, die Pflege des Berufsrechts sowie eine gewissenhafte Berufsausübung zu fördern. Die Körperschaften öffentlichen Rechts
haben das Recht der Selbstverwaltung unter der Rechtsaufsicht des Staates.
Es besteht dabei eine Pflichtmitgliedschaft kraft Gesetzes. Die Kammer hat
die ihr durch das Gesetz zugewiesenen Aufgaben zu erfüllen, sie fördert
und überwacht auch in der Regel das standesgemäße Verhalten ihrer Mitglieder, insbes. die Erfüllung der Berufspflichten der Kammermitglieder, sie
hat das Recht, Rügen bzw. Mahnungen zu erteilen, Streitigkeiten zu
schlichten, die aus dem Berufsverhältnis entstanden sind und – nicht zuletzt – berufsgerichtliche Verfahren einzuleiten.
Durch das Ärztegesetz vom 30. 3. 1949 wurde in Österreich in jedem Bundesland eine Ärztekammer und eine bundesweite Ärztekammer in Wien
geschaffen. Das österreichische Psychotherapiegesetz vom 7. Juni 1990 beschäftigt sich mit Fragen der Ausbildung, der Berufsausübung und der
Berufspflichten bzw. mit Strafbestimmungen. Als Voraussetzungen für die
selbständige Ausübung der Psychotherapie werden darin genannt: 1. die
erfolgreiche Absolvierung der Psychotherapieausbildung (Propädeutikum
und Fachspezifikum), 2. die Eigenberechtigung, 3. die Vollendung des 28.
Lebensjahres, 4. die Vertrauenswürdigkeit und gesundheitliche Eignung
und 5. nach Anhörung des Psychotherapiebeirates in die Psychotherapeutenliste eingetragen worden ist (§ 11 PthG). Es bestand erstmals in Österreich auch die Verpflichtung, im Zusammenhang mit der Berufsausübung
die Berufsbezeichnung „Psychotherapeut" oder „Psychotherapeutin" zu
führen, die Klienten und Patienten kannten sich aus und die Psychotherapeuten sind damit aus der rechtlichen Grauzone der Kurpfuscher herausgetreten. Doch eine etwaige Schaffung einer Psychotherapeutenkammer war
zu dieser Zeit noch kein breites Thema, das die Berufsgruppe der Psychotherapeuten systematisch verfolgt hätte.
Erst nach dem Jahr 2000 nahm in Österreich sukzessive die Diskussion um
eine Psychotherapeutenkammer herum zu. In Österreich geriet die Diskussion um die Psychotherapeutenkammer 2004/2005 in den Brennpunkt der
psychotherapeutischen Berufspolitik des Österreichischen Berufsverbandes
für Psychotherapie. Aktuelle politische Umstände drängten 2006/2007 das
Thema Psychotherapeutenkammer wieder in den Hintergrund der Tages-
politik. In diesem Sinne gibt es in Österreich bis heute ausschließlich die
Regelung des Berufskodex Punkt IX, insbes. Abs. 3, die – zur Erhöhung der
Verbindlichkeit – explizit eine Verpflichtung des Psychotherapeuten vor-
sieht, an der Klärung einer Frage oder Beschwerde aktiv mitzuwirken (siehe
Kap. 8.1.10 und Kap. 8.2.10).

### 8.4.2    Disziplinarmaßnahmen

Mit dem Inkrafttreten einer Psychotherapeutenkammer werden
Disziplinarmaßnahmen möglich; das sind de facto Erziehungsmittel, die
verhängt werden, um die Integrität, das Ansehen und die Funktionsfähig-
keit des psychotherapeutischen Berufsstandes zu wahren.
Einer Art Disziplinarrecht unterliegen prinzipiell die Angehörigen von
freien Berufen; es gibt in Österreich eine Tradition der Sondergerichtsbar-
keit für die Angehörigen bestimmter Berufe, deren Aufgabe es ist, Verstöße
gegen die Berufspflichten zu ahnden: die Berufsgerichtsbarkeit oder Ehren-
gerichtsbarkeit, die ihren Ursprung in der Standesgerichtsbarkeit des
Mittelalters (Gerichte der kaufmännischen Gilden, der handwerklichen
Zünfte) hat. Maßnahmen oder Strafen, die von den Berufsgerichten verhängt werden können, können prinzipiell z.B. sein: Warnung oder Verwarnung, Verweis, Geldbuße, Ausschluss aus der Kammer, oder aus dem Beruf,
Feststellung der Berufsunwürdigkeit, Aberkennung des aktiven und passiven Wahlrechts in der Kammer. Eine Art Berufsgerichtsbarkeit im weiteren
Sinne ist die Disziplinargerichtsbarkeit, die für die Angehörigen freier
Berufe wie Ärzte, Notare oder Rechtsanwälte besteht und von den Verwal-
tungsbehörden gehandhabt wird.

# 9 Deutschland

*(A. Schleu, V. Hillebrand, T. Gutmann)*

## 9.1 Sozialrechtliche Grundlagen der Psychotherapie

Die ambulante Psychotherapie ist Teil der vertragsärztlichen Versorgung im Rahmen der gesetzlichen Krankenversicherung und wird als Krankenbehandlung im Sozialgesetzbuch V geregelt (SGB V). Versicherte der privaten Krankenversicherungen unterliegen den jeweiligen Vertragsbedingungen ihrer Versicherung.

Nach Veröffentlichungen erster Wirksamkeitsnachweise 1962 und 1965 (Dührssen et al.) erkannte 1964 das Bundessozialgericht die Neurose als behandlungswürdige und -bedürftige Erkrankung an. 1967 wurde die Psychotherapie als psychoanalytisch orientierte Psychotherapie in die vertragsärztliche Versorgung aufgenommen, 1987 das Angebot um die Verhaltenstherapie erweitert.

1999 wurde das Psychotherapeutengesetz in Deutschland verabschiedet, das neben den Ärzten auch Psychologischen Psychotherapeuten und Kinder- und Jugendlichenpsychotherapeuten die Ausübung eines Heilberufes in der ambulanten psychotherapeutischen Krankenbehandlung ermöglicht. Das Sozialgesetzbuch V definiert die Krankenbehandlung in § 27 und sichert den Zugang und die freie Wahl des Patienten zum psychotherapeutisch tätigen Arzt, Psychologischen Psychotherapeuten und Kinder- und Jugendlichenpsychotherapeuten (§ 76). (Gemeint sind Psychotherapeuten und Psychotherapeutinnen sowie Patienten und Patientinnen in diesem Text.)

Die Leistungen der gesetzlichen Krankenversicherung werden unter das Wirtschaftlichkeitsgebot gestellt (§ 12). Dieses besagt: „Die Leistungen müssen ausreichend, zweckmäßig und wirtschaftlich sein; sie dürfen das Maß des Notwendigen nicht überschreiten."

Im § 70 wird darüber hinaus geregelt, dass die Versorgung der Versicherten auch „in der fachlich gebotenen Qualität" erbracht werden soll und die Krankenkassen auf eine „humane Krankenbehandlung" hinzuwirken haben.

Darüber hinaus wird im § 81 die Pflicht zur Fortbildung festgelegt und in § 135a die Verpflichtung zur Qualitätssicherung im Rahmen der vertragsärztlichen/psychotherapeutischen Versorgung.

Im Hinblick auf die Psychotherapie werden die sozialrechtlichen Vorgaben der §§ 12 und 70 SGB V in den Psychotherapie-Richtlinien und Psychotherapie-Vereinbarungen präzisiert (Kneer-Weidenhammer 2005).

## 9.1.1 Psychotherapie-Richtlinien und Psychotherapie-Vereinbarungen

Die Psychotherapie-Richtlinien im Rahmen der Gesetzlichen Krankenversicherung (GKV), erstmals 1967 beschlossen, liegen jetzt in einer 1999 in Kraft getretenen Fassung vor und wurden durch den Gemeinsamen Bundesausschuss, in dem Vertreter der Kassenärztlichen Bundesvereinigung und der Gesetzlichen Krankenkassen vertreten sind, beschlossen. Die Psychotherapie-Richtlinien definieren die Behandlungsmethoden als tiefenpsychologisch fundierte Psychotherapie, psychoanalytische Psychotherapie und Verhaltenstherapie sowie ihre Anwendungsformen als Einzel- und Gruppenbehandlung bei Kindern und Jugendlichen sowie Erwachsenen.

Weiter beschreiben sie die Indikationen und den Leistungsumfang im Rahmen der GKV sowie die Qualifikationsvoraussetzungen für Psychotherapeuten zur Durchführung der Psychotherapie und das Antrags- und Gutachterverfahren vor Beginn bzw. zur Fortsetzung einer Psychotherapie.

Nach Abschluss der Vorgespräche stellt der Patient, wenn er mit seinem behandelnden Psychotherapeuten zu einer Vereinbarung über eine psychotherapeutische Behandlung gekommen ist, einen Antrag zur Feststellung der Leistungspflicht bei seiner Krankenkasse. Es kann entweder ein Antrag auf Kurzzeitbehandlung für bis zu 25 Einzelgesprächen (nur bei tiefenpsychologisch orientierter Psychotherapie und Verhaltenstherapie möglich) oder ein Antrag auf Langzeitpsychotherapie gestellt werden. Die Langzeitpsychotherapie wird in gestaffelten Stundenkontingenten genehmigt. In der Verhaltenstherapie können 45 bis maximal 80 Einzelsitzungen, in der tiefenpsychologisch fundierten Psychotherapie 50 bis maximal 100 Stunden, bei Kindern und Jugendlichen 70 bis maximal 180 Stunden und in der psychoanalytischen Psychotherapie 160 bis maximal 300 Einzelsitzungen befürwortet werden. Dem Antrag auf Langzeittherapie fügt der behandelnde Psychotherapeut einen ausführlichen Bericht mit Darstellung von Symptomatik, Anamnese, psychischem Befund, Psychodynamik bzw. Lerngeschichte sowie Indikationsstellung und Prognoseeinschätzung bei.

Dieser anonymisierte Bericht wird durch einen unabhängigen psychotherapeutischen Gutachter geprüft, die Krankenkasse entscheidet gemäß der

Empfehlung des Gutachters und genehmigt entsprechend die ambulante psychotherapeutische Behandlung.

Das Gutachterverfahren, das in den Psychotherapie-Richtlinien und in seiner näheren Ausführung in den Psychotherapie-Vereinbarungen festgelegt ist, stellt ein Instrument der Qualitätssicherung sowie eine implizite Wirtschaftlichkeitsprüfung (Best 2005) dar.

In den vergangenen zehn Jahren wurde der Qualitätssicherungsaspekt des Gutachterverfahrens vielfach in Frage gestellt, da unqualifizierte Behandlungen und unqualifizierte Psychotherapeuten nicht ausgesondert bzw. verhindert würden und ein hoher bürokratischer Aufwand bestünde. Dem hält die Konferenz der Gutachter entgegen, dass nicht nur 2 bis 4% der Gutachtenanträge abgelehnt, sondern auch in 12 bis 15% die beantragten Leistungen von den Gutachtern abgeändert werden.

Nach Dahm (2005) führt sowohl die Abfassung der Anträge, als auch die mögliche anschließende Begleitkorrespondenz zwischen Antragssteller und Gutachter zu einer fortgesetzten Selbstkontrolle des Psychotherapeuten und zu einer Präzisierung der Diagnostik, Indikationsstellung und Prognose der Behandlung des Patienten, was dann in der Folge einer qualifizierteren Behandlung zugute kommt.

Im Rahmen der privaten Krankenversicherungen und beim Beihilfeverfahren der Beschäftigten der Öffentlichen Arbeitgeber orientieren sich die vertraglichen Vorgaben für die Vorgespräche und das Antragsverfahren an den Psychotherapie-Richtlinien und -Vereinbarungen, allerdings bestehen Abweichungen im Hinblick auf die zu genehmigenden Stundenkontingenten (oftmals nur 25–30 Stunden pro Jahr oder Behandlungsfall). Ein weiterer Unterschied besteht im Wegfall der Kurzzeittherapie, einer teilweise fehlenden Anonymisierung der Gutachtenanträge und der nicht definierten Qualifizierung der Gutachter bei den jeweiligen Krankenkassen.

## 9.1.2 Krankheitsbegriff

Entsprechend § 1 Abs. 3 des Psychotherapeutengesetzes wird Psychotherapie als eine Tätigkeit zur Feststellung, Heilung oder Linderung von „Störungen mit Krankheitswert" beschrieben und somit von Beratung in Erziehungs- oder Lebensfragen, beruflicher oder schulischer Förderung sowie betreuungsorientierten Maßnahmen abgegrenzt.

Die Definitionen von seelischen Störungen mit Krankheitswert und seelischen Erkrankungen sind in der gesundheitspolitischen Diskussion Gegenstand von Kontroversen (Grmek et al. 1998). Die Autoren beschreiben Krankheit, je nach subjektivem oder objektivem Betrachtungsstand, als mehrdimensional und prozesshaft und betonten die Notwendigkeit zur Differenzierung und expliziten Darstellung des jeweiligen Betrachtungswinkels. Sowohl Niehoff (1995) als auch Schwartz (1998) betonten die

Abhängigkeit der Krankheitsdefinitionen von kulturellen und sozioökonomischen Voraussetzungen.

Darüber hinaus wird betont, dass der Krankheitsbegriff nicht allein durch gesetzliche Bestimmungen definiert wird, sondern auch in fortlaufender Rechtsprechung weiter entwickelt wird (Schmid 2005).

Die Definition von Krankheit im Sozialrecht bezieht sich auf ein Urteil des Bundessozialgerichtes vom 16. 5. 1972, das Krankheit „als regelwidrigen, körperlichen, geistigen oder seelischen Zustand der Arbeitsunfähigkeit oder Behandlung oder beides nötig macht" definiert.

Die Psychotherapie-Richtlinien als nähere Ausgestaltung des Sozialrechtes verstehen seelische Krankheit wie folgt: „Seelische Krankheit wird verstanden als krankhafte Störung der Wahrnehmung, des Verhaltens, der Erlebnisverarbeitung, der sozialen Beziehungen und der Körperfunktionen. Es gehört zum Wesen dieser Störungen, dass sie der willentlichen Steuerung durch den Patienten nicht mehr oder nur zum Teil zugänglich sind". Damit sind seelische Störungen nicht die Beschreibung einzelner Symptome oder körperlicher oder seelischer Syndrome „sowie verschiedener Risikofaktoren, sondern die seelische Störung versteht sich als ursächlich bestimmter, ätiologischer Prozess" (Vollmoeller 2001).

Die Klassifikation der Erkrankungen wird in der vertragsärztlichen/-psychotherapeutischen Versorgung im Gegensatz dazu jedoch nach dem ICD 10 in seiner Fassung von 2006 vorgenommen. Diese internationale Klassifikation von Krankheiten orientiert sich an einem rein deskriptiven Begriff von Krankheit. Das bedeutet, dass Krankheit bzw. Störung als symptomatische Abweichungen von einem Normalzustand verstanden wird und die verschiedenen Störungsbilder im Hinblick auf die auftretenden Symptomkonstellationen differenziert werden.

## 9.2    Psychotherapie im Berufsrecht

Der Bundesgesetzgeber regelt entsprechend Artikel 74 Abs. 1 Nr. 17 Grundgesetz die Zulassung zu ärztlichen und anderen Heilberufen. Neben approbierten Ärzten sind mit Inkrafttreten des Psychotherapeutengesetzes zum 1. 1. 1999 Psychologische Psychotherapeuten und Kinder- und Jugendlichenpsychotherapeuten als eigenständige Heilberufe mit Approbation zur heilkundlichen Psychotherapie zugelassen.

Das unerlaubte Führen der nunmehr geschützten Berufsbezeichnung Psychologischer Psychotherapeut und Kinder- und Jugendlichenpsychotherapeut wird nach dem Strafrecht durch § 132a Abs. 1, Nr. 2 StGB mit einer Freiheitsstrafe oder Geldstrafe bewährt. Dieses wird vom Gesetzgeber mit dem Patientenschutz begründet.

Voraussetzung für die Approbation ist entweder ein mit einer staatlichen

Prüfung abgeschlossenes Medizinstudium oder ein abgeschlossenes Psychologiestudium sowie eine mindestens 3-jährige Ausbildung in einem wissenschaftlich anerkannten psychotherapeutischen Verfahren oder ein abgeschlossenes Pädagogik- oder Sozialpädagogikstudium mit einer ebenfalls mindestens 3-jährigen Ausbildung zum Kinder- und Jugendlichenpsychotherapeuten.

Die Heilberufe- und Kammergesetze der Bundesländer regeln mit den Konkretisierungen in den Satzungen der Landesärztekammern bzw. Landespsychotherapeutenkammern die Berufsordnungen und Weiterbildungsordnungen sowie die jeweiligen Berufspflichten.

## 9.2.1 Musterberufsordnung – Ärzte

Um die Einheitlichkeit der ärztlichen Berufsausübung in den verschiedenen Bundesländern zu gewährleisten, hat der Deutsche Ärztetag eine Musterberufsordnung beschlossen, zuletzt auf dem 107. Deutschen Ärztetag 2004 in Bremen (Fuchs 2006, Schirmer 2005).

Der Musterberufsordnung ist ein Gelöbnis vorangestellt, das einer modernen Fassung des Eides des Hippokrates entspricht. Die Präambel definiert als besondere Ziele insbesondere das Vertrauen zwischen Ärzten und Patienten, die Qualität ärztlicher Tätigkeit und die Verhinderung berufsunwürdigen Verhaltens.

Im Weiteren werden die Berufspflichten definiert: Schweigepflicht, Aufklärungspflicht, Dokumentationspflicht, Pflicht zur Fortbildung und Qualitätssicherung.

Im Hinblick auf die von Ärzten erbrachte Psychotherapie sei auf die Grundsätze der ärztlichen Berufspflichten verwiesen, die im § 2 der Musterberufsordnung aufgeführt sind. Demnach üben Ärzte ihren Beruf „nach ihrem Gewissen, den Geboten der ärztlichen Ethik und der Menschlichkeit aus, gewissenhaft und dem ihnen entgegengebrachten Vertrauen entsprechend".

Von besonderem Interesse sind auch die in § 7, Satz 1 definierten Behandlungsgrundsätze: „Jede medizinische Behandlung hat unter Wahrung der Menschenwürde und unter Achtung der Persönlichkeit, des Willens und der Rechte der Patientinnen und Patienten, insbesondere des Selbstbestimmungsrechtes, zu erfolgen" sowie die Bestimmungen in § 11, Abs. 2, die es verbieten, „diagnostische oder therapeutische Methoden unter missbräuchlicher Ausnutzung des Vertrauens, der Unwissenheit, der Leichtgläubigkeit oder der Hilflosigkeit von Patientinnen oder Patienten anzuwenden".

Der Abstinenzbegriff und die Karenzregel insbesondere in Bezug auf psychotherapeutische Behandlungen finden bislang weder in der Musterberufsordnung noch in den Berufsordnungen der einzelnen Bundesländer eine

Erwähnung. Diese Begrifflichkeiten sollten im Sinne eines integrierten Gesundheitswesens bei allen Ärzten bekannt sein.

## 9.2.2 Musterberufsordnung – Bundespsychotherapeutenkammer

Die Musterberufsordnung für Psychologische Psychotherapeuten und Kinder- und Jugendlichenpsychotherapeuten wurde erstmals auf dem 7. Deutschen Psychotherapeutentag in Dortmund 2006 verabschiedet. Ebenso wie die Berufsordnungen der Ärzte treten die Berufsordnungen der jeweiligen Bundesländer in Kraft, wenn sie von den jeweiligen Landespsychotherapeutenkammern beschlossen und durch die Aufsichtsbehörden genehmigt worden sind.

In der Präambel wird ebenso wie in der Musterberufsordnung der Ärzte das Ziel definiert, das Vertrauensverhältnis zwischen Psychotherapeuten und ihren Patienten zu fördern, die Qualität der psychotherapeutischen Tätigkeit sicher zu stellen und berufsunwürdiges Verhalten zu verhindern.

Im gleichen Sinne wie in der ärztlichen Berufsordnung werden Schweigepflicht, Aufklärungspflicht, Dokumentationspflicht sowie die Pflichten zur Fortbildung und Qualitätssicherung definiert.

Darüber hinaus bezieht sich die Bundespsychotherapeutenkammer bei den allgemeinen Berufspflichten § 3 Abs. 2 auf die international anerkannten ethischen Prinzipien: Autonomie des Patienten, Schadensvermeidung, Nutzenmehrung und Gerechtigkeit.

Neben dem in § 5 Abs. 1 aufgeführten Verbot, weder das Vertrauen, die Unwissenheit, die Leichtgläubigkeit, Hilflosigkeit oder die wirtschaftliche Notlage des Patienten auszunutzen, wird sowohl die Verpflichtung beschrieben, keine Behandlung durchzuführen, zu der man persönlich oder hinsichtlich der professionellen Kompetenz nicht befähigt ist (§ 5 Satz 3). Auch wird die Verpflichtung beschrieben, mit besonderer Sorgfalt parallele oder nachfolgende Behandlungen von Ehegatten, Partnern, Familienmitgliedern oder in engen privaten oder beruflichen Beziehungen zu einem Patienten stehenden Personen zu prüfen (§§ 5, 8).

Von besonderem Interesse für die psychotherapeutische Berufsausübung sind die in § 6 angeführten Berufspflichten zur Abstinenz:

1. Psychotherapeuten haben die Pflicht, ihre Beziehungen zu Patienten und deren Bezugspersonen professionell zu gestalten und dabei jederzeit die besondere Verantwortung gegenüber ihren Patienten zu berücksichtigen.
2. Sie dürfen die Vertrauensbeziehung von Patienten nicht zur Befriedigung eigener Interessen und Bedürfnisse missbrauchen.
3. Die Tätigkeit von Psychotherapeuten wird ausschließlich durch das vereinbarte Honorar abgegolten. Die Annahme von entgeltlichen oder un-

entgeltlichen Dienstleistungen im Sinne einer Vorteilsnahme ist unzulässig. Psychotherapeuten dürfen nicht direkt oder indirekt Nutznießer von Geschenken, Zuwendungen, Erbschaften oder Vermächtnissen werden, es sei denn der Wert ist geringfügig.

4. Psychotherapeuten sollen außertherapeutische Kontakte zu Patienten auf das Nötige beschränken und so gestalten, dass eine therapeutische Beziehung möglichst wenig gestört wird.

5. Jeglicher sexueller Kontakt von Psychotherapeuten zu ihren Patienten ist unzulässig.

6. Die abstinente Haltung erstreckt sich auch auf die Personen, die einem Patienten nahe stehen, bei Kindern und Jugendlichen insbesondere auf deren Eltern und Sorgeberechtigte.

7. Das Abstinenzgebot gilt auch für die Zeit nach Beendigung der Psychotherapie, so lange noch eine Behandlungsnotwendigkeit oder eine Abhängigkeitsbeziehung des Patienten zum Psychotherapeuten gegeben ist. Die Verantwortung für ein berufsethisch einwandfreies Vorgehen trägt alleine der behandelnde Psychotherapeut. Bevor private Kontakte aufgenommen werden, ist mindestens ein zeitlicher Abstand von einem Jahr einzuhalten.

Diese Regeln zur Abstinenz in der psychotherapeutischen Behandlung beschreiben differenziert den „state of the art" und finden sich nicht in vergleichbarer Weise in der Musterberufsordnung der Ärzte.

## 9.3 Ethische Prinzipien in der Psychotherapie in Deutschland

Seit mehr als 2400 Jahren geht es in der Definition und Rollengestaltung des Arztberufes um ethische Prinzipien. Mit dem Eid des Hippokrates wird erstmals das „Primum nihil nocere" (lat.: zuerst einmal nicht schaden) definiert und von den Ärzten befolgt.

Auch wenn schon seit den Anfängen der Psychoanalyse bei Freud ethische Fragestellungen immer wieder im Raum standen, so wird dieses Thema erst nach 1960 vermehrt in den USA und deutlich 20 Jahre später auch in Europa aufgegriffen.

Dieser lange Zeitraum bis zur intensiven Aufnahme der Diskussion von ethischen Fragestellungen in der Psychotherapie erstaunt. Denn schon seit ihren Anfängen in der Psychoanalyse versteht die Psychotherapie psychische Erkrankungen/seelische Störungen als eine (konflikthafte) Auseinandersetzung des Menschen mit seiner physischen und sozialen Umwelt und dies geht nur unter Berücksichtigung von ethischen Fragen.

Auch die neueren neurobiologischen Forschungsergebnisse zeigen eindeutig, dass das Gehirn und das Gedächtnis des Menschen und damit seine Individualität „sich erst in Auseinandersetzung mit seiner physischen und sozialen Umwelt organisiert und entwickelt" (Markowitsch und Welzer 2005).

Alle psychotherapeutischen Schulen gehen davon aus, dass sich die seelische Störung/Krankheit auch in der Beziehung zwischen dem Patienten und seinem Arzt/Psychotherapeuten abbildet. Wie soll nun eine Behandlung ohne vorherige Reflektion des Menschenbildes und der grundlegenden ethischen Fragestellungen stattfinden?

Vor diesem Hintergrund greifen Diskussionen zu kurz, die eher den Selbstschutz des Psychotherapeuten/Arztes vor straf- oder berufsrechtlicher Verfolgung als den Schutz des Patienten im Auge haben.

### 9.3.1 Der Eid des Hippokrates und das Genfer Ärztegelöbnis

In dem Eid des Hippokrates (460 bis 370 v. Chr.) heißt es: „und ich werde die Grundsätze der Lebensweise nach besten Wissen und Können zum Heil der Kranken anwenden, dagegen nie zu ihrem Verderben und Schaden ... in welche Häuser ich auch gehe, die werde ich nur zum Heil der Kranken betreten unter Meidung jedes wissentlichen Unrechtes und Verderbens und insbesondere jeder geschlechtlichen Handlung gegenüber weiblichen Personen wie auch gegenüber Männern, Freien und Sklaven" (zitiert nach Wunderli und Weisshaupt 1977).

Wie wohl der Eid des Hippokrates oft zitiert wird, sind seine Inhalte selten bekannt. Auch wird deutlich, dass die zitierten ethischen Normen des hippokratischen Eides sehr allgemein gehalten sind und gerade im Hinblick auf die in der Geschichte veränderten gesellschaftlichen und sozialen Rahmenbedingungen angepasst werden müssen.

Erkennbar sind jedoch mehrere Prinzipien, die sich in gewandelter Fassung auch in den neuzeitlichen ethischen Leitlinien wiederfinden: Als oberstes Prinzip gilt, das Wohl des Kranken zu verfolgen und Schaden zu vermeiden, das Leben zu schützen, das Arztgeheimnis zu wahren und die ärztliche Stellung nicht zu sexuellem Verkehr zu missbrauchen (Wunderli, Weisshaupt 1977).

Unter dem Eindruck des zweiten Weltkrieges wird von der World Medical Association das Genfer Ärztegelöbnis erarbeitet, das in der Generalversammlung des Weltärztebundes im September 1948 angenommen worden ist. Es gilt als eine Art neuzeitliche Fassung des Hippokratischen Eides. Hierin finden sich angesichts der Verstrickung der Medizin in die nationalsozialistische Gewaltherrschaft zwei Punkte, die diesen besonderen historischen Erfahrungen Rechnung tragen: „Ich werde nicht zulassen, dass sich religiöse, nationale, rassische, Partei- oder Klassengesichtspunkte zwischen meine Pflicht und meine Patienten drängen" und „selbst Drohungen werden mich nicht dazu bringen, meine ärztlichen Kenntnisse entgegen den Pflichten der Menschheit anzuwenden".

Insgesamt muss verwundern, dass schon vor 2400 Jahren geschlechtliche Handlungen als dem Lebensprinzip entgegenstehend explizit angesprochen werden und andere Missstände wie die Beteiligung der Ärzte am Naziregime zu Anpassungen der Gelöbnisse geführt haben. Der gravierenden Bedeutung des sexuellen Missbrauchs wird jedoch – entgegen seiner Aktualität – nicht Rechnung getragen.

## 9.3.2 Vier-Prinzipien-Modell von Beauchamp und Childress

Die amerikanischen Medizinethiker Beauchamp und Childress haben 1994 das Vier-Prinzipien-Modell vorgelegt, die Principles of biomedical ethics. Darin beschreiben sie die vier grundlegenden ethischen Prinzipien – Prinzip der Nichtschädigung – Prinzip der Fürsorge – Prinzip der Autonomiewahrung – Prinzip der Gerechtigkeit und Gleichheit.
Angewandt auf die Psychotherapie in Deutschland sind schützende Umgangsempfehlungen methodenübergreifend von Kottje-Birnbacher und Birnbacher (1995) definiert worden, die schädigendes Verhalten vermeiden sollen. Hierzu gehören die klaren Vereinbarungen über Therapieziele, Therapieform und Rahmenbedingungen, die strikte Einhaltung der Schweigepflicht und die Beachtung des Abstinenzgebotes. Andere Autoren haben vergleichbare Standards für die Psychiatrie, die Psychoanalyse oder die Verhaltenstherapie vorgelegt (Bauriedl 1998, Cremerius 1984, Pöldinger, Wagner 1991, Ehlert-Balzer 1992, Lindenmeyer 1998).
Darüber hinaus müssen in der konkreten Gestaltung der psychotherapeutischen Beziehung eine übermäßige Pathologisierung oder Infantilisierung des Patienten, ein Double-bind oder die Instrumentalisierung des Patienten zu persönlichen Zwecken des Psychotherapeuten sowie sexuelle Grenzverletzungen verhindert werden, um das Prinzip der Nichtschädigung zu beachten (Birnbacher 2005).
Weiters können die fehlende Berücksichtigung von fachlichen oder persönlichen Grenzen des Psychotherapeuten, überzogenes Schweigen als Form von missverstandener Abstinenzhaltung und das Fehlen von Abwägen verschiedenen Therapiemethoden bei falsch verstandener und teils vorurteilsgeprägter Abgrenzung verschiedener Schulrichtungen zur Schädigung des Patienten führen (Ehl 2005).
Das Prinzip der Fürsorge geht weit über das Prinzip der Nichtschädigung hinaus, findet allerdings eine Begrenzung in der Beachtung des Autonomieprinzips. So kann das Fürsorgeprinzip zu einer überbetonten Identifikation und Beziehungsharmonie führen und sich kontraproduktiv auf die autonome Persönlichkeitsentwicklung des Patienten auswirken (Ehl 2005, Birnbacher 2005, Bauriedl 2004).
Im Bereich der medizinischen aber auch der psychotherapeutischen Versor-

gung begegnet uns auch heute noch eine nicht zu unterschätzende Autoritätsgläubigkeit, die vom Arzt/Psychotherapeuten eine Klärung der Beschwerden und Symptomatik und eine anschließende passiv zu erhaltende (Be-)Handlung erwartet. Erst in den letzten Jahren weicht diese Erwartungshaltung langsam einem partnerschaftlichen Verständnis des Verhältnisses zwischen Arzt/Psychotherapeut und Patient.

So ist es gerade für den Beginn einer psychotherapeutischen Behandlung außerordentlich wichtig, dass der Patient nach ausführlicher Information und Aufklärung gemeinsam mit seinem Psychotherapeuten zu einer Behandlungsvereinbarung gelangt. Der so erreichte „Informed Consent" (Beauchamp und Childress 1989) macht den Psychotherapeuten/Arzt zum Experten für Procedere und Methode, den Patienten jedoch zum Experten für sich selbst und sein eigenes Erleben (Heigl-Evers et al. 1994).

Die Beachtung des Autonomieprinzips darf aber nicht darüber hinwegtäuschen, dass insbesondere bei seelischen Störungen Varianten eines zunächst in seinem Umfang nicht erkennbaren Konfliktes zwischen Autonomie und Abhängigkeit bestehen können und sich dadurch im Verlauf des Psychotherapieprozesses ein strukturelles Machtgefälle ausprägt. Dieses bedarf sorgfältiger Beachtung (Holzbecher 1996, 2005; Mentzos 1991; Grawe 2004; Becker-Fischer et al. 1995; Ehlert-Balzer 1992).

Das Vierte Prinzip nach Beauchamp und Childress von Gerechtigkeit und Gleichheit ist in der laufenden Diskussion am stärksten umstritten bzw. erklärungsbedürftig. In Anwendung auf die Psychotherapie, insbesondere bei der in vielen Regionen bestehenden Unterversorgung mit psychotherapeutischer Krankenbehandlung bedeutet der Grundsatz der Gerechtigkeit und Gleichheit, bestimmte Patientengruppen nicht zu bevorzugen bzw. zu benachteiligen. So sollten z.B. nicht Versicherungsverhältnisse als sachfremde Gründe die Indikationsstellung beeinflussen oder die Ablehnung von schwierigen Persönlichkeitsstrukturen wie z.B. Borderline-Störungen, Suchtstörungen und dissoziative Störungen zu einer chronischen Unterversorgung „schwieriger Patienten" führen.

Die Grenzen des Gerechtigkeits- und Gleichheitsprinzips finden sich jedoch in der persönlichen, körperlichen und psychischen Belastbarkeit des Psychotherapeuten (Birnbacher 2005, Ehl 2005).

### 9.3.3    Charta zur ärztlichen Berufsethik

Aufgrund der unterschiedlichen Gesundheitssysteme in Europa und den USA haben mehrere europäische und amerikanische Gesellschaften ein gemeinsames Dokument formuliert, das die ethischen Fragen und Anforderungen an den Arztberuf definiert. Die „Physician-Charta" wurde von dem American Board of Internal Medicine, der American Society of

Internal Medicine, dem American College of Physicians und der European Federation of Internal Medicine erarbeitet.

Die Charta formuliert 3 grundlegende Prinzipien:
- Principle of primacy of patient welfare
- Principle of patient autonomy
- Principle of social justice

Die Charta wurde im 2002 gleichzeitig in den Annals of Internal Medicine und im Lancet publiziert, und in mehrere Sprachen übersetzt. In vielen europäischen Gesellschaften wurde die Charta intensiv diskutiert und verbreitet, in Deutschland dagegen wurde sie bisher noch kaum zur Kenntnis genommen (Köbberling 2003), jetzt jedoch im Rahmen der Bemühungen um die Qualitätssicherung in der vertragsärztlichen/psychotherapeutischen Versorgung aufgegriffen.

Neben den drei grundlegenden Prinzipien, die bereits aus dem Vier-Prinzipien-Modell von Beauchamp und Childress bekannt sind, werden ärztliche Verantwortlichkeiten definiert, die im Hinblick auf die ethischen Fragen in der Psychotherapie Beachtung finden sollten. So besteht die Verpflichtung des Arztes zur Vorhaltung der fachlichen Kompetenz durch lebenslanges Lernen, um die Versorgungsqualität fortlaufend zu gewährleisten. Weiter besteht die Verpflichtung, Patienten vollständig und wahrheitsgemäß zu informieren, auch dann, wenn medizinische Irrtümer vorliegen oder Patienten durch medizinische Maßnahmen zu Schaden gekommen sind.

Besondere Bedeutung bekommt auch die Vertraulichkeit bezüglich aller Informationen über den Patienten, gerade im Hinblick auf die Verbreitung elektronischer Medien, die Sammlung von persönlichen Patientendaten und genetischen Daten.

Explizit wird formuliert, dass aufgrund der bestehenden Abhängigkeit und Verletzlichkeit von Patienten persönliche Beziehungen zwischen Ärzten und ihren Patienten, insbesondere sexuelle Handlungen und die Ausnutzung der Beziehung zur Erzielung persönlicher Vorteile oder privater Ziele unbedingt zu vermeiden sind.

Darüber hinaus wird die ärztliche Verantwortung für die ständige Verbesserung der Versorgungsqualität, die Verantwortung für die gerechte Verteilung begrenzter Mittel im Gesundheitswesen, die Verpflichtung zur Nutzung wissenschaftlicher Erkenntnisse, die Verantwortung für die Beseitigung von Zugangsbarrieren zu medizinischen Leistungen und die Verpflichtung zum angemessenen Umgang mit Interessenskonflikten sowie abschließend die Verpflichtung zu einer am Patientenwohl orientierten kollegialen Zusammenarbeit beschrieben.

Diese Charta zur ärztlichen Berufsethik könnte Grundlage für eine Diskussion und Überarbeitung der Musterberufsordnungen für Ärzte/Psychotherapeuten in den Ärzte/Psychotherapeutenkammern darstellen und damit den Stand der internationalen Diskussion besser als bisher in Deutschland abbilden helfen.

## 9.4    Ethische Leitlinien in den Berufsverbänden und Ausbildungsinstituten

Nach der Veröffentlichung eines Artikels von Mc Cartney (1966) begann in den USA die Diskussion über sexuelle Übergriffe in der Psychotherapie. Die Publikationen von Shepard (1971) und Kardener (1973) führten zu einer weiteren Zunahme der öffentlichen Debatte, so dass die Jahrestagung der American Psychiatric Association (APA) 1976 das Thema der sexuellen Übergriffe in den Hauptvorträgen aufgegriffen hat. Die daraus erwachsene Diskussion führte 1992 zur Veröffentlichung der Ethical Principles of psychologists and code of conduct (APA 1992).

Diese lagen 1993 dann in der deutschen Übersetzung vor (Vogt, Arnold). Zunächst werden in den ethischen Richtlinien der APA sechs allgemeine Prinzipien dargestellt:

- Kompetenz
- Integrität
- Fachliche und wissenschaftliche Verantwortung
- Aspekt der Menschenrechte und der Menschenwürde
- Sorge um das Wohl des Patienten
- Sozialverantwortung.

Diese allgemeinen Prinzipien stehen in Verbindung zu den auch anderen Orts definierten ethischen Kriterien. Im Anschluss daran werden in den Richtlinien der APA jedoch insgesamt 96 Punkte aufgegriffen, in denen im Einzelnen in der psychotherapeutischen Krankenbehandlung auftretende ethische Fragestellungen differenziert dargestellt und entsprechende Vorgaben formuliert werden.

Von besonderem Interesse sind explizite Darstellungen, die die Ausbeutung von Beziehung, Machtmissbrauch, sexuelle Belästigung, sexuelle Beziehungen zu Patienten und ehemaligen Patienten verbieten. Sexuelle Beziehungen auch zu ehemaligen Patienten sind mindestens 2 Jahre nach Beendigung der Behandlung verboten (Karenzregel). Falls es nach diesem Zeitraum zu einer persönlichen, sexuellen Beziehung kommt, ist der ehemalige behandelnde Psychotherapeut in den USA beweispflichtig dafür, dass keine Ausbeutung und Schädigung der Patientin vorliegt (Beweislastumkehr).

Der Berufsverband Deutscher Psychologen (BDP) gibt sich 1986 als erster Berufsverband unter Bezug auf die Leitlinien der American Psychological Association eine „Berufsordnung". Hierin findet sich erstmals im deutschen Sprachraum die Aussage: „Der heilkundlich tätige Psychologe (dieser Begriff ist inzwischen durch das Psychotherapeutengesetz überholt) darf keine persönliche Bindung zu seinen Patienten eingehen, z.B. sind sexuelle Beziehungen zu Patientinnen unzulässig". Es findet sich jedoch keine weitere Begründung oder ein Hinweis auf eine nachtherapeutische Karenzzeit. Unter geänderter Überschrift bleibt jene Bestimmung in den „ethischen Richtlinien des BDP" seit 1998 in unveränderter Form bestehen. Der BDP richtet in seiner Berufsordnung ein verbandsinternes Ehrengericht ein, das Verstöße gegen diese Bestimmungen ahndet.

Ebenfalls im Jahr 1986 gründet sich auf dem Kongress der Deutschen Gesellschaft für Verhaltenstherapie (dgvt) eine Arbeitsgemeinschaft: „Frauen in der psychosozialen Versorgung". Dieser Arbeitskreis veranstaltet 1988 eine erste Tagung zum Thema „Sexueller Missbrauch in der Therapie". Ein Jahr später folgt erneut eine öffentliche Workshop-Tagung. In der Folge richtet die Mitgliederversammlung des dgvt einen Ethikbeirat ein, der ethische Rahmenrichtlinien und eine entsprechende Verpflichtungserklärung für Mitglieder des Verbandes erarbeitet.

Es wird ein Ausbildungsmanual erarbeitet und ein Informationsblatt für Patientinnen. 1991 lädt der Verband zu einem großen öffentlichen Hearing alle übrigen Berufsverbände ein unter dem Thema: „Sexuelle Übergriffe in der Therapie – Kunstfehler oder Kavaliersdelikt?".

Die ethischen Rahmenrichtlinien der dgvt beschreiben die Beziehung im psychosozialen Handeln als eine „Wechselbeziehung, in der die besondere Verantwortung der AnbieterInnen darin liegt, die Elemente über die Rolle, Auftrag und Gestaltung ständig zu reflektieren". In dem dazugehörigen Kommentar findet sich darüber hinaus die Erläuterung: „Entstandene Abhängigkeiten dürfen nicht in Ausnutzung des Machtgefälles missbraucht werden. Sexuelle Übergriffe von Therapeuten und Beratern sind immer ein solcher Missbrauch".

Zum Zeitpunkt dieses öffentlichen Hearings legt die Internationale Psychoanalytische Vereinigung (IPV) einen ethischen Codex vor, in dem die spezifische Machtposition des Analytikers durch die Übertragung des Patienten erläutert wird. Darauf gründet sich das Verbot der Ausbeutung der Behandlungssituation in finanzieller oder persönlicher Hinsicht, das Verbot persönlicher Befriedigung und eines sexuellen Kontaktes. Dieses Verbot gilt für laufende Behandlungen aber auch für Angehörige des Patienten und ehemalige Patienten. Der Codex bleibt jedoch unbestimmt im Hinblick auf die Dauer der Karenzzeit.

Das öffentliche Hearing und die Gründung des „Verbändetreffens gegen sexuellen Missbrauch in Psychotherapie und psychosozialer Beratung" 1991, stellt einen Wendepunkt in der Diskussion zu diesem Thema in Deutschland dar (Bühring 2003; Bormann 2006). Die Verbände treffen sich regelmäßig, es werden verschiedene Forschungsvorhaben initiiert und gemeinsam wird die Einrichtung einer strafrechtlichen Norm gegen sexuellen Missbrauch in Psychotherapie und Beratung vorangetrieben. Der § 174 c StGB tritt zum 1. April 1998 in Kraft.

Parallel zu diesen politischen Gesprächen, Anhörungen in Ministerien und Beratungen zur Gesetzesvorbereitung beginnen erst zu diesem Zeitpunkt in nahezu allen Berufsverbänden Diskussionen zum Thema des sexuellen Missbrauchs in Psychotherapie und Beratung.

Während viele Verbände sexuelle Beziehungen zu Patienten als unethisch und unprofessionell definieren, besteht jedoch weiterhin eine offene Diskussion hinsichtlich der Karenzzeit nach Beendigung der psychotherapeutischen Behandlung. Zumeist finden sich unbestimmte Formulierungen, dass das Abhängigkeitsverhältnis der Behandlung über die Beendigung der Therapie hinausgeht und das Karenzgebot auch für die nachtherapeutische Zeit gilt, wenn es überhaupt erwähnt wird.

Lediglich die aktuellen Fassungen der Ethikleitlinien der dgvt und des Bundesverbandes der Vertragspsychotherapeuten in Bayern (bvvp-Bayern) definieren ebenso wie die Leitlinien der APA eine Karenzzeit von mindestens 2 Jahren. Der BVVP-Bayern und der daraus hervorgegangene, aber eigenständige Beratungsverein für Geschädigte: „Ethik in der Psychotherapie, wenn Psychotherapie schadet" haben 2006 gemeinsam ein Symposion zum Thema: „Ethik und Psychotherapie" veranstaltet.

Nach dem BDP hat auch die Gesellschaft für tiefenpsychologische Körpertherapie (GTK) eine Ehrengerichtsordnung beschlossen. Die Gesellschaft für wissenschaftliche Gesprächpsychotherapie (GwG) nutzt seit Mitte der 90er Jahre eine Verpflichtungserklärung der Ausbilder, um den ethischen Standards auch im Bereich der Ausbildung zur Gesprächstherapie Gültigkeit zu verschaffen. Ähnliches definiert die Transaktionsanalyse 10 Jahre später für das Verhältnis zwischen Ausbildern und Fortbildungsteilnehmern.

Die Deutsche Gesellschaft für Psychoanalyse und Tiefenpsychologie (DGPT) beschließt im Jahre 2001 nicht nur Ethikgrundsätze, sondern richtet ein Gremium von Vertrauensleuten ein, „zur Anhörung, Beratung und Hilfestellung in Fragen möglicher Überschreitungen ethischer Grenzen". Außerdem wird eine Schieds- und Ausschlussordnung beschlossen, die ebenso wie die Leitlinien für alle Mitglieder des Berufsverbandes und die von der DGPT anerkannten Ausbildungs- und Weiterbildungsinstitute verpflichtend ist.

Bei aller notwendiger und sinnvoller Diskussion in den Berufsverbänden, die zur Verabschiedung von Ethikleitlinien oder Definitionen von Verfahren beim Verstoß gegen ethische Grundsätze geführt haben, bleibt jedoch festzuhalten, dass Berufsverbände und Ausbildungsinstitute außer Verwarnungen und Ausschluss aus dem Verband/Institut über keinerlei Sanktionsmöglichkeiten gegenüber ihren Mitgliedern verfügen. Überdies kann sich ein Beschuldigter diesem Ausschlussverfahren und der damit verbundenen öffentlichen Benennung unprofessionellen Verhaltens durch freiwilliges Verlassen des Verbandes entziehen (Heinze 2006).

Dennoch hat sich die Einrichtung von Vertrauensgremien oder Ethikbeiräten in manchen Fällen bewährt. Denn diese verbandsinternen Einrichtungen können für die von sexuellen Übergriffen Betroffenen fachlich qualifizierte Anlaufstellen für individuelle Beratung und Klärung ihrer spezifischen, persönlichen Situation darstellen. Als wichtig stellt sich heraus, dass die Geschädigten Glauben und Verständnis finden sowie ein Unrechtsanerkenntnis des schädigenden Psychotherapeuten (Tibone 2006) oder stellvertretend durch ein verbandsinternes Gremium erhalten, was sich erfahrungsgemäß für den betroffenen Patienten auch im Verhältnis zur Nachfolgetherapie überraschend positiv auswirkt.

Problematisch sind jedoch in Bezug auf die Ethikverfahren mehrere Aspekte. Einerseits haben Verbände und Institute mit kleiner Mitgliedszahl Probleme, die genannten Verfahren wegen Befangenheit der untersuchenden Kollegen durchzuführen. Ein weiteres Problem stellt möglicherweise die mangelnde Kooperationsbereitschaft des beschuldigten Psychotherapeuten dar (Heinze 2006).

## 9.5 Missbrauch in der Psychotherapie

Die Geschichte der Psychotherapie begann mit der Psychoanalyse in Europa mit Freud und seinen Zeitgenossen Jung, Adler und Janet. Die Diskussion des Themas sexueller Missbrauch begann in den USA. In Europa konnte man diesem Thema gegenüber dagegen ein Bündel von Abwehrstrategien beobachten.

Tschan (2001) nennt es den „Pakt des Schweigens", der jahrzehntelang dazu führte, dass die Phänomene sexueller Kindesmissbrauch und sexueller Missbrauch in der Psychotherapie nicht beachtet wurden und die Fachwelt sich hieran in erschreckendem Maße beteiligte.

Zu den Abwehrmechanismen diesem Phänomen gegenüber gehört neben der Tabuisierung des Themas generell die Bagatellisierung der Folgen des Missbrauchs, die Verleugnung der Abhängigkeitsbeziehung in der psychotherapeutischen Behandlung, die Uminterpretation des Missbrauchs als Heilmethode, die Vermischung von Liebe und Macht sowie vor allem die Schuldumkehr oder Täter-Opfer-Umkehr (Holzbecher 2006, Ehl 2005).

Für den Umstand, dass die offene Diskussion zum Thema Missbrauch in der Psychotherapie so lange blockiert war, werden einerseits irrational paranoide Ängste und Abwehr irrationaler Schuldgefühle verantwortlich gemacht (Ehl 2005), ebenso die Verstrickung der Deutschen Ärzteschaft und insbesondere auch der Psychiatrie mit dem Naziregime (Tschan 2001). Vergleicht man vor diesem Hintergrund die Rechtssysteme in den USA und Europa so zeigt sich ein eher verbraucherorientiertes Rechtssystem in den USA (Becker-Fischer et al. 1995), während die Rechtssysteme in Europa eher als täterorientiert (Tschan 2001) angesehen werden können.

## 9.5.1  Die Geschichte des sexuellen Missbrauchs in der Psychotherapie

Die Geschichte des sexuellen Missbrauchs in der Psychotherapie ist international. Wir verweisen auf Kap. 7.4.1 bis 7.4.3.

## 9.5.2  Inzidenz des sexuellen Missbrauchs

Verschiedene Untersuchungen, die seit Anfang der 90er-Jahre über sexuelle Grenzverletzungen im Bereich von Psychotherapie und Beratung durchgeführt worden sind, kommen alle zu dem nahezu gleichen Ergebnis: Rund 10% aller Psychotherapeuten missbrauchen Patienten im Laufe ihrer Berufstätigkeit. Dabei handelt es sich bei 88 bis 98% um männliche Therapeuten und in 80% um Wiederholungstäter (Tschan 2005, Ehlert-Balzer 1999) (vgl. Kap. 7.4.4). Dabei finden 31% der sexuellen Kontakte während laufender psychotherapeutischer Behandlung statt, während 69% der Kontakte nach dem Ende der Behandlung stattfinden.

In 88% der Fälle handelt es sich um heterosexuellen Kontakt zwischen männlichen Behandlern und weiblichen Patientinnen, in 7% der Fälle handelt es sich um homosexuellen Kontakt zwischen Männern, in 3,5% der Fälle um heterosexuelle Kontakte zwischen Behandlerinnen und Patienten sowie in 1,4% der Fälle um homosexuelle weibliche Kontakte.

Auch Untersuchungen unter anderen Facharztgruppen (z.B. HNO-Ärzten, Gynäkologen), Krankenschwestern und -pflegern, Physiotherapeuten, Sozialarbeitern, Hausärzten, Seelsorgern liegen mit Schwankungen in ähnlichen Größenordnungen.

Der Forschungsbericht des Institutes für Psychotraumatologie (Becker-Fischer et al. 1995) kommt zu dem Ergebnis, dass – entsprechend einer sehr konservativen Schätzung – die wissenschaftlichen Untersuchungen für eine Inzidenz von 600 Fällen von sexuellem Missbrauch in psychotherapeutischer Behandlung pro Jahr in Deutschland sprechen. Bei der Untersuchung kommt der Bericht weiter zu dem Ergebnis, dass es sich bei den Tätern nicht um Berufsanfänger sondern um erfahrene Psychotherapeuten mit gutem Leumund handelt. Bei den Tätern sind alle Berufsgruppen und alle Therapieschulen vertreten. Es zeigt sich jedoch eine gewisse Häufung dahingehend, dass Psychotherapeuten in eigener Praxis zu 64% und in einer Institution tätige zu 32% an den Fällen von sexuellem Missbrauch beteiligt sind.

Ein Abgleich zwischen der aufgrund wissenschaftlicher Untersuchungen geschätzten Inzidenzzahl von 600 Fällen pro Jahr in Deutschland und den Fällen, die bei den Ärztekammern, Psychotherapeutenkammern oder bei den Kassenärztlichen Vereinigungen überhaupt gemeldet werden, zeigt, dass nur ein geringer Anteil bekannt wird (Waldherr 2006).

### 9.5.3 Strukturelles Abhängigkeitsverhältnis

In der Diskussion um sexuellen Missbrauch herrscht Einigkeit darüber, dass es sich bei der psychotherapeutischen Behandlungsbeziehung um ein Abhängigkeitsverhältnis handelt. Während bei den psychoanalytischen Therapieverfahren zumeist die bestehende Übertragung und Regression als Ursache für die Abhängigkeit eines Patienten seinem Psychotherapeuten gegenüber betrachtet wird, benennt die Verhaltenstherapie eher ein strukturelles Machtgefälle zwischen Psychotherapeut und Patient (Fischer 1997, Bormann 1996, Lindenmeyer 1998, Reimer 1991). Auch Tschan (2001) spricht von einer strukturellen Abhängigkeit. Er führt aus, dass zwischen Psychotherapeut und Patient ein Vertrauensverhältnis besteht und bestehen muss, um einen Heilungserfolg überhaupt erreichen zu können. Er beschreibt, unabhängig von der Therapiemethode, dass das Vertrauen, das Sich-öffnen-können dazu führt, dass sonst bestehende Selbstschutzmechanismen und zahlreiche Barrieren und Hemmungen, die in Alltagsbeziehungen bestehen, aufgehoben sind. Gerade aus diesem Umstand entwickelt sich jedoch eine intensive Abhängigkeit und auch Verletzlichkeit des Patienten (vgl. Kap. 7.4.5).

Symington (2002) formuliert es noch radikaler, dass nämlich die psychotherapeutische Situation selbst und an sich eine traumatische Situation ist, die jedoch darauf ausgerichtet ist zu heilen, ebenso wie ein operativer Eingriff, der ja ohne die Einwilligung des Patienten, den Straftatbestand einer Körperverletzung darstellt.

Aufgrund des strukturellen Abhängigkeitsverhältnisses und der ungleichen Verteilung von Macht und Ohnmacht, die zur schutzlosen Offenlegung des Patienten führen, definieren auch Becker-Fischer et al. (1997) die psychotherapeutische Situation bei sexuellen Übergriffen als traumatische Situation und sie prägen den Begriff des „professionellen Missbrauchstraumas". Die asymmetrische Beziehungssituation mit extremer Hilflosigkeit und Verletzlichkeit aufseiten des Patienten einerseits und der missbrauchenden Machtposition des Psychotherapeuten andererseits führt zu einer tiefgreifenden emotionalen und kognitiven Verwirrung sowie einer Erschütterung des Selbst- und Weltverständnisses. Sowohl in der Symptomatik als auch der Psychodynamik des strukturellen Abhängigkeitsverhältnisses bestehen größte Ähnlichkeit zwischen dem professionellen Missbrauchstrauma und dem sexuellen Missbrauch im Kindesalter (vgl. Kap. 7.4.5 bis 7.4.7).

Wirth (2003) führt aus: „Immer dort, wo ein starkes Machtgefälle auftritt, also zwischen Eltern und Kindern, zwischen Pflegern und Hilfsbedürftigen, zwischen Arzt und Patient ..., existiert für denjenigen, der die Macht inne hat, die Versuchung, seine verdrängten und unbewältigten Erfahrungen von Ohnmacht und Hilflosigkeit, über die jeder Mensch verfügt, dadurch zu lindern und abzuwehren, dass er sie dem unterlegenen Partner zufügt" (vgl. Kap. 7.4.7).

Auch Ehlert-Balzer (1992) weist darauf hin, dass jede psychotherapeutische Behandlung – von dem jeweiligen therapeutischen Verfahren und ebenso von der Psychopathologie des Patienten unabhängig – ein „tiefes, über die äußere Abhängigkeit weit hinausgehendes, persönliches Abhängigkeitsverhältnis" begründet und spricht von einer „induzierten Regression". Diese ist die Voraussetzung für eine psychotherapeutische Behandlung, womit der Patient die Kontrolle über das Geschehen überantwortet. Dieses erfordert auf der Seite des Psychotherapeuten eine Reflektion und Begrenzung der Machtausübung. Eben mit dieser Argumentation forderte Ehlert-Balzer die Strafbewehrung des sexuellen Missbrauchs in der Psychotherapie.

Verschiedene Autoren weisen darauf hin, dass sich auch im Rahmen der psychotherapeutischen Aus- bzw. Weiterbildung zwischen dem Lehrtherapeuten/Lehranalytiker und dem Ausbildungskandidaten ein vergleichbares strukturelles Abhängigkeitsverhältnis mit einem entsprechenden strukturellen Machtgefälle ergibt (Tschan 2005, Birnbacher 2005, Becker-Fischer et al. 1995, König 1993) (vgl. Kap. 7.5).

Becker-Fischer et al. (1995) weisen darauf hin, dass es sowohl in den USA als auch in Europa Ausbildungsinstitute gibt, in denen sexueller Missbrauch von Patientinnen und Patienten und auch Ausbildungskandidaten „Tradition" hat. Hier scheint die Dynamik der Grenzüberschreitungen unbewusst tradiert zu werden, ebenso wie bei der transgenerationellen Weitergabe von inzestuösem Missbrauch von Kindern.

Bei der Betrachtung der Persönlichkeitsvariablen der missbrauchenden Psychotherapeuten kommen alle Untersuchungen zu dem Ergebnis, dass dem sexuellen Missbrauch in der Psychotherapie zumeist eine unbewusste narzisstische Dynamik zugrunde liegt (vgl. Kap. 7.6). Überforderungs- und Inkompetenzgefühle werden mit Größenfantasien abgewehrt und problematische Lebensumstände des Psychotherapeuten führen zusätzlich zu einer „Rollenumkehr zwischen Patient und Psychotherapeut" (Becker-Fischer et al. 1995).

Hermann (2003) fand bei sexuell missbrauchenden Psychotherapeuten ein defizitäres Selbstwertgefühl und Pope (1986, 1991,1994) beschrieb charakterliche Ähnlichkeiten zwischen missbrauchenden Psychotherapeuten und Tätern sexueller Gewaltdelikte, insbesondere missbrauchenden Vätern und Vergewaltigungstätern.

Hirsch (1993) analysierte die narzisstische Dynamik sowohl bei sexuell missbrauchenden Psychotherapeuten als auch Inzestvätern und fand bei beiden ein frühes narzisstisches Defizit.

Diese narzisstische Mangelsituation führt offensichtlich in der Folge zu einer verdeckten narzisstischen Abhängigkeit des Psychotherapeuten von seinem Patienten. So wird einerseits die Selbstwertproblematik durch ein Helfersyndrom oder eine Retterrolle abgewehrt, in der sich der missbrauchende Psychotherapeut eine idealisierende Übertragung sichert und aufgrund seines eigenen narzisstischen Defizites jederzeit die Entidealisierung

fürchten muss und sich deshalb über das beschriebene strukturelle Machtgefälle die Kontrolle über den Patienten sichert (vgl. Kap. 7.4.8, 7.4.9, 7.6).
Rudolf (2004) weist darauf hin, dass erst eine gut integrierte psychische
Struktur ein „anspruchsvolles ethisches Verhalten" ermöglicht, meint hiermit allerdings den Patienten. Er fährt fort, dass mit zunehmend ein-
geschränktem Strukturniveau die Wahrscheinlichkeit von sozial unerwünschtem, dissozialen und schließlich auch delinquenten Verhalten
zunimmt. Im Weiteren führt er aus, dass eine narzisstische Dynamik eine
eingeschränkte Selbstwertsteuerung beinhalten kann, die verletzendes und
entwertendes Verhalten in Objektbeziehungen zur Folge hat.

Bauriedl (2004) stellt ausführlich dar, dass die Dynamik des Missbrauchs
und der Funktionalisierung zwischen zwei Menschen immer Ausdruck
fehlender oder schwacher Ich-Grenzen beider beteiligter Beziehungspartner
ist und dass unsichere Ich-Grenzen und die korrespondierenden Beziehungsstrukturen beim Gegenüber „ansteckend" sind, so dass die Untersuchung der „Ansteckungsgefahr" für den Psychoanalytiker „immer eine
wichtige vorbeugende und heilende Maßnahme" ist.

Der narzisstischen Dynamik aufseiten des Täters entspricht auch, dass
dem direkten sexuellen Missbrauch in der Psychotherapie zumeist eine
längere Zeit des narzisstischen Missbrauches vorausgeht (Reimer 1990,
Hirsch 1993, Becker-Fischer et al. 1995). Viele Patienten mit grenzverlet-
zenden Erfahrungen in der Psychotherapie berichten darüber hinaus über
diskrete Anzeichen von narzisstischem Missbrauch durch Entwertungen
bereits zu Beginn der Psychotherapie (vgl. dazu Kap. 7.6).

Auch die Tatsache, dass es sich bei sexuell missbrauchenden Psychotherapeuten in ca. 80% um Wiederholungstäter handelt, die also wiederholt ihr
narzisstisches Defizit in verschiedenen Behandlungen mit narzisstischem
und sexuellem Missbrauch auffüllen müssen, legt die Vermutung einer
zugrundeliegenden strukturellen Störung aufseiten des Psychotherapeuten
nahe. So besteht beim sexuellen Missbrauch unter der oberflächlich sichtbaren strukturellen Abhängigkeit des Patienten eine verborgene narzisstische Abhängigkeit des Psychotherapeuten von seinem Patienten (vgl. Kap.
4.2.4.3).

Aus dem strukturellen Abhängigkeitsverhältnis folgt schon seit Anbeginn
der Psychotherapie bei der Entdeckung der Psychoanalyse durch Freud
daher zum Schutz des Patienten das strikte Abstinenzgebot. Anders gesprochen trägt damit alleine der behandelnde Psychotherapeut die Verantwortung dafür, dass die psychotherapeutische Beziehung und der Rahmen der
psychotherapeutischen Behandlung gewahrt bleiben (Tschan 2001). Allein
diese Voraussetzung sichert und schützt den Therapieprozess und den
Patienten in dem zwingend erforderlichen Umfang.

### 9.5.4    Folgen des sexuellen Missbrauchs

Die Folgen des sexuellen Missbrauchs in der Psychotherapie sind für die Betroffenen fast ausnahmslos schwer schädigend und destruktiv (Kuchan 1989, Pope 1991, Bouhoutsos 1983, Becker-Fischer et al. 1995). Selbst bei der kleinen Gruppe von Patienten, die angibt positive Konsequenzen zu verspüren, wird allgemein angenommen, dass es sich um die anfängliche Euphorie durch die narzisstische Aufwertung angesichts der vorgespielten Liebesbeziehung handelt, die sich jedoch im weiteren Verlauf, wenn sich die betroffenen Patienten der Realität des missbräuchlichen Verhaltens des Psychotherapeuten bewusst werden, nicht fortbesteht.

Nach einer US-weiten Studie (n = 958) haben 90% der Patienten durch eine sexuelle Beziehung mit einem Psychotherapeuten (überwiegend dauerhafte) gesundheitliche Schäden davongetragen; unter denen, bei denen die Therapie bereits beendet war, waren es 80%. 14% der Betroffenen unternahmen Selbstmordversuche; insgesamt 1% erfolgreich (Pope 2001).

Die Betroffenen klagen über depressive Gefühle, Angst und Schuld sowie Schamgefühle, Wut und Ärger, sie verzeichnen einen Verlust an Selbstachtung und schwanken zwischen Selbstvorwürfen, Zweifeln und Anklagen, sind isoliert und zeigen eine erhöhte Suizidalität und Somatisierung sowie oftmals eine (komplexe) posttraumatische Belastungsreaktion (Fischer 1995, 1997) (vgl. Kap. 7.4.10).

In dem Forschungsbericht, der im Auftrag des Bundesministeriums für Familien, Frauen und Gesundheit angefertigt wurde, konnte 1995 nachgewiesen werden (Becker-Fischer), dass die Belastungswerte nach sexuellem Missbrauch in der Psychotherapie nahe denen von Folteropfern liegen.

In diesem Zusammenhang ist es besonders gravierend, dass sich beim geschädigten Patienten eine Verunsicherung im Bindungsverhalten einstellt und eine traumatische Bindung an den Täter fortbesteht, die als Notfallreaktion verstanden werden muss. Da eine Missbrauchssituation Angst und Verunsicherung erzeugt, erhöht sich das Bindungsbedürfnis des Betroffenen und er wendet sich an den (einzig vorhandenen, schutzgebenden und mächtigen) Beziehungspartner beim frühen Trauma, den Täter, bzw. den missbrauchenden Psychotherapeuten in der Folge (Woeller 2006).

Nach der ersten Traumatisierung durch den sexuellen Übergriff in der psychotherapeutischen Behandlung erleidet das Opfer häufig eine Sekundärtraumatisierung durch die mit dem Ereignis befassten Personen und Institutionen. Tschan (2001) weist darauf hin, dass die Überwindung eines Psychotraumas, wie z. B. eines sexuellen Übergriffs in der Psychotherapie eine soziale Aufgabe ist, die das Individuum alleine nicht bewältigen kann. Durch die Traumatisierung ist dass Vertrauen in die eigene Person und ihre Wahrnehmungsfähigkeit sowie das Vertrauen in die Welt grundlegend erschüttert. Er führt weiter aus, dass die Verarbeitung und Heilung nach einer Traumatisierung nur in einem sozialen Kontext möglich ist, dadurch dass das Opfer und seine Angehörigen Unterstützung und Gerechtigkeit durch ein Unrechtsanerkenntnis empfinden und erfahren.

Im gleichen Sinne argumentiert Reemtsma (1999) und fordert aus Sicht des Opfers die gesellschaftliche Bestrafung des Täters.

Auch Hermann (2003) legt dar, dass die Reaktion der Gesellschaft einen großen Einfluss auf die endgültige Bewältigung des Traumas hat. Sie fährt fort: „dass der Riss zwischen dem Traumatisierten und der Gesellschaft nur gekittet werden kann, wenn erstens die Gesellschaft das traumatische Ereignis als solches anerkennt und zweitens die Gesellschaft in irgend einer Form handelt. Nur auf diese Weise kann das Opfer das Vertrauen und den Glauben an eine sinnvolle Ordnung der Welt zurückgewinnen".

In der Realität erfährt das Opfer stattdessen wiederholt abwehrende Reaktionen, Tabuisierungen und wird als Störenfried deklariert. Regelmäßig kommt es auch zu einer Schuldumkehr, bzw. Schuldzuweisung an das Opfer (Tschan 2001, Becker-Fischer et al. 1995).

Wenn es jedoch nicht zu einer Heilung oder Überwindung des Traumas kommen kann, bildet sich beim geschädigten Patienten eine Opferidentität aus. Es kommt zu einem erhöhten Risiko für alle Formen des Suchtverhaltens, zu Depressionen, Suizid und anderem selbstschädigenden Verhalten, sowie somatoformen Schmerzstörungen, Dissoziationen, Leistungsstörungen und zu komplexen posttraumatischen Belastungsstörungen. Ebenso sind Beziehungsstörungen beim Betroffenen und in seiner Familie zu beobachten.

Die Symptomatik ergibt sich aus der emotionalen und kognitiven Verwirrung, in die ein geschädigter Patient durch den Übergriff gerät. Diese resultiert aus einem Verlust an Selbstvertrauen und Verlust des Vertrauens in die eigene Wahrnehmungsfähigkeit. Dabei handelt es sich in den meisten Fällen um eine Wiederholung früherer grenzverletzender Erfahrungen im Kindesalter. Somit stellt der erneute Missbrauch in der Psychotherapie oftmals eine Retraumatisierung des Patienten dar. Groteskerweise werden häufig die grenzüberschreitenden Vorschädigungen des Patienten, wegen derer er die Behandlung sucht, von missbrauchenden Psychotherapeuten zu Exkulpierungsversuchen benutzt.

Neurobiologisch kommt es im Rahmen der Traumatisierung zu einer sympathischen Übererregung, einer Aktivierung der Amygdalae als Zeichen einer Angst- und Verteidigungsreaktion, zu einer Erniedrigung des Serotoninspiegels, um das Verteidigungsverhalten zu aktivieren, und zu einer massiven Endorphinausschüttung, um eine Betäubung herzustellen. Darüber hinaus kommt es auf Dauer zu einer Degeneration des Hippocampus und einer Minderperfusion des präfrontalen Cortex, was eine eingeschränkte Selbstorganisation in Zeit und Raum zur Folge hat. Ebenso kommt es zu einer Minderperfusion des Brocca-Sprachzentrums, was den sprachlichen Ausdruck des Traumas verhindert (Fischer und Riedesser1998, Grawe 2004).

Die höheren integrativen kognitiven Funktionen werden durch das trauma-tische Geschehen unterdrückt. Stattdessen kommt es zu einer Aktivierung der traumatischen Netzwerke. Diese sogenannten dissoziierten Trauma-netzwerke (Hofmann1999, Beckrath 2005) werden durch alltägliche Trigger in alter Stärke aktiviert, so als geschähe das Trauma unmittelbar jetzt, und versetzen den Patienten in einen Zustand mangelnder Affektregulation und vegetativer Übererregung, emotionaler Hilflosigkeit und Handlungs-unfähigkeit (Reddemann 2004, Nijenhuis 2006).

Neben den Folgen für den betroffenen Patienten lässt sich beim sexuellen Missbrauch eine transgenerationelle Weitergabe verzeichnen, wie sie u. a. bei Holocaust-Überlebenden und ihren Familien bekannt ist (Tschan 2001). Dieses erscheint u.a. deshalb bedenklich, weil gerade in der jüngsten Ver-gangenheit immer wieder über sexuelle Übergriffe auf Kinder in den Medien berichtet wird: 15 bis 35 % der Mädchen und 15 bis 16 % der Jungen werden im Laufe ihrer Kindheit und Jugend Opfer eines sexuellen Übergrif-fes (Tschan 2001).

Neben den Kindern der Patienten, sind vor allen Dingen auch Partner der missbrauchten geschädigten Patienten erheblichen Folgeschäden ausge-setzt. Auch sie erleben Isolation, Verwirrung, Ärger und Wut, Depression und Hilflosigkeit (Luepker 1989). Dies führt in der Folge zu Arbeitsunfähig-keit und Beziehungsstörungen bis hin zu Trennungen und Scheidungen.

Betrachtet man die wirtschaftlichen Folgen des sexuellen Missbrauches in der Psychotherapie so kommen Becker-Fischer et al. (1995) bei äußerst kon-servativer Schätzung zu Kosten von 20 Mio. DM jährlich. Dieses bezieht allerdings nur die Kosten für die fehlerhaft durchgeführten Ersttherapien und notwendige Zweitbehandlungen ein. Sonstige volkswirtschaftliche Folgen durch die transgenerationelle Weitergabe auf die Kinder und durch Arbeitsunfähigkeit der Betroffenen und deren Angehörigen, durch Tren-nungen und Scheidungen und hierdurch notwendig werdenden Sozialleis-tungen sind dabei nicht berücksichtigt (Becker-Fischer et al. 1995).

Wichtig im Hinblick auf die Diskussion um die Karenzzeit erscheint noch das Untersuchungsergebnis von Becker-Fischer et al. (1995), dass hinsicht-lich der Folgen für den Betroffenen eine Korrelation im Ausmaß der Folgen mit der Dauer des sexuellen Übergriffs besteht. Keinen Unterschied macht es jedoch, ob der sexuelle Missbrauch während laufender psychotherapeuti-scher Behandlung oder im Anschluss an eine psychotherapeutische Be-handlung stattfindet.

## 9.5.5    Prävention

In Anbetracht der einerseits erheblichen persönlichen Schädi-gung der Patienten als auch des großen gesellschaftlichen und wirtschaft-lichen Schadens durch Missbrauch in der Psychotherapie ist eine Präven-tion nicht nur sinnvoll sondern unabdingbar.

### 9.5.5.1  Öffentlichkeitsarbeit

So ist es notwendig, die allgemeine Öffentlichkeit auf die Problematik aufmerksam und Fachleute, Behörden und andere öffentliche oder private Institutionen mit dem Thema vertraut zu machen.

Darüber hinaus ist es erforderlich, Informationen für möglicherweise betroffene Patienten allgemein zugänglich zu machen und im Hinblick auf Hinweise auf qualifizierte Beratungsstellen jeweils zu aktualisieren.

Diese Beratungsstellen sollten über speziell qualifizierte Mitarbeiter verfügen und mit einem niederschwelligen Angebot Betroffenen zur Verfügung stehen.

Entscheidend ist bei diesen Maßnahmen, die Tabuisierung des Themas zu durchbrechen. Damit hat ein potenzieller Täter nicht mehr die Möglichkeit, unerkannt zu bleiben (Tschan 2001) und weitere Patienten zu missbrauchen.

Das Bundesministerium für Familie, Senioren, Frauen und Jugend hat in Zusammenarbeit mit dem Verbändetreffen (Zusammenschluss der psychotherapeutischen Berufsverbände zum Thema: Sexueller Missbrauch in der Psychotherapie) und dem Institut für Psychotraumatologie, Köln/Much die Informationsbroschüre: „Sexuelle Übergriffe in Psychotherapie, Psychiatrie und psychologischer Beratung" herausgegeben. Sie kann unter folgenden Adressen bezogen werden: Publikationsversand der Bundesregierung, Postfach 481009, 18132 Rostock, Tel. 01888-8080800, www.bmffj.de (Bundesministerium für Familie, Senioren, Frauen und Jugend), Servicetelefon des Bundesministeriums: 01801-907050.

Der Beratungsverein für betroffene Patienten, Psychotherapeuten und Juristen, die an Fragestellungen der Ethik in der Psychotherapie interessiert sind, können sich an den Verein: Ethik in der Psychotherapie e.V. – wenn Psychotherapie schadet ..." wenden: Dr. V. Hillebrand, Forstenrieder Allee 115, 81476 München, Telefon: 089-7470488. Im Internet ist unter: www.bvvp.de/bvvpbay ein Anmeldeformular zur Beratung erhältlich.

### 9.5.5.2  Aus- und Weiterbildung

Weiter gehört in die Prävention, das Thema von sexuellen Übergriffen in der Psychotherapie und Medizin aber auch in anderen sozialen Berufen in den jeweiligen Ausbildungscurricula der Studiengänge bzw. Lehrberufe wie Krankenschwester, Krankenpfleger fest zu verankern.

So sollten im Studium der Medizin, Psychologie, Pädagogik und Sozialpädagogik aber auch im Jura-Studium spezielle Seminare zu diesem Thema angeboten werden. Sexuelle Grenzüberschreitungen müssen zum Gegenstand der staatlichen Prüfungskataloge gemacht werden.

Zur Ausbildung zum ärztlichen, psychologischen oder Kinder- und Jugendlichen Psychotherapeuten müssen auch Ethikfallseminare (Seidler 1991,

Holzbecher 2006) gehören, damit die entsprechenden Ausbildungsinhalte nicht nur theoretisch sondern auch praktisch erarbeitet werden können. Die Weiterbildungs- und Prüfungsordnung für Psychologische Psychotherapeuten und Kinder und Jugendlichenpsychotherapeuten enthält nach dem Psychotherapeutengesetz einen ausführlichen Gegenstandskatalog, in dem die Themen Berufsethik und Berufsrecht aufgeführt sind. Daraus ist ersichtlich, dass die Psychologischen Psychotherapeuten und Kinder und Jugendlichenpsychotherapeuten sich über ethische Fragestellungen informieren müssen, was bei den ärztlichen Psychotherapeuten bislang nicht zwingend erforderlich ist.

Seitens der Ausbildungsinstitute sollte jeweils eine Verpflichtung zu ethischem Handeln Voraussetzung für den Status als Ausbildungskandidat, Dozent oder Supervisor sein.

### 9.5.5.3   Gesetzliche Änderungen

Da, wie übereinstimmend auf dem Symposion: „Ethik und Psychotherapie" des BVVP-Bayern und des Vereins: „Ethik in der Psychotherapie – wenn Psychotherapie schadet ..." festgestellt wird (Waldherr 2006), die Möglichkeiten für betroffene Patienten, sich juristisch erfolgreich mit dem sexuellem Missbrauch in der Psychotherapie auseinander zusetzen, auch nach der Einführung des Strafrechtsparagraphen 174c nicht ausreichen, sollte eine weitere Anpassung der gesetzlichen Bestimmungen erfolgen.

Zunächst schlagen wir aus den Erfahrungen mit Folgepsychotherapien vor, dass sowohl die Verjährungsfristen für den Straftatbestand des sexuellen Missbrauches in der Psychotherapie von 5 Jahren, als auch für die zivilrechtlichen Ansprüche von 3 Jahren verlängert werden, da die betroffenen Patientinnen in dem gegebenen Zeitraum aufgrund ihrer psychischen Traumatisierung und Schädigung oftmals nicht in der Lage sind, ihre juristischen Ansprüche geltend zu machen.

Im Hinblick auf den oftmals lebenslangen Leidensweg der betroffenen Patienten scheint auch die Wiederaufnahme der Diskussion über das Strafmaß angemessen.

### 9.5.5.4   Ausbildung für Folgetherapien

Zur sekundären Prävention sind auch im Rahmen der psychotherapeutischen Ausbildung aller Psychotherapiemethoden spezielle Ausbildungskonzepte für Folgetherapien erforderlich.

55% der Psychotherapeutinnen und 52% der Psychotherapeuten behandeln in einem 5 Jahreszeitraum mindestens einen betroffenen Patienten (Arnold 2000).

Folgetherapien stellen besondere Anforderungen an die psychotherapeutische Qualifikation. Offenbar werden Psychotherapeuten den besonderen Anforderungen derzeit mangels entsprechender Ausbildung nicht gerecht, da etwa 50% der Folgetherapien als nicht erfolgreich zu bezeichnen sind (Fischer 1997).

Auf die besonderen, differenziert zu betrachtenden Behandlungsprobleme geht Woeller (2006) ausführlich ein und beschreibt eingehend traumatische Übertragung und Gegenübertragung bei traumatisierten Patienten.

Im theoretischen Diskurs zur Behandlung traumatischer Schädigungen zeichnen sich in Deutschland unterschiedliche Positionen ab: einerseits die psychoanalytische Position (Bohleber 2000, Hirsch 2004) mit wiederholter aber abgeschwächter Aufdeckung der Realität des Traumas durch Analyse und Deutung im Behandlungsgeschehen und andererseits die Position der Traumatherapie (Reddemann 2004, Fischer et al 2003), die die Bearbeitung der traumatischen Erfahrung solange zurückstellt oder unterbricht, bis die äußere Sicherheit des Patienten und die Sicherheit in der psychotherapeutischen Beziehung gewährleistet ist, um die Überflutung mit traumatischem Material und damit eine neuerliche Retraumatisierung in der Behandlung zu vermeiden.

## 9.5.5.5   Täterberatung

Zu einer erfolgreichen Sekundärprävention gehört auch, dass entsprechende Beratungs- und Behandlungsangebote bzw. Rehabilitationsangebote für Täter erarbeitet werden (Becker-Fischer et al. 1995, Tschan 2001). In den USA liegen entsprechende Erfahrungen vor, die auf ihre Anpassung auf den europäischen Raum hin zu überprüfen wären. Nur unter solchen Bedingungen erscheint es potenziell möglich, missbrauchende Therapeuten zum Ausstieg aus der Missbrauchdynamik zu bewegen und zu einem kooperativen Verhalten gegenüber geschädigten Patienten zu führen. Im Hinblick auf die zu vermutende oben dargestellte strukturelle Störung des missbrauchenden Psychotherapeuten sollte neben Supervisionen in jedem Fall eine neuerliche Eigentherapie angestrebt werden.

## 9.5.5.6   Beratungsangebote für betroffene Patienten

Im Rahmen der Sekundärprävention für betroffene, geschädigte Patienten muss ein Beratungsangebot zur Verfügung stehen, das eine Verfestigung der Opferidentität verhindert. Ein entsprechendes Beratungsangebot muss niederschwellig zur Verfügung stehen, da geschädigte Patienten als Folge des sexuellen Übergriffs sowohl der Psychotherapie als auch offiziellen Institutionen verständlicherweise mit größtem Misstrauen gegenüber stehen.

So müssen im Rahmen eines niederschwelligen Beratungsangebotes anonyme Anfragen möglich sein und es dürfen für Beratung keine Kosten entstehen, um auch der weiteren Angst gegenüber finanzieller Ausbeutung, die oftmals parallel zur sexuellen und narzisstischen Ausbeutung stattfindet, entgegen zu treten.

Da sich das Misstrauen der betroffenen Patienten auch auf die Berufsgruppe und deren Institutionen erstreckt, sollte es sich um ein unabhängiges Beratungsangebot handeln.

Aufgrund des gesetzlichen Auftrags haben die Ärzte- und Psychotherapeutenkammern gemäß den Heilberufkammergesetzen über die Einhaltung der Berufsordnung zu wachen. Auch die Kassenärztlichen Vereinigungen besitzen den Auftrag, über die Einhaltung der sozialrechtlichen Pflichten der an der vertragsärztlichen Versorgung teilnehmenden Ärzte und Psychotherapeuten und Kinder- und Jugendlichenpsychotherapeuten zu wachen. Deshalb sollten diese beiden Institutionen ebenso an einer Finanzierung eines solchen Beratungsangebotes beteiligt sein, wie die Krankenkassen, die die Rechte ihrer Versicherten vertreten, und die Berufsverbände und Institute, die ein genuines Interesse daran haben müssen, die Ehre ihres Berufes aufrecht zu halten.

Weiter sollten Ministerien, die Beschäftigte von Universitätskliniken aufsichtsrechtlich betreuen, ebenso daran beteiligt werden wie Verbraucherschutzverbände und Gesundheitsämter.

Auf diesem Wege könnte ein qualifiziertes, niederschwelliges und unabhängiges Beratungsangebot für Betroffene von sexuellem Missbrauch in Psychotherapie und Beratung implementiert werden.

Durch die Beteiligung aller zuständigen Institutionen ergäbe sich eine breite Verankerung und Öffentlichkeit, die sicherlich auch primär präventiv gegen sexuellen Missbrauch in Psychotherapie und Beratung wirksam ist.

## 9.6 Rechtliche Fragen des Missbrauchs in der Psychotherapie

Opfern sexuellen Missbrauchs durch einen Psychotherapeuten stehen eine Reihe rechtlicher Handlungsmöglichkeiten zu Gebote, die von vereins- über berufs- und approbationsrechtliche Verfahren zu zivil- und strafrechtlichen reichen.

### 9.6.1 Berufsrechtliche Sanktionsmöglichkeiten

Die Heilberufs- und Kammergesetze der Länder haben den öffentlich-rechtlichen Berufsvertretungen der Ärzte bzw. der Psychologi-

schen Psychotherapeuten/Kinder- und Jugendlichenpsychotherapeuten die
Aufgabe übertragen, die Erfüllung der ärztlichen bzw. psychotherapeutischen Berufspflichten zu überwachen. Kammerangehörige, welche ihre Berufspflichten verletzen, haben sich in einem Berufsgerichtsverfahren zu
verantworten. Typisch für das Verfahren und die abgestuften Sanktionsmöglichkeiten ist beispielsweise das Bayerische Heilberufe-Kammergesetz
(BayHKaG). Es regelt, dass der Vorstand des ärztlichen Bezirksverbands ein
(nicht im öffentlichen Dienst beschäftigtes) Mitglied, das die ihm obliegen-
den Berufspflichten verletzt hat, unter Wahrung bestimmter Verfahrens-
vorschriften *rügen* kann, wenn es sich nur um eine geringe Verfehlung handelt (Art. 38 BayHKaG). Ist die Verfehlung ernster, muss ein berufsgericht-
liches Verfahren eingeleitet werden. Dies gilt nach Art. 65 BayHKaG entsprechend für die Berufsvertretung der Psychologischen Psychotherapeuten
und der Kinder- und Jugendlichenpsychotherapeuten. Berufsgerichtliche
Verfahren sind in der Regel auszusetzen, wenn gegen den Beschuldigten
wegen desselben Sachverhalts ein strafgerichtliches Verfahren anhängig
wird (vgl. etwa Art. 86 BayHKaG oder § 76 des nordrhein-westfälischen
Heilberufsgesetzes). Die anderen rechtlichen Verfahren stehen nicht in
einem solchen Über- und Unterordnungsverhältnis zueinander. So gibt es
keinen Grund, die vereinsrechtliche Untersuchung des Vorfalls im Institut
oder Berufsverband des Beschuldigten ruhen zu lassen, nur weil sich die
Kammer der Sache annimmt. Auch ist eine zivilrechtliche Klage von den
anderen Verfahren unabhängig. Eine berufs- oder strafrechtliche Verurteilung des beschuldigten Psychotherapeuten mag jedoch die Chancen des
Opfers vor dem Zivilgericht erhöhen.

Im berufsgerichtlichen Verfahren, das zwei Instanzen und ein differenziertes, wenn auch von Bundesland zu Bundesland unterschiedlich geregeltes
Verfahren hat (vgl. Laufs 2002), kann – ggf. nebeneinander – in der Regel auf
eine *Warnung*, einen *Verweis*, eine *Geldbuße* bis 50.000 Euro oder auf die
*Entziehung eines Amts* in Organen der Berufsvertretung erkannt werden,
teilweise ist auch eine *Feststellung der Unwürdigkeit zur Ausübung des
Berufs* möglich. Das Berufsgericht kann der zuständigen Landeskammer
zudem die Befugnis zusprechen, die Verurteilung auf Kosten des Mitglieds
zu veröffentlichen (vgl. Art. 67 BayHKaG oder § 60 des nordrhein-westfälischen Heilberufsgesetzes). Das Berufsgericht wird das Opfer des präsumtiven sexuellen Übergriffs selbst oder durch ein anderes Gericht als Zeugen
hören müssen. Dies kann mit Belastungen für den Geschädigten verbunden
sein.

Kommt das Berufsgericht zu der Feststellung, dass die Schwere der Verfehlung einen Entzug der Approbation erfordert, setzt es das Verfahren aus und
legt die Akten unter Darlegung der Gründe der zuständigen Landesbehörde
zur Entscheidung über den Entzug vor (Art. 86 Abs. 4 BayHKaG). Nach § 5
Abs. 2 Satz 1 der Bundesärzteordnung bzw. § 3 Abs. 2 Satz 1 des Psychotherapeutengesetzes muss die *Approbation widerrufen* werden, wenn sich der

Arzt bzw. Psychotherapeut eines Verhaltens schuldig gemacht hat, aus dem sich seine Unwürdigkeit oder Unzuverlässigkeit zur Ausübung des Berufs ergibt. § 6 Abs. 1 Nr. 1 der Bundesärzteordnung und § 3 Abs. 3 Nr. 1 des Psychotherapeutengesetzes eröffnen die Möglichkeit, das Ruhen der Approbation – also ein vorübergehendes, vollständiges Berufsausübungsverbot – bereits dann anzuordnen, wenn gegen den Arzt bzw. Psychotherapeuten wegen des Verdachts einer Straftat, aus der sich seine Unwürdigkeit oder Unzuverlässigkeit zur Ausübung des ärztlichen Berufs ergeben kann, ein Strafverfahren eingeleitet ist. Bei einem Verdacht auf sexuellen Missbrauch unter Ausnutzung des psychotherapeutischen Behandlungsverhältnisses kommt hierbei dem gewichtigen Interesse potenzieller Patienten, vor sexuellen Übergriffen während psychotherapeutischer Behandlungen geschützt zu sein, grundsätzlich Vorrang gegenüber dem wirtschaftlichen und beruflichen Interesse des Arztes an der Weiterführung seiner Praxis zu (Niedersächsische Oberverwaltungsgericht 2003).

## 9.6.2   Der Straftatbestand des sexuellen Missbrauchs unter Ausnützung des psychotherapeutischen Behandlungsverhältnisses

Seit dem 1. 4. 1998 werden sexuelle Übergriffe in der Psychotherapie in Deutschland strafrechtlich gemäß § 174 c Abs. 2 des Strafgesetzbuchs (StGB) verfolgt.
Die Norm lautet:

### § 174 c Sexueller Missbrauch unter Ausnutzung eines Beratungs-, Behandlungs- oder Betreuungsverhältnisses

„(1) Wer sexuelle Handlungen an einer Person, die ihm wegen einer geistigen oder seelischen Krankheit oder Behinderung einschließlich einer Suchterkrankung zur Beratung, Behandlung oder Betreuung anvertraut ist, unter Missbrauch des Beratungs-, Behandlungs- oder Betreuungsverhältnisses vornimmt oder an sich vornehmen lässt, wird mit Freiheitsstrafe bis zu 5 Jahren oder mit Geldstrafe bestraft.
(2) Ebenso wird bestraft, wer sexuelle Handlungen an einer Person, die ihm zu psychotherapeutischen Behandlung anvertraut ist, unter Missbrauch des Behandlungsverhältnisses vornimmt oder an sich vornehmen lässt.
(3) Der Versuch ist strafbar".
Die Vorschrift schützt primär die sexuelle Selbstbestimmung der Patienten; allenfalls mittelbar dient sie auch dem Schutz des Vertrauens in die Integrität der psychotherapeutischen Heilberufe (Frommel 2005, Rn. 4, Renzikowski 2005, Rn. 2, Perron/Eisele 2006, Rn. 1). Sanktioniert wird nicht die sexuelle Handlung an sich (die nach dem Wortlaut der Norm – „an einer Person" – eine mit körperlichem Kontakt und keine bloß verbale

sein muss), sondern der Missbrauch der beruflichen Autorität und Nähe (Frommel 2005, Rn. 4).

§ 174c Abs. 2 StGB stellt einerseits eine grundsätzlich schnell greifende Vorschrift dar, die wirksamen Schutz verspricht (vgl. Zauner 2004): Für das Vorliegen seines Tatbestandes reicht es aus, dass der Täter eine sich aus dem Behandlungsverhältnis und der damit verbundenen Vertrauensposition und Nähe ergebende Tatgelegenheit wahrnimmt. Nicht vom Gesetz verlangt wird hingegen die Ausnutzung einer konkreten krankheits- oder behinderungsbedingten Abhängigkeit, Hilflosigkeit oder Widerstandsunfähigkeit oder ein Handeln gegen den Willen des Opfers (Renzikowski 2005, Rn. 25, Perron/Eisele 2006, Rn. 6, Zauner 2004, 33 ff., BT-DrS. 13/8267, 6). Zugleich sind die (typischerweise vorliegende) Einwilligung des Patienten bzw. seines tatsächliches Einverständnis grundsätzlich irrelevant (Zauner 2004, 111 f.), denn § 174c Abs. 2 StGB beschreibt in seiner normativen Struktur einen „Ausbeutungs"-Tatbestand (zu einer philosophischen Analyse siehe Wertheimer, 1996, ch. 6).

Die Norm ist auch auf ihrer Rechtsfolgenseite ein durchaus scharfes Schwert, zumal neben der in ihr selbst angedrohten Sanktion auch die richterliche Anordnung einer Führungsaufsicht (§§ 181b, 68 Abs. 1 StGB) oder eines Berufsverbots für den Täter (§ 70 StGB) in Frage kommt. Der sexuelle Missbrauch wird zudem als Offizialdelikt geahndet, so dass kein Strafantrag des Geschädigten erforderlich ist, sondern von Amts wegen ermittelt werden muss.

Andererseits ist der strafrechtliche Schutz des Patienten vor sexuellen Handlungen unter Missbrauch des Behandlungsverhältnisses begrenzt. So ist der Tatbestand des § 174c Abs. 2 StGB jedenfalls dann *nicht* erfüllt, wenn es zwischen Psychotherapeut und Patient zu Sexualkontakten nach *regulärer* Beendigung der Therapie kommt, selbst wenn zu diesem Zeitpunkt noch ein therapeutisches Abhängigkeitsverhältnis besteht (Landgericht Offenburg 2004, Perron/Eisele 2006, Rn. 6). Es fehlt dann an einem „Anvertrautsein" im Sinne der Vorschrift. Die Pflicht des Psychotherapeuten zur sexuellen Abstinenz in der Zeit *nach* der Therapie kann also grundsätzlich nicht mit den Mitteln des § 174c Abs. 2 StGB durchgesetzt werden. Nach überwiegender Meinung und der Absicht des Gesetzgebers ist das Tatbestandsmerkmal des „Anvertrautseins" zwar nach dem Schutzzweck der Norm so zu verstehen, dass es kein wirksames Vertragsverhältnis voraussetzt, so dass ein strafbarer Missbrauch grundsätzlich auch dann möglich sein soll, wenn der Psychotherapeut die Therapie nur *pro forma* beendet, bevor es zu sexuellen Handlungen kommt (BT-Drs. 13/8267 S. 7, Renzikowski 2005, Rn. 22, Perron/Eisele 2006, Rn. 6, Laufhütte/Roggenbuck 2001, Rn. 9). Eine Strafbarkeit nach 174c Abs. 2 StGB ist allerdings ausgeschlossen, wenn die Behandlung auch faktisch abgebrochen wurde (Renzikowski 2005, Rn. 22 Fn. 48, Frommel 2005, Rn. 4, Zauner 2004, 91). Im Übrigen setzt das strafrechtliche Bestimmtheitsgebot (*„Keine Strafe*

*ohne Gesetz"*, Art. 103 Abs. 2 Grundgesetz (GG)) einer strafbarkeitsauswei-
tenden Interpretation des § 174c StGB enge Grenzen und schließt im Grau-
bereich zwischen vertretbarer und unvertretbarer Beendigung der Therapie
eine Strafbarkeit des Therapeuten in der Regel aus. Die Tat verjährt gemäß
§ 78 Abs. 3 Nr. 4 StGB in fünf Jahren.

Von besonderem Interesse ist der Befund, dass das Strafrecht weitgehend
leerläuft. Der Gesetzgeber schätzte vor Inkrafttreten des § 174c StGB bundesweit jährlich 600 Fälle des sexuellen Missbrauchs im Rahmen von
psychotherapeutischen Behandlungsverhältnissen (BT-DrS. 13/2203, 4 und
13/8267, 5, vgl. Becker-Fischer et al. 1997, 25), dies entspräche 5400 Fällen
von 1998 bis einschließlich 2006. In den juristischen Datenbanken findet
sich in diesem Zeitraum jedoch lediglich ein einziges veröffentlichtes Straf-
urteil zu Abs. 2 der Norm; es endete mit einem Freispruch (Landgericht
Offenburg 2004). Die absolute Zahl der Verurteilungen wegen § 174c Abs. 2
StGB ist nur geringfügig höher. Nach der Strafverfolgungsstatistik des Statistischen Bundesamts waren es z.B. 4 im Jahr 1999, 7 im Jahr 2001 und 6
im Jahr 2004 – bei jährlich knapp 10.000 Verurteilungen wegen Straftaten
gegen die sexuelle Selbstbestimmung insgesamt. Man muss dies nicht
bedauern. Wegen der immer noch sehr begrenzten Eignung des deutschen
Strafverfahrens, das Opfer eines sexuellen Übergriffs vor Retraumatisierun-
gen im Rahmen des Prozesses zu bewahren, wird man die geringe Zahl von
Strafverfahren sogar begrüßen können. Die beschränkte Möglichkeit, nach
§ 397a Abs. 1 Satz 2 Strafprozessordnung, Betroffenen, die als Nebenkläger
auftreten, aber ihre Interessen ersichtlich nicht wahrnehmen können, im
Verfahren einen anwaltlichen Beistand („Opferanwalt") zu bestellen, vermag wenig an dem Befund zu ändern, dass Schutz und Hilfe für die Opfer
sexuellen Missbrauchs im Rahmen von psychotherapeutischen Behandlungsverhältnissen vom Strafrecht kaum erwartet werden kann. Zudem
steht ein strafrechtliches Verfahren oft im Widerspruch zur Gefühlslage
und zum Verarbeitungsprozess des Opfers (Renzikowski 2005, Rn. 7). Die
geringe Zahl rechtlicher Verfahren in diesem Bereich verweist jedoch auf
ein grundsätzliches Problem, auf das sogleich zurückgekommen wird.

### 9.6.3    Psychotherapie im Zivilrecht

Vergleichweise wenig diskutiert wird die zivilrechtliche Haftung des Psychotherapeuten bei Verstoß gegen das Abstinenzgebot, obgleich die aus einem solchen Verstoß resultierende Pflicht zum Schadensersatz ein im Vergleich zum Strafrecht weit effektiveres und wirksameres
Mittel der Hilfe für die betroffenen Patienten darstellen kann.

Die Berufshaftung des Psychotherapeuten (zum Überblick: Gründel 2000,
93 ff.) gründet sich wie die des Arztes allgemein auf die Außerachtlassung
des medizinischen bzw. psychotherapeutischen Standards, mit anderen
Worten auf einen Behandlungsfehler.

Die deutsche Rechtsprechung hat von Beginn an versucht, die Gründe der Arzthaftung – vertragliche Haftung einerseits und deliktische Haftung andererseits – zu synchronisieren. Durch die Einführung eines Schmerzensgeldanspruchs auch im Falle der Verletzung vertraglicher Pflichten in § 253 Abs. 2 des Bürgerlichen Gesetzbuchs (BGB) und die Verschuldensvermutung im entsprechenden Haftungstatbestand des § 280 Abs. 1 BGB (siehe sogleich) hat sich die Arzt- und Psychotherapeutenhaftung systematisch weitgehend ins vertragliche Haftungsrecht verlagert.

### 9.6.3.1 Die vertragliche Haftung

#### 9.6.3.1.1 Die Pflichtverletzung durch den Psychotherapeuten

Der Behandlungsvertrag zwischen Arzt/Psychotherapeut und Patient ist grundsätzlich ein Dienstvertrag (§ 611 BGB). Der Arzt/Psychotherapeut führt mit der gebotenen Sorgfalt und entsprechend seinen Berufspflichten geeignete Maßnahmen zur Wiederherstellung der körperlichen und seelischen Gesundheit durch; der Patient bzw. seine Krankenkasse schulden das entsprechende Honorar.

Verletzung der Vertragspflichten – also Behandlungsfehler, Beratungsfehler, Diagnosefehler, Aufklärungsfehler, Organisationsfehler, die Nichteinleitung einer stationären Behandlung, obwohl diese indiziert ist, oder eine Verletzung der Schweigepflicht – können zivilrechtliche Ansprüche auf Schadensersatz und Schmerzensgeld auslösen.

Das Gebot sexueller Abstinenz ist ein grundlegender Standard psychotherapeutischen Handelns, dem wegen des enormen Schädigungspotenzials eines Verstoßes besondere Bedeutung zukommt. Es handelt sich um einen international anerkannten Standard, der freilich erst relativ spät, nämlich durch die in den letzten Jahren erlassenen Berufsordnungen der Landespsychotherapeutenkammern, flächendeckend im berufsrechtlichen Zusammenhang sichtbar wurde. Dass dieser Standard gleichwohl auch für psychotherapeutisch tätigen Ärzte gilt, versteht sich von selbst. Der Umstand, dass die Berufsordnungen der deutschen Ärztekammern das Abstinenzgebot nicht thematisieren, ändert hieran nichts, weist jedoch einmal mehr darauf hin, dass sich die deutschen ärztlichen Berufsordnungen und insbesondere die berufsrechtlichen und -ethischen Vorgaben der Bundesärztekammer durch ein im internationalen Vergleich nicht allzu hohes Maß an Professionalität und eine selten mehr als nur fragmentarische Wahrnehmung der medizinisch-ethischen Diskussion auszeichnen (Gutmann 2005). In jedem Fall gilt:

Sexuelle Kontakte zwischen Psychotherapeut und Patient *während der Therapie* stellen grundsätzlich einen Therapiefehler dar (Gründel 2000, 121, vgl. auch Renzikowski 2005, Rn. 27 und bereits Wolfslast 1985, 88). Sie sind ein Verstoß gegen einen allgemein anerkannten elementaren Stan-

dard der Psychotherapie und als solche Pflichtverletzungen im Sinn des
§ 280 Abs. 1 (Schadensersatz wegen Pflichtverletzung) des Bürgerliches Gesetzbuchs (BGB). Es handelt sich um die Verletzung der vertraglichen
Hauptpflicht, nämlich der Pflicht zur Behandlung nach den Regeln der
psychotherapeutischen Kunst. Dabei spielt es keine Rolle, ob die Sexual-
kontakte vom Patienten initiiert wurden (vgl. auch Renzikowski 2005,
Rn. 27). Dass die Initiative oftmals vom Patienten ausgeht, ist vielmehr
typische Folge des Therapieprozesses. In diesem Sinn hat das OLG Düsseldorf (1989) in einer der wenigen einschlägigen Entscheidungen unmissverständlich festgehalten: „Der Psychotherapeut handelt [...] unverantwortlich und grob fehlerhaft, wenn er aus eigenem Antrieb oder dem Verlangen
einer weiblichen Patientin folgend persönliche Beziehungen mit emotionaler Bindung begründet."

Sexuelle Kontakte *nach Beendigung der Therapie* stellen eine Pflichtverletzung dar, solange noch eine Abhängigkeitsbeziehung des Patienten zum
Psychotherapeuten gegeben ist. In juristischer Begrifflichkeit handelt es
sich um eine klassische Form einer nachvertraglichen Leistungstreue-
pflicht. Die Partner eines Vertrages haben (im Rahmen des § 280 BGB)
grundsätzlich – nicht nur, aber auch im Haftungsrecht der Ärzte und
Psychotherapeuten – auch „nachvertragliche" Pflichten, insbesondere die
Pflicht, auch nach der eigentlichen Vertragsabwicklung alles zu unterlassen, was den Vertragszweck gefährden oder vereiteln könnte (Heinrichs
2006, Rn. 7, Bundesgerichtshof 1989). Der Psychotherapeut hat also alles
zu unterlassen, was das Therapieziel, die möglichst weitgehende Wiederherstellung der körperlichen und seelischen Gesundheit des Patienten,
nach Beendigung der Therapie wieder in Gefahr bringen kann (vgl. Gründel
2000, 125 ff.). Sexuelle Kontakte nach Beendigung der Therapie, die ein
erhebliches und sich regelmäßig realisierendes Traumatisierungspotenzial
bergen, verletzen diese Pflicht, solange noch eine Behandlungsnotwendigkeit oder eine Abhängigkeitsbeziehung des Patienten zum Psychotherapeuten gegeben ist. Letzteres ist eine Einzelfallentscheidung, deren Voraussetzungen jenseits eindeutiger Fälle nur durch das Gutachten eines Sachverständigen geklärt werden können.

### 9.6.3.1.2 Das Problem von Generalisierungen und Vermutungen des Vorliegens von Abhängigkeitsbeziehungen nach Beendigung der Therapie

Enge Grenzen sind Versuchen gesetzt, die eben angesprochene
Einzelfallentscheidung durch Generalisierungen und Vermutungen zu
ersetzen. So steht in der Berufsordnung der Landespsychotherapeutenkammer Baden-Württemberg vom 31. 01. 2005 in § 8 zu lesen: „Die Verpflichtung zur sexuellen Abstinenz gilt auch für die Zeit nach Beendigung der

Therapie, solange noch eine Behandlungsnotwendigkeit oder eine Abhängigkeitsbeziehung des Patienten zum Psychotherapeuten gegeben ist. *Innerhalb einer Dreijahresfrist nach Abschluss der Behandlung ist das Fortbestehen einer Abhängigkeitsbeziehung unwiderleglich zu vermuten.*" Der zweite Satz wird damit begründet, dass diese „die Patienten schützende Setzung [...] den Betroffenen vor einer Begutachtung" bewahren solle (de Brito Santos-Dodt 2006, 2 f.). Dies ist unter dem Gesichtspunkt des Opferschutzes zweifellos eine sinnvolle Überlegung. Rechtlich haltbar ist sie dennoch nicht. Das gilt zunächst in dem berufsrechtlichen Kontext, in dem diese Festsetzung unmittelbare Geltung beansprucht. Denn schon hierfür ist die Dreijahres-Vermutung zu undifferenziert. Es mag gute Gründe dafür geben, bei der Regulierung der Tätigkeit der Ärztlichen oder Psychologischen Psychotherapeuten und Kinder- und Jugendlichenpsychotherapeuten im Allgemeinen nicht zwischen den verschiedenen Formen und Arten der Therapie zu unterscheiden. Beim berufsrechtlichen Umgang mit dem therapeutischen Abstinenzgebot schlägt dieser Verzicht auf Differenzierung jedoch zurück. So wird vieles dafür sprechen, dass auch drei Jahre nach der Beendigung einer psychoanalytischen Behandlung im Normalfall noch erhebliche Übertragungsreste vorhanden sind, die die Annahme eines fortbestehenden Abhängigkeitsverhältnisses begründen können, wenngleich man selbst hier wohl kaum von einer ausnahmslos geltenden Regel ausgehen kann. Andererseits ist es nicht begründbar, „das Fortbestehen einer Abhängigkeitsbeziehung unwiderlegbar zu vermuten", wenn eine Verhaltenstherapeutin eine sexuelle Beziehung mit einem ehemaligen Patienten eingeht, den sie zweieinhalb Jahre zuvor zehn Stunden wegen einer leichten Phobie behandelt hat. Zudem lässt diese Regel keine Möglichkeit eines professionellen Alternativverhaltens offen. Die Generalisierung der Landespsychotherapeutenkammer Baden-Württemberg wäre deshalb schon dann nicht zu halten, wenn sie nur eine widerlegliche Vermutung aufstellen würde. In der gewählten Form einer *unwiderleglichen* Vermutung ist sie weder mit dem Rechtsstaatsgebot noch mit der grundrechtlich geschützten Berufsfreiheit des Therapeuten (Art. 12 GG) vereinbar. Sie wird einer richterlichen Überprüfung deshalb schwerlich standhalten.

Noch weniger Bedeutung hat sie für die zivilrechtliche Haftung des Psychotherapeuten. Denn erstens kann es kein „interlokales Privatrecht" geben – der Zivilrichter hat in Baden-Württemberg nicht anders zu entscheiden als im Rest der Republik. Zweitens kann die baden-württembergische Dreijahres-Vermutungsregel – die eine berufsrechtliche, ja eigentlich rechtspolitische Setzung ist – nicht für sich in Anspruch nehmen, einen medizinischen bzw. therapeutischen Standard (Hart 1998 und 2005) zu formulieren. Einen solchen gibt es nicht. Die *Ethical Principles of Psychologists and Code of Conduct der American Psychological Association* (APA) fordern eine Karenzzeit von *zwei* Jahren. In § 6 Abs. 7 Satz 3 der Muster-Berufsordnung der Bundestherapeutenkammer (2006) heißt es: „Bevor private Kontakte aufgenommen werden, ist mindestens ein zeitlicher Abstand von *einem Jahr* einzuhalten. Die Psychotherapeutenkammern von Bremen, Berlin und Bayern lehnen feste Zeiträume überhaupt ab und fordern eine Einzelfallbetrachtung. Konkurrierende Leitlinien sind ein Indiz für einen fehlenden medizinischen Standard (Hart 1998).

### 9.6.3.1.3 Das Verschulden des Psychotherapeuten

Gemäß § 280 Abs. 1 BGB kann der Patient dann, wenn der Therapeut eine Pflicht aus dem Behandlungsvertrag verletzt hat, Ersatz des hierdurch entstehenden Schadens verlangen, es sei denn, dass der Schuldner die Pflichtverletzung nicht zu vertreten hat (§ 280 Abs. 1 Satz 2 BGB). Nach dieser Beweislastregel wird das Vertretenmüssen mithin vermutet; der Schuldner – hier: der Psychotherapeut – muss sich also entlasten und beweisen, dass er die Pflichtverletzung nicht zu vertreten hat. Dies wird ihm in der Regel nicht gelingen können.

Von besonderem Interesse ist die Form des Verschuldens, die bei einem Verstoß des Psychotherapeuten gegen das Gebot sexueller Abstinenz vorliegt. Während es sich in den üblichen Fällen der Arzthaftung nahezu immer um eine Haftung für fahrlässiges Verhalten handelt, ist hier typischerweise Vorsatz gegeben. Dies schließt die Möglichkeit des Psychotherapeuten aus, sein Haftungsrisiko auf eine Versicherung abzuwälzen, denn gemäß § 152 des Gesetzes über den Versicherungsvertrag (VVG) haftet der Versicherer nicht, wenn der Versicherungsnehmer den Eintritt der Tatsache, für die er dem Dritten verantwortlich ist, *vorsätzlich* widerrechtlich herbeigeführt hat. Dies dürfte der zivilrechtlichen Sanktion erhöhte Disziplinierungswirkung verleihen.

### 9.6.3.1.4 Der zu ersetzende Schaden

Der Patient kann nach § 280 Abs. 1 BGB den durch die Pflichtverletzung des Psychotherapeuten entstandenen Schaden verlangen. Dieser wird angesichts des enormen Schädigungspotenzials eines sexuellen Missbrauchs in der psychotherapeutischen Behandlung regelmäßig erheblich sein. Im Vordergrund steht hier zunächst der Vermögensschaden, der i.d.R. zunächst in den Kosten der Anschlusstherapie liegt; wurde diese als Leistung der Krankenversicherung erbracht, geht der Anspruch gegen den Psychotherapeuten auf den Versicherungsträger über (§ 116 Sozialgesetzbuch X (SGB X), § 67 VVG). Der Vermögensschaden umfasst auch einen entgangenen Gewinn des Geschädigten (§§ 249 Satz 1, 252 BGB), d.h. alle Vermögensvorteile, die der Geschädigte im Zeitpunkt des schädigenden Ereignisses zwar noch nicht gehabt hat, die ohne dieses Ereignis aber nicht angefallen wären, insbesondere also einen Verdienstausfallschaden bzw. den entgangenen Verdienst aus selbstständiger Tätigkeit (Grüneberg 2006).

Daneben kann der Geschädigte nach § 253 BGB Schmerzensgeld verlangen; die Norm nennt nunmehr neben den Rechtsgütern Körper, Gesundheit und Freiheit gleichberechtigt auch die sexuelle Selbstbestimmung. Das Schmerzensgeld wird, obgleich es nicht zuletzt der Genugtuung des Geschädigten dienen soll, im deutschen Haftungsrecht allerdings seit jeher knapp bemessen. Das OLG Düsseldorf (1989) hielt im Fall einer Patientin, die infolge der sexuellen Beziehung zu ihrem Psychotherapeuten schwere psychische Störungen davongetragen, starke suizidale Tendenzen und eine Alkoholabhängigkeit entwickelt hat, nur ein Schmerzensgeld in Höhe von 10.000 DM für angemessen. Zumindest gilt, dass eine strafgerichtliche Verurteilung des Täters im Rahmen der Bemessung des Immaterialschadensersatzes unberücksichtigt bleibt, die Höhe des zuzuerkennenden Betrags also nicht mindert (Wagner 2004b, Rn. 12).

Im Hinblick auf den zu ersetzenden Schaden greift der allgemeine schadensrechtliche Grundsatz, dass der Schädiger das Opfer so zu nehmen hat, wie er es vorfindet, sich also nicht mit Hinweis auf dessen besondere Schadensanfälligkeit verteidigen kann. Der Schädiger, der einen gesundheitlich geschwächten Menschen verletzt, kann nicht verlangen, so gestellt zu werden, als wenn der Betroffene gesund gewesen wäre (Wagner 2004a, Rn. 71). Dies gilt nach dem Haftungszweck bzw. nach dem Schutzzweck der Norm in den vorliegend interessierenden Fällen, in denen ein Psychotherapeut eine Person schädigt, die sich ihm gerade zur Behandlung anvertraut hat, natürlich erst recht. Aus dem Schutzzweck sowohl des Behandlungsvertrags wie des Abstinenzgebots ergibt sich zugleich, dass der wegen Verletzung des Abstinenzgebots schadensersatzpflichtige Psychotherapeut dem Patienten nicht haftungsmindernd (§ 254 BGB Mitverschulden) entgegenhalten kann, dieser habe sich auf die Beziehung eingelassen oder diese initiiert.

### 9.6.3.2 Deliktische Haftung des Psychotherapeuten

Neben der vertraglichen steht die sog. deliktische Haftung des Psychotherapeuten wegen vorsätzlicher oder fahrlässiger Verletzung der Gesundheit des Patienten gemäß § 823 Abs. 1 BGB (Schadensersatzpflicht bei unerlaubten Handlungen). Die Störung der geistigen oder seelischen Lebensvorgänge, das Hervorrufen oder die Verschlimmerung einer psychischen Erkrankung, etwa einer Depression oder einer neurotischen Störung, werden von § 823 Abs. 1 BGB auch dann erfasst, wenn sie sich nicht als Körperverletzung qualifizieren lassen. Die schuldhafte Verursachung eines seelischen Leidens löst deshalb grundsätzlich Ansprüche auf Schadensersatz und Schmerzensgeld aus, ohne dass es darauf ankommt, ob die psychische Krankheit ihrerseits auf physischen oder gar organischen Veränderungen beruht (Bundesgerichtshof 1990, Wagner 2004, Rn. 75). Die deliktische Verletzungshandlung des Therapeuten besteht hierbei schlicht in seinem Sich-Einlassen auf die sexuelle Beziehung.

Die Verpflichtung zum Schadensersatz trifft gemäß § 823 Abs. 2 BGB zudem denjenigen, der gegen ein den Schutz eines anderen bezweckendes Gesetz verstößt. Ein solches Schutzgesetz stellt § 174 c StGB dar. Daneben kann sich eine Haftung auch aus § 823 Abs. 2 BGB in Verbindung mit § 223 StGB (Körperverletzung) oder § 229 StGB (fahrlässige Körperverletzung) ergeben, da eine (Re-) Traumatisierung des Patienten eine fahrlässige oder gar vorsätzliche Körperverletzung darstellen kann. Im Einzelfall können hier insoweit Unsicherheiten auftreten, als die Rechtsprechung für das Vorliegen einer strafrechtlich relevanten Gesundheitsschädigung nach wie vor eine objektivierbare somatische Qualität der psychisch-pathologischen Beeinträchtigung verlangt (Bundesgerichtshof 1995 und 1997, Paeffgen 2005, Rn. 15, Kühl 2004b, Rn. 5, anders Eser 2006, Rn. 6 und schon Wolfslast 1985), die allerdings in Fällen sexuellen Missbrauchs im Rahmen psychotherapeutischer Behandlungsverhältnisse regelmäßig gegeben sein wird.

Seit dem 19. 7. 2002 kann zugleich auch auf eine weitere deliktsrechtliche Norm zurückgegriffen werden: Nach § 825 BGB (Bestimmung zu sexuellen Handlungen) ist derjenige, der einen anderen durch Missbrauch eines Abhängigkeitsverhältnisses zur Vornahme oder Duldung sexueller Handlungen bestimmt, zum Ersatz des daraus entstehenden Schadens verpflichtet.

Ergänzend stellt § 842 BGB (Umfang der Ersatzpflicht bei Verletzung einer Person) nochmals klar, dass sich die Verpflichtung zum Schadensersatz wegen einer gegen die Person gerichteten unerlaubten Handlung auf die Nachteile erstreckt, die die Handlung für den Erwerb oder das Fortkommen des Verletzten herbeiführt (siehe oben). Zu ersetzen ist also nicht zuletzt der Schaden, der durch den Verdienstausfall des Opfers oder den Verlust des Arbeitsplatzes entsteht, d.h. zu ersetzen sind alle wirtschaftlichen Beeinträchtigungen eines Verletzten, soweit er seine Arbeitskraft wegen der Verletzung nicht verwerten kann (Spindler 2006).

### 9.6.3.3  Beweislast

Zivilrechtliche Verfahren entscheiden sich nicht selten an der Frage, welche Partei für einen Umstand die Beweislast trägt. Im Arzthaftungsrecht hat die Rechtsprechung Beweiserleichterungen zugunsten des Patienten entwickelt, die auf die Haftung des Psychotherapeuten bei Verletzung der Pflicht zur (sexuellen) Abstinenz übertragen werden müssen. So gilt insbesondere der Grundsatz, dass ein *grober* Behandlungsfehler – soweit er grundsätzlich geeignet ist, den eingetretenen Schaden zu verursachen – zu einer Umkehr der objektiven Beweislast für den Ursachenzusammenhang zwischen dem Behandlungsfehler und dem Gesundheitsschaden führt, d.h. der Arzt/Psychotherapeut hat zu beweisen, dass seine Pflichtverletzung den Schaden nicht verursacht hat, es zu diesem vielmehr auch ohne seinen Fehler gekommen wäre (Katzenmeier 2002, 439 ff., Hager 1999, Rn. I 54 ff.).

Ein Verstoß gegen das Abstinenzgebot stellt grundsätzlich einen objektiv *groben* Behandlungsfehler dar, weil der Therapeut hiermit gegen eindeutige und bewährte Behandlungsregeln verstößt (OLG Düsseldorf 1989). Dem Opfer sexuellen Missbrauchs kommt diese Umkehr der Beweislast deshalb grundsätzlich zugute. Voraussetzung ist allerdings, dass der oder die Geschädigte die Pflichtverletzung des Therapeuten, d.h. die sexuelle Beziehung selbst und damit die Verletzung des therapeutischen Standards „Abstinenz" als Behandlungsfehler beweisen kann. Über diese Hürde kann das Beweisrecht den Geschädigten nicht helfen.

## 9.6.4    „Zugang zum Recht" – das Schwellenproblem

Die spezifische Problematik insbesondere sexueller Grenzüberschreitungen in der Psychotherapie liegt darin, dass sich hierdurch (re-)-traumatisierte Patienten meist wenig mitteilen, artikulieren und Gehör verschaffen können. Den Patienten geht durch die Folgeschäden der sexuellen Grenzüberschreitungen regelmäßig deshalb gerade – nicht selten für lange Zeit – die Fähigkeit verloren, *sich Zugang zum Rechtssystem zu verschaffen*. Hierin liegt der wesentliche Grund für die geringe forensische Inzidenz des sexuellen Missbrauchs durch Psychotherapeuten, d.h. für die geringe Zahl sowohl an straf- als auch an zivil- und berufsrechtlichen Verfahren. Die juristischen Verfahren funktionieren nicht aus eigener Kraft. Jedenfalls in zivilrechtlicher Hinsicht kollidiert der regelmäßige Zeitbedarf für die Aufgabe, die Geschädigten überhaupt in die Lage zu versetzen, ein Verfahren zu betreiben, mit der kurzen dreijährigen Verjährungsfrist (§§ 195 Regelmäßige Verjährungsfrist), 199 Abs. 1 BGB (Beginn der regelmäßigen Verjährungsfrist) für ihre Ansprüche auf Schadensersatz.

Wie auf dem Symposion: „Ethik und Psychotherapie" des BVVP-Bayern und des Vereins: Ethik in der Psychotherapie – wenn Psychotherapie schadet ... ausführlich diskutiert (2006) ist die Lösung dieses Problems schwierig. Sie ist, wenn überhaupt, nur auf prozeduralem Weg möglich. Entscheidend ist ein Angebot niederschwellig operierender, aber therapeutisch professionell agierender Beratungs- und Anlaufstellen, die eine Doppelfunktion zu erfüllen hätten. Ihre Aufgabe bestünde zum einen in der Begrenzung des eingetretenen Schadens, d.h. im Auffangen und in der Stabilisierung der Geschädigten sowie regelmäßig in der Vermittlung einer Folgetherapie. Nur hierdurch können sie, gleichsam in zweiter Linie, dazu beitragen, die Geschädigten dazu befähigen, sich zu artikulieren, sich als Zeuge oder Kläger den oben beschriebenen rechtlichen Verfahren zu stellen und dergestalt helfen, das geschilderte Grundproblem sämtlicher rechtlicher

Verfahren nach einem Missbrauchs in der Psychotherapie, nämlich den „Zugang zum Recht" für die Geschädigten, anzugehen.

Fragt man, wo solche Verfahren institutionell angesiedelt werden können, muss der Blick zunächst auf die Ärzte- und Psychotherapeutenkammern fallen. Die Berufsvertretungen der Ärzte und der Psychologischen Psychotherapeuten/Kinder- und Jugendlichenpsychotherapeuten haben nach sämtlichen deutschen Kammer- bzw. Heilberufsgesetzen die Aufgabe, die Erfüllung der ärztlichen bzw. psychotherapeutischen Berufspflichten zu überwachen. Kammerangehörige, welche ihre Berufspflichten verletzen, haben sich in einem Berufsgerichtsverfahren zu verantworten. Im Bereich (insbesondere) sexueller Grenzüberschreitungen in der Psychotherapie sind die Kammern aufgrund der ebengenannten Problematik gegenwärtig jedoch ganz offensichtlich bis jetzt nicht in der Lage, diese Aufgabe in angemessener Weise zu erfüllen. Sie können das vorhandene Opferklientel nicht erreichen. Die Kammern sind deshalb schon nach geltendem Recht, nämlich zur Erfüllung ihres gesetzlichen Auftrags, verpflichtet, Verfahren und Einrichtungen bereit zu stellen, die retraumatisierten Patienten über die „Artikulationsschwelle" helfen und es ihnen ermöglichen, den (behaupteten) Übergriff in einem geschützten Raum anzusprechen.

Löst man sich zudem von dem bei den Kammern verbreiteten Bild, die Sicherung der ärztlichen bzw. psychotherapeutischen Berufspflichten diene primär ständischen Interessen, nicht aber dem Schutz von Patientenrechten, so ergibt sich eine entsprechende Handlungspflicht der Kammern auch aus dem Grundsatz der staatlichen Pflicht zum Grundrechtsschutz durch Verfahren (Jarass 2006, Rn. 11 f.). Auch die berufsrechtlichen Verfahren der Kammern haben dann nicht zuletzt dem Ziel zu dienen, das Grundrecht der Patienten aus Art. 2 Abs. 2 Satz 1 GG (Körperliche und psychische Unversehrtheit) effektiv zu schützen. Dies wiederum geht nur, wenn den Opfern sexueller Grenzüberschreitungen in der Psychotherapie die Möglichkeit eröffnet wird, sich zuallererst in einem geschützten Raum zu artikulieren.

Andererseits kann die oben skizzierte Beratungs- und Anlaufstelle ihre Doppelaufgabe – einerseits den Betroffenen kompetente Hilfe anzubieten und ihnen ggf. zur Artikulation zu verhelfen, sowie andererseits die Vorabklärung einer möglichen Berufspflichtverletzung zu leisten und justizförmige Verfahren zu ermöglichen – nur erfüllen, wenn sie hinreichend *unabhängig* agieren kann. Sie kann deshalb nicht als bloße Clearingstelle, d.h. gleichsam als Wurmfortsatz des berufsrechtlichen Kammerverfahrens auftreten.

Hinter diesem Befund verbirgt sich eine tiefere Problematik und ein grundsätzlicher Zielkonflikt. Solange die Teilnahme – sei es als Kläger oder als Zeuge – an irgendeinem Rechtsverfahren im Widerspruch zur Gefühlslage und zur Verarbeitungsmöglichkeit des Opfers steht (Renzikowski 2005, Rn. 7), ist aus der Opferperspektive betrachtet der Sinn juristischer Prozeduren überhaupt fragwürdig. Aus diesem Blickwinkel mag sich ein informelles Verfahren in Vertrauensgremien oder Ethikkommissionen der psychotherapeutischen Organisationen, in dem die Geschädigten hoffen Verständnis zu finden und ein verbandsinternes Gremium ggf. stellvertretend den professionellen Fehler des schädigenden Psychotherapeuten anerkennt (Tibone 2006), als vorzugswürdig darstellen. Beschränkt man sich hierauf, zahlt man allerdings einen hohen Preis. Unterbleiben berufs-, straf- und zivilrechtliche Sanktionen, bleibt sexueller Missbrauch für die Täter ohne Folgen, entfällt die präventive Wirkung rechtlicher Sanktionen für künftige Täter und bleiben die finanziellen Kosten der Tat an der Gemeinschaft der Krankenversicherten hängen, anstatt auf den Schädiger verlagert zu werden. Nun gibt es weder eine rechtliche noch eine moralische Pflicht traumatisierter Opfer sexuellen Missbrauchs in der Psychotherapie, sich für diese – nicht zuletzt kollektiven Interessen – in den Dienst nehmen zu lassen. Es mag Fälle geben, in denen Geschädigten kein förmliches Verfahren zuzumuten ist, in welchem dem als Täter Beschuldigten oder Beklagten aus rechtsstaatlichen Gründen immer Verteidigungsmöglichkeiten zu Gebote stehen müssen, die für das Opfer mit weiteren Belastungen verbunden sind.

Aus der Sicht des Rechts muss das normative Leitbild jedoch darin bestehen, dass die (präsumtiven) Opfer sexuellen Missbrauchs in der Psychotherapie – von kompetenten Beratungs- und Anlaufstellen aufgefangen und gestärkt – in die Lage versetzt werden, im Rahmen rechtsstaatlich verfasster zivilrechtlicher, aber auch straf- und berufsrechtlicher Verfahren *ihr Recht* durchzusetzen und damit mittelbar zugleich *dem Recht* und dem allgemeinen Interesse an einer missbrauchsfreien Psychotherapie zum Durchbruch zu verhelfen.

# 10 Schweiz

## Erste Erfahrungen im Umgang mit berufsethischen Regeln am Beispiel des Schweizer Psychotherapeuten-Verbandes

*Josef Vetter*

## 10.1 Einige Erfahrungen der Jahre 1988–1994

Im vergangenen Jahr war die Standeskommission des Schweizer Psychotherapeuten-Verbandes (SPV/ASP) stark mit Pressemeldungen über sexuelle Übergriffe in Psychotherapien beschäftigt. Solche Pressemeldungen sind nicht neu, jedoch erneut wellenartig aufgetreten. Unser konkreter Umgang mit dieser Situation war wie folgt: Wir haben die Medien gebeten, sachlich zu berichten und zu erwähnen, wo sich geschädigte Opfer hinwenden können. Unsere zwei wichtigsten Botschaften waren erstens, dass sexuelle Übergriffe durch nichts zu entschuldigen sind und einen schwerwiegenden Betrug darstellen, und zweitens, dass die Standeskommission solche Therapeuten keinesfalls schützt.

Der Druck der Medien wurde aber so groß, dass sogar eine Woche vor der Beschlussfassung des Parlamentes über die Aufnahme von Psychotherapie in das schweizerische Kranken-Versicherungs-Gesetz (KVG) noch eine Radiosendung zu diesem negativ besetzten Thema stattfand. Der betreffende Radioredakteur bestärkte uns in der Haltung, das Problem nicht zu vermeiden, sondern offen anzugehen, und wünschte vom Verband zu dieser Sendung zusätzlich ein Merkblatt, das im Anschluss an diese Sendung von mehr als 250 Interessierten vom Sekretariat SPV/ASP bezogen wurde. Erstaunlich ist aber das Phänomen, dass sich in den folgenden sechs Monaten kein einziges Opfer meldete.

Wie Cremerius (1993) sehr treffend sagt, betrügt der Psychotherapeut die Patientin, denn es geht nicht um Liebe, wie die Patientin glaubt, sondern um Übertragung. Da es also um etwas Inzestuöses geht, ist es naheliegend, dass solch gravierende Verletzungen der Standesregeln selten gemeldet werden. Obwohl diese Erklärung einleuchtend ist, stellt sich für mich doch die Frage, ob diese Erklärung eine hinreichende Erklärung für die Diskrepanz zwischen dem Rummel in den Medien und der Anzahl eingehender Klagen ist.

Ich erzählte dieses für mich nicht hinreichend erklärbare Phänomen einer Journalistin. Sie meinte, ohne Zweifel gäbe es sexuelle Übergriffe, sie würden aber auch systematisch durch gewisse Kreise aufgebauscht, die Psychotherapie auf diese Art bekämpfen wollten. Sie gab mir die Adresse einer sektiererischen Organisation, die international aktiv sei. Die Standeskommission beschloss aber, diesbezüglich nicht aktiv zu werden. Es ist hinreichend bekannt, dass bei Personen oder Organisationen, deren Abwehr wesentlich durch Spaltung charakterisiert ist, dadurch nichts oder fast nichts erreicht wird.

Ich will damit sicher nicht das vorhandene Problem sexueller Übergriffe bzw. anderer v.a. narzisstischer Übergriffe in Psychotherapien bagatellisieren oder gar verleugnen. Ich möchte lediglich davor warnen, alles unreflektiert zum Nennwert zu nehmen und nicht mehr zu hinterfragen. Das sind wir auch dem beklagten Mitglied gegenüber schuldig. Umgekehrt muss aber deutlich gesagt sein, dass die statistisch experimentellen Untersuchungen der Psychologie übereinstimmend hohe Werte bezüglich sexuellem Übergriff zu Tage fördern. Die am häufigsten angewandte Befragungsmethode der anonymen Selbstangaben durch Therapeuten, die a priori zu tiefe Werte ergibt, aber obiges Argument vollständig entkräftet, kommt zu Ergebnissen, dass mindestens 10% der Therapeuten im Verlauf ihrer Karriere einen oder mehrere sexuelle Übergriffe gemacht haben. Psychologische Untersuchungen mit Folgetherapeuten ergeben höhere, aber nicht einheitliche Werte.

Verglichen mit diesen Werten, die sich seit Kardener (1973) dauernd bestätigen und als Minimalwerte sicher sind, haben wir wie gesagt erstaunlich wenig Klagen bezüglich sexueller Übergriffe gehabt. Hatten wir solche, waren es bis vor kurzem verjährte Fälle gewesen, und zwar von Psychotherapeuten und Psychotherapeutinnen. Auch dieses Verhältnis zwischen männlichen und weiblichen Therapeuten kann nicht repräsentativ sein, geben doch die meisten statistischen Untersuchungen Verhältnisse von rund 10 : 1 an (Gartrell et al. 1986). Wir als Standeskommission hörten jedoch eher mal hier, mal da etwas, doch kaum reale Klagen durch PatientInnen. Aus diesen Gründen wurden wir aktiver. Hatten wir bezüglich eines Psychotherapeuten mehrere Hinweise, haben wir in den ganz wenigen Fällen diese Therapeuten ganz kurz schriftlich informiert, dass die Standeskommission von sexuellen Übergriffen gehört hätte. Es sei jedoch bis jetzt keine Klage eingereicht worden. Wir würden folglich auch noch nichts unternehmen. Mit diesem indirekten Vorgehen lassen wir uns nicht in eine Diskussion ein, die mit diesen vermutlich vorwiegend counter-phobisch agierenden, sich entziehenden Psychotherapeuten ebenfalls nichts oder nicht viel brächte. In den revidierten Standesregeln SPV von 1994 ist diese aktivere Vorgehensweise neu aufgenommen worden.

Der möglichst reflektierte Umgang der Standeskommission scheint mir auch für eine zweite Kategorie von Klagen wichtig, wenn es um Streitigkeiten zwischen Patienten und Psychotherapeuten geht. Es ist erstaunlich zu sehen, wie bei einer nicht zu strukturiert vorgehenden Standeskommission die relevanten Konflikte – oft übertragen auf die Standeskommission – sehr schnell sich wiederholen und dadurch gut verstehbar werden. Konflikte, die vordergründig um Geld gehen, erweisen sich dann als Resultat ganz anderer Konflikte.

Für solche Fälle gibt es kaum Vorgehensmuster, außer vielleicht das Üben der Konsensfähigkeit durch die Mitglieder einer ethischen Standeskommission. Aus diesem Grund haben bei uns in den letzten fünf Jahren immer alle fünf Standesvertreter gemeinsam die Klagen besprochen und entschieden. Hatten wir früher im SPV die Regelung, dass das beklagte Mitglied aus den ordentlichen Mitgliedern SPV den oder die fünfte StandesvertreterIn selbst wählen konnte, ist diese Regelung u.a. der verminderten Konsensfähigkeit wegen fallengelassen worden.

Eine weitere Kategorie von Beschwerden dürfte aus kleineren Nachlässigkeiten oder kleineren Missverständnissen bestehen. Diese können oft ganz spontan und relativ schnell geklärt werden. Die vielleicht wichtigste Erfahrung der Standeskommission vor allem in der letzten Zeit ist die Tatsache, dass wir StandesvertreterInnen häufiger telefonisch kontaktiert werden, und zwar bevor es zu einer Klage oder Streitigkeiten kommt. Diese Tendenz nimmt eindeutig zu und hängt wohl auch mit dem in letzter Zeit höheren Bekanntheitsgrad der Standeskommission SPV/ASP zusammen. Auch hier scheint es wichtig zu sein, einfach in analytischer Haltung hinhören zu können und achtzugeben, die Therapie nicht zu beeinflussen. Letzteres scheint mir eminent wichtig. Wird beispielsweise nur klar, was für Widerstände jemand dagegen hat, das uns Gesagte auch seinem oder seiner TherapeutIn zu sagen, ist oft eine Lösung bereits in Griffnähe. Wichtig wäre auch, dass Therapeuten begangene Fehler eingestehen und die abgelaufene Dynamik aufarbeiten könnten.

## 10.2 Vorgehen der Standeskommission

Das 1994 revidierte Ablaufsschema, welches auch unsere Erfahrungen bezüglich unserer Zusammenarbeit in der Standeskommission berücksichtigt, sieht wie folgt aus: Ein(e) PatientIn kann schriftlich beim Sekretariat SPV eine Klage einreichen oder ein Gespräch mit einem(r) StandesvertreterIn verlangen. Kommt es zu einer Klage, werden alle Unterlagen allen fünf StandesvertreterInnen zugestellt und eine Telefonkonferenz einberufen. Die Standeskommission besteht aus drei Frauen und zwei Männern, mindestens ein Mitglied muss aus dem französischen Sprachraum stammen. Für den Fall von Befangenheit stehen zwei Ersatz-StandesvertreterInnen zur Verfügung. Beschließt die Standeskommission Eintreten auf die Klage, wird das Vorgehen sorgfältig geplant und die Arbeit verteilt. Ein Mitglied der Standeskommission übernimmt die Leitung des Verfahrens. Meist planen wir gleich die nächste Telefonkonferenz, wo wir dann die Ergebnisse unserer Nachforschungen miteinander besprechen. Unter Umständen ist das Verfahren dann bereits spruchreif, andernfalls müssen wir die Abklärungen nach dem gleichen Schema vorgehend, differenzierend fortsetzen. Das Urteil erfolgt schriftlich, Rekursinstanz ist die GV des SPV.

Die Häufigkeit von Beschwerden ist sehr unterschiedlich, durchschnittlich rund zehn pro Jahr, wovon rund die Hälfte einfache Fälle sind. Einfache Zusammenhänge bezüglich Häufigkeit scheinen kaum gegeben zu sein. Selbst Artikel oder Radiosendungen haben erstaunlicherweise kaum Einfluss auf die Häufigkeit von Beschwerden gehabt.

Die Sanktionen reichen von Ermahnung über Bußen, Wiedergutmachungszahlungen bis Ausschluss aus dem Verband und Streichung von der Krankenkassenliste. Im Moment lassen wir juristisch die Anwendbarkeit v.a. von Wiedergutmachungszahlungen überprüfen, denn die Standeskommission möchte geschädigten Opfern in einem der Situation angemessenen, weit kürzeren Verfahren Entschädigungen vermitteln, die denen langer Prozesse entsprechen.

Ich bin überzeugt, dass so die prophylaktische Wirkung von Standesregeln groß ist, v.a. wenn die Patienten über ihre Rechte genau informiert werden. Letzteres dürfte entscheidend sein. Das Patienten-Informationsblatt „Informationen zur Psychotherapie" (1989, 1994) hat diese Funktion. Die Rechte der Patienten sind das Pendant zu den Pflichten der Psychotherapeuten.

Sicher sind unsere bisherigen Erfahrungen noch zu gering, um daraus Schlüsse ziehen zu können. Für mich ist aber jetzt schon klar, dass der größere Anteil Klagen letztlich nicht in unethischen Haltungen der Psychotherapeuten und Psychotherapeutinnen gründet, sondern in mangelhafter psychotherapeutischer Ausbildung, sei dies nun theoretischer Art oder bezüglich der eigenen Analyse bzw. der Kontrolle der eigenen Arbeit. Diese sogenannten Kunstfehler – Fehler, die meist nicht zugegeben und mit KollegInnen rechtzeitig aufgearbeitet werden konnten, stattdessen abgewehrt wurden und verschoben wieder zurückkehren – dürften in Zukunft m.E. die häufigsten Fälle darstellen und uns auf die Theorie des menschlichen Seelenlebens und die Theorie der Behandlungstechnik zurückverweisen.

## 10.3 Ethik, Theorie der Psychotherapie und Theorie der Behandlungstechnik

An der Ethiktagung 1992 des SPV in Bern betonte ich das mir auffallend scheinende Phänomen, dass philosophiegeschichtlich der Begriff „Pflicht" relativ spät erscheine, d.h. erst in der Stoa, um 300 vor Chr., während frühere Philosophen wie Hesiod, Sokrates oder Platon von der „arete" sprachen. Der Begriff „arete" kann als hervorragende Tauglichkeit – beim Auge etwa die Sehschärfe oder bei Handwerkern die Tüchtigkeit in ihrem Fach – verstanden werden.

Die sokratisch platonische Vorstellung von Ethik als einem Wissen, das analog dem kognitiven Wissen ist und das nicht primär mit Pflicht zusammenhängt, dürfte sich weitgehend mit Strenger (1991, S. 145, zitiert nach Erwin Kaiser 1993) decken, der schreibt: „Ein großer Anteil der Grundlagen für den psychoanalytischen Zugang zur Psychotherapie ist letztendlich ethischer Natur. Er ist darin einzigartig, dass er die Autonomie und die Wahrhaftigkeit als oberste Werte ansieht. Im Grunde setzt die psychoanalytische Sichtweise psychische Gesundheit mit Wahrhaftigkeit und innerer Freiheit, psychische Krankheit mit Selbsttäuschung und Getriebenheit gleich."

Sobald es um die erwähnten Kunstfehler geht bzw. um die grundlegende Frage, ob sogenannte Kunstfehler durch die Standeskommission geahndet werden sollen, geht es um diese „arete". Die arete für die Psychotherapie ist in der Schweiz theoretisch und ausbildungsmäßig in der „Charta für die Ausbildung in Psychotherapie (1991)" formal umschrieben. Bei Kunstfehlern wird also die Charta die theoretische Grundlage zur Beurteilung sein. Es kann allerdings notwendig werden, dass die Standeskommission eine im Einzelfall angewandte psychotherapeutische Methode genau kennen muss, um überhaupt differenziert urteilen zu können.

Auch aus diesem Grund ist 1994 beschlossen worden, der erwähnten Charta einen ethischen Teil anzugliedern. Dies wird aber wohl eine erneute Revision unseres Vorgehens zur Folge haben, indem in Zukunft die Klagen dezentral durch die ethischen Standeskommissionen der einzelnen psychotherapeutischen Schulen bearbeitet werden. Auf diese Art sollte eine streng auf die Methode bezogene psychotherapiespezifische Berufsethik möglich werden, aus deren Erfahrungen die Schulen auch Rückschlüsse auf Mängel ihrer Theorie des menschlichen Seelenlebens bzw. auf Mängel ihrer Theorie der Behandlungstechnik ziehen können, v.a. aber Wichtiges über deren Verhältnis zueinander erfahren (vgl. Freuds Preisfrage von 1922).

Die Gefahr, dass auf diese Art zwar eine größere theoretische Präzision bei der Bearbeitung von Klagen erreicht, jedoch der Gesamtüberblick über die Klagen verloren gehen könnte, ist uns bewusst. Ebenso könnte die frühere größere „Objektivität" vermindert werden, wenn Leute der eigenen psy-

chotherapeutischen Richtung über fehlbare Therapeuten der eigenen Richtung befinden. Die Standeskommission hat zwar Ideen, wie diesen neuen
Problemen zu begegnen wäre – z.B. zentrale Anlaufstelle für Beschwerden,
dezentrale Verarbeitung und nach Abschluss des Verfahrens ein kurzes
Feedback an diese Anlaufstelle –, doch hat diesbezüglich die Ausbildungskommission der Charta im Moment noch nichts entschieden.

Gerade weil die Standeskommission bezüglich sexueller Übergriffe bis jetzt
noch nicht greift, bin ich für die Lösung ethischer Probleme über die Charta. Psychologisch statische Befunde erheben ist das eine, diese Befunde
dynamisch und ökonomisch in ein theorieübergreifendes psychotherapeutisches Lehrgebäude integrieren, ist das andere, langfristig vermutlich wir-
kungsvollere.

Der soeben erschienene Zwischenbericht „Sexuelle Übergriffe in Psychotherapie und Psychiatrie" (1994) für das deutsche Ministerium für Frauen
und Jugend kommt jedoch zum Schluss, dass angeblich unzureichende
Ausbildung nicht der häufigste Grund für sexuelle Übergriffe sei. Hier müssen wir aber auch gegenüber dem deutschen Zwischenbericht vorsichtig
sein, denn sowohl die dort geschilderten situativen Umstände, die zu
sexuellen Übergriffen führen, wie die pathologischen Charaktere der entsprechenden Psychotherapeuten sind nach integraler Psychotherapievor-
stellung weitgehend Ausbildungsschwachstellen. Die psychoanalytisch
tiefenpsychologische Vorstellung der Anerkennung einer psychotherapeutischen Ausbildung a posteriori, d.h., dass erst am Schluss einer psychotherapeutischen Ausbildung ersichtlich werde, ob sich jemand als Therapeut
eigne oder nicht, mit anderen Worten, ob jemand die Erkenntnisse der eigenen Analyse mit der Theorie verknüpfen und an realen Patienten ohne größere Gegenübertragungsprobleme anwenden könne, unterscheidet sich
fundamental von psychologischen Vorstellungen über Therapie und Ausbildung. Trotzdem enthält der Bericht viele nützliche Informationen.

Die entscheidende Bewusstseinsveränderung bei PsychotherapeutInnen
wird m.E. erst dann kommen, wenn theoretisch erkannt wird, welche
Urfantasien (Freud, 1915; Mélon, 1981, 1989) bei einem Therapeuten wie
abgespalten sind und bei welchen Patienten mit welcher Problematik
Übergriffe zur Folge haben, weil beide in einen regressiven Sog geraten und
überschwemmt werden. Gelingt es nicht, solche Befunde in ein Lehrgebäude zu integrieren, besteht die Gefahr, infolge theoretischer Defizite vorschnell auf eine ausschließlich nur wertende Ebene zu gelangen. Das soll
keinesfalls heißen, die wertende Ebene sei vernachlässigbar (vgl. Wieder-
gutmachungen). Aber damit ist es nicht getan, v.a. nicht mit der wichtigsten Kategorie der Wiederholungstäter und der Frage, von welchen Ausbildungsinstitutionen solche Wiederholungstäter kommen.

Hier glaube ich, dass nur die vertiefte eigene Analyse, die wirklich auch
abgespaltene Anteile erlebbar macht, und eine fundierte theoretische Ausbildung weiterhelfen. Erst dann wird nämlich erkannt, wie wichtig im the-

rapeutischen Prozess das Wahrnehmen des Unterschiedes zwischen der Ebene des bewussten Discours inkl. des Arbeitsbündnisses und der unbewussten Ebene ist. Dann wird aber auch der Einbruch durch den realen Therapeuten im sexuellen Übergriff und der Zusammenbruch der erwähnten zwei Welten in der Patientin sowie deren Folgen für die Patientin evident: Traumatischer Zusammenbruch des Vertrauens und der inneren Welt sowie nicht abgelaufene Entidealisierungsprozesse. Gelingt es einem fehlbaren Therapeuten nicht, seine eigene diesbezügliche Problematik wirklich aufzuarbeiten, bleibt nur der Ausschluss aus dem Verband und die Streichung von der Kassenliste.

Die Arbeitstagungen der EAP bezüglich „Ethik" wie bezüglich „Theorie der Psychotherapie" haben aber klar gezeigt, dass die statuarisch verlangten theoretischen Anforderungen der EAP an Psychotherapie hinreichend hoch sind, so dass eine psychotherapiespezifische Berufsethik im geschilderten Sinn möglich und erstrebenswert ist. Es liegt also an uns, Psychotherapie wissenschaftlich, curriculär und ethisch zu definieren und dadurch breit abzustützen.

Anschrift des Verfassers: Josef Vetter, Klinischer Psychologe lic.phil., Psychoanalytiker SGST, Wirzenweid 31, CH-8053 Zürich, Schweiz.

## 10.3.1   Ergänzung und heutiger Stand

Ich war noch bis zum Ethik-Symposium in Rom (1997) Standesvertreter des SPV/ASP. Eigene berufsethische Erfahrungen kann ich folglich nur bis zu diesem Jahr ergänzend zum obigen Artikel schildern. Die Entwicklung danach habe ich bei einzelnen Mitgliedern der heutigen Standesvertreter erfragt.

1997 machte ich mir, ausgehend von Kant, erste rudimentäre Gedanken über das von ihm beschriebene Spannungsverhältnis zwischen Ethik und Recht, kam aber nicht sehr weit. Ohne Zweifel ist die Macht beider Disziplinen sehr unterschiedlich. Dies zeigt sich auch in der Frage, ob eine Standeskommission berechtigt sei, einem fehlbaren Mitglied Wiedergutmachungszahlungen aufzubürden oder ob dies aussschließlich das Recht der Justiz sei. Obwohl wir damals staatliche Stellen anfragten, erhielten wir als Antwort lediglich die Empfehlung, uns diesbezüglich an private Anwälte zu wenden. Letzteres unterließen wir damals. Damit blieb weiter ungeklärt, was passiert, wenn ein Kläger gleichzeitig die Standeskommission anruft und den Rechtsweg beschreitet. Ungeklärt blieb ferner die Frage, ob und gegebenenfalls wie man mit den Gerichten zu einer analogen Kooperation kommen könnte wie dies in der Schweiz Auto-Experten haben, wenn sie einen Richter fachmännisch bei einem Streitfall um ein Auto ganz gezielt beraten.

Heute sei klar, dass nur ein Gericht Wiedergutmachungszahlungen aussprechen könne. Sobald jemand den Rechtsweg beschreite, werde das Standesverfahren abgebrochen.

In Rom erlebte ich 1997 voll den Ausbruch des Konfliktes zwischen Psychologen, die den Schwerpunkt bezüglich Psychotherapie im Abschluss eines Psychologiestudiums sehen und Psychotherapeuten, die schwergewichtig die integrale Psychotherapieausbildung betonen. Dieser Konflikt war nicht neu, neu war lediglich die Verhärtung der Fronten. Interessant war aber die ethische Argumentation dieser geschlossenen Reihe aus Psychologie-Professoren. Natürlich argumentierten diese nicht sokratisch-platonisch mit dem Begriff „arete" (hervorragende Tauglichkeit) oder mit historisch gewachsenen und in Falldarstellungen immer wieder überprüften, theoretischen oder behandlungstechnischen Konzepten, sondern mit der experimentellen Überprüfung der Wirksamkeit von Therapien, was weitgehend über Fragebögen und Statistik erfolgt. Ihr Ziel war aber auch, die theoretischen Grundlagen zu verifizieren. Ich denke, gewisse Professoren wurden sich der potenziellen Gefahr auch plötzlich bewusst, über Ethik könnte so auch Macht durch Ausschluss Anderer angestrebt werden, was klar ein Missbrauch der Ethik wäre. Ich unterstelle diesen Missbrauch der Gegenseite aber nicht.

Heute scheint nach H. Kächele (2006; siehe auch M. Fäh, G. Fischer 1998) klar zu sein, „dass die ausgeklügeltsten Falldarstellungen alleine nicht genügen", um die Wirksamkeit zu beweisen und ergänzt werden müssen durch quantitative Daten. Ebenso genügen quantitative Daten alleine nicht. So wählte die Forschungsinitiative Psychoanalytische Psychotherapie (J. Küchenhoff,) ein multi-perspektivisches und multi-methodologisches Design. Die Forschungsinitiative ist Teil der Heidelberger-Studie PAL, an welcher auch die Universität Berlin und das Jung-Institut mitmachen bzw. ihre Arbeit bereits beendet haben. 2006 starteten auch die Charta-Verbände mit ihrer Forschung. Somit dürfte im wichtigsten Punkt heute Einigkeit bestehen.

Auch bezüglich der Frage, wer zur psychotherapeutischen Spezialausbildung zugelassen werden soll, zeichnet sich möglicherweise über eine Ausnahmen-Quote eine Lösung ab, welche der geschichtlichen Entwicklung von Ländern wie beispielsweise Österreich oder der Schweiz entgegenkommt. Eine Quotenregelung wäre zwar ungewohnt, käme dem historischen Vorbild der Freudschen Laienanalyse von 1927 jedoch erstaunlich nahe (20%).

## 10.3.2   Ernüchternde Entwicklung der Standeskommission ab 1998

Die Standesorganisation durchlief eine jahrelange, schwere Krise, die hauptsächlich dadurch zustande kam, dass beklagte Therapeuten Pamphlete gegen Mitglieder der Standeskommission verfassten und verbreiteten, derweil die Standeskommision sich an die Schweigepflicht zu halten hatte. Das ist genau die gleiche Situation, in die auch ein Psychotherapeut, eine Psychotherapeutin geraten kann, wenn der P. umheragiert und er oder sie schweigen müssen.

Das ist schwer zu ertragen, v.a. wenn die Angriffe über Jahre gehen und auch durch einen Ausschluss des Mitgliedes nicht gestoppt werden können. Grundsätzlich unterstehen Psychotherapeuten aber ebenfalls der Schweigepflicht, wenn gegen sie ein Verfahren eröffnet wird. Ich befürchte, dass diese Pflicht zu schweigen vielen Mitgliedern zu wenig bewusst war.

Diese Streitigkeiten hatten den vermehrten Einsatz von Juristen zu Folge. Diese stuften die bisherigen Befragungen und Protokolle als nicht rechtstauglich ein. Ferner fehlte ein Verfahrensreglement sowie eine materielle Rekursinstanz, so dass es 1999 zu einer radikalen Veränderung der Struktur kam: Einerseits die bisherige Standeskommission, welche rechtstauglich zu sein hat und neu eine Ombudsstelle als Schlichtungsstelle, welche diesen Kriterien nicht zu genügen hat und eher dem entspricht, wie wir früher vorgegangen waren.

Gibt es bei der Ombudsstelle Hinweise für einen sexuellen Übergriff, geht der Fall an die Standeskommission. Kommt die Standesorganisation zum Schluss, dieser Sachverhalt sei erfüllt, reicht der Verband und nicht das Opfer eine Klage bei einem zivilen Gericht ein. Der Verband rettet quasi seine Ehre und schließt das Mitglied aus dem Verband aus. Unbefriedigend könnte bei diesem Vorgehen sein, dass das Opfer relativ wenig vom Verfahren inklusive des Urteils erführe und sich so gebraucht fühlen könnte. Letzteres ist eine Aussage eines Mitgliedes der neuen Standeskommission. Die Veränderung gegenüber früher ist sehr groß. Dem Vernehmen nach protokollieren heutige Standsvertreter wie Juristen und die Befragung ist standardisiert. Nichts passiert, ohne dass ein Tonband läuft. Die schriftlichen Entscheide haben ohne weiteres einen Umfang von 30 und mehr Seiten, verfasst oder überarbeitet durch eine Juristin. Entspechend den fundierten Ausführungen von Cathrine Buchmann (Vortrag für WCP 2002 in Wien) besteht die neue Aufgabe der Standesorganisation „ ausschließlich darin zu untersuchen, ob ein angezeigtes Mitglied sich an die Standesregeln gehalten hat oder nicht, und wie allfällige Verfehlungen zu gewichten sind."

Die Gefahr einer Anpassung ist unübersehbar, wenngleich aus den geschilderten schlechten Erfahrungen verstehbar. Entscheidend wird sein, wie in Zukunft die Ombudsstelle funktioniert und ob wir vorgängig dort versuchen, entstandene Konflikte mit den Erkenntnismethoden der verschiedenen psychotherapeutischen Schulen zu lösen. Unsere psychotherapeutischen Erkenntnismethoden erhalten neuerdings durch die Neurobiologie eine dermaßen starke Bestätigung, dass es schade wäre, diese ausgerechnet gegenüber den Methoden der Justiz in vorauseilendem Gehorsam selber gering einzuschätzen.

Auf Charta-Ebene wurde ein ethischer Teil eingeführt. Größere psychotherapeutische Richtungen können somit ihre eigene berufsethische Kommission haben und Übertretungen ihrer Mitglieder selber ahnden. Das Engagement, schwarze Schafe in den eigenen Reihen aufzuspüren, scheint jedoch limitiert. Nach den Erfahrungen, welche die Standeskommission SPV machen musste, ist diese Reaktion der psychotherapeutischen Verbände nicht ganz unverständlich, wenngleich nicht im Sinne unserer früheren, hohen Ideale. Für Institutionen, die ethisch noch keine definitiven Strukturen besitzen und deren Resourcen beschränkt sind, stellt sich schon die Frage, ob eine Kooperation mit Richtern analog den oben erwähnten Autoexperten nicht sinnvoll sein könnte und die Unterwerfung verringern würde.

Sowohl bei der Standeskommission SPV wie bei den Charta-Verbänden melden sich heute eher wieder weniger Patienten. Auch die Anzahl sex. Übergriffe, die gemeldet werden, habe sich eher zurückgebildet. Dies muss aber nicht zwangsläufig einen Zusammenhang mit den tragischen Ereignissen der Standeskommission haben.

Es dürfte sich auch eine gewisse Resignation ausgebreitet haben, als Psychotherapeut immer nur Forderungen erfüllen zu müssen und berufspolitisch nichts zu erreichen. Der Schweizerische Psychotherapeuten-Verband (SPV, www.spv@psychotherapie.ch) wie die Föderation Schweizer Psychotherapeuten (FSP, www.psychologie.ch/fsp) erreichen seit dem moralischen Tiefschlag durch einen Bundesrat im Oktober 1992 (dringliche Sparbeschlüsse des Bundes) nichts mehr. Dies war früher anders und muss kurz in Erinnerung gebracht werden.

In der zweiten Hälfte der 70er-Jahre entwickelten späte 68er-Studenten und Prof. Kind ein System, das Studenten erlaubte, unter vertretbarer finanzieller Selbstbeteiligung eine Psychotherapie zu machen. Der Begründer des SPV Heinz Balmer, schaffte 10 Jahre später die Ausdehnung dieses Systems auf faktisch alle Kassen und die ganze Bevölkerung. Gleichzeitig gelang ihm der eindeutige Beweis der Wirtschaftlichkeit von Psychotherapie über eine große Krankenkasse, die unter Schweigepflicht, aber vollständig autonom während sieben Jahren die Kosten auf Franken und Rappen genau berechnete. Die Ergebnisse gaben der nicht-ärztlichen Psychotherapie enormen Auftrieb, auch bezüglich der erwähnten Ideale. Bei der Revision des Krankenversicherungsgesetzes wollten wir daher den Ärzten, Apothekern und Chiropraktikern gleichgestellt werden.

In der Sparübung 1992 wurde beschlossen, das alte, bestens funktionierende System 1993 aufzuheben. Der parlamentarischen Opposition wurde entgegnet, „die Streichung dieser Beiträge sei nur scheinbar unsozial oder unethisch, da die nicht-ärztliche Psychotherapie neu ins KVG aufgenommen werde und unbestritten sei. Im Sinne der Opfersymmetrie müsse aber auch diesen Schwächsten unserer Gesellschaft ein Opfer abverlangt werden. Ein gutes Jahr keine finanzielle Unterstützung sei daher vertretbar". Die ursprünglich 1994 geplante Einführung des KVG verzögerte sich bis 1996.

Trotz dieser enorm langen Verzögerung fand die erste Sitzung der Experten-Kommission Psychotherapie zu einem Zeitpunkt statt, an welchem bereits der Schlussbericht hätte vorliegen sollen, um noch 1996 gesetzliche Relevanz zu erlangen. Grund der Verzögerung war die Weigerung des Bundesamtes für Sozialversicherungen, dem Leiter der Expertenkommission ein Muster für eine Verordnung zu geben.

1994 folgte der zweite Schlag. Aufgrund der politischen Kräfteverhältnisse hatte die Gleichstellung mit den Ärzten wenig Chancen auf Erfolg. So einigte sich der SPV mit dem Kommissionsvorsitzenden KVG, das Ziel der Gleichstellung mit den Ärzten in zwei Etappen erreichen zu wollen, damit die Politiker so vorgängig Erfahrungen bezüglich Psychotherapie sammeln können. Verbindlich wurde abgemacht, Psychotherapie werde aus der Grundversicherung vergütet, sofern eine ärztliche Überweisung vorliege. Damit wäre die Eigenverantwortlichkeit unserer Tätigkeit gewahrt gewesen, die ein ganz zentrales ethisches Anliegen der österreichischen Psychotherapeuten und das ethische Pendant zur integralen Psychotherapieausbildung der Schweiz darstellt. Hier fand eindeutig ein Wortbruch statt.

Der dritte Schlag war 1999 das Moratorium bezüglich Psychotherapie. Nach Beendigung des Moratoriums erfolgte 2002 die Mitteilung durch die nachfolgende Gesundheitsministerin, Psychotherapie werde aus der Grundversicherung gekippt, obwohl dadurch ein „altes Versprechen" nicht eingehalten werde. De facto gibt es tatsächlich ein „altes Versprechen" Psychotherapie ins KVG aufzunehmen, welches nicht eingehalten wurde. Aber es gibt eine noch ältere Abmachung im Sinne eines mündlichen Vertrages für den ganzen Berufsstand der nicht-ärztlichen Psychotherapeuten. Ohne diese Zusicherung hätten wir der Aufhebung der bestens funktionierenden früheren Regelung mit Sicherheit nicht zugestimmt.

Um wie früher auch mittellose Patienten behandeln zu können, musste man sich bei einem Arzt anstellen lassen. Ab 2007 wird auch dieser Zugang nur noch Psychotherapeuten mit dem Grundstudium der klinischen Psychologie möglich sein. Unter dem jetzigen Gesundheitsminister werden neuerdings auch unsere Kollegen mit ärztlicher Grundausbildung öffentlich der Ineffizienz bezichtigt und Psychotherapie als Lifestyle degradiert. So als wäre nicht schon zu viel Porzellan zerbrochen, stülpt man den Psychiatern nun genau jenes System der nicht-ärztlichen Psychotherapeuten über, das wir vor 30 Jahren entwickelt haben. Ab 2007 müssen auch Psychiater nach 7 Stunden ein Gesuch an den Vertrauensarzt der Kasse richten.

Wertend betrachtet ist eine noch skandalösere Entwicklung der Psychotherapie kaum denkbar, auch wenn nicht verleugnet werden soll, dass sich die Psychiater den Titel Psychotherapeut selbst gaben und leider auch dieser Sachverhalt zu einem Konflikt führte, dessen Wirkungen sich anscheinend jetzt zu zeigen beginnen. Es ließen sich weitere Konflikte aufzählen, doch darum geht es nicht. Die enorme Anhäufung von Fehlern auf allen Ebenen und durch alle Beteiligten sowie die Tatsache, dass begangene Fehler durch alle Beteiligten nie korrigiert wurden, hängt m.E. auch von dem zu regelnden Gegenstand der Psychotherapie an sich, ab. Psychotherapie ist ambivalent besetzt: Selbst wir Psychotherapeuten schätzen unsere Methoden, weil sie uns die subjektive Wahrheit aufzeigen und lehnen sie unbewusst gleichzeitig ab, weil wir diese Wahrheit gar nicht sehen wollen. Diese Ambivalenz erzeugt auch eine Sogwirkung bei jenen, die eine Regelung der Psychotherapie machen wollen. Erst wenn wir uns dieser leidigen Tatsache bewusst werden und trotzdem alle Beteiligten die Verantwortung über begangene Fehler nicht abschieben, kann alles nochmals aufgerollt und gemeinsam verbessert werden. Geschieht dies nicht, werden die geschilderten Schläge analog sich reibenden Kontinentalplatten Eruptionen verursachen, die weder vorhersehbar noch wirklich verstehbar sind.

# 11  U.S.A.

## 11.1  Ethische Prinzipien der APA-PsychologInnen[1]

Die American Psychological Association (APA) hat die bis heute am besten ausgearbeitete Kodifikation berufsethischer Prinzipien. Der Konsumentenschutz ist in den Vereinigten Staaten von Amerika bekanntlich sehr groß geschrieben; anhand von realen Problemfällen wurden induktiv die „Ethical Standards of Psychologists" entwickelt. Die Überlegungen und Beispielsammlungen, einschließlich ihrer Kategorienbildungen, sind für Psychotherapeuten europäischer Länder besonders interessant, weil sie sich zunehmend mehr mit Beschwerden und Umgang mit Beschwerden befassen.

Im Folgenden werde ich einige ausgewählte Ausschnitte kurz und prägnant zusammenfassen, lediglich um einen knappen Überblick über ergänzende Themen zu geben.

Koocher und Keith-Spiegel (1998) beleuchten in ihrem professionellen Standardwerk „Ethics in Psychology" ethische Fragen der psychologischen und psychotherapeutischen Berufsausübung – und haben eine umfangreiche Sammlung von Konfliktfällen publiziert. Sie betonen, dass die meisten PsychologInnen mit dem Wunsch in diesen Beruf treten, das menschliche Wohlbefinden zu verbessern und anderen zu helfen. In diesem Sinne haben sie nicht die Absicht, ihren KlientInnen, StudentInnen oder KollegInnen Schaden zuzufügen. *Der gute Wille allein reicht jedoch leider oft nicht aus; es kann dennoch zu ethisch bedenklichen Entscheidungen kommen.* Ein ethisch perfekter Mensch wäre wohl kaum mehr ein Mensch, selbst wenn man darin übereinkäme, was „ethisch gut" überhaupt bedeutet.

Deshalb haben Koocher und Keith-Spiegel (1998) die folgenden 9 Kernprinzipien der Ethik zusammengefasst:

1. Schadensbegrenzung
2. Respektieren von Autonomie
3. Handeln zugunsten anderer
4. Ausübung von Gerechtigkeit

---

[1] Im Englischen ist die Bezeichnung geschlechtsunspezifisch. Wenn möglich, werden in der Übersetzung beide Geschlechter genannt, wenn nicht, nur die männliche Form verwendet.

5. Handeln nach gewissenhaften Prinzipien
6. Respekt vor der Menschenwürde
7. Behandlung anderer in achtsamer und mitfühlender Art und Weise
8. Streben nach vorzüglicher Qualität
9. Verantwortlichkeit

In dieser Aufstellung finden wir die Prinzipien von Beauchamps und Childress wieder, wie sie Kap. 4.3.3 genannt wurden. Im Anschluss daran befassen sich Koocher und Keith-Spiegel (1998) mit der Entstehung von ethischen Problemen und haben konkrete Beispiele gesammelt und kategorisiert, wie PsychologInnen auf unethische Art das Vertrauen ihrer KlientInnen missbrauchen:

Die unterschiedlichen Arten von ethischen Problemen werden dabei folgenden 9 Kategorien zugeordnet:

1. Ahnungslose oder falsch informierte PsychologInnen (naiv, nicht ausgebildet)
2. Inkompetente PsychologInnen (unzulängliche Ausbildung, emotionelle Belastungen)
3. Unsensible PsychologInnen (fehlendes Einfühlungsvermögen, zu viel Kontrolle)
4. Ausbeutende PsychologInnen (Sicherung finanzieller Vorteile, sexuelle Ausbeutung)
5. Verantwortungslose PsychologInnen (oberflächliche Arbeit, Entschuldigungen für Fehler, anderen Schuld zuschieben)
6. Rachsüchtige PsychologInnen (kindische Racheakte)
7. Ängstliche PsychologInnen (Lügen aus Angst vor Konsequenzen)
8. Rationalisierende PsychologInnen und
9. PsychologInnen, die manchmal „Schnitzer" machen.

Kommentar: In Europa würden wir eher sagen: z.B. „Wenn PsychologInnen eine uninformierte Handlung setzen", oder „Wenn PsychologInnen Schnitzer machen", um nicht einen Aspekt einer Handlung prinzipiell zum Charakteristikum oder zur Eigenschaft einer Person zu machen.

## 11.2 Beispiele nach G.P. Koocher und P. Keith-Spiegel

Die genannten Autoren bringen zu jeder dieser Kategorien Beispiele, von denen ich für jede Kategorie eines herausgreife und kurz skizzieren möchte.

### 11.2.1 Ahnungslose oder falsch informierte PsychologInnen

Beispiel 1–5 (6): U. Upper, Ph.D. wurde vom Ethikkommittee bezüglich seiner angeblichen Verteilung von Amphetamin während seiner

Gruppentherapiesitzungen kontaktiert. Er erwiderte, dass er unter der Annahme war, dass Psychologen dieselben Verschreibungsprivilegien wie Ärzte hätten. Und außerdem, so meinte er, macht es die Sitzungen viel lebendiger.

Kommentar von Koocher und Keith-Spiegel (1998): In vielen Fällen ist es mehr als Unwissenheit/Unkenntnis/ Beschränkheit (ignorance); es handelt sich zum Teil auch um PsychologInnen, die sich nicht mehr mit ihrem Berufsstand identifizieren.

Kommentar: Dabei handelt es sich auch um eine falsche Information im Sinne einer Kompetenzüberschreitung.

## 11.2.2 Inkompetente PsychologInnen

Beispiel 1–6 (7): Als ein Supervisor der Klinik schließlich sah, dass viele Klienten falsch diagnostiziert wurden und ihnen die falschen Behandlungspläne vorgestellt wurden, fragte er die Psychologin, die diese Diagnosen erstellt hatte, nach ihrer Ausbildung und ihrer Erfahrung. Sie gab zu, praktisch keine Ausbildung oder Erfahrung zu haben, glaubte aber, dass sie sehr schnell lernfähig sei.

Kommentar von Koocher und Keith-Spiegel (1998): Die Situation dieser Psychologin ist leider zu oft sichtbar. Typische Trainingsprogramme für Psychologen können nicht jede Fähigkeit vermitteln. Koocher und Keith Spiegel beschreiben, dass sie sogar Fälle gefunden haben, in denen die Auftraggeber insistiert haben, dass ein psychologischer Dienst in jedem Fall angeboten wird, sogar im Wissen darum, dass der/die Psychologe/in die entsprechende Ausbildung nicht besaß.

Kommentar: Es ist wichtig, dass der Psychotherapeut nur anbietet, wozu er auch ausreichend Kenntnisse und Erfahrungen hat.

## 11.2.3 Unsensible PsychologInnen

Beispiel 1–9 (7): J. Tyme, Ph.D. kam oft zu spät in die Therapiestunden. Als ihn eine Klientin einmal darauf ansprach, erwiderte er „Sie haben ja ohnehin keinen Job, was macht es also für einen Unterschied?"

Kommentar von Koocher und Keith-Spiegel (1998): Als Gründe für unsensible PsychologInnen kommen neben zu wenig Einfühlungsvermögen in KlientInnen, wie in obigem Fall, auch etwa das Bedürfnis der PsychologInnen nach Ausübung von Kontrolle und auch spezielle Vorurteile bestimmten Gruppen gegenüber in Frage.

Kommentar: Dabei kann man nicht von einem sorgfältigen Umgang mit dem Vertrauensverhältnis sprechen. Mangelndes Benennen des eigenen Fehlers und missachtendes Verhalten weisen u.a. auch auf einen Mangel an Selbsterfahrung und Selbstreflexion hin.

## 11.2.4    Ausbeutende PsychologInnen

Beispiel 1–12 (8): T. Stare, Ph.D. hatte einen Sitzplan in seiner Klasse, in der er M. Monroe absichtlich in die erste Reihe setzte, direkt vor sein Podium. Er vertraute einem Kollegen an, dass dieser Sitzplan einen einzigen Grund hatte, und der war, dass er selbst in der Nähe eines anbetungswürdigen jungen Mädchens in Miniröcken sei, die nicht immer darauf achtete, was sie mit ihren Beinen tat. Als der Kollege meinte, dass dieses Verhalten doch fragwürdig sei, erwiderte Stare, dass dieser keinen Sinn für Humor besäße und offensichtlich alt werde.

Kommentar von Koocher und Keith-Spiegel (1998): Diese Ansicht ist recht typisch für ausbeutende Psychologen. Er erkennt nicht, welchen Einfluss seine Ansicht auf die Lehrqualität haben kann und auf die Ernsthaftigkeit, die er in die Klasse bringt. Er nützt eine Studentin aus, der er professionelle Verantwortung schuldet.

Kommentar: Die eigenen Bedürfnisse werden in der beruflichen Situation befriedigt.

## 11.2.5    Verantwortungslose PsychologInnen

Beispiel 1–15 (8): Als D. Compensating immer kränker wurde, wollte L. Panicky, Ph. D., sie nicht weiter behandeln. Sie informierte die Patientin, dass sie nicht länger ihre Klientin sein könne und eine/n andere/n Therapeuten/in finden solle. Als die Patientin sie um eine Erklärung bat, sagte sie nur, sie hätte ihre Gründe.

Kommentar von Koocher und Keith-Spiegel (1998): Es ist sehr wahrscheinlich, dass Psycholog/Innen in Situationen kommen, aus denen sie sich lieber heraushalten würden. In manchen Fällen sollten sie das vielleicht wirklich tun. Dr. Panicky war vielleicht nicht kompetent genug, um die Behandlung ihrer Patientin weiterzuführen. Die Beendigung solch einer Behandlung erfordert allerdings Sensibilität und es muss auf die Bedürfnisse der Patientin Rücksicht genommen werden.

Kommentar: Wichtig ist, eine Möglichkeit zu suchen, um nicht unnötig kränkend zu sein, obwohl das nicht ausschließlich in der Macht des Psychotherapeuten liegt. Im Vorfeld eines Psychotherapeutenwechsels ist auch an Supervision oder/und Eigentherapie zu denken (vgl. Kap. 7.2.4.1, 7.2.4.3, 7.3).

## 11.2.6    Rachsüchtige PsychologInnen

Beispiel 1–16 (9): E. Touchy, Ph.D. wurde so wütend über einen Klienten, der seine Interpretation einer Handlung abwertete, dass er ihn wüst beschimpfte und verfluchte.

Beispiel 1–17 (9): Als V. Dictive, Psy.D. seinen Job in der psychiatrischen Klinik verlor, wartete er in der Garage und schoss auf seinen Direktor als dieser zu seinem Auto ging, und verwundete ihn dabei an der Hüfte.

Kommentar von Koocher und Keith-Spiegel (1998): Der Kontrollverlust bei einer Rachehandlung wird von rachsüchtigen PsychologInnen im Nachhinein oft als Entschuldigung formuliert; die schädlichen Folgen ihrer Handlung sind jedoch – wie etwa in obigem Fall – oft nicht wieder gutzumachen.

Kommentar: Beim ersten Beispiel ist Supervision und ggf. Eigentherapie zu empfehlen. Das zweite Beispiel ist für die U.S.A. gut vorstellbar, für Europa schwer vorstellbar. Bei einem derartigen Impuls ist sicher Eigentherapie dringend empfohlen.

## 11.2.7 Ängstliche PsychologInnen

Beispiel 1–18 (9): I. Ewe, ein Forschungsassistent, konfrontierte I. Trim, Ph.D. damit, dass Trim einige Daten, die Teil eines großen Projektes über die Behandlung Erwachsener mit Geisteskrankheiten darstellten, gelöscht hatte. Diese Veränderungen resultierten in statistisch signifikanten Resultaten, die vorgaben, dass die Behandlung effektiv sei. Dr. Trim bestritt die Vorwürfe und begann, offensichtlich aus Angst, Gerüchte zu verbreiten, dass Herr Ewe ein pathologischer Lügner sei.

Kommentar von Koocher und Keith-Spiegel (1998): PsychologInnen halten manchmal ihre Ängste geheim, wenn sie Handlungen gesetzt haben, die sie in peinliche Situationen bringen könnten; in der weiteren Folge setzen sie dann wieder Handlungen oder Unterlassungen, die ebenfalls der Geheimhaltung dienen und unethisch sind.

Kommentar: Dieses Verhalten widerspricht dem Wert der sachlichen und wahren Information, die Datenfälschung wäre richtig zu stellen. Statt falsche Gerüchte in Umlauf zu setzen wäre Redlichkeit angezeigt, ebenso Dialogsuche, Konfliktlösung und Schadensersatz.

## 11.2.8 Rationalisierende PsychologInnen

Beispiel 1–21 (10): R. Blender, Psy.D. war überrascht, dass ein Klient drohte, ein Ethikkomitee zu kontaktieren. Blender hatte den Klienten als seinen Gärtner angeheuert, nachdem der Klient aus dem Krankenhaus entlassen worden war, wenig Arbeitserfahrung hatte und keine Arbeit finden konnte. Blender glaubte, dem Klienten einen großen Gefallen zu tun, doch dieser dachte, dass Gärtner mehr als das Mindestgehalt verdienen müssten.

Kommentar von Koocher und Keith-Spiegel (1998): Dabei handelt es sich um eine Rationalisierung, die oft unter harmlosen Gesichtspunkten erscheint; manchmal geht es bei diesen Gesichtspunkten nur um Aspekte der Bequemlichkeit, wie etwa in oben angeführtem Fall.

Kommentar: Es handelt sich um wirtschaftliche Ausbeutung, wenn Psychotherapeut und Nutznießer die gleiche Person sind (vgl. Kap. 7.7, wirtschaftlicher Missbrauch, Öst. Berufskodex III 7, Kap. 8.1.4 und 8.1.11).

### 11.2.8.1 Liste von häufigen Rationalisierungen

Josephson hat 1991 im Institute of Ethics eine Liste von Rationalisierungen publiziert. Zu diesen Rationalisierungen gehören die folgenden Überlegungen und Rechtfertigungen:
„Wenn es notwendig ist, dann ist es ethisch."
„Wenn es legal ist, dann ist es in Ordnung."
„Ich bekämpfe nur Feuer mit Feuer."
„Es schadet doch letztlich niemandem."
„Es ist in Ordnung, wenn ich keinen persönlichen Vorteil davon habe."
„Ich kann trotzdem objektiv sein."
Pope und Vazquez (1991) führen weitere rationalisierende Sätze an:
„Es ist nicht unethisch, solange man nicht über Ethik spricht."
„Es ist nicht unethisch, solange man zumindest fünf weitere PsychologInnen kennt, die sich genauso verhalten."
„Es ist nicht unethisch, solange sich kein Klient über mich beschwert."
„Es ist nicht unethisch, solange man nicht absichtlich jemandem schadet."
(zit. n. Koocher und Keith-Spiegel 1998, 10).
Diese Liste von Rationalisierungen kann helfen, dass man sich selbst dabei ertappt, wenn man Gefahr läuft, einer Rationalisierung „aufzusitzen".

## 11.2.9   PsychologInnen, die manchmal „Schnitzer" machen

Beispiel 1–23 (10): S. Greenspace, Ph.D., pries sich damit, alles zu verwenden, das irgendeine Funktion hatte, bevor es zum Recycling kam. Er wurde verärgert, als ein Klient ihn darauf aufmerksam machte, dass er im Wartezimmer Zeichenpapier für die Kinder herumliegen ließ, das vertrauliche Informationen über Klienten auf der Rückseite aufwies.
Kommentar von Koocher und Keith-Spiegel (1998): Auch wenn PsychologInnen üblicherweise zumeist kompetent und einfühlsam sind, so ist es doch möglich, dass sie hie und da Schnitzer machen, wie in obigem Beispiel, in dem es Achtlosigkeit oder mangelnde Aufmerksamkeit war, welche Art von Papier als Zeichenpapier im Wartezimmer aufliegt.
Kommentar: Das Herumliegenlassen des Papiers kann als Bruch der Verschwiegenheitsverpflichtung betrachtet werden, als eine mangelnde Sorgfaltsverpflichtung, die die Gefahr in sich birgt, dass der nächste Klient ihm misstraut. Das Vertrauen ist jedoch unbedingt zu schützen, weil es die Basis der psychotherapeutischen Berufsausübung ist. Auch wenn für diese Situation zutreffen mag: „Wo kein Kläger, da kein Richter."

## 11.3     Durchsetzung von ethischem Verhalten

(aus: Enforcement of Ethical Conduct)

Risikoreiche Situationen können manchmal sehr rasch und unerwartet entstehen, so dass PsychologInnen unter Handlungsdruck geraten können. Auch ethisch verantwortliche PsychologInnen können in Situationen kommen, die ein Risiko darstellen, wie z.B. unvorhersehbare Situationen (Patient taucht vor der Haustür auf), unangemessene Erwartungen (Aussagen bei Scheidungen, die das Sorgerecht für Kinder beeinflussen), unvermeidliche oder unklare Zwangslagen, unzureichende Richtlinien und Loyalitätskonflikte.

*Mangelnde Kenntnis oder Ignoranz gegenüber dem Ethikkodex ist keine Entschuldigung für unethisches Verhalten.* Der APA-Ethikkodex 1992 schließt die Bestimmung mit ein, dass PsychologInnen sowohl diesen als auch andere Ethikkodexe kennen müssen (ES:8.01). *Jedoch beschäftigen sich Ethikkodexe oft nicht entsprechend mit Widersprüchen (z.B. Schutz eines Klienten könnte für eine andere Person Risiken bedeuten).*

*PsychologInnen sollten die Fähigkeit besitzen, Entscheidungsstrategien zu entwickeln.* Trotz möglicher Problematiken erlauben solche Strategien die systematische Überprüfung einer Situation und der Faktoren, die letztendlich die Entscheidung beeinflusst haben.

*Beim Entscheidungsprozess auf ethischer Grundlage* sollte (zufolge Koocher und Keith-Spiegel (1998) und adaptiert von Tymchuk (1981) und Haas und Malouf (1989)) Folgendes beachtet werden:

– *Feststellung eines ethischen Problemzustandes;*
– *Konsultieren der vorhandenen Richtlinien und möglichen Lösungsmechanismen;*
– *Berücksichtigung aller möglichen Quellen, die die Entscheidung beeinflussen;*
– *Konsultation eines vertrauenswürdigen Kollegen;*
– *Evaluierung von Rechten, Pflichten sowie der Verletzlichkeit aller Parteien;*
– *Bildung alternativer Entscheidungen (die unter anderen Umständen zu risikoreich, zu teuer, oder unangebracht erscheinen);*
– *Aufzählung der Konsequenzen einer jeden Entscheidung;*
– *Entschluss zur Entscheidung und Durchführung der Entscheidung.*

Die Gruppe der PsychologInnen wird als Berufszweig nur dann respektiert werden, wenn PsychologInnen angemessene Entscheidungen in ethisch kritischen Situationen treffen. Ungeachtet der vorangegangenen Analyse, muss man betonen, dass PsychologInnen einer Berufsgruppe angehören, die Entscheidungen in Krisensituationen treffen müssen, und die meisten von ihnen werden zumindest einmal mit einer sehr ernsten Situation konfrontiert, in der sie unter wenig optimalen Bedingungen eine ethische Entscheidung treffen müssen.

Ethikkodexe sind oft zu allgemein gehalten, um Entscheidungshilfen zu geben; z.B. in Fällen von Selbstmordabsichten, sexuellem Missbrauch bei Kindern oder Mordgedanken. Auch in Notfällen, in denen PsychologInnen wohl gerufen werden, die Menschen, mit denen sie zu tun haben, aber nicht kennen, sind Entscheidungen schwer zu fällen.

In solchen Fällen empfiehlt es sich:
– *die Notfallsressourcen der Gemeinde sowie deren Qualität zu kennen;*
– *mit Kollegen zusammenzuarbeiten;*
– *die Gesetze des hiesigen Bundesstaates sowie einen Anwalt, zu kennen;*
– *Erfahrung in weiterbildenden Kursen zu sammeln;*
– *die eigene Kompetenz zu definieren;*
– *die Beziehung mit den anderen zu überprüfen;*
– *sowie jeden Krisenfall zu dokumentieren.*

Funktionen des Ethikkodex' sind laut Koocher und Keith-Spiegel (1998) der Schutz durch Kompetenz, Schadensbegrenzung, Schutz der Privatsphäre, verantwortungsbewusstes Handeln, Verhinderung von Ausnützung und die Erhaltung der Integrität des Berufsstandes. Ethikkodexe zielen in allen professionellen Sparten auf noch viel mehr Funktionen ab. Sie haben folgende Funktionen:
– sie detaillieren moralische Prinzipien und wirken als allgemeine Richtlinien zur Entscheidungsfindung;
– sie helfen auch mit, die nächste Generation auf dem Berufsgebiet auszubilden;
– sie bilden die Grundlagen für die Beurteilung jener, die fragliche ethische Handlungen begangen haben und
– sie bilden die Basis, um unethisch Praktizierende auszuscheiden.

Nichtsdestoweniger muss man sagen, dass sie oft widersprüchliche und vieldeutige Anweisungen enthalten (Kitchener 1984). Dazu kommt, dass nicht jede Organisation mit einem Ethikkodex auch ein Ethikkomitee hat, das dessen Forderungen geltend macht.

Doch auch diese Kodexe haben ihre Aufgabe insofern, als sie:
– die Ambitionen ihrer Mitglieder lenken;
– die Öffentlichkeit über den Berufsstand aufklären;
– und als Werkzeug für Behörden, prozessführende Parteien und andere Stellen, die das Verhalten ihrer Mitglieder sanktionieren oder verteidigen, dienen.

Ethikkodexe sichern auch den Berufsstand ab. Sie dienen als Absicherung nach außen und repräsentieren den kollektiven Verstand innerhalb der Organisation zu Entscheidungen über ethische Fragen und stellen deshalb auch ein Produkt politischen Kompromisses dar.

## 11.3.1 Effektivität des Ethikkomitees

Die Wirksamkeit von Ethikkomitees wird immer wieder in Frage gestellt; die Schwierigkeiten der Effektivität von Ethikkomitees beinhalten folgende Kritikpunkte:

- Bewertung von „symbolischen Strafen", die keine wesentlichen Auswirkungen haben;
- Interessenskonflikte unter den Komiteemitgliedern;
- Mangel an Erfahrung und Ausbildung, um in einer „Gerichtsfunktion" tätig zu sein;
- das Potenzial für eine „Gruppen-denkende" Mentalität („group-think" mentality);
- zu viel Zeitaufwand, um Fälle zu entscheiden, möglicherweise verbunden mit negativen öffentlichen Auswirkungen;
- zaghafte Verfahren aus Angst vor Gerichtsprozessen;
- die Tendenz, die Interessen der Berufsvertretung zu wahren;
- reaktive anstelle von proaktiven Verfahren; und
- die Tendenz, sich auf die Seite der Kläger zu stellen, während die Beklagten nicht das Recht auf ein ordentliches Verfahren haben.

Obwohl einige dieser Kritikpunkte in manchen Situationen durchaus gültig sind, meinen Koocher und Keith-Spiegel (1998), dass die Effektivität der Ethikkomitees durchaus als positiv anzusehen ist. Die Peinlichkeit einer symbolischen Strafe innerhalb einer Peer-Gruppe kann durchaus starke Auswirkungen haben. Ungebührliches Verhalten wird sehr wohl auch in manchen Newsletters publiziert und die Namen der Disziplinierten erscheinen in Berichten, zu denen der gesamte Bundesstaat Zugang hat. Das APA-Ethikkomitee erhält Kopien und untersucht jene APA Mitglieder, deren Lizenzen suspendiert oder widerrufen wurden. Spitäler und Gesundheitsorganisationen überprüfen die Praktizierenden und ungebührliches Verhalten kann zum Verlust von Privilegien führen. Gut funktionierende Ethikkomitees haben also sehr wohl Vorteile, insbesondere gegenüber anderen rechtlichen und administrativen Stellen, weil sie die Fälle in einer Form behandeln, dass sie keine nachteiligen Folgen für die PatientInnen haben. Und der gute Ruf eines Berufsstandes hängt vom öffentlichen Image ab. Es ist also im Interesse der Profession, hohe ethische Standards anzulegen und so gut wie möglich durchzusetzen.

## 11.3.2 Nicht verfolgte Ethikbeschwerden

Im Allgemeinen verfolgen Ethikkomitees nicht alle einlangenden Beschwerden. Die Beschwerden, die nicht verfolgt werden, lassen sich nach Koocher und Keith-Spielgel (1998) den folgenden Kategorien zuordnen:

– die Klage fällt nicht unter die Bestimmungen des Ethikkodex;
– der vorgebrachte Verstoß wurde von PsychologInnen nicht in ihrer Rolle als PsychologInnen begangen;
– ein Ethikkomitee ist in dem speziellen Fall nicht der geeignete Mittler;
– der Beklagte ist nicht Mitglied der Vereinigung;
– die Klage richtet sich gegen eine Gruppe oder Institution und nicht gegen ein einzelnes Mitglied;
– die Klage ist anonym;
– die Klage erscheint unsittlich oder ungehörig;
– die Klage wird nach der Verjährungsfrist eingebracht.

Diese Beschwerden lassen sich laut Koocher und Keith-Spiegel (1998) vor einem Ethikkomitee nicht rechtfertigen. Die einzelnen Kategorien sind in ihrem Buch genau ausgeführt und durch Beispiele belegt.

### 11.3.3    Entscheidungen und Sanktionen, die den Ethikkomitees zur Verfügung stehen

Früher wurden Beschwerden durch BerufskollegInnen untersucht und beurteilt; die Zeit der „Untersuchungen durch KollegInnen" wurde in der Zwischenzeit von engen legalistischen Richtlinien und Vorschriften ersetzt. Die von Koocher und Keith-Spiegel angeführten Diskussionen über Ethikkomitees basieren auf der Version der „Richtlinien und Vorschriften" von 1996 der American Psychological Association. Unter den folgenden Umständen werden Beschwerden von der APA abgewiesen, weil sie z.B. entweder geringfügig sind oder im Vorfeld der APA-Maßnahmen lösbar sind.

1. Keine Zuwiderhandlungen (keine Beweise und mögliche Missinterpretationen der Patienten), d.h. zu geringfügig
2. Unzulängliche Beweise (Aussage gegen Aussage), d.h. zu geringfügig
3. Pädagogische Schreiben mit erzieherischem Ziel, d.h. Vorfeldmaßnahmen
4. Anhaltende Beschuldigungen – Sanktionen und Weisungen: PsychologInnen die gegen den Ethikkodex verstoßen haben, können auch je nach Schwere des Verstoßes andere Sanktionen oder Weisungen erhalten als ein pädagogisches Schreiben mit erzieherischem Ziel (Kap. 11.3.4 – im Vorfeld der APA-Maßnahmen).
5. Mildernde Umstände: Unerfahrenheit, gute Absicht, Fehlverhalten als einmalige Verfehlung sind Beispiele für mildernde Umstände, so dass bereits im Vorfeld der APA-Maßnahmen eine Entscheidung getroffen wird.
6. Ausschluss aus der professionellen Vereinigung oder Rehabilitationsmaßnahmen (d.h. bei einem etwaigen Ausschluss ist daran zu denken, dass es anschließend keinerlei Kontrolle bei Nicht-Mitgliedschaft gibt).

## 11.3.4    Sanktionen nach Schweregrad ethischer Zuwiderhandlung

Koocher und Keith-Spiegel (1998) befassen sich mit Stufen von ethischen Zuwiderhandlungen und möglichen Verhaltensregeln und Sanktionen.

*Übersetzung von E. Ranharter, 2006, (Koocher und Keith-Spiegel 1998, 48)*

Stufe IA   Verhalten oder Praktiken waren nicht eindeutig unethisch aber geschmacklos oder zu wenig achtsam. Es könnte ein pädagogischer Brief an den Beschwerdeführer mit möglichen Vorschlägen oder Ratschlägen ergehen.

Stufe IB   Ein geringer Verstoß wird nachgewiesen, Schäden sind jedoch unwahrscheinlich. Die PsychologInnen waren vielleicht zu wenig achtsam, allerdings nicht unbedingt beabsichtigt. Ein warnender pädagogischer Brief oder eine Anweisung zur Änderung, um von diesen Praktiken Abstand zu nehmen, könnte ausgestellt werden.

Stufe IIA   Der Nachweis eines klaren ethischen Vergehens, das allerdings die Öffentlichkeit oder den Berufsstand nicht wesentlich schädigt. Die PsychologInnen hätten es besser wissen müssen, obwohl die Konsequenzen der Handlung (oder Nicht-Handlung) nicht gravierend waren. Die entsprechende Sanktion könnte ein Verweis sein. Eine Anweisung könnte beinhalten, dass die PsychologInnen ein Ausbildungsprogramm in Ethik oder einer anderen Sparte besuchen müssen, um ein Kompetenzdefizit zu beheben.

Stufe IIB   Absichtliches oder beharrliches Benehmen, das potenziell zu wesentlichem Schaden am Klienten oder der Öffentlichkeit führen könnte, obwohl tatsächlich vielleicht erst wenig Schaden entstanden ist. Die angemessene Sanktion könnte ein Misstrauensvotum sein. Weitere Weisungen könnten Supervision oder andere korrektive Handlungen innerhalb der Zuständigkeit der Vereinigung beinhalten.

Stufe IIIA   Andauerndes oder dramatisches ungebührliches Verhalten, das echtes Risiko für die Klienten, die Öffentlichkeit und die Berufsgruppe darstellt. Motivationen zur Veränderung oder Demonstration von Besorgnis für dieses Betragen sind unklar. Eine mögliche Sanktion ist der Ausschluss oder ein bedingter Rücktritt mit der Anweisung für eine verpflichtende Supervision.

Stufe IIIB   Einzelne Klienten oder andere Personen, mit denen gearbeitet wurde, sind wesentlich verletzt worden und es bestehen ernsthafte Bedenken über eine potenzielle Rehabilitation der PsychologInnen. Die wahrscheinliche Sanktion ist der Ausschluss.

# 11.4    Selbsterkenntnis – Kompetenzen und Empfehlungen

Koocher und Keith-Spiegel (1998) beschäftigen sich mit dem Thema Selbsterfahrung und fassen am Ende des entsprechenden Kapitels „Knowing Thyself: Competence and Credentials" folgende Richtlinien zusammen:

## 11.4.1    Zusammenfassende Richtlinien

*(Koocher und Keith-Spiegel 1998, 74,*
*Übersetzung von E. Ranharter, 2006)*

1.  Offizielle APA Dokumente, die Verhaltensstandards oder verschiedene andere Richtlinien beschreiben, können wohl die Durchsetzung des Ethikkodex nicht erzwingen, stellen aber kompetente Verhaltensrichtlinien dar. Es ist deshalb wichtig, Kenntnis über solche Dokumente zu haben, da sie bei Ethikklagen oder Gerichtsverfahren wegen Nichtbefolgung von professionellen Standards zitiert werden können.
2.  Viele Untergebiete, spezielle Interessensgebiete oder ungewöhnliche Techniken, setzen Fachkenntnisse voraus, für die es keine allgemein akzeptierten praktischen Richtlinien gibt. In solchen Situationen sollten sich PsychologInnen mit erfahrenen Praktikern auf diesen Untergebieten, Spezialgebieten oder in diesen Techniken beraten, um die entsprechende Ausbildung, bevor sie derartige Interventionen anwenden, zu erlangen.
3.  Es gibt keinen allgemeinen Konsens über Kursarbeit oder Ausbildungsbestandteile für alle Arten von akademischen Graden in Psychologie; die Inhaber der vielen verschiedenen Arten von Graden in Psychologie (Ph.D., Ed.D., Psy.D.) können gleichwertige Qualifikationen für bestimmte Aufgaben aufweisen. Letztendlich obliegt es den PsychologInnen selbst, die Verantwortung dafür zu tragen, dass sie im entsprechenden Fach ihrer Ausbildung praktizieren.
4.  PsychologInnen, die Ausbildungsprogramme leiten, müssen doppelte Verantwortung erkennen und übernehmen, nämlich einerseits ihren Studenten gegenüber und andererseits gegenüber der Öffentlichkeit, die untersucht oder beraten (counseled) wird oder der die StudentInnen für andere Dienstleistungen zur Verfügung stehen.
5.  StudentInnen in psychologischen Ausbildungsprogrammen sollten ihre Kompetenzentwicklung und ihren Status rechtzeitig evaluiert bekommen. Jedes Programm sollte ein formales Evaluierungssystem mit routinemäßigem Feedback, Fortschrittsbeurteilung und Beschwerdemöglichkeit beinhalten.
6.  Es gibt viele Institutionen oder Organisationen, die fragwürdige oder

überhaupt Scheingrade vermitteln. PsychologInnen sollten sich nicht auf solche Institutionen einlassen und sich in keinerlei Art verhalten, die andeuten könnte, dass Referenzen solcher Programme Kompetenz auf dem Gebiet bedeuten könnte.

7.  Allgemeine Lizenzgesetze und die Vielfalt an gültigen Graden von lizenzierten PsychologInnen in den verschiedenen Bundesstaaten beinhalten das Potenzial für große Ambiguität. Das Verhalten von PsychologInnen sollte in einer Art und Weise sein, dass ihre Ausbildung und Referenz deutlich zum Ausdruck gebracht wird, und es sollte darauf Bedacht genommen werden, dass manche Referenzen wenig mit Kompetenz zu tun haben oder der Öffentlichkeit unklar und verschwommen erscheinen müssen. Anfragen der KlientInnen (consumers) sollten immer wahr und aufrichtig, mit entsprechend faktischen Informationen, beantwortet werden.

8.  StudentInnen oder PsychologInnen, die sich auf ihr masters degree vorbereiten, mögen kompetent sein, eine Reihe von anspruchsvollen psychologischen Funktionen durchzuführen, sie müssen allerdings alle entsprechenden Gesetze und Berufsstandards einhalten. Wenn Praktiker anderer Sparten (z.B. Sozialarbeiter, Krankenschwestern oder medizinische Berater) eine Psychologieausbildung anstreben, müssen sie sich an die Standards für PsychologInnen halten.

9.  PsychologInnen sollten achtsam sein in Bezug auf das Potenzial von Burnout oder Erschöpfung in bestimmten Berufsbereichen. Sie sollten besorgte oder hilfesuchende KollegInnen so weit wie möglich beraten, um Sorgen, Unannehmlichkeiten oder Schaden den Klienten gegenüber zu vermeiden.

10. Wenn ein Klient trotz psychologischer Interventionen keinen Fortschritt zeigt oder sich sein Zustand verschlechtert, dann sollten Konsultationen und/oder entsprechende Mittel zur Beendigung der Beziehung gefunden werden.

11. Belastete oder beeinträchtigte PsychologInnen sollten vom Praktizieren insofern Abstand nehmen, als ihre Beeinträchtigung die Fähigkeit, kompetent und verantwortlich zu arbeiten, verringern könnte. Im Zweifelsfall sollten sich PsychologInnen mit KollegInnen, denen ihre Fähigkeiten und Probleme bekannt sind, beraten.

## 11.4.2 Beispiele

### 1. Evaluierung von PsychologInnen in Ausbildung (Punkt 5)

Beispiel 3–7 (61): M. Mello ging von einer städtischen Schule an der Westküste der USA in eine Universität am Land im Mittelwesten. Am Ende des dritten Semesters erhielt er einen Brief, dass er nicht weiter zugelassen würde, weil ihm „persönliche Fähigkeiten" fehlten, im Doktoratsprogramm des Psychologiestudiums weiterzustudieren. Mello reichte eine Beschwerde beim Ethikkomitee gegen den Direktor und den Vorsitzenden der Dienststelle ein und begründete sie damit, dass man ihm nie etwas über Probleme gesagt hätte und seine Noten ausgezeichnet wären.

Kommentar nach Koocher und Keith-Spiegel (1998): Wir begegnen hier dem Fall eines Studenten mit kulturellen Unterschieden gegenüber der Mehrheit der Fakultät und Gemeinschaft, in der er seine Studien betreibt. Auf Fragen des Ethikkomitees wurde es klar, dass die Schule über keine formellen Möglichkeiten zur Bearbeitung von Problemen verfügte. Mello sagte, man habe ihm keine Vorwarnung gegeben und das Ethikkomitee war geneigt, das zu glauben, obwohl er mehrere – für ihn nicht verständliche – Andeutungen bekommen hatte. Man hätte ihn jedoch nie gewarnt, dass ein Ausschluss möglich wäre. Eine Mediation des Ethikkomitees bewirkte, dass Mello ein masters degree für seine abgeschlossenen Studien verliehen bekam und auf einer anderen Universität sein Studium fortsetzen konnte (62).

### 2. Lizenz und Werbung (Punkt 7)

Beispiel 3–13 (65): N. Schmidt arbeitete in einer Schule für Psychologie und wurde zur außerordentlichen Assistant Professor ernannt. Ihre Rolle bestand darin, 2 Stunden pro Woche freiwillig Supervision durchzuführen. In ihrem Zimmer hingen nun nicht nur ihre Diplome und Lizenzen, sondern auch Briefe, die ihren Fakultätsstatus bestätigten sowie eine Bestätigung von ihrer Registrierung in der Fakultät. In Veröffentlichungen zählte sie diese ebenfalls als Referenzen auf.

Kommentar nach Koocher und Keith-Spiegel (1998): Ihr Verhalten fällt in die Grauzone zwischen unethischem und akzeptablem professionellen Verhalten. Die uninformierte Öffentlichkeit kann nicht wissen, was solch ein Status bedeutet und könnte es als zusätzliche Referenz oder als Kompetenzzeugnis missinterpretieren. Solche Ausführungen und Mitgliedschaften stellen keine Referenzen dar und sollten daher auch nicht als solche interpretiert werden.


## 11.5    Ethische Verpflichtungen in der Psychotherapie

(aus: Ethical Obligations in Psychotherapy)

Ethische Gesichtspunkte erstrecken sich bei den PsychotherapeutInnen von wissenschaftlichen Aspekten, über Kunst, Kauf von Freundschaft, sozialer Kontrolle, bis zu den innersten Werten. 81% der Amerikaner denken, dass eine Therapie für persönliche Probleme „manchmal" oder „immer" hilfreich sein kann. Über 16 Millionen Amerikaner suchen jedes Jahr eine Behandlung von psychischen Problemen. *Den KlientInnen ist es dabei egal, welche Behandlung angewendet wird; sie wollen positive Resultate.*

*Der wesentliche Punkt jeder Berufsethik besteht letztlich darin, die Probleme der KlientInnen-TherapeutInnen Beziehung zu erkennen, sie – wenn möglich – zu vermeiden und – nicht zuletzt – Abhilfe zu schaffen.*

KlientInnen sind auf der Suche nach Hilfe bei ihren intimsten Sorgen und verdienen deswegen besonderen Schutz und ein besonderes Vertrauensverhältnis. PsychotherapeutInnen haben eine besondere Verpflichtung, die Rechte aller KlientInnen zu respektieren und als ihre professionellen Berater deren Wohlbefinden mit ihnen zusammen zu fördern. In diesem Sinne geht es auch um einen klaren und eindeutigen Behandlungsvertrag.

## 11.5.1 Wesentliche Elemente eines therapeutischen Vertrages

Wenn ein Klient und ein Psychologe einen therapeutischen Behandlungsvertrag eingehen, müssen sie gemeinsame Ziele festsetzen und zu einem Verständnis kommen, wie ihre Zusammenarbeit aussehen soll. Dafür eignet sich am besten ein therapeutischer Vertrag.

Koocher und Keith-Spiegel (1998) fassen als wesentliche Elemente des therapeutischen Vertrags folgende Punkte zusammen: *(Übersetzung E. Ranharter, 2006 [80]).*

*Die Ziele der Behandlung festsetzen*
*– Was wollen wir durch die Arbeit erreichen?*
*Den Prozess der Therapie diskutieren*
*– Wie werden wir zusammenarbeiten?*
*– Was sind die Rechte der KlientInnen?*
*– Was sind die Verpflichtungen der TherapeutInnen?*
*– Welche Risiken könnten während der Therapie auftreten?*
*Den Therapieprozess ansprechen*
*Was sollten beide Seiten beachten bezüglich:*
*– Honorar, Art der Bezahlung und vereinbarte Dienstleistungen*
*– Verwendete Techniken, Verfügbarkeit der TherapeutInnen*
*Grenzen der Vertraulichkeit*

## 11.5.2 Zusammenfassende Richtlinien

*(Koocher und Keith-Spiegel 1998, 94f,*
*Übersetzung von E. Ranharter, 2006)*

1. PsychotherapeutInnen sollten mit ihren Klienten zu klarem Verständnis, formell oder informell, bezüglich eines Behandlungsvertrages kom-

men. Das beinhaltet gemeinsame Diskussionen über die Ziele der Behandlung und die Art und Weise, diese Ziele zu erreichen.

2. PsychotherapeutInnen sind verpflichtet die einzigartigen Bedürfnisse und Perspektiven jedes Klienten sorgfältig zu beachten und entsprechende therapeutische Pläne zu erstellen. Das inkludiert besondere Aufmerksamkeit bezüglich Diversität, speziell in Bezug auf Rasse und soziale Schicht des Klienten.

3. Persönliche Glaubensbekenntnisse, Werte und Eigenschaften der PsychotherapeutInnen könnten ihre Fähigkeit, bestimmte Typen von Klienten zu behandeln, behindern. TherapeutInnen sollten sich solcher Charakteristika bewusst werden und ihre Praktiken entsprechend einschränken.

4. Unter gewissen Umständen haben KlientInnen besondere gesetzliche Rechte, um eine Behandlung zu verlangen oder abzulehnen. PsychologInnen sollten sich dieser Rechte bewusst sein und die ihnen zugrunde liegenden Prinzipien respektieren, auch wenn keine speziellen Gesetze in Kraft sind.

5. TherapeutInnen sollten sich ihrer Gefühle jedes Klienten gegenüber bewusst sein und auch darüber, bis zu welchem Grad diese Gefühle in die Therapie eingreifen könnten. Wenn KlientInnen keine Besserung zu haben scheinen oder ihr Benehmen provozierend ist, sollte der/die Therapeut/in baldige andere Handlungen überlegen.

## 11.6 Ethik in der Psychotherapie – Techniken

(aus: Ethics in Psychotherapy, Techniques)

Koocher und Keith-Spiegel (1998) befassen sich mit Psychotherapeutischen Techniken und geben zum Schluss folgende Zusammenfassung:

**Zusammenfassende Richtlinien**
*(Koocher und Keith-Spiegel 1998, 111,*
*Übersetzung von E. Ranharter 2006)*

1. Wenn PsychologInnen mehr als einen Klienten gleichzeitig behandeln, wie in der Gruppen- oder Familientherapie, so müssen die Rechte aller KlientInnen respektiert und ausbalanciert werden. TherapeutInnen sollten auch ihre eigenen Werte gegenüber Familie oder Gruppe kennen und versuchen, das Wachstum aller Betroffenen innerhalb ihres eigenen Wertesystems zu erleichtern.

2. PsychologInnen, die Gruppenbehandlungen oder Bildungsprogramme durchführen, sollten die Ziele, die Methoden und den Zweck jeder Gruppe für jeden Teilnehmer in einer Art und Weise, so gewissenhaft wie möglich, definieren und ausdrücken, dass alle potenzielle KlientInnen voll informiert sind und die Wahl zur Teilnahme haben (fully informed choice about participation).

3. Bei speziellen therapeutischen Techniken, die eine besondere Ausbildung erfordern, so wie z.B. (aber nicht limitiert auf) Sexualtherapie, Verhaltensmodifikation, Hypnose sowie die Verwendung psychologischer Mittel, müssen PsychologInnen sicher sein, dass ihre Ausbildung gut genug ist, so dass sie diese Techniken ausüben können. Jegliche mechanische oder elektrische Geräte (z.B. Biofeedback Geräte) dürfen keine Defekte aufweisen und müssen entsprechend gewartet sein.

4. Sofern manche Symptome oder Techniken besondere emotionale oder die Rechtsordnung betreffende Fragen aufwerfen, sollten PsychologInnen den Fragen gegenüber sensibel sein, und sie zusammen mit ihren Implikationen mit den Klienten diskutieren. PsychologInnen müssen auch mit der Entwicklung von Standards und Bestimmungen von spezialisierten Techniken und Geräten Schritt halten.

5. Zwangsmaßnahmen sind kein angemessener Teil eines psychotherapeutischen Programms. Insofern als subtiler zwingender Druck in einer therapeutischen Beziehung aufkommt, muss der Psychologe sicherstellen, dass dieser nicht zum Nachteil des Klienten eingesetzt wird.

6. KlientInnen sollten ausschließlich empirisch gültige oder klinisch erprobte Behandlungen als etablierte Behandlungsmethoden präsentiert werden. Experimentelle Schritte müssen als solche erklärt werden und, um das Risiko beim Klienten zu minimieren, muss extreme Sorgfalt bei der Entwicklung neuer Modalitäten von Behandlungen angewandt werden.

# 11.7 Privatsphäre, Vertraulichkeit, und Aufzeichnungen

(aus: Privacy, Confidentiality, and Record Keeping)

**Zusammenfassende Richtlinien**
*(Koocher und Keith-Spiegel 1998, 141f,*
*Übersetzung von E. Ranharter, 2006)*

1. Es ist für PsychologInnen besonders wichtig, den Unterschied zwischen Vertraulichkeit (ein ethisches Prinzip) und Privileg (ein rechtliches Konzept) zu verstehen, so wie er in der Rechtssprechung verwendet wird. (Exkurs: Privileg und Vertraulichkeit werden oft, nach Koocher und Keith-Spiegel (1998) verwechselt. Ein Privileg ist ein rechtlicher Terminus, der bestimmte Arten von Beziehungen beschreibt, die den Schutz der Offenbarung der KlientInnen (Verschwiegenheitsverpflichtung der TherapeutInnen) in Rechtsverfahren betrifft. Dagegen bezieht sich Vertraulichkeit auf einen allgemeinen ethischen Standard eines professionellen Verhaltens, der die TherapeutInnen dazu verpflichtet, Informationen der KlientInnen nicht an Dritte weiterzugeben (vgl. dazu Behandlungsvertrag/informed consent).

2. PsychologInnen müssen Ausnahmen und Einschränkungen kennen, so wie die so genannte Warnpflicht, die Pflicht, Kindesmissbrauch zu melden, die Eintreibung von Kosten, oder andere besondere Konditionen über Vertraulichkeit und sollten Ausnahmen zu Beginn der professionellen Beziehung mit den KlientInnen besprechen.

3. Vor Veröffentlichung von Aufzeichnungen müssen PsychologInnen die schriftliche Bestätigung der KlientInnen einholen und die KlientInnen über mögliche Gefahren einer Veröffentlichung aufklären.

4. PsychologInnen müssen die verschiedenen Arten von formellen und informellen Aufzeichnungen kennen sowie einen Prototyp der Aufzeichnung, den wir vorschlagen, um Daten zu sammeln, und sicherstellen, dass der Inhalt tatsächlich, angemessen und zeitgemäß ist.

5. Der zunehmende Trend zum freieren Zugang der KlientInnen zu Aufzeichnungen muss berücksichtigt werden, wenn Akten angelegt werden. Es muss immer in einer Art und Weise in der Annahme, dass der Klient letztendlich Einsicht in den Akt hat, geschrieben werden.

6. Wenn vertrauliches Material ordnungsgemäß freigegeben wird, müssen PsychologInnen genau beachten, was der Adressat wissen will sowie die Art und Weise, in welcher die Information wahrscheinlich verwendet wird.

7. Spezielle Bedeutung kommt den Rechten von Minderjährigen und Unzurechnungsfähigen zu, wenn in psychologische Akte Einsicht genommen werden soll.

8. PsychologInnen müssen sich über die geeignete Antwort auf richterliche Ladungen sowie auf andere Anfragen von Gerichten oder dritten Parteien informieren.

9. Bei der Verwendung von Fallstudien für Lehrzwecke muss auf die entsprechende Erlaubnis Bedacht genommen werden und Material genügend verschleiert werden, um den Klienten zu schützen.

10. Im Verlauf von psychologischer Forschung muss auf das Wohlergehen von all jenen, deren Verhalten studiert wird, genauestens hinsichtlich der Vertraulichkeit Bedacht genommen werden.

11. PsychologInnen müssen entsprechende Schritte setzen, um sicher zu gehen, dass die Einbehaltung und Aufstellung von Aufzeichnungen im Interesse und zum Wohl des Klienten geschieht.

## 11.8    Mehrfachrollenbeziehungen und Interessenskonflikte

(aus: Multiple Role Relationships and Conflicts of Interest)

Koocher und Keith-Spiegel (1998) betonen, dass relativ leicht angesichts von Mehrfachrollenbeziehungen und Interessenskonflikten ein ethisches Dilemma entsteht.

**Zusammenfassende Richtlinien**
*(Koocher und Keith-Spiegel 1998, 199,*
*Übersetzung von E. Ranharter, 2006)*

1. PsychologInnen sollten Mehrfachrollenbeziehungen und Situationen mit Interessenskonflikten mit Klienten und Studenten meiden, weil die Rolle der PsychologInnen oft durch Zuschreiben von Macht, Vertrauen, Einfluss und Wissen um intime Geheimnisse charakterisiert ist.
2. PsychologInnen sollten sich darüber im Klaren sein, dass Mehrfachrollenbeziehungen nicht nur Konsumenten von professionellen Dienstleistungen, sondern auch ihnen selbst schaden können. PsychologInnen haben schon das Missfallen der Öffentlichkeit und des Berufsstandes auf sich gezogen, wenn nur der Anschein eines Konfliktes aufgetreten ist.
3. Manchmal können Mehrfachrollenbeziehungen nicht vermieden werden, so z.B. wenn PsychologInnen in kleinen Gemeinden arbeiten. Wenn Alternativen begrenzt sind, sollten PsychologInnen in Bezug auf mögliche Komplikationen sensibilisiert sein und versuchen, diese zu minimieren.
4. PsychologInnen sollten keine Geschenke und Versuche, Gefallen (favors) zu erweisen von KlientInnen (consumers), für ihre Dienstleistungen annehmen, es sei denn, es handelt sich um symbolische Zeichen oder entsprechende Dankbarkeitsgesten, die sich, wenn sie nicht angenommen würden, als beleidigend oder kontra-therapeutisch auswirken würden.
5. Sofern eine Einschätzung/Beurteilung (assessment) oder Therapie außerhalb einer traditionellen Praxis stattfindet, sollte der Plan gewissenhaft ausgearbeitet werden, wobei die Bedürfnisse und das Wohlergehen der KlientInnen berücksichtigt werden müssen. Das Programm muss auch klar definiert sein und als professioneller Kontakt verstanden werden.
6. PsychologInnen müssen ihre eigenen Tendenzen zur Rationalisierung genau überprüfen, wenn sie mit Mehrfachrollenkonflikten konfrontiert werden und sollten eine weitere Meinung einholen, bevor sie bei irgendeiner Gelegenheit Rollen vermischen.

# 11.9 Anziehung, Romanze und sexuelle Intimität

(aus: Attraction, Romance, and Sexual Intimacies)

## 11.9.1 Zusammenfassende Richtlinien

*(Koocher und Keith-Spiegel 1998, 229,*
*Übersetzung von E. Ranharter, 2006)*

1. Sexuelle Anziehung KlientInnen und StudentInnen gegenüber mag wohl immer wieder vorkommen; jedoch setzen professionelle und ethische Verantwortung gewissenhafte Prüfung, möglicherweise eine Rückspra-

che/Beratung (consultation) und Nicht-Stattgeben solcher Anziehung mit ein.

2. PsychologInnen sollten sich ihrer Verletzlichkeit (vulnerability) bewusst sein, wenn es zu sexueller Anziehung kommt. Sie sollten die Fähigkeit besitzen, zu erkennen, wenn sich diese Gefühle in einer professionellen Beziehung manifestieren und Rücksprache/Beratung einholen.

3. Die Freundlichkeit, Passivität, Bewunderung und Verletzlichkeit der KlientInnen darf niemals zur persönlichen Genugtuung ausgenützt werden. Ähnlich muss die Übertragung auf und die Idealisierung der TherapeutInnen erkannt werden und darf nie manipuliert werden, um die persönlichen Bedürfnisse der TherapeutInnen nach Macht, Liebe oder Respekt zu erfüllen.

4. KlientInnen zu berühren ist nicht unbedingt unethisch, und kann unter Umständen hilfreich sein. PsychologInnen müssen jedoch sehr genau die Zweckmäßigkeit des Berührens von KlientInnen abwägen und erkennen, dass es individuell sehr verschiedene Auffassungen über die Bedeutung von Berührung und berührt zu werden gibt. Manche KlientInnen können unter keinen Umständen berührt werden.

5. Berührung zu erotischer Genugtuung von KlientInnen oder TherapeutInnen ist unethisch.

6. Intimverkehr und andere sexuelle Intimitäten mit KlientInnen sind unprofessionell und stellen eine schwere ethische (und möglicherweise rechtliche) Verletzung dar.

7. Selbst wenn KlientInnen (oder StudentInnen oder Beaufsichtigte) ein romantisches oder sexuelles Element in die professionelle Beziehung einbringen, so muss doch der/die Therapeut/in (oder Lehrer oder Supervisor) professionelle Standards beibehalten.

8. Sexuelle Beziehungen mit früheren KlientInnen haben sehr hohes Risikopotenzial sich zu manifestieren, so dass dringend davon abgeraten wird, trotz der Möglichkeit, die im APA Ethikkodex enthalten ist.

9. PsychologInnen sollten präventive Schritte unternehmen, um Missverständnisse und erotisch riskante Situationen zu vermeiden. So z.B. könnte man zu Beginn der Therapie Konsumentenrichtlinien bezüglich sexuellen Benehmens mit dem Klienten durchgehen und sich absichern, dass die therapeutische Umgebung wohl physisch angenehm, jedoch ein Geschäftsbereich ist.

10. PsychologInnen, die KlientInnen behandeln, welche von früheren TherapeutInnen sexuell missbraucht wurden, müssen die Dynamiken und Reaktionen verstehen, die wahrscheinlich auftauchen werden und darauf vorbereitet sein, den Klienten voranging in seinem besten Interesse zu behandeln.

11. PsychologInnen sollten nicht ihre Ex-Partner oder andere Personen, mit denen sie enge Beziehungen hatten, therapieren, weil die Objektivität bereits eingeschränkt wurde.

12. Sexuelle Intimitäten mit StudentInnen, über die PsychologInnen Evalu-ierungspflichten haben (oder haben könnten) sind unethisch. Nicht erfolgreiche Beziehungen sind wahrscheinlich und haben schon zu ernsten Konsequenzen für StudentInnen, SupervisorInnen und Psycho-logInnen geführt.

13. Lehrende PsychologInnen und SupervisorInnen sollten sicherstellen, dass die StudentInnen genügend Aufgaben in den Lehrveranstaltungen (course work) über sexuelle Anziehung und sexuelle Intimitäten mit KlientInnen erhalten. Gefühle der Anziehung sollten nicht als thera-peutisches Fehlverhalten interpretiert werden und dadurch das Klima zur Besprechung dieser Gefühle während der Supervision abkühlen.

## 11.9.2 Beispiele

### 11.9.2.1 Sexuelle Beziehungen mit Bezugspersonen von PsychotherapieklientInnen

(Sexual Relationships with „significant others" of Psychothera-py Clients)

Beispiel 9–32 (223): Eine Klientin beendete eine Therapie abrupt und reich-te Beschwerde gegen den Psychologen ein, der eine sexuelle Beziehung mit ihrer Tochter eingegangen war. Obwohl die Tochter 25 Jahre alt war, fühlte sich die Klientin betrogen. Sie nahm an, dass der Psychologe mit der Toch-ter über die Therapie sprach und dass sie vielleicht noch über sie lachten, nachdem sie miteinander geschlafen hatten.

Kommentar nach Koocher und Keith-Spiegel (1998): In diesem Fall wusste der Psychologe, dass es sich um die Tochter einer Klientin handelte, als er die Beziehung einging. Er stellte wohl logisch fest, dass die Tochter nicht seine Klientin war, und dass sie beide erwachsen waren, doch hätte es für ihn offensichtlich sein müssen, dass er sich nicht auf eine Beziehung ein-lassen dürfe, wenn diese seine Objektivität der Klientin gegenüber beein-trächtigen könnte (ES:1.17).

### 11.9.2.2 Risiken für Studenten und ihre Professoren und Supervisoren

(aus: Risks to Students and their Professors and Supervisors)

Beispiel 9–34 (224): C. Push, Ed.D., machte ihrem Studenten S. Shun gegen-über mehrere Andeutungen, dass eine engere persönliche Beziehung die weitere Studienlaufbahn für ihn erleichtern würde. Obwohl der Student sich von seiner Professorin nicht besonders angezogen fühlte, glaubte er daran, dass eine Zurückweisung seine Noten und seine Karriere in Mitlei-denschaft ziehen würde.

Im APA Kodex 1992 wurden sexuelle Beziehungen zwischen Professoren und Studenten nicht explizit inkludiert. Solche Beziehungen werden jetzt als „wahrscheinlich ausnützend und die Beurteilung beeinträchtigend" (ES:1.19b) gehandhabt.

## 11.10 Geldangelegenheiten und geplante Betreuung

(aus: Money Matters and Managed Care)

### Zusammenfassende Richtlinien
*(Koocher und Keith-Spiegel 1998, 257,*
*Übersetzung von E. Ranharter, 2006)*

1. KlientInnen sollten über Gebühren, Rechnungen, Bezahlung und andere finanzielle Gegebenheiten routinemäßig informiert werden. Diese Information sollte während der professionellen Beziehung, sofern es notwendig ist, wiederholt werden.
2. PsychologInnen sollten die allgemeine Fähigkeit der KlientInnen, sich die Dienstleistungen leisten zu können, genau überprüfen und sollten den KlientInnen helfen, einen Plan zu erstellen, der sowohl klinisch angemessen ist, als auch finanziell möglich scheint. KlientInnen in große Schulden zu treiben, ist aus psychotherapeutischer Sicht nicht angemessen. In diesem Zusammenhang sollten sich PsychologInnen mit Stellen für Überweisungen in der Gemeinschaft (community) bekannt machen.
3. PsychologInnen stellen idealerweise eine gewisse Leistung der Öffentlichkeit unentgeltlich oder zu einem kleinen Honorar routinemäßig als Teil ihrer Tätigkeit zur Verfügung.
4. Beziehungen, die Provisionen, Gebührensplitting oder Zahlungen für Klientenüberweisungen beinhalten, können ungesetzlich sein und sind unethisch. Die speziellen Umstände und Gesetze des Bundesstaates müssen dabei genau beachtet werden, bevor solche Arrangements getroffen werden.
5. Es ist wichtig für PsychologInnen, die vertraglichen Verpflichtungen genau zu beachten, sie zu verstehen und sie genau einzuhalten. In ähnlicher Weise sollten PsychologInnen keine Verträge mit Bedingungen unterschreiben, die sie letztendlich in ethische Gefahren bringen könnten.
6. PsychologInnen können für ungenaue oder falsche Angaben (misrepresentations) finanzieller Art, die in ihrem Namen von ihren Angestellten oder Vertretern durchgeführt wurden, verantwortlich gemacht werden (inklusive Honorarnoten und Eintreibungsbevollmächtigte (collection agent)). Sie müssen daher ihre Angestellten und Vertreter sorgfältig auswählen und sie genau überprüfen.

7. In allen Schuldsituationen müssen PsychologInnen genau die entsprechenden Gesetze kennen und sich in jedem Fall vorsichtig und geschäftsmäßig verhalten. Sie dürfen ihre spezielle Position oder Informationen, die sie durch ihre professionelle Rolle erhalten haben, nicht dazu benützen, um Schulden von ihren KlientInnen einzufordern.

8. Bei der Zusammenarbeit mit Betreuungsorganisationen müssen PsychologInnen denselben Kompetenzstandard, die Professionalität und Integrität wie bei allen anderen Arbeiten beibehalten. Erhöhte Sensibilität sollte auf die potenziellen ethischen Probleme, die solchen Dienstleistungssystemen innewohnen, gelenkt werden.

# 11.11 Darstellung der Psychologie in der Öffentlichkeit

(aus: Presenting Psychology to the Public)

Das Bild von PsychologInnen und Psychologie in der Öffentlichkeit ist nach wie vor unvollständig und verwirrend. Dazu tragen nicht nur die Medien bei, sondern auch die in der Bevölkerung – nach wie vor – unklaren Grenzen zwischen der Psychologie und anderen Disziplinen, wie etwa der Psychiatrie, Soziologie, Erziehungswissenschaft und Physiologie bei. Laut Koocher und Keith-Spiegel (1998), sollen in der Darstellung der Psychologie in der Öffentlichkeit folgende Richtlinien beachtet werden.

**Zusammenfassende Richtlinien**
*(Koocher und Keith-Spiegel 1998, 309,*
*Übersetzung von E. Ranharter, 2006)*

1. Während sie sich dazu verpflichten, der Öffentlichkeit zu helfen, psychologisches Wissen zu verstehen, werden PsychologInnen jeden Versuch unternehmen, Genauigkeit zu garantieren, Vorsicht und Bescheidenheit walten zu lassen, Verdunkelungsmanöver oder die Ausnützung anderer zu vermeiden und die höchste Ebene von professioneller Verantwortung zeigen. Das könnte bedeuten, dass Einladungen zur Teilnahme an Medienaktivitäten oder anderen öffentlichen Foren manchmal besser abgelehnt werden.

2. Übertreibungen, Oberflächlichkeit und Sensationslust sollten so weit wie möglich vermieden werden. Wenn Verträge für kommerzielle Bücher oder andere Produkte unterschrieben werden, so ist es klug (weise), sich zu versichern, dass alle bekannt gemachten Kopien zuerst vorgelegt werden müssen.

3. PsychologInnen müssen erkennen und akzeptieren, dass sie der Öffentlichkeit gegenüber Verantwortung tragen, weil ihre Stellungnahmen auf Grund ihrer psychologischen Fachkenntnisse von der interessierten Bevölkerung akzeptiert werden.

4. Die Grenzen des eigenen Wissens und der Erfahrung einzugestehen, ist

bei Medienaktivitäten besonders kritisch, weil eine große Anzahl von Menschen durch inkorrekte oder nicht komplette öffentliche Statements getäuscht oder falsch informiert werden können.

5. Wenn öffentliche Stellungnahmen gemacht werden, die spezielle Probleme verbessern sollen, so müssen sie mit großer Vorsicht abgegeben werden. Solche Ratschläge sollten idealerweise eine wissenschaftliche Basis haben. In jedem Fall sollten Kommentare nicht als faktuell präsentiert werden, es sei denn, dass eine vernünftige Datenbasis existiert. Meinungen oder persönliche Erfahrungen müssen klar als solche benannt werden.

6. PsychologInnen sollten öffentliche Stellungnahmen, die für den gesamten Berufsstand sprechen, unterlassen.

7. Es ist wichtig daran zu denken, dass die Ziele und Zwecke der Medien ziemlich sicher sehr unterschiedlich von denen eines individuellen Psychologen sind. Solch ein Bewusstsein kann dabei helfen, Beispiele aufzuzeigen, für die Vorsicht angebracht ist.

8. Öffentliche Stellungnahmen von PsychologInnen sollten niemals als Show oder zur Selbstdarstellung auf Kosten anderer oder des Berufsstandes gemacht werden.

9. PsychologInnen sollten niemals öffentlich über den „psychologischen Status" von anderen, die sie nicht kennen, sprechen.

10. Bei neu aufkommenden technologischen Anwendungen, so wie E-mail und elektronische Anschlagtafeln, müssen PsychologInnen voraussehen können, welches ethische Dilemma auftreten könnte. Der Postweg oder das Telefon sind wahrscheinlich in den meisten Fällen geeigneter, um Informationen weiterzugeben.

11. PsychologInnen sollten Gelegenheiten ergreifen, um öffentliche Stellungnahmen von anderen, die geistig behinderte Menschen und andere Gruppen in unfairer, stereotyper Art abstempeln, zu berichtigen.

## 11.12   Beziehungen mit KollegInnen, Beaufsichtigten und Angestellten

(aus: Relationships with Colleagues, Supervisees, and Employees)

PsychologInnen sind, so wie RepräsentantInnen anderer Berufsgruppen, zuallererst Menschen. Als solche entwickeln sie nach Koocher und Keith-Spiegel ihren eigenen Arbeitsstil, der manchmal auf andere irritierend bis provozierend wirkt. Ein wesentlicher Prozentsatz an Ethikbeschwerden gegen PsychologInnen kommt von ihren eigenen KollegInnen, StudentInnen oder Angestellten. Was bei diesen Beschwerden die Autoren irritiert, ist die Intensität der Emotionen, die Bitterkeit oder der Hass, die sich gegen die PsychologInnen richten. Laut Koocher und Keith-Spiegel (1998) sollten daher die folgenden Richtlinien beachtet werden.

## Zusammenfassende Richtlinien

*(Koocher und Keith-Spiegel 1998, 337,*
*Übersetzung von E. Ranharter, 2006)*

1. KollegInnen sollten immer in der bestmöglichen Art versuchen, mit anderen Professionellen zusammenzuarbeiten, wenn die Interessen der KlientInnen oder StudentInnen auf dem Spiel stehen.

2. Obwohl letztendlich die Wahl bei der Suche nach Serviceleistungen oder Rat bei den KlientInnen liegt, sollten Serviceleistungen nicht in einer Art und Weise gegeben werden, die zu Verwirrung oder Konflikten mit vorangehenden oder bestehenden Beziehungen mit anderen Professionellen führen.

3. In den Beziehungen zu anderen Professionellen ist üblicherweise ein von Höflichkeit geprägtes Verhalten am angemessensten, auch dann, wenn man Grund hat, über andere verärgert zu sein. In Situationen, in denen professionelle Meinungsverschiedenheiten offen geäußert werden müssen, sollte das in einem entsprechenden Forum getan werden; das Ziel der Äußerungen sollte sich auf eine professionelle Integrität konzentrieren und nicht auf persönliche Demütigung oder darauf, den Ruf eines Kollegen professionell zu ruinieren. Äußerungen von persönlicher Feindschaft sollten aus der professionellen Arena ferngehalten werden.

4. KollegInnen sollten versuchen, wenn möglich, Meinungsverschiedenheiten informell zu bereinigen und zu vermeiden, indem sie gegenseitige Erwartungshaltungen von Beginn einer Zusammenarbeit an klären.

5. Beaufsichtigte, Angestellte und Studenten sind bei jeder Meinungsverschiedenheit mit ihren LehrerInnen, SupervisorInnen und AuftraggeberInnen natürlich im Nachteil. Diese Tatsache sollte beachtet werden – in Bezug auf die Verpflichtung, diese Menschen mit Höflichkeit, Fairness und Würde zu behandeln.

6. PsychologInnen sollten bei der Ausbildung und Kontrolle ihrer Angestellten und Beaufsichtigten mit Vorsicht und Sorgfalt vorgehen, um ihre Konformität mit ethischer Praxis zu gewährleisten.

7. Bei der Ausstellung von Empfehlungsschreiben ist es klug, wahr und direkt zu sein und sich auf Verhaltensindikatoren und objektive Beweismittel zu stützen und nicht auf Meinungen und Andeutungen. Ein Brief, den man mit gutem Gewissen schreiben kann, sollte auch mit den KandidatInnen davor besprochen werden.

8. PsychologInnen müssen sich sowohl mit subtilen als auch mit offensichtlichen Formen von sexuellen und geschlechtsspezifischen Belästigungen befassen und vermeiden, sich in solchem Benehmen zu betätigen. Außerdem sollten sie in jedem Fall ihre KollegInnen bezüglich Unangemessenheit von solchem Benehmen, sofern sie es bei ihnen beobachten, aufklären.

9. Sofern sie in einer Rolle gegenüber Beaufsichtigten, KollegInnen oder

StudentInnen sind, in der sie Entscheidungen treffen müssen (z.B. bezüglich Noten, Beförderung oder Anstellungsverhältnis) sollten sich PsychologInnen bewusst sein, welchen Stress diese Menschen haben und entsprechende Rücksicht walten lassen.

10. Im Falle eines besonders schwierigen oder störenden Studenten, Angestellten oder Kollegen ist es im Allgemeinen am besten, Standardregeln und -Bestimmungen anzuwenden und zu versuchen, nicht in verärgerte emotionale Antworten zu verfallen.

## 11.13 Ethisches Dilemma in bestimmten Arbeitssituationen

(aus: Ethical Dilemmas in Specific Work Settings)

### Zusammenfassende Richtlinien
*(Koocher und Keith-Spiegel 1998, 357f,*
*Übersetzung von E. Ranharter, 2006)*
Jede Arbeitssituation ist irgendwie einzigartig, obwohl die bei Koocher und Keith-Spiegel (1998) diskutierten Situationen besondere Anforderungen für PsychologInnen darstellen. Der Schlüssel für alle Situationen ist wohl der, sich der KlientInnen und deren besonderen Art bewusst zu sein. Dadurch, dass er sich auf die am meisten verwundbare Partei in einer Klientenhierarchie konzentriert, sollte der Psychologe fähig sein, den am besten entsprechenden ethischen Weg für diesen Klienten zu finden. Andere wesentliche Richtlinien sind die folgenden:

1. PsychologInnen, die eine neue Arbeitssituation das erste Mal erleben, sollten sich mit den speziellen Bedürfnissen und Anforderungen der Arbeit beschäftigen. Das beinhaltet auch die Besprechung mit anderen KollegInnen über ethischen Druck und Probleme, die für diese Art von Arbeitssituation einzigartig sind.

2. Bei komplexen Dienstleistungen oder Konsultationen kann die übliche Psychologen-Klienten-Beziehung verschwommen sein. Es ist angemessen, dass PsychologInnen die Rollen und Verpflichtungen auf jeder Ebene, auf der KlientInnen Dienstleistungen erhalten, definieren. Darüber hinaus sollten PsychologInnen die Rollenerwartungen mit allen relevanten Parteien von Anfang an klären.

3. PsychologInnen sind niemals von irgendeinem Teil des Ethikkodex auf Grund eines Entscheids des Arbeitgebers ausgenommen (EP:8.03).

4. Die Frage, ob man in einer unethischen Institution arbeiten soll, um dort eine Reform durchzuführen oder ob man damit in die Öffentlichkeit gehen soll, ist oft eine, die persönlich entschieden werden muss. PsychologInnen sollten jedoch nicht als Partei in einer unethischen Frage kooperieren. Darüber hinaus müssen PsychologInnen jede Vertrau-

ensfrage genau überdenken (inklusive Klientenorganisation), bevor sie über einen Klienten eine öffentliche Aussage machen.

5. Sofern eine spezielle Arbeitssituation besondere Qualifikationen oder Kompetenzen voraussetzt, sollten PsychologInnen besondere Sorgfalt walten lassen, um diesen Standards vor Arbeitsbeginn in diesem Zusammenhang zu entsprechen. Besprechungen mit KollegInnen sind dabei oft die beste Art, um solch eine besondere Situation einzuschätzen.

6. Wenn PsychologInnen in anderen Berufen ausgebildet sind, müssen sie für sich selbst und ihre KlientInnen die professionelle Kompetenz, mit der sie arbeiten, klar beschreiben.

## 11.14  Zur kulturellen Kluft zwischen PsychologInnen und Anwälten

(aus: PsychologInnen im Rechtssystem: Rechtswidrige Handlungen und Erwiderungen – Psychologists in the Legal System, Tort and Retort)

Es gibt einige wesentliche Unterschiede in der Ausbildung und Sozialisation zwischen PsychologInnen und Anwälten, die dazu beitragen, die Verwirrung zwischen diesen beiden Berufen zu fördern. PsychologInnen sind als Verhaltenswissenschaftler ausgebildet – im Glauben daran, dass ein Individuum, das rigorose experimentelle Methoden anwendet, innerhalb einer gewissen statistischen Wahrscheinlichkeit zu wesentlichen Erkenntnissen kommen kann.

Laut Koocher und Keith-Spiegel (1998) geben PsychologInnen selten dichotomische Antworten auf Fragen, ziehen es vor, mit Wahrscheinlichkeiten, in Skalenbereichen, Normen und Kontinuität, die die Komplexität der individuellen Verschiedenheiten reflektieren, zu arbeiten. Anwälte dagegen werden als Advokaten ausgebildet im Glauben daran, dass die Wahrheit am besten in einem Fakten betreffenden, nachdrücklichen und entgegenstehenden Kreuzverhör gefunden werden kann. Ihre Ausbildung geht dahin, dass sie die Fakten abwägen und dass klare, präzise Entscheidungen getroffen werden. Ein Angeklagter oder Beklagter ist schuldig oder nicht schuldig. Im Schadensfall wird ein bestimmter Geldwert ermittelt, sogar für komplexe Konzepte wie den Wert des menschlichen Lebens. Das Recht sucht Schwarz-Weiß-Antworten.

PsychologInnen müssen besonders vorsichtig sein, wenn sie im Rechtssystem arbeiten. Sie befinden sich in philosophischem Fremdland und werden oftmals Situationen ausgesetzt sein, die ihre wissenschaftliche Integrität einschränken.

# 11.15 PsychologInnen als LehrerInnen

(aus: Psychologists as Teachers)

Ein akademisches Umfeld ist oft der Spiegel seiner Gesellschaft, und so sind auch Schulen und Universitäten nicht nur produktive Zentren, sondern sehr wohl auch Stätten politischer Zwiespältigkeiten und möglicher bizarrer Vorkommnisse. In den letzten Jahren sind in den USA die Fälle gerichtlicher Klagen von StudentInnen angestiegen und, laut Koocher und Keith-Spiegel (1998), sind nachstehende Richtlinien für LehrerInnen und Vortragende empfohlen.

## 11.15.1 Zusammenfassende Richtlinien

*(Koocher und Keith-Spiegel 1998, 401f,*
*Übersetzung von E. Ranharter, 2006)*

1. Inhalte von akademischen Kursen (academic courses) oder anderen Lehrveranstaltungen (educational programs) sollten die genauen Erfahrungen (experiences) beinhalten, die StudentInnen erhalten werden, sowie die Verpflichtungen, die sie einhalten müssen.
2. Kursmaterialien sollten gewissenhaft vorbereitet werden und neue, wichtige und arbeitsrelevante Informationen auf dem Lehrgebiet enthalten. PsychologInnen sollten nur in jenen Gebieten lehren, in denen sie genügend Erfahrung gesammelt haben, die zur Kursebene relevant ist.
3. Bei Vorträgen über sensible und kontraversielle Themen sollten PsychologInnen die StudentInnen schon vor den Lehrveranstaltungen vorbereiten; die Präsentationen sollten objektiv und ausgeglichen sein und die Wahl des Inhalts sollte pädagogisch unanfechtbar sein.
4. PsychologInnen sollten bei Lehraufträgen ihre eigenen Werte oder Meinungen nicht in einer Art und Weise vertreten, so dass man meinen könne, es handle sich dabei um Fakten.
5. PsychologInnen müssen StudentInnen fair beurteilen und sich an Kriterien halten, die für alle Studenten gleich sind.
6. Bei der Interaktion mit StudentInnen, sollten PsychologInnen diese mit Respekt behandeln und entsprechende professionelle Grenzen einhalten. PsychologInnen dürfen in ihrer Lehrfunktion StudentInnen niemals ausbeuten.
7. Mit Ausnahme von besonderen Umständen, muss die Vertraulichkeit von Studenten respektiert werden.
8. PsychologInnen müssen ihren eigenen emotionellen Zustand überprüfen und entsprechende Maßnahmen ergreifen, wenn persönliche Probleme mit ihrer Fähigkeit zu lehren oder anderen Verpflichtungen der Institution gegenüber, nicht in Einklang zu bringen sind.

9.  PsychologInnen sollten ihren eigenen Stil finden, wenn Vortragspräsen-
    tationen vorzubereiten sind und sollten jene Quellen anerkennen (cre-
    dit), von denen sie wesentliche Teile entnehmen.
10. Um die Qualität und Bedeutung von höherer Ausbildung zu gewährleis-
    ten, müssen sich PsychologInnen mit akademischer Unredlichkeit in
    einer proaktiven und direkten Art und Weise beschäftigen.
11. Aufgaben und Bücher sollten ausschließlich auf Grund ihres pädagogi-
    schen Wertes ausgewählt werden.
12. PsychologInnen müssen ihre Lehrverpflichtungen und andere Ver-
    pflichtungen gegenüber den Instituten mit anderen Aktivitäten soweit
    in Balance halten, dass sie ihre Verpflichtungen der Akademie gegen-
    über erfüllen können.

## 11.15.2   Beispielsammlung

### 11.15.2.1 Beratung und Aufsicht bei Studenten

(aus: Advising and Monitoring Tangles)

Beispiel 16–53 (399): Ein graduierter Student, der ein Seminar bei Trance
Mesmer, Psy.D. gemacht hatte und davon sehr beeindruckt war, beschloss,
sein Dissertationsthema zu ändern und über Hypnose zu schreiben. Der
Student hatte allerdings schon einige Zeit mit Prof. Drop an einem anderen
Thema gearbeitet. Nun sagte der Student zu Mesmer, dass er seine
Zusammenarbeit mit Dr. Drop beenden und ein neues Projekt bei Dr. Mes-
mer beginnen wolle.
Kommentar von Koocher und Keith-Spiegel (1998): Dr. Mesmer könnte den
Studenten zu Dr. Drop schicken, um die Situation zu besprechen oder er
könnte selbst mit Dr. Drop sprechen. Die beiden Professoren sollten jeden-
falls über die Situation sprechen, um sicherzugehen, dass darüber Einver-
ständnis herrscht.
Beispiel 16–54 (400): Brigitt ist Senior-Studentin und arbeitet mit Prof.
Immobile seit fast 2 Jahren zusammen. Sie hat ausgezeichnete Noten und
als sie mit ihm über ihre weiteren Pläne spricht, überredet er sie, noch ein
Jahr bei ihm als postbaccalaureate Studentin zu bleiben, um mit ihrer
Arbeit fortzufahren. Auf diese Art könne sie noch mehr relevante akademi-
sche Erfahrung sammeln und er könne ihr danach einen ausgezeichneten
Referenzbrief ausstellen.
Kommentar von Koocher und Keith-Spiegel (1998): In diesem Fall dient der
Professor ausschließlich sich selbst, auf Kosten einer Studentin, die ihre
weiterführenden Studien sehr wohl schon beginnen könnte (RS:1.19).

### 11.15.2.2 Behandlung von unehrlichen Studenten

(aus: Dealing with Dishonest Students)

Beispiel 16-44 (395): H. Hesitant, Ph.D. glaubte, dass P. Dense bei der Prüfungsarbeit von ihrem Nachbarn abschrieb, war sich aber nicht ganz sicher. Ihre Arbeit kam ihm auch irgendwie „bekannt" vor und überschritt in Stil und Inhalt das Niveau einer nicht graduierten Studentin. Er fühlte sich allerdings sehr unwohl beim Gedanken, sie zu konfrontieren und machte sich bewusst, dass er nie beweisen könne, dass sie abgeschrieben hätte. Stattdessen gab er ihr einfach die schlechtere Note.

Kommentar von Koocher und Keith-Spiegel (1998): Dr. Hesitants „Lösung" ist wahrscheinlich sehr weit verbreitet. Viele Professoren sehen sich nicht in der Lage, zu beweisen, dass die Studenten geschwindelt haben; dazu kommen Stress, zu wenig Zeit, um Beweise zu bekommen, zu wenig Mut und die Gefahr, dass die Situation eskalieren könnte, wenn ein Student alles abstreitet (Keith-Spiegel et al. 1977). *Ungeachtet all dessen, muss der Unehrlichkeit von StudentInnen in einer effektiven Art und Weise begegnet werden. Ignoranz oder Akzeptanz von unehrlichem Benehmen gibt StudentInnen auch das Gefühl, dass Ehrlichkeit nicht wichtig ist.* Im obigen Falle könnte die Studentin, sofern sie unschuldig war, benachteiligt werden, ohne dass sie die Möglichkeit hat, sich zu verteidigen. So schwierig es auch scheinen mag, sollte der Professor die Studentin zu einem privaten Gespräch bitten und sie um eine Erklärung bitten, wie sie die Arbeit behandelt hat. *Man könnte auch präventiv darauf aufmerksam machen, dass Studenten unter Umständen ihre Arbeiten oder Prüfungen dem Professor erklären müssen und dass akademische Unehrlichkeit nicht toleriert werden kann.*

### 11.15.2.3 Vorurteile bei der Beurteilung von Studenten

(aus: Biases in Evaluation)

Beispiel 16–39 (393): Prof. Uptite hörte zufällig, wie seine beste Studentin A. Slip ihn als „arroganten Gockel" bezeichnete. Uptite beurteilte die nächste Arbeit der Studentin nun besonders kritisch und gab ihr ein B minus. Als Slip ihn daraufhin um ein Empfehlungsschreiben bat, lehnte er ab.

Kommentar von Koocher und Keith-Spiegel (1998): Der Professor muss einem Studenten kein Empfehlungsschreiben ausstellen. Es war allerdings unethisch vom Professor, die Prüfungsarbeit schlechter zu beurteilen.

## 11.15.2.4 Beurteilung von Studenten

(aus: Evaluation of Students)

Beispiel 16–37 (393): B. Brilliant war unglücklich, weil sie auf ihrem Psychologietest ein C bekommen hatte, und es war das einzige C in ihrem Zeugnis. Sie schrieb an das Ethikkomitee, dass der Professor nicht alles in den Vorlesungen behandelt hätte und dass seine Prüfungen unfair wären.

Kommentar von Koocher und Keith-Spiegel (1998): Ein Ethikkomitee kann sich mit Problemen dieser Art nicht auseinandersetzen. Sie werden praktisch immer an die StudentInnen mit dem Vorschlag retourniert, sich damit selbst innerhalb ihres Institutes auseinanderzusetzen. Nur in Ausnahmefällen, wenn ein Student mit Vorurteilen beurteilt wurde (EP:1.10), kann ein Ethikkomitee eingreifen. In solch einem Fall hat ein Student auch oft Unterstützung von anderen Fakultätsmitgliedern.

## 11.15.2.5 Enteignung von Studentenarbeiten

oder Ausnützung von StudentInnen (aus: Exploitation of Students)

Beispiel 16–45 (396): C. Clever's Arbeit enthielt Details für ein sehr kluges Experiment. Professor Purloin baute es etwas aus, sammelte Details und veröffentlichte es ohne Hinweis auf den Studenten. Clever beschwerte sich darüber bei seinem Berater, der den Professor damit konfrontierte. Purloin sagte, dass Clever niemals ausgedrückt hätte, dass er eine Studie bearbeiten wolle. Er sei schließlich nur ein nicht graduierter Student. Hätte er darum gebeten, involviert zu sein, so hätte er ihm dabei geholfen. Er hätte es ohnehin nie alleine geschafft.

Kommentar von Koocher und Keith-Spiegel (1998): Die Ansicht des Professors reflektiert Mangel an Sensibilität (sensitivity) über die Rechte Anderer. Dass der Student ohnehin „nur" ein nicht graduierter Student sei, ist irrelevant. Es lag auch nicht in der Verantwortung des Studenten, von sich aus eine Studie zu initiieren. Der Professor hätte mit ihm sprechen müssen; zu diesem Zeitpunkt hätte der Student ihm die Erlaubnis geben können, die Studie weiterhin alleine zu verfolgen. Selbst in diesem Fall wäre es angemessen gewesen, wenn der Professor eine Fußnote über den Studenten angemerkt hätte (siehe EH:6.23).

## 11.15.2.6 Weitergabe von Studentenerzählungen

(aus: Telling Students' Stories)

Beispiel 16-49 (398): In der Klasse von L. Lips, Ph.d. wurde eine schäbige missbrauchte Kindheit geschildert. Obwohl keine Namen genannt wurden, ähnelte die Schilderung sehr stark der Geschichte, die eine Studentin vor kurzem einer von Lips Studentinnen unter allerstrengster Vertraulichkeit erzählt hatte. Das Opfer war entsetzt und am Boden zerstört, als es erfuhr, dass seine Geschichte in einem Kurs/Lehrveranstaltung (course) offen zur Sprache gekommen war. Die Studentin hatte, nach einer Stunde über Kindheitsmissbrauch im vorangegangenen Semester, Dr. Lips die Geschichte anvertraut.

Kommentar von Koocher und Keith-Spiegel (1998): StudentInnen gefallen üblicherweise Stunden mit besonders interessanten Geschichten. Es mag allerdings nicht immer genügen, keine Namen zu nennen. Lehrende PsychologInnen müssen die Krankengeschichte achtsam verändern, bevor sie das Leben von irgendjemandem öffentlich aufbereiten (EP:5.02, 5.08b).

## 11.16 Wissenschaftliche Veröffentlichungen und Ethik im Forschungsgebiet

(Scholarly Publication and Research Ethics)

WissenschaftlerInnen und Gelehrte haben traditionell immer viel Freiraum gefordert, um ihre Erkenntnisse ohne Einschränkungen ausbauen zu können. In einer Zeit von steigenden individuellen Rechten sowie auch wissenschaftlichem Missbrauch, sind allerdings auch die Rufe nach Verantwortlichkeit lauter geworden. Es wird wohl nie einfach sein, die Grenze zwischen sozialer Verantwortung und Zensur zu finden, doch sollten, laut Koocher und Keith-Spiegel (1998,) PsychologInnen die nachstehenden Richtlinien beachten.

### 11.16.1 Zusammenfassende Richtlinien

*(Koocher und Keith-Spiegel 1998, 431,*
*Übersetzung von E. Ranharter, 2006)*

1. PsychologInnen sollten nur für solche Publikationen, zu denen sie auch wirklich beigetragen haben, Anerkennung entgegennehmen.
2. In gemeinschaftlichen Forschungsprojekten wird angeraten zu einem frühen Zeitpunkt über Autorenrechte sowie Aufgabengebiete zu sprechen, um spätere Konfliktmöglichkeiten zu reduzieren.
3. PsychologInnen müssen beim Zuschreiben von Material, das von anderen stammt und von ihnen veröffentlicht wird, mit Vorsicht agieren.
4. Ungeachtet vom ausgeübten Druck, Publikationen herauszugeben, müssen sich PsychologInnen ihrer Verantwortung und der Integrität der Wissenschaft sowie deren Methoden gegenüber bewusst bleiben, so dass sie Daten genau und komplett berichten.
5. PsychologInnen, die als Torhüter für Verlage fungieren, weil sie Funk-

tionen als Redakteure oder Rezensenten innehaben, sollten ihren besonderen Einfluss erkennen und versuchen, ihre Pflichten auf einer sachlichen und kompetenten Basis auszuüben.

6. PsychologInnen im Forschungsbereich müssen sich mit den verschiedenen bestehenden Grundsätzen, die die Forschungsaktivitäten kennzeichnen, vertraut machen. PsychologInnen müssen außerdem Entwurf, Vorgehen, und Erfahrungen, denen die Teilnehmer ausgesetzt sein werden, beurteilen. Dabei müssen sie besonders auf Vorurteile, die Werte betreffen, die auf das Wohlergehen der TeilnehmerInnen Einfluss haben könnten, beachten. Weiters müssen sie die Bedeutung von Daten und die Interpretation von Resultaten beurteilen.

7. Die Sorge um das Wohlergehen der Teilnehmer in wissenschaftlichen Prozessen muss an erster Stelle stehen. Wann immer Teilnehmer Unrecht oder Gefahr ausgesetzt sein könnten, haben PsychologInnen die besondere Verpflichtung, nach alternativen Studienmethoden zu suchen oder sogar von dem Forschungszweck abzusehen. Wenn Teilnehmer während der Sammlung von Daten oder danach aus dem Gleichgewicht geraten, ist es die Verpflichtung des Psychologen, verbesserte Maßnahmen einzusetzen.

8. Die Einwilligung der TeilnehmerInnen soll auf freiwilliger und voll informierter Basis sein. In all jenen Fällen, in denen TeilnehmerInnen keine sinnvolle oder gesetzliche Einwilligung geben können oder wenn man eine Täuschung (deception) als gerechtfertigt annimmt, müssen PsychologInnen besondere Vorsichtsmaßnahmen ergreifen, um das Wohlergehen der Teilnehmer in den Forschungsprojekten zu gewährleisten. Wenn Täuschungen verwendet werden, müssen die Teilnehmer von dieser Tatsache entsprechend informiert werden und die Rechtfertigung für solche Methoden gleich nach dem Versuch erhalten. Es muss darauf Wert gelegt werden, dass die Teilnehmer immer die Freiheit haben, jederzeit aus dem Versuch auszusteigen; dies stellt einen wesentlichen Punkt in der ethischen Forschung dar. In Fällen, in denen Teilnehmer sich nicht darüber bewusst sind, dass sie beobachtet werden, sollten Daten in einer Art gewonnen und verbreitet werden, dass die Anonymität gewährleistet bleibt.

9. PsychologInnen im Forschungsbereich müssen aktiv ihre Kompetenzen (competences) aufrechterhalten, inklusive Methoden von Studiendesign und -analyse oder Experten konsultieren.

10. Maßnahmen die die Vertraulichkeit schützen, müssen immer gewährleistet werden. PsychologInnen im Forschungsbereich müssen sich über potenziellen Zugang zur Identität von TeilnehmerInnen bewusst sein und die TeilnehmerInnen über diese Möglichkeiten informieren.

11. Im Forschungsbereich müssen PsychologInnen bei Konflikten – zwischen Risiken und potenziellen Vorteilen, wissenschaftlichen und ethischen Überlegungen, Rechten und Wohlergehen der TeilnehmerInnen

und Rechten oder Bedürfnissen der Gesellschaft, über etwas informiert zu werden, – dieses Dilemma genau abwägen und in einer Art und Weise vorgehen, die das Potenzial für Unrecht oder die Gefahr den TeilnehmerInnen gegenüber, minimiert.

12. PsychologInnen müssen die Versuchstiere mit menschlicher Sorge und Respekt behandeln.

## 11.16.2 Streitfragen und Missbrauch in wissenschaftlichen Veröffentlichungen

Wissen wird durch wissenschaftliche Veröffentlichungen geteilt und weitervermittelt; gleichermaßen dienen wissenschaftliche Veröffentlichungen zur Anerkennung in der wissenschaftlichen Gemeinschaft. Veröffentlichungen beinhalten deshalb nach Koocher und Keith-Spiegel Versuchungen für ambitionierte PsychologInnen.

Veröffentlichungen, die von mehreren Autoren herausgegeben werden, sind durchaus gebräuchlich, besonders wenn Disziplinen komplex und spezialisiert sind (Garfield 1978). APA (1992a) sagt, dass Anerkennung von AutorInnenschaft in Proportion zum Beitrag der AutorInnen stehen muss. Routinebeiträge oder Beiträge kleinerer Art (z.B. tippen der Manuskripte, kodieren von Daten oder hilfreiche Ideen eines Kollegen) können als Fußnote oder in einem Vorwort berücksichtigt werden (ES:6.23). LeserInnen mögen sich wundern, warum es so umstritten ist, welcher Name als erster erscheint oder warum eine Fußnote so wichtig ist. Dafür gibt es eine Reihe von komplexen Faktoren, wie z.B. in einer bestimmten Schule/Universität aufgenommen zu werden, eine Arbeitsstelle zu erhalten oder eine Beförderung zu bekommen. Graduierte StudentInnen haben sich in den 70er- und in den frühen 80er-Jahren oft beschwert, dass ihre Dissertationssupervisoren als Mitautoren aufgelistet sein wollten. Die Studenten argumentierten damals, dass es die Aufgabe der Professoren war, ihnen zu helfen. Die Professoren erwiderten, dass ihre Beiträge zu den Studentenprojekten bedeutend waren und ohne ihr Zutun niemals veröffentlicht hätten werden können.

Beispiel 17–1 (406): Ein größerer Zeitschriftenverlag bat M. Byte, Ph.D um eine gekürzte Version ihrer Doktorarbeit über den Einfluss von regelmäßiger Beschäftigung mit Computerspielen. Sie sollte dafür US$ 1,000 erhalten. Ihr Dissertationssupervisor bestand darauf, in die Arbeit eingebunden zu werden und die Hälfte der Summe zu erhalten. Er führte an, dass die Dissertation ohne seine Hilfe niemals zustande gekommen wäre; also gebührten ihm auch Anerkennung und Bezahlung.

Kommentar von Koocher und Keith-Spiegel (1998): Ein Ethikkomitee entschied, dass der Professor aus den oben angeführten Gründen nicht automatisch Rechte hätte.

### 11.16.3   Plagiat, unfaire Verwendung und Beispiele

Das lateinische Wort *plagiarus* bedeutet „kidnappen" (Hawley 1984), also die Arbeit eines anderen als die eigene herauszugeben. Im engsten Sinne bedeutet es, andere zu täuschen, obwohl oft auch Unkenntnis (ignorance) im Spiel ist.

Ein Missbrauch von wissenschaftlichen Daten ist deren Verfälschung, wie im folgenden Bespiel:

Beispiel 17–12 (413): G. Brick, Ph.D., wurde von einem Kollegen beschuldigt, Daten zu veröffentlichen, die sich von jenen, die im Labor gefunden worden waren, unterschieden. Ein graduierter Student hatte den Beweis einem Kollegen gebracht und gebeten, die Sache anzusehen. Nachdem man die Daten des Studenten durchgesehen hatte und die Resultate gefunden hatte, wurde klar, dass die beiden nicht übereinstimmten.

Kommentar von Koocher und Keith-Spiegel (1998): Dr. Brick stritt jegliches Fehlverhalten ab und erklärte, dass sie keine Daten des Studenten verwendet hatte, sondern jene Daten, die sie selbst gesammelt hatte. Sie konnte allerdings keine Originaldaten vorlegen und sagte, sie hätte sie nach Fertigstellung der Statistiken weggeworfen. Obwohl die Verteidigung von Dr. Brick als unzulänglich angesehen wurde, konnten keine der beiden Seiten die Geschichte widerlegen. Das Ethikkomitee erklärte, dass Dr. Brick von den Vorwürfen nicht entlastet werden könnte, weil nicht genügend Beweise vorhanden wären.

### 11.16.4   Forschungsfragen

In den letzten Jahrzehnten wurde viel über Ethik von sozialer Forschung und Verhaltensforschung geschrieben. Dieses Interesse begann, als Wissenschaftler von den „jüdischen und anderen ethnischen Minderheiten als menschliche Opfer für eine Wissenschaft, die verrückt geworden war" (Pattullo, 1980, 2), der Nazis erfuhren, wobei fragwürdige und riskante Verfahren an Menschen ohne deren Zustimmung ausprobiert worden waren, auch in den Vereinigten Staaten. In den 50er-Jahren wurden schließlich Richtlinien für soziale Forschung und Verhaltensforschung herausgegeben. Es wurden überall dort Institutional Review Boards (IRBs) errichtet, wo die Forschungsinstitute Gelder bekamen, um sicherzustellen, dass Forschung in einer ethischen und wissenschaftlich fundierten Art gewährleistet wurde.

Psychotherapeutische KlientInnen brauchen Betreuung und erhalten psychotherapeutische Serviceleistungen. ForschungsteilnehmerInnen werden gesucht und wissen nicht immer, worum es geht oder manchmal nicht einmal, dass sie überhaupt erforscht werden. Datensammlung ist etwas, durch das ein Ziel erreicht werden soll und damit das eigene Projekt fertig gestellt werden soll. PsychotherapeutInnen werden, allgemein betrachtet, Interessen und Wohlfahrt aller PatientInnen im Auge haben, während forschende WissenschaftlerInnen Daten sammeln sowie andere persönliche Bedürfnisse im Auge haben. Einige der dabei auftauchenden ethischen Fragen sollen im Folgenden beleuchtet werden:

1. Kompetenz und Forschung;
2. Einwilligung zur Teilnahme;
3. Wissen und Verständnis;
4. Täuschung;
5. Forschungsarbeit außerhalb des Labors;
6. Privatsphäre und Vertraulichkeit in der Forschung; und
7. Forschung mit Tieren.

### 11.16.4.1 Kompetenz und Forschung

Obwohl die Mehrzahl von WissenschaftlerInnen akademische Ausbildung besitzt, kann doch jeder wissenschaftlich arbeiten und versuchen, die Ergebnisse zu publizieren. Viele Menschen, die Daten sammeln, sind noch nicht graduierte Studenten, für die ihre Supervisoren Verantwortung tragen (ES:6.07b, 6.07c). Wissenschaftlicher Nutzen von Forschungen ist weithin anerkannt, doch mögliche ethische Konsequenzen von mangelhafter Forschung lässt weitere Ethikfragen auftauchen. Idealerweise sollten IRBs und Herausgeber Beiträge mangelhafter Forschung weglassen, doch das passiert aus einer Vielzahl von Gründen natürlich nicht immer. Auch bei kompetenten Forschern kommt teilweise die Wissenschaft oder die Ethik zu kurz, z.B. wenn die Teilnehmer eines Projektes voll informiert werden und dadurch die wissenschaftlichen Tests zu schwach ausfallen. Viele Konflikte zwischen Wissenschaft und Ethik können jedoch nach genauer Reflexion und Supervision vermindert oder gelöst werden.

### 11.16.4.2 Einwilligung zur Teilnahme

Es ist eine Verpflichtung mit Teilnehmern eines Forschungsprojekts in einen fairen und eindeutigen Vertrag einzutreten. Nach Koocher und Keith-Spiegel wurden Verhaltensregeln ausgearbeitet, um keine Unklarheiten aufkommen zu lassen. Die Verpflichtung zur Einwilligung für die Teilnehmer kam zum ersten Mal im Nürenberger Kodex auf. Obwohl er nie als rechtlicher Präzedenzfall verwendet wurde, stellt der Nürenberger Kodex die Basis für alle weiteren Regelungen auf, die nach ihm entwickelt wurden (ES:6.10, 6.11).

*Beispiele zur Freiwilligkeit*

Die Entscheidung einer Person, in einem Forschungsprojekt mitzuarbeiten, kann auf verschiedene Art manipuliert werden. Komplexe Faktoren wie Einfluss, Druck, etc. mögen echte Freiwilligkeit schwierig gestalten. Die

Untersuchenden können Einfluss ausüben, ohne sich dessen wirklich bewusst zu sein, so z.B. wenn sie sehr autoritär sind oder großes Ansehen genießen. Weiters können Belohnungen, Zuweisungen finanzieller oder anderer Art, auf ihre Weise Wirkung zeigen.

Beispiel 17–17 (417): M. Dogood, Psy.D. legte Beschwerde ein, dass Gefangene gefährlichen Experimenten ausgesetzt wären für US-$ 3/Tag. Ironischerweise traten die Gefangenen gegen ihre Beschwerde ein und sagten, dass die das Geld für ihren Zigaretten- und Schokoladekonsum bräuchten, sowie um andere Kleinigkeiten zu kaufen.

Beispiel 17–18 (418): H. Twostep, Ph.D. heuerte TeilnehmerInnen an, um einen kurzen Fragebogen über derzeitige sexuelle Sitten auszufüllen. Nach Beendigung sagte Dr. Twostep den TeilnehmerInnen, dass sie einen weiteren längeren Fragebogen ausfüllen sollten, in dem es um ihre sexuellen Praktiken ging. Die TeilnehmerInnen waren über den zweiten Teil nicht informiert worden. Viele von ihnen sagten später, sie hätten sich unwohl gefühlt und hätten den Eindruck gehabt, „in die Falle getappt" zu sein.

### 11.16.4.3 Wissen und Verständnis

TeilnehmerInnen in wissenschaftlichen Experimenten müssen die Fähigkeit haben, die ihnen gebotene Information zu verstehen und zu evaluieren.

Beispiel 17–20 (419): S. N. legte Beschwerde ein, dass eine Studie unter H.W., Ph.D. und seinen StudentInnen sie peinlichen Fragen über ihre Kindheitsbeziehungen ausgesetzt hätte. H.W. legte eine unterschriebene Einverständniserklärung vor, doch S.N. brachte vor, dass die Sprache in der Erklärung sie so verwirrt hätte, dass sie sie eigentlich nicht verstanden hatte.

Kommentar von Koocher und Keith-Spiegel (1998): Es ist dokumentiert worden, dass selbst viele Erwachsene nicht genau wissen, was sie unterschrieben und wozu sie zugestimmt haben. Auf KlientInnen-Seite besteht selbstverständlich prinzipiell die Möglichkeit, erstens nachzufragen oder zweitens die Durchführung auch während des Experiments abzubrechen. Aufseiten der forschenden Professionisten ist dennoch wünschenswert, dass sie eine möglichst verständliche Sprache verwenden, so dass die Zustimmung auf der Basis eines informed consent stattfindet.

### 11.16.4.4 Täuschung

Täuschung ist eines der schlimmsten ethischen Dilemmas. Oft wird es als peinliche Verwandte in der Psychologie bezeichnet, was aber tun, wenn es integrierter Bestandteil der Familie geworden ist? Argumente, die für Täuschung sprechen, heben immer noch eine große Menge an wertvollen und gültigen Erkenntnissen hervor, die sonst nicht gewonnen worden wären. Kritiker argumentieren, dass Täuschung die Einwilligungsvereinbarungen in Frage stellt. Täuschung kann auch ungewollt sein. Trotz des ernsthaften Wunsches eines Untersuchenden, alle Aspekte einer Studie sichtbar zu machen, werden einige Aspekte ungeklärt bleiben. Die Anwendung von Täuschung bleibt ethisch problematisch. Einige Versionen des APA Ethikkodex haben allerdings die Verwendung von Täuschung mit großer Vorsicht in der Wissenschaft erlaubt. Im 1992 APA Ethikkodex werden PsychologInnen gemahnt, sich zu versichern, dass wissenschaftliche oder angewandte Werte gegeben sind, und dass mögliche Alternativen in Betracht gezogen worden sind.

Beispiel 17–22 (421): T.T. war empört über eine Studie, die von ihrem Professor H.S. durchgeführt worden war. Den Studenten war gesagt worden, dass sie einen Multiple-choice Test über ein bestimmtes Thema bekämen. Am Prüfungstag kam eine andere Person in den Hörsaal, erklärte, dass der Professor krank sei und den Test nicht vorbereiten hatte können; also würde eine andere Fragestellung vorgenommen werden. Die Frage hatte nichts mit dem Thema zu tun. Nach 10 Minuten kam der Professor in den Raum und erklärte, dass es sich um eine Studie gehandelt habe, die mit Verwirrung und Stress zu tun hatte und bat die StudentInnen, einen kurzen Fragebogen auszufüllen. Dann gab er ihnen die Prüfungsfragen und sagte, sie sollen „weitermachen". T.T. war nicht nur außer sich, weil sie sich ausgetrickst fühlte, sondern weil sie noch dazu die Prüfung machen musste, nachdem sie 10 Minuten unter Stress gestanden war.

Kommentar von Koocher und Keith-Spiegel (1998): Ein Ethikkomitee entschied, dass es unfair sei, den Studenten eine Prüfungsarbeit unter diesen Umständen zu geben. Weiters kamen Zweifel über die Sinnhaftigkeit der Studie auf, die von den Studenten sehr negativ angenommen worden war.

### 11.16.4.5 Forschungsarbeit außerhalb des Labors

Die meiste Arbeit, die von Koocher und Keith-Spiegel (1998) beschrieben wird, wird in traditioneller Laborumgebung durchgeführt. Ziemlich viele Daten zur Sozial- und Verhaltensforschung werden „auf der Straße" zusammengetragen. Es ist argumentiert worden, dass eine Laborumgebung die Feldarbeit nicht widerspiegeln kann und dadurch neue Arten von ethischem Dilemma entstehen. Sozialpsychologen verwenden oft den Ausdruck „nonreaktive Methoden"; dabei handelt es sich um Teilnehmer, die nicht wissen, dass sie beobachtet werden, und dadurch auch nicht vorher um ihre Einwilligung gebeten worden sind. Manchmal werden die Teilnehmer in speziellen Situationen beobachtet (bei Rockkonzerten), ohne dass dabei Manipulation im Spiel ist. Es gibt allerdings auch Fälle, in denen sie getäuscht werden und ihre Reaktionen dabei beobachtet werden. Insofern Daten nicht direkt auf jene Personen bezogen werden können, die beobachtet werden, sind ethische Probleme minimal. Technologische

Geräte wie Aufnahmegeräte erschweren allerdings ethische Probleme, weil Aufzeichnungen geschaffen werden.

## 11.16.4.6 Privatsphäre und Vertraulichkeit in der Forschung

Die Parallelen zwischen Klientinnen-TherapeutInnen und TeilnehmerInnen-ForscherInnen Beziehungen in Bezug auf Vertraulichkeit und Privatsphäre sind nach Koocher und Keith-Spiegel auffallend genug, um dieselben Prinzipien anzuwenden, die im APA Ethikkodex 1992 niedergelegt sind (ES: 5.01, 5.03, 5.04). Soweit nicht anders festgelegt und von den Teilnehmern speziell akzeptiert, sind Daten vertraulich zu behandeln. Vertraulichkeit nützt auch den Untersuchenden, weil die Teilnehmer viel offener sind, wenn ihnen Vertraulichkeit garantiert wird.
Vertraulichkeit muss speziell behandelt werden, wenn technologisch fortgeschrittene Mittel im Spiel sind sowie Datenbanken, die von verschiedenen TeilnehmerInnen genützt werden.

## 11.16.4.7 Forschung mit Tieren

Millionen von Tieren werden jedes Jahr für Forschungszwecke verwendet. Obwohl der APA Ethikkodex bis 1981 keine speziellen ethischen Prinzipien für Tierversuche aufgestellt hatte, wurden sie an eine APA Erklärung, die in den 1960er-Jahren herausgegeben worden war, stark angepasst. Die Erklärung enthielt auch den Namen der Person, die im Falle von Missbrauch kontaktiert werden konnte. In letzter Zeit haben Psychologien striktere Richtlinien angewendet. Der APA Ethikkodex 1992 verlangt, dass zum Wohle der Tiere gehandelt werden muss und sie human behandelt werden müssen.

# Literatur

Adler E (2000) Wirkfaktoren der Dynamischen Gruppenpsychotherapie. In: Was heilt in der Psychotherapie? Wien: Facultas, 292–329

Ahrer GD (1996) Psychotherapie in der Arbeitswelt. In: Hutterer-Krisch R, Farag I, Pfersmann V (Hrsg) Psychotherapie, Lebensqualität und Prophylaxe. Beiträge zur Gesundheitsvorsorge in Gesellschaftspolitik, Arbeitswelt und beim Individuum. Wien, New York: Springer, 267–278

Amendt-Lyon N, Hutterer-Krisch R (2000) Diagnostik in der Integrativen Gestalttherapie. In: Laireiter A-R (Hrsg) Diagnostik in der Psychotherapie. Wien, New York: Springer, 179–192

Amendt-Lyon N, Korbei L, Hutterer-Krisch R, Pawlowsky G, Rauscher-Gföhler B, Wiesnagrotzki S (1996) Sexueller Missbrauch im Ausbildungsverhältnis. Psychotherapie Forum. Ethik Rubrik [Suppl] 4 (3): 117–123. Auch erschienen (2001) in: Hutterer-Krisch R (Hrsg) Fragen der Ethik in der Psychotherapie, 2. Aufl., 1. Aufl. 1996. Wien, New York: Springer, 651–668

Amendt-Lyon N, Korbei L, Hutterer-Krisch R, Pawlowsky G, Rauscher-Gföhler B, Wiesnagrotzki S (2001) Sexueller Missbrauch in der Psychotherapie und im Ausbildungsverhältnis. In: Hutterer-Krisch R (Hrsg) Fragen der Ethik in der Psychotherapie. Konfliktfelder, Machtmissbrauch, Berufspflichten, 2. aktualisierte Aufl. (1. Aufl. 1996). Wien, New York: Springer, 651–668

American Psychological Association (1992) Ethical principles of psychologists and code of conduct. Am Psychol 47: 1597–1611

Amery J (1976) Hand an sich legen. Diskurs über den Freitod. Stuttgart: Klett-Cotta

Anger H, Lachmann J (2002) Verschwiegenheitspflicht von PsychotherapeutInnen ungeklärt (?) Psychotherapie Forum. Ethik Rubrik 10 (3): 52–54

Anonyma (1988) Verführung auf der Couch. Freiburg i. Br.: Kore

Ansbacher HL, Ansbacher RR (1982) Alfred Adlers Individualpsychologie. Eine systematische Darstellung seiner Lehre in Auszügen aus seinen Schriften. München, Basel: Ernst Reinhardt Verlag

Arbeitskreis OPD (Hrsg) (1996) Operationalisierte Psychodynamische Diagnostik. Bern: Huber

Aristoteles (1972) Die Nikomachische Ethik. Übs. u. hg. v. Olof Gigon. München: dtv

Aristoteles: Buchheim T (o. J.) Aristoteles. Spektrum Meisterdenker. Freiburg: Herder

Arnold E, Vogt I, Sontag U (2000) Umgang mit sexueller Attraktivität und Berichten über sexuelle Kontakte in psychotherapeutischen Beziehungen. Zeitschriften für klinische Psychologie, Psychiatrie und Psychotherapie 48: 18–35

Attlmayr M (1997) Das Recht des Sachverständigen im Verwaltungsverfahren. Wien: Orac

Bacal HA, Newman KM (1994) Objektbeziehungstheorien, Brücken zur Selbstpsychologie. Frommann: Holzboog

Bachmann KM, Böker W (1994) Sexueller Missbrauch in Psychotherapie und Psychiatrie. Einleitung. Bern, Göttingen, Toronto, Seattle: Huber

Balint M (1997) Die Urformen der Liebe und die Technik der Psychoanalyse. Stuttgart: Klett-Cotta/J. G. Cotta'sche Buchhandlung Nachfolger

Bandura A (1969) Principles of behavior modification. New York: Holt, Rinehart & Winston

Bandura A (1979) Sozial-kognitive Lerntheorie. Stuttgart: Klett-Cotta

Bartl R, Moser Ch (1994) Systemische Familientherapie bei psychotischem Verhalten. In: Hutterer-Krisch R (Hrsg) Psychotherapie mit psychotischen Menschen. Wien, New York: Springer, 239–260

Bartuska H, Buchsbaumer M, Mehta G, Pawlowsky G, Wiesnagrotzki S (Hrsg) (2005) Psychotherapeutische Diagnostik. Leitlinien für den neuen Standard. Wien, New York: Springer

Bauriedl T (1984) Beziehungsanalyse – Das dialektisch-emanzipatorische Prinzip der Psychoanalyse und seine Konsequenzen für die psychoanalytische Familientherapie. Frankfurt a. M.

Bauriedl T (1990) Krise des einzelnen – Krise in der Gesellschaft. Verunsicherung als Chance für die Wiederkehr des Verdrängten. In: Stromberger C (Hrsg) Lebenskrisen: Abschied vom Mythos der Sicherheit. Wien: Verlag für Gesellschaftskritik

Bauriedl T, Cierpka M, Neraal T, Reich G (2002) Psychoanalytische Paar- und Familientherapie. In: Wirsching M, Scheib P (Hrsg) Paar- und Familientherapie. Berlin, Heidelberg: Springer, 79–103

Bauriedl Th (1998) Ohne Abstinenz stirbt die Psychoanalyse. Über die Unvereinbarkeit von Psychoanalyse und Körpertherapie. Forum Psychoanal 14: 342–363

Bauriedl Th (2004) Auch ohne Couch, Psychoanalyse als Beziehungstheorie und ihre Anwendung. Klett-Cotta, Stuttgart, 81ff

Bayertz K (1991) Praktische Philosophie. Grundorientierungen angewandter Ethik. Reinbek bei Hamburg: Rowohlt Taschenbuch Verlag GmbH

Bayertz K (1991) Praktische Philosophie als angewandte Ethik. In: Bayertz K (Hrsg) Praktische Philosophie. Grundorientierungen angewandter Ethik. Reinbek bei Hamburg: Rowohlts Enzyklopädie, 7–47

Beauchamp TL, Childress JF (1989) Principles of biomedical ethics. New York, Oxford (letzte Aufl. 2001)

Beaumont H (1988) Ein Beitrag zur Gestalttherapietheorie und zur Behandlung schizoider Prozesse. Gestalttherapie 2: 16–26

Beaumont H (1988) Neurose und Charakterstörung – Fehldiagnosen in der Gestalttherapie. In: Latka HF, Maack N, Merten N, Trischkat A (Hrsg) Münchner Gestalttage 87. Eurasburg: Grassau

Beaumont H (1989) Einige Implikationen des „Dialogischen Prinzips" Martin Bubers für die Theorie und Praxis der Gestalttherapie der narzisstischen Charakterstörung. In: Latka HF, Maack N, Merten N, Trischkat A (Hrsg) Ich und Du – Kontakt, Begegnung, Beziehung – Dokumentation der Münchner Gestalt-Tage 88. Eurasburg: Grassau

Beaumont H (1991) Identität, Kontakt und Middle-Mode Awareness – Einige Implikationen für die Kontakttheorie der Gestalttherapie. Gestalttherapie 5: 16–28

Bechrath U (2005) Persönliche Mitteilung

Bechterev VM (1912) Was ist Psychoreflexologie? Dtsch Med Wochenschr 38 (32): 1481–1487

Beck AT (1976) Cognitive therapy and the emotional disorders. New York: Internat Press

Beck M, Meyer B (Hrsg) (1994) Krisenintervention, Konzepte und Realität. Tübingen: dgvt

Becker A, (2005) Berufsrecht – Gesetz über die Berufe des psychologischen Psychotherapeuten und des Kinder- und Jugendlichenpsychotherapeuten (Psychotherapeutengesetz – Psych-ThG). In: Management Handbuch der Psychotherapeutischen Praxis 540

Becker-Fischer M, Fischer G (2001) Sexuelle Übergriffe in Psychiatrie und Psychotherapie. In: Hutterer-Krisch R (Hrsg) Fragen der Ethik in der Psychotherapie. Wien, New York: Springer

Becker-Fischer M, Fischer G, Heyne C, Jerouschek G (1995) Forschungsbericht „Sexuelle Übergriffe in Psychotherapie und Psychiatrie". Bundesministerium für Familie, Senioren, Frauen und Jugend, Materialen zur Frauenpolitik, Nr. 51

Becker-Fischer M et al (1997) Sexuelle Übergriffe in Psychotherapie und Psychiatrie. Bundesministerium für Familie, Senioren, Frauen und Jugend (Hrsg) Berlin: Kohlhammer

Behrends R: Der fraktionierte Mensch – die negative therapeutische Reaktion in der Medizin. Ein Versuch, den Leib-Seele-Dualismus (oder Geist-Leib-Seele-Trialismus) in einem Theoriekonzept aufzulösen. In: Mayr U (Hrsg) Wenn Therapien nicht helfen. Zur Psychodynamik der „negativen therapeutischen Reaktion". Leben lernen. Stuttgart: Klett-Cotta, 256–268

Benedetti G, Benedetti Ch (1994) Modelle und Verständnis in der Psychotherapie der Schizophrenie. In: Hutterer-Krisch R (Hrsg) Psychotherapie mit psychotischen Menschen. Wien, New York: Springer, 106–119

Benedetti G (1987) Analytische Psychotherapie der affektiven Psychosen. In: Kisker KP, Lauter H, Meyer J-E, Müller C, Strömgren E (Hrsg) Affektive Psychosen. Psychiatrie der Gegenwart 5. Berlin, Heidelberg, New York, London, Paris, Tokyo: Springer, 369–386

Benedetti G (1987) Psychotherapeutische Behandlungsmethoden. In: Kisker KP, Lauter H, Meyer J-E, Müller C, Strömgren E (Hrsg) Schizophrenien. Psychiatrie der Gegenwart 4. Berlin, Heidelberg, New York, London, Paris, Tokyo: Springer

Benjamin J (1990) Die Fesseln der Liebe. Basel, Frankfurt a. M.: Stroemfeld, Roter Stern

Bergin AE (1980) Behavior therapy and ethical relativism: Time for clarity. J Consult Clin Psychol 48: 11–13

Bergmann M (1994) Eine Geschichte der Liebe. Frankfurt a. M.: Fischer

Berner P, Gabriel E (Hrsg) (1977) Krisenintervention in der Psychiatrie. Psychiatrica Clinica 10/1–3. Basel: Karger

Berufskodex für Psychotherapeutinnen und Psychotherapeuten auf Grundlage eines Gutachtens des Psychotherapiebeirates im Bundesministerium für Gesundheit,

Sport und Konsumentenschutz in Österreich (1996) In: Hutterer-Krisch R (Hrsg) Fragen der Ethik in der Psychotherapie. Wien, New York: Springer, 617–639

Besems T, van Vugt G (1996) Gestalttherapie mit psychotisch gestörten Menschen: Ausgangspunkte – Diagnose – Therapie. In: Hutterer-Krisch T (Hrsg) Psychotherapie mit psychotischen Menschen, 2. Aufl. Wien, New York: Springer, 581–613

Best D (2005) Gutachterverfahren 930. In: Managementhandbuch der psychotherapeutischen Praxis. Heidelberg: Psychotherapeutenverlag

Bielefeld H (2002) Autonomie. In: Düwell M, Hübenthal C, Werner MH (Hrsg) Handbuch Ethik. Stuttgart: Metzler, 305–308

Bilek HP, Weidinger HP (1996) Der gestalttherapeutische Ansatz in der Therapie psychotischer Störungen. In: Hutterer-Krisch R (Hrsg) Psychotherapie mit psychotischen Menschen, 2. Aufl. Wien, New York: Springer, 211–228

Bilek HP (1992) Gestalttherapie – Ein relevantes Werkzeug in der Bewältigung der Todesangst. In: Krisch R, Ulbing M (Hrsg) Zum Leben finden. Beiträge zur angewandten Gestalttherapie. Köln: Edition Humanistische Psychologie, 111–122

Binder U, Binder HJ (1979) Klientenzentrierte Psychotherapie bei schweren psychischen Störungen: Neue Handlungs- und Theoriekonzepte zur Veränderung. Frankfurt: Verlagsbuchhandlung f. Psychologie

Binder U (1990) Einige Thesen zur personenzentrierten Psychotherapie von Schizophrenen. In: Meyer-Cording G, Speierer G-W (1990) Gesundheit und Krankheit. Köln: GwG-Verlag, 216–232

Binder U (1994) Klientenzentrierte Psychotherapie mit Patienten aus dem schizophrenen Formenkreis. Ein systemimmanentes, störungsspezifisches Verstehens- und Handlungskonzept. In: Hutterer-Krisch R (Hrsg) Psychotherapie mit psychotischen Menschen. Wien, New York: Springer, 185–210

Bion WR (1974) Erfahrungen in Gruppen und andere Schriften. Stuttgart: Klett

Birnbacher D, Kottje-Birnbacher L (1996) Ethik in der Psychotherapie und Psychotherapieausbildung. In: Senf W, Broda W (Hrsg) Praxis der Psychotherapie. Stuttgart, New York: Thieme, 499–506

Birnbacher D (2002) Utilitarismus/Ethischer Egoismus. In: Düwell M, Hübenthal C, Werner MH (Hrsg) Handbuch Ethik. Stuttgart: Metzler, 95–107

Birnbacher D, Kottje-Birnbacher L (1995) Ethische Aspekte in der Psychotherapie und Konsequenzen für die Psychotherapeutenausbildung. Psychotherapeut 40: 59–68

Birnbacher D, Kottje-Birnbacher L (2005) Ethik in der Psychotherapie und Psychotherapieausbildung. In: Senf W, Broda M (Hrsg) Praxis der Psychotherapie. Ein integratives Lehrbuch. 3. völlig neu bearbeitete Auflage. Stuttgart/New York: Thieme, 749–757

Bischof B (2004) Autogene Psychotherapie. Imagination 2: 51–61

Blankenburg W (Hrsg) (1989) Biographie und Krankheit. Sammlung psychiatrischer und neurologischer Einzeldarstellungen (hrsgg. von Heinrich K, Peters UH, Neundörfer B). Stuttgart, New York: Thieme

Bloch E (1968) Atheismus im Christentum. Zur Religion des Exodus und des Reichs. Frankfurt a. M.: Suhrkamp

BMFJ Dokumentation (1994) Zwischenbericht für das Bundesministerium für Frauen und Jugend zum Forschungsprojekt „Sexuelle Übergriffe in Psychotherapie und Psychiatrie". Zwischenbericht des Institus für Psychotraumatologie, Freiburg i. Brsg.

Bock R (1988) Psychoanalyse. Am Anfang war die Couch. In: Petzold H (Hrsg) Wege zum Menschen. Methoden und Persönlichkeiten moderner Psychotherapie. Ein Handbuch. Bd. II. Paderborn: Junfermann, 101–174

Bohleber W (2000) Die Entwicklung der Traumatheorie in der Psychoanalyse. Psyche 54: 79–839

Bohlken H (2002) Werkethik. In: Düwell M, Hübenthal C, Werner MH (Hrsg) Handbuch Ethik. Stuttgart: Metzler, 108–121

Bormann M (1996) Was tun die Berufsverbände? Standpunkte und Handlungsmöglichkeiten aus Sicht der Deutschen Gesellschaft für Verhaltenstherapie. Persönliche Mitteilung

Bormann M (2006) Persönliche Mitteilung

Böker W (1996) Interventionsstrategien bei psychotischen Krisen. In: Schnyder U, Sauvant J-D (Hrsg) Krisenintervention in der Psychiatrie. Bern, Göttingen, Toronto, Seattle: Huber, 111–120

Boszormenyi-Nagy I (1981) Kontextuelle Therapie. Therapeutische Strategien zur Schaffung von Vertrauen. Familiendynamik 2: 176–195

Boszormenyi-Nagy I, Spark G (1981) Unsichtbare Bindungen. Die Dynamik familiärer Systeme. Stuttgart: Klett

Bouhoutsus J et al (1983) Sexual intimacy between psychotherapists and patients. Professional Psychology 14 (2): 185–196

Bowlby J (1988) A secure base. Clinical applications of attachment theory. London: Routledge

Brandl-Nebehay A, Rauscher-Gföhler B, Kleibel-Arbeithuber J (Hrsg) (1998) Systemische Familientherapie. Grundlagen, Methoden und aktuelle Trends. Wien: Facultas

Bräutigam W, Christian Ch (1997) Psychosomatische Medizin. Ein kurzgefasstes Lehrbuch. Stuttgart: Thieme

Brisch KH (2003) Bindungsstörungen. Stuttgart: Klett-Cotta (J. G. Cotta'sche Buchhandlung Nachfolger)

Brosch W (1994) Psychotherapeutischer Umgang mit Wahn und Wahnelementen. In: Hutterer-Krisch R (Hrsg) Psychotherapie mit psychotischen Menschen. Wien, New York: Springer, 527–540

Brown G, Birley J (1968) Crises and life changes and the onset of schizophrenia. J Health Soc Behav 9: 203–214

Brown G (1985) The discovery of expressed emotion: Induction or deduction. In: Leff JP, Vaughn C (1985) Expressed emotion in families: 1st significance for mental illness. New York: Guilford Press, 7–25

Brown G, Birley J, Wing J (1972) Influence of family life on the course of schizophrenic disorders: A replication. Br J Psychiatry 121: 241–58

Buber M (1982) Das Problem des Menschen. Heidelberg: Verlag Lambert Schneider

Buber M (1984/1994) Das dialogische Prinzip. Heidelberg: Verlag Lambert Schneider

Buchmann C (2002) Vortrag für den WCP, Wien 2002: Psychotherapie und Ethik oder vom Umgang des SPV mit der Berufsethik

Buer F (2000) Supervision als Ort moralisch-philosophischer Besinnung. Oder: Was auch in der Arbeitswelt entscheidend ist. Supervision 4: 4–20

Bühler C, Allen M (1973) Einführung in die Humanistische Psychologie. Stuttgart: Klett

Bühler C (1962/1975) Die Rolle der Werte in der Entwicklung der Persönlichkeit und in der Psychotherapie. Stuttgart: Klett

Bühring P (2003) DÄB. Jg. 100, Heft 1–2, 6. 1. 2003, 20–23

Bundesgerichtshof (1989) Urteil vom 24.10.1989 (XI ZR 8/89). Neue Juristische Wochenschrift-Rechtsprechungsreport 1990, 141

Bundesgerichtshof (1990) Urteil vom 02.10.1990 (VI ZR 353/89). Neue Juristische Wochenschrift 1991, 747

Bundesgerichtshof (1995) Urteil vom 31.10.1995 (1 StR 527/95). Neue Juristische Wochenschrift 1995, 1068

Bundesgerichtshof (1997) Beschluss vom 05. 11. 1996 (4 StR 490/96). Neue Zeitschrift für Strafrecht 1997, 123

Bundesministerium für Gesundheit und Frauen (2002) Richtlinie (f. Verträge im Psychotherapie-Ausbildungsverhältnis, Anm. d. V.) des Bundesministeriums für Gesundheit und Frauen auf Grundlage eines Gutachtens des Psychotherapiebeirates, veröffentlicht im Psychotherapie Forum 10 [Suppl 3] (3): 44 ff

Bundesministerium für soziale Sicherheit und Generationen (o. J.) Gutachterrichtlinie. Kriterien für die Erstellung von Gutachten durch Psychotherapeutinnen und Psychotherapeuten. Wien

Butler S, Zelen S (1977) Sexual intimacies between therapists and patients. Psychotherapy: Research and Practice 2: 139–145

Canacakis J (1992) Ich begleite dich durch deine Trauer. Stuttgart: Kreuz

Canacakis J (1997) Ich sehe deine Tränen. Trauern, klagen, leben können. Stuttgart: Kreuz

Caplan G (1964) Principles of preventive psychiatry. New York, London: Basic Books

Cecchin G, Lane G, Ray WA (1993) Respektlosigkeit. Eine Überlebensstrategie für Therapeuten. Heidelberg: Verlag Carl Auer

Ciompi L (1996) Krisentheorie heute – eine Übersicht. In: Schnyder U, Sauvant J-D (Hrsg) Krisenintervention in der Psychiatrie. Bern, Göttingen, Toronto, Seattle: Huber, 13–26

Ciompi L (2005) Die emotionalen Grundlagen des Denkens. Entwurf einer fraktilen Affektlogik. Göttingen: Vandenhoeck & Ruprecht

Cohen M (2005) 99 moralische Zwickmühlen. Eine unterhaltsame Einführung in die Philosophie des richtigen Handelns. München, Zürich: Piper

Cremerius J (1984) Die Bedeutung des Dissidenten für die Psychoanalyse. In: Vom Handwerk des Psychoanalytikers: Das Werkzeug der psychoanalytischen Technik, Bd. 2. Stuttgart: Bad Cannstadt, 364–397

Cremerius J (1984) Die psychoanalytische Abstinenzregel. Vom regelhaften zum operationalen Gebrauch. Psyche 38: 769–800

Cremerius J (1988) Abstinenz – Maxime und Realität. In: Anonyma: Verführung auf der Couch. Eine Niederschrift. Freiburg i. B.: Kore

Cremerius J (1989) Lehranalyse und Macht. Die Umfunktionierung einer Lehr-Lern-Methode zum Machtinstrument der institutionalisierten Psychoanalyse. Forum der Psychoanalyse 5: 190–208; Nachdruck in: Schmidt-Lellek CJ, Heimannsberg B (Hrsg) (1995) Macht und Machtmissbrauch in der Psychotherapie. Köln: Edition Humanistische Psychologie (EHP), 99–122

Cremerius J (1993) Das ist großes Unrecht. Der Spiegel 35: S. 204

Cullberg J (1978) Krisen und Krisentherapie. Psychiatrische Praxis 5: 25–34

Da Coll G (2001) Ein Vergleich der selbstpsychologischen Sicht der negativen therapeutischen Reaktion mit der ursprünglichen Definition Freuds. In: Mayr U (Hrsg) Wenn Therapien nicht helfen. Stuttgart: Klett-Cotta, 127–168

Dahlberg C (1970) Sexual contact between patient and therapist. Contemp Psychoanalysis 6: 197–124

Dahm A (2005) Gesundheitspolitische Grundlagen der ambulanten Psychotherapie im Rahmen der gesetzlichen Krankenversicherung. In: Senf W, Broda M (Hrsg) Praxis der Psychotherapie. Stuttgart: Thieme

Datler W, Stephenson T (1999) Tiefenpsychologische Ansätze in der Psychotherapie. In: Slunecko T, Sonneck G (Hrsg) Einführung in die Psychotherapie. Wien: Facultas, 77–139

de Brito Santos-Dodt M (2006) Abstinenz: Die verantwortungsbewusste Gestaltung der therapeutischen Beziehung. www.lpk-bw.de/archiv/news2006/pdf/060413bo_abstinenz.pdf

Degkwitz R, Helmchen H, Kockott G, Mombour W (Hrsg) (1980) Diagnosenschlüssel und Glossar Psychiatrischer Krankheiten. 5. Aufl., korrigiert nach der 9. Revision der ICD. Deutsche Ausgabe der internationalen Klassifikation der Krankheiten der WHO. Berlin, Heidelberg, New York: Springer

Deter H-C (1997) Angewandte Psychosomatik. Eine Anleitung zum Erkennen, Verstehen und Behandeln psychosomatisch Kranker. Stuttgart: Thieme

Deussen P (1923) Die Philosophie der Griechen. Allgemeine Geschichte der Philosophie, Zweiter Band, Erste Abteilung, S. 185f. Leipzig: F.A. Brockhaus

Deutsche Gesellschaft für Verhaltenstherapie (DGVT) (Hrsg) (1986) Verhaltenstherapie – Theorien und Methoden. Tübingen: DGVT

Diagnostisches und Statistisches Manual Psychischer Störungen DSM-IV. Übersetzt nach der 4. Aufl. des Diagnostic and statistical manual of mental disorders der American Psychiatric Association. Deutsche Bearbeitung und Einführung von Saß H, Wittchen H-U, Zaudig M. Göttingen, Bern, Toronto, Seattle: Hogrefe

Diem-Wille G (2003) Das Kleinkind und seine Eltern. Perspektiven psychoanalytischer Babybeobachtung. Stuttgart: Kohlkammer

Dieter J (2000) Symbolbildung und ihre Bedeutung für die Psychotherapie. Imagination 1

Dieter J (2004) Stufen der Triangulierung – Die Bedeutung der Dyade und der Triade in der Entwicklung und Psychotherapie. Imagination 4: 5–39

Dilling H, Mombour W, Schmidt MH (Hrsg) (1991) Internationale Klassifikation psychischer Störungen. ICD-10 Kapitel V (F) Klinisch diagnostische Leitlinien. Bern, Göttingen, Toronto: Huber

Dilling H, Schulte-Markwort E, Freyberger HJ (Hrsg) (1994) Von der ICD-9 zur ICD-10. Neue Ansätze der Diagnostik psychischer Störungen in der Psychiatrie, Psychosomatik und Kinder- und Jugendpsychiatrie. Bern, Göttingen, Toronto, Seattle: Huber

Dolleschka B (2000) Gruppe. In: Stumm G, Pritz A (Hrsg) Wörterbuch der Psychotherapie. Wien, New York: Springer, 256

Dormagen H (1996) Kriseninterventionszentrum am Allgemeinkrankenhaus: Ein Baustein künftiger psychiatrischer Regelversorgung? In: Schnyder U, Sauvant J-

D (Hrsg) Krisenintervention in der Psychiatrie. Bern, Göttingen, Toronto, Seattle: Huber, 75–84

Dörner K, Plog U (1990) Der sich und andere tötende Mensch. Selbst-/Fremdtötung, Krise, Krisenintervention, Kap. 10. In: Dörner K, Plog U (Hrsg) Irren ist menschlich. Bonn: Psychiatrie Verlag, 325–344

Dörner K, Plog U (1990) Irren ist menschlich. Bonn: Psychiatrie Verlag

Dornes M (1997) Vernachlässigung und Misshandlung aus der Sicht der Bindungstheorie. In: Egle UT et al (Hrsg) Sexueller Missbrauch, Misshandlung, Vernachlässigung. Stuttgart: Schattauer

Dorrman W (1991) Suicid. Therapeutische Interventionen bei Selbsttötungsabsichten. München: Pfeiffer

Dosey MA, Meisels M (1966) Personal space and self-protection. J Pers Soc Psychol 11 (2): 93–97

Dreitzel HP, Jaeggi E (1987) Psychotherapie: Plädoyer für kreative Vielfalt. Psychologie heute 14 (2): 60–69

Dreyfus R, Haug H (1992) Zum narzisstischen Missbrauch in der Therapie. In: Hoffmann-Axtheim D (Hrsg) Verführung in Kindheit und Psychotherapie. Oldenburg: Transform, 90–108

Drigalski DV (1997) Blumen auf Granit. Eine Irr- und Lehrfahrt durch die deutsche Psychoanalyse. Ullstein-Sachbuch 34759

DSM-III-R Diagnostische Kriterien und Differenzialdiagnosen des diagnostischen und statistischen Manuals psychischer Störungen. Weinheim: Beltz

Dührssen A (1962) Katamnestische Ergebnisse bei 1004 Patienten nach analytischer Psychotherapie. Z Psychosom Med 8: 94–113

Dührssen A, Jorswieck E (1965) Eine empirisch/statistische Untersuchung zur Leistungsfähigkeit psychoanalytischer Behandlung. Nervenarzt 36: 166–169

Dulz B, Schneider A (1997) Borderline-Störungen. Theorie und Therapie. Mit einem Geleitwort von Kernberg OF. Stuttgart, New York: Schattauer

Duncan BL, Hubble MA, Miller SD (1998) „Aussichtslose Fälle". Die wirksame Behandlung von Psychotherapie-Veteranen. Stuttgart: Klett-Cotta

Durkheim E (1897) Der Selbstmord. Deutsche Übersetzung (1973). Neuwied: Luchterhand

Düwell M (2002) Handlungsreflexive Moralbegründung. In: Düwell M, Hübenthal C, Werner MH (Hrsg) Handbuch Ethik. Stuttgart: Metzler, 152–162

Düwell M, Hübenthal C, Werner MH (Hrsg) (2002) Handbuch Ethik. Stuttgart: Metzler

Eckstein R (1962) Überlegungen zu den Parallelen im therapeutischen und im sozialen Prozess. In: Bühler C (Hrsg) Die Rolle der Werte in der Entwicklung der Persönlichkeit und in der Psychotherapie. Stuttgart: Klett, 152–161

Egger J, Pieringer W (1987) Verhaltenstherapie auf dem Weg zu einer integralen Psychotherapie? Gedanken zur Entwicklung der VT. Psychologie in Österreich 7: 58–66

Egger J (1992) Zum Krankheitsbegriff in der Verhaltenstherapie. In: Der Krankheitsbegriff in der modernen Psychotherapie. Vergleichende Psychotherapie. Paderborn: Junfermann, 303–322

Egle UT et al (Hrsg) (1997) Sexueller Missbrauch, Misshandlung, Vernachlässigung. Stuttgart: Schattauer

Ehl M (2005) Missbrauch und Grenzüberschreitung in der Psychotherapie. In: Behsen, Bell, Best, Gerlach, Schirmer, Schmid (Hrsg) Management Handbuch der Psychotherapeutischen Praxis. R. V. Decker Verlag, 1420: 1–23

Ehlert-Balzer M (1992) Die Strafbewährung des sexuellen Missbrauchs in der Psychotherapie. Verhaltensther Psychosoziale Prax 3: 323–334

Ehlert-Balzer M (1999) Fundament in Frage gestellt. Sexuelle Grenzverletzungen in der Psychotherapie. Mabuse 121: 47–51

Eich H, Reiter-Theil S (2002) Ethische Konflikte in der Paar- und Familientherapie. In: Wirsching M, Scheib P (Hrsg) Paar- und Familientherapie. Berlin, Heidelberg: Springer 687–692

Endres M, Hauser S (2000) Bindungstheorie in der Psychotherapie. München: Reinhardt

Erdheim M (1990) Lebenskrisen und Adoleszenz. In: Stromberger C (Hrsg) Lebenskrisen: Abschied vom Mythos der Sicherheit. Wien: Verlag für Gesellschaftskritik

Erhard R (2005) Zur Problematik der Haftung des Sachverständigen. Psychologie in Österreich 25 (5): 274–275

Erikson EH (1966) Einsicht und Verantwortung. Die Rolle des Ethischen in der Psychoanalyse. Geist und Psyche. Frankfurt a. M.: Fischer

Erikson EH (1988) Jugend und Krise. München: dtv/Klett-Cotta

Ermann M (2004) Psychosomatische Medizin und Psychotherapie. Ein Lehrbuch auf psychoanalytischer Grundlage. Stuttgart: Kohlhammer

Eser A (Hrsg) (1976) Suizid und Euthanasie. Stuttgart: Enke

Eser A (2006) Kommentierung zu § 223 StGB. In: Schönke A, Schröder H (Hrsg) Strafgesetzbuch. Kommentar. 27. Auflage. München: C. H. Beck

Ethical Guidelines – United Kingdom Council for Psychotherapy (UKCP). In: Hutterer-Krisch R (Hrsg) Fragen der Ethik in der Psychotherapie. Wien, New York: Springer, 639–642

Ethische Richtlinien des Europäischen Verbands für Psychotherapie (EAP – The European Association for Psychotherapy – Association Europeenne de Psychotherapie). In: Hutterer-Krisch R (Hrsg) Fragen der Ethik in der Psychotherapie. Wien, New York: Springer, 643–648

Everstine D (1983) Krisentherapie. Stuttgart: Klett-Cotta

Fäh M, Fischer G (1998) Sinn und Unsinn in der Psychotherapieforschung. Eine kritische Auseinandersetzung mit Aussagen und Forschungsmethoden. Gießen: Psychosozial-Verlag

Falloon IRH (1990) Behaviorale Familientherapie der Schizophrenie. In: Olbrich R (Hrsg) Therapie der Schizophrenie. Stuttgart: Kohlhammer, 135–150

Farberow NL, Shneidman ES (1961) The cry for help. New York: McGraw Hill

Fehlinger M (1994) Modelle der Gruppenpsychotherapie aus systemischer Sicht. In: Hochgerner M, Wildberger E (Hrsg) Die Gruppe in der Psychotherapie. Wien: Facultas, 71–78

Felber W, Reimer C (Hrsg) (1991) Klinische Suicidologie. Praxis und Forschung. Berlin: Springer

Feldman MP (1976) The behavior therapies and society. In: Feldman MP, Broadhorst A (Hrsg) Theoretical and experimental bases of the behavior therapies. New York: Wiley

Feldman H (1984) Psychiatrie und Psychotherapie. Basel, München, Paris, London, New York, Tokyo, Sydney: Karger

Fiedler P (1994) Störungsspezifische und differenzielle Indikation: Gemeinsame

Herausforderung der Psychotherapieschulen oder: Wann ist endlich Schluss mit dem Unsinn der Konkurrenz? Psychotherapie Forum 2 (1): 20–29

Fiedler P (1995) Persönlichkeitsstörungen. Weinheim: Beltz PVU

Fiedler P (1996) Die Bedeutsamkeit des emotionalen Klimas in den Familien schizophrener Patienten für ihre verhaltenstherapeutische Behandlung. In: Hutterer-Krisch R (Hrsg) Psychotherapie mit psychotischen Menschen, 2. erw. Aufl. Wien, New York: Springer, 449–462

Fiedler P, Niedermeier T, Mundt C (1986) Gruppenarbeit mit Angehörigen schizophrener Patienten. München: Psychologie Verlags Union

Fischer G, Riedesser P (2003) Lehrbuch der Psychotraumatologie. Stuttgart: UTB

Fischer G, Becker-Fischer M (1994) Gibt es „Täterprofile"? In: Bachmann KM, Böker W (Hrsg) Sexueller Missbrauch in Psychotherapie und Psychiatrie. Bern, Göttingen, Toronto, Seattle: Huber

Fischer G (1997) Folgetherapie nach sexuellem Missbrauch in der Psychotherapie und Psychiatrie. In: Egle, Hoffmann, Joraschky. Sexueller Missbrauch, Misshandlung, Vernachlässigung. Schattauer Verlag, 375ff

Fischer G, Riedesser P (1998) Lehrbuch der Psychotraumatologie. München, Basel: UTB Reinhardt Verlag

Fischer G, Reddemann L, Barwinski-Fäh R, Bering R (2003) Traumaadaptierte tiefenpsychologisch fundierte und analytische Psychotherapie. Psychotherapeut 3: 199–209

Fittkau B (1982) Ein ganzheitliches Menschenbild als Kern einer integrativen Therapie. In: Petzold H (Hrsg) Methodenintegration in der Psychotherapie. Paderborn: Jungermann Verlag, 47–58

Fliegel S, v. Schlippe A (2005) „Grenzliches" – Schwierige Situationen im therapeutischen Alltag. Psychotherapie im Dialog 6 (2). Stuttgart: Thieme, 207–213

Fonagy P (2003) Bindungstheorie und Psychoanalyse. Stuttgart: Klett-Cotta

Foulkes SH (1978) Praxis der gruppenanalytischen Psychotherapie. München: Reinhardt

Freiberger R (2001) Psyche und Soma im Leidensgleichgewicht – Der Therapeut als störender Dritter. In: Mayr U (Hrsg) Wenn Therapien nicht helfen. Zur Psychodynamik der „negativen therapeutischen Reaktion". Leben lernen. Stuttgart: Klett-Cotta, 65–84

Freud S (1915) Mitteilungen eines der psychoanalytischen Theorie widersprechenden Falles von Paranoia. GW Bd. 10, S. 242

Freud S (1922) Preisausschreibung. Int. Z. Psychoanal 8: S. 527

Freud S (1923) Das Ich und das Es. GW, Bd. 13. Frankfurt a. M.: Fischer

Freud S (1932) Gesammelte Werke I–XVII

Freud S (1982) Die endliche und die unendliche Analyse. In: Studienausgabe, Ergänzungsband. Schriften zur Behandlungstechnik. Frankfurt a. M.: Fischer Taschenbuch, 351–392

Freud S (2000) Studienausgabe, Bd. I–X, Ergänzungsband. Frankfurt a. M.: Fischer

Freyberger HJ, Spitzer C (1996) Psychoanalytische Therapie bei dissoziativen Störungen. In: Senf W, Broda M (Hrsg) Praxis der Psychotherapie. Stuttgart: Thieme

Frick E (2001) Das schwarze Gold der Analyse. Die negative therapeutische Reaktion aus post-jungianischer Sicht. Eine Einzelfallstudie mit Hilfe der Strukturalen Analyse Sozialen Verhaltens. In: Mayr U (Hrsg) Wenn Therapien nicht helfen. Stuttgart: Klett-Cotta, 207–228

Friedman M (1957) Dialog zwischen Martin Buber und Carl Rogers (übersetzt von Schmidt CJ). Integrative Therapie 18 (3): 1992, 245–260

Frischenschlager O (1994) Wien, wo sonst! Die Entstehung der Psychoanalyse und ihrer Schulen. Wien, Köln, Weimar: Böhlau

Frischenschlager O (1995) Was ist Krankheit – was ist Gesundheit? In: Frischenschlager O, Hexel M, Kantner-Rumplmair W, Ringler M, Söllner W, Wisiak UV (Hrsg) Lehrbuch der Psychosozialen Medizin. Grundlagen der Medizinischen Psychologie, Psychosomatik, Psychotherapie und Medizinischen Soziologie (Springer Lehrbuch). Wien, New York: Springer, 3–14

Frischenschlager O (1996) Vom Krankheits- zum Gesundheitsbegriff. In: Hutterer-Krisch R, Pfersmann V, Farag I (Hrsg) Psychotherapie, Lebensqualität und Prophylaxe. Beiträge zur Gesundheitsvorsorge in Gesellschaftspolitik, Arbeitswelt und beim Individuum. Wien, New York: Springer, 3–16

Fröhlich WD, Drever J (1978) Wörterbuch zur Psychologie. München: dtv

Fromm E (1954) Psychoanalyse und Ethik. Zürich: Diana

Fromm E (1981) Sigmund Freud. Seine Persönlichkeit und seine Wirkung. Frankfurt a. M., Berlin

Frommel M (2005) Kommentierung zu § 174c StGB. In: Kinshäuser U, Neumann U, Paeffgen H-U (Hrsg) Nomos-Kommentar zum StGB. Band 2, 2. Aufl. Baden-Baden: Nomos

Fromm-Reichmann F (1950, dt.: 1959) Intensive Psychotherapie. Stuttgart: Hippokrates

Fromm-Reichmann F (1956) Notes on the history and philosophy of psychotherapy. In: Fromm-Reichmann F, Moreno JL (Hrsg). New York: Grune & Stratton

Fuchs Ch, Gerst Th (2006) Medizinethik in der Berufsordnung, Bundesärztekammer

Fuhr R, Sreckovic M, Gremmler-Fuhr M (Hrsg) Handbuch der Gestalttherapie. Göttingen, Hogrefe

Fuhr R, Sreckovic M, Gremmler-Fuhr M (1999) Gestalttherapeutische Diagnostik und klinische Gestalttherapie – Eine Einführung. In: Fuhr R, Sreckovic M, Gremmler-Fuhr M (Hrsg) Handbuch der Gestalttherapie. Göttingen, Bern, Toronto, Seattle: Hogrefe Verlag für Psychologie, 635–646

Fuhr R, Sreckovic M, Gremmler-Fuhr M (1999) Nachwort und Ausblick. In: Fuhr R, Sreckovic M, Gremmler-Fuhr M (Hrsg) Handbuch der Gestalttherapie. Göttingen, Bern, Toronto, Seattle: Hogrefe Verlag für Psychologie, 1207–1212

Fuhr R, Sreckovic M, Gremmler-Fuhr M (Hrsg) (1999) Handbuch der Gestalttherapie. Göttingen, Bern, Toronto, Seattle: Hogrefe Verlag für Psychologie

Furtmüller C (1912) Psychoanalyse und Ethik. Schriften des Vereins für freie psychoanalytische Forschung (1). München: Ernst Reinhardt Verlag

Gaddini E (2001) „Das Ich ist vor allem ein körperliches." Beiträge zur Psychoanalyse der ersten Strukturen. In: Jappe G, Strehlow B (Hrsg). Tübingen: Edition Diskord

Gartrell N et al (1986) Psychiatrist-Patient Sexual Contact: Results of a National Survery, I: Prevalence. Am J Psychiatry 143 (9): 1126–1131

Gartrell N (1988) Sexually exploitive therapists. Hospital and Community Psychiatry. 9 (10): 1070–1074

Gartrell N, Hermann J, Olarte S (1986) Psychiatrist-patient sexual contact: results of a national survey. 1: Prevalence. Am J Psychiatry 143 (9): 1126–1131

Gartrell N, Hermann J, Olarte S (1987) Reporting practices of psychiatrists who knew of sexual misconduct by colleagues. Am J Psychiatry 57 (2): 287–295

Gastager H (Hrsg) (1982) Hilfe in Krisen. Wien, Göttingen: Herder, Vandenhoeck & Ruprecht

Gelder M (1972) Behavior therapy. In: Kisker K, Meyer J, Müller M, Strömgren E (Hrsg) Klinische Psychiatrie 1. Psychiatrie der Gegenwart. 2. Aufl. Bd. II/1. Berlin, Heidelberg, New York: Springer

Gendlin ET (1961) Subverbal communication and therapist expressivity: Trends in client-centered psychotherapy with schizophrenics. Diskussionsunterlagen (Wisconsin Psychiatric Institute), 1961 (zit. N. Rogers 1962, 1977)

Gendlin ET (1964) Schizophrenia: problems and methods of psychotherapie. Rev Exist Psychol 4: 168

Gerber Ch (1995) Lügenleben. Die Geschichte einer gutbürgerlichen Kindheit. Menschenleben. dtv Sachbuch 30472

Gerber RA (1986) Chronisches Kranksein. In: Heim E, Willi J (Hrsg) Psychosoziale Medizin. Berlin, Heidelberg: Springer, 529–538

Gerunde H (1990) Zur gestalttherapeutisch orientierten Arbeit mit Schizophrenen. Gestalttherapie 4 (1): 22–31

Goffman E (1967) Stigma. Über Techniken zur Beseitigung beschädigter Identität. Frankfurt a. M.: Suhrkamp

Golan N (1983) Krisenintervention, Strategien psychosozialer Hilfen. Freiburg i. Br.: Lambertus

Goldmann U (1988) Wenn Mütter trauern. Erinnerungen an das verlorene Kind. Kindler/Donauland

Gollner C (2005) Psychosenpsyhotherapie. In: Hochgerner M, Hoffmann-Widhalm H, Nausner L, Wildberger E (Hrsg) Gestalttherapie. Wien: Facultas, 275–288

Grande T et al (1997) Die Praxisstudie Analytische Langzeittherapie. Ein Projekt zur Prospektiven Untersuchung struktureller Veränderungen in Psychoanalysen. In: Leuzinger-Bohleber M, Stuhr U (Hrsg) Psychoanalysen im Rückblick. Methoden, Ergebnisse und Perspektiven der neueren Katamneseforschung. Gießen: Psychosozial

Grawe K (1992) Psychotherapieforschung am Beginn der neunziger Jahre. Psychologische Rundschau 43: 132–162

Grawe K (1995) Welchen Sinn hat Psychotherapieforschung? Eine Erwiderung auf Tschuschke V et al. Psychotherapeut 40: 96–106

Grawe K, Fliegel S (2005) „Ich glaube nicht, dass eine Richtung einen Wahrheitsanspruch stellen kann". Psychotherapie im Dialog 6 (2). Stuttgart: Thieme, 128–135

Grawe K, Donati R, Bernauer F (1994, 2001) Psychotherapie im Wandel. Von der Konfession zur Profession. Göttingen, Bern, Toronto, Seattle: Hogrefe

Grawe K (2004) Neuropsychotherapie. Hofgreve: 304 ff, 142 ff

Green H (1978) Ich hab dir nie einen Rosengarten versprochen. Bericht einer Heilung. Ro 4155

Greenson R (1992/2000) Technik und Praxis der Psychoanalyse. Stuttgart: Klett-Cotta

Grmek MD, Schwarzt FW, Siegrist J, Troschke J (1998) Wer ist gesund? Wer ist krank, wie gesund bzw. krank sind Bevölkerungen? In: Public Health Book. München, Wien, Baltimore: Urban & Schwarzenberg, 6 ff

Gründel M (2000) Psychotherapeutisches Haftungsrecht. Berlin, Heidelberg: Springer

Grüneberg Ch (2006) Kommentierung zu § 252 BGB. In: Bamberger HG, Roth H (Hrsg) Beck'scher Online-Kommentar. beck-online.de (Stand: 15.03.2006)

Guardini R (1961) Die Lebensalter. Ihre ethische und pädagogische Bedeutung. Würzburg: Werkbund (6. Tbaufl. 1994) Topos-Taschenbücher, Bd. 160

Guardini R (1993) Ethik. Vorlesungen an der Universität München (1950–1962) Bd. 1. Mainz/Paderborn: Grünewald/Schöningh

Gutmann T (2005) Kommentierung zu § 16 TPG. In: Schroth U, König P, Gutmann T, Oduncu F (Hrsg) Transplantationsgesetz. Kommentar. München: C. H. Beck

Haase HJ (Hrsg) (1978) Krisenintervention in der Psychiatrie. Stuttgart: Schattauer

Habermas J (1973) Wirklichkeit und Reflexion. In: Fahrenbach H (Hrsg) Festschrift für Walter Schultz zum 60. Geburtstag. Pfullingen: Neske

Habermas J (1983) Diskursethik – Notizen zu einem Begründungsprogramm. In: Habermas (Hrsg) Moralbewusstsein und kommunikatives Handeln. Frankfurt a. M.: Suhrkamp

Hagehülsmann H (1985) Begriff und Funktion von Menschenbildern in Psychologie und Psychotherapie. In: Petzold H (Hrsg) Wege zum Menschen. Methoden und Persönlichkeiten moderner Psychotherapie. Ein Handbuch, Bd. 1. Paderborn: Junfermann, 9–44

Hager J (1999) Kommentierung zu § 823 BGB. In: Staudinger J. v. (Hrsg) Kommentar zum Bürgerlichen Gesetzbuch, 13. Bearbeitung. Berlin: De Gruyter

Hahlweg K, Ehlers A (Hrsg) (1996) Enzyklopädie der Psychologie. D/II/1. Göttingen: Hogrefe

Halapier W, Holzinger B, Puddu S (1996) Arbeitslos. Selbstbild, Selbstwert und Existenz in der Krise. In: Hutterer-Krisch R, Farag I, Pfersmann V (Hrsg) Psychotherapie, Lebensqualität und Prophylaxe. Beiträge zur Gesundheitsvorsorge in Gesellschaftspolitik, Arbeitswelt und beim Individuum. Wien, New York: Springer

Halbig C (2002) Anerkennung. In: Düwell M, Hübenthal C, Werner MH (Hrsg) Handbuch Ethik. Stuttgart: Metzler, 297–301

Haltmayer S, Ridler-Singer R (1991) Systemische Therapie auf radialkonstruktivistischer Grundlage? In: Reiter L, Ahlers C (Hrsg) Systemisches Denken und therapeutischer Prozess. Berlin, Heidelberg, New York: Springer, 23–65

Handlbauer B (1990) Die Adler-Freud-Kontroverse. Frankfurt a. M.: Fischer

Harris CO (1992) Gestalt Work with psychotics. In: Nevis EC (Hrsg) Gestalt Therapy. Perspectives and applications. The Gestalt Institute of Cleveland Press. New York, London, Sydney, Toronto: Gardner Press Inc, 239–261

Hart D (1998) Ärztliche Leitlinien – Definitionen, Funktionen, rechtliche Bewertungen. Gleichzeitig ein Beitrag zum medizinischen und rechtlichen Standardbegriff. Medizinrecht 1998, 8–16

Hart D (2005) (Hrsg) Ärztliche Leitlinien im Medizin- und Gesundheitsrecht. Recht und Empirie professioneller Normbildung (Gesundheitsrecht und Gesundheitswissenschaften 9). Baden-Baden: Nomos

Hartmann H (1928) Psychoanalyse und Wertproblem. Imago 14: 421–440

Hartmann H (1973) Psychoanalyse und moralische Werte. Stuttgart: Klett

Hartmann-Kottek L (1979) Schwerpunkt „Gestalttherapie" im Grenzgebiet der Psychiatrie. Psychiatrie und medizinische Psychologie 29: 1–13

Haubl R, Lamott F (1994) Handbuch Gruppenanalyse. München: Qunitessenz

Haushofer M, Rudas S, Krisch R (1985) Patientenbezogene Evaluation eines extra-muralen psychiatrischen Dienstes. Prospektive Longitudinalstudien zum Reha-bilitationserfolg und zur Prognostik von Patienten des Psychosozialen Dienstes für den 20. und 21. Wiener Gemeindebezirk. Projekt finanziert vom Medizi-nisch-Wissenschaftlichen Fond des Bürgermeisters der Stadt Wien. Projektbe-richt, Band I (213 Seiten), Band II (198 Seiten). Wien

Hausner HH (1973) Verantwortung. Betrachtungen über das Wesen des Menschen. Wien: Verlag Ernst Schwarcz

Hayes SC, Strohsal KD, Wilson KG (2004) Akzeptanz- und Commitment-Therapie. Ein erlebnisorientierter Ansatz zur Verhaltensänderung. München: CIP-Medien

Hecht C (1984/1992) Kognitive Verhaltenstherapie. Selbstmanagement. Therapie, Ich will mich ändern. In: Petzold H (Hrsg) Wege zum Menschen. Methoden und Persönlichkeiten moderner Psychotherapie. Ein Handbuch. Bd. II. Paderborn: Junfermann, 397–488

Heigl-Evers A, Heigl F, Ott J (1994) (Hrsg) Lehrbuch der Psychotherapie. Stuttgart, Jena

Heigl-Evers A, Heigl F, Ott J, Rüger U (1997) Lehrbuch der Psychotherapie. Stutt-gart: Fischer

Heim E, Willi J (1986) Psychosoziale Medizin II. Gesundheit und Krankheit in bio-psycho-sozialer Sicht. Berlin: Springer

Heim E (1996) Der Bewältigungsprozess in der Krise und Krisenintervention. In: Schnyder U, Sauvant J-D (Hrsg) Krisenintervention in der Psychiatrie. Bern, Göttingen, Toronto, Seattle: Huber, 27–44

Heinrichs H (2006) Kommentierung zu § 280 BGB. In: Palandt O et al (Hrsg) BGB. Kommentar, 65. Aufl. München: C. H. Beck

Heinze HJ (2006) Persönliche Mitteilung

Helmchen H, Linden M, Rüger U (Hrsg) (1982) Psychotherapie in der Psychiatrie. Berlin, Heidelberg, New York: Springer

Hemminger H (1989) Das therapeutische Reich des Dr. Ammon. Eine Untersu-chung zur Psychologie totalitärer Kulte. Stuttgart: Quell Verlag

Henseler H (1974/1990) Narzisstische Krisen – Zur Psychodynamik des Selbst-mords. Reinbeck: Rowohlt/Opladen: Westdeutscher Verlag

Henseler H (1981) Probleme bei der Behandlung chronisch suizidaler Patienten. In: Henseler H, Reimer Ch (Hrsg) Selbstmordgefährdung – zur Psychodynamik und Psychotherapie. Stuttgart: Frommann-Holzboog

Henseler H (1981) Psychoanalytische Theorien zur Suizidalität. Krisenintervention – Vom bewussten zum unbewussten Konflikt des Suizidanten. In: Henseler H, Reimer Ch (Hrsg) Selbstmordgefährdung – zur Psychodynamik und Psychothe-rapie. Stuttgart: Frommann-Holzboog

Henseler H, Wegner P (Hrsg) (1993) Psychoanalysen, die ihre Zeit brauchen. Zwölf klinische Falldarstellungen. Opladen: Westdeutscher Verlag

Hermann J, Gartrell N, Olarte S (1987) Psychiatrist-patient sexual contact: Results of a national survey. II: Psychiatrists' attitudes. Am J Psychiatry 144 (2): 164–169

Hermann-Uhlig E (1999) Die Winterreise – eine Fallgeschichte oder „selbstgewähl-te" Einsamkeit? Die psychotherapeutische Arbeit mit Menschen mit narzissti-scher Persönlichkeitsstörung. Neue Entwicklungen in der integrativen Gestalt-therapie. Wiener Beiträge zum Theorie-Praxis-Bezug, 169–194

Hermann J (2003) Die Narben der Gewalt, Traumatische Erfahrungen verstehen und überwinden. Paderborn: Junfermann. Original: Hermann J (1992) Trauma and Recovery, Basic Books

Herzog L (1982) Die wissenschaftstheoretische Problematik der Integration psychotherapeutischer Methoden (9–29). In: Petzold H (Hrsg) Methodenintegration in der Psychotherapie. Paderborn: Junfermann. In: Petzold H (Hrsg) Wege zum Menschen. Methoden und Persönlichkeiten moderner Psychotherapie. Ein Handbuch. Bd. 1. Paderborn: Junfermann, 387–450

Herzog L (1984) Modell und Theorie in der Psychologie. Göttingen, Toronto, Zürich: Verlag für Psychologie, Hogrefe

Herzog W (1982) Die wissenschaftstheoretische Problematik der Integration psychotherapeutischer Methoden. In: Petzold H (Hrsg) Methodenintegration in der Psychotherapie. Paderborn: Junfermann Verlag, 9–29

Hexel PC (1981) Adoleszenz und Krise. Psychosoziale Strukturen jugendlicher und ehemaliger Mitglieder „neuer religiöser Bewegungen". Unveröffentl. Dissertation a. d. Univ. Wien

Heyne C (1991) Tatort Couch. Zürich: Kreuz

Hippler B (1998) Personenorientierte Selbsterfahrung in der Ausbildung zum Verhaltenstherapeuten. In: Lieb H (Hrsg) Selbsterfahrung für Psychotherapeuten. Göttingen: VAP, 191–193

Hirsch M (1994) Realer Inzest – Psychodynamik des sexuellen Missbrauchs in der Familie. 3. Aufl. Berlin: Psychosozial-Verlag

Hirsch M (1998) Der eigene Körper als Objekt. Zur Psychodynamik selbstdestruktiven Körperagierens. Psychosozial-Verlag

Hirsch M (2001) Negative therapeutische Reaktion als Objektbeziehungsgeschehen. In: Mayr U (Hrsg) Wenn Therapien nicht helfen. Zur Psychodynamik der „negativen therapeutischen Reaktion". Leben lernen. Stuttgart: Klett-Cotta, 25–51

Hirsch M (2002) Der eigene Körper als Symbol? Psychosozial-Verlag

Hirsch M (1993) Zur narzisstischen Dynamik sexueller Beziehungen in der Psychotherapie. Forum der Psychoanalyse 9: 303–317

Hirsch M (2004) Psychoanalytische Traumatologie – das Trauma in der Familie. Stuttgart, New York: Schattauer, S 115

Hirsch M (2005) Realer Inzest, Psychodynamik des sexuellen Missbrauchs in der Familie. Gießen: Psychosozial-Verlag, 190, 191

Hoerster N (1971) Utilitaristische Ethik und Verallgemeinerung. München: Freiburg

Höffe O (1981) Sittlich-politische Diskurse. Philosophische Grundlagen. Politische Ethik. Biomedizinische Ethik. Frankfurt a. M.

Höffe O (1992) Lexikon der Ethik. München: Beck

Höffe O (Hrsg) (1977) In Zus.arb. m. Forschner M, Schöpf A, Vossenkuhl W. Lexikon der Ethik. München: Beck

Hofmann A (1999) EMDR in der Therapie psychotraumatischer Belastungssyndrome. Stuttgart: Thieme

Hoffmann B (2004) Handbuch Autogenes Training. dtv

Hoffmann M (2001) Ethische Fragen des Erstgesprächs. In: Hutterer-Krisch R (Hrsg) Fragen der Ethik in der Psychotherapie, 2. Aufl. Wien, New York: Springer, 121–132

Holzbecher M (1996) Sexuelle Diskriminierung als Machtmechanismus. In: Bussmann, Lange (Hrsg) Peinlich berührt, Frauenoffensive. München

Holzbecher M (2006) Sexuelle Grenzüberschreitung in der Psychotherapie – Macht und Abwehr im gesellschaftlichen Umgang mit sexueller Gewalt. Symposion: „Ethik und Psychotherapie" des BVVP-Bayern

Holzbecher M (2006) Ethik in psychosozialen Berufsfeldern – Materialien für Ausbildung und Praxis. Köln: GwG-Verlag

Holzkamp K (1972) Verborgene anthropologische Voraussetzungen der allgemeinen Psychologie. In: Holzkamp K (Hrsg) Kritische Psychologie. Frankfurt a. M.: Fischer

Holzkamp K (1972) Zum Problem der Relevanz psychologischer Forschung für die Praxis. In: Holzkamp K (Hrsg) Kritische Psychologie. Frankfurt a. M.: Fischer

Homm M, Kierein M, Popp R, Wimmer A (1996) Rahmenbedingungen der Psychotherapie. Wien: Facultas Universitätsverlag

Homm M, Kierein M, Wimmer A (1996) Rechtliche Rahmenbedingungen für die selbstständige Ausübung der Psychotherapie. In: Homm M, Kierein M, Popp R, Wimmer A (1996) Rahmenbedingungen der Psychotherapie. Wien: Facultas Universitätsverlag, 21–228

Hörmann G (Hrsg) (1994) Im System gefangen. Zur Kritik systemischer Konzepte in den Sozialwissenschaften. Münster: Hans Zygowski Bessau Verlag

Horn C (2002) Güterabwägung. In: Düwell M, Hübenthal C, Werner MH (Hrsg) Handbuch Ethik. Stuttgart: Metzler, 385–390

Horowitz M (1988) Introduction to psychodynamics. New York: Basic Books

Horowitz M (1991) Person schemas and maladaptive interpersonal patterns. Chicago: Univ. Chicago Press

Horowitz MJ (1965) Human spatial behaviour. Am J Psychother 19: 20–28

Horowitz MJ, Duff DF, Stratton LO (1964) Body-buffer zone. Arch Gen Psychiatry 11: 651–656

Hübenthal C (2002) Ansätze Normativer Ethik. Teleologische Ansätze. Einleitung. In: Düwell M, Hübenthal C, Werner MH (Hrsg) Handbuch Ethik. Stuttgart: Metzler, 61–68

Hübenthal C (2002) Eudaimonismus. In: Düwell M, Hübenthal C, Werner MH (Hrsg) Handbuch Ethik. Stuttgart: Metzler, 82–94

Hüther G (2005) Bedienungsanleitung für ein menschliches Gehirn, 5. Aufl. Göttingen: Vandenhoeck & Ruprecht

Hüther G (2005) Biologie der Angst. Wie aus Stress Gefühle werden, 7. Aufl. Göttingen: Vandenhoeck & Ruprecht

Hüther G (2005) Macht der inneren Bilder. Wie Visionen das Gehirn, den Menschen und die Welt verändern, 2. Aufl. Göttingen: Vandenhoeck & Ruprecht

Hüther G, Krens I (2005) Das Geheimnis der ersten neun Monate. Zürich, Düsseldorf: Walter-Verlag

Hutterer R (1997) Das Paradigma der Humanistischen Psychologie. Wien, New York: Springer

Hutterer R, Schopper J (2001) Zur Verschwiegenheitspflicht bei Kindern und Jugendlichen. In: Hutterer-Krisch R (Hrsg) Fragen der Ethik in der Psychotherapie. Konfliktfelder, Machtmissbrauch, Berufspflichten, 2. akt. Erw. Aufl. (1. Aufl. 1996). Wien, New York: Springer, 431–434

Hutterer-Krisch R (1994) Bericht von der ersten ständigen Ethik-Arbeitsgruppe der EAP. Psychotherapie Forum 2 (3): 166–196

Hutterer-Krisch R (1994) Kommentar aus der Sicht einer Gestalttherapeutin. Zu: Demichel E: Falldarstellung. Psychotherapie Forum 2 (2): 68–73

Hutterer-Krisch R (1996) Einige Ergebnisse der Wirksamkeitsforschung zur psycho-therapeutischen Behandlung von Psychosen. In: Hutterer-Krisch R (Hrsg) Psychotherapie mit psychotischen Menschen, 2. erw. Aufl. (1. Aufl. 1994). Wien, New York: Springer, 69–105

Hutterer-Krisch R (1996) Fragen der Ethik. In: Sonneck G (Hrsg) Psychotherapie als Wissenschaft – Fragen der Ethik. Bibliothek Psychotherapie. 6 Bde. Bd. 5. Wien: WUV, 208–335

Hutterer-Krisch R (1996) Historischer Abriss der Psychosen – Psychotherapie. In: Hutterer-Krisch R (Hrsg) Psychotherapie mit psychotischen Menschen, 2. erw. Aufl. (1. Aufl. 1994). Wien, New York: Springer, 3–68

Hutterer-Krisch R (1996) Über Werte. Psychotherapeutische Beiträge zur Gesell-schaftskritik. In: Hutterer-Krisch R, Pfersmann V, Farag I (Hrsg) Psychotherapie, Lebensqualität und Prophylaxe. Beiträge zur Gesundheitsvorsorge in Gesell-schaftspolitik, Arbeitswelt und beim Individuum. Wien, New York: Springer, 17–48

Hutterer-Krisch R (1996) Zum Ganzheitsbegriff aus individualpsychologischer und gestalttherapeutischer Sicht. Zeitschrift für Individualpsychologie 21 (1): 48–62

Hutterer-Krisch F (1997) Zur Praxis der Supervision in der Psychiatrie. Einzelfallvig-netten am Beispiel der Psychosenpsychotherapie. In: Luif I (Hrsg) Supervision. Tradition, Ansätze und Perspektiven in Österreich. Wien: Orac Verlag, 263–274

Hutterer-Krisch R (1999) Gestalttherapie bei Menschen mit psychotischen Störun-gen. In: Fuhr R, Sreckovic M, Gremmler-Fuhr M (Hrsg) Handbuch der Gestalt-therapie. Göttingen: Hogrefe, 747–766

Hutterer-Krisch R (1999) Gestalttherapie. In: Slunecko T, Sonneck G (Hrsg) Einfüh-rung in die Psychotherapie. Wien: WUV-Universitätsverlag. Reihe UTB für Wis-senschaft / Uni-Taschenbücher 2085. Facultas, 212–246

Hutterer-Krisch R (1999) Zum Stellenwert der Diagnostik in der Integrativen Gestalttherapie – Grundlegende und ausgewählte Aspekte. In: Hutterer-Krisch R, Luif I, Baumgartner G (Hrsg) Neue Entwicklungen in der Integrativen Gestalttherapie. Wiener Beiträge zum Theorie-Praxis-Bezug, 22–59

Hutterer-Krisch R (1999) Zur Krisenintervention im psychiatrischen Bereich. In: Fuhr R, Sreckovic M, Gremmler-Fuhr M (Hrsg) Handbuch der Gestalttherapie. Göttingen: Hogrefe, 839–856

Hutterer-Krisch R (2000) Allgemeine Psychosenpsychotherapie. In: Stumm G, Pritz A (Hrsg) Wörterbuch der Psychotherapie (Bereich Psychosenpsychotherapie). Wien, New York: Springer, 559

Hutterer-Krisch R (2000) Autonomie. In: Stumm G, Pritz A (Hrsg) Wörterbuch der Psychotherapie (Bereich Ethik). Wien, New York: Springer, 61–62

Hutterer-Krisch R (2000) Berufskodex. In: Stumm G, Pritz A (Hrsg) Wörterbuch der Psychotherapie (Bereich Ethik). Wien, New York: Springer, 78–79

Hutterer-Krisch R (2000) Ethik. In: Stumm G, Pritz A (Hrsg) Wörterbuch der Psychotherapie (Bereich Ethik). Wien, New York: Springer, 177–178

Hutterer-Krisch R (2000) Expressed-Emotion-Forschung (EE). In: Stumm G, Pritz A

(Hrsg) Wörterbuch der Psychotherapie (Bereich Psychosenpsychotherapie). Wien, New York: Springer, 187–188

Hutterer-Krisch R (2000) False-Memory-Syndrom. In: Stumm G, Pritz A (Hrsg) Wörterbuch der Psychotherapie (Bereich Ethik). Wien, New York: Springer, 192

Hutterer-Krisch R (2000) Gestalttherapeutisch orientierte Psychosenpsychotherapie. In: Stumm G, Pritz A (Hrsg) Wörterbuch der Psychotherapie (Bereich Psychosenpsychotherapie). Wien, New York: Springer, 561–562

Hutterer-Krisch R (2000) Missbrauchsforschung. In: Stumm G, Pritz A (Hrsg) Wörterbuch der Psychotherapie (Bereich Ethik). Wien, New York: Springer, 437–438

Hutterer-Krisch R (2000) Narzisstischer Missbrauch. In: Stumm G, Pritz A (Hrsg) Wörterbuch der Psychotherapie (Bereich Ethik). Wien, New York: Springer, 435–436

Hutterer-Krisch R (2000) Verantwortung. In: Stumm G, Pritz A (Hrsg) Wörterbuch der Psychotherapie (Bereich Ethik). Wien, New York: Springer, 752

Hutterer-Krisch R (2000) Wert. In: Stumm G, Pritz A (Hrsg) Wörterbuch der Psychotherapie (Bereich Ethik). Wien, New York: Springer, 774–775

Hutterer-Krisch R (2001) Behandlungsfehler in der Psychotherapie. In: Hutterer-Krisch R (Hrsg) Fragen der Ethik in der Psychotherapie. Konfliktfelder, Machtmissbrauch, Berufspflichten, 2. akt. erw. Aufl. (1. Aufl. 1996). Wien, New York: Springer, 133-156

Hutterer-Krisch R (2001) Derzeitige Lösung der Verhandlungen zu den Berichterstattungsforderungen der Krankenkassen. Erstellt in Zusammenarbeit des Hauptverbandes der Österreichischen Sozialversicherungsträger und des Österreichischen Bundesverbandes für Psychotherapie. In: Hutterer-Krisch R (Hrsg) Fragen der Ethik in der Psychotherapie. Konfliktfelder, Machtmissbrauch, Berufspflichten, 2. akt. erw. Aufl. (1. Aufl. 1996). Wien, New York: Springer, 506–516

Hutterer-Krisch R (2001) Narzisstischer Machtmissbrauch in der Psychotherapie oder Das Bedürfnis des Psychotherapeuten nach Liebe und Anerkennung. In: Hutterer-Krisch R (Hrsg) Fragen der Ethik in der Psychotherapie. Konfliktfelder, Machtmissbrauch, Berufspflichten, 2. Aufl. (1. Aufl. 1996). Wien, New York: Springer, 669–690

Hutterer-Krisch R (2001) Werte in den Psychotherapiemethoden. In: Hutterer-Krisch R (Hrsg) Fragen der Ethik in der Psychotherapie. Konfliktfelder, Machtmissbrauch, Berufspflichten, 2. akt. erw. Aufl. (1. Aufl. 1996). Wien, New York: Springer, 74–108

Hutterer-Krisch R (2001) Zum Verhältnis von Ethik und Psychotherapie. In: Hutterer-Krisch R (Hrsg) Fragen der Ethik in der Psychotherapie. Konfliktfelder, Machtmissbrauch, Berufspflichten, 2. akt. erw. Aufl. (1. Aufl. 1996). Wien, New York: Springer, 17–60

Hutterer-Krisch R (2002) Geleitwort zu: Kouwenhoven M, Kiltz RR, Elbing U (2002) Schwere Persönlichkeitsstörungen. Transaktionsanalytische Behandlung nach dem Kathexis-Ansatz. Wien, New York: Springer, V–VIII

Hutterer-Krisch R (2002) Gestalttherapeutische Paarinterventionen im Überblick/An overview of couples interventions in Gestalt therapy. Hauptvortrag/Keynote lecture gehalten am 16.7.2002 im Rahmen des 3. Weltkongresses für Psychotherapie (The world council for psychotherapy WCP 14.–18. Juli 2002 Wien-Österreich-Europa-Anima mundi-Globalisierung als Herausforderung),

Audio-Cassette Auditorium Netzwerk WCP 02-K082; audionetz@aol.com; www.auditorium-netzwerk.com

Hutterer-Krisch R (2004) „Verständige Menschen verschmutzen weder Wald noch Weg. Allen anderen ist es verboten." Anmerkungen zur Qualitätssicherung von Psychotherapie. Psychotherapie Forum [Suppl] 12 (4): 104–113

Hutterer-Krisch R (2004) Zwölf Jahre Berufsethik im Überblick. Diskussionen, Meinungsbildungsprozesse, verbindliche Entwicklungen und Perspektiven unter besonderer Berücksichtigung der Arbeit des Ethikausschusses im Psychotherapiebeirat. In: Firlei K, Kierein M, Kletecka-Pulker M (Hrsg) Jahrbuch für Psychotherapie und Recht III. Wien: WUV Facultas, 85–99

Hutterer-Krisch R (2005) „Aber der Mensch ist kein Ding ..." Psychotherapeutische Reflexionen zur Gesellschaftskritik. In: Pierre Ramus Gesellschaft (Hrsg) Pierre Ramus' „Neuschöpfung der Gesellschaft" ... und andere Texte zur Rekonstruktion der sozialen Balance. Wien: Monte Verita, 17–40

Hutterer-Krisch R (2005) Gestalttherapie und Gesellschaftskritik. Gesellschaftspolitische Implikationen des gestalttherapeutischen Krankheitsbegriffs. In: Erkenntnis. E-Journal der Pierre Ramus-Gesellschaft 13 (13): 19–25

Hutterer-Krisch R (2005) Paul Goodman. Gestalttherapeut und Anarchist. In: Erkenntnis. E-Journal der Pierre Ramus-Gesellschaft 13 (13): 12–18

Hutterer-Krisch R (Hrsg) (1996) Psychotherapie mit psychotischen Menschen. Wien, New York: Springer, 2. erw. Aufl. (1. Aufl. 1994)

Hutterer-Krisch R (Hrsg) (2001) Fragen der Ethik in der Psychotherapie. Konfliktfelder, Machtmissbrauch, Berufspflichten, 2. akt. erw. Aufl. (1. Aufl. 1996). Wien, New York: Springer

Hutterer-Krisch R, Amendt-Lyon N (2004) Gestalttherapeutische Diagnostik. In: Hochgerner M, Hoffmann-Widhalm H, Nausner L, Wildberger E (Hrsg) Gestalttherapie. Wien: Facultas, 153–175

Hutterer-Krisch R, Amendt-Lyon N, Korbei L, Pawlowsky G, Rauscher-Gföhler B, Wiesnagrotzki S (2001) Sexueller Missbrauch in der Psychotherapie und im Ausbildungsverhältnis. In: Hutterer-Krisch R (Hrsg) Fragen der Ethik in der Psychotherapie. Konfliktfelder, Machtmissbrauch, Berufspflichten, 2. Aufl. (1. Aufl. 1996). Wien, New York: Springer, 651–668. Sowie sexueller Missbrauch: Hinweise für gefährdete Psychotherapeuten. Im Anhang 695–696. Auch erschienen in: Psychotherapie Forum 1996, 4 (1): 117–123

Hutterer-Krisch R, Bolen I (2000) Paradoxe Theorie der Veränderung (the paradoxical theory of change). In: Stumm G, Pritz A (Hrsg) Wörterbuch der Psychotherapie (Bereich Gestalttherapie). Wien, New York: Springer, 495

Hutterer-Krisch R, Hoffmann M (1994) Zu den Berichterstattungsforderungen der Krankenkassen. Einige Überlegungen aus psychotherapeutischer Sicht. In: Psychotherapie Forum 2 (4): 215–219. Auch erschienen in: Hutterer-Krisch R (Hrsg) (2001) Fragen der Ethik in der Psychotherapie. Konfliktfelder, Machtmissbrauch, Berufspflichten, 2. akt. erw. Aufl. (1. Aufl. 1996). Wien, New York: Springer, 481–491

Hutterer-Krisch R, Hutterer R (1996) Formen humanistischer Psychotherapie. In: Sonneck G (Hrsg) Einführung in die Psychotherapie. Bibliothek Psychotherapie. 6 Bde. Bd. 1. Wien: WUV, 176–232

Hutterer-Krisch R, Kierein M (2001) Professionalisierung der Psychotherapie und Umgang mit Beschwerdestellen. Zwei Seiten der gleichen Medaille. In: Hutterer-Krisch R (Hrsg) Fragen der Ethik in der Psychotherapie. Konfliktfelder, Machtmissbrauch, Berufspflichten, 2. akt. erw. Aufl. (1. Aufl. 1996). Wien, New York: Springer, 517–534

Hutterer-Krisch R, Luif I, Baumgartner G (1999) Neue Entwicklungen in der Integrativen Gestalttherapie. Wiener Beiträge zum Theorie-Praxis-Bezug. Wien: Facultas Wiener Universitätsverlag WUV

Hutterer-Krisch R, Pfersmann V, Farag I (Hrsg) (1996) Psychotherapie, Lebensqualität und Prophylaxe. Beiträge zur Gesundheitsvorsorge in Gesellschaftspolitik, Arbeitswelt und beim Individuum. Wien, New York: Springer

Hutterer-Krisch R, Salem E, Haufler-Klempier D, Aichhorn Th, Hutterer R (1997) Psychotherapeutische Versorgung als Aufgabe der sozialen Krankenversicherung. In: Flemmich G (Hrsg) Anforderungen des modernen Sozialstaates. Methoden zur Sicherstellung des gesetzlichen Auftrages der umfassenden Versorgung. Ausgewählte Probleme des österreichischen Sozialversicherungsrechts. Band 3. ÖGB-Verlag, 209–252

Hutterer-Krisch R, Stemberger G (2001) Zur Entstehung und zum Charakter des Berufskodex. In: Fragen der Ethik in der Psychotherapie (1. Aufl. 1996, 2. Aufl. 2001). Wien, New York: Springer, 613–616

Hycner RH (1985) Dialogical Gestalt therapy: An initial proposal. Gestalt Journal 8: 23–49

Iber C (1999) Subjektivität, Vernunft und ihre Kritik. Prager Vorlesungen über den Deutschen Idealismus. Frankfurt a. M.: Suhrkamp

ICD 10: Dilling H, Mombour W, Schmidt MH (Hrsg) (1991) Internationale Klassifikation psychischer Störungen. ICD-10 Kapitel V (F) Klinisch diagnostische Leitlinien. Bern, Göttingen, Toronto: Huber

ICD 9: Degkwitz R, Helmchen H, Kockott G, Mombour W (Hrsg) (1980) Diagnosenschlüssel und Glossar Psychiatrischer Krankheiten. 5. Aufl., korrigiert nach der 9. Revision der ICD. Deutsche Ausgabe der internationalen Klassifikation der Krankheiten der WHO. Berlin, Heidelberg, New York: Springer

ICD-10 (2000) Internationale Klassifikation psychischer Störungen. Bern: Hans Huber

ICD 10 – GM 2006 (2006) Systematisches Verzeichnis, Internationale statistische Klassifikation der Krankheiten und verwandter Gesundheitsprobleme. Deutscher Ärzteverlag, 161ff

Informationen zur Psychotherapie des Schweizer Psychotherapeuten-Verbandes SPV/ASP. In: Hutterer-Krisch R (Hrsg) Fragen der Ethik in der Psychotherapie. Wien, New York: Springer, 636–638

Informationsbroschüre des Bundesministeriums für Familien, Senioren, Frauen und Jugend: „Sexuelle Übergriffe in Psychotherapie, Psychiatrie und psychologischer Beratung", Bezug: Publikationsversand der Bundesregierung, Postfach 381009, 18132 Rostock, Tel: 01888-8080800, www.bmffj.de

Irigaray L (1991) Ethik der sexuellen Differenz. Frankfurt a. M.: Suhrkamp

Jacobson E, Höfler R (1934/2002) Entspannung als Therapie, PM in Theorie und Praxis. Stuttgart: Klett-Cotta

Jacoby M (1985) Individuation und Narzissmus – Psychologie des Selbst bei Jung CG und Kohut H. München

Jaeggi E (1997) Zu heilen die zerstoßnen Herzen. Die Hauptrichtungen der Psychotherapie und ihre Menschenbilder. Hamburg: Rowohlt

Janssen N, Wecke K (1994) Stationäre Frühgestörtentherapie aus gestalttherapeutischer Sicht. Gestalttherapie 1: 37–52

Janssen N (1999) Therapie bei Borderline-Störungen. In: Fuhr R, Sreckovic M, Gremmler-Fuhr M (Hrsg) Handbuch der Gestalttherapie. Göttingen, Bern, Toronto, Seattle: Hogrefe Verlag für Psychologie, 767–788

Janssen PL, Schneider W (Hrsg) (1994) Diagnostik in Psychotherapie und Psychosomatik. Psychotherapeutische Medizin. Stuttgart, Jena, New York: Gustav Fischer

Jarass HD (2006) Vorbemerkung vor Art. 1. In: Jarass HD, Pieroth B (Hrsg) Grundgesetz für die Bundesrepublik Deutschland, 8. Aufl. München: C. H. Beck

Johnson MS (1988) Der narzisstische Persönlichkeitsstil. Köln: Edition Humanistische Psychologie

Joraschky P (1988) Familientheoretische Konzepte zur Pathogenese der Schizophrenien – Eine Übersicht. In: Kaschka W, Joraschky P, Lungershausen E (Hrsg) Die Schizophrenien. Biologische und familiendynamische Konzepte zur Pathogenese. Berlin: Springer

Jorda Ch (1994) Rollenverlust und psychodramatische Möglichkeiten. In: Hutterer-Krisch R (Hrsg) Psychotherapie mit psychotischen Menschen. Wien, New York: Springer, 229–238

Jourard SM (1971) Self-disclosure: An experimental analysis of the transparent self. New York: Wiley

Jung CG (1962) Erinnerungen. Träume, Gedanken. Zürich, Stuttgart: Rascher

Kächele H (2006) Votum an der Tagung „Poesie des Unbewussten". Ein Traum von der Zukunft der Psychoanalyse. Ulrich Moser zum 80. Geburtstag

Kaiser E (1993) Quantitative Psychotherapieforschung – modernes Paradigma oder Potemkinsches Dorf? Forum der Psychoanalyse 9: S. 348–366

Kanfer FH (1970) Self-regulation: Research, issures and speculations. In: Neuringer C, Michael JL (eds) Behavior modification in clinical psychology. New York: Appleton-Century-Crofts, 178–220

Kanfer FH, Reinecker J, Schmelzer D (1990/1996) Selbstmanagement-Therapie als Veränderungsprozess. Berlin: Springer

Kant I (1986) Grundlegung zur Metaphysik der Sitten. Stuttgart: Reclam

Kant I, Scruton R (o. J.) Kant. Spektrum Meisterdenker. Freiburg: Herder

Karazman R (1996) Das Syndrom „Widerwillen gegen die Arbeit". Existenzielle Krisenprozesse in der Arbeitswelt und psychobiologische Auswirkungen. In: Hutterer-Krisch R, Farag I, Pfersmann V (Hrsg) Psychotherapie, Lebensqualität und Prophylaxe. Beiträge zur Gesundheitsvorsorge in Gesellschaftspolitik, Arbeitswelt und beim Individuum. Wien, New York: Springer

Kardener SH et al (1973) A survey of physicians' attitudes and practices regarding erotic and non-erotic contact with patients. Am J Psychiatry 130: 1077–1081

Kässer J (1982) Problemanalyse und relevante Variablen als Grundlagen der Intervention aus der Sicht familientherapeutischer „Schulen". Das Heidelberger familiendynamische Konzept. Psychol. Diplomarbeit. Universität Tübingen

Kast V (2003) Lebenskrisen werden Lebenschancen. Wendepunkt des Lebens aktiv gestalten. Freiburg: Herder

Kast V (2005) Trotz allem Ich. Freiburg: Herder

Katschnig H (Hrsg) (1984) Die andere Seite der Schizophrenie. Patienten zu Hause, 2. Aufl. München: Urban & Schwarzenberg

Katschnig H, Wanschura E (1998) Wilhelmine Meisterins Wanderjahre. In: Brandl-Nebehay A, Rauscher-Gföhler B, Kleibel-Arbeithuber J (Hrsg) Systemische Familientherapie. Grundlagen, Methoden und aktuelle Trends. Wien: Facultas, 334–340

Katzenmaier C (2002) Arzthaftungsrecht. Tübingen: Mohr Siebeck

Kavanagh DJ (Hrsg) (1992) Schizophrenie: An overview and practical handbook. London: Chapman & Hall

Kegan R (1986) Die Entwicklungsstufen des Selbst. München: Kindt

Keith-Spiegel P, Koocher GP (1985) Ethics in psychology. Professional standards and cases. New York, Toronto: McGraw-Hill

Kelman H (1956) Goals in therapy. Round table discussion. Am J Psychoanal 16 (1): 3–4

Kernberg OF (1970) Eine psychoanalytische Klassifizierung der Charakterpathologie. In: Kernberg O (Hrsg) Objektbeziehungen und Praxis der Pschoanalyse. Stuttgart: Klett-Cotta

Kernberg OF, Hartmann HP (2006) Narzissmus. Grundlagen-Störungsbilder-Therapie. Stuttgart, New York: Schattauer

Kernberg OF (Hrsg) (1993, 1994) Psychodynamische Therapie bei Borderline-Patienten. Bern: Huber

Kernberg OF (1993) Aktuelle Probleme der Psychoanalyse. Bulletin der Wiener Psychoanalytischen Vereinigung: 5–24

Kernberg OF (1997) Innere Welt und äußere Realität. Stuttgart: Verlag Internationale Psychoanalyse

Kernberg OF (2000) Schwere Persönlichkeitsstörungen. Theorie, Diagnose, Behandlungsstrategien, 6. Aufl. Stuttgart: Klett-Cotta

Kernberg OF (2001) Narzisstische Persönlichkeitsstörungen. Stuttgart: Schattauer, F. K. Verlag

Kernberg OF (1978) Borderline-Störungen und pathologischer Narzissmus. Frankfurt a. M.: Suhrkamp

Kernberg OF (1994) Psychodynamische Therapie bei Borderline-Patienten. Bern, Göttingen, Toronto, Seattle: Huber

Kernberg OF, Dulz B, Sachsse U (Hrsg) (2000) Handbuch der Borderline-Störungen. Stuttgart: Schattauer

Kernberg OF, Weiner A, Bardenstein K (2001) Persönlichkeitsstörungen bei Kindern und Jugendlichen. Stuttgart: Klett-Cotta/J. G. Cotta'sche Buchhandlung Nachfolger

Kersting W (2002) Kontraktualismus. In: Düwell M, Hübenthal C, Werner MH (Hrsg) Handbuch Ethik. Stuttgart: Metzler, 163–178

Kettner M (2002) Moral. In: Düwell M, Hübenthal C, Werner MH (Hrsg) Handbuch Ethik. Stuttgart: Metzler, 410–414

Kienzle N (1994) Verhaltenstherapie bei schizophrenen Psychosen. In: Hutterer-Krisch R (Hrsg) Psychotherapie mit psychotischen Menschen. Wien, New York: Springer, 163–184

Kierein M, Pritz A, Sonneck G (1991) Psychologengesetz, Psychotherapiegesetz. Kurzkommentar. Wien: Orac

Kind J (1992) Suizidal: Die Psychoökonomie einer Suche. Göttingen: Vandenhoeck & Ruprecht

Kisker KP, Lauter H, Meyer JE, Müller C, Strömgren E (Hrsg) (1987) Psychiatrie der

Gegenwart 2. Krisenintervention, Suizid, Konsiliarpsychiatrie. Berlin, Heidelberg, New York, Tokyo: Springer

Kitchener RF (1980) Ethical relativism and behavior therapy. J Consult Clin Psychol 48: 1–7

Kitchener RF (1980) Ethical relativism, ethical naturalism and behaviour therapy. J Consult Clin Psychol 48: 14–16

Kleibel-Arbeithuber J, Roschger-Stadelmayr B (1998) Ausbildung in systemischer Therapie. In: Brandl-Nebehay A, Rauscher-Gföhler B, Kleibel-Arbeithuber J (Hrsg) Systemische Familientherapie. Grundlagen, Methoden und aktuelle Trends. Wien: Facultas, 303–308

Klein C (1996) Ethische Aspekte in der rechtlichen Gestaltung psychotherapeutischer Ausbildungsverträge. In: Hutterer-Krisch R (Hrsg) Fragen der Ethik in der Psychotherapie. Wien: Springer, 418–428

Klicpera C (1998) Evaluation und Qualitätssicherung in der systemischen Psychotherapie-Ausbildung. In: Systemische Familientherapie. Grundlagen, Methoden und aktuelle Trends. Wien: Facultas, 321–333

Klussmann R (1990) Psychoanalytische Entwicklungspsychologie, Neurosenlehre, Psychotherapie – eine Übersicht. Berlin: Springer

Klussmann R (1997) Einführung in die psychoanalytische Krankheitslehre. Göttingen: Vandenhoeck & Ruprecht

Klussmann R (2002) Kleine psychoanalytische Charakterkunde. Göttingen: Vandenhoeck & Ruprecht

Klussmann R (2002) Psychosomatische Medizin. Berlin: Springer

Knebusch R (1981) Gestalttherapie. In: Möller HJ (Hrsg) Kritische Stichwörter. München: Wilhelm Fink Verlag

Kneer-Weidenhammer S (2005) Rechtliche Grundlagen psychotherapeutischen Handelns. In: Senf W, Broda M (Hrsg) Praxis der Psychotherapie. Stuttgart: Thieme, 742–748

Köbberling J (2003) Charta zur ärztlichen Berufsethik. Z. Ärzten. Fortbild. Qual. sich. (ZaeFQ) 97: 76–79

Köhler L (2000) Die von Heinz Kohut begründete Selbstpsychologie – umstrittenes Neuland der Psychoanalyse. In: Kutter P (Hrsg) Psychoanalytische Selbstpsychologie. Psychoanalytische Blätter, Bd. 15. Göttingen: Vandenhoeck & Ruprecht

Kohut H (1975) Die Zukunft der Psychoanalyse. Frankfurt a. M.: Suhrkamp

Kohut H (1992) Narzissmus. Eine Theorie der psychoanalytischen Behandlung narzisstischer Persönlichkeitsstörungen. Frankfurt a. M.: Suhrkamp

Kohut H (1993) Die Heilung des Selbst. Frankfurt a. M.: Suhrkamp TB

Kohut H, Wolf ES (1980) Die Störungen des Selbst und ihre Behandlung. In: Peters UH (Hrsg) Die Psychologie des 20. Jahrhunderts, Bd. 10. Zürich: Kindler, 667–682

Kolk BA van der, et al (1996) Dissociation and information processing in posttraumatic stress disorder. In: Kolk BA van der, et al (Hrsg) Traumatic stress: The effects of overwhelming experience on mind, body and society. New York: Guilford Press

König K (1993) Gegenübertragungsanalyse. Göttingen: Vandenhoeck und Ruprecht, 190 ff

König K (2000) Angst und Persönlichkeit. Das Konzept vom steuernden Objekt und seine Anwendungen. Göttingen: Vandenhoeck & Ruprecht

König K (2003) Abwehrmechanismen, 3. Aufl. Göttingen: Vandenhoeck & Ruprecht

Koocher GP, Keith-Spiegel P (1998) Ethics in psychology. Professional standards and cases, 2nd edn. Oxford Textbooks in Clinical Psychology. New York: Oxford University Press

Kottje-Birnbacher L, Birnbacher D (1995) Ethische Aspekte der Psychotherapie und Konsequenzen für die Therapeutenausbildung. Psychotherapeut 40: 59–68

Kottje-Birnbacher L, Birnbacher D (1999) Ethik in der Psychotherapie. In: Tress W, Langenbach M (Hrsg) Ethik in der Psychotherapie. Göttingen: Vandenhoeck & Ruprecht, 36–49

Kouwenhoven M, Kiltz RR, Elbing U (2002) Schwere Persönlichkeitsstörungen. Transaktionsanalytische Behandlung nach dem Kathexis-Ansatz. Wien, New York: Springer

Kraft H (2004) Autogenes Training. Handbuch für die Praxis. Hippokrates

Krampen G (2004) Differentielle Indikation von AT und Progressiver Relaxion. In: Psychologische Fachgruppe Entspannungsverfahren, Sektion Klinische Psychologie im Berufsverband Deutscher Psychologinnen und Psychologen e.V. (Hrsg) Entspannungsverfahren 21: 6–27

Krapf M, Krapf G (2004) Autogenes Training, 6. Aufl. Heidelberg: Springer

Krijnen C (2002) Wert. In: Düwell M, Hübenthal C, Werner MH (Hrsg) Handbuch Ethik. Stuttgart: Metzler, 527–533

Krisch R, Ulbing M (1992) Der Krankheitsbegriff in der Gestalttherapie. In: Zum Leben finden. Beiträge zur angewandten Gestalttherapie (63–110). Köln: Edition Humanistische Psychologie. Auch erschienen in: Pritz A, Petzold H (Hrsg) Der Krankheitsbegriff in der modernen Psychotherapie. Vergleichende Psychotherapie. Paderborn: Junfermann, 197–252

Krisch R (1992) Ethik und Sterben. In: Ethik und Sterben in Österreich. Diskussionsschwerpunkte. Bericht zur Enquete: Sterben in Österreich. Art, Umstände, Betreuung. Daten und Perspektiven. V. 26.–27. März 1992 (Arbeitskreis 4). Berichtband des Bundesministeriums für Gesundheit, Sport und Konsumentenschutz. 20–21/35–37

Krisch R (1992) Lebenskrise als psychiatrisches Erscheinungsbild. Gestalttherapie in der ambulanten Psychiatrie. In: Krisch R, Ulbing M (Hrsg) Zum Leben finden. Beiträge zur angewandten Gestalttherapie. Köln: Edition Humanistische Psychologie, 25–162

Krisch R (1993) Buchbesprechung „Systemtheorie der Klinischen Psychologie. Wissenschaftstheorie, Wissenschaft und Philosophie, Bd. 33. Vieweg, Braunschweig, Wiesbaden, 1991" von Schiepek G. Psychotherapie Forum 1 (3): 173–176

Krisch R, Kierein M (1994) Professionalisierung der Psychotherapie und Umgang mit Beschwerdefällen. Zwei Seiten der gleichen Medaille. Psychotherapie Forum 2 (1): 37–43. Auch erschienen in: Hutterer-Krisch R (Hrsg) (2001) Fragen der Ethik in der Psychotherapie. Konfliktfelder, Machtmissbrauch, Berufspflichten, 2. akt. erw. Aufl. (1. Aufl. 1996). Wien, New York: Springer, 517–534

Krisch R, Schopper J (1993) Zur Verschwiegenheitspflicht bei Kindern und Jugendlichen. Psychotherapie Forum 1 (2): 133–134. Auch erschienen unter Hutterer-Krisch R, Schopper J (2001). In: Hutterer-Krisch R (Hrsg) Fragen der Ethik in der Psychotherapie. Konfliktfelder, Machtmissbrauch, Berufspflichten, 2. akt. erw. Aufl. (1. Aufl. 1996). Wien, New York: Springer, 431–434

Krisch R, Stemberger G (1993) Zur Entstehung und zum Charakter des Berufskodex

Psychotherapie Forum 1 (1): 55–60. Auch erschienen in: Hutterer-Krisch R (Hrsg) (2001) Fragen der Ethik in der Psychotherapie. Konfliktfelder, Machtmissbrauch, Berufspflichten, 2. akt. erw. Aufl. (1. Aufl. 1996). Wien, New York: Springer, 613–616

Krisch R, Stindl I (1986) Psychologische Aufgaben im „Psychosozialen Dienst". In: Egger J, Eisenhardt U, Innerhofer P (Hrsg) Angewandte Psychologie. Praxisfelder einer Wissenschaft. Wien: Literas Universitätsverlag, 70–77

Krisch R, Ulbing M (Hrsg) (1992) Zum Leben finden. Beiträge zur angewandten Gestalttherapie. Köln: Edition Humanistische Psychologie

Kroschel E (1992) Prozessforschung in der Gestalttherapie. Gestalttherapie. Zeitschrift der Deutschen Vereinigung für Gestalttherapie. Sonderheft Forschung. Edition Humanistische Psychologie, 120–134

Krutzenbichler HS (1991) Die Übertragungsliebe. Recherchen und Bemerkungen zu einem „obszönen" Thema der Psychoanalyse. In: Forum der Psychoanalyse. Zeitschrift für klinische Theorie und Praxis 7 (4): 291–303

Kryspin-Exner I, Peternell A, Jagsch R (2000) Therapeutische Allianz – Bindungsfähigkeit als notwendiger Bestandteil. In: Parfy E, Redtenbacher H, Sigmund R, Schobersberger R, Butschek Ch (Hrsg) Bindung und Interaktion. Dimension der professionellen Beziehungsgestaltung. Wien: Facultas, 137–154

Kubesch EA (1999) Psychotherapie im Schatten des Holocausts – eine Allianz des Schweigens. Neue Entwicklungen in der integrativen Gestalttherapie. Wiener Beiträge zum Theorie-Praxis-Bezug, 313–339

Kuchan A (1989) Survey of incidencet of psychotherapists' sexual contact with clients in Wisconsin. In: Schoener et al (eds) Psychotherapists' sexual involvement with clients: Intervention and prevention, 51–64

Küchenhoff J (2002) In Strukturen Denken. Strukturkonzepte in Philosophie, Psychiatrie und Psychoanalyse und ihre praktischen Auswirkungen. In: Rudolf G, Grande T, Henningsen P (Hrsg) Die Struktur der Persönlichkeit. Vom theoretischen Verständnis zur psychotherapeutischen Anwendung des psychodynamischen Strukturkonzepts. Stuttgart: Schattauer, 68–79

Kühl K (2002) Recht und Moral. In: Düwell M, Hübenthal C, Werner MH (Hrsg) Handbuch Ethik. Stuttgart: Metzler, 469–477

Kühl K (2004a) Kommentierung zu § 174c StGB. In: Lackner K, Kühl K (Hrsg) StGB. Kommentar, 25. Aufl. München: C. H. Beck

Kühl K (2004b) Kommentierung zu § 223 StGB. In: Lackner K, Kühl K (Hrsg) StGB. Kommentar, 25. Aufl. München: C. H. Beck

Kuhlmann W (2002) Begründung. In: Düwell M, Hübenthal C, Werner MH (Hrsg) Handbuch Ethik. Stuttgart: Metzler, 313–319

Kuiper PC (1994) Seelenfinsternis. Die Depression eines Psychiaters. Frankfurt a. M.: Buchhändler-Vereinigung

Kulessa Ch (1982) Zur Theorie der Krise. In: Gastager H (Hrsg) Hilfe in Krisen. Wien, Göttingen: Herder, Vandenhoek & Ruprecht

Kulessa Ch (1985) Gesprächsführung mit Suizidpatienten im Rahmen der Krisenintervention. In: Wedler H (Hrsg) Umgang mit Suizidpatienten im Allgemeinkrankenhaus. Regensburg: Roderer

Landgericht Offenburg (2004) Entscheidung vom 30. 11. 2004 (3 Qs 121/04), Neue Zeitschrift für Strafrecht-Rechtsprechungsreport 2005, 74

Lang A, Schmidl F (1993) Ambulante und stationäre Psychotherapie – ausgewählte

Ergebnisse empirischer Forschung. Vortrag gehalten am 19. Nov. 1993 beim 30. Kongress zum 40-jährigen Bestehen des Berufsverbandes Österreichischer Psychologinnen und Psychologen mit dem Thema: „Psychologie im Spannungsfeld von Theorie und Praxis" vom 18. 11.–20. 11. 1993

Lang H (1981) Zur Problematik der Übertragung in der Psychose in Abgrenzung zur Neurose. Psyche 35: 705–717

Lang H (1985) Struktural-analytische Überlegungen zur Psychotherapie Schizophrener. Nervenarzt 56: 472–478

Lang H (Hrsg) (1990) Wirkfaktoren der Psychotherapie. Berlin: Springer

Lange HU (1988) Gesprächspsychotherapeutische Erfahrungen mit schizophrenen Patienten. In: Ges. f. wiss. Gesprächspsychotherapie (Hrsg) (1986) Orientierung an der Person. Diesseits von Psychotherapie. Bericht vom 7. Symp. d. GwG. Köln: GwG-Verlag, 62–70

Langs R (1991) Der beste Therapeut für mich. Ein Ratgeber für die psychoanalytische Therapie. Reinbek bei Hamburg: Rowohlt Taschenbuch

Laplanche J, Pontalis J-B (1973/2002) Das Vokabular der Psychoanalyse, Bd. 1. Frankfurt a. M.: Suhrkamp Taschenbuch

Laufhütte H-W, Roggenbuck E (2001) Kommentierung zu § 174c StGB. In: Leipziger Kommentar zum StGB. 11. Aufl. Berlin, New York: de Gruyter

Laufs A (2002) Ärztliches Berufsrecht (§ 14). In: Laufs A, Uhlenbruck W (Hrsg) Handbuch des Arztrechts. 3. Aufl. München: C. H. Beck

Lazarus AA (1958) New methods in psychotherapy: A case study. South Africa Medical Journal 33: 660–664

Lazarus AA (ed) (1976) Multimodal behaviour therapy. New York: Springer. (Dt.: Multimodale Verhaltenstherapie. Frankfurt a. M.: Fachbuchhandlung für Psychologie, 1978)

Lazarus H (1978) Multimodale Verhaltenstherapie. Frankfurt a. M.: Fischer Fachbuchhandlung für Psychologie

Leeuwen R (1999) Rückkehr zur Offenheit. Eine Frau lernt ihr Leben wieder lieben. Persönliche Erfahrungen mit Krisen. Fischer Taschenbuch 3271

Leff J (1976) Die therapeutische Beeinflussung der familiären Umgebung schizophrener Patienten. In: Böker W, Brenner H (Hrsg) Bewältigung der Schizophrenie. Bern: Huber, 87–95

Leff JP, Vaughn C (1980) The interaction of life events and relatives expressed emotion in schizophrenia and depressed neurosis. Br J Psychiatry 136: 146–153

Leff JP, Vaughn C (1985) Expressed emotion in families: 1st significance for mental illness. New York: Guilford Press

Leff JP (1976) Schizophrenia and sensitivity of the family environment. Schizophr Bull 2: 566–574

Leff JP, Kuipers L, Berkowitz R, Sturgeon D (1985) A controlled study of social intervention in families of schizophrenic patients: A two year follow-up. Br J Psychiatry 146: 594–600

Leff JP, Kuipers L, Berkowitz R, Eberlein-Fries R, Sturgeon D (1982) A controlled trial of social interventions in families of schizophrenic patients. Br J Psychiatry 141: 121–134

Lemche E (1993) Der gestalttheoretische Aspekt und sein Einfluss auf die Interventionsweise bei Foulkes SH. Gruppenpsychotherapie und Gruppendynamik 29: 70–102

Lemche E (2000) Gruppenassoziation, freie-. In: Stumm G, Pritz A (Hrsg) Wörterbuch der Psychotherapie. Wien, New York: Springer, 257

Leuschner W (1985) Psychiatrische Anstalten – ein institutionalisiertes Abwehrsystem. Psychiatr Praxis 12: 149–153

Leuzinger-Bohleber M, Stuhr U (Hrsg) (1997) Psychoanalysen im Rückblick. Methoden, Ergebnisse und Perspektiven der neueren Katamneseforschung. Gießen: Psychosozial

Lewandowski L, Buchkremer G (1988a) Therapeutische Gruppenarbeit mit Angehörigen schizophrener Patienten. Ergebnisse zweijähriger Verlaufsuntersuchungen. Zeitschrift für klinische Psychologie 17 (3): 210–224

Lewandowski L, Buchkremer G (1988b) Bifokale therapeutische Gruppenarbeit mit schizophrenen Patienten und ihren Angehörigen – Ergebnisse einer 5-jährigen Katamnese. In: Kaschka W, Joraschky P, Lungershausen E (Hrsg) Die Schizophrenien. Biologische und familiendynamische Konzepte zur Pathogenese. Berlin: Springer, 211–223

Lewin K (1969) Grundzüge der topologischen Psychologie. Bern, Stuttgart: Huber

Lewin K (1982) hg. V. Graumann CF. Werkausgabe. Feldtheorie, Bd. 4. Bern: Huber

Liberman RP, Jacobs HE, Boone SE, Foy DW, Donahoe CP, Falloon IRH, Blackwell G, Wallace CJ (1986) Fertigkeitentraining zur Anpassung Schizophrener an die Gemeinschaft. In: Böker W, Brenner HD (Hrsg) Bewältigung der Schizophrenie. Bern: Huber, 96–112

Lichtenberg J (1987) Einige Parallelen zwischen den Ergebnissen der Säuglingsbeobachtung und klinischen Beobachtungen an Erwachsenen, besonders Borderline-Patienten und Patienten mit narzisstischer Persönlichkeitsstörung. Psyche 44: 871–901

Lichtenberg J (1991) Psychoanalyse und Säuglingsforschung. Berlin: Springer

Lifton JR (1993) Ärzte im Dritten Reich. Stuttgart

Linden M, Hautzinger M (Hrsg) (1993) Verhaltenstherapie. Berlin: Springer

Lindmaier A (1999) Integrative Gestalttherapie, Gruppendynamik und Ethik. Der Einfluss von Abstinenz und Engagement auf Entscheidungsprozesse in gestalttherapeutischen Gruppen. In: Hutterer-Krisch R, Luif I, Baumgartner G (Hrsg) Neue Entwicklungen in der integrativen Gestalttherapie. Wiener Beiträge zum Theorie-Praxis-Bezug. Wien: Facultas WUV Universitätsverlag, 100–120

Lindenmeyer J (1998) Ethische Fragen in der Verhaltenstherapie. In: Tress W (Hrsg) Ethik in der Psychotherapie. Göttingen: Vandenhoek & Ruprecht

Linsley OR, Skinner BF, Solomon HC (1953) Studies in behavior therapy. Status report 1. Metropolitan State Hospital. Waltham MA

Lineham M (1996) Dialektisch-behaviorale Therapie der Borderline-Persönlichkeitsstörung. München: CIP-Medien

Linehan MM (1993) Cognitive behavioral treatment of borderline personality disorder. New York: Guilford Press. (Dt.: Dialektisch Behaviorale Therapie der Borderline-Persönlichkeitsstörung. München: CIP-Medien, 1996)

Lischi-Coradeschi S (1994) Ich war Komplizin meiner Angst. Tagebuch einer Depressiven. Freiburg: Herder

Little KB (1965) Personal space. J Exp Soc Psychol 1: 237–247

Loch W (1974) Der Analytiker als Gesetzgeber und Lehrer. Legitime oder illegitime Rollen? Psyche 28: 431–460

Loch W (1976) Psychoanalyse und Wahrheit. Psyche 30: 865–898

Loch W (1985) Perspektiven der Psychoanalyse. Stuttgart: Hirzel

Loch W (Hrsg) (1983) Die Krankheitslehre der Psychoanalyse. Eine Einführung. Stuttgart: Hirzel

Lohmer M et al (1992) Zur Diagnostik der Frühstörung. Praxis Psychotherapeutischer Psychosomatik 37: 243–255

London P (1964) The modes and morals of psychotherapy. New York: Holt

Lowe CM (1959) Value orientations – an ethical dilemma. Am Psychol 14: 687–693

Lowe CM (1976) Value orientations in counselling and psychotherapy. The meanings of mental health, 2nd edn. Cranston RI: Carroll Press

Löwer-Hirsch M (1998) Sexueller Missbrauch in der Psychotherapie. Göttingen: Vandenhoek & Ruprecht

Luborsky L, Singer B, Luborsky L (1975) Comparative studies of psychotherapies. Arch Gen Psychiatry 32: 995–1008

Luderer H-J (1987) Aufklärung und Information in der Psychiatrie – Untersuchungen zum Kommunikationsstil von Psychiatern und zum Kenntnisstand psychisch Kranker. Habil. Med. Fak. d. Univ. Erlangen-Nürnberg

Luderer H-J (1988) Die Einstellung der Ärzte zur Aufklärung psychisch Kranker. In: Böcker F, Weig W (Hrsg) Aktuelle Kernfragen der Psychiatrie. Berlin, Heidelberg: Springer

Luderer H-J (1989) Kenntnis von Diagnose und medikamentöser Behandlung bei psychisch Kranken. Nervenarzt 60: 213–219

Luderer H-J (1990) Krankheitsbezogenes Wissen bei Patienten mit endogenen Psychosen. In: Lungershausen E, Kaschka WP, Witkowski R (Hrsg) Affektive Psychosen. Stuttgart: Schattauer

Luderer H-J (1990) Schriftliche Informationen für psychisch Kranke. Fundamenta Psychiatrica 4: 9–17

Luderer H-J, Böcker FM (1988) Klientenzentrierte Grundhaltung bei der Aufklärung psychiatrischer Patienten. Ges. f. wiss. Gesprächspsychotherapie (Hrsg) 1986. Orientierung an der Person. Diesseits von Psychotherapie. Bericht vom 7. Symp. d. GwG. Köln: GwG-Verlag, 41–48

Luepker ET, Schoener GR (1989) Sexual involvement and the abuse of power in psychotherapeutic relationships. In: Schoener et al (eds) Psychotherapists' sexual involvement with clients: Intervention and Prevention. Minneapolis: Walk-In Counseling-Center

Luif I (1996) Ethik der Supervision – Ethik in der Supervision. In: Hutterer-Krisch R (Hrsg) Fragen der Ethik in der Psychotherapie. Wien: Springer, 40–405

Luss K (1994) Bedeutung und Stellenwert von Psychotherapie in der sozialpsychiatrischen Grundversorgung am Beispiel der LNK-Gugging. In: Betreuungskontinuität in der Psychiatrie. Bericht der 1. Gugginger Sozialpsychiatrischen Tagung vom 19. und 20. November 1993. In Vorbereitung

Lutz W, Grawe K, Tholen S (2003) Prognose des individuellen Behandlungsverlaufs für unterschiedliche klinisch-therapeutische Behandlungsmodalitäten in der Verhaltenstherapie. Zeitschrift für Klinische Psychologie, Psychiatrie und Psychotherapie 51 (1): 51–70

Lyon N (1977) Die Objektivierung eines projektiven Testverfahrens: Das Modell der persönlichen Sphäre (PSM) Unveröff. Dissertation a. d. Univ. Graz

Machleidt W (1995) Affektlandschaften psychotischer Erlebniswelten. In: Abschied von Babylon. Verständigung über Grenzen in der Psychiatrie. Herausgegeben von Bock Th, Buck D, Gross J, Maß E, Sorel E, Wolpert E, als VeranstalterInnen des XIV. Weltkongresses für Soziale Psychiatrie vom 5.–10. Juni 1994 in Hamburg. Bonn: Psychiatrie Verlag, 301–308

Maddock JW (1993) Ecology, ethics and responsibility in family therapy. Family Relations 42 (2) April. Minneapolis

Mahler MS et al (1980) Die psychische Geburt des Menschen. Frankfurt a. M.: Fischer

Mahoney MJ (1995) Cognitive and constructive psychotherapies: theory, research and practice. New York: Springer

Malt UF (1996) Traumatischer Stress. In: Schnyder U, Sauvant J-D (Hrsg) Krisenintervention in der Psychiatrie. Bern, Göttingen, Toronto, Seattle: Huber, 121–136

Marden CD (1985) Is tardive dyskinesia a unique disorder? In: Casey D, Chase T, Christensen AV, Gerlach J (Hrsg) Dyskinesia research and treatment. Psychopharmacology 2 [Suppl]: 64–71

Margraf J (Hrsg) (1996) Lehrbuch der Verhaltenstherapie, 2 Bde. Berlin: Springer

Markowitsch HJ, Welzer H (2005) Das autobiographische Gedächtnis. Stuttgart: Klett-Cotta, 22 ff

Marksteiner A (1994) Psychiatriereform als Idee und Realisierung. In: Betreuungskontinuität in der Psychiatrie. Bericht der 1. Gugginger Sozialpsychiatrischen Tagung vom 19. und 20. November 1993 (in Vorbereitung)

Marneros A, Philip M (1992) Persönlichkeit und psychische Erkrankung. Festschrift zum 60. Geburtstag von Peters UH. Berlin: Springer

Märtens M, Petzold H (Hrsg) (2002) Therapieschäden. Risiken und Nebenwirkungen von Psychotherapie. Mainz: Grünewald

Märtens M (2005) Misserfolge und Misserfolgsforschung in der Psychotherapie. Psychotherapie im Dialog 6 (2). Stuttgart: Thieme, 145–149

Martin M, Wallnöfer H, Walter H (2004) Entwicklung der suggestiven Verfahren im Rahmen der Psychotherapie: Hypnose und Autogenes Training. In: Fierlei K, Kierein M, Kletecka-Pulker M (Hrsg) Jahrbuch für Psychotherapie und Recht III. Wien: Facultas, 99–116

Maslow AA (1968) Psychologie des Seins. Ein Entwurf. Geist und Psyche. Frankfurt a. M.: Fischer

Masserman JH (Hrsg) (1960) Psychoanalysis and human values. New York: Grune & Stratton

Massermann JH (Hrsg) (1962) Individual and familial dynamics. New York: Grune & Stratton

Masterson JF (2004) Das Selbst und die Objektbeziehungen. Stuttgart: Klett-Cotta

Matussek P, Triebel A (1974) Die Wirksamkeit der Psychotherapie bei 44 Schizophrenen. Nervenarzt 45: 569–575

Matussek P, Triebel A (1976) Die Wirksamkeit der Psychotherapie in ihrer Abhängigkeit von der familiären Ausgangsposition. In: Matussek P (Hrsg) Psychotherapie schizophrener Psychosen. Hamburg: Hoffmann & Campe, 267

Matussek P (1990) Herstellung von Übertragung in der Psychoanalyse von Schizophrenen. In: Matussek P (Hrsg) Psychodynamik endogener Psychosen. II. Schizophrenieprojekt. Berlin, Heidelberg, New York, London, Paris, Tokyo, Hong Kong: Springer, 181–189

Matussek P (1990) Psychodynamik endogener Psychosen. Berlin, Heidelberg, New York, London, Paris, Tokyo, Hong Kong: Springer

Matussek P (Hrsg) (1990) Beiträge zur Psychodynamik endogener Psychosen. Berlin:
    Springer
Matussek P (1993) Analytische Psychosentherapie. 1 Grundlagen. Berlin, Heidel-
    berg, New York, London, Paris, Tokyo, Hong Kong, Barcelona, Budapest: Sprin-
    ger
Matussek P (Hrsg) (1976) Psychotherapie schizophrener Psychosen. Hamburg: Hoff-
    mann & Campe
Matussek P, Triebel A, Diekmann A, Hoschka A (1990) Overprotection und Erster-
    krankungsalter. In: Matussek P (Hrsg) Psychodynamik endogener Psychosen. II.
    Schizophrenieprojekt. Berlin, Heidelberg, New York, London, Paris, Tokyo,
    Hong Kong: Springer, 166–180
Maurer Y (Hrsg) (1985) Bedeutende Psychotherapieformen der Gegenwart. Stutt-
    gart: Hippokrates
May PRA (1976) Schizophrenia: Evaluation of treatment methods. In: Freedman
    AM, Kaplan IH, Sadock BJ (Hrsg) Comprehensive textbook of psychiatry. Balti-
    more: Williams & Wilkins
Mayr U (2001) Die Unvereinbarkeit von Zielvorstellungen als Ursache der negati-
    ven therapeutischen Reaktion bei narzisstisch gestörten Patienten. In: Mayr U
    (Hrsg) Wenn Therapien nicht helfen. Zur Psychodynamik der „negativen thera-
    peutischen Reaktion". Leben lernen. Stuttgart: Klett-Cotta, 198–206
Mayr U (2001) Zur Phänomenologie der negativen therapeutischen Reaktion. In:
    Mayr U (Hrsg) Wenn Therapien nicht helfen. Zur Psychodynamik der „negati-
    ven therapeutischen Reaktion". Leben lernen. Stuttgart: Klett-Cotta, 11–13
Mayr U (2001) Geschichtlicher Überblick zum Begriff der negativen therapeuti-
    schen Reaktion. In: Mayr U (Hrsg) Wenn Therapien nicht helfen. Stuttgart:
    Klett-Cotta, 13–23
Mayr U (2001) Wenn Therapien nicht helfen. Zur Psychodynamik der „negativen
    therapeutischen Reaktion". Leben lernen. Stuttgart: Klett-Cotta
Mazouz N (2002) Gerechtigkeit. In: Düwell M, Hübenthal C, Werner MH (Hrsg)
    Handbuch Ethik. Stuttgart: Metzler, 365–370
McCartney JL (1996) Overt transference. J Sex Res 2: 227–237
Mednick SA (1978) Berkons fallacy and high-risk research. In: Wynne L, Cromwell
    R, Matthysse S (Hrsg) The nature of schizophrenia. New York: Wiley
Meise U, Hafner F, Hinterhuber H (Hrsg) Die Versorgung psychisch Kranker in
    Österreich. Eine Standortbestimmung. Wien, New York: Springer
Meissel Th, Grill W, Huf M (1994) Psychiatrisierung als gesellschaftliche Technik.
    In: Betreuungskontinuität in der Psychiatrie. Bericht der 1. Gugginger Sozialpsy-
    chiatrischen Tagung vom 19. und 20. November 1993 (in Vorbereitung)
Mélon J (1981) Weiterentwicklung der schicksalsanalytischen Theorien an der Uni-
    versität von Louvain-La Neuve (Belgien). Szondiana : S. 18–70, S. 24f, 147–180
Mélon J (1989) Le circuit des fonctions pulsionelles. Szondiana 9: S. 30–38
Menninger D (1992) Lerne Abschied nehmen. Protokolle eines Schlaganfalls.
    Fischer Taschenbuch 3265
Menninger K (1974) Selbstzerstörung-Psychoanalyse des Selbstmords. Frankfurt a.
    M.: Suhrkamp
Menschik-Bendele J (1990) Krisen im Lebenszyklus. In: Stromberger C (Hrsg)
    Lebenskrisen: Abschied vom Mythos der Sicherheit. Wien: Verlag für Gesell-
    schaftskritik, 79–88

Mentzos S (1976, 1989) Interpersonale und institutionalisierte Abwehr. Frankfurt a. M.: Suhrkamp

Mentzos S (1991) Psychodynamische Modelle in der Psychiatrie. Göttingen: Vandenhoek & Ruprecht

Mentzos S (1991) Neurotische Konfliktverarbeitung. Frankfurt am Main: Fischer, 74ff

Mentzos S (1992) Psychose und Konflikt. Göttingen: Vandenhoek & Ruprecht

Mentzos S (2000) Neurotische Konfliktverarbeitung. Einführung in die psychoanalytische Neurosenlehre unter Berücksichtigung neuer Perspektiven. Frankfurt a. M.: Fischer

Mentzos S (2000) Psychose und Konflikt. Göttingen: Vandenhoek & Ruprecht

Mentzos S (2001) Angstneurose. Psychodynamische und psychotherapeutische Aspekte. Frankfurt a. M.: Fischer

Mentzos S (2001) Borderline-Störungen und Psychose. Göttingen: Vandenhoek & Ruprecht

Mentzos S (2001) Depression und Manie. Göttingen: Vandenhoek & Ruprecht

Mentzos S (2004) Hysterie. Zur Psychodynamik unbewusster Inszenierungen. Göttingen: Vandenhoek & Ruprecht

Mertens W (2000) Einführung in die psychoanalytische Therapie, Bd. 1. Stuttgart, Berlin, Köln: Kohlhammer

Mertens W (2004) Einführung in die psychoanalytische Therapie, Bd. 2. Stuttgart, Berlin, Köln: Kohlhammer

Meyer AE (Hrsg) (1981) The Hamburg short psychotherapy comparision experiment. Psychother Psychosom 35 (2–3): 77–211

Meyer C, Müller E, Strömgren (Hrsg) (1986) Psychiatrie der Gegenwart 2. Krisenintervention, Suizid, Konsiliarpsychiatrie. Berlin, Heidelberg, New York, Tokyo: Springer

Meyer-Cording G, Speierer G-W (1990) Gesundheit und Krankheit. Köln: GwG-Verlag

Meyers Enzyklopädisches Lexikon in 25 Bden. (1975) Bibliographisches Institut. Mannheim, Wien, Zürich: Lexikonverlag

Meyers Kleines Lexikon. Philosphie (1987) Mannheim: Bibliographisches Institut & F. A. Brockhaus AG

Mieth C (2002) Rawls. In: Düwell M, Hübenthal C, Werner MH (Hrsg) Handbuch Ethik. Stuttgart: Metzler, 179–190

Modestin J (1989) Zur Psychotherapie der akuten Suizidalität. Psychother med Psychol 39: 115–120

Möller HJ (Hrsg) (1993) Therapieresistenz unter Neuroleptikabehandlung. Wien, New York: Springer

Möller HJ (Hrsg) (1993) Therapie psychiatrischer Erkrankungen. Stuttgart: Enke

Moreno J (1973) Gruppenpsychotherapie und Psychodrama. Stuttgart: Thieme

Moreno JL (1988) Die Ethik der Gruppenpsychotherapeuten und der Hippokratische Eid. In: Moreno JL (Hrsg) Gruppenpsychotherapie und Psychodrama. Stuttgart, New York: Thieme

Moreno JL (1954) Die Grundlagen der Soziometrie. Köln: Opladen

Moreno JL (1959) Gruppenpsychotherapie und Psychodrama. Einleitung in die Theorie und Praxis (3. unveränd. Aufl. 1988). Stuttgart, New York: Georg Thieme

Mosher LR, Keith SJ (1980) Psychosocial treatment: individual group family and community support approaches. Schizophr Bull 6: 10–14

Mosher LR, Keith SJ (1979) Research on the psychosocial treatment of schicophrenia: a summary report. Am J Psychiatry 136: 623–631

Müller B (1999) Ein kategoriales Modell gestalttherapeutischer Diagnostik. In: Fuhr R, Sreckovic M, Gremmler-Fuhr M (Hrsg) Handbuch der Gestalttherapie. Göttingen, Bern, Toronto, Seattle: Hogrefe Verlag für Psychologie, 647–672

Müller C (1958) Die Pioniere der psychoanalytischen Behandlung Schizophrener. Nervenarzt 29: 456–462

Müller C (1959) Die Psychotherapie der Psychosen. Fortschr Neurol Psychiatry 27: 363

Müller C (1972) Psychotherapie und Soziotherapie der endogenen Psychosen. In: Psychiatrie der Gegenwart. 2. Aufl. Bd. 11/1. Berlin, Heidelberg, New York: Springer

Müller C (1976) Psychotherapie und Soziotherapie der Schizophrenen. In: Huber G (Hrsg) Therapie, Rehabilitation und Prävention schizophrener Erkrankungen. Stuttgart, New York: Schattauer

Müller C (1990) Standortbestimmung der Psychotherapie von Schizophrenen heute. In: Lang H (Hrsg) Wirkfaktoren der Psychotherapie. Berlin: Springer, 288–297

Müller U (1990) Schizophrenie: Interaktionsprozesse und emotionales Klima in der Familie. Frankfurt a. M.: Lang

Müller-Ebert J (2005) Vom Trennen: Herausforderungen beim Beenden von Therapien. Psychotherapie im Dialog 6 (2). Stuttgart: Thieme, 150–155

Mundt CH, Fiedler P, Pracht B, Rettig R (1985) INSKA (Intentionalitätsskala) – ein neues psychometrisches Instrument zur qualitativen Erfassung der schizophrenen Residualsymptomatik. Nervenarzt 56: 146–149

Muster-Berufsordnung der Bundestherapeutenkammer in der Fassung der Beschlüsse des 7. Deutschen Psychotherapeutentages in Dortmund am 13. 01. 2006, http://www.bundespsychotherapeutenkammer.org/bptk/rechtliches/100660.html

Neill RB (1979) Gestalt therapy in a social psychiatric setting: The oil and water solution. Adolescence 14 (56): 775–796

Neubauer C (1999) Berufsethisches Gremium des ÖBVP (BEG) Statistische Erhebung der Beschwerdefälle in Österreich. Psychotherapie Forum 7 (4): 132–134

Neubauer C (1999) Oberösterreichischer Landesverband für Psychotherapie – EBS OÖ

Neumann E (1964) Tiefenpsychologie und neue Ethik. Reihe „Geist und Psyche", Bd. 2005. München: Kindler

Nevis EC (Hrsg) (1992) Gestalt therapy. Perspectives and applications. The Gestalt Institute of Cleveland Press. New York, London, Sydney, Toronto: Gardner Press Inc.

Nickel M, Nickel C, Leiberich P, Mitterlehner F, Forthuber P, Tritt K, Rother W, Loew T (2004) Zur psychopathologischen und psychosozialen Charakteristik von Patienten, die häufig ihre Psychotherapeuten wechseln. Wien Med Wochenschr 154 (7–8): 163–169

Nida-Rümelin J (2005) Ethik des Risikos. In: Nida-Rümelin J (Hrsg) Angewandte Ethik. Die Bereichsethiken und ihre theoretische Fundierung. Ein Handbuch. Stuttgart: Kröner, 862–885

Nida-Rümelin J (2005) Theoretische und angewandte Ethik: Paradigmen, Begründungen, Bereiche. In: Nida-Rümelin J (Hrsg) Angewandte Ethik. Die Bereichs-ethiken und ihre theoretische Fundierung. Ein Handbuch. Stuttgart: Kröner, 2–87

Nida-Rümelin J (2005) Wert des Lebens. In: Nida-Rümelin J (Hrsg) Angewandte Ethik. Die Bereichsethiken und ihre theoretische Fundierung. Ein Handbuch. Stuttgart: Kröner, 886–914

Nida-Rümelin J (2005) Wissenschaftsethik. In: Nida-Rümelin J (Hrsg) Angewandte Ethik. Die Bereichsethiken und ihre theoretische Fundierung. Ein Handbuch. Stuttgart: Kröner, 834–861

Nida-Rümelin J (Hrsg) (2005) Angewandte Ethik. Die Bereichsethiken und ihre theoretische Fundierung. Ein Handbuch. Stuttgart: Kröner

Niedersächsisches Oberverwaltungsgericht (2003) Beschluss vom 15. 7. 2003 (8 ME 96/03). Gesundheitsrecht 2003, 356

Niehoff J-U (1995) (Hrsg) Sozialmedizin systematisch. Uni-Med Verlag: Lorch

Nietzsche F (2001) Aus seinen Werken und Nachlass: Formel meines Glücks. Simm H-J (Hrsg). Frankfurt a. M.: Insel Verlag

Nietzsche F, Tanner M (o. J.) Nietzsche. Spektrum Meisterdenker. Freiburg: Herder

Njinhuis E (2006) Persönliche Mitteilung

Notarius CI, Markman HJ (1981) The couples interaction scoring system. In: Filsinger EE, Lewis RA (Hrsg) Assessing marriage. Beverly Hills: Sage

Nüse R (1995) Über die Erfindung/en des radikalen Konstruktivismus. Kritische Gegenargumente aus psychologischer Sicht. Weinheim: Deutscher Studienverlag

Oberlandesgericht Düsseldorf (1989) Entscheidung vom 12. 10. 1989 (8 U 10/88), Neue Juristische Wochenschrift 1990, 1543

Ogris M-G (1999) Ethik-, Beschwerde- und Schlichtungsstelle KLP, Landesstelle Kärnten. In: Pölzlbauer C (Hrsg) Berufsethisches Gremium des ÖBVP (BEG) – Beschwerdestellen in den Bundesländern. Psychotherapie Forum 7 (2) [Suppl]: 51–52

Orientierung an der Person. Bd. 1. Diesseits von Psychotherapie. Bericht vom 7. Symposion der GwG vom 10.–12. Oktober 1986 in Köln (Hrsg v. d. Ges. f. wiss. Gesprächspsychotherapie)

Orwell G (1949, 1995) 1984. Frankfurt a. M., Berlin

Osten P (1995) Die Anamnese in der Psychotherapie. Ein integratives Konzept. München, Basel: Ernst Reinhardt Verlag

Otte H (1995) Eltern-Macht in der Therapie? Das Beziehungsdilemma der Nach-Beelterung. In: Schmidt-Lellek CJ, Heimannsberg B (Hrsg) Macht und Machtmissbrauch in der Psychotherapie. Köln: Edition Humanistische Psychologie, 147–170

Paeffgen H-U (2005) Kommentierung zu § 223 StGB. In: Kinshäuser U, Neumann U, Paeffgen H-U (Hrsg) Nomos-Kommentar zum StGB. Band 2, 2. Aufl. Baden-Baden: Nomos

Parfy E, Schuch B, Lenz G (2003) Verhaltenstherapie. Moderne Ansätze für Theorie und Praxis. Wien: UTB

Parfy E (1998) Psychotherapie: Eine Profession am Weg zur Integration. Psychoanalytische Teiltheorien im Kontext der Verhaltenstherapie. Wien: Facultas

Parfy E, Redtenbacher H, Sigmund R, Schobersberger R, Butschek Ch (Hrsg) (2000) Bindung und Interaktion. Dimensionen der professionellen Beziehungsgestaltung. Wien: Facultas

Parfy E, Schuch B, Lenz G (Hrsg) (2003) Verhaltenstherapie. Moderne Ansätze für Theorie und Praxis. Wien: Facultas UTB

Parlett M (1999) Feldtheoretische Grundlagen gestalttherapeutischer Praxis. In: Fuhr R, Sreckovic M, Gremmler-Fuhr M (Hrsg) Handbuch der Gestalttherapie. Göttingen, Bern, Toronto, Seattle: Hogrefe Verlag für Psychologie, 279–294

Paul GL, Lentz RJ (1977) Psychosocial treatment of chronic mental patients. Milieu vs social learning programs. Harvard University Press

Pawlowsky G (1997) Transparenz in der Ausbildung zur Psychotherapie. Psychotherapie Forum 5 (4): 230–233

Perls F (1973) Grundlagen der Gestalt-Therapie. Einführung und Sitzungsprotokolle. München: Pfeiffer

Perls L (1985) Begriffe und Fehlbegriffe der Gestalttherapie. In: Petzold H (Hrsg). Perls: Gestalt, Wachstum, Integration. Aufsätze, Vorträge, Therapiesitzungen. Paderborn: Junfermann, 255–261

Perls L (1988) Leben an der Grenze – ein Gespräch mit Milan Sreckovic. Gestalttherapie 2 (1): 5–11

Perls L (1989) Leben an der Grenze – Essays und Anmerkungen zur Gestalttherapie. Köln: EHP

Perls F, Hefferline RF, Goodman P (1951/1979/1992 2. Aufl.). Gestalttherapie. Grundlagen. dialog und praxis. Stuttgart: Klett-Cotta

Perner RA (1995) Anmerkungen zur Forderung nach psychotherapeutischer Diagnostik. Psychotherapie Forum 3 (2): 83–84

Perron W, Eisele J (2006) Kommentierung zu § 174c StGB. In: Schönke A, Schröder H (Hrsg) Strafgesetzbuch. Kommentar. 27. Aufl. München: C. H. Beck

Perry UH (1996) Die Tiefenschichten der Seele im psychotischen Geschehen. In: Hutterer-Krisch R (Hrsg) Psychotherapie mit psychotischen Menschen, 2. Aufl. Wien, New York: Springer, 979–804

Petermann F (1988) Zur Dynamik narzisstischer Beziehungsstruktur. Gestalttherapie 2 (1): 31–41

Peters UH (1990) Wörterbuch der Psychiatrie und medizinischen Psychologie. München, Wien, Baltimore: Urban & Schwarzenberg

Petri H (1989) Erziehungsgewalt – Zum Verhältnis von persönlicher und gesellschaftlicher Gewaltausübung in der Erziehung. Frankfurt a. M.: Fischer

Petzold H, Maurer Y (1985) Integrative Gestaltpsychotherapie. In: Maurer Y (Hrsg) Bedeutende Psychotherapieformen der Gegenwart. Stuttgart: Hippokrates, 61–86

Petzold H (1996) Krisen der Helfer – Überforderung, zeitextendierte Belastung und Burnout. In: Schnyder U, Sauvant J-D (Hrsg) Krisenintervention in der Psychiatrie. Bern, Göttingen, Toronto, Seattle: Huber, 157–176

Petzold H (Hrsg) (1981) Die Rolle des Therapeuten und die therapeutische Beziehung. Paderborn: Junfermann

Petzold H (Hrsg) (1984) Wege zum Menschen. Methoden und Persönlichkeiten moderner Psychotherapie. Ein Handbuch. 2 Bde. Paderborn: Junfermann

Petzold HG (1993) Integrative Therapie. Modelle, Theorien und Methoden für eine schulenübergreifende Psychotherapie. 2. Band: Klinische Theorie. Paderborn: Junfermann

Peurifoy RZ (1993) Angst, Panik und Phobien: ein Selbsthilfe-Programm. Bern: Hans Huber

Pfister O (1957) Psychoanalyse und Sittlichkeit. In: Federn P, Meng H (Hrsg) Das psychoanalytische Volksbuch. Stuttgart: Huber, 407–420

Pforden D v der (2005) Rechtsethik. In: Nida-Rümelin J (Hrsg) Angewandte Ethik. Die Bereichsethiken und ihre theoretische Fundierung. Ein Handbuch. Stuttgart: Kröner, 202–301

Picht G (1969) Mut zur Utopie. München: Piper

Picker R (1992) Warum Gestalttherapie? Ein nachdenklicher Essay zum 1000-jährigen Ehrenfels-Jubiläum. In: Krisch R, Ulbing M (Hrsg) Zum Leben finden. Beiträge zur angewandten Gestalttherapie. Köln: Edition Humanistische Psychologie, 15–28

Pieper A (1993) Aufstand des stillgelegten Geschlechts. Einführung in die feministische Ethik. Freiburg: Herder

Pieper A (1994) Einführung in die Ethik. UTB für Wissenschaft. Tübingen/Basel: Francke

Plog U (1976) Differentielle Psychotherapie II. Der Zusammenhang von Lebensbedingungen und spezifischen Therapieeffekten im Vergleich von Gesprächspsychotherapie und Verhaltenstherapie. Bern: Huber

Pohlmeier H (1978) Selbstmord und Selbstmordverhütung. München, Wien, Baltimore: Urban & Schwarzenberg

Pokorny MR (1996) Wie ist mit Missbrauch durch Psychotherapeuten umzugehen? In: Hutterer-Krisch R (Hrsg) Fragen der Ethik in der Psychotherapie. Wien, New York: Springer, 460–466

Pöldinger W (1968) Die Abschätzung der Suizidalität. Bern: Huber

Pöldinger W (1994) Integration von Verzicht, Endlichkeit und Trauer. In: Betreuungskontinuität in der Psychiatrie. Bericht der 1. Gugginger Sozialpsychiatrischen Tagung vom 19. und 20. November 1993 (in Vorbereitung)

Pöldinger W, Wagner W (1991) Ethik in der Psychiatrie. Berlin, Heidelberg: Springer

Polster E, Polster M (1977) Gestalttherapie. Theorie und Praxis der Integrativen Gestalttherapie. München: Kindler

Pöltner G (2003) Ethische Dimensionen psychotherapeutischen Handelns. Psychotherapie Forum 11 (4): 165–172

Pölzlbauer C (1999) Berufsethisches Gremium des ÖBVP (BEG) – Beschwerdestellen in den Bundesländern. Psychotherapie Forum 7 (2) [Suppl]: 51–52

Pölzlbauer C (1999) Niederösterreichischer Landesverband für Psychotherapie – Schlichtungsstelle des NÖLP. In: Pölzlbauer C. Berufsethisches Gremium des ÖBVP (BEG) – Beschwerdestellen in den Bundesländern. Psychotherapie Forum 7 (2) [Suppl]: 51–52

Pongratz LJ (1984) Wege zum Menschen. Die ganze Welt ist eine Bühne. Videoband. Eine Produktion des Telluxfilm. Eine Sendung des Westdeutschen Rundfunks Köln mit dem Bayrischen Rundfunk und dem Südwestfunk. WDR Köln 1984 gem. m. dem II Psychologischen Inst. der Univ. Würzburg

Pongratz LJ (1973) Lehrbuch der Klinischen Psychologie: Psychologische Grundlagen der Psychotherapie. Göttingen: Hogrefe

Pongratz LJ (1977) Einleitung: Geschichte, Gegenstand, Grundlagen der Klinischen Psychologie. In: Pongratz LJ (Hrsg) Handbuch der Psychologie. Bd. 8: Klinische Psychologie, 1. Halbband. Göttingen, Toronto, Zürich: Hogrefe, 1–59

Pope K, Bouhoutsos C (1986) Sexual intimacy between therapists and patients. New York: Praeger

Pope KS, Bouhoutsos C (1986, 1992) Als hätte ich mit einem Gott geschlafen. Sexuelle Beziehungen zwischen Therapeuten und Patienten. Hamburg: Hoffmann & Campe

Pope KS, Levenson H, Schover LR (1979) Sexual intimacy in psychology training: Results and implications of a national survey. Am Psychologist 44: 682–689

Pope K (1991) Therapist-patient sexual involvement among patients seen by psychologists. Psychotherapy 28: 429–438

Pope KS (1994) Sexual involvement with therapists: Patient assessment, subsequent therapy, forensics. Washington: American Psychological Association

Pope KS (2001) Sex between therapists and clients. In: Worell J (ed) Encyclopedia of women and gender: Sex similarities and differences and the impact of society on gender, vol. 2. Academic Press, 955–962 = http://kspope.com/sexiss/sexencyc. phpPopp R (1996) Psychotherapie – ein Subsystem der sozialen und gesundheitsbezogenen Infrastruktur. In: Homm M, Kierein M, Popp R, Wimmer A (Hrsg) Rahmenbedingungen der Psychotherapie. Wien: Facultas Universitätsverlag, 229–280

Popp R (1996) Psychotherapie und Sozialplanung. Anmerkungen zur Entwicklung der „sozialstaatlichen Leistungen" im Spannungsfeld zwischen Individualisierung und Gemeinwesenorientierung. In: Hutterer-Krisch R, Farag I, Pfersmann V (Hrsg) Psychotherapie, Lebensqualität und Prophylaxe. Beiträge zur Gesundheitsvorsorge in Gesellschaftspolitik, Arbeitswelt und beim Individuum. Wien, New York: Springer, 49–66

Popper KR (1970) Falsche Propheten. Die offene Gesellschaft und ihre Feinde. Bd. II. Bern: Francke

Pörksen N (1970) Über Krisenintervention. Z Psychother med Psychol 20: 85–95

Portele G (1980) Humanistische Psychologie und die Entfremdung der Menschen. In: Völker U (Hrsg) Humanistische Psychologie. Ansätze einer lebensnahen Wissenschaft vom Menschen. Weinheim, Basel: Beltz, 53–76

Posner W (Hrsg) (1999) Religiosität und Glaube in Psychiatrie und Psychotherapie. Lengerich: Pabst Science Publishers

Pritz A, Petzold H (1992) Der Krankheitsbegriff in der modernen Psychotherapie. Vergleichende Psychotherapie. Paderborn: Junfermann

Pritz A (1994) 11 Thesen zur Herrschaft und Psychopathologie in psychotherapeutischen Vereinen und ihre Auswirkungen auf Ausbildungskandidaten. In: Hochgerner M, Wildberger E (Hrsg) Die Gruppe in der Psychotherapie. Wien: Facultas-Universitätsverlag, 201–206

Pröbsting E, Till W (1995) Suizidalität und Arbeitslosigkeit. In: Sonneck G (Hrsg) Krisenintervention und Suizidverhütung. Ein Leitfaden für den Umgang mit Menschen in Krisen. Wien: Facultas Universitätsverlag, 225–231

Psychotherapiegesetz. Bundesgesetz vom 7. Juni 1990 über die Ausübung der Psychotherapie (PthG, BGBl. Nr. 361/1990). In: Hutterer-Krisch R (Hrsg) Fragen der Ethik in der Psychotherapie. Konfliktfelder, Machtmissbrauch, Berufspflichten, 2. aktualisierte Aufl. (1. Aufl. 1996) Wien, New York: Springer, 595–612

Quirmbach IM (1990) Schizophrene Erlebens- und Verhaltensweisen. Eine Fallstudie auf der Grundlage der Theorie der Gestalttherapie. Gestalttherapie 4 (1): 11–21

Quitmann H (1985) Humanistische Psychologie. Göttingen: Hogrefe

Racker H (2002) Übertragung und Gegenübertragung. München: Reinhardt

Rapp C (2002) Aristoteles. In: Düwell M, Hübenthal C, Werner MH (Hrsg) Handbuch Ethik. Stuttgart: Metzler, 69–81

Raspe H-H (1983) Aufklärung und Information im Krankenhaus. Göttingen: Vandenhoek & Ruprecht

Rattner J (1964) Was ist Schizophrenie. Zürich

Rattner J (1970) Wirklichkeit und Wahn. Frankfurt a. M.: Fischer (Tb 6312)

Rawls J (1977) Gerechtigkeit als Fairness. Freiburg: Alber

Rawls J (1971) Eine Theorie der Gerechtigkeit. Frankfurt a. M.: Suhrkamp

Rechtien W (1992) Angewandte Gruppendynamik: ein Lehrbuch für Studierende und Praktiker. München: Quintessenz

Reddemann L (2004) Psychodynamisch Imaginative Traumtherapie. Stuttgart: Klett-Cotta

Reddemann L (2004) Psychodynamisch Imaginative Traumatherapie, PITT – das Manual. Pfeiffer bei Klett-Cotta

Reddemann L, Hofmann A, Gast U (2004) Psychotherapie der dissoziativen Störungen. Stuttgart: Thieme

Redlich FC (1960) Psychoanalysis and the problem of values. In: Masserman JH (Hrsg) Psychoanalysis and human values. New York: Grune & Stratton

Reemtsma JP (1999) Das Recht des Opfers auf die Bestrafung des Täters – als Problem. Schriften der juristischen Studiengesellschaft Regensburg e.V., Heft 21. München: C. H. Beck

Regh-Birker A (1982) Zur Anwendung des Personal Sphere Model von Schmiedeck bei psychosomatisch gestörten Patienten. Psychol. Diplomarb. A. d. Rheinischen Friedrich-Wilhelms-Universität

Reichmann C (1992) „Fia was brauchst an Pass, Fuzzi?" („Wozu brauchst du einen Pass, Fuzzi?") Gestalttherapie mit einem Pädophilen im Gefängnis. In: Krisch R, Ulbing M (Hrsg) Zum Leben finden. Beiträge zur angewandten Gestalttherapie. Köln: Edition Humanistische Psychologie

Reimer C (1990) Abhängigkeit in der Psychotherapie. Praxis der Psychotherapie und Psychosomatik 35: 294–304

Reimer C (1994) Lebensqualität von Psychotherapeuten. Der Psychotherapeut 39: 73–78

Reimer C (1996) Ethische Aspekte der Psychotherapie. In: Reimer C, Eckert J, Hautzinger M, Wilke E (Hrsg) Psychotherapie. Berlin: Springer, 536–554

Reimer Ch (1981) Zur Problematik der Helfer-Suizidant-Beziehung: Empirische Befunde und ihre Deutung über Übertragungs- und Gegenübertragungsaspekten. In: Henseler H, Reimer Ch (Hrsg) Selbstmordgefährdung – zur Psychodynamik und Psychotherapie. Stuttgart: Frommann-Holzboog

Reimer Ch (1982) Interaktionsprobleme mit Suizidpatienten. In: Reimer Ch (Hrsg) Suizid. Ergebnisse und Therapie. Berlin, Heidelberg, New York: Springer

Reimer Ch (1987) Prävention und Therapie der Suizidalität. In: Kisker KP, Lauter H, Meyer JE, Müller C, Strömgren E (Hrsg) Psychiatrie der Gegenwart 2. Krisenintervention, Suizid, Konsiliarpsychiatrie. Berlin, Heidelberg, New York, Tokyo: Springer

Reimer Ch (Hrsg) (1982) Suizid. Ergebnisse und Therapie. Berlin, Heidelberg, New York: Springer

Reimer C (1990) Abhängigkeit in der Psychotherapie, Prax Psychother Psychosom 35: 294–305

Reimer C (1991) Ethik in der Psychotherapie. In: Pöldinger W, Wagner W (Hrsg) Ethik in der Psychiatrie. Berlin, Heidelberg: Springer

Reiter L (1996) Leitfiguren der Familientherapie und systemischen Therapie – eine bibliometrische Studie am Beispiel der Zeitschrift „systeme". Systeme 10 (Sonderheft). Wien: 5–16

Reiter-Theil S (1988) Autonomie und Gerechtigkeit. Das Beispiel der Familienthe- rapie für eine therapeutische Ethik. Berlin, Heidelberg, New York, London, Paris, Tokyo: Springer

Reiter-Theil S (2001) Therapeutische Neutralität in der Paar- und Sexualtherapie. In: Hutterer-Krisch R (Hrsg) Fragen der Ethik in der Psychotherapie. Wien, New York: Springer, 226–236

Reiter-Theil S (2001) Therapeutische Neutralität in der Paar- und Sexualtherapie. In: Hutterer-Krisch R (Hrsg) Fragen der Ethik in der Psychotherapie, 2. Aufl. (1. Aufl. 1996). Wien, New York: Springer, 226–236

Reiter-Theil S, Eich H, Reiter L (1991) Informed consent in family therapy. Neces- sary discourse and practice. Changes 9: 81–90

Renzikowski J (2005) Kommentierung zu § 174c StGB. In: Münchener Kommentar zum StGB, Band 2/2. München: C. H. Beck

Resch F (1994) Individualpsychologisch orientierte Psychotherapie mit psycho- tischen Menschen. In: Hutterer-Krisch R (Hrsg) Psychotherapie mit psychoti- schen Menschen. Wien, New York: Springer, 120–135

Rey ER, Thurm I (1990) Schizophrenien. In: Reinecker H (Hrsg) Lehrbuch der Klini- schen Psychologie. Modelle psychischer Störungen. Göttingen: Verlag für Psychologie. Hogrefe, 361–381

Richter P, Diebold K, Schützwohl M (1993) Zur Persönlichkeit unipolar depressiver und bipolar manisch-depressiver Patienten. Nervenarzt 64: 572–577

Ricken F (2000) Allgemeine Ethik, 3. Aufl. Stuttgart: Kohlhammer

Riedler-Singer R (1998) Angesichts des Todes – Trauerarbeit im systemischen Kon- text. In: Brandl-Nebehay A, Rauscher-Gföhler B, Kleibel-Arbeithuber J (Hrsg) Systemische Familientherapie. Grundlagen, Methoden und aktuelle Trends. Wien: Facultas, 293–300

Riedler-Singer R (2001) Einander gelten lassen. Über Beziehungsethik im schulenin- ternen und schulenübergreifenden Umgang. In: Hutterer-Krisch R (Hrsg) Fragen der Ethik in der Psychotherapie, 2. Aufl. (1. Aufl. 1996), 199–208

Riedler-Singer R (2005) Behandlungsfehler in der Psychotherapie. Psychotherapie im Dialog 6 (2). Stuttgart: Thieme, 162–165

Rieg C, Müller U, Hahlweg G, Wiedemann G, Hang G, Feinstein E (1991) Psycho- edukative Rückfallprophylaxe bei schizophrenen Patienten: Ändern sich die familiären Kommunikationsmuster? Verhaltenstherapie 1 (4): 283–292

Ringel E (1953) Der Selbstmord. Wien: Maudrich. (2. Aufl. 1981), auch erschienen 1988 in der Fachbuchhandlung für Psychologie

Ringel E (1969) Selbstmordverhütung. Bern: Huber, auch in: Fachbuchhandlung für Psychologie (1981)

Ringel E (1978) Das Leben wegwerfen? Wien: Herder

Ringel E (1980) Die Besonderheiten des präsuizidalen Syndroms bei Jugendlichen. Der Kinderarzt 11 (4): 541–546

Rippe, KP (2002) Relativismus. In: Düwell M, Hübenthal C, Werner MH (Hrsg) Handbuch Ethik. Stuttgart: Metzler, 481–486

Roder V, Kienzle N (1986) Ein multimodales Behandlungskonzept in der Rehabilitation und Rückfallprophylaxe schizophrener Patienten. Vortrag, gehalten auf dem Kongress der Deutschen Gesellschaft für Psychiatrie und Nervenheilkunde (DGPN). Bayreuth. 2.–4. Oktober

Roder V, Kienzle N (1991) Kognitive Therapie bei schizophrenen Patienten. München: Zuckschwerdt, 88–94

Roder V, Brenner HD, Kienzle N, Hodel B (1992) Integriertes psychologisches Therapieprogramm für schizophrene Patienten (IPT). Materialien für die psychosoziale Praxis. Weinheim: Psychologie Verlags Union

Rogers C (1956) Client-centered therapy: a current view. In: Fromm-Reichmann F, Moreno JL (Hrsg). New York: Grune & Stratton

Rogers C (1965) Person of science? In: Severin FT (Hrsg) Viewpoints of humanistic psychology. New York

Rogers CR (1951) Client-centered therapy: its current practice, implications and theory. Boston: Houghton Mifflin

Rogers CR (1962) Ein Bericht über Psychotherapie mit Schizophrenen. Vortrag am Temple University Medical Center. Philadelphia. 15. 3. 1962. Dt. Übers. In: Rogers CR (1977) Therapeut und Klient. München: Kindler

Rogers CR (1977) Therapeut und Klient. München, Kindler, 38–39

Rogers CR, Gendlin ET, Kiesler D, Truax CB (1967) The therapeutic relationship and its impact: a study of psychotherapy with schizophrenics. Madison: University of Wisconsin Press

Rohde-Dachser Ch (1989/2004) Das Borderline-Syndrom. Bern: Huber

Rohde-Dachser Ch (1996) Psychoanalytische Therapie bei Borderlinestörungen. In: Senf W, Broda M (Hrsg) Praxis der Psychotherapie. Stuttgart: Thieme

Ronall R, Feder B (1983) Gestaltgruppen. Mit einem Vorwort von Ruth Cohn. Stuttgart: Klett-Cotta

Roschger-Stadlmayr B, Kleibel-Arbeitshuber J (1998) Kontrakt. In: Brandl-Nebehay A, Rauscher-Gföhler B, Kleibel-Arbeitshuber J (Hrsg) (1998) Systemische Familientherapie. Grundlagen, Methoden und aktuelle Trends. Wien: Facultas, 173–183

Rose HK (1982) Zum Psychotherapeutischen Umgang mit Suizidal Depressiven. In: Helmchen H, Linden M, Rüger U (Hrsg) Psychotherapie in der Psychiatrie. Berlin, Heidelberg, New York: Springer, 199–205

Rosenman RH, Friedman M (1977) Modyfing type A behavior pattern. J Psychosomatic Research 21: 323–337

Rosenthal D (1971) Two adoption studies of heredity in the schizophrenic disorders. In: Bleuler M, Angst J (Hrsg) Die Entstehung der Schizophrenie. Bern, Stuttgart, Wien: Huber 21

Ruckstuhl U (1981) Schizophrenieforschung. Die theoretischen und empirischen Beiträge der Experimentellen Psychologie. Weinheim, Basel: Beltz Verlag

Rudas S (1986) Veränderung der psychiatrischen Versorgung – Ergebnisse einer Psychiatriereform aus der Sicht der Palnung, Koordination und evaluierenden Verlaufsbeobachtung. Österr. Krankenhaus-Zeitung 27: 349–366

Rudolf G, Grande T, Henningsen P (Hrsg) (2002) Die Struktur der Persönlichkeit. Vom theoretischen Verständnis zur psychotherapeutischen Anwendung des psychodynamischen Strukturkonzepts. Stuttgart: Schattauer

Rudolf G (2004) Strukturbezogene Psychotherapie. Leitfaden zur psychodynamischen Therapie struktureller Störungen. Stuttgart, New York: Schattauer

Rudolf G (2004) Strukturbezogene Psychotherapie. Stuttgart, New York: Schattauer, 163 ff

Rüger U (1981) Stationär-ambulante Gruppenpsychotherapie. Berlin, Heidelberg, New York: Springer

Rüger U (1986) Stationär-ambulante Gruppenpsychotherapie bei Patienten mit Frühstörungen. Gruppenpsychotherapie und Gruppendynamik 21 (4): 324–336

Ruhs A, Schindler R (1993) Seminar Psychoanalyse und Psychose. In: Grossmann-Garger B, Parth W (Hrsg) Heilt die Psychoanalyse? Wien: Orac, 139–154

Ruhs A, Shaked J (1994) Gruppenpsychoanalyse. In: Stumm G, Wirth B (Hrsg) Psychotherapie. Schulen und Methoden. Eine Orientierungshilfe für Theorie und Praxis, 2. erw. Aufl. Wien: Falter, 46–59

Rupp M (1996) Notfall Seele. Methodik und Praxis der ambulanten psychiatrisch-psychotherapeutischen Notfall- und Krisenintervention. Mainz: Grünewald. Stuttgart, New York: Thieme

Russell B (2005) Denker des Abendlandes. Eine Geschichte der Philosophie. Bindlach: Gondrom

Rutschky K (1992) Erregte Aufklärung. Kindesmissbrauch: Fakten & Fiktionen. Hamburg: KleinVerlag

Rutter P (1991) Verbotene Nähe. Düsseldorf: Econ

Sachsse U (1995) Die Psychodynamik der Borderlinepersönlichkeitsstörung als Traumfolge. Forum der Psychoanalyse 11: 50–61

Sachsse U (2004) Traumazentrierte Psychotherapie. Stuttgart: Schattauer

Salem E (1996) Psychotherapeutisches Wissen, Frauenpolitik und Gesundheitsförderung für Frauen. In: Hutterer-Krisch R, Farag I, Pfersmann V (Hrsg) Psychotherapie, Lebensqualität und Prophylaxe. Beiträge zur Gesundheitsvorsorge in Gesellschaftspolitik, Arbeitswelt und beim Individuum. Wien, New York: Springer, 157–166

Salem E (1999) Gestalttherapie und narzisstische Störungen. In: Fuhr R, Sreckovic M, Gremmler-Fuhr M (Hrsg) Handbuch der Gestalttherapie. Göttingen, Bern, Toronto, Seattle: Hogrefe Verlag für Psychologie, 733–746

Sanders JR (1979) Complaints against psychologists adjudicated informally by APA's committee on scientific and professional ethics and conduct. Am Psychologist 34: 1139–1144

Sandner D (1982) Analytische Gruppenpsychotherapie mit Schizophrenen und Neurotikern – ein Modellversuch. In: Helmchen H, Linden M, Rüger U (Hrsg) Psychotherapie in der Psychiatrie. Berlin: Springer

Sandner D (1982) Zur Psychodynamik von Schizophrenen in analytischen Gruppen mit Psychotikern und Neurotikern. Gruppenpsychother. Gruppendynamik 15: 32–50

Saß H, Wittchen H-U, Zaudig M (1996) Deutsche Bearbeitung und Einleitung. Diagnostisches und Statistisches Manual Psychischer Störungen DSM-IV. Göttingen, Bern, Toronto, Seattle: Hogrefe

Sass HM (1991) Medizin, Krankheit und Gesundheit. In: Bayertz K (Hrsg) Praktische Philosophie. Grundorientierungen angewandter Ethik. Rowohlts Enzyklopädie 522. Reinbek bei Hamburg: Rowohlt, 210–242

Sauvant J-D, Schnyder U (1990) Zur Unterscheidung von „Notfall" und „Krise" in der Psychiatrie. In: Schnyder U, Sauvant J-D (Hrsg) Krisenintervention in der Psychiatrie. Bern, Göttingen, Toronto, Seattle: Huber, 45–54

Sauvant J-D (1996) Gedanken zur stationären Krisenintervention. In: Schnyder U, Sauvant J-D (Hrsg) Krisenintervention in der Psychiatrie. Bern, Göttingen, Toronto, Seattle: Huber, 85–110

Sbandi P, Richter R, Bedenbecker Ch, Mosheim R, Angerer Ch, Kofler R, Zimmermann A (1993) Beschreibung und Bewertung von Evaluationsmethoden im Bereich der Psychotherapie. Eine Untersuchung der deutschsprachigen Literatur der letzten zehn Jahre. Beiträge zur Psychotherapieforschung unter Mitarbeit von Springer-Kremser und unter Einbezug des Österreichischen Berufsverbandes für Psychotherapie, im Auftrag des Bundesministeriums für Wissenschaft und Forschung

Scarano N (2002) Motivation. In: Düwell M, Hübenthal C, Werner MH (Hrsg) Handbuch Ethik. Stuttgart: Metzler, 432–437

Schaber P (2002) Naturalistischer Fehlschluss. In: Düwell M, Hübenthal C, Werner MH (Hrsg) Handbuch Ethik. Stuttgart: Metzler, 437–440

Schanda H (1978) Paranoide Psychosen. Stuttgart: Enke

Scharfetter C (1986, 1995) Schizophrene Menschen. Weinheim, New York: Beltz

Scharfetter C (1987) Definition, Abgrenzung, Geschichte. In: Kisker KP, Lauter H, Meyer J-E, Müller C, Strömgren E (Hrsg) Schizophrenien. Psychiatrie der Gegenwart 4. Berlin, Heidelberg, New York, London, Paris, Tokyo: Springer, 1–38

Scheib P, Brunner EJ (2002) Qualitätsmanagement und Behandlungsleitlinien in der Paar- und Familientherapie. In: Wirsching M, Scheib P (Hrsg) Paar- und Familientherapie. Berlin, Heidelberg: Springer, 663–676

Scheidinger H (1990) Konstruktion kleinfamiliärer Krisen. In: Stromberger C (Hrsg) Lebenskrisen: Abschied vom Mythos der Sicherheit. Wien: Verlag für Gesellschaftskritik, 89–110

Scheler M (1966) Der Formalismus in der Ethik und die materielle Wert-Ethik. Bern: Francke

Scheler M (1973) Wesen und Formen der Sympathie. Bern: Francke

Scheler M (1991) Von der Ganzheit des Menschen. Ausgewählte Schriften: Liebe, Ethik, Erkenntnis, Leiden, Zukunft, Realität, Soziologie, Philosophie. Bonn: Bouvier Verlag

Schepker R, Eggers C (1988) Therapieevaluation der stationären interaktionellen Therapie bei kindlichen Psychosen. Psychoanalyse 51 (1): 60–65

Schiffer E (1990) Der entfremdete Hunger. Weltzerstörende Unersättlichkeit als verzweifelte Suche nach Sinn und Geborgenheit. Basel, Baunatal: Recom

Schigutt A, Schigutt R (1996) Kriseninterventionsseminar. Unpubl. Manuskript

Schigutt R (1999) Gestalttherapie als angewandte Phänomenologie. In: Hutterer-Krisch R, Luif I, Baumgartner G (Hrsg) Neue Entwicklungen in der integrativen Gestalttherapie. Wiener Beiträge zum Theorie-Praxis-Bezug. Wien: Facultas WUV Universitätsverlag, 11–21

Schindler R, Steininger E (1968) Erfahrungen mit einem Hausparlament im psychiatrischen Krankenhaus. Psychotherapy and psychosomatics. Basel, New York: Karger S, 128–139

Schindler R (1957) Grundprinzipien der Psychodynamik in einer Gruppe. Psyche 11: 308–314

Schindler R (1958) Ergebnisse und Erfolge der Gruppenpsychotherapie mit Schizophrenen nach den Methoden der Wiener Klinik. Wr. Z. f. Nervenhlk. U. Grenzgeb. XV: 250–261

Schindler R (1959) Das psychodynamische Problem beim sog. Schizophrenen Defekt. 2. Int. Sym. Psychother. d. Schizophrenie. Zürich

Schindler R (1959) Der soziodynamische Aspekt in der bifokalen Gruppentherapie. Acta Psychother Psychosom Orthopädagog [Suppl] 3: 337–344

Schindler R (1965) Weitere Betrachtungen zur Psychodynamik schizophrener Persönlichkeitsabwandlung. Psychother. Schizophrenie. 3. int. Symp. Lausanne 1964. Basel. New York: Karger, 131–142

Schindler R (1966) Schizophrene Persönlichkeitsabwandlung unter neuroleptischer Langzeittherapie. Manuskript, 41–50

Schindler R (1966) Was lehrt uns die Gruppenerfahrung für das Verständnis der Psychodynamik bei schizophrenen Psychosen? Vortrag gehalten auf der Internen Arbeitstagung der Deutschen Psychoanalytischen Gesellschaft (gegr. 1910) in Göttingen vom 21. bis 23. Oktober 1966 (auch erschienen in: Gruppenpsychotherapie und Gruppendynamik. Ergebnisse und Berichte. Bd. 1. Göttingen: Verlag für medizinische Psychologie im Verlag Vandenhoeck & Ruprecht, 41–50)

Schindler R (1968) Was lehrt uns die Gruppenerfahrung für das Verständnis der Psychodynamik bei schizophrenen Psychosen? Gruppenpsychother. Gruppendynamik 1: 41–50

Schindler R (1969) Das Verhältnis von Soziometrie und Rangdynamik. Gruppentherapie und Rangdynamik 3: 31–46

Schindler R (1975) Das „Endogene" in psychodynamischer Deutung. Therapiewoche 25. 2. 143. 3–6

Schindler R (1976) Rezidivverhütung im Zeitalter von Depotneuroleptika und sozialer Psychiatrie. Nervenarzt 47: 347–350

Schindler R (1980a) Über Chronifikation der chronischen Patienten aus dem Gesichtspunkt der Interaktion im medizinischen Behandlungssystem. Schweizer Archiv für Neurologie, Neurochirurgie und Psychiatrie 126 (2): 313–320

Schindler R (1980b) Die Veränderung psychotischer Langzeitverläufe nach Psychotherapie. Psychiatrica clinica. Basel: Publishers, Karger S

Schindler R (1994) Schizophrene Persönlichkeitsabwandlung als Schicksal oder als Therapieziel? In: Betreuungskontinuität in der Psychiatrie. Bericht der 1. Gugginger Sozialpsychiatrischen Tagung vom 19. und 20. November 1993 (in Vorbereitung)

Schindler R (2001) Grundlagen ethischer Beziehungen in der interdisziplinären Zusammenarbeit aus dem Aspekt der Psychotherapie. In: Hutterer-Krisch R (Hrsg) Fragen der Ethik in der Psychotherapie. Wien, New York: Springer, 2. Aufl. (1. Aufl. 1996), 209–218

Schirmer H-D (2005) Ärztliche Berufsordnung 570. In: Managementhandbuch der psychotherapeutischen Praxis. Heidelberg: Psychotherapeutenverlag

Schliep B (1991) Von Arzt zu Arzt. Die Odyssee eines Kranken. Frankfurt a. M.: Fischer Taschenbuch 10749

Schmid PF (1999) Personzentrierte Psychotherapie. In: Slunecko T, Sonneck G (Hrsg) Einführung in die Psychotherapie. Wien: Facultas, 168–211

Schmid R (2005) Krankheit – Morbidität. In: Managementhandbuch der Psychotherapeutischen Praxis 1360: 12–20

Schmidbauer W (1977) Die hilflosen Helfer. Über die seelische Problematik der helfenden Berufe. Reinbek bei Hamburg: Rowohlt

Schmid-Siegel B, Mixa E (1996) Im Schatten der Burnout-Debatten. Ein Diskussionsbeitrag zu Fragen der Burnout Prophylaxe. In: Hutterer-Krisch R, Farag I,
Pfersmann V (Hrsg) Psychotherapie, Lebensqualität und Prophylaxe. Beiträge
zur Gesundheitsvorsorge in Gesellschaftspolitik, Arbeitswelt und beim Individuum. Wien, New York: Springer, 381–396

Schmidt J (1991) Götter, Priester und Laien. Gruppenpsychotherapie und Gruppendynamik 27: 17–26

Schmidt R (Hrsg) (1982/1989) Die Individualpsychologie Alfred Adlers. Ein Lehrbuch. Frankfurt a. M.: Fischer

Schmidt-Lelleck CJ (2005) Gestalttherapie als dialogisches Verfahren. In: Hochgerner M, Hoffmann-Widhalm H, Nausner L, Wildberger E (Hrsg) Gestalttherapie.
Wien: Facultas, 53–76

Schmidt-Lellek C (1995) Narzisstischer Machtmissbrauch in der Psychotherapie.
In: Schmidt-Lellek CJ, Heimannsberg B (Hrsg) Macht und Machtmissbrauch in
der Psychotherapie. Köln: Edition Humanistische Psychologie, 171–195

Schmidt-Lellek C (2005) Das Übersehen der Grenzen: Gefährdungen und Deforma-
tionen der therapeutischen Haltung. Psychotherapie im Dialog 6 (2). Stuttgart:
Thieme, 157–161

Schmidt-Lellek CJ, Heimannsberg B (Hrsg) (1995) Macht und Machtmissbrauch in
der Psychotherapie. Köln: Edition Humanistische Psychologie

Schmidt-Lellek CJ (1995) Narzisstischer Machtmissbrauch. In: Schmidt-Lellek CJ,
Heimannsberg B (Hrsg) Macht und Machtmissbrauch in der Psychotherapie.
Köln: EHP, 171–194

Schmidt-Lellek CJ (2001) Ich und Du. Dialogische Beziehung und sokratisches
Gespräch. In: Staemmler F-M (Hrsg) Gestalttherapie im Umbruch. Von alten
Begriffen zu neuen Ideen. Köln: EHP, 143–175

Schmiedeck R, Kohlmann T (1975) Zur klinischen Validität des „Personal Sphere
Models". Z Klin Psychol Psychother 23: 151–162

Schmiedeck RA (1973) Das „Personal Sphere Model" – Versuch eines graphischen
Tests für Objektbeziehungen. Z Klin Psychol Psychother 21: 164–182

Schmiedeck RA (1978) The Personal Sphere Model. New York: Grune & Stratton

Schmiedeck RA (1980) Identität und der Vorstellungsraum der persönlichen Sphäre.
Z Klin Psychol Psychother 28: 251–258

Schmücker R (2002) Bedürfnisse/Interessen. In: Düwell M, Hübenthal C, Werner
MH (Hrsg) Handbuch Ethik. Stuttgart: Metzler, 308–313

Schmuttermayer R (1983) Möglichkeiten der Einbeziehung gruppenmusikthera-
peutischer Methoden in die Behandlung von Psychotikern. Psychiatrie, Neurologie
und Medizinische Psychologie 35 (1): 49–53

Schneider K (1950) Klinische Psychopathologie, 3. Aufl. Stuttgart: Thieme

Schneider K (1990) Grenzerlebnisse. Zur Praxis der Gestalttherapie. Köln: Edition
Humanistische Psychologie

Schneider K (1990) Krisenintervention. Kap. 8. In: Schneider K (Hrsg) Grenzerlebnisse. Zur Praxis der Gestalttherapie. Köln: Edition Humanistische Psychologie,
213–232

Schneider K (2001) Nach einer Psychotherapieschädigung ohne Ansprechpartner.
Forderungen aus der Sicht der betroffenen Klientin, Teilnehmerin einer Selbst-

hilfegruppe für Patientengeschädigte in Berlin. In: Hutterer-Krisch R (Hrsg) Fragen der Ethik in der Psychotherapie. Konfliktfelder, Machtmissbrauch, Berufspflichten, 2. Aufl. (1. Aufl. 1996). Wien, New York: Springer, 582–594

Schneider W (1994) Diagnostik und Indikation in der Psychotherapie – Wo stehen wir heute? Wo könnte es hingehen? In: Janssen PL, Schneider W (Hrsg) Diagnostik in Psychotherapie und Psychosomatik. Psychotherapeutische Medizin. Stuttgart, Jena, New York: Gustav Fischer, 215–235

Schnieder-Stein C, Till W (1995) Chronische Suizidalität. In: Sonneck G (Hrsg) Kriseninterventation und Suizidverhütung. Ein Leitfaden für den Umgang mit Menschen in Krisen. Wien: Facultas Universitätsverlag, 213–224

Schnyder U, Sauvant J-D (Hrsg) (1996) Krisenintervention in der Psychiatrie. Bern, Göttingen, Toronto, Seattle: Huber, 157–176

Schnyder U (1996) Ambulante Krisenintervention. In: Schnyder U, Sauvant J-D (Hrsg) Krisenintervention in der Psychiatrie. Bern, Göttingen, Toronto, Seattle: Huber, 55–74

Scholz P (1994) Zu den aktuellen Berichterstattungsforderungen der Krankenkassen in Österreich. Erörterungen aus sozialversicherungsrechtlicher Sicht. Psychotherapie Forum 2 (4): 219–222; auch erschienen in: Hutterer-Krisch R (Hrsg) (2001) Fragen der Ethik in der Psychotherapie. Konfliktfelder, Machtmissbrauch, Berufspflichten, 2. akt. Aufl. (1. Aufl. 1996). Wien, New York: Springer, 491–499

Scholze M (2003) „Berufsethik – Umgang mit Macht und Ohnmacht" – aus der Sicht einer Mitarbeiterin der Beschwerdestelle des WLP. Psychotherapie Forum Ethik-Rubrik 11 (2): 41–44

Schönbauer F, Denk P (1994) Wie chronisch sind die chronischen Patienten? In: Betreuungskontinuität in der Psychiatrie. Bericht der 1. Gugginger Sozialpsychiatrischen Tagung vom 19. und 20. November 1993 (in Vorbereitung)

Schöne-Seifert B (2005) Medizinethik. In: Nida-Rümelin J (Hrsg) Angewandte Ethik. Die Bereichsethiken und ihre theoretische Fundierung. Ein Handbuch. Stuttgart: Kröner, 690–803

Schopper J (1994) Sexueller Missbrauch in der Psychotherapie aus rechtlicher Sicht. Psychotherapie Forum Ethik-Rubrik 2 (3): 161–165; auch erschienen in: Hutterer-Krisch R (Hrsg) (2001) Fragen der Ethik in der Psychotherapie. Konfliktfelder, Machtmissbrauch, Berufspflichten, 2. akt. Aufl. (1. Aufl. 1996). Wien, New York: Springer, 467–480

Schopper J (1994) Zu den aktuellen Berichterstattungsforderungen der Krankenkassen in Österreich. Überlegungen aus psychotherapiegesetzlicher Sicht. Psychotherapie Forum 2 (4): 222–224; auch erschienen in: Hutterer-Krisch R (Hrsg) (2001) Fragen der Ethik in der Psychotherapie. Konfliktfelder, Machtmissbrauch, Berufspflichten, 2. akt. Aufl. (1. Aufl. 1996). Wien, New York: Springer, 500–505

Schorr A (1984) Die Verhaltenstherapie. Ihre Geschichte von den Anfängen bis zur Gegenwart. Weinheim: Beltz

Schrey H-H (1972) Einführung in die Ethik. Darmstadt: Wiss. Buchgesellschaft

Schubert K (1983) Überblick über den Anwendungsbereich und die Indikation der Gestalttherapie. Integrative Therapie, 2–3: 239–247

Schulte W, Tölle R (1971) Psychiatrie. Berlin, Heidelberg, New York: Springer, 5 f.

Schüttler R (Hrsg) (1991) Theorie und Praxis kognitiver Therapieverfahren bei schizophrenen Patienten. München, Zuckschwerdt, 88–94

Schwaiger E (1996) Gruppentherapie mit Menschen in akuten psychotischen Episoden ohne Medikamente. Zwei Einzelfall-Vignetten aus der Gestalttherapie. In: Hutterer-Krisch R (Hrsg) Psychotherapie mit psychotischen Menschen, 2. Aufl. Wien, New York: Springer, 811–818

Schwartz FW, Siegrist J, Troschke J (1998) Public Health Book. München, Wien, Baltimore: Urban & Schwarzenberg, 14 ff

Schwartz RC (1996) Systemische Therapie mit der inneren Familie. München: Pfeiffer

Schwarz F, Matussek P (1990) Die Beurteilung der Psychosen-Psychotherapie aus der Sicht der Patienten. In: Matussek P (Hrsg) Psychodynamik endogener Psychosen. II. Schizophrenieprojekt. Berlin, Heidelberg, New York, London, Paris, Tokyo, Hong Kong: Springer, 190–238

Schwarz F (1980) Einzel- und Familientherapie bei schizophrenen Psychosen. Nervenarzt 51: 644–653

Scrobel W (1983) Kann Sprechen helfen? Ein psychologisch-philosophischer Beitrag zur Bedeutung der Sprache in der klientenzentrierten Psychotherapie. Weinheim: Beltz

Searles HF (1965) Der psychoanalytische Beitrag zur Schizophrenieforschung. München: Kindler

Searles HF (1969, 1991) Das Bestreben, den anderen verrückt zu machen – ein Element der Ätiologie und Psychotherapie der Schizophrenie. In: Bateson G, Jackson DD, Laing RD, Lidz T, Wynne LC u. a. (Hrsg) Schizophrenie und Familie. Theorie. Frankfurt a. M.: Suhrkamp Verlag

Sedlak F, Ziegelbauer B (1986) Krisenbewältigung. Handbuch für Einzel- und Gruppentraining. Wien: Bundesverlag

Sedlak F (1994) Autogene Psychotherapie (Autogenes Training) – Katathymimaginative Psychotherapie – Hypnose. Imagination 4: 5–49

Sedlak F (1997) Überlegungen zum emotionalen Missbrauch – ein Diskussionsbeitrag. Psychotherapie Forum 5 (3): 163–166

Seidler E (1991) Erfahrungen aus Ethikfallseminaren. In: Pöldinger W, Wagner W (Hrsg) Ethik in der Psychiatrie. Berlin, Heidelberg: Springer, 168–174

Seidmann P (1974) Der Mensch im Widerstand. Studien zur anthropologischen Psychologie. Bern: Francke

Seidmann P (1982) Tiefenpsychologie und Ethik. Kurzer Überblick und Problemansätze. In: Psychologie der Kultur. Bd. 2: Imagination, Kunst und Kreativität. Kindlers „Psychologie des 20. Jahrhunderts" Hrsg. V. Gion Condrau. Weinheim und Basel: Beltz, 694–701

Seiffert H (1985) Einführung in die Wissenschaftstheorie, Bd. 3. München: Beck

Seligman MEP (1979) Erlernte Hilflosigkeit. München: Urban & Schwarzenberg

Selvini Palazzoli M, Boscolo L, Ceccin G, Prata G (Hrsg) (1988) Paradoxon und Gegenparadoxon. Ein neues Therapiemodell für die Familie mit schizophrener Störung. Konzepte der Humanwiss., Texte zur Familiendynamik. Stuttgart: Klett-Cotta

Selvini Palazzoli M, Cirillo S, Selvini M, Sorrentino AM (1992) Die psychotischen Spiele in der Familie. Stuttgart: Klett-Cotta

Selvini-Palazzoli M, Prata G (1985) Eine neue Methode zur Erforschung und Behandlung schizophrener Familien. In: Stierlin H, Wynne LC, Wirsching M (Hrsg) Psychotherapie und Sozialtherapie der Schizophrenie. Ein internationaler Überblick. Berlin, Heidelberg, New York: Springer, 275–282

Senf W, Broda M (Hrsg) (1996) Praxis der Psychotherapie. Ein integratives Lehrbuch für Psychoanalyse und Verhaltenstherapie. Stuttgart, New York: Thieme

Serok S, Zemet RZ (1983) An experiment of Gestalt group therapy with hospitalized schizophrenics. Psychotherapy: Theory, Research and Practice 20 (4): 417–424

Serok S (1982a) A Gestalt therapy approach to the treatment of schizophrenics. Psychiatric Forum 2 (1) (Summer/Fall): 38–44

Serok S (1982b) Gestalt therapy with psychotic patients. The Gestalt Journal 5 (2): 45–55

Serok S, Rabin C, Spitz Y (1984) Intensive Gestalt group therapy with schizophrenics. Int J Group Psychotherapy 34 (3): 431–450

Shaked J (1994) Zeit in der Psychoanalyse. In: Betreuungskontinuität in der Psychiatrie. Bericht der 1. Gugginger Sozialpsychiatrischen Tagung vom 19. und 20. November 1993 (in Vorbereitung)

Sheehan S (1982) Ich bin nicht da, wo ihr mich sucht. Die Geschichte einer Schizophrenie. München: Heyne

Shengold L (1989, 1995) Soul murder. Seelenmord – die Auswirkungen von Missbrauch und Vernachlässigung in der Kindheit. Frankfurt a. M.: Fischer

Shepard M (1971) Sex als Therapie. Sexuelle Intimität zwischen Patienten und Psychotherapeuten. Köln: Kiepenheuer & Witsch

Shepard M (1971) The love treatment, Sexual intimacy between patients and psychotherapist. New York: Wyden

Shulman B (1980) Individualpsychologische Schizophreniebehandlung. München: Ernst Reinhardt Verlag

Siegel W (2003) Tut mein Therapeut mir gut? Ein Begleitbuch für die Psychotherapie. Stuttgart, Zürich: Kreuz

Simkin JS (1975) Diskussion von Simkin JS. In Bühler C (Hrsg) Die Rolle der Werte in der Entwicklung der Persönlichkeit und in der Psychotherapie. Stuttgart: Klett, 169–172

Simon A (2001) Grundbegriffe der Ethik. In: Hutterer-Krisch R (Hrsg) Fragen der Ethik in der Psychotherapie, 2. Aufl. (1. Aufl. 1996). Wien, New York: Springer, 3–16

Simon FB (1988) Unterschiede, die Unterschiede machen. Klinische Epistemologie: Grundlage einer systemischen Psychiatrie und Psychosomatik. Berlin: Springer

Singer M (2001) Zur berufspolitischen Situation der Psychotherapie in Deutschland – mit besonderer Berücksichtigung der berufsethischen Richtlinien. In: Hutterer-Krisch R (Hrsg) Fragen der Ethik in der Psychotherapie. Konfliktfelder, Machtmissbrauch, Berufspflichten, 2. Aufl. (1. Aufl 1996). Wien, New York: Springer, 561–581

Singer MG (1975) Verallgemeinerung in der Ethik. Zur Logik moralischen Argumentierens. Frankfurt a. M.: Fischer

Singer P (1984) Praktische Ethik. Stuttgart: Philipp Reclam jun.

Skinner BF (1971) Beyond freedom and dignity. New York: Knopf

Skinner BF (1974) About behaviorism. New York: Knopf

Skolek R (2001) Zum Spannungsfeld von Ethik und Bedürfnis in der Psychotherapie. In: Hutterer-Krisch R (Hrsg) Fragen der Ethik in der Psychotherapie. Wien: Springer, 109–120

Slavson SR (1964) A textbook in alaytic group psychotherapy. New York: Int. Universities Press

Sloane FB, Staples FR, Cristol AH, Yorkstone NJ, Whipple K (1981) Analytische Psychotherapie und Verhaltenstherapie. Stuttgart: Enke

Slunecko T (1999) Psychotherapie – Eine Lagebestimmung. In: Slunecko T, Sonneck G (Hrsg) Einführung in die Psychotherapie. Wien: Facultas, 11–26

Slunecko T, Sonneck G (Hrsg) (1999) Einführung in die Psychotherapie. Wien: Facultas

Smith S (1984) The sexually abused patient and the abusing therapist: A study in sadomasochistic relationships. Psychoanalytic Psychology, 89–98

Sobieski S (1995) Tatort Kindheit. Salzburg: Otto Müller

Sonneck G (1994) Krisenintervention und Suizidverhütung. Wien: Facultas

Sonneck G (1995) Krisen und Suizidgefährdung. In: Sonneck G (Hrsg) Krisenintervention und Suizidverhütung. Ein Leitfaden für den Umgang mit Menschen in Krisen. Wien: Facultas Universitätsverlag, 138–172

Sonneck G (1996) Burnout und seine Prävention bei Helfern und Hilfesuchenden. In: Hutterer-Krisch R, Farag I, Pfersmann V (Hrsg) Psychotherapie, Lebensqualität und Prophylaxe. Beiträge zur Gesundheitsvorsorge in Gesellschaftspolitik, Arbeitswelt und beim Individuum. Wien, New York: Springer, 375–380

Sonneck G (2001) Ethische Fragen im Umgang mit Suizidgefährdeten. In: Hutterer-Krisch R (Hrsg) Fragen der Ethik in der Psychotherapie, 2. Aufl. (1. Aufl. 1996). Wien, New York: Springer, 307–312

Sonneck G (2001) Zur Alltagspraxis im Umgang mit Suizidgefährdeten. In: Hutterer-Krisch R (Hrsg) Fragen der Ethik in der Psychotherapie, 2. Aufl. (1. Aufl. 1996). Wien, New York: Springer, 313–327

Sonneck G (Hrsg) (1995) Krisenintervention und Suizidverhütung. Ein Leitfaden für den Umgang mit Menschen in Krisen. Wien: Facultas Universitätsverlag

Sonneck G (Hrsg) (1996) Psychotherapie als Wissenschaft – Fragen der Ethik. Bibliothek Psychotherapie, Bd. 5. Wien: Facultas Universitätsverlag

Sozialgesetzbuch V, Gesetzliche Krankenversicherung [SGB-V] vom 20.10.1988 (BGB II, 2477), zuletzt geändert durch Gesetz vom 22. 12. 2005, BGB II, 3686

Spector H (1993) Analytische und postanalytische Ethik. Untersuchungen zur Theorie moralischer Urteile. Alber-Reihe Philosophie. Freiburg, München: Verlag Karl Alber GmbH

Spenner R (1999): Die Strafbarkeit des „sexuellen Mißbrauchs" in der Psychotherapie gemäß den §§ 174 ff. StGB. Frankfurt am Main: Lang

Sperling E, Massing A, Reich G, Georgi H, Wöbbe-Möncks E (1982) Die Mehrgenerationen-Familientherapie. Göttingen: Vandenhoeck & Ruprecht

Speyer S (1988) Der ges(ch)ichtslose Psychoanalytiker – die ges(ch)ichtslose Psychoanalyse. In: Heimannsberg B, Schmidt CJ (Hrsg) Das kollektive Schweigen. Nationalsozialistische Vergangenheit und gebrochene Identität in der Psychotherapie, 2. erw. Aufl. Köln: EHP, 1992, 25–36

Spindler G (2006) Kommentierung zu § 842 BGB. In: Bamberger HG, Roth H (Hrsg) Beck'scher Online-Kommentar. beck-online.de (Stand: 15. 03. 2006)

SPV/ASP (1989, 1994) Standesregeln für Psychotherapeuten

SPV/ASP (1989, 1994) Informationen zur Psychotherapie

SPV/ASP und Verbände (1991) Charta für die Ausbildung in Psychotherapie. Schweizerische Konferenz der Ausbildungsinstitutionen für Psychotherapie und der psychotherapeutischen Fachverbände in Zusammenarbeit mit dem Schweizer Psychotherapeuten Verband SPV/ASP. Zürich

Stachowiak H (1973) Allgemeine Modelltheorie. Berlin, Heidelberg, New York, Tokyo: Springer

Stadlhuber-Gruber A (1989) Der Übergang zur Elternschaft. Mit einer empirischen Untersuchung über Geburtsvorbereitung. Unveröff. Dissertation a. d. Univ. Salzburg

Staemmler FM (1993) Therapeutische Beziehung und Diagnose. Gestalttherapeutische Antworten. Leben lernen 90. München: Pfeiffer

Staemmler FM u. Mitarb. v. Bock W (1999) Verstehen und Verändern – Dialogisch-prozessuale Diagnostik. In: Fuhr R, Sreckovic M, Gremmler-Fuhr M (Hrsg) Handbuch der Gestalttherapie. Göttingen, Bern, Toronto, Seattle: Hogrefe Verlag für Psychologie, 673–688

Stafford Clark D et al (Hrsg) (1991) Psychiatrie, 2. Aufl. Stuttgart

Standespflichten: United Kingdom Council for Psychotherapy (UKCP). In: Hutterer-Krisch R (Hrsg) Fragen der Ethik in der Psychotherapie. Wien, New York: Springer, 639–642

Standesregeln der Chartaverbände des Schweizer Psychotherapeuten-Verbandes (SPV)/Association Suisse des Psychotherapeutes (ASP). In: Hutterer-Krisch R (Hrsg) Fragen der Ethik in der Psychotherapie. Wien, New York: Springer, 630–635

Statistisches Bundesamt (2006) Rechtspflege. Strafverfolgung 2004. Wiesbaden: http://www-ec.destatis.de/.43

Steigleder K (2002) Kant. In: Düwell M, Hübenthal C, Werner MH (Hrsg) Handbuch Ethik. Stuttgart: Metzler, 128–139

Steiner E, Brandl-Nebehay A, Reiter L (2002) Die Geschichte. Von der Familientherapie zur systemischen Perspektive. In: Wirsching M, Scheib P (Hrsg) Paar- und Familientherapie. Berlin, Heidelberg: Springer, 7–22

Stemberger G (1996, 2001) Menschliche Werte in der Psychotherapie. In: Hutterer-Krisch R (Hrsg) Fragen der Ethik in der Psychotherapie, 2. Aufl. Wien, New York: Springer, 61–73

Stemberger G (2003) Schriftliche Ausbildungsverträge in der Psychotherapie – nicht lästige Verpflichtung, sondern Chance. Psychotherapie Forum Ethik-Rubrik 11 (3): 73–76

Stemberger G, Lustig B (2005) Gestalttheoretische Beiträge zur Krankheitslehre. In: Hochgerner M, Hoffmann-Widhalm H, Nausner L, Wildberger E (Hrsg) Gestalttherapie. Wien: Facultas, 176–196

Steyrer J (1995) Charisma in Organisationen. Sozial-kognitive und psychodynamisch-interaktive Aspekte von Führung. Frankfurt a. M.: Campus

Stierlin H (1988) Einführung. In: Selvini Palazzoli M, Boscolo L, Cecchin G, Prata G (Hrsg) Paradoxon und Gegenparadoxon. Ein neues Therapiemodell für die Familie mit schizophrener Störung. Konzepte der Humanwiss., Texte zur Familiendynamik. Stuttgart: Klett-Cotta

Stierlin H, Rücker-Embden I, Wetzel N, Wirsching M (1980) Das erste Familiengespräch. Stuttgart: Klett

Stöger P, Williams M, Mückstein E (1994) Die Kinder der Patienten: Versuch einer Prophylaxe. In: Betreuungskontinuität in der Psychiatrie. Bericht der 1. Gugginger Sozialpsychiatrischen Tagung vom 19. und 20. November 1993 (in Vorbereitung)

Storch A (1965) Wege zur Welt und Existenz des Geisteskranken. In: Baeyer W v, Bräutigam W (Hrsg). Stuttgart: Hippokrates

Stratford C (1992) Gestalttherapeutischer Dialogausschnitt, unpublished article, 1974. In: Harris CO (1992) Gestalt work with psychotics. Nevis EC (Hrsg) (1992) Gestalt therapy. Perspectives and applications. The Gestalt Institute of Cleveland Press. New York, London, Sydney, Toronto: Gardner Press Inc., 239–261

Strauß B, Meyer AE (1994) Psychoanalytische Psychosomatik. Theorie, Forschung und Praxis. Stuttgart: Schattauer

Strenger C (1991) Between Hermeneutics and Science. An Essay on the Epistemology of Psychoanalysis. S. 145f. Madison, CT: Int Univ Press

Stromberger C (Hrsg) (1990) Lebenskrisen. Abschied vom Mythos der Sicherheit. Wien: Verlag für Gesellschaftskritik

Strotzka H (1980) Der Psychotherapeut im Spannungsfeld der Institutionen. Erfahrungen, Forderungen, Fallbeispiele. Wien, Baltimore: Urban & Schwarzenberg

Strotzka H (1982) Psychotherapie und Tiefenpsychotherapie. Wien, New York: Springer

Strotzka H (1983) Fairness, Verantwortung, Fantasie. Eine psychoanalytische Alltagsethik. Wien: Deuticke

Strotzka H (1984) Psychotherapie und Tiefenpsychologie. Wien, New York: Springer

Stumm G, Wirth B (1991, 1994) Psychotherapie. Schulen und Methoden. Eine Orientierungshilfe für Theorie und Praxis. Wien: Falter-Verlag

Stumm G (1990) Krise und Psychotherapie. In: Stromberger C (Hrsg) Lebenskrisen: Abschied vom Mythos der Sicherheit. Wien: Verlag für Gesellschaftskritik, 123–147

Stumm G (1996) Psychotherapie: Grundlagen, Geschichte, Paradigmen, Wirkweisen. In: Sonneck G (Hrsg) Einführung in die Psychotherapie. Bibliothek Psychotherapie. 6 Bde. Bd. 1. Wien: WUV, 21–79

Stumm G (1999) Geschichte, Paradigmen und Methoden der Psychotherapie. In: Slunecko T, Sonneck G (Hrsg) Einführung in die Psychotherapie. Wien: Facultas

Stumm G, Pritz A (Hrsg) (2000) Wörterbuch der Psychotherapie. Wien, New York: Springer

Stumm G, Pritz A, Gumhalter P, Nemeskeri N, Voracek M (Hrg) (2005) Personenlexikon der Psychotherapie. Wien, New York: Springer

Sturgeon D, Kuipers C, Berkowitz R, Turpin G, Leff J (1981) Psychophysiological responses of schizophrenic patients to high and low expressed emotion relatives. Br J Psychiatry 138: 40–45

Sullivan HS (1940) Conceptions of modern psychiatry. New York: Norton

Sullivan HS (1953) The interpersonal theory of psychiatry. New York: Norton, 361 ff

Sullivan HS (1954) The psychiatric interview. New York: Norton, 208

Sullivan HS (1956) Clinical studies in psychiatry. New York: Norton, 355

Sullivan HS (1962) Schizophrenia as a human process. New York: Norton

Sullivan HS (engl 1953, dt. 1980/1983) Die interpersonale Theorie der Psychiatrie. Frankfurt a. M.: Fischer

Süllwold L (1995) Schizophrenie. Stuttgart, Berlin, Köln: Kohlhammer

Swildens H (1991) Prozessorientierte Gesprächspsychotherapie. Köln: GwG-Verlag

Symington N (2002) Narzissmus. Bibliothek der Psychoanalyse. Gießen: Psychosozial-Verlag

Tarrier N, Barrowclough C, Vaughn C, Bamrah JS, Porceddu K, Watts S, Freeman HL

(1989) Community management of schizophrenia: A two years follow-up of a behavioral intervention with families. Br J Psychiatry 154: 625–628

Tavris C (1996) Im Niemandsland versunkener Störungen. Psychologie heute 2: 36–41

Taylor B, Wagner N (1976) Sex between therapists and clients: A review and analysis. Prof Psychol 7: 593–601

Teglas P (2005) Übergänge von Einzel- in Paartherapie und von Paar- in Einzeltherapie. Psychotherapie im Dialog 6 (2). Stuttgart: Thieme, 188–192

Tegler K, Tölle R, Helmes U (1984) Die „Fachlektüre psychisch Kranker. Spektrum der Psychiatrie und Nervenheilkunde 13: 51–60

Teusch L (1993) Diagnostik in der Gesprächspsychotherapie. In: Teusch L, Finke J (Hrsg) Krankheitslehre der Gesprächspsychotherapie. Heidelberg: Asanger Verlag, 115–134

Teusch L, Finke J (1993) Krankheitslehre der Gesprächspsychotherapie. Heidelberg: Asanger Verlag

Teusch L (1986) Gesprächspsychotherapie schizophrener Patienten. Zeitschrift f. personenzentrierte Psychologie und Psychotherapie 5: 391–398

Thomae H (1974) Konflikt, Entscheidung, Verantwortung. Stuttgart, Berlin, Köln, Mainz: Kohlhammer

Thomas GJ (1987) Evaluationsforschung in der Psychotherapie. Ein Überblick für Gestalttherapeuten. Integrative Therapie 13 (4): 304–335

Thompson C (1952) Psychoanalysis: Evolution and development. New York: Hermitage House

Thorton JE, Plummer E, Seeman MV, Littman SK (1981) Schizophrenia: Group support for relatives. Can J Psychiatry 26: 341–344

Tibone G (2006) Worüber klagen Patienten? Ein Erfahrungsbericht, Symposion: Ethik und Psychotherapie des BVVP-Bayern (16. 5. 2006)

Till W (2005) Krisenintervention oder: Beziehung gibt Halt. In: Hochgerner M, Hoffmann-Widhalm H, Nausner L, Wildberger E (Hrsg) Gestalttherapie. Wien: Facultas, 232–252

Tölle R (1988) Psychiatrie, 8. Aufl. (7. Aufl. 1985) (6. Aufl. 1982). Berlin, Heidelberg, New York, London, Paris, Tokyo: Springer

Toresini L (1994) Psychiatrische Betreuung zwischen gesellschaftlicher Anpassung und Utopie. In: Betreuungskontinuität in der Psychiatrie. Bericht der 1. Gugginger Sozialpsychiatrischen Tagung vom 19. und 20. November 1993 (in Vorbereitung)

Torrey EF (1983) Surviving schizophrenia. A family manual. New York: Harper & Row Publ

Tress W (Hrsg) (2003) Psychosomatische Grundversorgung. Kompendium der interpersonellen Medizin. Stuttgart: Schattauer

Tress W, Langenbach M (1998) Ethik in der Psychotherapie. Göttingen: Vandenhoeck & Ruprecht

Tschan W (2001) Missbrauchtes Vertrauen. Grenzverletzungen in professionellen Beziehungen. 2. erw. Aufl. Basel: Karger, 2, 12 ff, 37, 62 ff, 66 ff, 72 ff, 75 ff, 166 ff, 234 ff

Tschuschke V (1993) Wirkfaktoren stationärer Gruppenpsychotherapie. Göttingen: Vandenhoeck & Ruprecht

Tschuschke V (2005) Grenzen von Psychotherapien. Psychotherapie im Dialog 6 (2). Stuttgart: Thieme, 193–196

Uexküll Th v (Hrsg) (2003) Psychosomatische Medizin, 6. Aufl. München: Urban & Schwarzenberg

Ulbing M (1992) Mütter und Töchter: Ein Ringen um Grenzen. In: Krisch R, Ulbing M (Hrsg) Zum Leben finden. Beiträge zur angewandten Gestalttherapie. Köln: Edition Humanistische Psychologie, 347–366

Ulbing M (1999) Geschlechtsspezifische Aspekte der Gestalttherapie. In: Fuhr R, Sreckovic M, Gremmler-Fuhr M (Hrsg) Handbuch der Gestalttherapie. Göttingen, Bern, Toronto, Seattle: Hogrefe Verlag für Psychologie, 599–612

Ulich D (1987) Krise und Entwicklung. Zur Psychologie der seelischen Gesundheit. München, Weinheim: Psychologie Verlagsunion

Vaitl D, Petermann F (2004) Entspannungsverfahren, Bd. 1. Weinheim: Beltz Psychologie Verlags Union

Valerie V (1991) Das Haus der verrückten Kinder. Ro Taschenbuch 12970

Vanura G, Brainin M (1994) Geriatrische Rehabilitation in der Neuropsychiatrie. In: Betreuungskontinuität in der Psychiatrie. Bericht der 1. Gugginger Sozialpsychiatrischen Tagung vom 19. und 20. November 1993 (in Vorbereitung)

Vaughn CE, Leff JP (1976) The influence of family and social factors on the course of psychiatric illness. A comparison of schizophrenic and depressed neurotic patients. Br J Psychiatry 129: 125–137

Vaughn CE, Jones S, Freedom WE, Fallooon IRH (1984) Family factors in schizophrenia relapse: A california replication on expressed emotion. Arch Gen Psychiatry 41: 1169–1177

Verbände: SPV: www.spv @psychotherapie.ch, www.psychologie.ch/fspVetter J (1996) Erste Erfahrungen im Umgang mit berufsethischen Regeln am Beispiel des Schweizer Psychotherapeuten-Verbandes. In: Hutterer-Krisch R (Hrsg) Fragen der Ethik in der Psychotherapie. Konfliktfelder, Machtmissbrauch, Berufspflichten, 2. akt. Aufl. (1. Aufl. 1996). Wien, New York: Springer, 535–543

Vogler P (1972) Disziplinärer Methodenkontext und Menschenbild. In: Gadamer HG, Vogler P (Hrsg) Neue Anthropologie. Band 1: Biologie der Anthropologie, 1. Teil. Stuttgart: Thieme, 3–21

Voglsinger J, Kuntz S (Hrsg) (2005) Bewegung ist Leben – Leben ist Bewegung. Wien: Jugend & Volk

Vogt I, Arnold E (1993) Sexuelle Übergriffe in der Therapie. Anleitungen zur Selbsterfahrung und zum Selbstmanagement. Ausbildungsmanual, 1. Tübingen: dgvt

Vogt I, Arnold G (1993) Sexuelle Übergriffe in der Therapie, Ethische Richtlinien und Verhaltenscodex für PsychologInnen (Deutsche Übersetzung). Tübingen: DGVT-Verlag

Völker U (1980) Grundlagen der Humanistischen Psychologie. In: Völker U (Hrsg) Humanistische Psychologie. Ansätze einer lebensnahen Wissenschaft vom Menschen. Weinheim, Basel: Beltz, 13–38

Völker U (Hrsg) (1980) Humanistische Psychologie. Ansätze einer lebensnahen Wissenschaft vom Menschen. Weinheim, Basel: Beltz

Vollmers B (1999) Streben, leben und bewegen. Kleiner Abriss der Motivationspsychologie. Göttingen: Vandenhoeck

Vollmoeller W (2001) Was heißt psychisch krank? Der Krankheitsbegriff Psychiatrie und Forensik. Stuttgart, Berlin, Köln: Kohlhammer, 190 ff

Von Heydwolff A, Wenzel T (1997) Daten aus der Psychotherapie – auch bei uns bald eine Ware? Psychotherapie Forum 5 (1): 17–26

Von Heydwolff A (1997) Gesundheitsdatenschutz im Internet. Psychotherapie Forum 5 (4): 233–234

Vorländer K (2004) Immanuel Kant. Der Mann und das Werk. Hamburg: marixverlag

Votsmeier A (1988) Gestalttherapie mit Borderline-Patienten. Gestalttherapie 2 (2): 5–15

Votsmeier A (1995) Gestalttherapie und die „organismische Theorie": der Einfluss Kurt Goldsteins. Gestalttherapie 1: 2–16

Votsmeier A (1998) Stationäre Therapie der Borderline-Persönlichkeitsstörung. Ein integratives Behandlungsmodell. Psychotherapeuten Forum 5: 9–12

Votsmeier A (1999) Grundsätze der Gestalttherapie bei strukturellen Störungen. In: Fuhr R, Sreckovic M, Gremmler-Fuhr M (Hrsg) Handbuch der Gestalttherapie. Göttingen, Bern, Toronto, Seattle: Hogrefe Verlag für Psychologie, 715–732

Wagner G (2004a) Kommentierung zu § 823 BGB. In: Münchener Kommentar zum BGB, 4. Aufl. München: C. H. Beck

Wagner G (2004b) Kommentierung zu § 825 BGB. In: Münchener Kommentar zum BGB, 4. Aufl. München: C. H. Beck

Waldherr B (2006) Welche Institution ist wofür zuständig? Symposion: Ethik und Psychotherapie des BVVP-Bayern (16. 5. 2006)

Wallace Ch J, Nelson CJ, Liberman RP, Aitchison RA, Lukoff D, Elder JP, Ferris C (1980) A review and critique of social skills training with schizophrenic patients. Schizophrenia Bulletin 6: 42–63

Walter HJ (1985) Gestalttherapie und Psychotherapie. Opladen: Westdeutscher Verlag

Walter R (1983) Gestalttherapie in der Psychiatrie. In: Reimer F (Hrsg) Flankierende Therapieverfahren in der Psychiatrie. 12. Weinsberger Kolloquium. Weinsberg: Weissenhof-Verlag Kunow, 61–70

Watson JB (1916) Behavior and the concept of „mental disease". J Philosophy and Psychology 13: 589–596

Watzl H, Wittgen C, Cohen R (1989) Erfahrungen mit dem Camberwell Family Interview. In: Buchkremer G, Rath N (Hrsg) Therapeutische Arbeit mit Angehörigen schizophrener Patienten. Bern: Huber, 17–25

Watzlawik P, Beavin JH, Jackson DD (1985) Menschliche Kommunikation. Formen, Störungen, Paradoxien. Bern: Huber

Weber G (1991) Verhaltenstherapie. In: Stumm G, Wirth B (1991) Psychotherapie. Schulen und Methoden. Eine Orientierungshilfe für Theorie und Praxis. Wien: Falter-Verlag, 79–103

Weber M (1919) Politik als Beruf. Tübingen: Mohr

Weber M (1922) Wirtschaft und Gesellschaft (5. Aufl. 1976). Tübingen: Mohr

Wedler HL (1987) Der suizidgefährdete Patient. Stuttgart: Hippokrates

Wedler HL (Hrsg) (1985) Umgang mit Suizidpatienten im Allgemeinkrankenhaus. Regensburg: Roderer

Weis K (1976) Der Eigennutz des Sisyphos – Zur Soziologie der Selbstmordverhütung. In: Eser A (Hrsg) Suizid und Euthanasie. Stuttgart: Enke

Weisoeth L (1996) Individuelle und kollektive Traumata: Prävention und Interventionsstrategien. In: Schnyder U, Sauvant J-D (Hrsg) Krisenintervention in der Psychiatrie. Bern, Göttingen, Toronto, Seattle: Huber, 137–156

Weitbrecht HJ, Gratzel J (1979) Psychiatrie im Grundriss. Berlin: Springer

Wendlandt W (1984) Zum Beispiel Stottern. Stolperdrähte, Sackgassen und Lichtblicke im Therapiealltag. München: Pfeiffer

Wendt H (1978) Gestalttherapeutische Supervision einer Familientherapie mit
einem „psychotischen" Jugendlichen. Partnerberatung 15 (3): 125–135

Werner MH (2002) Deontologische Ansätze. Einleitung. In: Düwell M, Hübenthal
C, Werner MH (Hrsg) Handbuch Ethik. Stuttgart: Metzler, 122–127

Werner MH (2002) Diskursethik. In: Düwell M, Hübenthal C, Werner MH (Hrsg)
Handbuch Ethik. Stuttgart: Metzler, 140–151

Werner MH (2002) Verantwortung. In: Düwell M, Hübenthal C, Werner MH (Hrsg)
Handbuch Ethik. Stuttgart: Metzler, 521–527

Wertheimer A (1996) Exploitation. Princeton: Princeton University Press (darin
chapter 6, pp. 158–202: „Sexual Exploitation in Psychotherapy")

Wertheimer M (1991) Zur Gestaltpsychologie menschlicher Werte. Aufsätze
1934–1940. Walter H-J (Hrsg). Opladen: Westdeutscher Verlag GmbH

Wetzel NA (2002) Auf der Suche nach philosophischen Grundlagen. In: Wirsching
M, Scheib P (Hrsg) (2002) Paar- und Familientherapie. Berlin, Heidelberg: Springer, 21–30

Wiehl R (2000) Subjektivität und System. Frankfurt a. M.: Suhrkamp

Wienand WM (1982) Psychotherapie, Recht und Ethik. Konfliktfelder psycholo-
gisch-psychotherapeutischen Handelns. Basel: Beltz

Wiesing U, Marckmann G (2002) Medizinethik. In: Düwell M, Hübenthal C, Werner MH (Hrsg) Handbuch Ethik. Stuttgart: Metzler, 268–272

Willi J (1975) Die Zweierbeziehung. Spannungsursachen, Störungsmuster, Klä-
rungsprozesse, Lösungsmodelle. Reinbek: Rowohlt

Williams B (1986) Der Begriff der Moral. Eine Einführung in die Ethik. Stuttgart:
Reclam

Williams JL (1963) Personal space and its relation to extraversion-introversion.
Unpublished Master's Thesis. Univ. of Alberta

Wimmer A, Till W (1996) Das Wiener Konzept einer Beschwerde- und Schlich-
tungsstelle. Psychotherapie Forum 4 (1): 18–22. Auch erschienen in: Hutterer-
Krisch R (Hrsg) (2001) Fragen der Ethik in der Psychotherapie. Konfliktfelder,
Machtmissbrauch, Berufspflichten, 2. akt. Aufl. (1. Aufl. 1996). Wien, New
York: Springer, 544–554

Wing JK (1987) Rehabilitation, Soziotherapie und Prävention. In: Kisker KP, Lauter
H, Meyer J-E, Müller C, Strömgren E (Hrsg) Schizophrenien. Psychiatrie der
Gegenwart 4. Berlin, Heidelberg, New York, London, Paris, Tokyo: Springer

Winkler W Th (1971) Übertragung und Psychose. Stuttgart, Wien: Verlag Hans
Huber Bern

Winkler W Th (1982) Zur historischen Entwicklung der Beziehungen zwischen
Psychotherapie und Psychiatrie in Deutschland seit 1900 unter besonderer
Berücksichtigung der Psychoanalyse. In: Helmchen H et al (Hrsg) (1982)

Winnicott DW (2002) Vom Spiel zur Kreativität. Stuttgart: Klett-Cotta/J. G. Cotta'-
sche Buchhandlung Nachfolger

Winnicott DW (1984, 2004) Reifungsprozesse und fördernde Umwelt. Frankfurt a.
M.: Suhrkamp/Psychosozial-Verlag

Wirsching M, Scheib P (Hrsg) (2002) Paar- und Familientherapie. Berlin, Heidelberg:
Springer

Wirth H-J (2003) Narzissmus und Macht. Gießen: Psychosozial-Verlag, 45

Wirth H-J (2005) Gurutum und Machtmissbrauch in der Psychotherapie. Psychotherapie im Dialog 6 (2). Stuttgart: Thieme, 136–140

Wirtz U, Zöbeli J (1995) Hunger nach Sinn. Zürich: Kreuz

Wirtz U (1989) Therapeutische Sackgassen. In: Wirtz U (Hrsg) Seelenmord. Inzest und Therapie. Zürich: Kreuz, 245–284

Wirtz U (1989) Seelenmord. Inzest und Therapie. Zürich: Kreuz

Wirtz U (1991) Zentrale Begriffe für das Verständnis des Problems. In: Heyne C (Hrsg) Tatort Couch. Sexueller Missbrauch in der Therapie. Zürich: Kreuz, 29–51

Wirtz U (1996) Traumatische Erfahrungen – Erinnern und Integrieren. In: Hutterer-Krisch R, Farag I, Pfersmann V (Hrsg) Psychotherapie, Lebensqualität und Prophylaxe. Beiträge zur Gesundheitsvorsorge in Gesellschaftspolitik, Arbeitswelt und beim Individuum. Wien, New York: Springer, 137–156

Wirtz U (2001) Feministische Ethik und Psychotherapie. In: Hutterer-Krisch R (Hrsg) Fragen der Ethik in der Psychotherapie, 1. Aufl. 1996. Wien, New York: Springer, 328–336

Witt KN de (1980) Die Wirksamkeit von Familientherapie. Fam Dyn 5: 73–103

Wittchen H-U, Lachner G (1996) Klassifikation. In: Hahlweg K, Ehlers A (Hrsg) Enzyklopädie der Psychologie. D/II/1. Göttingen: Hogrefe, 3–68

Wittmann WW, Matt GE (1986) Meta-Analyse als Integration von Forschungsergebnissen am Beispiel deutschsprachiger Arbeiten zur Effektivität von Psychotherapie. Psychologische Rundschau 37: 20–40

Wladika W (1995) Übergriff und Missbrauch in der fachspezifischen Psychotherapieausbildung. Zur Konkretisierung des Berufskodex für Psychotherapeuten/innen im Ausbildungsbereich. Psychotherapie Forum Ethik-Rubrik 3 (3): 127–130. Auch erschienen in: Hutterer-Krisch R (Hrsg) (2001) Fragen der Ethik in der Psychotherapie. Konfliktfelder, Machtmissbrauch, Berufspflichten, 2. akt. Aufl. (1. Aufl. 1996). Wien, New York: Springer, 409–417

Wladika W (2001) Zur Konkretisierung des Berufskodex für Psychotherapeutinnen und Psychotherapeuten im Ausbildungsbereich – Übergriff und Missbrauch in der fachspezifischen Psychotherapieausbildung, 2. Aufl. (1. Aufl. 1996). In: Hutterer-Krisch R (Hrsg) Fragen der Ethik in der Psychotherapie. Wien, New York: Springer, 409–417

Woeller W (2006) Trauma und Persönlichkeitsstörungen. Psychodynamisch-integrative Therapie. Stuttgart, New York: Schattauer, 45, 344 ff, 357 ff

Wolberg LR (1967) The technique of psychotherapy. New York: Grune & Stratton

Wolbert W (2002) Zweck/Ziel. In: Düwell M, Hübenthal C, Werner MH (Hrsg) Handbuch Ethik. Stuttgart: Metzler, 542–545

Wolf A, Schwartz EK (1962) Psychoanalysis in groups. New York: Grune & Stratton

Wolf U (1999) Psychotherapeutische Unterstützung bei Trauma und Gewalt. In: Fuhr R, Sreckovic M, Gremmler-Fuhr M (Hrsg) Handbuch der Gestalttherapie. Göttingen, Bern, Toronto, Seattle: Hogrefe Verlag für Psychologie, 827–838

Wolfersdorf M (1993) Therapie und Suizidalität. In: Möller HJ (Hrsg) Therapie psychiatrischer Erkrankungen. Stuttgart: Enke, 715–732

Wolfersdorf M (Hrsg) (1991) Suicidprävention und Krisenintervention als medizinisch-psychosoziale Aufgabe. Regensburg: Roderer

Wolff H-P (1989) Arzt und Patient. In: Sass H-M (Hrsg) Medizin und Ethik. Ditzingen: Reclam, 184–211

Wolfslast G (1985) Psychotherapie in den Grenzen des Rechts. Stuttgart: Ferdinand Enke Verlag

Worden W (1987) Beratung und Therapie in Trauerfällen. Ein Handbuch. Bern, Stuttgart, Toronto: Huber

Wunderli J, Weisshaupt K (1977) Medizin im Widerspruch. Zürich, Düsseldorf: Walter Verlag, 241 ff., 117–118

Wunderlich G (2005) Behandlungsziele und -erfolge realistisch einschätzen. Psychotherapie im Dialog 6 (2): 170–174

www.baek.de, Berufsordnung für die deutschen Ärztinnen und Ärzte, zuletzt geändert durch die Beschlüsse des 107. Deutschen Ärztetages 2004 in Bremen, Bundesärztekammer 2006

www.ptk.de, Berufsordnung für die psychologischen Psychotherapeutinnen und Psychotherapeuten und Kinder- und Jugendlichen-Psychotherapeutinnen und Psychotherapeuten in der Fassung der Beschlüsse des 7. Deutschen Psychotherapeutentages in Dortmund am 13. 1. 2006, Bundespsychotherapeutenkammer 9. 7. 2006

Wynne L, Cromwell R, Matthysse S (Hrsg) (1978) The nature of schizophrenia. New York: Wiley

Wyrsch J (1949) Die Person des Schizophrenen. Bern: Haupt

Wyss D (1973) Beziehung und Gestalt. Entwurf einer anthropologischen Psychologie und Psychopathologie. Göttingen: Vandenhoeck & Ruprecht

Yalom ID (1970) The theory and practice of group psychotherapy. Basic Books, New York (1974) Gruppenpsychotherapie. Grundlagen und Methoden. München: Kindler

Yalom ID (1989) Existenzielle Psychotherapie. Köln: Edition Humanistische Psychologie

Yalom ID (1989, 1996) Theorie und Praxis der Gruppenpsychotherapie: ein Lehrbuch. München: Pfeiffer

Yontef G (1983) Gestalttherapie als dialogische Methode. Integrative Therapie 9: 98–130

Yontef G (1988) Assimilating diagnostic and psychoanalytic perspectives into Gestalt therapy. Gestalt Journal 11: 5–32

Yontef G (1993) Awareness, dialogue and process. Highland: Gestalt Journal Press

Yontef GM (1999) Awareness, Dialog, Prozess. Wege zu einer relationalen Gestalttherapie. Köln: Edition Humanistische Psychologie

Yontef GM (1999) Wege zu einer relationalen Gestalttherapie. Köln: Edition Humanistische Psychologie

Young J, Klosko J, Weishaar M (2005) Schematherapie. Ein praxisorientiertes Handbuch. Paderborn: Junfermann

Zauner G (2004) Sexueller Missbrauch unter Ausnutzung eines Beratungs-, Behandlungs- oder Betreuungsverhältnisses. Tübingen: Köhler

Zerbin-Rüdin E (1971) Genetische Aspekte der endogenen Psychosen. Fortschr Neurol Psychiat 39: 459

Zielen V (1987) Psychose und Individuationsweg. Darstellung einer Theorie und Praxis der Psychotherapie von Psychosen. Fellbach-Oeffingen: Bonz

Zielke M (1980) Untersuchung der Gütekriterien des Klienten-Erfahrungsbogens (KEB). Diagnostica 16: 57–73

Zimmer D, Uchtenhagen A (1979) Zur Methodik und Praxis der Gruppenpsychotherapie. Gruppenpsychother Gruppendynamik 14: 155–165

Zöllner H-M, Döpp S (1979) Die Einstellung depressiver und schizophrener Kranker zu ihrer Diagnose. Nervenarzt 50: 28–32

Zöllner H-M (1997) Psychiatrie in Lebens- und Leidensgeschichten. Stuttgart: Enke

Zubin J, Spring B (1977) Vulnerability – A new view of schizophrenia. J Abnor Psychol 86: 103–126

Zuschlag B (1992) Das Gutachten des Sachverständigen. Stuttgart: Verlag für angewandte Psychologie

Zusmann J (1969) Design of catchment areas for community mental health services. Arch General Psychiatry 21: 568

Zutt J, Kulenkampf C (1958) Das paranoide Syndrom in anthropologischer Sicht. Berlin, Göttingen, Heidelberg: Springer

Zutt J (1963) Auf dem Wege zu einer anthropologischen Psychiatrie. Berlin, Göttingen, Heidelberg: Springer, 296

Zuzan WD (2005) Was ist ein Gutachten? Psychologie in Österreich 25 (5): 271–273

# Anhang

## Internetadressen

### Europa

**www.europsyche.org** – European Association for Psychotherapy

Als Download steht zu Verfügung:
www.europsyche.org/contents_suche.asp?bereich_id=1005... Statement of Ethical Principles sowie Strasbourg Declaration on Psychotherapy of 1990

### Österreich

**www.bmgf.gv.at** – Bundesministerium für Gesundheit und Frauen BMGF

Folgende Texte stehen in aktueller Version als **Down-loads** auf der Homepage des Österreichischen Gesundheitsministeriums zur Verfügung (unter dem Suchbegriff „Psychotherapie"):

### 1. Richtlinien im Bereich der Psychotherapie

#### 1. Berufskodex
für Psychotherapeutinnen und Psychotherapeuten

#### 2. Diagnostik-Leitlinie
für Psychotherapeutinnen und Psychotherapeuten Begriffsklärungen und Leitlinien zur psychotherapeutischen Diagnostik

#### 3. Manual Psychotherapeutischer Status zur Diagnostik-Leitlinie
für Psychotherapeutinnen und Psychotherapeuten. Zusammenfassung der Leitlinien zur psychotherapeutischen Diagnostik

## 4. Internetrichtlinie

für Psychotherapeutinnen und Psychotherapeuten. Kriterien zur Ausgestaltung der psychotherapeutischen Beratung via Internet

## 5. Supervisionsrichtlinie

Kriterien für die Ausübung psychotherapeutischer Supervision durch Psychotherapeutinnen und Psychotherapeuten

## 6. LehrtherapeutInnen-Richtlinie

für das Fachspezifikum. Kriterien für die Bestellung von Lehrpersonen für das psychotherapeutische Fachspezifikum gemäß §§ 6 und 7 des Psychotherapiegesetzes, BGBl. Nr. 61/1990

## 7. Gutachterrichtlinie

Kriterien für die Erstellung von Gutachten durch Psychotherapeutinnen und Psychotherapeuten

## 8. Fort- und Weiterbildungsrichtlinie

für Psychotherapeutinnen und Psychotherapeuten

## 9. Ausbildungsvertragsrichtlinie

Kriterien zur Ausgestaltung von Ausbildungsverträgen im psychotherapeutischen Fachspezifikum

## 10. Anerkennungsrichtlinie

Kriterien für die Anerkennung als psychotherapeutische Ausbildungseinrichtung gemäß § 7 des Psychotherapiegesetzes, BGBl. Nr. 361/1990

## 11. Visitationsrichtlinie

Richtlinie zur Überprüfung propädeutischer und fachspezifischer Ausbildungseinrichtungen im Rahmen der Qualitätssicherung


## 2. Broschüren und Beispiele weiterer Stellungnahmen

1. *Psychotherapie* – Wenn die Seele Hilfe braucht (Broschüre)

2. *Klinische Psychologie* – Wenn's allein nicht weitergeht (Broschüre)

3. *Informationen zur „Aufstellungsarbeit"* in Psychotherapie und Beratung

4. Information für Patientinnen und Patienten über in Österreich anerkannte *Psychotherapiemethoden*

*5. Information zu Anfragen* im Zusammenhang mit dem Studium an der Sigmund Freud Privatuniversität Wien (SFU)

**www.oebvp.at** – Österreichischer Bundesverband für Psychotherapie
**www.boep.or.at** – Österreichischer Bundesverband für Psychologinnen und Psychologen
**www.gkpp.at** – Gesellschaft kritischer Psychologen und Psychologinnen (Zweiter Österreichischer Berufsverband)

## Deutschland

Die Landschaft der Berufsverbände in Deutschland ist durch die historische Entwicklung bedingt: Einerseits durch 3 beteiligte Berufsgruppen: Ärzte, Psychologen und Pädagogen, andererseits durch die getrennte Ausbildung von tiefenpsychologisch/analytischen Psychotherapeuten und verhaltenstherapeutischen Psychotherapeuten sowie durch die Gliederung der Ausbildung mit verschiedenen Zusatzverfahren (z.B. Hypnose, Autogenes Training, KBT, EMDR).

Der **Verein „Ethik in der Psychotherapie, wenn Psychotherapie schadet ...",** in dem Juristen und Psychotherapeuten zusammenarbeiten, berät bundesweit Patienten, niedergelassene und klinisch tätige psychotherapeutisch tätige Ärzte, Psychologische-, Kinder- und Jugendtherapeuten, Ausbildungskandidaten sowie Institutionen in ethischen Fragestellungen. Patienten können beraten werden (keine Therapie!), ob im entsprechenden Schadensfall erst Nachfolgetherapie oder juristische Beratung sinnvoll ist. Falls erforderlich, ist der Verein bei der Nachfolgetherapeuten – Suche behilflich.

Im „**Verbändetreffen** gegen sexuellen Missbrauch in Psychotherapie und Beratung", einem Zusammenschluss vieler wichtiger Berufs- und Fachverbände aus den Bereichen Psychotherapie und Beratung, und dem genannten Verein „Ethik in der Psychotherapie", treffen sich die Vertreterinnen und Vertreter zweimal jährlich, um verbands- und berufsethische Fragen zu besprechen, den professionellen Umgang damit weiterzuentwickeln und gegebenenfalls Einfluss zu nehmen auf die politische Diskussion, wie das z.B. bei der Ausgestaltung des § 174c StGB der Fall war.
Zurzeit geht es im Verbändetreffen um die Vernetzung und Qualitätssicherung zu folgenden Themen:
- ethische Richtlinien für die einzelnen Verbände
- Beschwerdewege und Verfahrensordnungen bei Verstößen gegen die ethischen Richtlinien
- Weiterbildung und Selbsterfahrung zu Fragen der Ethik in medizinischen und psychosozialen Berufen und der Psychotherapieausbildung

– Anonyme Fallbesprechungen einzelner Beschwerden
– Vernetzung mit anderen Berufsgruppen (Rechtsanwälten, Richtern) und berufspolitischen Organisationen (Beschwerdestellen der Landes- und Bundespsychotherapeutenkammern sowie der Landes- und Bundesärztekammern).

Zum Verbändetreffen gehören derzeit folgende Verbände:
– BAPt (Berufsverband akademischer Psychotherapeuten)
– BDP (Berufsverband deutscher Psychologinnen und Psychologen)
– BVVP (Berufsverband der Vertragspsychotherapeuten)
– Bke (Bundeskonferenz für Erziehungsberatung)
– DGSF (Deutsche Gesellschaft für systemische Therapie und Familientherapie)
– DGIP (Deutsche Gesellschaft für Individualpsychologie)
– DPTV (Deutscher Psychotherapeutenverband)
– DGPT (Deutsche Gesellschaft für Psychoanalyse, Psychotherapie und Tiefenpsychologie)
– DGTA (Deutsche Gesellschaft für Transaktionsanalyse)
– DGVT (Deutsche Gesellschaft für Verhaltenstherapie)
– DVG (Deutsche Vereinigung für Gestalttherapie)
– DGSP (Deutsche Gesellschaft für soziale Psychiatrie)
– Verein Ethik in der Psychotherapie – „Wenn Psychotherapie schadet ..."
– GTK (Gesellschaft für tiefenpsychologische Körpertherapie)
– GwG (Gesellschaft für wissenschaftliche Gesprächspsychotherapie)
– VAKJP (Vereinigung analytischer Kinder- und Jugendlichen Psychotherapie)

Die Homepage-Adresse des Verbändetreffens: **www.verbaendetreffen.de**
Die Homepage-Adresse des Ethikvereins: **www.ethikverein.de**

## Berufsverbände in alphabetischer Reihenfolge

**AVM** Arbeitsgemeinschaft für Verhaltensmodifikation e.V., Dr.-Haas-Str. 4, 96047 Bamberg, 0049 951/2085211, www.avm-d.de

**BDP** Berufsverband Deutscher Psychologinnen und Psychologen, Glinkastr. 5–7, 10117 Berlin, 0049 30/2091490, www.bdp-verband.org

**BKJ** Berufsverband der Kinder und Jugendlichen Psychotherapeuten e.V., Brunnenstr. 53, 65307 Schwalbach, 0049 6124/726087, www.bkj-ev.de

**BVVP** Bundesverband der Vertragspsychotherapeuten, Schwimmbadstr. 22, 79100 Freiburg, 0049 761/7910245, www.bvvp.de

**DFT** Deutsche Fachgesellschaft für tiefenpsychologisch fundierte Psychotherapie e.V., Humboldtstr. 50a, 22083 Hamburg, www.dft-online.de

**DGPM** Deutsche Gesellschaft für Psychosomatische Medizin und Ärztliche Psychotherapie e.V., Jägerstr. 51, 10117 Berlin, 0049 30/26648243, www.dgpm.de

**DGPT** Deutsche Gesellschaft für Psychoanalyse, Psychotherapie, Psychosomatik und Tiefenpsychologie eV., Johannisbollwerk 20, 20459 Hamburg, 0049 40/3192619, www.dgpt.de

**DGVT** Deutsche Gesellschaft für Verhaltenstherapie e.V., Neckarshalde 55, 72070 Tübingen, 0049 7071/94340, www.dgvt.de

**DPTV** Deutsche PsychotherapeutenVereinigung, Am Karlsbad 15, 10785 Berlin, 0049 30/235009-0, www.deutschepsychotherapeutenVereinigung.de

**EMDRIA** Deutschland e.V., Bergiusstr. 26, 22765 Hamburg, 0049 40/69669938, www.emdria.de

**GNP** Gesellschaft für Neuropsychologie e.V., Postfach 1105, 36001 Fulda, 0049 661/9019665, www.gnp.de

**GwG** Gesellschaft für wissenschaftliche Gesprächspsychotherapie e.V., Melatengürtel 125a, 50825 Köln, 0049 221/925908-12, www.gwg-ev.org

**MEG** Milton Erickson Gesellschaft für Klinische Hypnose, Waisenhausstr. 55, 80637 München, 0049 89/3402972, www.meg-hypnose.de

**VAKJP** Vereinigung Analytischer Kinder- und Jugendlichenpsychotherapeuten e.V., Sybelstr. 45, 10629 Berlin, 0049 30/32796260, www.vakjp.de

**VPK** Vereinigung Psychotherapeutisch tätiger Kassenärzte, Perhamerstr. 53, 80687 München, 0049 89/58929930, www.VPK.info

## Ärztekammern

Bundesärztekammer, Herbert-Lewin-Platz 1, 10623 Berlin, Tel.: 030/400456-0, Fax.: 030/400456-388, E-Mail: info@baek.de

Baden-Württemberg, Landesärztekammer, Jahnstr. 40, 70597 Stuttgart, Tel.: 0711/769890, Fax: 0711/7698950, E-Mail: info@laek-bw.de

Bayerische Landesärztekammer, Mühlbaurstr. 16, 81677 München, Tel.: 089/4147-1, Fax: 089/4147-280, E-Mail: blaek@blaek.de

Ärztekammer Berlin, Friedrichstr. 16, 10969 Berlin, Tel.: 030/40806-0, Fax: 030/40806-3499, E-Mail: kammer@aekb.de

Landesärztekammer Brandenburg, Dreifertstr. 12, 03044 Cottbus, Tel.: 0355/78010-0, Fax: 0355/78010-36, E-Mail: post@laekb.de

Ärztekammer Bremen, Schwachhauser Heerstr. 30, 28209 Bremen, Tel.: 0421/340420-0, Fax: 0421/340420-9, E-Mail: info@aekhb.de

Ärztekammer Hamburg, Humboldtstr. 56, 22083 Hamburg, Tel.: 040/ 228020, Fax: 040/2209980, E-Mail: aekhh@aerztekammer-hamburg.de

Landesärztekammer Hessen, Im Vogelsgesang 3, 60488 Frankfurt, Tel.: 069/97672-0, Fax: 069/97672-128, E-Mail: laek.hessen@laekh.de

Ärztekammer Mecklenburg-Vorpommern, August-Bebel-Str. 9a, 18055 Rostock, Tel.: 0381/49280-0, Fax: 0381/49280-80, E-Mail: info@aek-mv. de

Ärztekammer Niedersachsen, Berliner Allee 20, 30175 Hannover, Tel.: 0511/38002, Fax: 0511/3802240, E-Mail: info@aekn.de

Ärztekammer Nordrhein, Tersteegenstr. 1, 40474 Dusseldorf, Tel.: 0211/ 43020, Fax: 0211/4302200, E-Mail: aerztekammer@aekno.de

Landesärztekammer Rheinland-Pfalz, Deutschhausplatz 3, 55116 Mainz, Tel.: 06131/288220, Fax: 06131/2882288, E-Mail: kammer@laek-rlp.de

Ärztekammer des Saarlandes, Faktoreistr. 4, 66111 Saarbrücken, Tel.: 0681/4003-0, Fax: 0681/4003340, E-Mail: info-aeks@aeksaar.de

Sächsische Landesärztekammer, Schützenhöhe 16, 01099 Dresden, Tel.: 0351/82670, Fax: 0351/8267412, E-Mail: dresden@slaek.de

Ärztekammer Sachsen-Anhalt, Doctor-Eisenbart-Ring 2, 39120 Magdeburg, Tel.: 0391/6054-6, Fax: 0391/6054-7000, E-Mail: info@aeksa.de

Ärztekammer Schleswig-Holstein, Bismarckallee 8–12, 23795 Bad Segeberg, Tel.: 04551/8030, Fax: 04551/803180, E-Mail: aerztekammer@aeksh. org

Landesärztekammer Thüringen, Im Semmicht 33, 07751 Jena-Maus, Tel.: 03641/6140, Fax: 03641/614169, E-Mail: post@laek-thueringen.de

Ärztekammer Westfalen-Lippe, Gartenstr. 210–214, 43147 Münster, Tel.: 0251/92902, Fax: 0251/9292999, E-Mail: posteingang@aekwl.de

## Psychotherapeutenkammern

Bundespsychotherapeutenkammer Klosterstr. 64, 10179 Berlin, Tel. 030-278785-0, Fax: 030-278785-44, E-Mail: info@bptk.de

Landeskammer für Psychologische Psychotherapeuten und Kinder- und Jugendlichenpsychotherapeuten (Landespsychotherapeutenkammer) Baden-Württemberg, Körperschaft des öffentlichen Rechts, Hauptstätter Str. 89, 70178 Stuttgart, Tel. 0711/67 44 70-0, Fax 0711/67447015, E-Mail: info@.lpk-bw.de

Bayerische Landeskammer der Psychologischen Psychotherapeuten und der Kinder- und Jugendlichenpsychotherapeuten, Briefanschrift: Postfach 151506, 80049 München, Hausanschrift: St.-Paul-Str. 9, 80336 München, Tel.: 089-515555-0, Fax: 089-515555-25, E-Mail: info@ptk-bayern.de, Pressekontakte: presse@ptk-bayern.de

Kammer für Psychologische Psychotherapeuten und Kinder- und Jugendlichenpsychotherapeuten im Land Berlin, Kurfürstendamm 184, 10707 Berlin, Tel.: 030-887140-0, Fax: 030-887140-40, E-Mail: info@psychotherapeutenkammer-berlin.de, Internet: www.psychotherapeutenkammer-berlin.de

Psychotherapeutenkammer NRW, Körperschaft des öffentlichen Rechts für Psychologische PsychotherapeutInnen und Kinder- und JugendlichenpsychotherapeutInnen, Willstätterstraße 10, 40549 Düsseldorf, Tel.: 0211/522847-0, Fax: 0211/522847-15, E-Mail: Psychotherapeutenkammer NRW (info@ptk-nrw.de)

LandesPsychotherapeutenKammer Rheinland-Pfalz, Körperschaft des öffentlichen Rechts, Wilhelm-Theodor-Römheld-Str. 30 (Bürozentrum Mainz), 55130 Mainz-Weisenau, Tel.: 06131/5703813, Fax: 06131/5700663, E-Mail: service@lpk-rip.de

Landespsychotherapeutenkammer Bremen, Hollerallee 22, 28209 Bremen, Tel.: 0421/2772000, www.lpk-hb.de

Landespsychotherapeutenkammer Hamburg, Falkenried 52, 20251 Hamburg, Tel.: 040/42101234, www.ptk-hh.de

Landespsychotherapeutenkammer Hessen, Gutenbergplatz 3, 65187 Wiesbaden, Tel. 0611/53168-0, www.psychotherapeutenkammer-hessen.de

Landespsychotherapeutenkammer Saarland, Talstraße 32, 66119 Saarbrücken, Tel. 0681/9545556, www.ptk-saar.de

Landespsychotherapeutenkammer Schleswig-Holstein, Walkerdamm 17, 24103 Kiel, Tel. 0431/6699-0, www.pksh.de

Psychotherapeutenkammer Niedersachsen, Roscherstr. 12, Niedersachsen, 30161 Hannover
Erreichbarkeit der Geschäftsstelle: Mo, Mi, Do, Fr 09.00–11.30 Uhr, Mo, Di, Mi, Do 13.30–15.00 Uhr; Tel.-Zentrale: 0511-850304-30, www.pk-nds.de

**www.bmfsfj.de (Bundesministerium für Familie, Senioren, Frauen und Jugend)**, Servicetelefon des Bundesministeriums: 01801-907050. Das Bundesministerium für Familie, Senioren, Frauen und Jugend hat in Zusammenarbeit mit dem Verbändetreffen (Zusammenschluss der psychotherapeutischen Berufsverbände zum Thema: Sexueller Missbrauch in der Psychotherapie) und dem Institut für Psychotraumatologie, Köln/Much die Informationsbroschüre: „Sexuelle Übergriffe in Psychotherapie, Psychiatrie und psychologischer Beratung" herausgegeben. Sie kann unter folgenden Adressen bezogen werden: Publikationsversand der Bundesregierung, Postfach 481009, 18132 Rostock, Tel. 01888-8080800 oder unter www.verbaendetreffen.de heruntergeladen werden.

## Schweiz

**www.spv@psychotherapie.ch** – SPV (Schweizer Psychotherapeutinnen und Psychotherapeuten Verband)

**www.psychologie.ch/fsp** – FSP (Foederation Schweizer Psychologen):

**www.psychotherapiecharta.ch** – Schweizer Charta für Psychotherapie unter Ethik

**www.sbap.ch** – Schweizer Berufsverband für Angewandte Psychologie unter Berufsordnung

**www.sgkjpp.ch** – Schweizer Gesellschaft für Psychiatrie und Psychotherapie (www.psychiatrie.ch)

## USA

**www.apa.org** – APA American Psychological Association (Amerikanische Psychologische Vereinigung)
Als Download steht zu Verfügung:
**www.apa.org/ethics/code2002.pdf** – Ethical Principles of Psychologists and Code of Conduct 2002 (Ethische Grundregeln der PsychologInnen und des Codes der Führung) sowie APA Ethics Committee Rules and Procedures (Richtlinien und Verfahren des APA-Ethik-Ausschusses)

# Zu den AutorInnen

## Zur Autorin

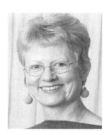

**Renate Hutterer-Krisch, Dr. phil.,** Österreich, Klinische Psychologin, Gesundheitspsychologin, Psychotherapeutin, Supervisorin, Lehrbeauftragte für Integrative Gestalttherapie im ÖAGG, Analytikerin beim Österreichischen Verein für Individualpsychologie. Seit 1991 Vorsitzende des Ausschusses für Ethik und Konsumentenschutz im Psychotherapiebeirat des Österreichischen Gesundheitsministeriums. Zahlreiche Veröffentlichungen und Buchherausgaben; Lehrtätigkeit an verschiedenen Universitäten und Ausbildungsinstitutionen; Arbeitsschwerpunkt: Paartherapie; www.paarcoaching.at; www.psyweb.at/hutterer-krisch.

## GastautorInnen

### Mitarbeit und Gastbeitrag: Systemische Familientherapie

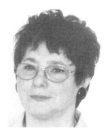

**Renate Riedler-Singer, Dr. phil.,** Österreich, Klinische Psychologin und Gesundheitspsychologin, Psychotherapeutin. Lehrtherapeutin für Systemische Familientherapie im ÖAGG. Feldsupervisorin (ÖBVP). Lehrbeauftragte für Ethik und Grundhaltungen in der Psychotherapie am Psychologischen Institut der Universität Klagenfurt. Bis 2003 langjährige Tätigkeit am Institut für Ehe- und Familientherapie Wien, seit 32 Jahren in freier Praxis. Arbeitsschwerpunkte: Familiärer Lebenszyklus, Trauerarbeit, Hoffnungsbiografie, Selbsterfahrung, Ethik in der Psychotherapie. Integration systemischer und analytischer Methoden in der Familientherapie.

# Gastbeitrag: Verhaltenstherapie

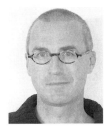

**Erwin Parfy, Mag. Dr. phil.,** Österreich, Studium der Psychologie, Kunstgeschichte und Wissenschaftstheorie; Verhaltenstherapeut in freier Praxis Lehrtherapeut und Vorstandsmitglied der Österreichischen Gesellschaft für Verhaltenstherapie, die ihn auch als Vertreter in den Psychotherapiebeirat des Gesundheitsministeriums entsendet.

# Gastbeitrag: Deutschland

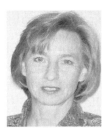

**Andrea Schleu, Dr. med.,** Deutschland, Studium der Medizin an der RWTH Aachen und der CAU Kiel. Fachärztin für Innere Medizin, Zusatzbezeichnung Psychotherapie, Zusatzbezeichnung Psychoanalyse, Fachärztin für Psychotherapeutische Medizin, EMDR-Therapeutin. Entwicklung eines Qualitätsmanagementsystems für Psychotherapeutische Praxen. Praxis in München und Essen. 1995 bis 2002 Delegierte der Kassenärztlichen Vereinigung Bayerns und des Bayerischen Ärztetages, 1996 bis 2002 Vorsitzende des BVVP-Bayern, 1998 bis 2002 Vorsitzende Krisenhilfe München.

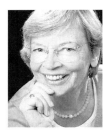

**Veronika Hillebrand, Dr. med.,** Deutschland, nach FA-Weiterbildung in Anästhesie, Innerer Medizin und Ausbildung zur Psychoanalytikerin in München. Fachärztin für Psychotherapeutische Medizin mit Zusatz Psychoanalyse, Gruppentherapie. Langjährige Dozentur in der MAP, Münchner Arbeitsgemeinschaft für Psychoanalyse. Schwerpunkte in der Praxis: PT alter Patienten; Nachfolgebehandlung nach sexuellem Missbrauch in der PT; Ethik in der PT; Integration von Psychoanalyse und traumatherapeutischer Behandlung. Gründung eines Vereins: Ethik in der Psychotherapie, „Wenn Psychotherapie schadet" zur Beratung von Patienten, Kollegen, Ausbildungskandidaten, Institutionen. Delegierte der Bayerischen Landesärztekammer.

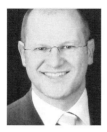

**Thomas Gutmann, Prof. Dr. iur.**, M.A., Deutschland, Juristisches Seminar und Fakultät für Philosophie der Ludwig-Maximilians-Universität München, Westfälische Wilhelms-Universität Münster. Studium der Rechtswissenschaft, der Politischen Wissenschaften und der Philosophie in München; Lehrstuhl für Bürgerliches Recht, Rechtsphilosophie und Medizinrecht an der Westfälischen Wilhelms-Universität in Münster.

## Gastbeitrag: Schweiz

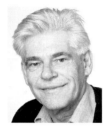

**Josef Vetter, lic. phil.**, Schweiz, Psychoanalytiker in freier Praxis in Zürich. Abschluss in klinischer Psychologie bei Prof. Moser und am Szondi-Institut Zürich. Lehrauftrag für psychoanalytisch orientierte Pädagogik für Sekundarlehrer. Ausbildung am Freud Institut. Abschluss als Lehr- und Kontrollanalytiker bei L. Szondi 1981. Initiator der Schweizer Charta für Psychotherapie. Mehrere Jahre im Vorstand und der Standeskommission SPV. Mitglied der Expertenkommission KVG. Initiator von Falldarstellungen bei gleichbleibendem Setting am Szondi-Institut. Teilnahme an der „Psychoanalytischen Psychotherapie, FIPP" (Prof. Küchenhoff).

**Springer**Psychotherapie

Heinrich Bartuska, Manfred Buchsbaumer,
Gerda Mehta, Gerhard Pawlowsky,
Stefan Wiesnagrotzki (Hrsg.)

## Psychotherapeutische Diagnostik

Leitlinien für den neuen Standard

2005. XX, 291 Seiten. 4 Abbildungen.
Broschiert **EUR 34,80**, sFr 53,50
ISBN 978-3-211-25290-1

Aufgrund unterschiedlicher Vorgangsweisen und Gestaltungsvarianten
der verschiedenen Psychotherapiemethoden ist bisher eine einheitliche
und konsistente Diagnostik entweder unbeachtet geblieben oder war
Streitpunkt wissenschaftlicher Auseinandersetzungen. Erstmals liegt
nun eine umfassende, für alle Psychotherapiemethoden geltende psychotherapeutische Diagnostik vor, komplettiert durch methodenspezifische
Kommentare zur praktischen Handhabung.

Trotz der individuellen Gestaltung der Psychotherapien ist diese psycho-
therapeutische Diagnostik von allen Psychotherapeuten anwendbar. Die
Leitlinien schaffen erstmals Transparenz im diagnostischen Vorgehen für
Berufskollegen, Ärzte, angrenzende Gesundheitsberufe und Behörden.
Das Buch enthält Leitlinien für die tägliche Praxis, in der die relevanten
Standard-Fragen aufgelistet sind.

Die Diagnostik wurde schulenübergreifend erarbeitet und vom österreichischen Bundesministerium für Gesundheit und Frauen beschlossen
und wird bei der WHO eingereicht werden.

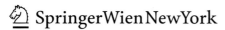 SpringerWienNewYork

P.O. Box 89, Sachsenplatz 4–6, 1201 Wien, Österreich, Fax +43.1.330 24 26, books@springer.at, **springer.at**
Haberstraße 7, 69126 Heidelberg, Deutschland, Fax +49.6221.345-4229, SDC-bookorder@springer.com, springer.com
P.O. Box 2485, Secaucus, NJ 07096-2485, USA, Fax +1.201.348-4505, service@springer-ny.com, springer.com
Preisänderungen und Irrtümer vorbehalten.

**Springer**Psychiatrie

Renate Hutterer-Krisch,
Vera Pfersmann, Ingrid S. Farag (Hrsg.)

## Psychotherapie, Lebensqualität und Prophylaxe

Beiträge zur Gesundheitsvorsorge
in Gesellschaftspolitik, Arbeitswelt und beim Individuum

1996. XI, 421 Seiten. 7 Abbildungen.
Broschiert **EUR 67,–**, sFr 103,–
ISBN 978-3-211-82773-4

„Aber der Mensch ist kein Ding, und wenn er sich in ein Ding verwandelt, wird er krank, ob er es weiß oder nicht." (Erich Fromm, 1958). Dieses Buch befaßt sich mit dem Vorbeugen von Krankheiten, ausgehend von den Erkenntnissen der Psychotherapie. Der medizinische Begriff erfaßte Krankheit lange Zeit als einen objektivierbaren, abgegrenzten Leidenszustand außerhalb der Norm. Jegliche Subjektivität, wie sie eine psychologische, soziale oder gesellschaftliche Betrachtungsweise einschließt, wurde vermieden. Die Psychotherapie als Behandlungsmethode befaßt sich mit der Heilung innerpsychischer und interindividueller Symptome und Konflikte und schließt somit die subjektive Befindlichkeit mit ein. Dem Leser wird Einblick in die Entstehungsbedingungen, Auslösefaktoren und den psychischen Hintergrund der Leidens- und Genesungsdynamik gegeben.

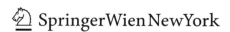 SpringerWienNewYork

P.O. Box 89, Sachsenplatz 4–6, 1201 Wien, Österreich, Fax +43.1.330 24 26, books@springer.at, **springer.at**
Haberstraße 7, 69126 Heidelberg, Deutschland, Fax +49.6221.345-4229, SDC-bookorder@springer.com, springer.com
P.O. Box 2485, Secaucus, NJ 07096-2485, USA, Fax +1.201.348-4505, service@springer-ny.com, springer.com
Preisänderungen und Irrtümer vorbehalten.

*Springer und Umwelt*